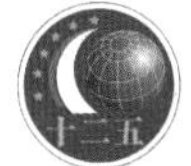

国家卫生和计划生育委员会"十二五"规划教材

全国高等医药教材建设研究会"十二五"规划教材

专科医师核心能力提升导引丛书

供临床型研究生及专科医师用

耳鼻咽喉头颈外科学

Otolaryngology Head and Neck Surgery

第 2 版

主　编　孔维佳　韩德民

副主编　周　梁　许　庚　韩东一

人民卫生出版社
PEOPLE'S MEDICAL PUBLISHING HOUSE

图书在版编目（CIP）数据

耳鼻咽喉头颈外科学/孔维佳，韩德民主编. —2版.
—北京：人民卫生出版社，2014
ISBN 978-7-117-18913-2

Ⅰ.①耳…　Ⅱ.①孔…②韩…　Ⅲ.①耳鼻咽喉科学-外科学-医学院校-教材②头-外科学-医学院校-教材③颈-外科学-医学院校-教材　Ⅳ.①R762②R65

中国版本图书馆CIP数据核字（2014）第107319号

耳鼻咽喉头颈外科学
第2版

主　　编：孔维佳　韩德民
出版发行：人民卫生出版社（中继线 010-59780011）
地　　址：北京市朝阳区潘家园南里19号
邮　　编：100021
E - mail：pmph @ pmph.com
购书热线：010-59787592　010-59787584　010-65264830
印　　刷：北京汇林印务有限公司
经　　销：新华书店
开　　本：850×1168　1/16　　印张：34
字　　数：1028千字
版　　次：2008年11月第1版　2014年7月第2版
　　　　　2014年7月第2版第1次印刷（总第2次印刷）
标准书号：ISBN 978-7-117-18913-2/R · 18914
定价（含光盘）：128.00元
打击盗版举报电话：010-59787491　E-mail：WQ @ pmph.com
（凡属印装质量问题请与本社市场营销中心联系退换）

编　　者（以姓氏笔画为序）

王斌全　山西医科大学第一医院
孔维佳　华中科技大学同济医学院附属协和医院
叶京英　首都医科大学附属北京同仁医院
刘世喜　四川大学华西医院
许　庚　中山大学附属第一医院
李　源　中山大学附属第三医院
李华伟　复旦大学附属眼耳鼻喉科医院
杨伟炎　中国人民解放军总医院
肖健云　中南大学湘雅医院
吴　皓　上海交通大学医学院附属新华医院
邱建华　第四军医大学第一附属医院（西京医院）
余力生　北京大学人民医院
汪吉宝　华中科技大学同济医学院附属协和医院
迟放鲁　复旦大学附属眼耳鼻喉科医院
张　罗　首都医科大学附属北京同仁医院
周　兵　首都医科大学附属北京同仁医院
周　梁　复旦大学附属眼耳鼻喉科医院
姜学钧　中国医科大学附属第一医院
倪道风　北京协和医院
殷善开　上海交通大学附属第六人民医院
高志强　北京协和医院
唐平章　中国医学科学院肿瘤医院肿瘤研究所
唐安洲　广西医科大学第一附属医院
董　震　吉林大学中日联谊医院
韩东一　中国人民解放军总医院
韩德民　首都医科大学附属北京同仁医院

秘书　陈建军（华中科技大学同济医学院附属协和医院）

主 编 简 介

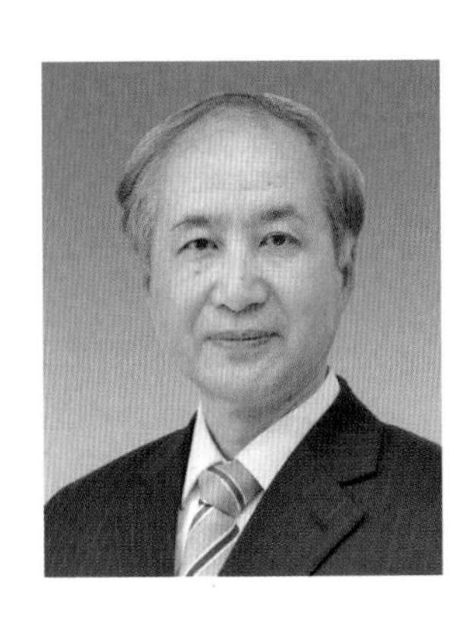

孔维佳 奥地利因斯布鲁克大学医学博士、美国密歇根大学博士后，国家杰出青年基金获得者，华中科技大学二级教授、主任医师、博士生导师，华中科技大学同济医学院附属协和医院副院长、耳鼻咽喉头颈外科主任，华中科技大学同济医学院耳鼻咽喉科研究所所长。中华医学会耳鼻咽喉科学分会第八、九届副主任委员，中华医学会湖北省变态反应学会主任委员，湖北省抗癌协会头颈肿瘤专业委员会副主任委员，全国高等医药院校七年制临床医学专业规划教材《耳鼻咽喉科学》主编，全国高等学校八年制临床医学专业规划教材《耳鼻咽喉头颈外科学》第1、第2版主编，全国高等学校研究生规划教材《耳鼻咽喉头颈外科学》第1、第2版主编，《中华耳鼻咽喉头颈外科杂志》第八、第九届副总编，《临床耳鼻咽喉科杂志》主编，《中华耳科学杂志》及《国际耳鼻咽喉科学》副总编，《听力学及言语疾病杂志》副主编，*Acta Otolaryngica* 杂志国际编委，国际耳鸣研究促进会亚太地区唯一委员。

孔维佳教授主持科研项目20余项，包括国家杰出青年科学基金1项、国家"863"课题1项、国家"973"计划项目第四课题1项，国家科技部"十五攻关计划"、"十一五"及"十二五"科技支撑计划课题各1项，国家自然科学基金重点项目2项、国家自然科学基金面上项目6项、卫生部临床学科重点项目2项、教育部骨干教师基金项目、博士点基金项目等。其中以第一作者或通讯作者在国际SCI收录期刊发表论著40余篇，曾获奥地利耳鼻咽喉科学会Professor Dr. Alfred Kresasner奖，中华医学奖一等奖，教育部科技进步奖二等奖及武汉市科技进步奖一等奖等。

主 编 简 介

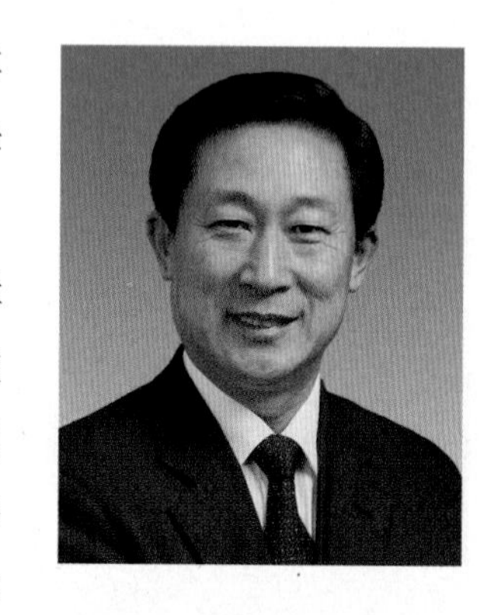

韩德民 院士，博士生导师。世界华人耳鼻咽喉头颈外科学会理事会理事长，中国医师协会耳鼻咽喉头颈外科学分会会长，首都医科大学耳鼻咽喉科学院院长，中华医学会耳鼻咽喉头颈外科杂志主编。

1990年底回国后作为博士后，在鼻内镜外科技术、睡眠上气道通气功能障碍研究、人工听觉技术等领域开展了创新术式、提出了新的学术理念并成功在全国范围推广。2001年以来，3次获“国家科学技术进步二等奖”；获实用新型专利15项，获省部级一等奖2项。2007年获“何梁何利基金科学与技术进步奖”。2012年被授予联合国“南-南国际人道主义精神奖”。承担国家级课题15项；培养研究生79人、博士后14人，其中2人获长江学者、国家杰出青年、国家青年科技奖、新世纪人才；9人成为博导，20人成为硕导。以第一作者或通讯作者发表中文文章196篇，发表SCI文章135篇，发表日文文章5篇。主编专著22部、教材4部、科普4部。他引次数7377（CMCI&CNKI&CSCD）。带领学科相继成为国家重点学科、国家生命科学与技术人才培养基地、国家精品课程、教育部重点实验室、首批“国家临床重点专科建设项目”。韩德民教授热爱祖国，学风端正，医德高尚，在业界有很好的口碑。曾先后荣获“东方之子”、“中华英才”、“当代医学名家”、“华夏医魂”等荣誉称谓。

全国高等学校医学研究生规划教材 第二轮修订说明

为了推动医学研究生教育的改革与发展，加强创新人材培养，自 2001 年 8 月全国高等医药教材建设研究会和原卫生部教材办公室启动医学研究生教材的组织编写工作开始，在多次大规模的调研、论证的前提下，人民卫生出版社先后于 2002 年和 2008 年分两批完成了第一轮五十余种医学研究生规划教材的编写与出版工作。

为了进一步贯彻落实第二次全国高等医学教育改革工作会议精神，推动“5+3”为主体的临床医学教育综合改革，培养研究型、创新性、高素质的卓越医学人才，全国高等医药教材建设研究会、人民卫生出版社在全面调研、系统分析第一轮研究生教材的基础上，再次对这套教材进行了系统的规划，进一步确立了以“解决研究生科研和临床中实际遇到的问题”为立足点，以“回顾、现状、展望”为线索，以“培养和启发研究生创新思维”为中心的教材创新修订原则。

修订后的第二轮教材共包括 5 个系列：①科研公共学科系列：主要围绕研究生科研中所需要的基本理论知识，以及从最初的科研设计到最终的论文发表的各个环节可能遇到的问题展开；②常用统计软件与技术介绍了 SAS 统计软件、SPSS 统计软件、分子生物学实验技术、免疫学实验技术等常用的统计软件以及实验技术；③基础前沿与进展：主要包括了基础学科中进展相对活跃的学科；④临床基础与辅助学科：包括了临床型研究生所需要进一步加强的相关学科内容；⑤临床专业学科：通过对疾病诊疗历史变迁的点评、当前诊疗中困惑、局限与不足的剖析，以及研究热点与发展趋势探讨，启发和培养临床诊疗中的创新。从而构建了适应新时期研究型、创新性、高素质、卓越医学人才培养的教材体系。

该套教材中的科研公共学科、常用统计软件与技术学科适用于医学院校各专业的研究生及相应的科研工作者，基础前沿与进展主要适用于基础医学和临床医学的研究生及相应的科研工作者；临床基础与辅助学科和临床专业学科主要适用于临床型研究生及相应学科的专科医师。

全国高等学校第二轮医学研究生规划教材目录

1	医学哲学	主　编	柯　杨　张大庆
		副主编	赵明杰　段志光　罗长坤　刘　虹
2	医学科研方法学(第2版)	主　编	刘　民
		副主编	陈　峰
3	医学统计学(第4版)	主　编	孙振球　徐勇勇
4	医学实验动物学(第2版)	主　编	秦　川
		副主编	谭　毅　张连峰
5	实验室生物安全(第2版)	主　审	余新炳
		主　编	叶冬青
6	医学科研课题设计、申报与实施(第2版)	主　审	龚非力
		主　编	李卓娅
		副主编	李宗芳
7	医学信息搜集与利用(第2版)	主　编	代　涛
		副主编	赵文龙　张云秋
8	医学实验技术原理与选择(第2版)	主　编	魏于全
		副主编	向　荣　郭亚军　胡　汛　徐宁志
9	统计方法在医学科研中的应用	主　编	李晓松
		副主编	李　康
10	医学科研论文撰写与发表(第2版)	主　编	张学军
		副主编	王征爱　吴忠均
11	IBM SPSS 统计软件应用(第3版)	主　编	陈平雁　黄浙明
		副主编	安胜利　欧春泉　陈莉雅
12	SAS 统计软件应用(第3版)	主　编	贺　佳
		副主编	尹　平

13	医学分子生物学实验技术(第3版)	主　编	药立波
		副主编	韩　骅　焦炳华　常智杰
14	医学免疫学实验技术(第2版)	主　编	柳忠辉　吴雄文
		副主编	王全兴　吴玉章　储以微
15	组织病理技术(第2版)	主　编	李甘地
16	组织和细胞培养技术(第3版)	主　审	宋今丹
		主　编	章静波
		副主编	张世馥　连小华
17	组织化学与细胞化学技术(第2版)	主　编	李　和　周　莉
		副主编	周德山　周国民　肖　岚
18	人类疾病动物模型(第2版)	主　审	施新猷
		主　编	刘恩岐
		副主编	李亮平　师长宏
19	医学分子生物学(第2版)	主　审	刘德培
		主　编	周春燕　冯作化
		副主编	药立波　何凤田
20	医学免疫学	主　编	曹雪涛
		副主编	于益芝　熊思东
21	基础与临床药理学(第2版)	主　编	杨宝峰
		副主编	李学军　李　俊　董　志
22	医学微生物学	主　编	徐志凯　郭晓奎
		副主编	江丽芳　龙北国
23	病理学	主　编	来茂德
		副主编	李一雷
24	医学细胞生物学(第3版)	主　审	钟正明
		主　编	杨　恬
		副主编	易　静　陈誉华　何通川
25	分子病毒学(第3版)	主　编	黄文林
		副主编	徐志凯　董小平　张　辉
26	医学微生态学	主　编	李兰娟
27	临床流行病学(第4版)	主　审	李立明
		主　编	黄悦勤
28	循证医学	主　编	李幼平
		副主编	杨克虎

全国高等学校第二轮医学研究生规划教材
评审委员会名单

前 言

为适应新世纪临床医学需求，培养高素质的临床医学人才，结合我国长学制医学教育的成功模式及我国高等医学教育的实际需求，国家教育部从2006年启动编写了一套旨在培养和提高研究生临床实践能力和创新能力的专用教材。我们受聘编写了全国高等学校医学研究生卫生部规划教材《耳鼻咽喉头颈外科学》第1版。在教材的顶层设计方面，以临床技能为中心，强调对学生的临床思维培养。第1版教材在几年的使用过程中，在编委构成的权威性和代表性、教材目录设置及内容编排、书本印刷装帧质量上，都得到了广大师生的高度评价。2013年3月在北京召开了本套规划教材第2版修订启动会议，我们再次受聘进行本教材第2版的主编和修订工作。

本教材主要适用对象与第1版相同，仍定位为耳鼻咽喉头颈外科学专业的硕士、博士研究生及临床住院医师、主治医师；同时亦适用于本专业临床规范化培训的医师。教材编写延续了第1版的主要指导思想：①启迪科学思维方法：本教材既不同于五年制的本科学教材——以传授基本耳鼻咽喉头颈外科学知识为主要目的；也有异于临床医学专业七年制、八年制教材——以系统传授耳鼻咽喉头颈外科学知识为主要特点。主要通过介绍耳鼻咽喉头颈外科有代表性疾病的认识过程和诊治进展，加深对耳鼻咽喉头颈外科疾病本质的认识，领略医学科学发展的内在逻辑规律，培养研究生的临床创新思维能力。②培养循证医学观念：通过对疾病本质的认识及诊断治疗发展历程，尤其是有争议性的问题，进行客观的介绍，从而培养研究生对科学问题的提炼、探索和逻辑分析能力。强调对所引用文献的证据评价和时效性，所有重要的论点及论据将附参考文献。③强调理论联系实践：临床理论与实践结合是对耳鼻咽喉头颈外科学临床研究生教材的最基本要求。重点阐述理论认识的不断提高对临床技术飞跃发展的重要指导作用，同时强调实践中不断产生的问题对理论认识的推动作用。通过对疾病本质的认识和诊治技术发展的论述，力求培养研究生的实际临床诊疗技能和科学发展观。④突出临床实用性：教材编写中原则强调“三性”——知识性、启发性和实用性，重点在于实用性。内容突出对疾病的诊断和治疗，重点包括疾病处理中的技能、技巧，注重培养临床思维和决策能力。同时，针对第1版教材编写中的具体问题，更加强调以下问题：①在介绍对疾病的认识过程和诊治进展时，更加注重循证医学证据，而非编者个人的主观思想和判断；②在实用性方面，力求使本书成为一本有用的“工具书”，在临床和研究过程中遇到问题可以从书中去找寻解决方法，具有临床指导功能；③编写时尤其应把握好“评”和“述”的关系。“评”要注意提炼、精辟，要画龙点睛，而不要漫无边际；不能只“评”诊疗流程，而是要强调临床诊疗及临床决策中的思维过程。

本教材在目录安排中，对第1版中的基本编写框架予以保留：①各篇前仍设有临床解剖学内容，与八年制教材各篇解剖生理学不同，临床解剖学内容更强调解剖在临床实践中的意义和作用。②各篇内容选择重点、有代表性的疾病进行深入讲述，并非面面俱到。所选择的重点疾病代表目前耳鼻咽喉临床上最为重要和关键的疾病，且各自内容独立成系统，全面完善。③各章节疾病内容仍包括三部分——回顾、现状及展望。回顾简要介绍疾病的历史沿革，强调循证医学和科学思维培养，而非讲述"历史故事"。现状部分是重点，主要介绍疾病的最新诊断治疗状况，强调临床思维、临床决策和临床能力的培养，强调临床实用性，而非"综述"。展望则是在目前的诊断治疗基础上，简要且精练地对疾病研究发展提出方向，是具有现实科学依据的推论，而非"科学幻想"。④在各疾病的治疗方法阐述中强调具体的手术决策及手术技能，而不是只强调原则，非常具有实用性。⑤每篇末列出主要参考文献，附有中英文名词对照索引。⑥本教材插图仍以彩色绘制，除临床解剖学少部分图片与八年制教材重复(为确保解剖学内容的逻辑完整性)，其余均为新绘图及临床手术中解剖照片图及示意图。

第1版教材出版至今已有5年，结合近5年来耳鼻咽喉头颈外科学学科的发展，针对第1版教材中存在的不足之处，在第2版教材中进行了部分修订和补充：①对近年来较为成熟的新进展进行更新，如对耳聋的分子遗传学、眩晕的综合诊疗、耳鸣的诊疗、中耳炎的分类、鼻-鼻窦炎的机制及治疗原则、变应性鼻炎的机制及诊疗原则、OSAHS的研究进展、肿瘤的分子生物学与综合治疗等内容作了较大的修改。②根据临床实用性原则，对部分章节顺序作了调整和增补：如将"下咽癌"相关内容从"喉科学"移到"咽科学"；将斜坡脊索瘤从"侧颅底"章节移到"鼻-颅底"章节；增加"喉狭窄"部分内容等。③适当增加了表格式的归纳与对比，便于总结和记忆。④配套光盘中增加了鼻内镜下下鼻甲及内翻性乳头状瘤手术及镫骨手术。

本教材编写组由长期工作在教学、科研和临床一线的老、中、青博士生指导教师组成。在第2版教材的编写中，对部分新老编委进行了更替，增加了部分年轻的学术带头人，为本教材的编写补充了新鲜血液。本书初稿完成后，各位编委先进行了通信互审，然后于2013年9月在湖北武汉召开了定稿会，对全稿进行了认真地审阅与讨论。在此基础上，又由各位编委作了进一步的修改与加工。本书各编委通力协作，王秋菊教授、戴朴教授、赵守琴教授、徐文教授、王晓雷教授、皇甫辉教授、文卫平教授、史剑波教授、张湘民教授、张革化教授、张竹花教授、马鑫教授、程华茂博士、刘波博士、胡钰娟博士、周柳青博士及袁芳老师等参与了部分编务工作，秘书陈建军博士在全书稿件整理等工作上付出了大量的时间和精力；赵彬技师在彩图绘制工作中倾注了大量心血，崔俊老师为书中部分操作进行了实景拍摄及编辑，各位编委提供了大量实例照片。各位编委的所在医院和科室的同志们提供了极大的支持和帮助，华中科技大学同济医学院附属协和医院数位研究生同学参加了稿件的整理工作，值此教材付梓之际，我们谨在此一并致以深深的感谢。

随着医学科学的飞速发展，学科诊疗进展亦日新月异，而临床研究生医学专业教学改革不断深化，需不断总结经验、充实更新。由于编者等水平所限，难免挂一漏万，亦恳盼同道和读者们对本书疏漏之处不吝赐教，以资修订。

孔维佳　韩德民

目 录

第一篇 耳 科 学

第二篇 鼻 科 学

第三篇 咽 科 学

第四篇　喉科学、气管食管科学与颈部科学

第五篇　颅底外科学

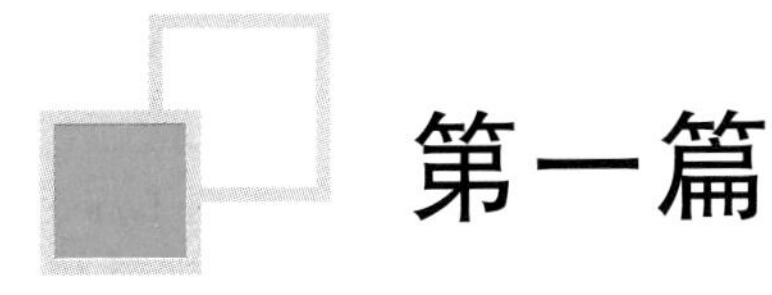

第一篇

耳 科 学

第一章　颞骨显微手术解剖学

一、颞骨大体解剖

耳分为外耳(external ear)、中耳(middle ear)和内耳(inner ear)三部分。外耳道的骨部、中耳、内耳和内耳道都位于颞骨内(图 1-1-1)。颞骨(temporal bone)左右成对,位于颅骨两侧的中、下 1/3 部,构成颅骨底部和侧壁的一部分。它与四块颅骨相接:其上方与顶骨、前方与蝶骨及颧骨、后方与枕骨相接(图 1-1-2),

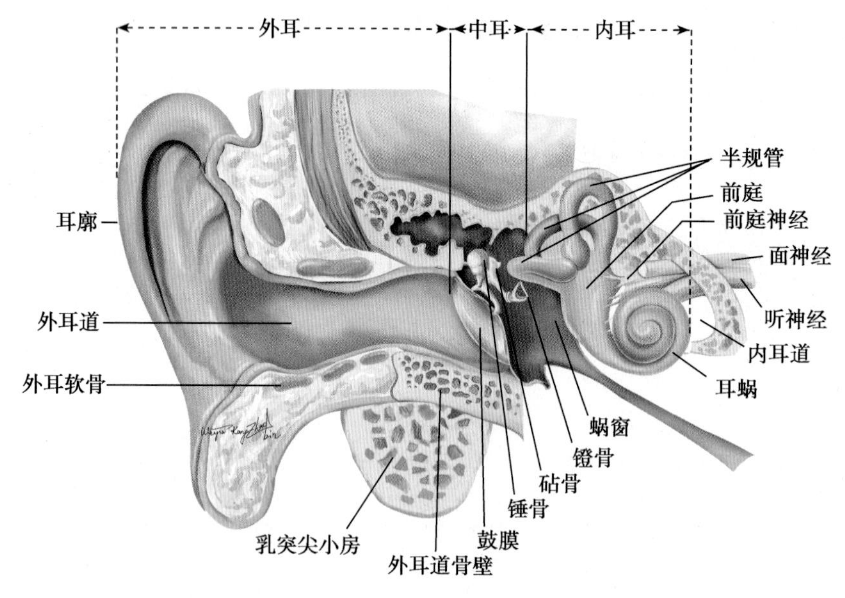

图 1-1-1　外中内耳关系示意图

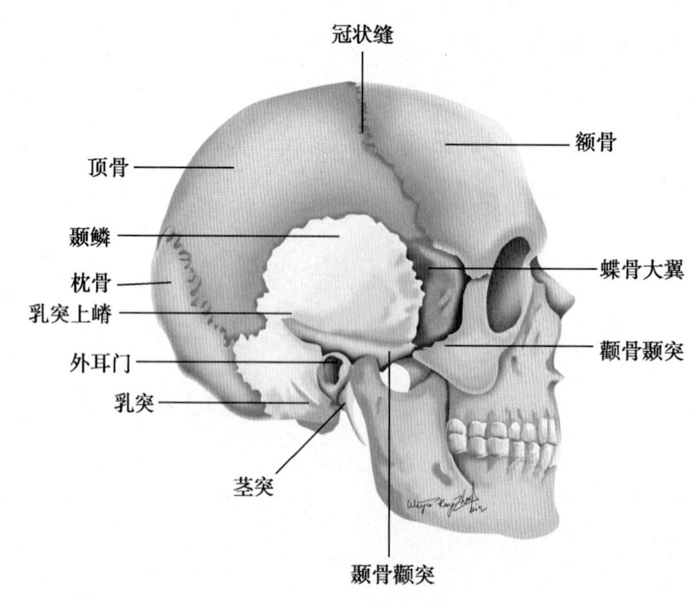

图 1-1-2　颅骨侧面图

参与组成颅中窝与颅后窝。颞骨为一复合骨块，由鳞部、乳突部、岩部和鼓部所组成，另有茎突附着于鼓部后下侧。熟悉颞骨解剖对于耳科手术有重要的意义，颞骨内及其周围有许多重要结构，应为耳鼻咽喉科医师所掌握。

（一）鳞部

鳞部(squamous portion)又称颞鳞，位于颞骨的前上部，形似鱼鳞，分内、外两面及上、前和下三个缘。外面光滑略外凸，构成颞窝的一部分(图 1-1-3)，有颞肌附着，并有纵行的颞中动脉沟。该沟下端之前下是颧突(zygomatic process)及其前、中、后根。颧突前根呈结节状，又称关节结节(articular tubercle)。关节结节后侧之椭圆形深窝，称为下颌窝(mandibular fossa)，由颞骨鳞部和岩部构成。中根又称关节后突(retroarticular process)，介于下颌窝与骨性外耳道口之间。后根从颧突上缘经过骨性外耳道口上方向后移行于弓状线，称为颞线(temporal line)，颞肌下缘即止于此，有时呈嵴状，称乳突上嵴(supramastoid crest)。颞线之下，骨性外耳道口后上方有一小棘状突起，称为道上棘(suprameatal spine，又称为 Henle 棘)。鳞部内面稍凹(图 1-1-4)，系大脑颞叶所在区，有脑压迹及脑膜中动脉沟。

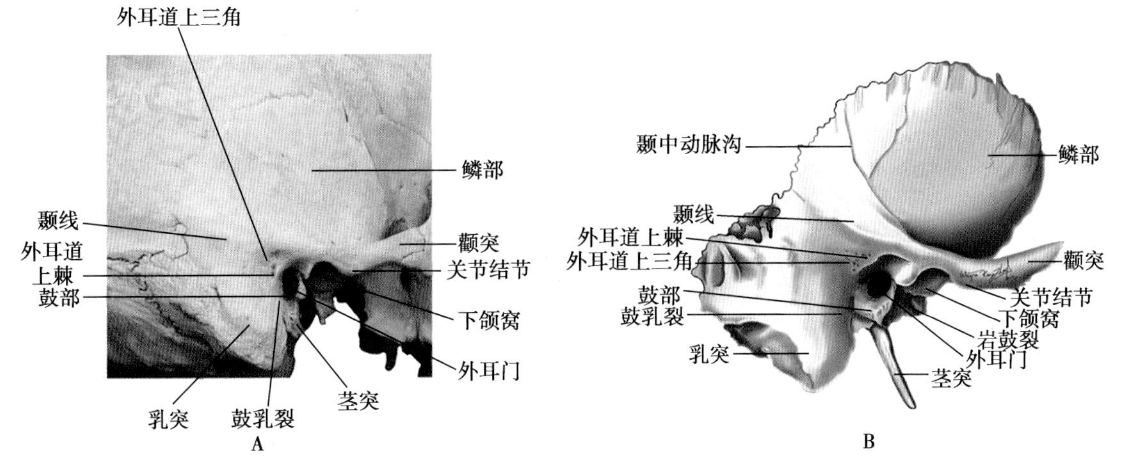

图 1-1-3　颞骨外侧面(右)
A. 实体图；B. 模式图

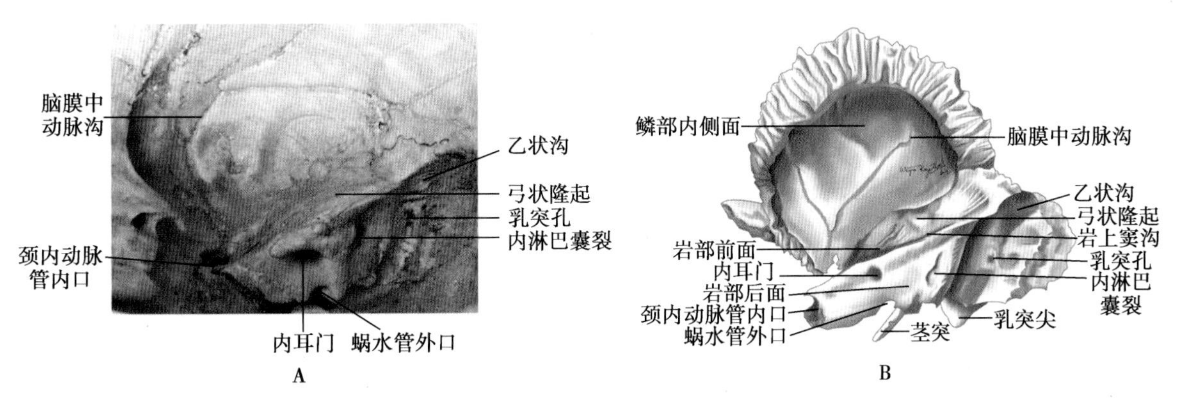

图 1-1-4　颞骨内侧面(右)
A. 实体图；B. 模式图

鳞部上缘锐薄，与顶骨下缘相接。前缘呈锯齿状，上薄下厚，与蝶骨大翼相接，形成蝶鳞缝(sphenosquamous suture)。下缘内侧与岩骨前缘外侧部融合，形成岩鳞裂(petrosquamous fissure)；下缘前部与鼓部前上缘相连，形成鼓鳞裂(tympanosquamous fissure)。

（二）乳突部

乳突部(mastoid portion)位于鳞部的后下方，呈一锥状突起，故名乳突(mastoid process)(图 1-1-3)。其上方与鳞部以颞线为界，前下与鼓部融合形成鼓乳裂(tympanomastoid fissure)，内侧与岩部相连。可分为内、外两面及上、后两缘。在乳突外侧面，道上棘后方，作骨性外耳道后上壁的切线与颞线相交围成一个三角区，常称为 Macewen 三角。此处骨面含有许多为小血管穿通的小孔，故又名筛区（cribriform area），是乳突手术时指示鼓窦位置的重要标志。乳突外侧面粗糙，其外下方有胸锁乳突肌、头夹肌和头最长肌附着；其近后缘处常有一贯穿骨内外的乳突孔（mastoid foramen），有乳突导血管通过此孔使颅外静脉与乙状窦沟通，枕动脉亦有小支经此孔供给硬脑膜。乳突尖内侧有一深沟，称乳突切迹（mastoid notch）或二腹肌沟，二腹肌后腹附着于此；沟的前端为茎乳孔（stylomastoid foramen）（图 1-1-5）。该切迹的内侧有一浅沟伴行，名枕动脉沟，有枕动脉经过。乳突上缘与顶骨的乳突角相接，后缘与枕骨相连。

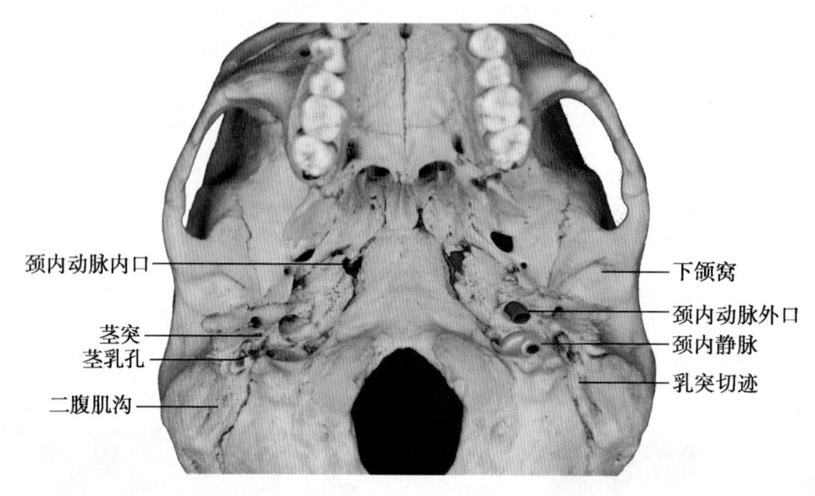

图 1-1-5 颞骨底面

（三）鼓部

鼓部（tympanic portion）位于鳞部之下、岩部之外、乳突部之前，为一扁曲的 U 形骨板，它构成骨性外耳道的前壁、下壁和部分后壁（图 1-1-3）。其前上方以鼓鳞裂和鳞部相接，后方以鼓乳裂和乳突部毗邻，内侧以岩鼓裂（petrotympanic fissure）和岩部接连。鼓部的前下方形成下颌窝的后壁。鼓部在新生儿时仅为一个上部缺如的环形骨质，称鼓环（tympanic anulus），在成人，鼓部内端有一窄小沟槽，称鼓沟（tympanic sulcus），鼓膜边缘的纤维软骨环嵌附于沟内。鼓部缺口居上，名鼓切迹（notch of Rivinus），此处无鼓沟和纤维软骨环。

（四）岩部

岩部（petrous portion）形似一横卧的三棱锥体，故又名岩锥（petrous pyramid），位于颅底，嵌于枕骨和蝶骨之间，内藏听觉和平衡器官，有一底、一尖、三个面和三个缘。底向外，与鳞部和乳突部相融合；尖端粗糙、朝向内前而微向上，嵌于蝶骨大翼后缘和枕骨底部之间，构成破裂孔的后外界，颈动脉管内口开口于此。

1. 岩部三个面

（1）前面：组成颅中窝的后部，又称大脑面（cerebral surface），向外与鳞部的脑面相连（图 1-1-6）。由内向外有以下重要标志：近岩尖处有三叉神经压迹（trigeminal impression），容纳三叉神经半月神经节；压迹的外侧有两条与岩锥长轴平行的小沟，内侧者为岩浅大神经沟，外侧者为岩浅小神经沟，此两沟各通过同名神经；在岩浅大神经沟的外侧末端为面神经管裂孔，有岩浅大神经穿出；在岩浅小神经沟的外侧末端为岩浅小神经管裂孔，为同名神经穿出。继向后外方有一大的凸起，名弓状隆起（arcuate eminence），上半规管位于其下方，大多数上半规管的最高点是在弓状隆起最高点前内方之斜坡中。再向外有一浅凹形的薄骨板，名鼓室盖（tympanic tegmen），将其下的鼓室和颅中窝分隔。

（2）后面：组成颅后窝的前界，又称小脑面（cerebellar surface），向外与乳突部的内面相连（图 1-1-7）；系由 3 个静脉窦（岩上窦、岩下窦和乙状窦）围成的三角形骨面，其顶朝内，底朝外。在中部偏内处为内耳门（internal acoustic porus），其向外通入内耳道（internal auditory meatus）。内耳门之后外侧有一为薄骨板遮盖的裂隙，称内淋巴囊裂，其中有前庭水管外口（external aperture of vestibular aqueduct），后者经骨性前庭水管通至骨迷路的前庭，有内淋巴管（又称膜性前庭水管）经过。内耳门和内淋巴囊裂之间的上方有一小凹，名弓形下窝（subar-

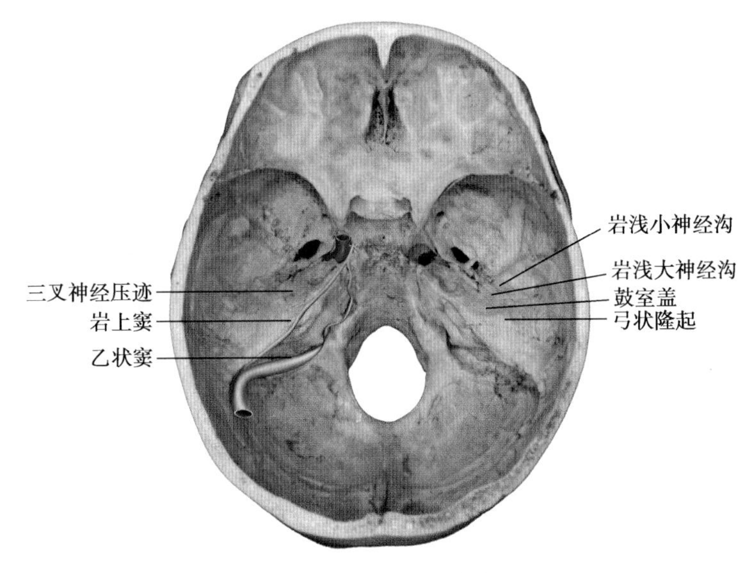

图 1-1-6 岩部前面

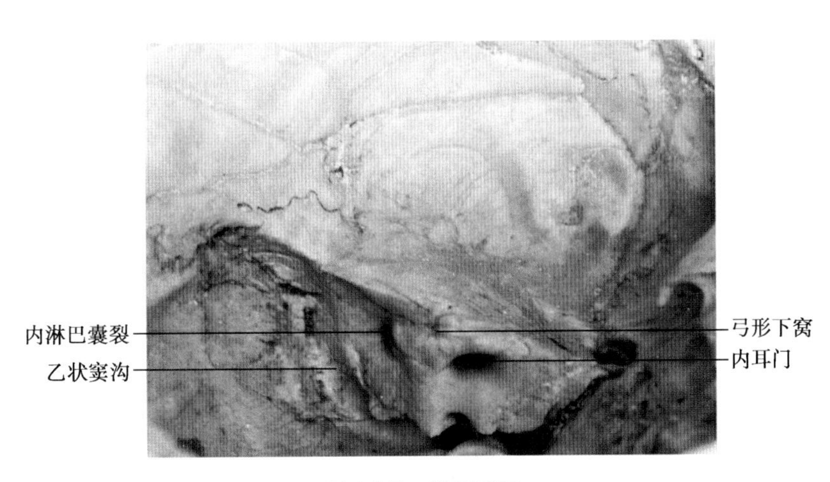

图 1-1-7 岩部后面

cuate fossa),有硬脑膜的细小静脉穿过。

(3) 下面:粗糙凹凸不平,是岩骨三个面中最不规则者,它组成颅底底面的一部分(图 1-1-5)。在其前内侧部,骨面粗糙,为腭帆提肌、鼓膜张肌及咽鼓管软骨部的附着部;在后外侧部及鼓部内侧,有前内和后外紧邻的两个深窝,前内者相当于岩尖与岩底的中间处,为颈动脉管外口,有颈内动脉、静脉丛以及交感神经经过;颈内动脉管(carotid canal)先沿鼓室前壁垂直上行,继而折向前方水平行走,开口于岩尖的颈动脉管内口。颈动脉管外口的后外侧深窝为颈静脉窝(jugular fossa),构成颈静脉孔的前界及外侧界,内纳颈静脉球的顶部。颈静脉窝的外侧骨壁上有一浅沟,称为乳突小管沟,该沟向后穿入骨质而成一小管,成为迷走神经耳支(Arnold 神经)的通路。颈动脉管外口和颈静脉窝之间的薄骨嵴上,有鼓室小管(tympanic canaliculus)下口,起于岩神经节的舌咽神经鼓室支即鼓室神经(又称 Jacobson 神经)以及咽升动脉的鼓室支通过该小管进入鼓室。在颈静脉窝的前内侧、紧靠颈静脉有一三角形的压迹,为舌咽神经之岩神经节所在的部位,凹底有一小孔,为蜗水管外口(external aperture of cochlear aqueduct)。在颈静脉孔外侧部容纳乙状窦至颈静脉球交接处,颈静脉孔内侧为岩下窦开口处,第Ⅸ、Ⅹ、Ⅺ对脑神经在颈静脉孔内侧部穿行出颅。

2. 岩部三个缘 岩部上缘最长,有岩上沟容纳岩上窦,沟缘有小脑幕附着;内端有一切迹,内含三叉神经半月神经节的后部,上缘尖端借岩蝶韧带和蝶骨接连并形成小管,内有展神经和岩下窦经过。故在气化非常良好的颞骨发生急性化脓性中耳乳突炎时可并发岩尖炎,而出现三叉神经痛和展神经瘫痪症状。岩部后缘的内侧段有岩下沟,内含岩下窦；其外侧段和枕骨的颈静脉切迹形成颈静脉孔。岩部前缘的内侧部分与蝶骨大翼接连形成蝶岩裂，外侧部分与对应部分组成岩鳞裂和岩鼓裂；在岩部与鳞部之间，有上下并列的两管通入鼓室，居上者名鼓膜张肌半管，居下者为咽鼓管半管。

二、颞骨显微手术解剖学

1. 乳突表面标志及鼓窦 乳突表面标志包括颞线、骨性外耳道后壁、乳突尖、Henle 棘和 Macewen 三角。乳突手术磨骨开始时常采用较大直径的切削钻头，分别沿着骨性外耳道后上壁的切线与颞线勾绘出乳突轮廓化的前方及上方界限（图 1-1-8）。颞线是颅中窝底的颅外投影标志，也是乳突手术的上界，而颞线和外耳道后壁勾绘出的两条骨沟交汇处是鼓窦的表面投影位置。用大号圆形切削钻头磨去乳突表面的骨皮质，上起颞线，下至乳突尖，前达骨性外耳道后壁，暴露乳突浅层气房。然后磨去 Henle 棘后上方、相当于 Macewen 三角区的气房，寻找并开放鼓窦。到达鼓窦时，探针向前可无阻力地伸入鼓窦入口及上鼓室。鼓窦的底部解剖标志为水平半规管表面迷路骨质。如探针不能伸入鼓窦入口，示鼓窦尚未开放，此时须注意 Körner 隔（Körner septum）的存在，其常将鳞部表浅的气房群与深面的岩部气房群分隔。

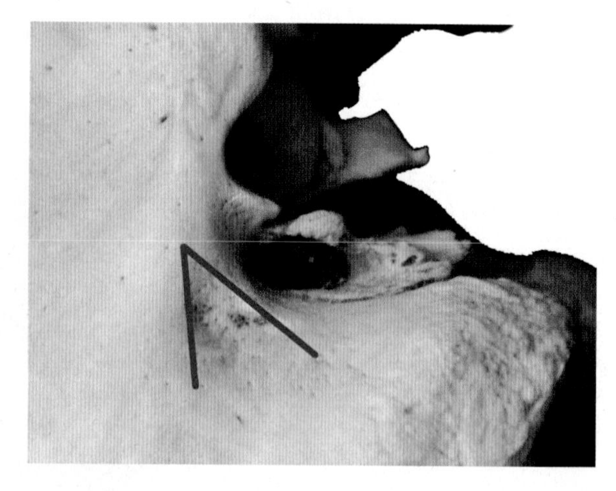
图 1-1-8 乳突轮廓化的前方及上方界限

2. 乳突气房分型及分区 正常乳突部的骨质中有许多含气小腔，称乳突气房（mastoid cells），乳突气房范围因人而异，发育良好者，向上达颞鳞，向前经外耳道上部至颧突根内，向内伸向岩尖，向后伸至乙状窦后方，向下可伸入茎突。乳突按其气化程度，可分为四型：气化型（pneumatic type）、板障型（diploetic type）和硬化型（sclerotic type），以及上述任何两型或三型并存的混合型（mixed type）（图 1-1-9）。位于上部的气房最大，称为鼓窦（tympanic antrum），与鼓室相通，是乳突手术的重要标志。随着出生后的发育，颞骨的气化开始以鼓窦为中心发生点向着乳突的不同方向扩展，最后形成以下不同的气房群。根据解剖部位，乳突气房可分为如下九组：①乳突尖气房；②天盖气房；③乙状窦周围气房；④迷路周围气房；⑤窦脑膜角气房；⑥颧突气房；⑦鳞部气房；⑧岩尖气房；⑨面神经管周围气房（图 1-1-10）。含气的空腔间常借气化的隧道形成沟通。

3. 乙状窦 乳突内侧面为颅后窝的前下方，有一弯曲的深沟，称乙状沟（sigmoid sulcus），乙状窦（sigmoid sinus）位于其中（图 1-1-4，图 1-1-11，图 1-1-12）。乙状窦骨板的厚薄及其位置稍前或稍后，常因乳突气房发育的程度不同而各异。在顶切迹

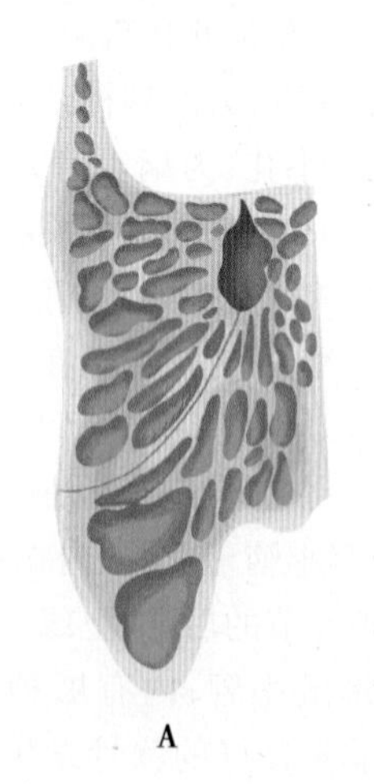
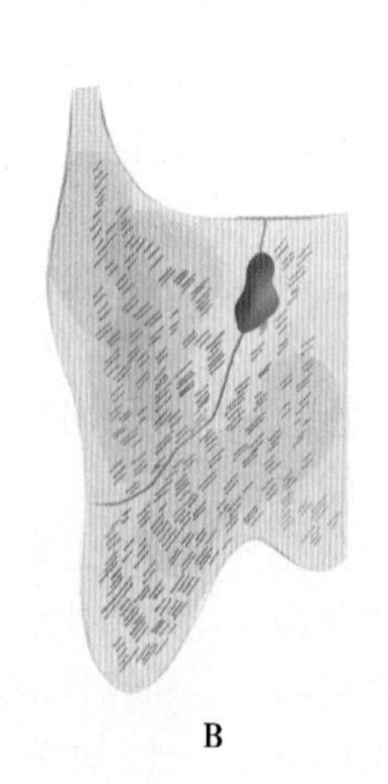
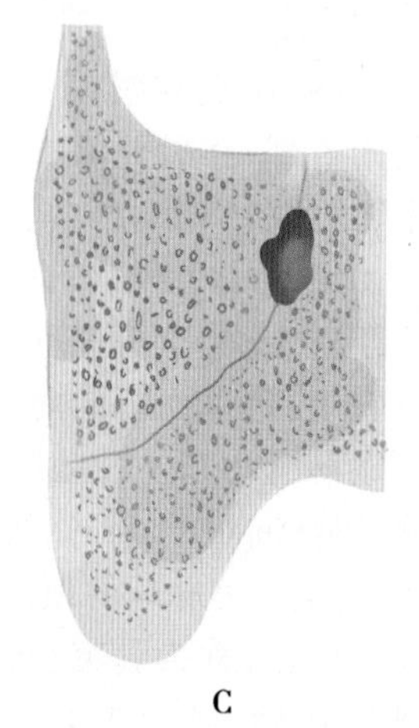
A B C

图 1-1-9 乳突气化分型
A. 气化型；B. 硬化型；C. 松质型（板障型）

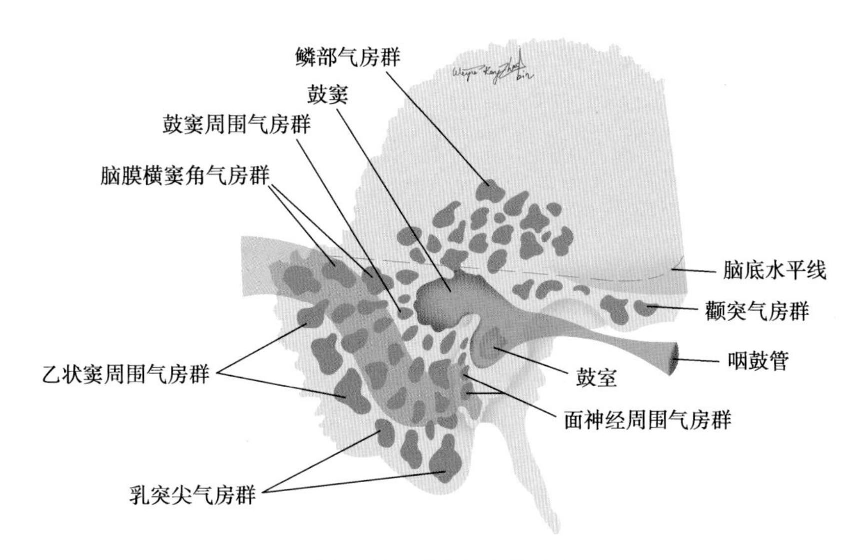

图 1-1-10　乳突气房的分布

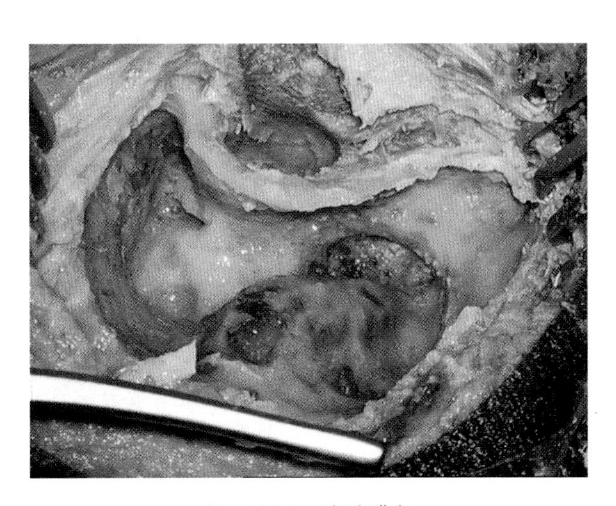

图 1-1-11　窦脑膜角

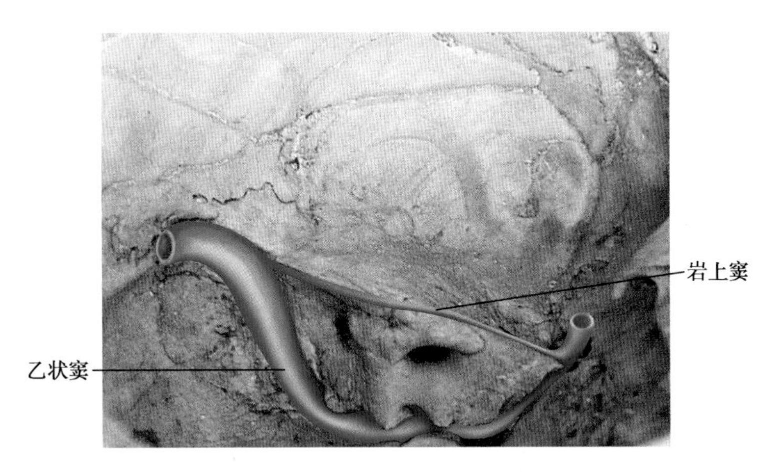

图 1-1-12　乙状窦与岩上窦走行

与乳突尖之间可引一条假想直线，称“乙状窦颅外标志线”，它标志着乙状窦在颅内的走向。顶切迹和乳突尖又分别为乙状窦上膝和下膝的颅外标志。乳突气房发育良好者，乙状窦骨板较薄且位置偏后，其与外耳道后壁之间的距离较大；乳突气房发育较差者，则乙状窦骨板坚实，位置前移，其与外耳道后壁的距离较小，或甚为接近。后者在乳突手术时易损伤乙状窦而引起严重出血，妨碍手术进行；或可发生气栓，导致生命危险。对于乙状窦过度前置影响病变清理或在经乙状窦前径路侧颅底手术时，常须将乙状窦向后移位。

在乙状窦上部与颅中窝及颅后窝脑板间有一夹角称为窦脑膜角（sinodural angle）（图 1-1-11），在气化较好的乳突，此部位常有较小的气房，术中需要去除。在窦脑膜角的外侧乳突骨皮质内常有乳突导血管，如术中损伤将导致较剧烈的出血。而在窦脑膜角的深处有岩上窦走行（图 1-1-12）。

4. 半规管　骨半规管（bony semicircular canals）位于前庭的后上方，为 3 个弓状弯曲的骨管，互相成直角；依其所在位置，分别称外（水平）、上（垂直）、后（垂直）半规管（lateral, superior and posterior semicircular canals）。每个半规管的两端均开口于前庭。开放鼓窦后，其底部可见水平半规管（图 1-1-13），是鼓窦底部重要的解剖标志。而进一步磨除半规管周围气房，后半规管和上半规管也得以显露（图 1-1-14）。

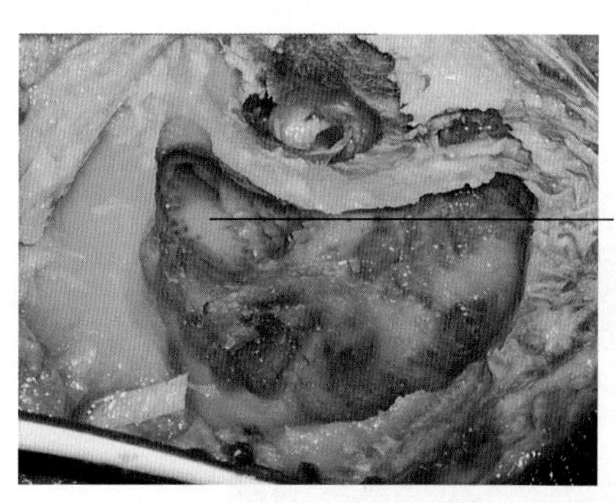

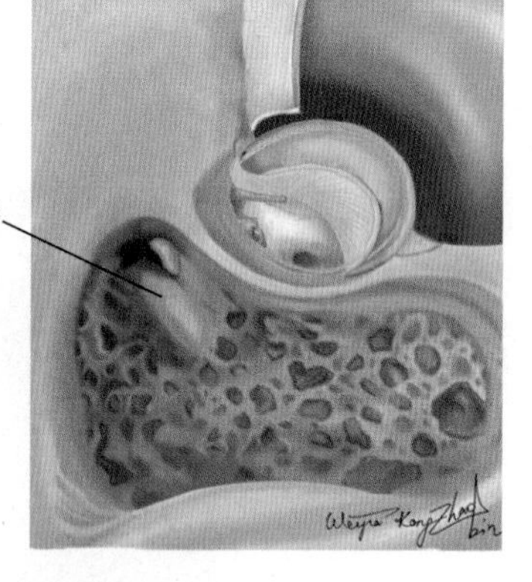

图 1-1-13　开放鼓窦，底部可见水平半规管轮廓

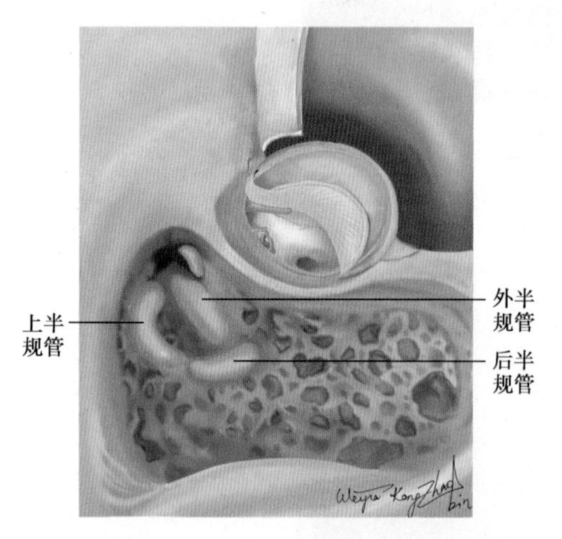

图 1-1-14　显露三个半规管轮廓

5. 颅中窝骨板　颅中窝骨板为颅中窝底部，起自颧突区域，延伸至窦脑膜角及岩上窦区域，构成乳突气房的上界，其可分为鼓室天盖、鼓窦天盖和乳突天盖三部分（图 1-1-11，图 1-1-15），乳突切开术时常需要去除气房以暴露此部分骨性结构，但要避免硬脑膜的损伤。当中耳疾病破坏颅中窝骨板时，可导致硬脑膜暴露或缺损，可能需要行加固或修补。

6. 颅后窝骨板　颅后窝骨板是上至岩上窦，外下以乙状窦为界，内侧以后半规管为界的宽阔骨板（图 1-1-16）。其构成鼓窦及岩尖部位乳突气房的后壁。陶特曼三角（Trautmann 三角）是界于乳突天盖及岩上窦、乙状窦和骨迷路间的三角区域。在陶特曼三角区及 Donaldson 线（外半规管延长线）的下方，为内淋巴囊所在区域，内淋巴囊向内侧走行与内淋巴管相延续，后者在后半规管的后内方走行，最后止于前庭（图 1-1-16，图 1-1-17）。

7. 上鼓室　上鼓室（epitympanum）也称鼓室上隐窝（epitympanic recess），为位于鼓膜紧张部上缘平面以上的鼓室腔。在其后壁有一小开口，称鼓窦入口（aditus），上鼓室借此与鼓窦相通。鼓窦入口之内侧有外半规管凸，鼓窦入口之底部，适在面神经管水平段与垂直段相交处之后方，有一容纳砧骨

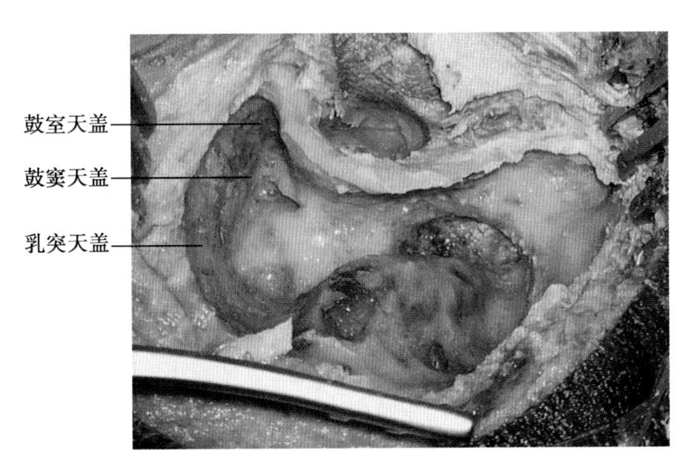

图 1-1-15　颅中窝骨板

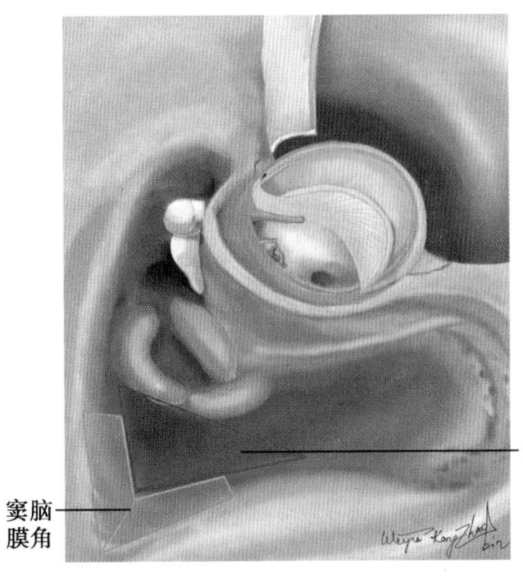

图 1-1-16　颅后窝骨板标志

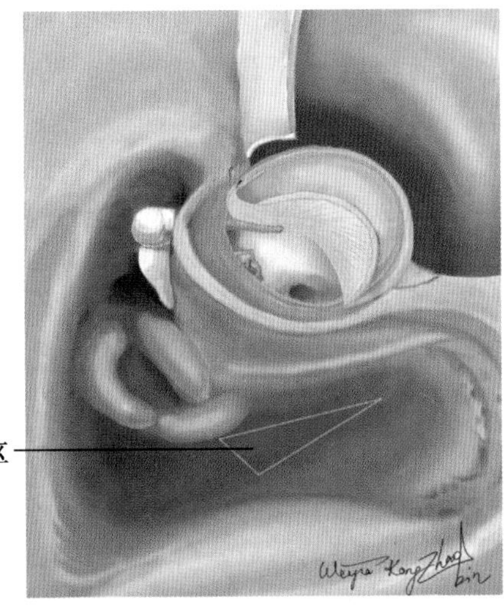

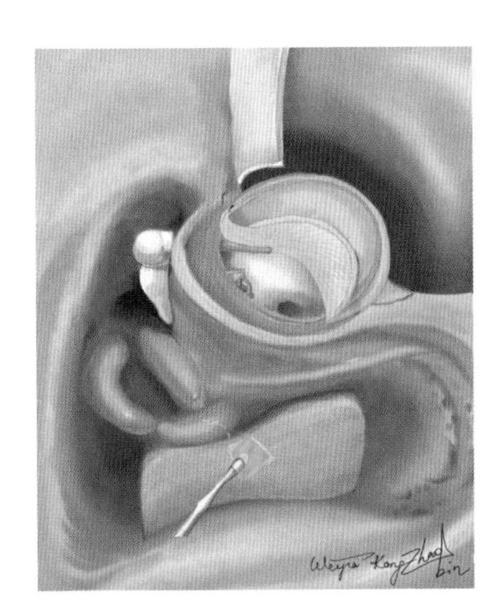

图 1-1-17　内淋巴囊

短脚的小窝,名砧骨窝(incudial fossa),为中耳手术的一重要标志。上鼓室是胆脂瘤的好发部位,常引起听骨链的破坏,尤其是锤骨头与砧骨体的破坏较为常见。上鼓室的顶部为鼓室天盖(tegmen tympani),厚约 3~4mm,也有薄如纸者,由颞骨岩部前面组成,后延至鼓窦盖,前与鼓膜张肌管之顶相延续。鼓室借此壁和颅中窝的大脑颞叶相隔。位于此壁的岩鳞裂在婴幼儿时期常未闭合,硬脑膜的细小血管经此裂与鼓室相通,可成为中耳感染进入颅内的途径之一。完壁式中耳手术在需保持听小骨完整性的前提下,上鼓室有时较难完全开放,尤其在硬脑膜低垂的患者,此部位极易成为胆脂瘤残留和复发的部位,实践表明上鼓室的开放对于胆脂瘤的治疗有极其重要的意义。充分显露上鼓室可以通过去除鼓窦周围气房、半规管周围气房、外耳道后壁气房及颧突根部气房来实现。

上鼓室可被砧骨体及锤骨头分为内侧和外侧两部分,外侧部分界于上鼓室外侧壁、鼓环与锤骨头之间,较为狭小;而内侧部分界于锤骨头及砧骨体与外半规管及面神经管之间,可进一步被砧骨长脚分为前后两部分:鼓前峡(anterior tympanic isthmus)及鼓后峡(posterior tympanic isthmus)。鼓前峡位于鼓膜张肌腱、砧骨长脚与镫骨弓之间,鼓后峡位于砧骨长脚、后拱柱与锥隆起之间(图 1-1-18)。通过前鼓峡与鼓后峡,特别是鼓后峡,鼓窦区的胆脂瘤可延及上鼓室;鼓前峡与鼓后峡也是中上鼓室的重要沟通通道,对于上鼓室的通畅引流极其重要。

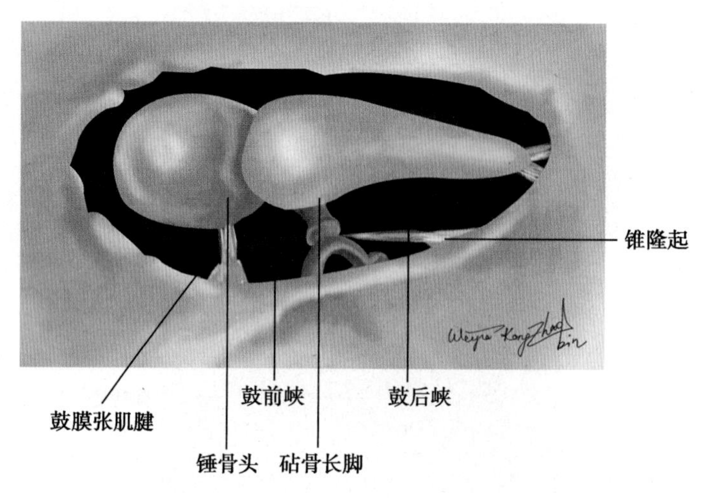

图 1-1-18 鼓前峡与鼓后峡(上面观)

8. 下鼓室 下鼓室(hypotympanum)位于鼓膜紧张部下缘平面以下,下达鼓室底。鼓室底壁又称颈静脉壁(jugular wall),为一较上壁狭小的薄骨板,将鼓室与颈静脉球分隔,其前方即为颈动脉管的后壁。此壁若有缺损,颈静脉球的蓝色可透过鼓膜下部被隐约见及。下壁内侧有一小孔,为舌咽神经鼓室支所通过。行颅底手术如颈静脉球体瘤切除时,此部位解剖尤其重要。在部分患者存在颈静脉球高位或颈静脉球突入鼓室中,清理下鼓室病变时要注意避免损伤颈静脉球。

9. 面神经隐窝与后鼓室

(1) 面神经隐窝:面神经隐窝位于面神经乳突段(垂直段)的外侧,其包含一些较小的气房,在气房间及气房与鼓室间通常没有沟通。面神经隐窝通常是一个解剖学概念,此三角区外界为深部外耳道后壁与鼓索神经,内侧为面神经垂直段,其顶为砧骨窝处的后拱柱(手术中在砧骨短脚与面神经隐窝间保留的骨小柱)结构。经面神经隐窝可以看清面神经水平段、砧骨长脚、砧镫关节、镫骨小头、镫骨肌腱、圆窗龛及其前方的鼓岬,以及在人工耳蜗植入术时可达耳蜗的底周(图 1-1-19)。以砧骨短突为标志确定面神经隐窝的位置,在面神经垂直段起始部外侧、砧骨窝下方、鼓索神经内侧磨除骨壁,可经面神经隐窝进入后鼓室。慢性中耳炎手术时可开放面神经隐窝,有利于清除病灶并建立乳突区与鼓室间的通畅引流。面隐窝的开放还为面神经减压手术时面神经水平段的显露提供良好的视野,也是人工耳蜗植入手术的最常用手术径路。

(2) 后鼓室(posterior tympanum):后鼓室系鼓膜后缘以后的鼓室腔,后鼓室上部为鼓窦入口,在鼓窦入口底部有砧骨窝。后鼓室中下部结构复杂,有三个骨性隆起(锥隆起、鼓索隆起和茎突隆起)、

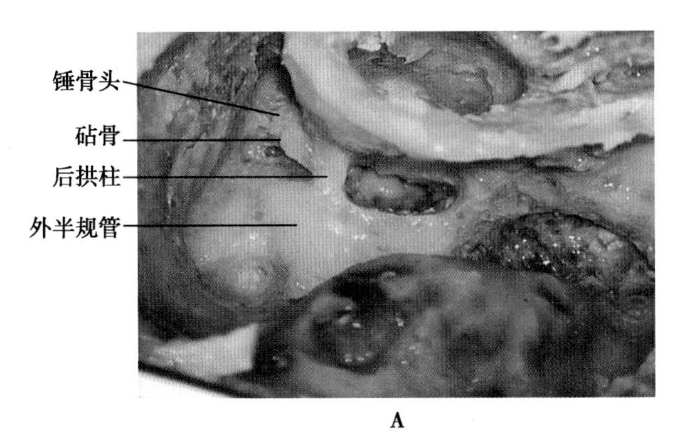

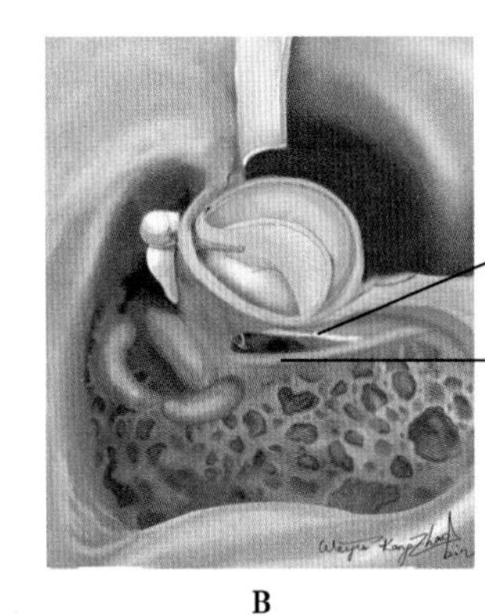

A　　B

图 1-1-19 面神经隐窝解剖

A. 实体图；B. 模式图

四个隐窝（面神经隐窝、鼓室窦、外侧鼓室窦和后鼓室窦）、五条骨嵴（岬小桥、岬下脚、鼓索嵴、锥嵴和茎突嵴）。

鼓室后壁下内方，相当于前庭窗的高度，有一小锥状突起，称锥隆起（pyramidal eminence），内有小管，镫骨肌腱由此发出，附丽于镫骨颈后面。鼓室后壁与外壁相交处，鼓沟后上端的内侧，有鼓索小管的鼓室口，鼓索隆起位于开口处，有鼓索神经穿出进入鼓室。

位于后鼓室的四个隐窝可被锥隆起分为上下两部分，上方包括面神经隐窝和后鼓室窦（posterior tympanic sinus），下方包括鼓室窦（sinus tympani）和外侧鼓室窦（lateral tympanic sinus）。以面神经管为分界，面神经隐窝和外侧鼓室窦位于其外侧，而鼓室窦和后鼓室窦位于其内侧，面神经隐窝位于外上方，外侧鼓室窦位于外下方，后鼓室窦位于内上方，鼓室窦位于内下方（图 1-1-20）。

外侧鼓室窦在鼓环内侧，位于鼓索隆起内侧、鼓索嵴及锥隆起下方及茎突嵴上方，在鼓膜内陷性中耳疾病时最容易被累及。面神经隐窝位于面神经管的外侧、鼓环及鼓索隆起的内侧，鼓索嵴及锥隆起的上方。从面神经隐窝径路可直接到达此区域，面神经隐窝区病变清除不彻底是胆脂瘤残留的最主要原因。后鼓室窦位于面神经管及锥隆起的内侧，岬小桥（后鼓室壁与骨岬间的骨小桥）的上方。鼓室窦位于锥隆起的下内侧，以岬小桥与后鼓室窦相隔，并延伸至茎突嵴，是最大的后鼓室隐窝。在鼓室窦的下缘，有一骨性小桥自茎突嵴连接圆窗龛的顶部，称为岬下脚。鼓室窦的形态与大小随颞骨气化的程度而异，其深度难以直接窥见。

10. 鼓室各壁结构　鼓室似一竖立的小火柴盒，有外、内、前、后、顶、底 6 个壁（图 1-1-21）。

鼓室外壁由骨部及膜部组成。骨部较小，即鼓膜以上的上鼓室外侧壁；膜部较大，即鼓膜。

鼓室内壁即内耳的外壁，亦称迷路壁（labyrinthine wall），有多个凸起和小凹。鼓岬（promontory）为内壁中央较大的膨凸，系耳蜗底周所在处；其表面有细沟称岬沟（sulcus of promontory），沟内有鼓室

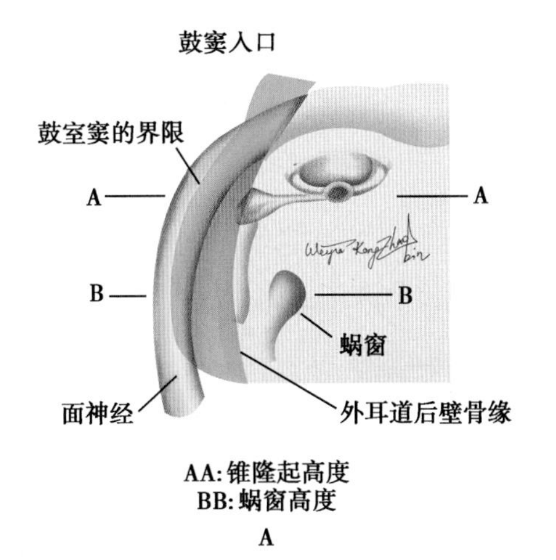

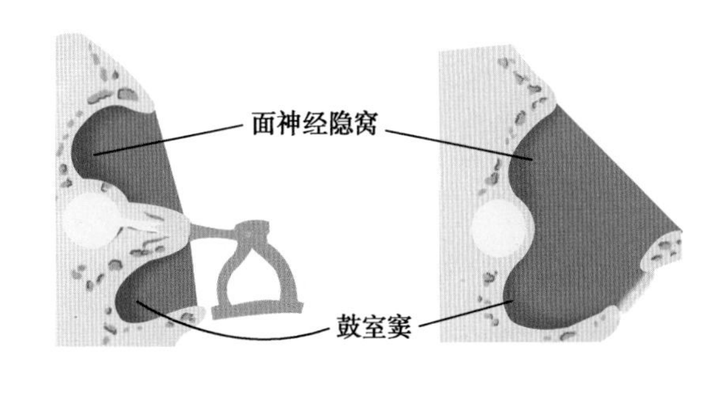

A　　B

图 1-1-20 鼓室窦与面神经隐窝

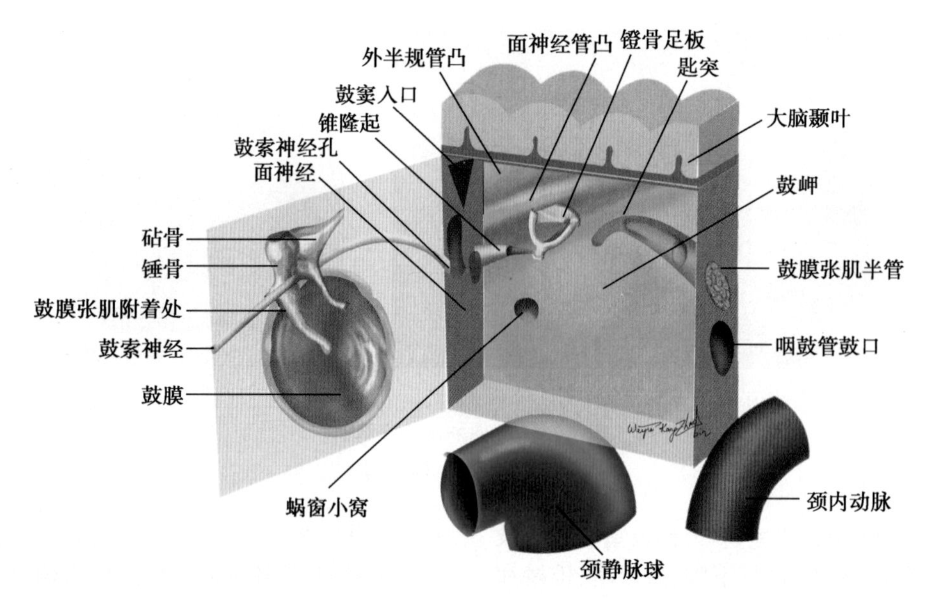

图 1-1-21 鼓室六壁模式图(右)

神经丛行走。鼓岬后方有两条水平骨嵴,上方者称岬小桥(ponticulus),下方者称岬下脚(subiculum)。前庭窗(vestibular window)又名卵圆窗(oval window),位于鼓岬后上方、岬小桥上方的小凹内,面积约 3.2mm^2,为镫骨足板及其周围的环韧带所封闭,通向内耳的前庭。蜗窗(cochlear window)又名圆窗(round window),位于鼓岬后下方、岬下脚下方的小凹内,为圆窗膜所封闭。此膜又称第二鼓膜,面积约 2mm^2,向内通耳蜗底周的鼓阶。面神经管凸即面神经管(facial canal)的水平部,位于前庭窗上方,管内有面神经通过。在小儿,可因管壁不全致面神经水平段暴露于中耳腔内,故小儿急性中耳炎在早期即可能引起面神经麻痹,手术时应熟悉面神经的位置,不可伤及。外半规管凸位于面神经管凸之上后方,乃迷路瘘管好发部位。匙突(cochleariform process)位于前庭窗之前稍上方,为鼓膜张肌半管的鼓室端弯曲向外所形成;鼓膜张肌的肌腱绕过匙突向外达锤骨柄上部之内侧。

鼓室前壁即颈动脉壁。其下部以极薄的骨板与颈内动脉相隔;其上部有两个开口:上为鼓膜张肌半管的开口,下为咽鼓管半管的鼓室口。前壁较薄,下部的薄骨板有时不完整,可成为感染向外传播的途径。

鼓室后壁又名乳突壁;上宽下窄,面神经垂直段通过此壁之内侧。后壁上段相当于上鼓室的后壁有鼓窦入口,上鼓室借此与鼓窦相通。鼓窦入口之内侧有外半规管凸,鼓窦入口之底部有砧骨窝。后壁下内方有锥隆起。在后壁与外壁相交处,鼓沟后上端的内侧,有鼓索小管的鼓室口,鼓索自此进入鼓室。

鼓室上壁为鼓室天盖,鼓室下壁为颈静脉壁。

11. 听骨链 听骨(auditory ossicles)为人体中最小的一组小骨,由锤骨(malleus)、砧骨(incus)和镫骨(stapes)连接而成听骨链(ossicular chain)(图 1-1-22)。锤骨形如鼓锤,由小头、颈、短突(外侧

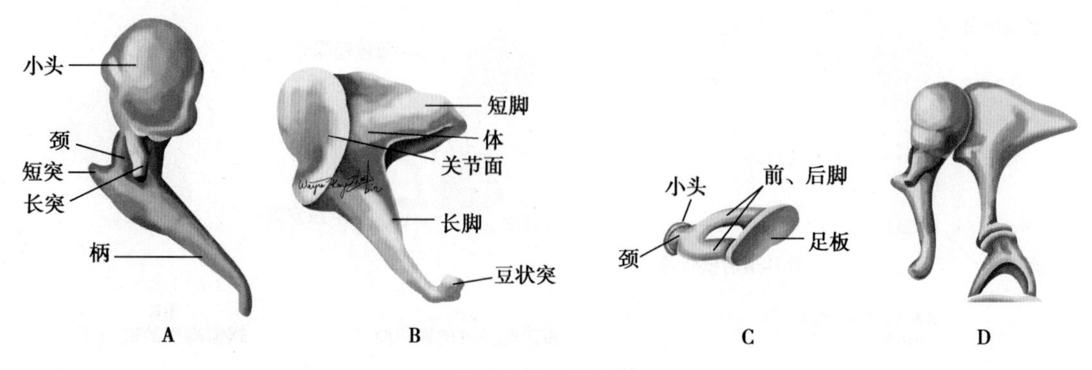

图 1-1-22 听小骨
A. 锤骨;B. 砧骨;C. 镫骨;D. 听骨链

突)、长突(前突)和柄组成。锤骨柄位于鼓膜黏膜层与纤维层之间,锤骨小头的后内方有凹面,与砧骨体形成关节。砧骨形如砧,分为体、长脚和短脚。砧骨体位于上鼓室后方,其前与锤骨小头相接形成砧锤关节。短脚位于鼓窦入口底部的砧骨窝内。长脚位于锤骨柄之后,末端向内侧稍膨大名豆状突(lenticular process),以此与镫骨小头形成砧镫关节。镫骨形如马镫,分为小头、颈、前脚、后脚和足板(foot plate)。小头与砧骨长脚豆状突相接,颈甚短,其后有镫骨肌腱附着。足板呈椭圆形,借环韧带(annular ligament)连接于前庭窗。听骨的韧带有锤上韧带(superior ligament of malleus)、锤前韧带(anterior ligament of malleus)、锤外侧韧带(lateral ligament of malleus)、砧骨上韧带(superior ligament of incus)、砧骨后韧带(posterior ligament of incus)和镫骨环韧带(annular ligament of stapes)等,分别将相应听骨固定于鼓室内(图 1-1-23)。

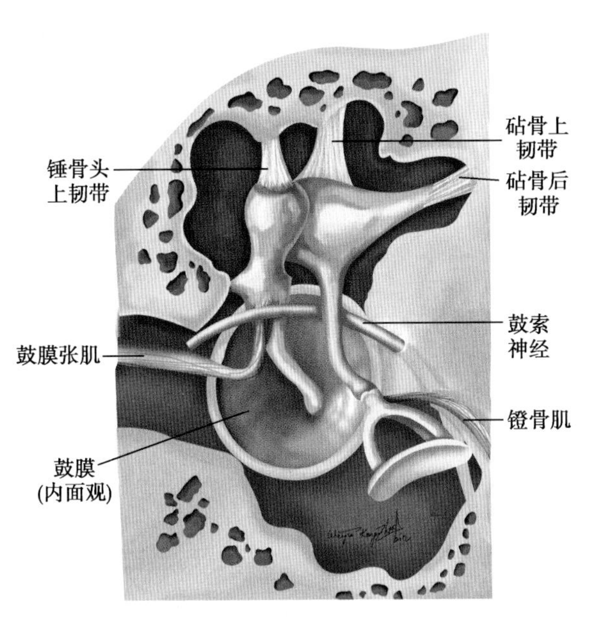

图 1-1-23　鼓室肌与韧带

12. 鼓室隐窝与间隔

(1) 鼓室隐窝(图 1-1-24):鼓室隐窝(recesses or pouches of tympanic cavity)指覆盖听骨和韧带的鼓室黏膜所形成的黏膜隐窝,均开口于鼓室:①锤骨前、后隐窝(anterior and posterior pouches of malleus)分别位于锤骨头与鼓室前壁和前、上锤骨韧带之间或与锤骨上韧带之后的间隙内;②砧骨上、下隐窝(superior and inferior pouches of incus)分别位于砧骨短脚之上、下方;③鼓膜上隐窝(prussak space)或称鼓室上隐窝(superior tympanic pouch),位于鼓膜松弛部和锤骨颈之间,上界为锤外侧韧带,下界为锤骨短突;④鼓膜前、后隐窝(anterior and posterior pouches of tympanic membrane)分别位于鼓膜与锤前皱襞、锤后皱襞之间;前者较浅小,后者居于中鼓室的后上部,较深大;鼓索神经常于锤后皱襞的游离缘处穿过。

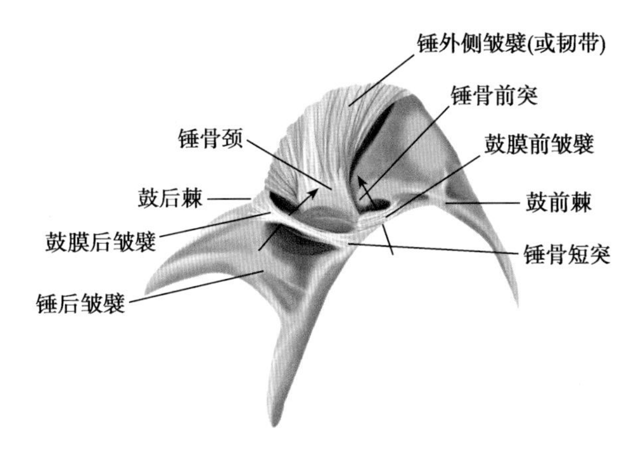

图 1-1-24　鼓膜前、后、上隐窝(鼓膜去除后的外面观,箭头示三个隐窝的通道)

(2) 鼓室隔与鼓峡:在中、上鼓室之间,有包被听骨及其周围结构的黏膜皱襞(mucosal fold),如锤骨头及颈、砧骨体及短脚、锤骨前韧带及外侧韧带、砧骨后韧带、砧骨内侧及外侧皱襞、鼓膜张肌皱襞、镫骨肌皱襞,以及和上述各结构间有时存在的膜性结构等,它们形成鼓室隔(tympanic diaphragm)将中、上鼓室分隔。鼓室隔有前、后两小孔能使中、上鼓室相通,分别为鼓前峡及鼓后峡(图 1-1-18)。

由于鼓室诸隐窝及间隔的存在,致使中、上鼓室之间通路狭小,中耳黏膜肿胀时,鼓峡常形成完全性或不完全性阻塞,从而影响咽鼓管及上鼓室和乳突腔之间的气体流通;在此情况下,即使咽鼓管功能正常,亦可引起中耳空气压力下降,导致各种病理变化,并可使感染或胆脂瘤有暂时性的局限。因此,处理好鼓峡区域的阻塞,是现代耳外科中日益受到重视的问题。

13. 咽鼓管　咽鼓管(pharyngotympanic tube 或称 eustachian tube)为沟通鼓室与鼻咽的管道,有两个开口,鼓室口与鼓室相通,咽口与鼻咽相接。成人全长约 35mm。外 1/3 为骨部,位于颞骨鼓部与岩部交界处,居于颈内动脉管的前外侧,上方仅有薄骨板与鼓膜张肌相隔,下壁常有气化;其外端的鼓室口位于鼓室前壁上部。内 2/3 为软骨部,由软骨和纤维膜所构成;其内侧端的咽口位于鼻咽侧壁,位于下鼻甲后端的后下方。围绕咽口的后方和上方有一隆起,称为咽鼓管圆枕(tubal torus)。成人咽鼓管的鼓室口约高于咽口 20 ~ 25mm，管腔方向自鼓室口向内、向前、向下达咽口，故咽鼓管与水平面约成40°角、与矢状面约成45°角。骨部管腔为开放性的，内径最宽处为鼓室口，越向内越窄。骨与软骨部交界处最窄，称为峡，内径 1 ~ 2mm。自峡向咽口又逐渐增宽。软骨部在静止状态时闭合成一裂隙。由于腭帆张肌、腭帆提肌和咽鼓管咽肌起于软骨壁或结缔组织膜部，前二肌止于软腭，后者止于咽后壁，故当张口、吞咽、呵欠和歌唱时借助上述 3 肌的收缩，可使咽口开放，以调节鼓室气压，从而保持鼓膜内、外压力的平衡。小儿的咽鼓管接近水平位，且管腔较短、内径较宽，故小儿的咽部感染较易经此管传入鼓室（图 1-1-25）。

14. 面神经　面神经根在脑桥中离开面神经核后，绕过展神经核至脑桥下缘穿出，跨过小脑脑桥角，会同听神经抵达内耳门，之后协同听神经到达内耳道底，在内耳道底的前上方进入面神经管，向外于前庭与耳蜗之间到达膝神经节（geniculate ganglion）。自膝神经节起向后并微向下，经鼓室内壁的骨管，达前庭窗上方、外半规管下方，到达鼓室后壁锥隆起平面，此段面神经称为面神经水平段。此段骨管最薄，易遭病变侵蚀或手术损伤。面神经乳突段（mastoid segment）又称垂直段，自鼓室后壁锥隆起高度向下达茎乳孔。此段部位较深，在成人距乳突表面大多超过 2cm。颞骨内面神经全长约为 30mm；其中自膝神经节到锥隆起长约 11mm，自锥隆起到茎乳孔长约 16mm（图 1-1-26）。

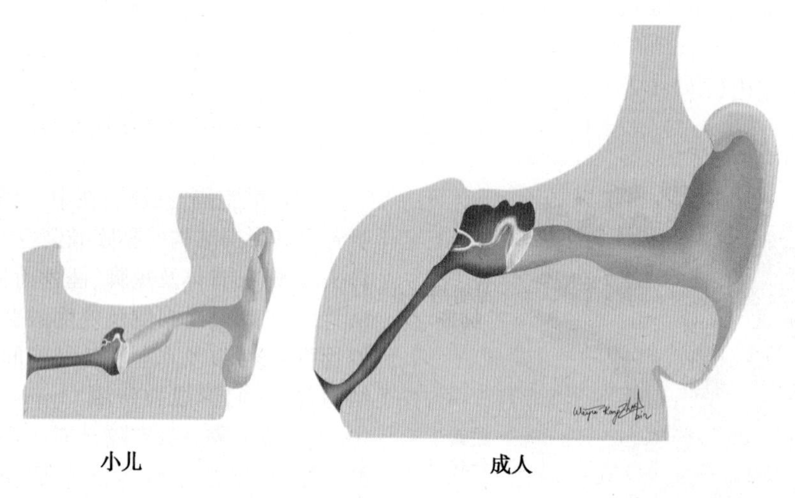

图 1-1-25　成人和小儿的咽鼓管比较

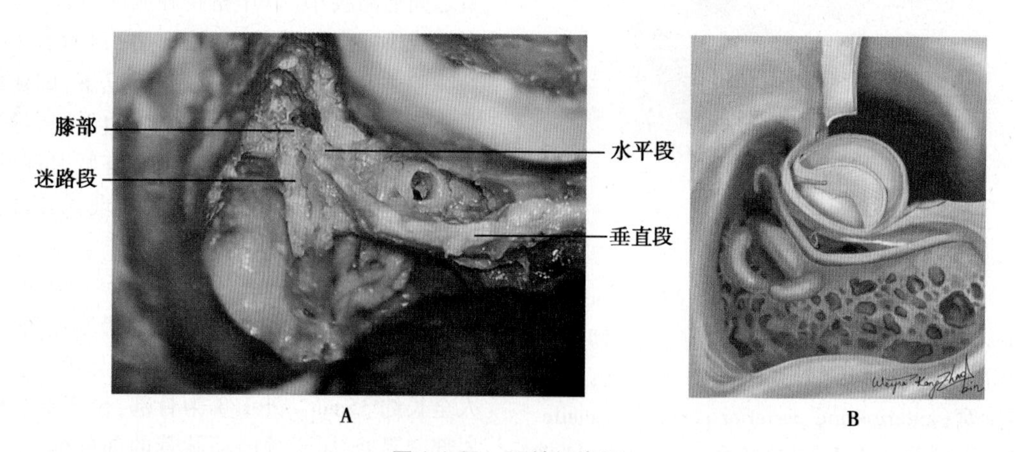

图 1-1-26　面神经走行
A. 实体图；B. 模式图

当乳突腔内气房全部去除后，在近乳突腔的尖部可见一与二腹肌沟相对应的呈弧形隆起的骨嵴，称为二腹肌嵴。此嵴的前内端与面神经管垂直段相交。设想建立一个将此弧形骨嵴分为内外各半的矢状切面而向前延伸的平面，该平面与骨部外耳道后壁相交成一直线，此线即为面神经管垂直部的投影。牢记此点,有助于面神经的定位。手术时,磨去该交线以外的外耳道骨段较安全。

面神经是中耳、内耳及颅底手术当中最重要的结构之一,需避免损伤。在中耳手术当中,面神经水平段及垂直段与手术密切相关;而在听神经瘤手术时,面神经迷路段、内耳道段及颅内段与手术密切相关。

乳突在新生儿并未发育,而后才逐渐气化。婴儿期气化继续进行,岩尖部的气化可持续至成人的早期。待乳突发育完毕,即呈一短钝的、尖端向下的锥状突起。2 岁以内的婴幼儿,乳突仅具雏形,其茎乳孔处无乳突作为屏障,故当 2 岁以内婴幼儿中耳手术作耳后切口时,应改变成人耳后切口(即垂直向下切口)下部的方向,将切口下段向后斜行,以免损伤面神经。

中耳炎手术中常需磨薄或去除面神经表面骨质,其手术区也为较危险的区域,为避免面神经损伤,宜掌握和遵循以下要领:①熟悉该区诸解剖结构,磨骨前先找到外半规管凸及砧骨窝作为标志,磨面神经嵴内段时,不低于此两标志。②磨骨的方向,始终和面神经垂直段行走的方向一致,由外而内,层层磨去骨质。切忌在与面神经呈垂直的方向进行操作,忌施暴力,以免骨折,损伤面神经。③牢固握执钻柄,磨骨时方向不能偏移。④应用较小的金刚钻头,并且在磨骨时应用大量的冲洗液以避免面神经的热损伤。

15. 内耳(inner ear)　又称迷路(labyrinth),位于颞骨岩部内,由复杂的管道组成,含有听觉与位置觉重要感觉器官。内耳分骨迷路(osseous labyrinth)与膜迷路(membranous labyrinth),两者形状相似,膜迷路位于骨迷路之内。骨迷路由致密的骨质构成,包括前内侧的耳蜗、后外侧的骨半规管以及两者之间的前庭三部分。

(1)前庭:前庭(vestibule)位于耳蜗和半规管之间,略呈椭圆形。大体上可分为前、后、内、外四壁(图 1-1-27):①前壁:较狭窄,有一椭圆孔形的蜗螺旋管入口,通入耳蜗的前庭阶;②后壁:稍宽阔,有 3 个骨半规管的 5 个开口通入;③外壁:即鼓室内壁的一部分,有前庭窗为镫骨足板所封闭;④内壁:构成内耳道底的一部分。前庭腔内面有从前上向后下弯曲的斜形骨嵴,称前庭嵴(vestibular crest)。嵴之前方为球囊隐窝(spherical recess),内含球囊;嵴之后方有椭圆囊隐窝(elliptical recess),容纳椭圆囊;前庭水管内口位于椭圆囊隐窝下方,而其外口(颅内开口)位于岩部后面的内淋巴囊裂底部,即内耳门的外下方,前庭水管内有内淋巴管与内淋巴囊相通。在前庭上壁骨质中有迷路段面神经穿过。

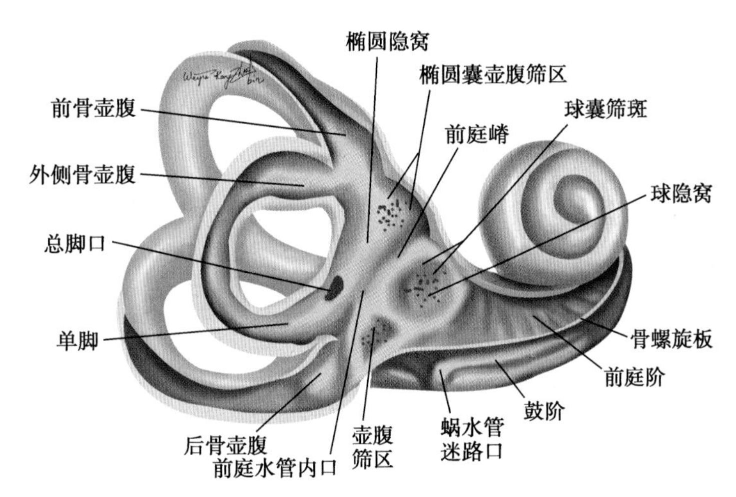

图 1-1-27　前庭剖视图

(2)骨半规管:骨半规管(bony semicircular canals)位于前庭的后上方,为 3 个弓状弯曲的骨管,互相成直角;依其所在位置,分别称外(水平)、前(垂直)、后(垂直)半规管(lateral, anterior and posterior semicircular canals)。每个半规管的两端均开口于前庭;其一端膨大名骨壶腹(bony ampulla),内径约为管腔的 2 倍。半规管之另一端无膨大,上半规管内端与后半规管上端合成一总骨脚(common bony crus),外半规管内端为单脚,故 3 个半规管共有 5 孔通入前庭。两侧外半规管在同一平面上,与水平线成 24°~30°角,即当头前倾 30°角时,外半规管平面与地面平行;两侧上半规管所在平面向后延长互相垂直,亦分别与同侧岩部长轴垂直;两侧后半规管所在平面向前延长也互相垂直,但分别与同侧岩部长轴平行；一侧上半规管和对侧后半规管所在平面互相平行(图 1-1-28)。

(3) 耳蜗：耳蜗(cochlea)位于前庭的前面，形似蜗牛壳，主要由中央的蜗轴(modiolus)和周围的骨蜗管(osseous cochlear duct)组成。人体骨蜗管(蜗螺旋管，cochlear spiral canal)旋绕蜗轴 $2\frac{1}{2}$ ~ $2\frac{3}{4}$周，底周相当于鼓岬部。蜗底向后内方，构成内耳道底的一部分。蜗顶向前外方，靠近咽鼓管鼓室口。骨蜗管内共有 3 个管腔：上方者为前庭阶(scala vestibuli)，自前庭开始；中间为膜蜗管，又名中阶(scala media)，属膜迷路；下方者为鼓阶(scala tympani)，起自蜗窗(圆窗)，为蜗窗膜(第二鼓膜)所封闭。行人工耳蜗植入手术多在圆窗前方切开鼓岬，打开耳蜗底周鼓阶，将电极植入到鼓阶内(图 1-1-29)。

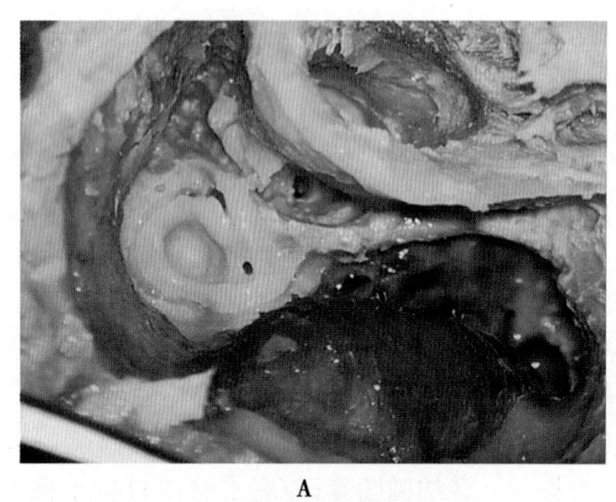
A

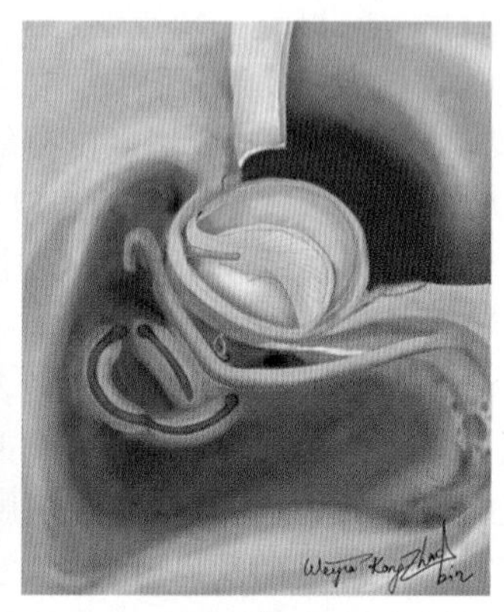
B

图 1-1-28 开放骨半规管，显示 3 个半规管走行
A. 实体图；B. 模式图

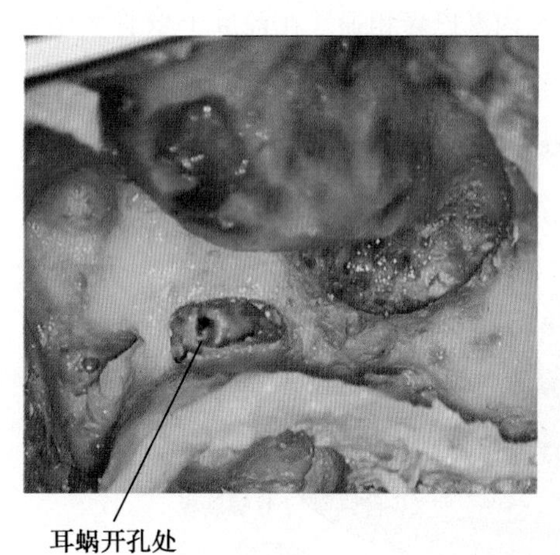

A

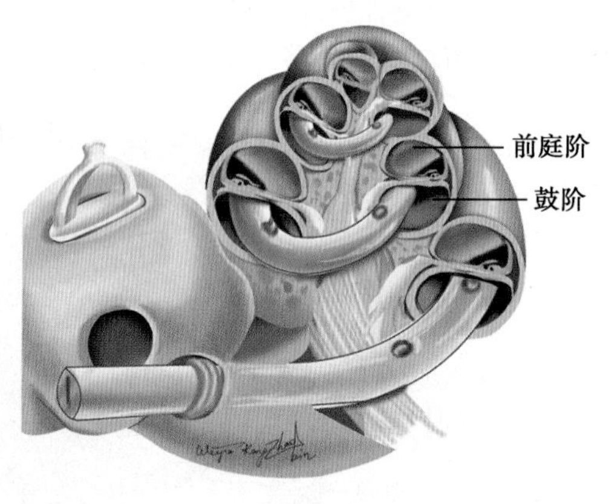

B

图 1-1-29 人工耳蜗电极植入部位
A. 实体图；B. 模式图

16. 内耳道 内耳道(internal acoustic meatus)为一骨性管道，位于岩部内。岩部后面中央偏内的内耳门(internal acoustic porus)约呈扁圆形，后缘较锐而突起，前界较平而无明显边缘。自内耳门向外通入内耳道，平均长约 10mm，其外端以一垂直而有筛状小孔的骨板所封闭；此骨板即为内耳道底(fundus of internal acoustic meatus)(图 1-1-30)，它构成内耳的前庭和耳蜗内侧壁的大部分。

面神经、中间神经、蜗神经及前庭神经的分支前庭上神经、球囊神经、后壶腹神经在内耳道的迷路端进入颞骨。横嵴将内耳道底分为上、下两部分。一个垂直的骨嵴(bill bar)又将内耳道底上半部分为前后两部分：前上区有面神经和中间神经，后上区有前庭上神经。蜗神经位于横嵴的前下方，常因被位于后下方的前庭下神经(球囊神经、后壶腹神经融合称为前庭下神经)遮盖而不能为术者所

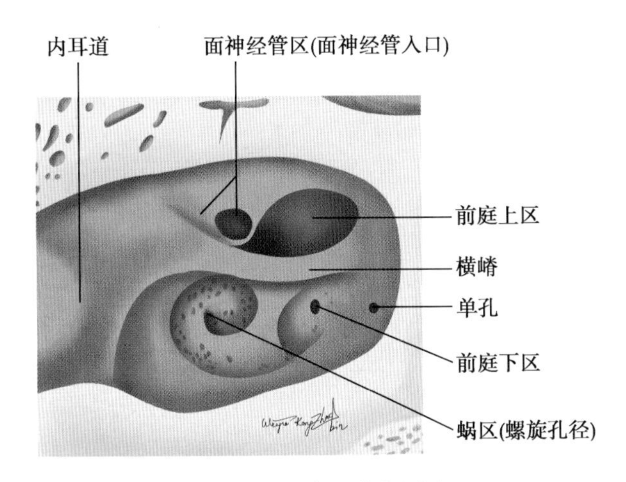

图 1-1-30　内耳道底(右)

见。球囊神经穿过位于横嵴后下方内耳道底之骨孔进入内耳道,后壶腹神经位于一个独立的管腔内(单管),其在距横嵴 2mm 处之后下象限进入内耳道。这是在术中磨除内耳道后壁时停止钻磨的可靠标记(图 1-1-30)。

内耳道长轴方向大致与外耳道长轴方向平行,上界约在面神经外膝与窦脑膜角的连线(图 1-1-31)。经迷路径路手术时,内耳道位置较浅,而经迷路后径路从颅后窝硬脑膜到达内耳道位置较深。耳蜗神经和前庭神经在内耳道近迷路段有明显的分界,前庭神经位于内耳道的后半部。在内耳道的近迷路段,蜗神经位于前庭下神经之前,随着前庭耳蜗神经向颅内走行,蜗神经和前庭神经旋转 90°,起先位于前庭下神经之前的蜗神经,旋转后位于前庭神经的下方。面神经在内耳道近迷路段位于前上象限,在前庭上神经之前。在内耳道内,面神经通过 Rasmussen 面神经-前庭神经吻合支与前庭上神经相连接。在内耳道内轻轻牵拉开前庭上神经可较容易看到面神经。而在进入内耳门处,面神经位于前庭神经的前下区域。

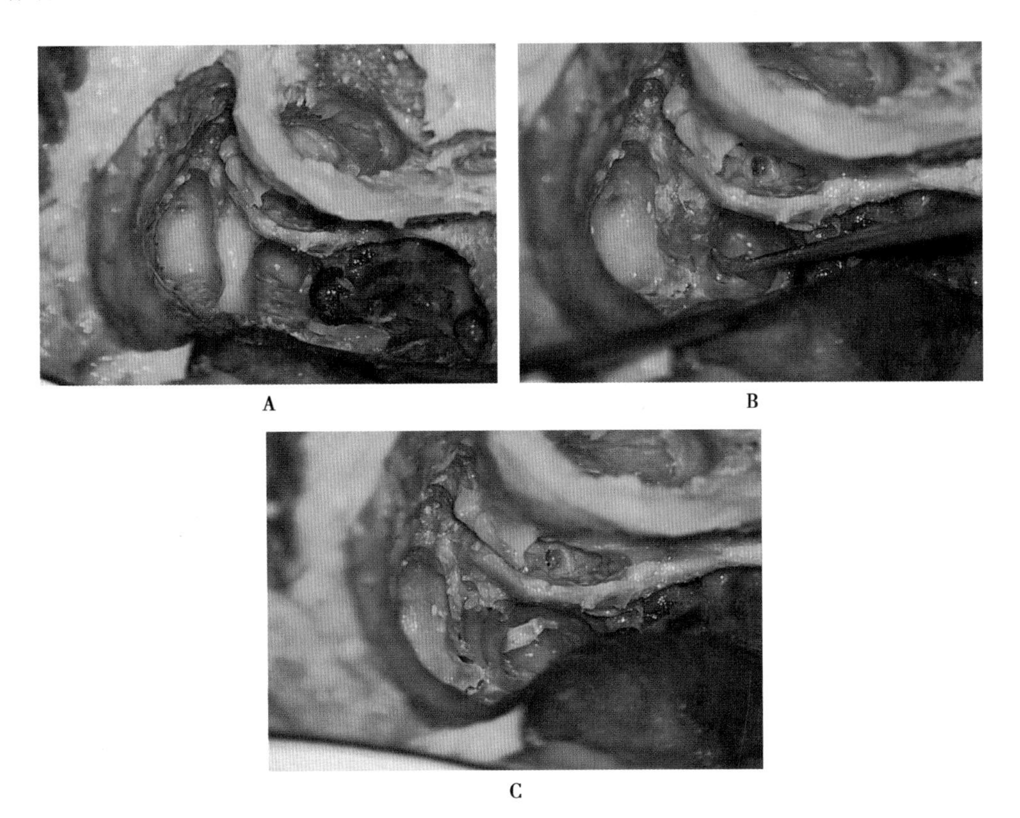

图 1-1-31　内耳道轮廓化与开放(右)

A. 内耳道轮廓化;B. 显露并切开内耳道硬脑膜;C. 显露内耳道神经

(孔维佳)

第二章　听觉生理学与诊断学

第一节　耳蜗行波学说及现代耳蜗微机制学说

一、Békésy 行波学说

耳蜗听觉机制的研究经历了多个世纪的发展历程，早在 19 世纪 60 年代，德国科学家 Hermann von Helmholtz 第一次提出了声音感知的部位学说(place theory of pitch perception)，其理论是 Johannes Müller 的特殊神经激动学说(specific nerve energies)的发展，认为主观的音调感知取决于听神经纤维兴奋的数目，而听神经纤维兴奋的数目取决于耳蜗基底膜发生最大振动的位置。随后，Helmholtz 提出了类似于钢琴共鸣的共振学说(resonance theory)，认为基底膜的不同部位因声音不同的音调和不同的频率而产生振动，内耳基底膜的振动通过兴奋毛细胞将声信息传至神经纤维，继而上传至大脑皮质而产生声音感觉。高频声引起基底膜的最大振动在耳蜗基底部，所感知的声音音调较高；而当声音频率逐渐降低时，基底膜振幅的最高点逐渐向蜗管的另一端即蜗顶方向移动，所感知的声音音调也相应降低。20 世纪 40 年代，Von Békésy 通过实验证实了耳蜗基底膜上这种振动最强位置及其变化特征的存在，而其部位大致取决于声音的频率。然而，Békésy 发现这种振动最强的位置产生于自耳蜗底端向耳蜗顶端传播的行波中，而非 Helmholtz 所认为的产生于基底膜某处单独的共振部位。

Von Békésy(1942 年，1943 年，1960 年)在人和豚鼠尸体上进行了一系列的实验，他通过立体显微镜和频闪观测器，直接观察耳蜗隔膜(cochlear partition)的运动形式，即观察分布在前庭膜上的银粒的运动。Von Békésy 认为前庭膜的运动与基底膜的运动形式非常类似。他根据实验绘出耳蜗隔膜行波形式的振动图(图 1-2-1)。当某种频率的声波刺激耳蜗时，耳蜗隔膜随声波的刺激以行波的形式振动。行波起始于镫骨并向着耳蜗顶部的方向传导，行波的振幅在行波向耳蜗顶部移行的过程中逐渐增大，振幅达最大后，随之迅速衰减。行波的速度在行波向耳蜗顶部移行的过程中逐渐减慢，故行波的相位随着传导距离的增加而改变，其波长亦逐渐减小，但在蜗管上任何点的振动频率都与刺激声波的频率相同。

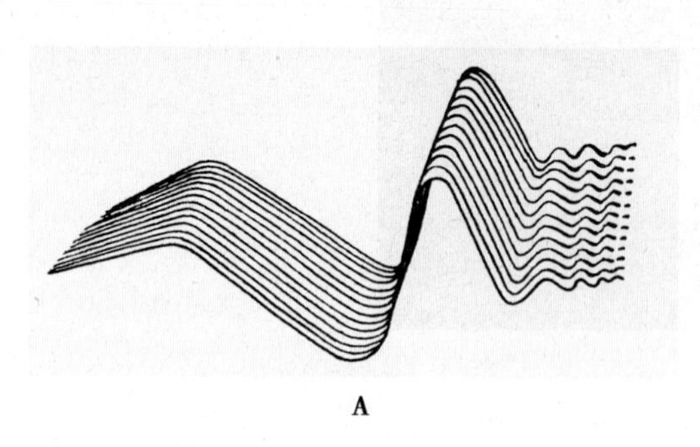

A

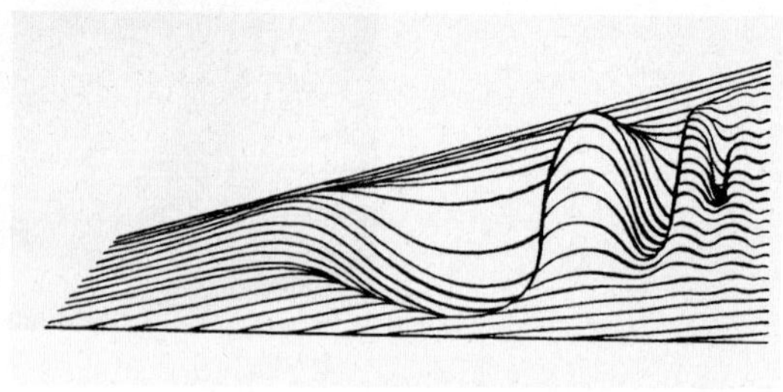

B

图 1-2-1　耳蜗隔膜行波形式的振动图

Von Békésy 的实验结果还表明：随着刺激声波频率的增加，耳蜗隔膜的最大振幅部位向耳蜗底部移动。此即声音在耳蜗内传播的一个重要特点，高频声音刺激引起耳蜗隔膜振动的最大峰值位于耳蜗的底部，而低频声音刺激引起耳蜗隔膜振动的最大峰值位于耳蜗的顶部(图 1-2-2)。

从 Von Békésy 的实验结果提出行波学说(travelling wave theory)，其特点如下：①声波通过镫骨引起基底膜位移产生行波；②行波自耳蜗底端向耳蜗顶端传播；③声波振动随行波自耳蜗底部向耳蜗顶

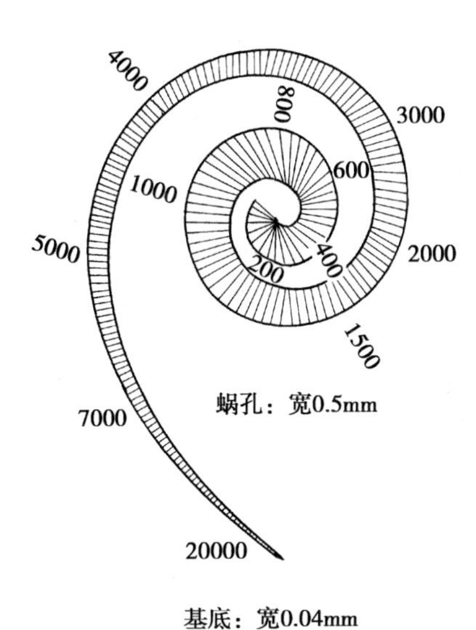

图 1-2-2　基底膜的频率分布

部传播时，基底膜振动的幅度逐渐增大，当到达最大振幅点后，振幅随即迅速衰减；④高频声在耳蜗内传播的距离较短，仅引起耳蜗底部基底膜的振动；而低频声沿基底膜向耳蜗顶部传播，其最大振幅峰值接近耳蜗顶端。因在耳蜗机制研究方面的贡献，Von Békésy 于 1961 年荣获诺贝尔医学和生理学奖。

二、现代耳蜗微机制学说对 Békésy 行波学说的修正与补充

在 Von Békésy 被授予诺贝尔奖之后的 50 年里，内耳生理学研究蓬勃发展，提出许多新的观点。Von Békésy 的行波理论来自于对尸体标本耳蜗基底膜振动的测量，只能作为对基底膜固有物理性状的分析，据此理论，基底膜振动与声刺激之间关系是线性的。对于解释哺乳动物在很宽的频谱范围内具有高灵敏度、高选择性的听力时，Von Békésy 的行波理论有一定局限。早在 20 世纪中叶，Gold（1948 年）综合分析了 Helmholtz 的理论及 Békésy 的实验数据，认为在耳蜗中应存在某种形式的“正反馈”（positive feedback）或“放大器”功能以使人能感知极弱的声音并对其微小的频率变化作出反应。随后的研究表明，基底膜振动与声音刺激强度间并非线性关系，其对声刺激具有主动反应能力，这种特征大大增加了它的频率选择性，外毛细胞（outer hair cell，OHC）能动性是这种主动反应能力的基础，而耳声发射的研究亦为耳蜗具有“放大器”作用提供了证据。

（一）耳蜗放大器学说的产生

由于 Von Békésy 是在人和动物尸体上用强刺激声（130dB）进行实验研究的，他所得到的基底膜各个位点振动的频率选择性较差，即基底膜的共振曲线比较宽阔，犹如一个低通滤波器（low-pass filter）。故声波的振动在耳蜗内被认为是被动传播的（passive cochlear mechanics）。

Von Békésy 的行波学说被 Johnstone 和 Boyle（1967 年）、Johnstone 和 Taylor（1970 年）、Johnstone（1970 年）以及 Wilson 和 Johnstone（1975 年）等学者所证实。但 Rhode（1971 年，1978 年）的实验结果表明，基底膜调谐曲线的锐度（sharpness）与动物耳蜗的生理状态有关，在生理状态下，基底膜表现出某种程度的带通滤波（bandpass filter）的特性，基底膜振动呈非线性，对声音刺激更敏感。当实验动物耳蜗处于非生理状态时，生理状态下观测到的调谐曲线的尖锐高峰消失。在动物死亡后，基底膜调谐曲线反应阈进一步提高，曲线变得更宽阔，此时，基底膜振动形式与 von Békésy 的发现相似，表现为低通滤波的功能。该实验结果已被 Khanna 和 Leonard（1982 年）、Robles 等（1986 年）、Le Page（1987 年）以及 Nuttall 等（1995 年）等实验所证实。这些实验结果提示，耳蜗基底膜行波中存在着两种成分：一种是由被动力学过程产生的、振幅较小，调谐曲线较宽阔的被动成分；另一种是调谐曲线中振幅较大、调谐曲线较锐窄的成分；后者可能为耳蜗主动力学过程（active mechanical process）产生的主动成分。Evans 等（1972 年，1975 年）研究发现除基底膜的被动作用，毛细胞的频率调谐作用更为精致且更为重要，其中基底膜的被动调谐作用为一级滤过器（first filter），毛细胞的主动调谐作用为二级滤波器（second filter）。近年的研究亦认为耳蜗的听觉感受功能不仅仅是一个被动的机械-电转换过程，耳蜗更是一个主动的听觉感受器。De Boer（1983 年）以及 Neely 和 Kim（1983 年，1986 年）等许多学者推测，生理状态下耳蜗基底膜振动波的锐峰成分可能是由毛细胞等结构产生的生物源性机械能量注入基底膜行波中所致。

（二）外毛细胞的主动运动是耳蜗放大器作用的基础

1. 毛细胞转导过程　毛细胞是一种机械-电能转换器，声波的机械振动能量通过基底膜的行波而在耳蜗内传播，毛细胞通过其静纤毛感受基底膜振动的刺激，导致静纤毛机械变形，而诱发一系列的换能过程，最后引起听神经产生兴奋性电活动信

号。Davis(1965年)提出解释耳蜗毛细胞功能的电阻调制及电池理论(resistance-modulation and battery theory)。认为当基底膜振动时,产生于盖膜与网状层之间的剪切运动使毛细胞静纤毛弯曲或偏转,从而改变毛细胞顶端的膜电阻而调制进入毛细胞的电流,后者产生感受器电位。

近年一系列研究提出毛细胞转导的"门控弹簧"(gating spring)假说(Pickles等,1984年;Howard和Hudspeth,1988年),该假说认为毛细胞静纤毛之间存在有顶部和侧壁交联结构(lateral links and tip links)(Furness等,1997年;Tsuprun和Santi,2002年),盖膜和网状层之间的剪切运动可以引起毛细胞静纤毛间角度的改变,进而引起毛细胞间交联结构的伸展与松弛,交联结构的张力改变由肌动蛋白调节。当短静纤毛向长静纤毛方向弯曲时,位于短静纤毛顶部的交联结构被牵引向长静纤毛方向伸展,位于较短纤毛顶端的机械电转导(mechano-electrical transduction,MET)通道开启;而当长静纤毛向短静纤毛方向弯曲时,静纤毛之间的交联结构松弛而关闭机械电转导通道(图1-2-3)。

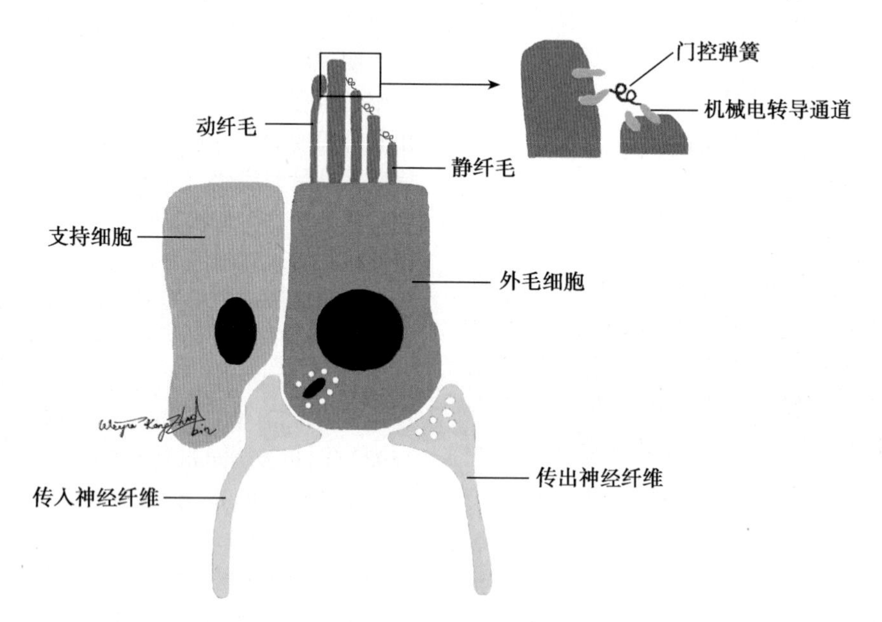

图1-2-3 毛细胞机械电转导模式图

毛细胞转导过程可总结为:正的蜗内电位和负的毛细胞胞内静息电位共同构成跨过毛细胞顶部膜的电压梯度,耳蜗隔膜的运动引起毛细胞静纤毛弯曲,后者通过牵引静纤毛之间的横向连接而使静纤毛离子通道开放,离子(主要是K^+离子)顺着电压梯度进入毛细胞,引起毛细胞去极化,后者引起毛细胞释放化学递质而兴奋听神经纤维。近年来,单离毛细胞膜离子通道的研究进展已揭示,钙离子参与毛细胞部分K^+离子通道的调控,以及毛细胞神经递质的释放过程。

2. 外毛细胞能动性 OHC周围存在着细胞外隙,仅细胞底部和顶端固定,因此OHC具有一定程度的自由活动性。而OHC能动性的结构基础为:OHC的细胞质内含有肌动蛋白微丝、微管构成胞质性细胞骨架(cytoskeleton),沿侧壁分布有皮质网络(lateral wall cortical lattice),表皮板下与细胞核之间的细胞膜衬有数层与胞膜平行的膜性囊的表层下池(subsurface cisterns of membranous sacs,SSC),以及OHC侧膜表面分布的prestin蛋白。

研究表明,OHC具有主动运动的能力,而OHC的主动运动是"耳蜗放大器"的主要能量来源。Goldstein最早分离出外毛细胞并发现其在电休克及高钾溶液中会发生形态改变。1985年Brownell等则首先报道耳蜗OHC受电刺激时,膜电位的变化改变其长度,称为电运动性(somatic electromotility),并推测OHC是耳蜗主动机制的能量来源。Ashmore(1987年)利用全细胞膜片钳技术研究从豚鼠耳蜗分离的OHC活动特性,发现OHC长度随着电压变化发生伸长或缩短,平均长度变化为19.8nm/mV。研究还表明,OHC内的肌动蛋白和肌球蛋白与这种电活动性无明显联系,而可能与细胞表皮的某种结构有关。Ruggero和Rich(1991年)的研究证实基底膜活动依赖于耳蜗的正常功能,而外毛细胞是基底膜敏锐调频和频率选择性的基础,药物可以通过影响OHC的活动降低敏锐调频和频率选择性。Mammano等1995年利用膜片钳技术研究完整豚鼠耳蜗 Corti 器上 OHC,发现使单个 OHC 膜电位去极化可引起其长度的明显缩短,并导致其邻近细胞变形,认为 OHC 的主动运动可以解释“耳蜗放大器”的作用。2000 年 Zheng 等克隆出 OHC 特有的运动蛋白基因 Prestin(OHC 胞膜上的分子马达)。研究表明,prestin 作为运动蛋白具有两个基本功能(Santos-Sacch 等,2001 年):电压感受器功能(感受外毛细胞的跨膜电压改变)和驱动器功能(通过本身构型变化促使外毛细胞伸长和缩短)。2002 年 Liberman 等建立 Prestin 基因敲除动物模型,发现纯合子(-/-)小鼠外毛细胞无 Prestin 表达,ABR 阈值升高 40~60dB,且离体外毛细胞的电运动消失,该研究结果为 OHC 作为耳蜗放大器能量来源的理论提供了实验依据。Prestin 分子形状改变基于细胞内阴离子尤其是氯离子变化这一理论得到证明(Oliver 等,2001 年;Santos-Sacchi 等,2006 年)。数以千计的运动蛋白分子的一致运动导致外毛细胞长度的改变和力的产生。最近原子力显微技术发现动力蛋白四聚体构成外毛细胞质膜中约 11nm 微粒簇(Murakoshi 和 Wada,2009 年)。由于运动蛋白为哺乳动物所独有,它可能是哺乳动物耳蜗放大的主要动力来源。为了更确凿地探索运动蛋白在耳蜗放大中的作用,2008 年 Dallos 等建立了改变运动蛋白 2 个氨基酸的基因敲入动物模型,这种变异的运动蛋白表达正常,靶向分布于外毛细胞基底膜,外毛细胞的长度正常,但记录到运动幅度大幅度降低,更进一步证明了动力蛋白对于正常的耳蜗放大是必需的。

研究表明,OHC 的运动有快运动和慢运动两种形式:①快运动为电压依从式,对基底膜运动产生正反馈,增强基底膜的原始位移,对抗黏滞阻尼,提高内毛细胞(IHC)的听觉感受敏感度;同时,快运动对耳蜗力学活动的影响呈非线性,从而实现敏锐调频(sharp tuning)。有研究认为快运动的机制是:OHC 间的氯离子随声音刺激频率通过 OHC 侧壁上的非选择性、张力敏感的电导发生移动,然后引起 prestin 蛋白的构型改变,进而改变 OHC 侧壁的劲度(stiffness),最后引起 OHC 长度的变化(He 等,2003 年;Rybalchenko 和 Santos-Sacchi,2003 年)。②慢运动是由化学刺激引起的,可被钾离子、渗透压、机械刺激、传出神经递质导致的去极化和胞内第二信使(包括钙离子)的增多而触发。慢运动可加强由快运动引起的耳蜗精细调频。慢运动时细胞的收缩是靠胞质性肌动蛋白微丝实现,而伸长是靠肌动蛋白微丝呈环形收缩而挤长细胞。

OHC 的能动性主要表现在对声音信号进行放大和滤过,即构成耳蜗放大器(cochlear amplifier)。耳蜗实现敏锐调频及放大器作用的核心是 OHC,OHC 感受基底膜的被动振动产生主动运动后,其长度变化增强盖膜和基底膜的相对运动,这一运动也增强了内毛细胞的反应性,从而增加了听觉的敏度及频率选择性(Zwislocki,1990 年;Dallos,1992 年)。盖膜和基底膜的相对运动增大进一步刺激该部位 OHC,增加其对基底膜的能量注入,形成正反馈刺激;反之,基底膜非兴奋部位的行波受到抑制,振幅明显降低,实现了敏锐调频。

目前公认 OHC 是耳蜗实现敏锐调频及放大器作用的核心,但目前也有研究表明毛细胞纤毛可以增加耳蜗对声刺激的敏感性和频率选择性。爬行类动物没有像哺乳动物那样的耳蜗结构,亦没有基底膜结构,其耳蜗的主动机制难以用“行波学说”解释,而在 Brownell(1985 年)发现单离 OHC 能动性时,Crawford 和 Fettiplace(1985 年)研究发现龟耳蜗单离毛细胞纤毛具有主动运动功能。而 Chan 和 Hudspeth(2005 年)通过建立直接观察耳蜗换能过程和听毛运动的体外模型,发现纤毛运动可以选择性地放大低强度的声刺激,并在阻断 OHC 的主动放大过程后仍记录到纤毛的主动放大过程。Martin 等(2000 年,2001 年)、Stewart 和 Hudspeth(2000 年)及 Kennedy 等(2005 年)的研究也证实哺乳动物毛细胞纤毛有主动运动功能。而这种主动运动,可以由 Ca^{2+} 通过机械电转导通道进入纤毛而诱导产生,被称为快适应(fast adaptation);也可以通过 Ca^{2+} 与肌球蛋白分子结合而使之沿肌动蛋白细丝运动,调节“门控弹簧”的张力使换能通道产生慢适应反应。

(三)耳声发射对耳蜗放大器作用的证实

Gold(1948 年)提出在内耳中存在某种形式的“放大器”或“正反馈”以使人能感知极低的声音并对其微小的频率变化作出反应。Kemp(1978 年)则首次报道应用短声刺激诱发,从外耳道检测到由耳蜗产生的声信号,曾被称为“耳蜗回声”(cochlear echoes)或“Kemp 回声”(kemp echoes),目前称其为诱发性耳声发射(evoked otoacoustic emissions,EOAEs)。Kemp 的发现证实耳蜗内确实存在主动释能过程。而在不给声刺激的情况下,外耳道内也可记录到单频或多频、窄带频谱、极似纯音的稳态声信号(stationary signals),称为自发性耳声发射(spontaneous otoacoustic emissions，SOAEs），其可能源于 Gold 预测的内耳中存在的某种形式的“放大器”或“正反馈”。

耳声发射产生的机制尚不明确。研究发现，虽然刺激声有着很宽的频率，但记录到的反射回的声信号却具有某种固定的频率。Kemp 推测这种现象是由于基底膜在机械特性或电反应特性上的不连续引起非线性反应，导致反射回的声能与刺激声声能不成比例。Burn（1998 年）研究发现反射回的某个频率声的声能甚至超过了刺激声在该频率的声能，证实耳蜗具有主动机制。而随着 OHC 的能动性是耳蜗放大器之基础的推测被逐渐证实，目前普遍认为 OAEs 的产生源于 OHC 的能动性。近年来，耳声发射机制的研究取得了重大进展，1999 年 Shera 和 Guinan 提出耳声发射是由耳蜗内两种不同的基本机制：非线性畸变（nonlinear distortion）和线性反射（linear reflection）引起。非线性畸变的产生源于声波刺激后，耳蜗放大器的主动活动使基底膜产生相应振动，其与耳蜗放大器固有的非线性特征有关。非线性畸变与行波有关，过去被称为“固有波”（wave-fixed）现象（Kemp，1986 年；Kemp 和 Brown，1983 年）。与此对应，线性反射机制过去常被称为“固有位置”（place-fixed）现象，其包含从耳蜗中随机分布但位置固定的“不均一构造”（inhomogeneities）中反射回的声能。这种“不均一构造”的本质目前还不清楚，但有研究者认为这种“不均一构造”可能源于阻抗的不规则（impedance irregularities）或解剖上位置的起伏（spatial corrugations）。OHC 的位置及数量差异可能导致这种“不均一”；此外，外毛细胞的主动反馈过程差异也可能导致这种“不均一”。这种从不同部位反射回的声能常常互相抵消，从外耳道记录到的声能常为各种声能叠加的结果。非线性机制和线性机制存在于所有耳声发射中，究竟哪一个为主导机制与声刺激强度以及耳声发射的起源位置有关：低强度刺激的 OAEs 和瞬态诱发性耳声发射（transiently evoked OAEs，TEOAEs）主要是由于线性反射所产生的；高强度刺激的 OAEs 和 TEOAEs 主要是由于非线性畸变和线性反射共同作用的结果；畸变产物耳声发射（distortion production OAEs，DPOAEs）同样也是两种机制所共同产生。

（四）盖膜对耳蜗放大的作用

盖膜是耳蜗放大过程中一个关键要素，因为驱使外毛细胞自主运动的动力来自外毛细胞静纤毛由于网状板和盖膜的剪切发生偏转所产生的力量。盖膜长久以来被认为对耳蜗放大的频率相关起重要作用，但并不对基底膜行波塑形。但是，在经过遗传学改造盖膜蛋白的小鼠（β-盖膜蛋白敲除小鼠），耳蜗高频敏感度降低，但是耳蜗调音更加清晰（Russell 等，2007 年）。这一结果与之前不同，后者的耳蜗敏感度较低，而且调音功能更宽泛。对盖膜切除的测量表明，盖膜能承受剪切在长轴方向上传播的波（Ghaffari 等，2010 年）。在 β-盖膜蛋白敲除的小鼠，盖膜行波的空间范围减小，这可以用来解释清晰的基底膜行波调音（Ghaffari，2010 年）。这些数据显示，盖膜对耳蜗调音和基底膜运动可能具有更大的作用。

（五）耳蜗微机制和内毛细胞驱动

Von Békésy 的书中所阐述的经典观点，机械驱动毛细胞静纤毛的动力来自网状板和盖膜之间的剪切运动。这种观点认为，基底膜运动产生盖膜与 Corti 器之间的同相反向运动，而且网状板-盖膜剪切来自这些结构绕着不同的插入点旋转。然而，最近的测量显示耳蜗微机制比想象中更复杂，在敏感性较好的豚鼠耳蜗底部，网状板比基底膜对最佳频率的声音反应产生的运动要大 2～3 倍（Chen 等，2011 年）。此外，网状板与基底膜的反应以不同的模式呈非线性增长。在较低的频率（约小于 3kHz），外毛细胞收缩导致网状板旋转柱细胞的顶端，因此，当外毛细胞上的网状板朝下运动（朝向鼓阶）时，内毛细胞上的网状板朝下运动（Nowotny 和 Gummer，2006 年；Jacob 等，2011 年）。间接证据表明，外毛细胞收缩可能增加网状板-盖膜间隙（Guinan，2011 年）。网状板旋转和间隙改变的结果会诱使液体流入盖膜下空隙，偏转内毛细胞静纤毛（Nowotny 和 Gummer，2006 年；Guinan，2011 年）。因此，提供一种激动外毛细胞无需基底膜作为中介而直接影响内毛细胞的方式。在较低的频率，驱动盖膜的力都是经由外毛细胞静纤毛传送的，耳蜗各部分的压力不同造成的 Corti 器被动运动也可能改变网状板-盖膜间隙。而且，这可能也影响液体流入网状板-盖膜间隙，从而驱动内毛细胞静纤毛。推测显示，对于较低的频率和较小的声音，内毛细胞运动的主要驱动力可能与网状板倾斜和由此造成的液体流入网状板-盖膜间隙有关，而不是传统的网状板-盖膜剪切。然而，网状板-盖膜间隙的改变是如何驱动内毛细胞静纤毛的，仍有许多问题有待解决，尤其传统的网状板-盖膜剪切相关的时期还不清楚。

（六）耳蜗传出神经系统的调控作用

耳蜗传出神经系统低位中枢神经元胞体位于上橄榄复合体，其轴突下行达耳蜗组成橄榄耳蜗束（Olivocochlear bundle，OCB），由外侧橄榄耳蜗纤维和内侧橄榄耳蜗纤维二个亚系统组成。内侧橄榄耳蜗传出神经系统可以通过对 OHC 主动机制的调节改变耳蜗结构的活动状态，从而对传入听觉信号产生影响，参与双耳听觉的空间定位过程，并且在高噪声环境中对耳蜗具有积极的保护作用。内侧橄榄耳蜗传出神经系统通过传出神经递质（Kong 等，1994 年）乙酰胆碱（ACh），γ 氨基丁酸（GABA）等作用于 OHC 表面的受体，抑制 OHC 的兴奋性，此过程是 Ca^{2+} 依赖性的，对耳蜗起到反馈性保护作用（Guinan 和 Stankovic，1996），并调控耳蜗放大器而提高听觉分辨力，使耳蜗机械特性维持最佳状态。ACh 通过引起胞外钙内流及胞内钙库钙离子释放，诱发钙依赖性钾通道激活，钾外流，OHC 超极化，引起 OHC 的可逆性短缩（Kakehata 等，1993 年）。研究提示，其他神经递质如多巴胺、脑啡肽、钙基因相关肽（CGRP）及 5-羟色胺等可能也有调节作用，但机制尚不清楚。研究发现，OAEs 对侧抑制效应是由内侧橄榄耳蜗传出神经系统介导的，内侧橄榄耳蜗传出神经系统能被对侧低强度刺激声兴奋，并对产生耳声发射的细胞主动机制（对侧）起抑制作用。耳声发射的对侧声刺激抑制效应可以为了解听觉内侧橄榄耳蜗传出神经系统功能及鉴别蜗性和蜗后病变提供参考。

（孔维佳）

第二节　新生儿听力筛查与诊断策略

自 1964 年起，Marion Downs 通过一生不懈的努力使新生儿听力筛查项目得以实施。现在，人们普遍认识到对新生儿和婴幼儿早期开展听力筛查，早期发现听力障碍，进行早期干预，是一项造福社会、造福人类的事业。

一、听力障碍对儿童听觉和言语发育的影响

一些研究显示，新生儿听力障碍是最主要的出生时的异常，在新生儿各种可筛查的疾病中永久性听力障碍居首位，为 3.0‰（Johnson JL 等，1993 年）。据我国国家卫生和计划生育委员会、公安部、中国残联和国家统计局在 2001 年进行的全国首次 0～6 岁残疾儿童抽样调查数据显示我国现有 0～6 岁听力残疾儿童 15.8 万，并以每年 2.3 万的速度增长。最新报道每年新增先天性听力障碍 3.5 万例。

新生儿和婴幼儿期听力障碍将影响儿童的一生。人非生而知之，人的语言、知识等都是出生后习得的，生命早期是听觉和语言发育的关键时期。听觉中枢的正常发育主要依赖于 1 岁以内接受足够的声刺激。出生后的 2 年内是儿童智力和情感发育的最重要的时期，需要依赖听觉系统从环境中获得足够的信息。人的语言发育最重要的阶段是出生后 3 年内。构成语言的不同亚系统有不同的发育期，语音的感受在出生后 8～10 个月内，基本语义学能力在出生后 2～4 年，句法能力的成熟需更长些时间，完全发育成熟要到 15 岁。人听皮层敏感期为 12～15 岁。

新生儿和婴幼儿期的听力障碍，使儿童在语言发育敏感期不能靠听觉系统从环境中获得足够的语言信息，直接影响儿童的语言功能发育，语言是人类交往的主要工具，也就影响了社会交往能力。由于听力障碍，会造成学习困难，学习成绩差，有些只能上聋哑学校，已有研究显示在我们的聋哑学校中部分儿童仅是三、四级残疾，甚至不够评级，仅由于未能早期发现，错过了最佳语言学习期，而进入了聋哑学校。因为不能通过听觉系统获得足够信息，也影响了儿童的智力发育。由于听力障碍，不能正常参与社会交往，如未给予及时干预和指导，还会造成患儿的心理障碍。这些直接增加了家庭和社会的负担。

出生后听觉系统还在继续发育中，如不能从外周获得足够的刺激，不仅不能正常发育，还可能引起听觉通路一系列改变。有研究证实，重度感音神经性听力障碍（sensorineural hearing loss，SNHL）可引起耳蜗和整个听觉通路病理性改变，包括：Corti 器内无髓鞘的树突迅速而广泛的损失；随之在骨螺旋板内和Ⅰ型螺旋神经节树突有髓鞘部分逐渐变性；变性的过程也导致残余的Ⅰ型螺旋神经节细胞和其树突脱髓鞘；传入神经纤维自发放电活动水平下降，导致中枢听觉系统传入减少，从而引起中枢听觉系统变性、萎缩和功能改变。文献报道任何物理和药理方法阻断神经活动都将会引起第二级神经元大小的迅速改变，这种形态学改变与年龄有关，在发育早期这些改变更明显。还观察到斜方

体、上橄榄核、外侧丘系核和下丘中央核神经元面积缩小。此外,发育研究还证实听觉经历对中枢听觉系统内突触的发育和维持有很大影响。

研究已经证实听觉系统具有可塑性。即使成人的听觉脑干也有传入活动依赖的可塑性,随传入活动模式的改变,听觉脑干经历了广泛分布的分子和细胞学的改变。耳蜗内电刺激后立即有信号串连续的表现。这为早期发现听力障碍进行早期干预提供了实验依据。

近年科罗拉多大学 Anu Sharma 报道了听力障碍儿童中枢听觉系统的可塑性、发育和重组方面的研究结果。他们运用包括皮层听觉诱发电位、高密度脑电图、正电子发射断层成像(PET)和行为测试等方法,对正常听力、感音神经性耳聋、植入人工耳蜗、配戴助听器儿童的中枢听觉系统的退化、发育、可塑性和重组进行了比较,发现人工耳蜗植入的敏感期为3.5岁,在此期内植入人工耳蜗听觉系统有高的可塑性,7岁以后植入可塑性差。这个敏感期和听皮层最大突触形成期是一致的,人工耳蜗激活和保存了双侧听皮层的可塑性。PET 研究显示上颞回的低代谢和言语感受能力之间呈正相关。敏感期结束后中枢听觉通路发育异常,就会导致言语和语言技巧发育差。与6~7岁相比,3~4岁以下植入人工耳蜗听力障碍儿童有更好的言语感知和语言技巧。

临床资料显示,一般听力正常的儿童;3岁时掌握的单词量为600~1000个;而听力障碍的儿童,如果到2岁时才发现听力障碍再行康复训练,3岁时只能掌握100个词汇;但如果6个月发现听力障碍并进行语言康复训练,3岁时可掌握100~400个词汇,而如果早在出生时即发现听力障碍并进行干预,3岁时将能获得300~700个词汇。可见开展新生儿听力筛查,早期发现和诊断听力障碍,早期干预,可以使患儿学习困难得到明显改善,言语、交流技巧可达正常水平,总体发育水平接近正常。

二、新生儿听力障碍和迟发性听力障碍的高危因素

(一)新生儿听力障碍的高危因素

最初认识的新生儿听力障碍的高危因素主要有:儿童期耳聋家族史;宫内感染,如巨细胞病毒、风疹、弓形虫、梅毒等;细菌性脑膜炎;颌面部畸形;极低体重儿(体重<1500g);高胆红素血症(需换血者);机械通气5d以上;使用耳毒性药物5d以上;Apgar 0~4分/1min或0~6分/5min;有与感音神经性或传导性耳聋有关的综合征临床表现。2002年 University of Virginia Medical School 等研究机构的学者指出在上述高危儿童中只筛查出50%的聋儿。一些学者已经发现了另外的高危因素,通过对110个有听力障碍的新生儿和636个没有听力障碍的新生儿的研究发现:首先,这组新生儿资料显示上述10个高危因素中,6个仍列在高危因素中,4个未在高危因素中。未列入的是:极低体重儿(体重<1500g),使用耳毒性药物5d以上,耳聋家族史,Apgar 0~4分/1min或0~6分/5min。增加的11个危险因素是:长期住在加强监护病房(length of stay in the intensive care unit),呼吸窘迫综合征(respiratory distress syndrome),晶状体后纤维组织形成(retrolental fibroplasia),窒息(asphyxia),胎粪吸入(meconium aspiration),神经变性性疾病(neurodegenerative disorders),染色体异常(chromosomal abnormalities),母亲滥用药物和酒精(drug and alcohol abuse by the mother),母亲糖尿病(maternal diabetes),多生(multiple births),缺乏出生前护理(lack of prenatal care)。以上结果说明我们对新生儿听力障碍高危因素的认识还不全面,需要继续观察和总结。

我国卫生部卫妇社发〔2010〕96号文关于新生儿疾病筛查技术规范(2010年版)中概括了既往临床研究的意见,列出了13种新生儿听力障碍高危因素:①新生儿重症监护病房(NICU)住院超过5天;②儿童期永久性听力障碍家族史;③巨细胞病毒、风疹病毒、疱疹病毒、梅毒或毒浆体原虫(弓形体)病等引起的宫内感染;④颅面形态畸形,包括耳廓和耳道畸形等;⑤出生体重低于1500克;⑥高胆红素血症达到换血要求;⑦病毒性或细菌性脑膜炎;⑧新生儿窒息(Apgar评分1分钟0~4分或5分钟0~6分);⑨早产儿呼吸窘迫综合征;⑩体外膜氧合(extracorporeal membrane oxygenation,ECMO);⑪机械通气超过48小时;⑫母亲孕期曾使用过耳毒性药物或袢利尿剂、或滥用药物和酒精;⑬临床上存在或怀疑有与听力障碍有关的综合征或遗传病。这只是迄今我们了解的较全面的资料。

我们对疾病的认识在临床实践中不断总结,继续深化,同样,对新生儿听力障碍的高危因素的认识也将逐渐完善。

(二)迟发性听力障碍的高危因素

新生儿听力筛查发现的是出生时即已存在的

听力障碍，有一些患儿出生时并无听力障碍，通过了新生儿听力筛查，他们的听力障碍是延迟发生的，是语前聋的重要原因，被称之为迟发性听力障碍。Weichbold 等（2006 年）将迟发性听力障碍归为三类：①延迟发生的听力障碍：即围生期听力正常，出生前后一些特定有害因素对内耳造成损伤，导致随着时间推移而在其后的某个时期出现听力下降，如宫内先天性感染、严重窒息、持续机械通气、高胆红素血症等；②渐进性听力障碍：出生时听力正常，之后表现为遗传性、神经退行性疾病或其他因素相关的，不同进展速度、频率和不同严重程度的听力障碍；③获得性听力障碍：获得性因素直接或间接作用于听觉系统所致的听力障碍，如脑膜炎、耳毒性药物和声损伤等。

Mann T 等（2001 年）报道了迟发性听力障碍 10 例相关的个人资料，9 例来自 NICU，5 例接受过机械通气，长短不等，证实听力障碍的年龄从 9 个月 ~5 岁 6 个月。其他文献报道证实迟发性 SNHL 的年龄为 2 个月 ~6 岁，并且多接受过机械通气。

以上资料给我们一些提示：①机械通气治疗挽救了新生儿的生命（严重缺氧），但是在某些幸存者有进行性听力障碍；②这些新生儿听力筛查可能通过，但仍需随诊；③有以上疾病或治疗史的儿童出院后，建议 3 ~6 个月复查一次听力情况；④以上患儿需随诊至少 3 年，有必要延长到 4 ~5 年。这些资料再一次明确新生儿听力筛查的两个任务：发现听力障碍，确定出院后可能发生迟发性听力障碍的危险因素。除此之外，又给我们提出了一个新的任务，在新生儿疾病的治疗中，如何保护听力。

2013 年 4 月 15 日，国家卫生和计划生育委员会发布儿童耳及听力保健技术规范，规定新生儿期听力筛查后，进入 0 ~6 岁儿童保健系统管理，在健康检查的同时进行耳及听力保健，其中 6、12、24 和 36 月龄为听力筛查的重点年龄。

三、新生儿听力筛查的方法和策略

（一）听力筛查技术

采用何种方法进行新生儿听力普遍筛查至关重要。采用既往的行为测试方法，早期使用结果不可靠，如果等待可获得的可靠结果时再行干预则为时已晚，不能达到早期干预的目的。常规的听性脑干反应（auditory brainstem response，ABR）方法客观，敏感性高，特异性好，可靠性已得到临床证实，但测试时间长，费用较高。现在新生儿听力筛查常用的方法是诱发性耳声发射（evoked otoacoustic emissions，EOAEs）和自动判别 ABR（automatic auditory brainstem response，AABR），并且有具有这两种功能的筛查仪商品。

诱发性耳声发射是目前常规用于新生儿听力筛查的主要技术和方法，包括瞬态诱发性耳声发射（transient evoked otoacoustic emissions，TEOAEs）和畸变产物耳声发射（distortion product otoacoustic emissions，DPOAEs）。由于测试所需时间短，对环境噪声的要求相对较低，操作简单、携带方便、价格便宜，该方法被广泛用于初次筛查阶段。TEOAEs 和 DPOAEs 测试各有特点，TEOAEs 测试简便，快捷；DPOAEs 测试具有较好的频率特异性，但测试时间稍长，欧美一些学者推荐用 TEOAEs 筛查。针对 TEOAEs 测试初筛假阳性率较高以及对低频不敏感的特点，香港大学听觉及言语科学部的研究者提出引入 1kHz 短纯音（tone burst）来弥补短声诱发 TEOAEs 测试的不足，提高 TEOAEs 的判断精确性。EOAEs 的不足是受中耳功能等其他因素影响，且产生于耳蜗外毛细胞，不能筛查出听神经病/神经传导失同步及中枢性耳聋。

AABR 相对传统 ABR 测试，检测时间短，结果判断简便、敏感性和特异性均较高，操作较简单，需时不长，是较好的客观听力筛查手段，但缺乏频率特异性。既可作为初筛的工具，也可与 OAEs 测试联合使用，以降低假阳性率及假阴性率。

以上两种方法是目前主要的筛查方法，各有所长。

此外，也有学者提出用多频稳态诱发电位（multiple auditory steady-state responses，MASTER）进行新生儿听力筛查，既有频率特异性，又可双耳同时测试，理论上比较理想，但缺乏临床资料。最近有研究表明镇静和年龄因素对听觉稳态诱发反应（auditory steady-state response，ASSR）的结果有影响，而且目前尚无 MASTER 听力筛查仪商品投放市场。当然，我们并不完全否定这个技术在新生儿听力筛查中的应用前景，只是还需要我们进一步研究，提供令人信服的证据。

（二）听力筛查策略

1. 听力筛查的对象　应针对所有新生儿普遍进行听力筛查。已有资料显示，有听力障碍高危因素的新生儿占新生儿出生总数的 7% ~10%，其中可查出 50% 的先天性耳聋，而另外 50% 的先天性耳聋在非高危因素的新生儿中。

2. 听力筛查的方案 既往有多种听力筛查方案:①方案一:出院前 OAEs 筛查,通过者出院;未通过者做 ABR 筛查。②方案二:初筛用 EOAEs 筛查,复筛用 ABR 筛查。③方案三:初筛和复筛都用 EOAEs 筛查,未通过者用 ABR 筛查。这三种方案都有可能漏诊听神经病和中枢聋。一度推荐策略为:初筛(出院前)时,对有听力障碍高危人群用 EOAEs+AABR 筛查,如果没有 EOAEs 设备,也可只用 AABR 作初筛,非听力障碍高危人群可用 EOAEs/AABR 筛查。美国婴儿听力联合委员会(Joints Committee on Infant Hearing,JCIH)2007 年发表的早期听力检测和干预项目的原则和指南推荐新生儿重症监护病房(NICU)的新生儿和婴儿自动听性脑干反应(AABR)是唯一的技术,如果未通过 AABR 筛查,直接转诊给听力学家复筛,如需要,则做包括诊断型 ABR 测试的全面评估。我国卫生部卫妇社发〔2010〕96 号文关于新生儿疾病筛查技术规范(2010 年版)只规定了 NICU 婴儿出院前进行 AABR 筛查,对正常出生的新生儿用哪种筛查工具没有明确规定。目前,多数医院用 EOAEs 进行听力初筛。事实上,NICU 儿童单独用 EOAEs,或单独用 AABR 作听力筛查,都可能有假阴性的结果。两者联合应用,可以降低假阴性率。这个结果是否也适用于正常出生的新生儿,有待研究。

3. 听力筛查的时间 一般认为普通新生儿生后 24～48 小时进行筛查,这段时间外耳道内的胎脂和中耳内的羊水多已排出。而 NICU 的儿童在出院时进行筛查。复筛时间一般在 2 个月时进行,因为我国新生儿普遍在 42 天到儿科随诊。为减少患者来院次数,因此在 42 天时复筛。新生儿听力普遍筛查时不仅要发现已有听力障碍的患儿,还要尽量发现迟发听力障碍的高危人群。对迟发听力障碍高危人群即使初、复筛通过,还需行定期听力监测。我国卫生部卫妇社发〔2010〕96 号文关于新生儿疾病筛查技术规范(2010 年版)规定正常出生新生儿实行两阶段筛查:出生后 48 小时至出院前完成初筛,未通过者及漏筛者于 42 天内均应当进行双耳复筛。复筛仍未通过者应当在出生后 3 个月龄内转诊至省级卫生行政部门指定的听力障碍诊治机构接受进一步诊断。新生儿重症监护病房(NICU)婴儿出院前进行自动听性脑干反应(AABR)筛查,未通过者直接转诊至听力障碍诊治机构。具有听力障碍高危因素的新生儿,即使通过听力筛查仍应当在 3 年内每年至少随访 1 次,在随访过程中怀疑有听力障碍时,应当及时到听力障碍诊治机构就诊。

因为听力筛查不是诊断,因此结果的报告应该是通过筛查和未通过筛查,而不是正常与否。尽管如此,在筛查中还是应力求降低假阳性和假阴性率。引起假阳性和假阴性可能有各种因素,如新生儿外耳道塌陷、胎脂等阻塞探头或测试仪器故障造成的假阳性;EOAEs 只反映耳蜗外毛细胞的功能,不能反映整个听觉通路的功能,要防止听神经病/神经传导障碍和其他未认识的因素造成的假阴性;还要注意筛查时有可治疗的病变,表现为阳性,复筛时或诊断时已转为阴性;初筛时通过,但由于有迟发性因素,其后发生了听力障碍。目前所用的筛查工具还不能说是尽善尽美的,需要继续研究寻找更好的方法和更完善的策略。

（三）建立和完善新生儿和婴幼儿听力筛查系统

目前新生儿听力筛查项目普遍分为以医院为基础和以社区为基础两部分。

1. 以医院为基础的筛查 适用于住院分娩的新生儿。但仍有一定比例的新生儿因各种原因在出院前未接受听力筛查,有相当比例初筛未通过儿童未能进行复筛;还存在听力筛查和诊断及随后的干预服务之间脱节的问题。为完善该系统工程,一些单位提出了改进措施:①声援项目(Sound Support Program):美国 Michigan 大学启动声援项目,为家长和家庭创建协调一致的教育和培训服务。②周期性听力筛查(periodic hearing screenings):鉴于有迟发性听力障碍,有专家倡导对初级卫生保健人员和社区人员进行系统培训,为儿童提供周期性筛查。③首启动项目(Head Start Program):注重加强与其他卫生及教育项目的合作。形成包含早期听力检测和干预项目、由多个健康项目组成的首启动项目,以便能为更多婴幼儿提供系统的、周期性的筛查。

2. 以社区为基础的筛查 对非住院分娩的新生儿和婴幼儿,以社区为基础完成听力筛查,美国婴儿听力联合委员会(Joints Committee on Infant Hearing,JCIH)2007 年发表的早期听力检测和干预项目的原则和指南推荐院外出生的新生儿在 1 个月内接受听力筛查。我们国家部分地区已组织了社区婴幼儿听力筛查,但此项目的推广实施同样受到诸多因素的影响。

新生儿听力筛查工作是一个涉及围生医学、儿科、耳鼻咽喉科、听力医学、康复医学、教育学、社会学、政府和司法等多部门,多学科的系统工程,有待改进和完善,根据我国的国情,应明确耳鼻咽喉科和听力医学责无旁贷地承担着首要的技术重任。在新生儿听力筛查工作中,需预防重筛查轻干预,重筛查轻治疗或筛治脱节;重康复机构的工作、轻家庭的作用和对家长的正确指导;只筛查不随诊等倾向。应注意测试仪器的校准、正确使用和结果的正确解释。

(四) 新生儿和婴幼儿听力普遍筛查尚需解决的问题

虽然从1964年提出新生儿听力筛查至今已近50年,但是筛查设备还需改进。便于携带、操作和判读;改进筛查技术,提高可信度;改进测试软件降低假阳性和假阴性率、缩短测试时间、降低费用;完善筛查网络和数据库管理系统,以为筛查、跟踪和随访、诊断及干预提供服务,积累符合循证医学的资料;要加强新生儿听力障碍流行病学等研究。

四、新生儿和婴幼儿听力诊断

新生儿听力早期筛查干预项目规定听力学评价和医学评价应在生后3个月内进行,诊断为永久性听力障碍的婴幼儿,6个月内接受多学科参加的干预。

(一) 听力学诊断

听力学评价是为确诊有无听力障碍,听力障碍的侧别、性质和程度,听力图的类型,听力障碍的原因等。主要测试方法包括听觉行为测试和生理测试。

1. 行为测听方法　主要有行为观察(behavioral observation)、视觉强化测听(visual reinforcement audiometry,VRA)、条件化游戏测听(conditioned play audiometry,CPA)和纯音测听(pure tone audiometry,PTA)等。

(1) 行为观察:指当刺激声出现时,在相应时间段由观察者决定婴幼儿是否出现刺激声引出的可观察的听觉行为改变,用于评估6个月以下婴幼儿听觉技能总体发育情况。因为该测试并不能确定听阈,所以以往的术语行为观察测听(behavioral observation audiometry,BOA)并不合适,更恰当的术语为行为观察(behavioral observation)。

(2) VRA:视觉强化测听,对孩子建立起刺激声的条件反射,同时吸引孩子转向奖励的闪光玩具,使用奖励的定向反射,奖励孩子即使在刺激声不再有趣时,仍继续将头转向声源方向。用于测试7个月~2岁5个月幼儿的听力。

(3) CPA:条件化游戏测听,让孩子参与一个简单且有趣的游戏,教会孩子对刺激声作出明确可靠的反应。适用于2岁6个月~5岁的儿童。

(4) PTA:对5岁以上的儿童可完成常规的纯音测听。

行为测听法测试的患儿听力,反映的是整个听觉系统的功能,因此是听力学诊断的金标准。但是行为测听受患儿年龄、认知、感觉、身体、语言发育、文化背景、经济背景及其他残疾等多种因素的影响,且难以在6个月内提供可靠的、供干预需要的阈估计。

2. 生理测试　是客观测试,主要有声导抗测试(包括鼓室导抗图和镫骨肌声反射)、EOAEs、短声诱发的ABR(click ABR,cABR)、频率特异性ABR(frequency specific ABR,fsABR)、骨导ABR、40Hz听性相关电位(40Hz auditory event-related potential,40Hz AERP)、多频稳态诱发反应(multiple auditory steady-state responses,MASTER)或听觉稳态诱发反应(auditory steady-state response,ASSR)。

(1) 声导抗测试:声导抗测试应该包括鼓室图和镫骨肌声反射。因为婴幼儿的外、中耳系统处于发育中,外耳道长度和直径在增加,从鼓膜到镫骨足板的中耳腔增长,乳突气房气化增加,中耳腔中存在羊水和间叶细胞逐渐消失,镫骨密度逐渐降低,听骨链关节和镫骨足板附着到前庭窗上的紧密程度改变,婴儿外耳和中耳经历的这些结构的改变必然影响传导机制的机械-声学性质。

婴幼儿分泌性中耳炎的发病率相当高,而且复发率高。临床研究报道50%以上的婴儿在生命的第1年内患过分泌性中耳炎;30%~40%的患者呈复发性病程,5%~10%的发作持续1年或1年以上。儿童常无主诉,较大的患儿可被老师或家长发现注意力不集中,学习成绩下降,呼喊不应等,婴幼儿表现为对周围声音反应差、抓耳、易激惹和睡眠易醒等,而婴幼儿的这些症状很难被家长察觉,因此,临床医师不应该将家长的报告作为诊断和监测手段。

需要研究中耳成熟和它在听觉系统发育中的作用;诊断婴幼儿的中耳病变;确定有中耳炎危险的婴儿;决定婴幼儿中耳炎的处理方法,并使临床医师更有效进行治疗和预防;观察中耳炎对言语和语言发育的影响;研究环境危险因素(日常护理,被动吸烟,喂奶等)对中耳炎的影响等,因此,必须要发展新的、快速的、早期的诊断程序。

临床研究已证实常规的226Hz探测音的鼓室图不能反映婴幼儿中耳功能状况,推荐对6个月以下婴儿用1000Hz探测音行鼓室测量,用Y-鼓室图。国内的资料还发现11个月龄的婴儿颞骨薄层CT发现鼓室和鼓窦高密度影,1000Hz探测音鼓室图没有正峰,但是226Hz探测音的鼓室图是A型,其仍不能正确反映中耳功能情况。有学者指出,亚洲人种的外中耳结构跟欧美人种可能有差异,这需要我们继续进行临床研究,探索能正确反映亚洲人种的中耳功能的测试条件。

(2) EOAEs:用于儿童听力学诊断的主要是瞬态诱发性耳声发射(TEOAEs)和畸变产物耳声发射(DPOAEs),是测试组合的基本成分,用于判断是否有听力障碍,但不能精确估计听力障碍程度(轻、中、重度)和类型(传导性、感音神经性、混合性),仅估计外毛细胞和中耳功能;能否引出,除受内耳功能影响外,还受中耳和外耳功能的影响。

(3) ABR:诱发反应测听中,听觉中潜伏期反应(middle latency responses,MLRs)在婴幼儿听力诊断中的应用存有争议,皮层慢反应虽然在婴儿和儿童中是存在的,但在睡眠状态下的阈估计不可靠,在儿童中的记录和解释需要相当的经验。因此,ABR是现在用于估计5~6个月以下儿童听力的方法。

ABR在新生儿和婴幼儿听力诊断中用于诊断有无听力障碍,听力障碍的程度、性质和部位,估计听力图类型。ABR包括短声诱发的ABR(cABR)、频率特异性ABR(fsABR)以及骨导ABR。

1) cABR:主要用于判断有无听力障碍,中高频区听力障碍的程度,神经传导功能等情况,是婴幼儿听力诊断的基本测试方法。但是其不能提供有频率特异性的听力学资料。

2) fsABR:是通过各种技术对刺激声信号进行处理或对诱发的反应进行处理,以期得到具有fsABR资料。fsABR主要分为直接记录的fsABR和间接记录的fsABR两大类,目前临床多采用直接记录的fsAB。

直接记录的fsABR是用具频率特异性的声信号刺激获得的ABR,这些声信号包括短纯音(tone burst)、短音(tone pip)、滤波短声(filtered click)和切迹噪声掩蔽的声信号等。这些声信号诱发的fsABR波形主要的共同特点是:由于声信号的时程比短声长,诱发的反应与中高强度的短声诱发的反应波形不同,主要包含波V及跟在其后的负波(通常被命名为波V'),往往看不见典型的短声ABR的其他波。通过判定V-V'波存在与否,可以判定fsABR反应存在与否;fsABR最重要的参数是反应阈,通过对其反应阈的修正,可以估计患者的纯音听阈,fsABR的潜伏期较短声ABR长,波V的潜伏期随频率和声刺激强度的增加而缩短,其振幅随频率和声刺激强度的增加而增大。

fsABR的反应阈与纯音听阈有很好的线性相关性,fsABR最主要的用途是进行客观听力评估,预估纯音听阈,用于婴幼儿助听器验配。但也有其不足,主要为测试时间延长,结果由测试者判断,刺激信号尚无统一标准。

为获得最佳的婴幼儿短纯音诱发ABR(tb-ABR)的反应阈,要求必须用最佳记录参数,2011年英国NHSP Clinical Group(简称NHSP小组)小组推荐刺激信号用0.5kHz、1kHz、2kHz或4kHz短音,上升/下降2个周期,平台1个周期。刺激速率:2kHz、4kHz:45.1/s~49.1/s,0.5kHz、1kHz:35.1/s~39.1/s。记录电极在前额上方尽可能接近Cz,避开囟门。滤波设置在30~1500Hz。因为在小婴儿阈值时V波的潜伏期可超过9毫秒,分析时间推荐2kHz、4kHz为20ms,0.5kHz、1kHz为25ms。

3) 骨导ABR(BC-ABR):一些学者发现用气导ABR作高危新生儿听力筛查时,阳性率有时高达11%~41%,3~12个月后这些患儿中仅2%~5%听力是异常的,说明在筛查结果阳性的儿童中存在暂时的、可治的、传导性听力障碍,骨导ABR能帮助作高危新生儿传导性听力障碍的检测。骨导短纯音可以诱发与气导短音ABR相似的V-V'波,较低强度的骨导短纯音ABR在婴幼儿和成人中都具有较好的频率特异性,用气骨导短纯音ABR的反应阈差可用于估计传导性听力障碍的程度。文献报道婴儿骨导cABR和tbABR反应阈比成人好;成人骨导cABR潜伏期比气导长,幼小婴儿骨导比气导潜伏期短;和成人相反500Hz反应阈好于2000Hz;新生儿期骨导刺激耳间衰减25~35dB,1岁10dB,而成人是0dB。骨导ABR的测试也有一系列难以克服的困难,包括测试信号的经气放射、对侧耳的掩蔽、动态范围小、头颅振动的复杂性、骨振器的频率反应与气导耳机有差别等。

解释ABR结果时要注意,短声声能主要集中在2~4kHz,短声ABR不能反映低频听力;ABR仅反映外周的听敏度和脑干听通路的神经传导功能，不能代表真实的听力；ABR仅是听力学测试的一种手段，要结合其他测试资料，力求对ABR结果作出准确的切合实际的解释。

（4）40Hz听性相关电位（40Hz AERP）：又被称为40Hz听觉稳态反应（40Hz steady-state responses，40Hz ASSR），其特点是每秒40次重复速率的刺激声诱发的电位在相位不变的情况下与前一次诱发的电位相互重叠，波形类似于40Hz的正弦波，当声信号超过阈值时反应振幅迅速增大，因其刺激的节律与诱发的反应同步，故命名为40Hz AERP。其优点是：来自较高听觉中枢；可提供有频率特异性的信息；振幅增长快，较易判断阈值；相对稳定。理论上更适合用于听力学诊断。但40Hz AERP在婴幼儿中的应用一直存在争议，主要是年龄（成熟程度）、睡眠和镇静的影响。我们的经验是如果正确解释，其在评价低频功能方面比ASSR更有优势。

（5）多频听觉稳态诱发反应（MASTER）和听觉稳态诱发反应（ASSR）：这是近年来客观测听中发展起来的一种新技术，它弥补了常规听觉诱发电位的不足，是目前客观测听中研究的热点。ASSR是用调制声信号诱发，反应相位与刺激信号相位具有稳定关系的听觉诱发电位。由于其频率成分稳定，故称为听觉稳态诱发电位。ASSR声刺激的载频是500Hz、1kHz、2kHz、4kHz。

1）MASTER是在稳态诱发电位的基础上，将多个调幅频率不同的调制声信号混合在一起，经双耳同时分别提供，在脑部同时记录对各个声的稳态反应，同时得到双耳各载频（500Hz、1kHz、2kHz、4kHz）的反应阈。结果的判定有电脑自动完成。MASTER的特点是：①频率特性好；②可以多个频率同时进行，如500Hz、1kHz、2kHz、4kHz四个频率双耳同时记录；③测量简单使用计算机自动判断，克服了瞬态听觉诱发电位在判断中的主观性；④一直测试到换能器的上限，精确估计重度到深度听力障碍的行为阈值。其临床意义：由于MASTER具有频率特性，比短声ABR测试能更全面地了解儿童的残余听力情况。感音神经性听力障碍患者ASSR的阈值与行为听阈相关性好。但在轻到中度听力障碍组有较大的误差。正常听力者ASSR的反应阈可大于40dB。

2）目前ASSR只有有限的临床数据库。尚未确定最佳刺激和分析参数，如何控制假阳性，实践记录中同时完成多个统计存在争论。多个声信号同时呈现，高强度时基底膜的振动会相互影响。在深度SNHL的阈估计中，高强度刺激可导致伪迹和前庭反应，而且高强度刺激期间还可能导致声损伤。不能可靠地鉴别正常听力耳和有轻度听力障碍耳，漏诊轻、中度听力障碍。不能分析原始资料，只能相信仪器引起通过/失败的标准。

fsABR和ASSR在评估听阈方面的比较：都有频率特异性，有相同的产生源；ASSR客观测试，客观（电脑）判读，fsABR客观测试，主观判断；ASSR主要用于较重听力障碍，fsABR用于轻、中度听力障碍。目前看来，两者应是互补的，还不能互相代替。

40Hz AERP和ASSR比较：40Hz AERP较好的阈估计，特别是低频阈估计，来自较高听觉中枢，但测试需一定时间，需主观判断；ASSR对SNHL者阈估计较好，省时，计算机判断，但低频阈估计较差，来自低位脑干；目前都认为两者频率特异性好，但都有年龄和镇静的影响。

上述测试方法，各有所长或侧重，临床上需制订个体化的测试方案，几种方法，多种组合，联合应用，互相印证。国外已有学者提出了各种组合测试策略，以回答在重要的言语理解频率区听力是否正常；是否双耳听力障碍；如听力不正常，是否为永久性听力障碍；听力障碍程度；如为深度听力障碍，是否还有残余听力；是否是听神经病；其他测试结果是否一致等。总之，对婴幼儿听力的诊断，需进一步深入研究，建立符合循证医学要求、临床有效的诊断测试策略。

（二）医学诊断

除了听力学评估外，对有听力障碍的儿童还应进行医学评估。目的是确定听力障碍的病因，鉴定相关的身体状况，提供医疗建议。医学评估必须包括临床病史、家族史、体格检查以及所需的实验室和放射学检查。需要时在取得家长同意的情况下，进行基因筛查和耳聋相关综合征的鉴定。医学诊断主要由耳鼻咽喉科和儿科完成。耳鼻咽喉科的评估包括全面的临床病史、家族史、体格检查，可导致儿童期听力障碍的耳、头颅、面部、颈部和其他系统物理检查和实验室检查，必要时行颞骨影像学评估。如需要确定听力障碍相关综合征在身体其他系统的表现，则请相关的发育儿科学、神经科学、眼科学、心脏学和肾脏学等医师会诊。

五、新生儿和婴幼儿听力早期干预

新生儿和婴幼儿听力的早期筛查、诊断是为了早期干预。早期开始听力和言语训练,使患儿能够进入正常学校学习和提高学习成绩,改善交流技巧,提高患儿的总体发育水平,减少社会问题的发生。早期干预是开展新生儿听力早期筛查和诊断的目的。干预是在诊断和鉴别诊断的基础上,进行恰当的治疗和康复训练。如果确有目前的医疗手段不能治疗的永久性听力障碍,早期配戴助听器或植入人工耳蜗,进行康复训练。暂时没有条件配戴助听器或植入人工耳蜗,家长和看护人以患儿可听到的声音说话,给予适当强度的声音刺激也是一种干预。因地因时因条件采取必要的措施,不能错失最佳干预时机。从事听力筛查和诊断的专业人员应给予患儿家长必要的指导。

(倪道凤)

第三章　中耳炎

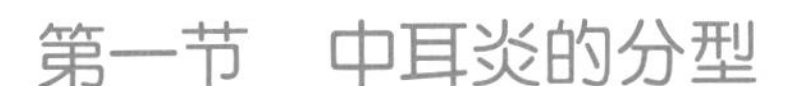

第一节　中耳炎的分型

疾病分类学是人类为了认识疾病,探索它们的规律,找出各种疾病之间的相互关系,以便正确诊断,积极预防,并提高治疗效果而产生的一门学科。疾病的分类应不仅能正确反映疾病的自然规律,具有科学性;而且还应不乏其实用性,使这种分类可以在临床实践中得到推广应用。随着病原体、人类生存环境等因素的变化,特别是由于科学技术的发展,医学界对疾病的认识不断深化,各种疾病的分类也必须相应地进行调整和更新。而在各种疾病的分类学中,始终都存在不同的观点,出现不完全相同的分类方法。这一方面与各人所从事的专业不同,对同一类疾病的观察角度和认识不一致有关。例如病理科医师主要从病理标本和动物实验中观察疾病;而临床医师主要通过大量临床现象的观察,包括运用各种先进的科学技术方法,并结合病理发现来认识疾病,这样一来,对同一类疾病就会产生某些不完全相同的观点。另一方面,在分类学中的不同见解也与人们思维逻辑中的差异不无关系。不过,尽管如此,疾病的分类学总是随着时代的发展、科学的进步而更符合客观规律,更趋于完善。这也是从 19 世纪末叶以来,国际上对中耳炎的分类有各种不同版本的原因。

就"中耳"的解剖概念而言,国内均将其定义为包括鼓室、咽鼓管、鼓窦和乳突 4 个既互相通连又在一定程度上各自独立的部分。而在中耳的各种疾病中,又常常将"中耳"一词限定在鼓室这一特定的部位。

中耳炎的最早分类起始于 19 世纪末,Politzer 首先按中耳炎有无化脓而将其分为化脓性和非化脓性两大类。以后在 1980 年、1985 年和 1989 年曾有过数名国外专家提出过中耳炎的分类法,但意见均不统一。1992 年世界卫生组织公布了中耳炎的分类法——中耳炎 ICD-10 分类法,其中以化脓性和非化脓性作为分类的主要依据,并按疾病持续时间的不同分为各种亚型,但是其中出现了许多"未分类"的中耳炎,且将"粘连性中耳疾病"与中耳炎完全分割开来(表 1-3-1)。该分类虽然为以后的分类工作奠定了初步的基础,但这种分类法主要适用于流行病学的分类统计,在临床实践中却难以推广应用。1999 年,在英国爱尔兰国立卫生服务编码和分类中心的指导下,制定了中耳炎分类的解读版本——Read version 3.1 中耳炎分类法(表 1-3-2),其中首先将中耳炎分为急性中耳炎和慢性中耳炎两大类,然后再将每大类又分为化脓性和非化脓性等亚型,并对各个亚型的伴随体征作了限定,且将不张性中耳炎和粘连性中耳炎两个中耳炎后遗症列入慢性非化脓性中耳炎范畴。尽管该分类法较以前已更趋于完善,较 1992 年分类法有了很大的进步,但也遗漏了如鼓室硬化、胆固醇肉芽肿等中耳炎后遗症。以后各种分类法很多,现仅以 Gates 的分类法为代表加以介绍。2002 年以 Gates 为首的一组耳科学家们在前述分类的基础上制定了一个更加详细并包括中耳炎后遗症和并发症的分类法(表 1-3-3)。这一分类法首先分为"中耳炎"、"咽鼓管功能不良"以及"颞骨内并发症和后遗症"、"颅内并发症"四大类,然后将各大类分为数个亚型及其伴随表现。Bluestone 和 Gates 等在第 7 届中耳炎新进展国际座谈会上对这一分类作了说明,其中关于中耳炎的阐述较为详细:

急性中耳炎(acute otitis media,AOM)是指短期内迅速发生的中耳炎,这种中耳炎的中耳腔内有液体聚集,其肉眼观可为浆液、黏液、脓性或混合性液体。急性化脓性中耳炎(acute purulent otitis media)或化脓性中耳炎(purulent otitis media)是其同义词。有人将小儿 AOM 分为严重型和非严重型。凡体温在 24 小时内升达 39℃(口表)或 39.5℃(肛表),耳痛剧烈者属严重型。AOM 出现鼓膜穿孔者,目前可认为是并发症。在慢性中耳炎中,otitis media with effusion(OME)是一种无急性感染症状的中耳炎,它与 AOM 的主要区别是,AOM 具有急性感染的临床表现,如发热、耳痛等,但两者均有听

表 1-3-1　中耳炎 ICD-10 分类(1992 年)

中耳炎	中耳炎亚类	分类代码
非化脓性中耳炎		H 65
	急性浆液性中耳炎	H 65. 0
	其他的急性非化脓性中耳炎	H 65. 1
	慢性浆液性中耳炎	H 65. 2
	慢性黏液性中耳炎	H 65. 3
	其他的慢性非化脓性中耳炎	H 65. 4
	非化脓性中耳炎,未分类	H 69
化脓性和其他未分类的中耳炎		H 66
	急性化脓性中耳炎	H 66. 0
	慢性管鼓室化脓性中耳炎	H 66. 1
	慢性上鼓室鼓窦化脓性中耳炎	H 66. 2
	其他慢性化脓性中耳炎	H 66. 3
	慢性化脓性中耳炎,未分类	H 66. 4
	中耳炎,未分类	H 66. 9
其他地方疾病分类的中耳炎		H 67
中耳和乳突的其他疾病		H 74
	粘连性中耳疾病	H 74. 1

表 1-3-2　Read version 3. 1 中耳炎分类(1999 年)

大类	亚　型	伴随体征		
		有无渗出	中耳病变	粘连情况
急性中耳炎	急性化脓性中耳炎		鼓膜完整	
			鼓膜穿孔	
	急性非化脓性中耳炎		黏液性	
			浆液性	
			血性	
	反复发作的急性中耳炎			
慢性中耳炎	慢性化脓性中耳炎		管鼓室型	
			上鼓室-鼓窦型	
	慢性非化脓性中耳炎	伴有渗出	黏液性	
			浆液性	
			血性	
			脓性	
		不伴渗出	鼓膜内陷	
			不张性中耳炎	
			粘连性中耳炎	鼓膜-砧骨粘连
				鼓膜-镫骨粘连
				鼓膜-鼓岬粘连

表 1-3-3 中耳炎分类(Classification of Otitis Media)(2002 年)

中耳炎分型(英文)	中耳炎分型(中文)
1. Otitis media	1. 中耳炎
1.1 Acute otitis media(AOM)	1.1 急性中耳炎(AOM)
1.2 Chronic otitis media(COM)	1.2 慢性中耳炎(COM)
1.2.1 With effusion(OME)	1.2.1 伴渗液
1.2.2 Without effusion	1.2.2 无渗液
1.2.3 Acute exacerbation	1.2.3 急性恶性中耳炎
2. Eustachian tube dysfunction	2. 咽鼓管功能障碍
3. Intratemporal(extracranial) complications and sequelae	3. 颞骨内(颅外)并发症及后遗症
3.1 Hearing loss	3.1 听力损失
3.1.1 Conductive	3.1.1 传导性
3.1.2 Sensorineural	3.1.2 感音神经性
3.2 Perforation of tympanic membrane	3.2 鼓膜穿孔
3.2.1 Acute perforation	3.2.1 急性穿孔
3.2.1.1 without otitis media	3.2.1.1 不伴中耳炎
3.2.1.2 with otitis media(acute otitis media with perforation)	3.2.1.2 伴中耳炎(急性中耳炎并穿孔)
3.2.1.2.1 without otorrhea	3.2.1.2.1 无耳漏
3.2.1.2.2 with otorrhea	3.2.1.2.2 有耳漏
3.2.2 Chronic perforation	3.2.2 鼓膜慢性穿孔
3.2.2.1 without otitis media	3.2.2.1 不伴中耳炎
3.2.2.2 with otitis media	3.2.2.2 伴中耳炎
3.2.2.2.1 acute otitis media	3.2.2.2.1 急性中耳炎
3.2.2.2.1.1 without otorrhea	3.2.2.2.1.1 无耳漏
3.2.2.2.1.2 with otorrhea	3.2.2.2.1.2 有耳漏
3.2.2.2.2 chronic otitis media(and mastoiditis; chronic suppurative otitis media)	3.2.2.2.2 慢性中耳炎(乳突炎慢性化脓性中耳炎)
3.2.2.2.2.1 without otorrhea	3.2.2.2.2.1 无耳漏
3.2.2.2.2.2 with otorrhea	3.2.2.2.2.2 有耳漏
3.3 Mastoiditis	3.3 乳突炎
3.3.1 Acute	3.3.1 急性
3.3.1.1 acute mastoiditis with otitis media	3.3.1.1 急性乳突炎伴中耳炎
3.3.1.2 acute mastoiditis with periosteitis	3.3.1.2 急性乳突炎伴骨膜炎
3.3.1.2.1 without subperiosteal abscess	3.3.1.2.1 无鼓膜下脓肿
3.3.1.2.2 with subperiosteal abscess	3.3.1.2.2 伴鼓膜下脓肿
3.3.2 Chronic	3.3.2 慢性
3.3.2.1 without chronic otitis media	3.3.2.1 不伴慢性中耳炎
3.3.2.2 with chronic otitis media	3.3.2.2 伴慢性中耳炎
3.4 Apical petrositis	3.4 岩尖炎
3.4.1 Acute	3.4.1 急性

续表

中耳炎分型(英文)	中耳炎分型(中文)
3.4.2 Chronic	3.4.2 慢性
3.5 Facial paralysis	3.5 面瘫
3.5.1 Acute	3.5.1 急性
3.5.2 Chronic	3.5.2 慢性
3.6 Labyrinthitis	3.6 迷路炎
3.6.1 Actue	3.6.1 急性
3.6.1.1 serous	3.6.1.1 浆液性
3.6.1.1.1 localized(circumscribed)	3.6.1.1.1 局部性(局限性)
3.6.1.1.2 generalized	3.6.1.1.2 弥漫性
3.6.1.2 suppurative	3.6.1.2 化脓性
3.6.1.2.1 localized	3.6.1.2.1 局限性
3.6.1.2.2 generalized	3.6.1.2.2 弥漫性
3.6.2 Chronic	3.6.2 慢性
3.6.2.1 labyrinthine sclerosis	3.6.2.1 硬化性迷路炎
3.7 Atelectasis of middle ear	3.7 中耳膨胀不全
3.7.1 Localized	3.7.1 局限性
3.7.1.1 without retraction pocket	3.7.1.1 未形成内陷袋
3.7.1.2 with retraction pocket	3.7.1.2 内陷袋形成
3.7.2 Generalized	3.7.2 弥漫性
3.8 Aural acquired cholesteatoma	3.8 耳部后天性胆脂瘤
3.8.1 without infection	3.8.1 无感染
3.8.2 with infection	3.8.2 伴感染
3.8.2.1 acute	3.8.2.1 急性
3.8.2.1.1 without otorrhea	3.8.2.1.1 无耳漏
3.8.2.1.2 with otorrhea	3.8.2.1.2 有耳漏
3.8.2.2 chronic	3.8.2.2 慢性
3.8.2.2.1 without otorrhea	3.8.2.2.1 无耳漏
3.8.2.2.2 with otorrhea	3.8.2.2.2 有耳漏
3.9 Cholesterol granuloma	3.9 胆固醇肉芽肿
3.10 Ossicular discontinuity	3.10 听骨链中断
3.11 Adhesive otitis media	3.11 粘连性中耳炎
3.12 Tympanosclerosis	3.12 鼓室硬化
3.13 Ossicular fixation	3.13 听骨链固定
3.14 Infectious eczematoid dermatitis	3.14 感染性湿疹样皮炎
3.14.1 Acute infectious eczematoid dermatitis	3.14.1 急性感染性湿疹样皮炎
3.14.2 Chronic infectious eczematoid dermatitis	3.14.2 慢性感染性湿疹样皮炎
4. Intracranial complications	4. 颅内并发症
4.1 Meningitis	4.1 脑膜炎

续表

中耳炎分型(英文)	中耳炎分型(中文)
4.2 Extradural abscess	4.2 硬脑膜外脓肿
4.3 Subdural empyema	4.3 硬脑膜下积脓
4.4 Encephalitis	4.4 脑炎
4.5 Brain abscess	4.5 脑脓肿
4.6 Dural sinus thrombosis	4.6 硬脑膜窦血栓形成
4.7 Hydrocephalus	4.7 脑积水

力下降。OME 的严重程度不一,轻型者按病程不同可分为急性(少于 3 周)、亚急性(3 周 ~3 个月)和慢性(3 个月以上)三种。

慢性中耳炎中的第二种为无渗出性中耳炎(otitis media without effusion),定义为仅有中耳黏膜炎症,而鼓膜完整,且中耳无明显积液。多出现于中耳炎的早期或吸收期。也可能是一种慢性病。

关于咽鼓管功能不良:其症状类似于中耳炎,如听力下降、耳痛、耳鸣、自听增强等;重症者可出现平衡失调、眩晕等。本病可能与咽鼓管功能不良有关,如咽鼓管阻塞或过度开放。

2002 年 Gates 等的分类表确有详细、系统的特点,值得参考,但是也有如下不足:

1. 分类表中的慢性中耳炎(COM)(1.2)分为 OME(1.2.1),无渗出性中耳炎(1.2.2)和急性重症(恶性)中耳炎(acute exacerbation)(1.2.3)3 种。暂且不论 exacerbation 的含义是"重症"或"恶性",但是既然是 chronic otitis media,为何又出现"急性恶性"的类型?因为在并发症和后遗症中已列出急性鼓膜穿孔(3.2.1),急性乳突炎及其并发症(如骨膜炎、骨膜下脓肿等)(3.3)。那么,这"acute exacerbation"的概念又是什么?此外,OME 也完全列入慢性中耳炎内,而 OME 又有急性、亚急性和慢性之分,这"急性"却列入了"慢性"之列。因此,Ferlito 和 Paparella 等也认为,这"慢性中耳炎"的概念模糊,并提出中耳内有病变组织但无鼓膜穿孔者应定为"隐性中耳炎"。应将隐性中耳炎列入慢性中耳炎中。

2. Bluestone 在报道中有两处强调,中耳炎仅仅指发生于中耳内的炎症,而不论其原因、发病机制、病理和病程。这意味着如结核性中耳炎、气压创伤性中耳炎、真菌性中耳炎等也包括在内。但是这些特殊感染性中耳炎、创伤性中耳炎的病因特殊,诊断和治疗也与一般感染性中耳炎不同。如单独列出是否更能显示其特殊性。

3. 分类中将颞骨内并发症注明为颅外并发症,但是实际上颅外并发症除颞骨内并发症以外,还包括耳部邻近部位的并发症,如颞部脓肿、颈部脓肿,甚至少见的咽部脓肿等。因此分类中"intratemporal(extracranial)complication..."一词值得商榷,而且也不全面。此外,将外耳湿疹性皮炎(3.14)列入颞骨内并发症似亦欠妥。

4. 本分类也有过于烦琐之嫌,临床实用中有一定困难。

我国在 2004 年以前没有中耳炎的统一分类。在 20 世纪 80 年代以后的教材和参考书中,大多将中耳炎分为急性和慢性两大类,然后将它们分别区分为分泌性(或非化脓性)和化脓性。在慢性化脓性中耳炎中,又进一步区分为单纯型(咽鼓管鼓室型)、骨疡型(或肉芽型)及胆脂瘤型 3 大类。虽然在胆脂瘤型中另述了病因及临床表现等,但未将慢性化脓性中耳炎和胆脂瘤两种疾病分开,尽管这两种疾病常合并存在。此外,又将特殊感染和创伤性中耳炎另外列出。2004 年由中华耳鼻咽喉头颈外科学会耳科学组暨中华耳鼻咽喉科杂志在西安主持制定了我国第一个中耳炎分类法(表 1-3-4)。与过去分类不同的主要是,其中将"慢性化脓性中耳炎"和"胆脂瘤中耳炎"分别列为 2 个独立的疾病,而且慢性化脓性中耳炎也不再分型。关于急性中耳炎,我国仍将其区分为非化脓性和化脓性、坏死性,以及急性乳突炎四种。非化脓性中耳炎由于病因不同而涵盖了急性分泌性中耳炎和气压创伤性中耳炎,其中分泌性中耳炎最常见,为多发病。而目前国外的各种分类及文献中,无论这中耳炎为化脓性或非化脓性大多统称为急性中耳炎。当然,儿童急性中耳炎由于:①无论是分泌性或化脓性,绝大多数(约 80% 以上)均与细菌的急性感染有关,而且它们的致病菌种也大多相同(除细菌外,分泌性中耳炎还可能与病毒等感染有关);②在疾病早期,两者的临床表现有某些相似之处;③由于抗生素的早期应用,少数急性化脓性中耳炎也可转化为分泌性中耳炎,所以这种分类也有其根据。但是:①就病因学而言,分泌性中耳炎除细菌感染外,还有其他多种因素;②急性化脓性中耳炎的全身症状和局部表现均较分泌性中耳炎严重;③鼓膜穿孔、流脓是急性化脓性中耳炎病情发展的过程。在我国,目前不宜将其列入并发症的范畴。所以表1-3-4中仍有化脓性和非化脓性的区别。急性坏死性中耳炎大都发生于呼吸道急性传染病中,目前虽然少见,但在农村和偏远地区仍不可忽视。至于急性乳突炎,仍宜列入并发症。目前国内对这一分类方法也有持不同意见者,如:①建议将乳突炎单独列为一种疾病(并发症),而不将其包含于慢性化脓性中耳炎中。②将结核性中耳炎、真菌性中耳炎、创伤性中耳炎单独列出。③由于胆脂瘤虽然与中耳炎密切相关,后天性胆脂瘤属于中耳炎的并发症,但临床上不都伴有化脓性中耳炎,而慢性化脓性中耳炎也不全都有胆脂瘤,因此建议将“胆脂瘤中耳炎”改为“中耳胆脂瘤(不含先天性胆脂瘤)”。而将慢性化脓性中耳炎区分为慢性化脓性中耳炎和慢性化脓性中耳炎伴胆脂瘤两种。中耳胆脂瘤不伴中耳炎时,则诊断为“中耳胆脂瘤”即可。④中耳炎后遗症中应增补胆固醇肉芽肿。上述意见有待下一届会议商讨修订。2011年4月由中华耳鼻咽喉头颈外科学会耳科学组暨中华耳鼻咽喉科杂志在昆明组织召开的会议,又对“西安指南”进行了修订,并于2012年推出了新的分类和手术分型指南(表1-3-5,表1-3-6)。

表1-3-4 中耳炎的分类和分型(2004年,西安)

中耳炎分型	亚 型
1. 急性中耳炎	1.1 急性非化脓性中耳炎
	1.2 急性化脓性中耳炎
	1.3 急性坏死性中耳炎
	1.4 急性乳突炎
2. 慢性中耳炎	2.1 慢性非化脓性中耳炎
	2.2 慢性化脓性中耳炎(含乳突炎)
3. 胆脂瘤中耳炎(不含先天性中耳胆脂瘤)	3.1 后天性原发性胆脂瘤
	3.2 后天性继发性胆脂瘤
4. 中耳炎后遗症	4.1 鼓膜穿孔
	4.2 粘连性中耳炎
	4.3 鼓室硬化

表1-3-5 中耳炎临床分类指南(2012年,昆明)

中耳炎临床分类
一、分泌性中耳炎
二、化脓性中耳炎
1. 急性化脓性中耳炎
2. 慢性化脓性中耳炎:①静止期;②活动期
三、中耳胆脂瘤
四、特殊类型中耳炎
1. 结核性中耳炎
2. AIDS中耳炎
3. 梅毒性中耳炎
4. 真菌性中耳炎
5. 坏死性中耳炎
6. 放射性中耳炎
7. 气压性中耳炎
中耳炎并发症
一、颅外并发症
1. 颞骨外并发症:①耳周骨膜下脓肿;②Bezold脓肿;③Mouret脓肿
2. 颞骨内并发症:①周围性面神经麻痹;②迷路炎:a. 迷路瘘管;b. 化脓性迷路炎;③岩尖炎
二、颅内并发症
1. 硬脑膜外脓肿
2. 硬脑膜下脓肿
3. 脑膜炎
4. 乙状窦血栓性静脉炎
5. 脑脓肿:①大脑脓肿;②小脑脓肿
6. 脑积水
中耳炎后遗疾病
一、不张性/粘连性中耳炎
二、鼓室硬化
三、中耳胆固醇肉芽肿
四、隐匿性中耳炎

表1-3-6 中耳炎手术分型(2012年,昆明)

中耳炎手术分型
一、鼓室成形术
Ⅰ型:单纯鼓膜成形,不需要重建听骨链
Ⅱ型:底板活动,镫骨上结构存在
Ⅲ型:底板活动,镫骨上结构缺如
二、中耳病变切除术
1. 乳突切开术
2. 乳突根治术
3. 改良乳突根治术(Bondy手术)

续表

三、中耳病变切除+鼓室成形术
1. 完壁式乳突切开+鼓室成形术
2. 开放式乳突切开+鼓室成形术
3. 完桥式乳突切开+鼓室成形术
4. 上鼓室切开+鼓室成形术
四、其他中耳炎相关手术
1. 鼓室探查术
2. 耳甲腔成形术
3. 外耳道成形术
4. 外耳道后壁重建术
5. 乳突缩窄术
6. 中耳封闭术

（汪吉宝）

第二节　分泌性中耳炎

分泌性中耳炎（secretory otitis media，SOM）是以中耳积液（不包括血液和脑脊液）和听力下降、而鼓膜完整为主要特征的中耳非化脓性炎性疾病。本病的同义词很多，较常见的如渗出（液）性中耳炎（otitis media with effusion，OME），浆液性中耳炎（serous otitis media），黏液性中耳炎（mucoid otitis media），卡他性中耳炎（catarrhal otitis media），非化脓性中耳炎（non-suppurative otitis media）等。按我国自然科学名词审定委员会意见（1991 年），本病称为分泌性中耳炎。由于本病病理发展过程中可出现漏出液、渗出液（浆液、黏液）及分泌液，故国外文献中均称为 OME。液体十分黏稠者称为胶耳（glue ear）。

本病可分为急性、亚急性和慢性三种。病程在 3 周以内为急性，3 个月以上为慢性，3 周～3 个月为亚急性。慢性分泌性中耳炎是由急性分泌性中耳炎未得到及时而恰当的治疗，或由急性分泌性中耳炎反复发作、迁延、转化而来。

本病常见，小儿的发病率高，是引起小儿听力下降的常见原因之一。2004 年的资料显示，美国 1～5 岁儿童的发病率为 15%～40%，25% 的学龄儿童曾在某一时间段内患过中耳炎。近年来，婴幼儿的分泌性中耳炎受到儿科和耳鼻咽喉科医者的关注，国外统计，约 50% 以上婴儿患有本病。我国儿童的发病率及高发病年龄还缺乏大样本、有代表性、精确的统计资料。

（一）病因

分泌性中耳炎的病因比较复杂，与多种因素有关。主要的病因为：

1. 咽鼓管功能障碍　包括咽鼓管的通气引流、清洁和防御功能障碍，其中特别是由各种原因引起的咽鼓管机械性和非机械性阻塞是重要的原因之一。

2. 感染　常见致病菌为流感嗜血杆菌、肺炎链球菌、卡他布兰汉球菌、β-溶血性链球菌、表皮葡萄球菌等。有人认为，本病可能是一种轻型的或低毒性细菌感染的结果；细菌的内毒素可能具有一定的作用。常见的病毒为呼吸道合孢病毒，流感病毒和腺病毒等。

3. Ⅰ型和Ⅲ型变态反应　与上述病因相关的疾病除感冒外，较常见的为腺样体肥大、腺样体炎、慢性化脓性鼻窦炎、鼻咽癌等。有人认为，变态反应性鼻炎也是分泌性中耳炎的危险因素之一。其他如巨大鼻息肉、鼻中隔偏曲、肥厚性鼻炎等。

（二）症状

急性分泌性中耳炎常于“感冒”或上呼吸道感染后起病。

1. 耳痛　急性分泌性中耳炎起病时可有耳痛，小儿的耳痛大多明显，甚至剧烈。

2. 耳内闭塞感　成人耳痛大多不甚明显，而表现为耳内闭塞感或闷胀感，按捺外耳道口时该症状可减轻。

3. 听力下降　急性分泌性中耳炎起病时即感听力下降，个别患者主诉听力在数小时内明显下降，可误判为突聋。慢性者大多不能明确说明起病的时间。感音神经性聋患者则诉听力在原有耳聋的基础上于近期加重。小儿大多无听力下降的主诉，学龄前儿童常表现为对父母呼唤声不理睬，学龄儿童可因学习成绩下降，看电视时要求将音量调大而就诊。若小儿仅一耳患病，另一耳正常，则可长期不被察觉而于常规体检中发现。

本病的听力可有波动，如当头部前倾或偏向患侧时，因鼓室内积液离开蜗窗而症状减轻。慢性患者常诉天气晴朗时听力提高，阴天下降，该现象可能与大气压和鼓室内压力关系的改变有关。

4. 耳鸣　耳鸣一般不重，可为“噼啪”声，“轰轰”声，个别可为高调性耳鸣。如果鼓室内液体不黏稠，成年人在头部运动或打呵欠、擤鼻时耳内可出现气过水声。个别儿童也可因耳鸣而就诊。

（三）检查

1. 耳镜检查　急性期鼓膜松弛部或全鼓膜充血。鼓室积液时鼓膜失去正常的珠白色，而变为黄、红色，鼓膜内陷或外膨。鼓膜上典型的液气面或气泡影并不常见。用 Siegle 耳镜观察可见鼓膜活动度受限。美国家庭医师学会、耳鼻咽喉头颈外科学会和儿科学会分泌性中耳炎小组关于《分泌性中耳炎临床指南(2004 年)》(下称《指南》)中强调了用鼓气耳镜观察鼓膜运动受限的重要意义，而认为鼓膜是否充血并不重要。而在临床实践中可见，分泌性中耳炎的急性期，鼓膜充血是重要的体征之一，这种充血是急性的、重者可为弥漫性，轻型的则表现为鼓膜松弛部及锤骨柄急性充血。虽然小儿剧烈哭闹时，或鼓膜受棉签等物刺激后也会出现充血现象，但这种充血是一过性的，倾即消失，而急性炎性充血可持续数日。这种鼓膜充血对急性中耳炎的诊断仍具有重要的参考价值。成人分泌性中耳炎鼓膜虽可能无明显充血，但多数患耳也有一些特征性的表现，例如鼓膜可出现黄色、橙黄色或玛瑙色的变化，此种色泽与鼓室内的液体及鼓膜本身的颜色并不完全一致，可能与鼓室积液和鼓室内壁黏膜、鼓膜的色泽等数种颜色混合有关。有些鼓膜由半透明而变为不透明的淡红色，由于血管扩张，在放大镜下可见鼓膜周边出现放射状扩张的血管。鼓膜的这些表现在积液排除后立即消失而变为正常。值得注意的是，这些鼓膜像只有在仔细的观察后才能发现。此外，有些鼓膜可缺少任何特征性表现。诚然，在 Siegle 耳镜下观察鼓膜的活动度也是重要的。总的来说，分泌性中耳炎的鼓膜像是多种多样的，建议初学者仔细观察，综合分析。

2. 听力检测　一般表现为轻度的传导性听力损失，重者可达 40dB HL 左右。因中耳传音结构及两窗导抗的改变，高频气导及骨导亦可下降，但在液体排出后即恢复正常。

3. 声导抗测试　鼓室导抗图对本病的诊断具有重要价值。B 型鼓室导抗图是本病的典型曲线；镫骨肌反射均消失。《指南》中强调了鼓室导抗图在诊断中的意义。B 型鼓室导抗图虽然是分泌性中耳炎诊断的金标准，但亦宜结合病史和鼓膜像综合分析判断，如粘连性中耳炎、鼓膜硬化、鼓膜穿孔等也可出现平坦型曲线。对于 C 型图宜注意其峰压点的位置，如峰压点超过 -200dapa，镫骨肌反射不能引出，据作者过去的统计，约有 50% 的这种患耳有中耳积液。建议对这种 C 型图要结合鼓膜像综合分析，高度疑为本病时可做鼓膜穿刺或颞骨 CT 以明确诊断。如患耳由 B 型图变为 C 型图，且峰压点逐渐右移(向 0 点移位)，镫骨肌反射也可引出时，说明病情正趋于好转，最后可能由 As 型而变为 A 型。单凭静态声顺值偏低(<0.3ml)的 As 型，临床上不能判断为鼓室内有积液，特别对外耳道容积及鼓膜面积较小的弱小幼儿更是如此。

4. 颞骨 CT 扫描　对以上常规检查不能确诊的病例，可做颞骨 CT 扫描。中耳有积液时，可见鼓室内有密度均匀一致的阴影，乳突部分或全部气房有液气面。

(四) 预后

1. 不少分泌性中耳炎，尤其在小儿，在病因消除后，积液可经咽鼓管排出或吸收。

2. 婴幼儿病程长而长期未愈者，可能影响言语发育、学习及社会交流能力。

3. 可后遗粘连性中耳炎、中耳胆脂醇肉芽肿、中耳胆脂瘤等。

(五) 分泌性中耳炎治疗策略选择

分泌性中耳炎的治疗原则为控制感染，改善咽鼓管的通气引流功能，清除中耳积液等。在实施中应根据病情选择综合治疗。

1. 控制感染　致病微生物的感染是分泌性中耳炎的原因之一。选择哪种或哪些种药物控制感染是重要的。如果根据每一病例的细菌学检查结果选择适当的抗生素显然是不现实的，因为中耳内的液体样本需要在严格的无菌操作下经鼓膜穿刺等方法才可取得，因此，发病率较高的小儿很难在局麻下实施；再者细菌学的检验结果还有待时日。因此，参考文献中大样本的细菌学调查结果来选用抗生素是可行而合理的。对抗生素的选择宜十分注意其抗菌谱或抑菌谱对上述致病菌是否有效。目前常用的药物为青霉素、头孢呋辛、红霉素、头孢克洛等。由于普通青霉素的耐药性强，选用该药时宜十分留意。抗生素的投入时机应在疾病的急性期。成人一般用 3~5 天即可，小儿可持续 1 周，不超过 2 周。用药时间过长可出现耐药性、真菌的二重感染及治疗效果不佳等后果。

糖皮质激素的应用宜慎重，急性期可用地塞米松行 3 天左右的短期治疗。成年人应用该药时应注意患者有无高血压或糖尿病等，避免药物的副作用。

2. 改善咽鼓管通气引流　咽鼓管功能不良是本病的病因之一，而在中耳积液时，由于咽鼓管黏膜充血、肿胀，而且黏膜组织处于缺氧和酸中毒状态，又反过来使液体分泌增加，进一步影响咽鼓管的清除功能。因此，改善和恢复咽鼓管的功能在治疗中是重要的一环。药物治疗、咽鼓管吹张乃至鼓膜切开置管等治疗均有利于恢复咽鼓管功能。

（1） 桃金娘油（myrtol）可以溶解黏液，增加纤毛清除功能，有利于分泌物经咽鼓管排出。它作为辅助药物用于本病治疗是适宜的。成人 300mg/次，2～3 次/天；4～10 岁儿童 120mg/次，2～4 次/天，均餐前半小时口服。用药时注意胶囊不可开启或咬破。

（2） 咽鼓管吹张作为一种辅助疗法，对本病颇有裨益。成人用导管吹张法，同时将泼尼松龙（prednisolone）从导管注入咽鼓管口及其周围，以减轻局部水肿和渗出。本法隔日一次，一般 3～6 次即可。由于该方法需要医护人员有一定的操作技能，目前国内很少采用。其实，咽鼓管直接吹张法并非难事，只要熟谙其解剖位置，反复练习后定能掌握。3 岁以下的儿童可用波氏球法作间接吹张，每日 1 次，7 天为 1 个疗程，一般 2 个疗程并配合其他治疗方法，亦可获得较好的疗效。

3. 鼓膜切开置管术（tympanostomy with grommet insertion）　是在鼓膜前下作一切口并置入一通气管的手术。其目的是提高听力，缩短中耳渗液的时间，改变中耳的负压状态。手术方法不难。关键在于如何掌握手术适应证。本术的适应证为：

（1） 慢性分泌性中耳炎。

（2） 中耳积液黏稠，或为胶耳。

（3） 置管后已取管，但又复发者。

（4） 3 岁以下小儿鼓膜切开置管术的适应证存在争议。如 Paraclies 等（2001 年）对 429 例 3 岁以下持续性分泌性中耳炎的患儿，分别立即行鼓膜切开置管术，或在 9 个月以后再行此手术，然后在患儿 3 岁时对他们的言语和语言能力，以及认知能力进行评估，发现两组患儿无明显区别。美国家庭医师学会、耳鼻咽喉头颈外科学会及儿科学会分泌性中耳炎小组在《分泌性中耳炎临床指南》（2004 年）中建议，对听力正常、积液持续 3 个月者，可继续随诊观察 3～6 个月，直至痊愈。若双耳听力损失 40dB 以上，言语或语言发育已有延迟，或鼓膜结构已有异常改变，则应手术置管。Paradies 等又于 2007 年报道他们对前述 429 例中的 391 例患儿在 9～11 岁时所进行的文字能力、注意力、社交技巧和学术成绩等考核的结果，发现两组仍无明显差异，因此，建议 3 岁以内的小儿，若鼓膜不存在明显的内陷袋，或无频繁反复发作的急性中耳炎，双耳患病者，至少应观察等待 6 个月，仅一耳罹病者，则可至少延长至 9 个月。

通气管的留置时间不宜过短，对于成年人，且不伴有如慢性鼻窦炎等上呼吸道慢性疾病者，可以考虑半年后取管。而儿童患者，特别是合并慢性鼻窦炎、变应性鼻炎，或体质瘦弱，咽部肌肉（如腭帆紧张、咽帆提肌等）薄弱者，不宜过早取管，只要通气管在位、通畅，应在此时期内抓紧治疗伴发的疾病，在 1 年、个别可超过 1 年取管是适宜的。以免取管后疾病随即复发，又需再次置管，对鼓膜造成更多的创伤。

（5） 病因治疗。

4. 对“难治性”分泌性中耳炎的处理策略　所谓难治性分泌性中耳炎，一般是指经治疗无效或反复发作者。遇此情况宜做到以下几点：

（1） 了解过去的治疗方法是否恰当、合理？如答案是否定的，则宜实施正规治疗，观察效果。

（2） 对成年患者尤其需要注意检查鼻咽部，排除是否有漏诊的鼻咽癌。即使对初诊时已做过鼻咽部检查而未发现病变的患者也应如此。因为早期黏膜下型的癌肿，在鼻咽镜检查时可“无所发现”，即黏膜表面无新生物生长，但患侧咽隐窝变浅或鼻咽侧壁略向内侧推移，初学者不识而易遗漏。如高度怀疑鼻咽癌而活检阴性，则可做鼻咽部 MR 协助确诊。值得注意的是，一般情况下，鼻咽癌往往引起单侧分泌性中耳炎，但引起双侧分泌性中耳炎的亦可见；此外，患者不仅是中老年人，10 多岁的青少年亦可见鼻咽癌；个别单侧耳仅有鼓室膨胀不全者（As 型）亦发现患侧有鼻咽癌，宜警惕之。

（3） 儿童患者应注意排除腺样体肥大、鼻窦炎和变应性鼻炎。就腺样体肥大或腺样体炎而言，肥大者因可堵塞咽鼓管开口，而小的腺样体亦可因其作为细菌或病毒的潜藏地而导致反复发作中耳感染。对于那些已做过腺样体切除但仍有打鼾症状，且可排除鼻窦炎的患儿，建议再做纤维鼻咽镜检查，了解是否仍有残余的腺样体组织堵塞咽鼓管开口，此种情况并不罕见。无论腺样体肥大或有残体者应完全切除之，手术可在鼓膜切开置管术之前进行，然后对中耳炎进行观察，中耳炎仍未痊愈时，再做置管术。亦可两种手术同时施行。

小儿的变应性鼻炎，其症状常不典型而易漏诊，故对有鼻塞、多涕（亦可为黏液性而非清水样分泌物），宜做变应原试验等变应性鼻炎的实验室检查，如为变应性鼻炎而开始相应的治疗后，分泌性中耳炎的临床表现也随之逐渐消失。

慢性鼻窦炎不仅影响儿童，也使成年患者的分泌性中耳炎迁延，难以治愈，只要慢性鼻窦炎的诊断一旦成立，在治疗分泌性中耳炎的同时，应积极治疗鼻窦炎，特别是已做鼓膜切开置管术者，在留管期间应抓紧治疗，切勿懈怠。

（4）留意患儿每次分泌性中耳炎急性发作前，是否合并上感或急性扁桃体炎，如结果是肯定的，则在切除扁桃体以后，分泌性中耳炎可终止发作。

（5）鼻咽癌放射治疗（简称放疗）后并发的分泌性中耳炎是治疗中的一大难题。多数患者放射治疗后咽鼓管咽口及其周围全布满瘢痕，咽鼓管已基本失去其通气引流功能，若做鼓膜切开置管术以暂时替代咽鼓管功能时，因患者免疫功能不良，常并发化脓性中耳炎，使治疗更加困难，增加患者痛苦。反复做鼓膜穿刺抽液时，因病期一般较长，患者不能接受。面对由此疾病给患者带来的困苦，医者目前尚无良方以对。

（6）经过以上检查和治疗仍未愈，颞骨 CT 扫描示乳突内积液长期潴留者，可做乳突切开引流术。但此情况极少见。

5. 婴儿分泌性中耳炎诊断问题 国外文献报道，分泌性中耳炎在婴儿中的发病率很高，在 1 岁以内的婴儿中约有 50% 患有该病。由于婴儿分泌性中耳炎的症状不典型，如仅表现为搔耳，易哭闹，睡眠不安，对声响的反应较差等，常被家长忽视。即使就医，也因婴儿外耳道狭小呈裂隙状，鼓膜较厚，且位置倾斜，加之婴儿不易合作等，检查时，很少见到典型的如鼓膜充血、内陷、气泡影或液平线等的分泌性中耳炎体征，有认为鼓气耳镜检查时鼓膜活动差是本病重要的体征，但各家看法并不一致。以 226Hz 探测音做声导抗检查的结果并无诊断价值，目前大多主张用 1000Hz 探测音对 7 个月以内或小于 1 岁的婴幼儿做声导抗测试，疑为分泌性中耳炎的患儿可测到 B 型图。颞骨薄层高分辨率 CT 扫描有助于确诊。但由于患儿家长对鼓膜穿刺常有很大顾虑，而且，不宜轻易对婴幼儿做颞骨 CT，所以该病的确诊往往存在很大困难。大部分婴儿分泌性中耳炎可在 3 个月内自愈，少数可持续 1 年以上。

（汪吉宝）

第三节 中耳炎手术及乳突气房切除术

一、中耳炎手术及乳突气房切除术发展简史

中耳炎手术及乳突气房切除术发展历程可以 20 世纪 50 年代中期为界分为两个阶段，其划分是按听力保存及听力重建观念的提出和被广泛接受为界的。

（一）20 世纪 50 年代中期前

在 20 世纪 50 年代中期以前中耳炎手术方式又可分为两个阶段：第一个阶段为 18 世纪后期至 19 世纪末，此阶段的手术方式仅为单纯乳突开放术，以达到保存患者生命的目的；第二个阶段为 19 世纪末至 20 世纪 50 年代中期以前，此阶段对于胆脂瘤型中耳炎及慢性中耳炎活动期的手术方式主要有两种：即乳突根治术及改良乳突根治术，以达到清除病变，并通过制造一个开放的术腔达到通畅引流的目的，但未考虑到听力的重建，Bondy 手术即为此阶段有代表性并得到广泛应用的手术方式。

最早记载成功的乳突切开术始于 1774 年，由 Jean Petit 施行。1776 年普鲁士军医 Jasser 也为一名士兵施行了乳突手术。之后，由于适应证选择错误，Kolping 为丹麦国王 Baron Bergen 施行乳突切开术后无疗效且患者术后 12 天死亡，此后近百年乳突切开术未得到广泛应用。1853 年，William Wilde 首次提出了耳后脓肿的耳后切口切开引流，但他认为此手术不到危及生命时轻易不要施行，并且他也未完成过真正意义上的乳突切开术。直到 1873 年，Schwartze 和 Eysell 才在前人对颞骨解剖和颞骨病理所进行的大量研究的基础上，阐述了乳突开放手术的方法及适应证，创建了乳突开放手术。到 19 世纪末，单纯的乳突切开术才被广泛接受并应用。此时期的手术目的仅限于凿开乳突，清除胆脂瘤和腐骨，保存患者的生命，术后乳突术腔常常需要很长时间方能愈合。

1889 年 Bergmann 提出了“乳突根治术”的概念，用于已接受了外耳道后上壁切除的患者。Zaufel（1890 年）和 Stacke（1891 年）先后开展了乳突根治术。乳突根治术的基本原则是在彻底清除病灶的基础上，切除并削低外耳道后上壁，使乳突腔、鼓窦和中、上鼓室形成一永久向外耳道开放的大腔，以利引流，预防胆脂瘤复发。但是由于术中对包括残余鼓膜、听小骨（镫骨除外）及中耳的黏膜等鼓室传音结构均加以清除，故患耳的听力受到明显的破坏。

1899 年，Körner 提出在行乳突根治术时，对某些病例，为保存听力其鼓膜及听骨链可以保留。1910 年 Bondy 报道了在鼓膜松弛部穿孔而紧张部完整时行保留残余鼓膜的改良乳突根治术，手术方法为在不破坏鼓膜紧张部、鼓室及听骨链结构的基

础上，去除外耳道后上壁，去除上鼓室及鼓窦区的胆脂瘤并形成一个永久开放的改良乳突根治术腔，其能够通过向外耳道引流而保持自洁。尽管此手术的适应证得以详细的阐述，但当时并未被耳科学家们所广泛接受。直至20世纪初期，耳科医师们仍在继续致力于预防化脓性中耳炎引起的并发症，对听功能的保存及修复工作仍未予以足够的重视。1938年，随着Lempert介绍一期开窗手术（one-stage fenestration），保存听力的观念及Bondy手术才逐渐被广泛了解和应用。1949年Baron指出，Bondy手术较经典的乳突根治术更适用于胆脂瘤的治疗，而随着Zöllner（1951年）和Wullstein（1952年，1956年）提出鼓室成形术重建听力，经典乳突根治术的适应证逐渐缩小。

（二）20世纪50年代中期后

在20世纪50年代中期以后，听力保存及听力重建的观念逐步为耳外科学家接受并得以推广，中耳炎手术在清除病变的基础上重视听力保存及恢复，手术方式取得划时代进步。

第二次世界大战后，随着抗生素的广泛应用及听功能测试方法的进步，特别是1948年Wullstein和Zöllner将10倍双目放大镜应用于耳科手术4年后，出现了世界上第一台手术显微镜，加之由此应运而生的耳科显微手术器械，耳鼻咽喉科医师率先在耳科开展了系统的显微手术，由此奠定了显微外科的基础。基于对中耳，特别是对圆窗膜在传声中生理作用的认识，以及许多耳科医师在外半规管开窗术和听力重建术中积累的经验，1953年Wullstein和Zöllner在荷兰阿姆斯特丹市召开的第五届耳鼻咽喉科医师国际会议上报告了鼓室成形术（tympanoplasty）及其系统分类，标志了中耳炎手术治疗中划时代的进步，并推动了鼓室成形术在世界各地的广泛开展。此后，许多学者对鼓室成形术的术式作了不同的改进，出现了多种新的分类标准，其中以Portmann和美国眼科与耳鼻咽喉科学会（the American Academy of Ophthalmology and Otolaryngology，AAOO）的分类方法具有代表性。但直到如今仍有不少医师尚在沿用Wullstein鼓室成形术分类标准，或将其作为新的分类的基础。最早用来修补鼓膜的耳后或前臂皮片由于其中残留的毛囊或腺管可引起新鼓膜穿孔，或因鳞状上皮侵入鼓室而继发胆脂瘤等，现已基本被弃用。1959年Ortegen首次应用了自体颞肌筋膜作为鼓膜移植材料，至今，包括颞肌筋膜在内的中胚层组织仍作为鼓膜移植物的主要材料，而耳屏软骨及骨膜由于其良好的柔韧性亦成为鼓膜移植物的良好材料。作为听骨赝复物，在经过了塑料、不锈钢、钽丝，以及多孔高分子聚乙烯材料的演变后，20世纪70年代末引入了人工陶瓷作为听骨赝复物，使脱出率有了明显降低。近年来钛合金听小骨由于质量轻、硬度高、生物相容性好等优点得到广泛的应用。

1958年Jansen报道了完壁式乳突切开术（intact canal tympanomastoidectomy）用以治疗中耳胆脂瘤并重建听力。从理论上，由于具备完整的外耳道及含气的鼓室-乳突系统，术后听力的恢复常较理想，但胆脂瘤残留和复发率较高，Pfaltz（1987年）总结文献中胆脂瘤残留率达30%。继之又出现了不同的改良术式，如术中先切除部分外耳道后壁，彻底清除病灶后再给予外耳道后壁重建；或不保留外耳道后壁，断“桥”或不断“桥”，通过乳突腔填塞以消灭乳突术腔，并重建中耳传音结构等。经典的闭合术式经乳突腔行后鼓室切开，保留外耳道后壁，在此基础上行鼓室成形术。与闭合术式相对应的开放术式（opened technique，canal wall down）是指以Bondy（1910年）手术为基础的术式，术中切除乳突全部气房，削低面神经嵴，彻底清除病灶，同时重建中耳传音结构，这种术式使术腔永远经外耳道向外开放。显然，由于开放术式术中胆脂瘤可以彻底清除，且可经常检查并清理术腔，故其是一种相对较安全的术式，唯有听力的恢复不如闭合术式理想，且遗留之开放术腔需要定期清理。总的来说，由于20世纪、尤其是近50年以来，中耳炎的手术方法取得了令人瞩目的重大进步。

二、乳突切开术分类与适应证

（一）中耳炎手术分类

中耳炎手术一般分为鼓室成形术及乳突气房切除术。2004年5月西安全国中耳炎会议上，提出将中耳炎手术分成鼓室成形术、乳突病变切除、乳突病变切除加鼓室成形术三种类型。鼓室成形术是以重建中耳传音结构以提高听力的手术；而乳突病变切除术是以清除中耳、乳突病灶为目的的手术。

总体上来说，依据是否保留外耳道后壁的完整性，乳突切开术可分为完壁式手术（intact canal wall或canal wall up）和开放式手术（canal wall down）两类。完壁式乳突切开手术指保留或重建外耳道后壁的乳突切开术加鼓室成形术；而开放式乳突切开手术指不保留外耳道后壁的手术，包括经典的乳突根治术，改良乳突根治术伴或不伴鼓室成形术。由于慢性中耳炎及胆脂瘤有易复发的特点，长期以来，对于其术式的选择一直存在争议。

完壁式乳突切开手术指经乳突及后鼓室切开、清除中耳及乳突腔胆脂瘤等病变组织，保留外耳道的完整性，并通过同期进行听骨链重建及鼓膜成形术而关闭鼓室的手术。其优点为保留外耳道完整性，维持中耳正常的通气引流系统，不遗留开放空腔，无需定期清理痂皮。缺点是胆脂瘤易复发和胆脂瘤残留难被发现。

开放式乳突切开手术彻底清除乳突病变，开放全部乳突气房，切除外耳道后上骨壁，使鼓窦、乳突腔与鼓室外耳道成为一体。开放式乳突切开手术若同时保留了中耳残存的传声结构，可行鼓室成形术。开放术式的优点是彻底清除病灶，即使胆脂瘤复发也能早期发现。但是术后遗留一开放乳突术腔，丧失外耳道正常自净功能，需定期清理痂皮。且乳突创面肉芽增生易出血，愈合时间延长，可能再度感染流脓，同时也增加了配戴助听器的困难。

（二）乳突切开术分类及适应证

1. 单纯乳突切开术 单纯乳突切开术（simple mastoidectomy）又称乳突皮质切除术（cortical mastoidectomy），指通过磨开鼓窦及乳突，清除鼓窦、鼓窦入口及乳突气房内的全部病变组织及气房，使中耳病变得以充分引流。由于本术式不触动鼓室及外耳道的正常解剖结构，故能保存或有望提高术耳的听力。其适应证包括：

（1）急性融合性乳突炎，乳突蓄脓，已出现颅内、外并发症或有颅内、外并发症可疑者，应急诊手术。有耳源性颅内并发症可做扩大的乳突切开术；

（2）急性化脓性中耳炎经内科治疗4～6周无明显好转者；

（3）隐性乳突炎；

（4）急性化脓性中耳炎反复发作，乳突X线示骨质破坏而未查出其他原因者，可行单纯乳突切开术探查；

（5）慢性分泌性中耳炎经鼓室置管治疗无效，颞骨CT扫描或乳突X线片示乳突气房积液者；

（6）成年人特发性血鼓室，病史较长，颞骨CT扫描示鼓室及乳突气房内有软组织影或积液者；

（7）本术式现常作为其他类型手术（如人工耳蜗植入术）的一部分。

2. 经典乳突根治术 经典乳突根治术（classical radical mastoidectomy）是一种彻底清除中耳乳突内病变组织，并通过切除外耳道后上骨壁，使鼓室、鼓窦、乳突腔和外耳道形成一永久向外开放空腔的手术。经典的乳突根治术要求搔刮并清除全部中耳传音结构，包括鼓室黏膜、残存的听骨和鼓膜，以及咽鼓管黏膜等，使术腔全部上皮化，以期获得一干耳，因此，术耳的听力不仅会受到明显的损伤（纯音听力一般下降50～60dB），而且将失去重建听力的机会。目前，经典的乳突根治术在临床上较少应用，除内耳功能已完全丧失者外，术中一般均将鼓室黏膜、咽鼓管、残余鼓膜及听骨予以保留。

3. 改良乳突根治术 1910年Bondy提出了改良乳突根治术的概念，即切除外耳道后壁、开放乳突、鼓窦，但鼓室及咽鼓管黏膜不予搔刮，鼓膜及听骨链不予处理（其前提是中鼓室未受病变侵犯），后来学者将该手术称为Bondy手术（图1-3-1）。由于本术式遗留一开放的术腔，亦将其归于“开放式手术”。该术式与“开放式乳突根治伴鼓室成形”概念及手术方法易于混淆，与开放式乳突根治伴鼓室成形相比，Bondy手术不行鼓室成形术。Bondy手术也易与上鼓室开放术式相混，其区别在于前者手术不进入中鼓室。现改良乳突根治术一般指彻底切除乳突气房，保留中耳残存传音结构的手术。本术式适用于上鼓室胆脂瘤，特别是硬化型乳突胆脂瘤沿着听骨链的外侧向后发展，病变未侵及中鼓室，且听骨链完整患者。

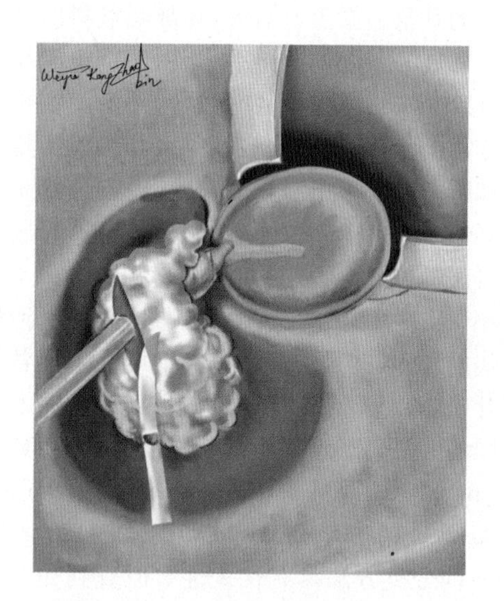

图1-3-1 Bondy改良乳突根治术

4. 乳突切开伴鼓室成形术

（1）完壁式乳突切开伴鼓室成形术：经典的完壁式手术（intact canal wall）即完壁式乳突切开伴鼓室成形术（intact canal wall mastoidectomy with tympanoplasty），指清除中耳及乳突腔的胆脂瘤等病变组织，保留外耳道后、上壁的完整性，并通过同期进行听骨链重建和(或)鼓膜成形术而关闭鼓室(图1-3-2)。又因本术式可经乳突和外耳道两条径路清除病灶,并行鼓室成形术,故又有联合径路鼓室成形术(combined approach tympanoplasty,CAT)之称。完壁式乳突切开术有许多改良术式,如在上鼓室侧壁开窗或切除部分外耳道后壁,原位保留大部外耳道后壁,或外耳道后壁切除后重建等。

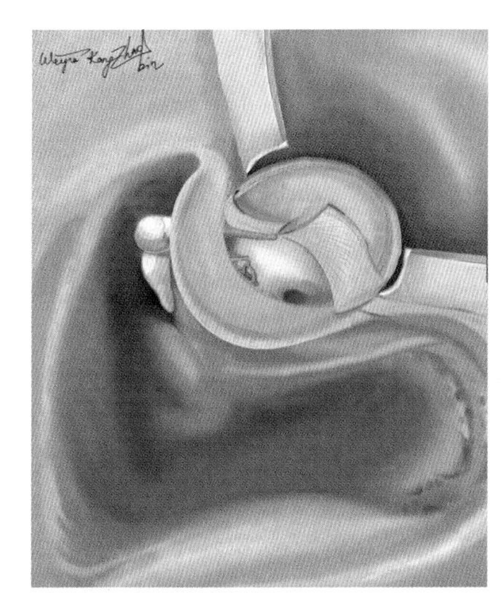

图 1-3-2 外耳道壁完整式乳突切开术

此术式的优点在于它保留了鼓沟和外耳道壁的完整性,维持了中耳正常的通畅引流系统,使其在解剖结构和生理功能上更接近于一个正常的中耳,因此,患耳术后的听力通常能满足生活、工作和社会交往的需要。又由于术后患耳未遗留开放的空腔,故无需定期清理痂皮及进行其他特殊的护理。此术式的主要缺点在于:①胆脂瘤残留。胆脂瘤残留的部位多在上鼓室前部、咽鼓管上隐窝、面神经隐窝以及后鼓室等处,因为这些部位在术中通常处于术者的视线之外,其胆脂瘤包囊及鳞状上皮不易完全剥离之故。一旦胆脂瘤残存,便可在上鼓室-鼓窦-乳突腔内及新鼓膜的后方发展,并长期隐藏而不被察觉,直至出现颅内、外并发症。为避免出现这种危险,国外在术后常规对患者进行二期手术探查(second look),但目前在国内难以实际应用。所谓二期手术探查是指在术后6个月至2年内对术腔进行手术探查,以便发现可能残存的胆脂瘤。复查中如发现孤立的小胆脂瘤珠,可彻底清除之而仍保留关闭术腔;如术中已将残留胆脂瘤清除,但又不能确保毫无残留时,虽可闭合术腔,但须择期行再次探查;若残留的胆脂瘤为弥散性,则须行开放术腔的乳突根治术。②胆脂瘤复发。虽然本术式要求保留中耳的正常解剖结构,但是由于胆脂瘤等病变的破坏,骨部鼓沟和上鼓室外侧壁常有或多或少的缺损,由后鼓室切开所形成的窗口也邻近鼓沟,加之原有的咽鼓管功能障碍通过本手术并未能得到改善等,以致术后胆脂瘤的复发率比较高。胆脂瘤复发首先表现为鼓膜松弛部或紧张部后上方内陷袋形成。基于以上两点,对此手术的效果一般需在5年的随访以后方能作出结论。③手术操作技术比较复杂,初学者不易掌握。其手术适应证为中耳胆脂瘤、非手术治疗无效的慢性中耳炎以及胆固醇肉芽肿,符合以下条件者:

1)乳突气化良好,或乳突为板障型,而气房开放后形成一较大的空腔者;

2)具备鼓室成形术的基本条件,尤其是鼓膜松弛部穿孔,胆脂瘤局限于鼓窦入口和鼓窦者;

3)咽鼓管功能良好;

4)术中能将病灶全部清除;

5)患者有条件长期随诊复查。

而完壁式乳突切开伴鼓室成形术的手术禁忌证为:

1)严重的感音神经性聋;

2)已证实的咽鼓管完全闭锁。咽鼓管功能不良者,术后有形成内陷袋的倾向;

3)急性上呼吸道感染期,以及严重的全身性疾病;

4)颅中窝低垂,乙状窦前置、外置,采用本术式时技术难度大;

5)硬化型乳突,鼓窦甚小,无需行闭合术式;

6)对侧耳听力甚差,术耳为或几乎为唯一的功能耳,宜慎重;

7)外耳道狭窄者,不宜选择本术式;

8)合并迷路瘘管,术中未能彻底清除瘘口处胆脂瘤包囊者,选择开放术式更为安全;

9)儿童胆脂瘤多为气化型乳突,就此而论,采用本术式较适宜;但由于这种胆脂瘤侵犯的范围一般均较广泛,加之术后中耳感染机会较多,咽鼓管功能不良,故亦有不少作者主张采用开放式手术。

(2)开放式乳突切开伴鼓室成形术:开放式乳突切开伴鼓室成形术又称为改良乳突根治术伴鼓室成形术(modified radical mastoidectomy with tympanoplasty),指在进行改良乳突根治术的基础上进行鼓室成形术,既要求彻底清除病灶,开放全部气房,切除外耳道后上骨壁,使鼓窦、乳突腔向外开放;同时又保留中耳残存的传声结构,施行鼓室成形术

(图 1-3-3)，其与 Bondy 手术有区别。由于本术式不保留外耳道后壁的完整性，故是开放式手术(opened technique，canal wall down)的一种术式。开放式乳突切开术伴鼓室成形也有一些改良术式，如 Allewa 等 1989 年在改良的乳突根治术基础上开展了保留骨桥的乳突切开伴鼓室成形术(intact bridge mastoidectomy with tympanoplasty，IBM)。保留完整骨桥的乳突切开伴鼓室成形术指切开乳突、鼓窦、上鼓室，磨低面神经嵴但保留低位骨桥，彻底清除病灶后修复鼓膜，建立中鼓室-咽鼓管通气引流系统(图 1-3-4)。该手术将闭合式与开放式技术相统一，结合两者的优点，清除病灶的同时保留骨桥使中耳腔容积得以扩大，这样既提高了干耳率又最大限度地保存和提高了听力。也有报道保留部分骨桥的乳突切开术伴鼓室成形。

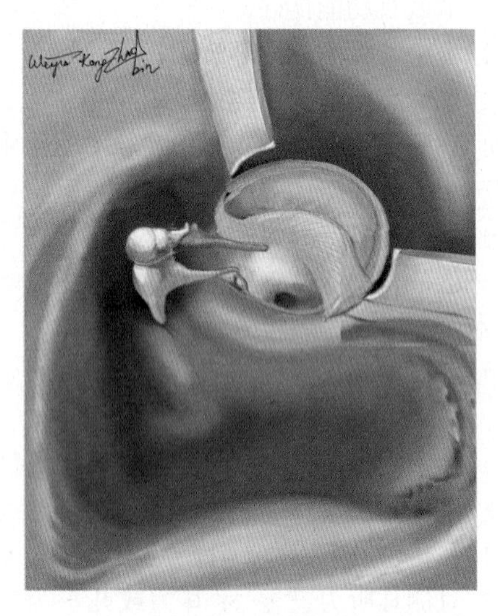

图 1-3-3　去除外耳道后壁的乳突切开术

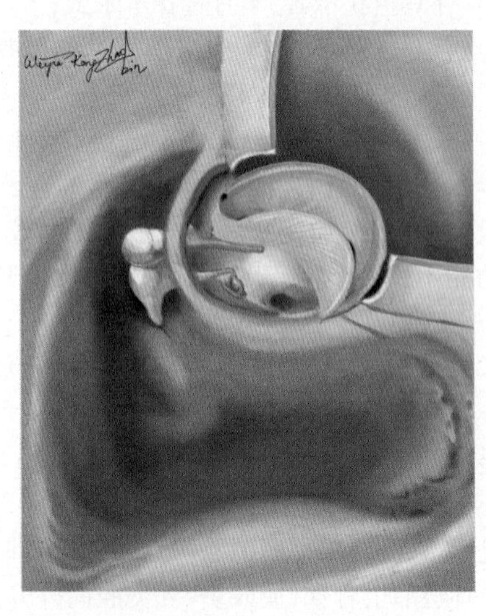

图 1-3-4　留桥式鼓室乳突开放术(IBM)

本术式的优点为：①可彻底清除病灶；②胆脂瘤复发易于早期发现；③通过重建听骨链和鼓膜修补术，可保存或提高听力；④与乳突根治术相比较，中耳再感染的机会减少，提高了干耳率。纵观以上各点可以看出，这种手术比闭合式手术安全，适用于侵犯范围比较广泛的胆脂瘤。本术式也有比较明显的缺点：①在闭合的鼓室内也存在胆脂瘤残留的危险，但发生率不高，而且容易早期发现。②遗留一大小不等的根治术腔，腔内由皮肤所覆盖，需要定期清理腔内的痂皮，并有再度感染、流脓的可能；而且患者终身禁忌游泳、淋浴等，以免水进入根治术腔后增加感染的机会。为了克服这一缺点，一方面需要做耳甲腔成形术，以扩大术腔开口，另一方面，对较大的根治术腔常采用乳突腔填塞术以缩小之。③由于外耳道上壁和后上壁骨质缺损，该处的新鼓膜仅能附着于面神经鼓室段骨管上，因而新鼓膜的有效振动面积缩小，鼓室亦较正常者浅，故其功能效果较闭合术式差。为克服该缺点，可采用将骨或软骨片填塞于上鼓室的方法，以增高新鼓膜的位置，增加鼓室的深度，提高听力。保留完整或部分骨桥的乳突切开伴鼓室成形术也为克服此缺点提供了有利的手段。

开放式乳突切开伴鼓室成形术适应证为中耳乳突胆脂瘤，胆固醇肉芽肿，并具备鼓室成形术基本条件者。

本术式禁忌证为：

1) 重度感音神经性聋，无需行鼓室成形术；

2) 不可逆的咽鼓管功能障碍；

3) 两窗闭锁，全鼓室内壁上皮化，鼓膜无任何残边；

4) 严重的糖尿病，心、肝、肾、血液等全身性疾病。而病变广泛的胆脂瘤合并高血压、心脏病者，可在疾病得到基本控制，并取得麻醉科医师的同意后，在全麻、心电监护下手术；

5) 急性上呼吸道感染期。

(3) 乳突切开术后外耳道重建和鼓室成形术：乳突切开术后外耳道重建和鼓室成形术(reconstruction of the external canal and tympanoplasty after mastoidectomy)是通过重建外耳道壁以消除陈旧性或同期手术形成的乳突根治术腔，并行鼓室成形术，以提高听力。此术式的手术适应证为：

1) 陈旧性乳突根治术腔；

2) 同期手术中形成的乳突根治术腔；

3) 因胆脂瘤、骨疡型中耳炎病损形成的外耳道骨壁缺损；

4）鼓室黏膜完整；

5）咽鼓管功能正常。

此手术的手术禁忌证同“外耳道壁完整式乳突切开伴鼓室成形术”中禁忌证1）、2）、3）、5）。

附：耳道径路上鼓室切开伴外侧壁重建术

耳道径路上鼓室切开伴外侧壁重建术（transmeatal atticotomy with reconstruction of lateral atticus wall）仅适用于上鼓室极小的胆脂瘤而乳突正常的病例，或鼓室硬化症，粘连性中耳炎等需行全听骨链探查的病例。此术式因不进入乳突腔而不属于乳突切开术手术类型，但在临床上不失为一种可供选择的重要手术方式，对于胆脂瘤手术方式的选择有重要意义。耳道径路上鼓室切开伴外侧壁重建术指术中凿/磨开上鼓室外侧骨壁，必要时切开部分鼓窦外侧壁，清除病灶；重建听骨链，然后用软骨或骨重建上鼓室外侧壁，以防术后内陷袋形成。由于术中不开放乳突腔，该术式用于治疗胆脂瘤时必须慎重，如病变清除不彻底，将有胆脂瘤残留之虞。如术中发现胆脂瘤侵犯范围较广泛，宜扩大开放鼓窦及乳突腔，行开放式手术。其手术适应证为：

（1）鼓膜松弛部或紧张部后上方穿孔，疑为上鼓室胆脂瘤或上鼓室炎，颞骨CT扫描示乳突正常者。或硬化型乳突者。

（2）不明原因的传导性聋，CT扫描示鼓室、听小骨周围有软组织影而疑为粘连性中耳炎或鼓室硬化症者。

而此术式的手术禁忌证为：

（1）胆脂瘤侵犯范围较广泛，乳突腔有可疑胆脂瘤。

（2）其余同“完壁式乳突切开伴鼓室成形术”。

（三）乳突切开术后术腔处理技术

1. 开放技术与闭合技术 乳突切开术后术腔的处理方式可分为开放与闭合两种方式（图1-3-5）。

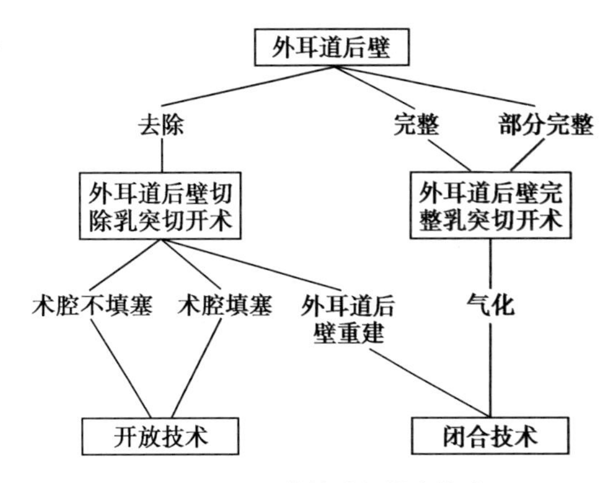

图1-3-5 开放技术与闭合技术

（1）开放技术：在开放式乳突切开术中，保留开放术腔，不重建外耳道后壁。暴露的骨壁用筋膜或皮肤（外耳道、耳后薄层皮片）覆盖，或不用任何材料覆盖。适应证为病变范围小（如局限性的上鼓室胆脂瘤）、小乳突、硬化型乳突、乙状窦明显前移、难以随访的患者。

（2）闭合技术：开放式乳突切开术后外耳道可部分或全部重建，重建方式包括软性材料重建法（如皮瓣、肌骨膜瓣及筋膜等）和硬性材料重建法（如带软骨膜的软骨、骨片、骨粉及羟基磷灰石等），乳突腔可部分或全部填塞。Tos（1995年）认为上鼓室开放，乳突腔填塞，是一种闭合技术；开放式乳突切开术后部分或全部填塞乳突术腔也是一种闭合技术。但孔维佳等（2005年）认为后者宜归于开放式技术，因为在此手术中，无论乳突术腔实施部分或全部填塞，但本质上乳突术腔向外耳道开放，两者间形成一整体。

2. 乳突腔缩窄术 开放式乳突切开术后，由于留有一个较大的乳突根治术腔，不少患者虽在术后暂时获得干耳，但在数年之后，术腔内的上皮又可发生大量脱屑，产生痂皮，并进一步发生炎症而糜烂流脓，甚至继发胆脂瘤。过去认为这是由于术腔皮片血运不佳，以致所含毛囊及腺体容易发生感染之故。不同意此说者认为如系供血不足引起糜烂流脓，则应发生于早期而不应在术后数年以后，认为产生上述情况的原因主要是由于复层鳞状上皮的过度角化和外耳道形状发生改变之故。由于含有耵聍腺和皮脂腺的外耳道皮瓣翻入乳突腔后，不能通过下颌关节的运动使上皮屑排出，加速了上皮角化的倾向，角化物妨碍了腺体的排泄，成为滋生细菌的良好培养基，故易发生感染。晚近则认为，作为生长于体表的皮肤，即使覆盖于根治术腔内，亦要求良好的通气引流，方能维持其正常的生理功能，而且术腔愈大，所需要的空气流通量也愈大，两者呈正相关；否则将出现病理变化，如脱屑，浸渍，基底层细胞增生，甚至可能产生胆脂瘤基质等。在此基础上，术腔可产生大量痂皮，痂皮下极易继发细菌或真菌感染而再度流脓。

为克服上述缺点，对较大的乳突根治术腔除行耳甲腔成形术以扩大开口，增加通气引流外，还可于术中或术后行乳突腔填塞术，缩小或消除宽大的术腔，使外耳道接近正常大小。为解决乳突根治术腔的问题，近半个世纪以来，许多耳科学家致力于乳突术腔填塞技术及乳突术腔填塞材料的探索，已应用的乳突术腔填塞材料包括自体肌瓣、骨膜瓣、肌肉、脂肪、软骨、骨屑及生物材料等。临床研究表明，各种填塞材料都有其优点，但也存在其各自的不足。填充材料的多样性也提示了单纯一种材料并非理想的填充方法。为了避免开放式乳突根治术术后开放的乳突术腔存在的痂皮堆积易感染、创面肉芽增生易出血、愈合时间延长、增加感染机会等问题。Kisch 及 Popper 等应用肌肉和脂肪组织填塞乳突术腔。但是，填塞于乳突术腔的肌肉和脂肪组织会随着时间的推移，发生萎缩、回缩，从而失去原有的形状和体积，而在上皮和乳突骨质之间呈透明化改变，最终丧失支撑作用，使术腔再次扩大。且带蒂的肌瓣有可能导致出血、血肿、感染、坏死、肉芽生成和耳道狭窄。Heermann 等则首次应用软骨填塞乳突术腔。但乳突皮质骨粉缺乏足够的血供，并有可能混入胆脂瘤上皮，而软骨不能促进新骨形成，且缺乏对变形的抵抗，在 1 年后被重新吸收或转变为纤维样组织。20 世纪 90 年代，各种生物材料纷纷涌现，比如羟基磷酸钙、异丁酸甲酯、玻璃离聚物和黏合剂等，却也存在血供有限，其表面软组织覆盖不全，易引起炎症和感染，因抗原性引起的排斥反应而容易脱出等种种问题。孔维佳等(2007 年)报道设计应用扩大耳后带蒂肌骨膜瓣-耳道皮瓣复合瓣结合自体乳突皮质健康骨粉填充乳突术腔(图 1-3-6)。收集术耳乳突皮质健康骨粉，填塞部分乳突术腔，再覆以带蒂的扩大耳后肌骨膜瓣-耳道皮瓣复合瓣，有充足的血供和足够的覆盖率，无填充物回缩、吸收及脱出等现象。术毕形成一个稍大于正常外耳道的新耳道。外耳道上皮一期生长覆盖填塞术腔创面，术腔愈合期短。术后随访≥2 年，无乳突术腔回缩扩大之虑，乳突术腔干耳率几达 100%。

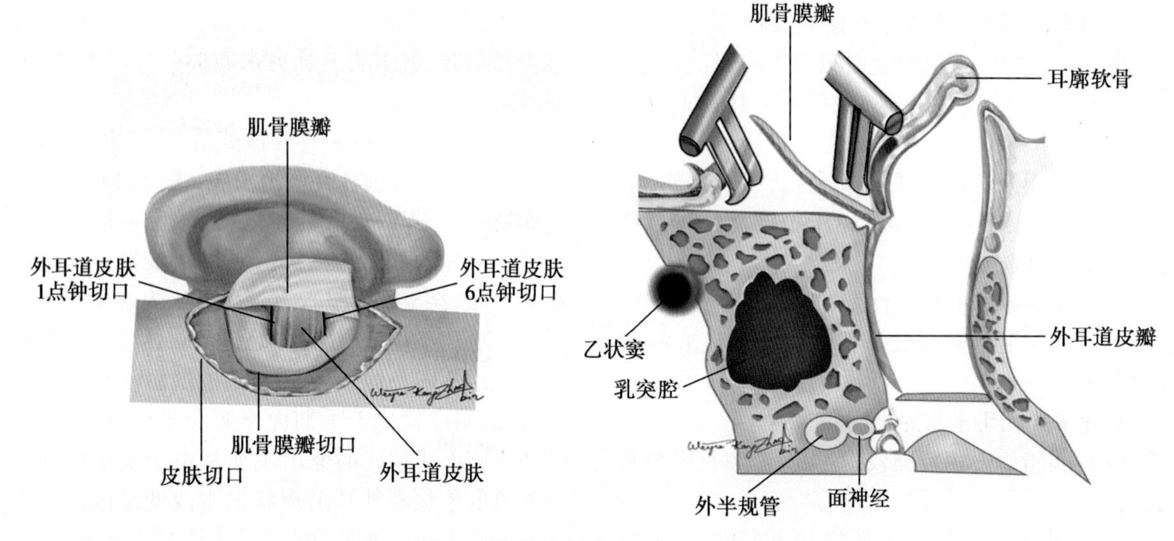

图 1-3-6 扩大耳后带蒂肌骨膜瓣-外耳道皮瓣复合瓣示意图

行乳突腔填塞术的手术适应证包括：

(1) 各种类型的开放式乳突手术术腔，如乳突根治术、乳突根治并鼓室成形术等；

(2) 陈旧性乳突根治术腔，伴或不伴外耳道后壁重建及鼓室成形术者；

(3) 乳突根治术后脑脊液漏。

而行乳突腔填塞术的手术禁忌证包括：

(1) 各种耳源性颅内、外并发症，一般不宜在扩大的乳突切开术同期行术腔填塞术；

(2) 中耳乳突恶性肿瘤；

(3) 中耳乳突急性炎症，感染气房未能完全清除者；

(4) 胆脂瘤侵犯范围广泛，未能彻底清除者。

三、中耳乳突手术术式的选择

中耳乳突手术的目的主要包括彻底清除病变，通畅引流，在此基础上根据条件进行功能重建，这些目的决定了中耳乳突手术术式的选择。

不论采用何种术式，中耳乳突手术的最重要目标是彻底清除病变，减少炎症或胆脂瘤存留或复发的机会。去除外耳道后壁的乳突切开术技术易于达到此目标，手术切除外耳道后壁，清除病灶彻底，引流通畅，易于术后引流及换药观察，远期胆脂瘤复发率低。但是术后干耳相对较困难，Chang 等随访 104 例 8.5 年，不干耳率为 9.6%；Godinho 等随访 78 例 13.5 年，不干耳率达 10%。而保留外耳道后壁的乳突切开术手术远期胆脂瘤复发率较高，且手术操作技术比较复杂，初学者不易掌握。Cody 等对 171 例随访 6 年，胆脂瘤复发率为 45%；Rosenfeld 等随访 232 例，3 年复发率为 48%；Hirsch 等随访 81 例 5 年，复发率为 57%；Vartiainen 等随访 86 例 6.9 年，复发率为 9.3%；Nyrop 等随访 87 例 11 年，复发率高达 70%。国内孙建军等报道，随访 45 例 3 年，胆脂瘤复发率达 24.2%。因此，术者应根据患者病变类型和范围范围和个人手术技术选择合适的术式。

中耳乳突手术的另一个目的是通畅引流。中耳乳突手术中中耳通气系统的 3 个关键部位分别是：①咽鼓管：决定整个中耳、乳突腔的通气；②上鼓室前后峡部：决定上鼓室的通气；③鼓窦入口（砧骨周围）：决定乳突腔的通气。此 3 个部位的病变情况决定手术的范围和术式，常需要术中根据病情选择合适的术式。咽鼓管功能往往决定鼓室成形术的成败，因此术前应重视咽鼓管功能的检查。Palva 等（1997 年）研究表明，鼓膜张肌皱襞去除可以建立除鼓峡之外另一个中鼓室与上鼓室之间的通道。建议在中耳乳突手术时去除该皱襞，以保证术后一旦由于鼓膜后移，鼓峡狭窄时保障上鼓室的通气。术中可用生理盐水冲洗中耳，乳突内没有相应的液体流出，则提示砧骨周围引流不畅，需要去除砧骨。如果鼓窦入口狭窄，又不希望去除砧骨，可以考虑打开面神经隐窝，以改善乳突的引流和通气。或者切除部分外耳道后壁，保留部分骨桥。封闭鼓窦，乳突直接引流到外耳道。

功能重建包括听力重建和外耳道后壁重建术等。听力重建的目的是保证前庭窗和圆窗的振动正常，可根据病情选择合适的手术方式。保留外耳道后壁的乳突切开术伴鼓室成形保存了听骨链有效振动赖以存在的骨性结构，术中根据鼓室黏膜情况，同期或分期行鼓室成形术（参考本章第四节）。有报道认为开放式乳突切开伴鼓室成形术后其听力较保留外耳道后壁的乳突切开伴鼓室成形术后听力无明显差别。但去除外耳道后壁的乳突切开术手术切除外耳道后壁和上鼓室外侧壁，形成一对外开放的术腔，术后不易配戴助听器，术腔失去自洁能力，且常因进水导致术腔的感染，早一定程度上影响了生活质量，因而在合适的患者可选择外耳道后壁重建。外耳道后壁是否重建取决于乳突气化情况、病变范围、乙状窦是否前移、术后是否能够保证随访复查等情况。如果有条件，则进行外耳道后壁重建，否则可行术腔缩窄术。对较大的根治术腔可行耳甲腔成形术以扩大外耳道开口，还可于术中或术后行乳突腔填塞术，缩小或消除宽大的术腔。

如何既能保存或恢复中耳正常解剖结构，同时又能彻底清除病灶，减少复发；如何有效地重建咽鼓管功能；如何更有效地治疗中耳广泛粘连，以及由严重的鼓室硬化症所引起的两窗完全闭锁；如何提高远期疗效等，都是耳外科医师需要思考和解决的问题，个体化地选择适当的手术方式对于患者听功能的康复有极其重要的意义。

（孔维佳）

第四节　鼓膜成形术

一、鼓室成形术分型

鼓室成形术（tympanoplasty）是指清除鼓室病变和重建鼓室传音结构的一类手术，包括鼓膜成形术（myringoplasty）、听骨链重建术（ossiculoplasty）和外耳道成形术（canalplasty），以及鼓室成形术的相关手术。该术式是基于 20 世纪 40 年代耳显微外科的创建及耳科医师们在听力重建术中积累经验的基础上逐渐形成的、主要用于慢性中耳炎治疗的中耳显微手术。1953 年 Wullstein 和 Zöllner 在第五届耳鼻咽喉科医师国际会议上报告了鼓室成形术，同时对该手术进行了分类。在此基础上，以后又出现了不同的分类方法，其中以 Portmann 和美国眼科与耳鼻咽喉科学会（the American Academy of Ophthalmology and Otolaryngology，AAOO）的分类方法具有代表性：

1. Wullstein（1956 年）鼓室成形术分型（图 1-3-7）

Ⅰ型：鼓膜修补术，即鼓膜成形术。适用于鼓膜紧张部中央性穿孔，听骨链完整，两窗功能正常者。

Ⅱ型：适用于鼓膜紧张部穿孔，锤骨柄坏死，但两窗功能正常者。修补鼓膜时，将部分移植物贴附于活动的砧骨或锤骨头上。

Ⅲ型：即鸟式听骨（columella type）。适用于锤骨、砧骨已破坏，但镫骨完整且能正常活动者，除修补鼓膜外，还将移植物贴附于镫骨头上，形成一浅

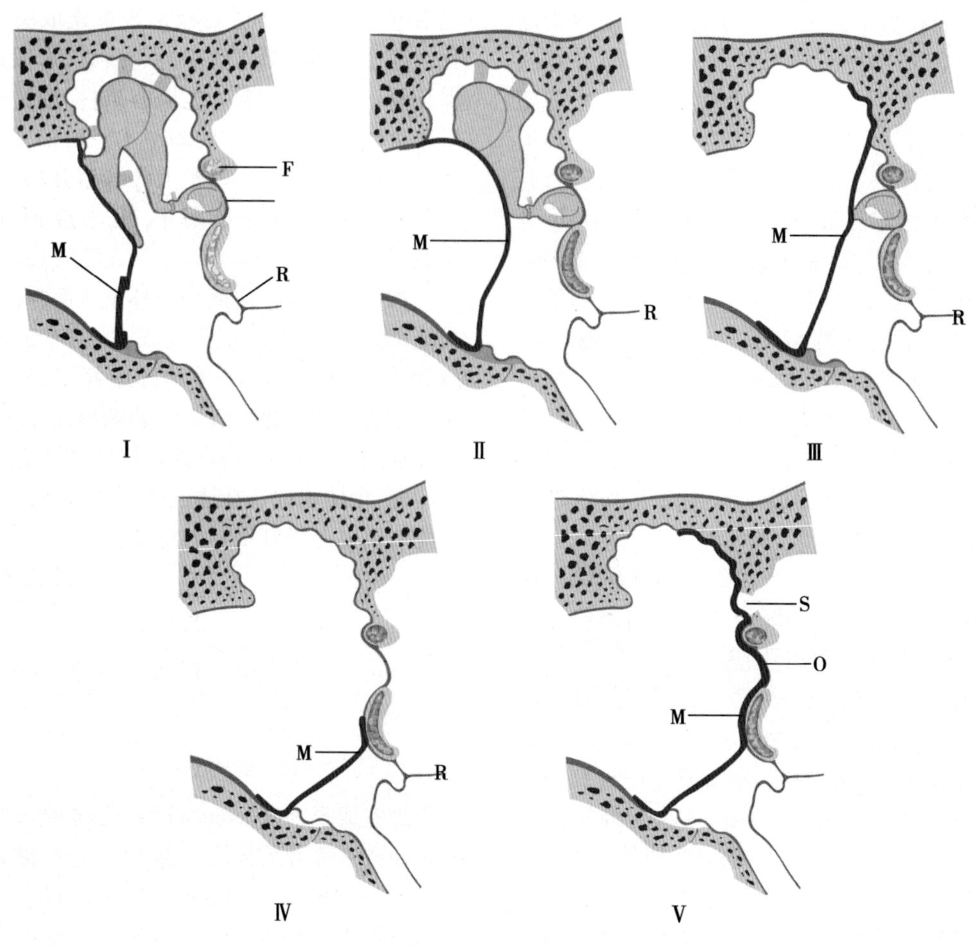

图 1-3-7 Wullstein 鼓室成形分型法(Ⅰ～Ⅴ型)

M. 残余鼓膜或鼓膜移植物；R. 圆窗；F. 面神经；O. 卵圆窗；S. 外半规管开窗

鼓室。

Ⅳ型：即小鼓室。当锤骨、砧骨及镫骨上结构均已破坏，而镫骨足板活动，圆窗功能正常时，将鼓膜移植物上方贴于鼓室内壁鼓岬上部，形成一包括圆窗和咽鼓管在内的小鼓室。

Ⅴ型：镫骨足板已固定，余病变同Ⅳ型。行半规管开窗术。

Wullstein 鼓室成形术分型极具实用价值，其基本技术和原则至今仍得到广泛应用。但随着人工镫骨手术特别是镫骨开窗手术的发展，由于其可以取得比半规管开窗术更好的效果，传统的Ⅴ型鼓室成形术在临床上已很少应用。

2. Portmann(1963 年)鼓室成形术分类与分型

(1) 单纯鼓室成形术，不开放乳突：

Ⅰ型：单纯性鼓膜修补术。

Ⅱ型：镫骨正常，行鼓膜成形术并采用部分听骨链赝复物(partial ossicular replacement prosthesis, PORP)行听骨链重建；

Ⅱa 型：听小骨赝复物置放于锤骨柄与镫骨头之间；

Ⅱb 型：听小骨赝复物置放于鼓膜与镫骨头之间。

Ⅲ型：仅存镫骨足板，行鼓膜成形术并采用全听骨链赝复物(total ossicular replacement prosthesis, TORP)行听骨链重建；

Ⅲa 型：听小骨赝复物置放于锤骨柄与镫骨足板之间；

Ⅲb 型：听小骨赝复物置放于鼓膜与镫骨足板之间。

(2) 混合性鼓室成形术：鼓室成形+乳突气房切除术，包括：

1) 保留外耳道后壁的乳突气房切除术+鼓室成形术；

2) 不保留外耳道后壁的乳突气房切除术+鼓室成形术；

3) 外耳道径路上鼓室开放+鼓室成形术+上鼓室外侧壁重建；

4）乳突根治术后外耳道后壁重建+鼓室成形术。

3\. 美国AAOO（1965年）慢性化脓性中耳炎的手术分类及分型

（1）鼓膜成形术（myringoplasty）：相当于Wullstein的Ⅰ型鼓室成形术，手术仅限于修补穿孔的鼓膜。

（2）不伴乳突切开术的鼓室成形术（tympanoplasty without mastoidectomy）：手术包括清理鼓室的病灶，重建中耳传音结构，但不施行乳突切开术。

（3）伴乳突切开术的鼓室成形术（tympanoplasty with mastoidectomy）：手术根除中耳和乳突的病灶，修复中耳传音结构。

4\. 中华医学会耳鼻咽喉科学分会《中耳炎临床分类和手术分型指南（2012年）》鼓室成形术分型

（1）Ⅰ型：单纯鼓膜成形，不需要重建听骨链；

（2）Ⅱ型：底板活动，镫骨上结构存在；

（3）Ⅲ型：底板活动，镫骨上结构缺如。

二、鼓膜成形术定义与原理

鼓膜成形术即传统的Ⅰ型鼓室成形术，是指通过组织移植技术修复鼓膜缺损，重建鼓膜的解剖完整性，减少中耳的感染，并在一定程度上提高听觉功能的手术。鼓膜成形术常作为鼓室成形术的重要内容之一，与其他手术如听骨链成形术、镫骨足板开窗术等组合构成多种类型的单纯性鼓室成形术，又可与各式乳突切除手术构成多种类型的混合性鼓室成形术。

鼓膜穿孔大多为慢性化脓性中耳炎的一种临床表现，其他原因有急性中耳炎所遗留的穿孔，外伤、气压伤、颞骨骨折等外伤引起的鼓膜穿孔以及医源性穿孔等。鼓膜穿孔后，如果鼓膜外侧面的上皮层鳞状上皮生长较快，超过了中间纤维层纤维组织的生长速度，而使鳞状上皮越过了穿孔边缘与内侧面黏膜层上皮相连续，致穿孔不能愈合。鼓膜成形术的原理是切除穿孔内缘的上皮环，应用适当的移植材料作为支架，帮助鼓膜自我修复，使黏膜层和上皮层各自生长相连续，恢复穿孔处鼓膜的正常组织结构，从而恢复鼓膜解剖完整性和功能作用。

三、鼓膜移植材料

早在17世纪，就有把某一种物质放在外耳道内或残余鼓膜表面，以提高听力和减少耳漏的记载。置入的物质包括印度胶、棉纤维、锡或银箔，甚至鸡蛋内膜，到19世纪这种技术曾被广泛应用，而置入的物质被称为人工鼓膜，其中最有名的是Toynbee膜（一种印度橡胶圆盘）和Yearsley棉球，但逐渐被弃用。

19世纪末至20世纪初，逐渐倾向于进行鼓膜修补，使残余鼓膜自身修复，而不是用代替物。1878年Berthold首次报道鼓膜成形术，其使用的鼓膜移植材料为一块游离的厚皮片。自此之后，学者们曾尝试应用各种材料进行鼓膜修补。由于有可能再次穿孔及继发胆脂瘤的问题，皮片被逐渐弃用。此后曾有学者尝试同种异体移植物和异种移植物，但由于可能导致感染传染病或排斥反应等原因而逐渐很少应用。1959年Ortegen首次应用自体颞肌筋膜作为鼓膜移植材料，此后数十年，骨膜、耳软骨膜、疏松组织、脂肪以及静脉等自体组织曾被相继应用。自体材料由于易于取材且具有再生能力而成为最可行的移植材料。其中，中胚层组织具有特殊的坚固性和稳定性，抗感染力强，能抵抗大多数溶蛋白酶的分解作用，移植后鼓膜愈合率高。此外，还有能就近取材，操作简便，对供区不致造成明显的功能障碍等优点。目前临床上最常采用的鼓膜自体修补材料是：①颞肌筋膜；②耳屏软骨膜或软骨；③耳廓软骨膜或软骨。

颞肌筋膜可按移植范围的需要取材，其大小一般不受限制。颞肌筋膜质地较软，在咽鼓管功能障碍、粘连性中耳炎以及鼓膜极大穿孔等情况下，容易发生内陷或粘连。软骨膜质地偏中，遇水不易肿胀。耳屏或耳廓软骨不易回缩或塌陷，常应用岛状软骨技术、软骨片技术、软骨栅技术或马蹄型软骨技术等对软骨进行塑形，以在保持移植材料抗变形能力的同时减轻移植物的重量。

四、鼓膜成形术

（一）麻醉

1\. 全身麻醉　适用于小儿及不能合作的成年患者。

2\. Wullstein法神经阻滞麻醉　用1%～2%利多卡因，内加肾上腺素（浓度一般为200 000∶1，不超过80 000∶1），耳廓后沟中点后2～3cm进针，向下述方向乳突皮质表面及皮下浸润注射（图1-3-8）：①耳轮脚前、外耳道口上方皮下注射；②外耳道的上、下壁骨与软骨交界处注射，深达骨膜；③外耳道口下方、耳垂前方皮下注射，但此点有致面神经受累而出现暂时性面瘫之虞。

3\. Plester法神经阻滞麻醉　包括以下注射部

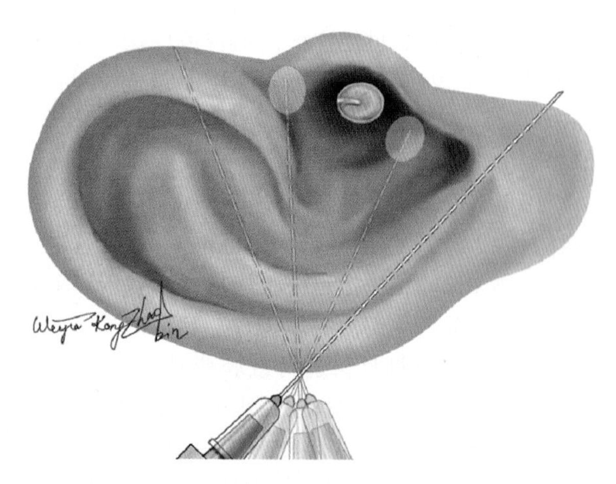

图 1-3-8 Wullstein 法局部阻滞麻醉

位：①耳廓后沟中点皮下局部浸润注射 0.5ml（图 1-3-9A）；②耳廓后沟中点继续进针，达外耳道口，向上、中、下方之皮下及骨膜下做扇形注射，阻滞耳大及枕小神经（图 1-3-9B）；③耳道内进针，外耳道的前、后、上、下壁骨与软骨交界处骨膜下分别注射，阻滞迷走神经耳支（图 1-3-9C）。

（二）手术径路的分类与选择

鼓膜成形术手术径路主要分为三类：耳道内径路（transcanal approach）、耳内径路（endaural approach）及耳后径路（retroauricular approach）（图 1-3-10）。

1. 耳道内径路　指不做切口，直接通过外耳道进行观察和手术。此径路适用于外耳道宽阔，可通过外耳道直接观察到鼓膜穿孔全貌者，不适用于穿孔前缘被耳道壁骨性隆起遮挡的患者。

2. 耳内径路　通常在耳轮脚至耳屏间切迹作一切口，耳道的入口处通过撑开器得到扩大。可以用电钻磨去外耳道后壁的骨性隆起，获得包括对鼓膜前部的更好暴露。但是，鼓膜穿孔的最前缘可能仍会被外耳道前下方的骨性隆起所遮盖，此时常需应用耳后径路。

3. 耳后径路　在耳廓后沟或其后方作一切口，可以将耳廓及其相连软组织包括外耳道前后壁皮肤向前方掀起，实施外耳道成形术磨除外耳道壁上隆起骨质，可获得对鼓膜最前缘的良好暴露。

（三）手术切口

1. 切口分类　鼓膜成形术手术切口主要有耳内切口、耳道内切口及耳廓后切口 3 类，作切口时应避免伤及耳廓及外耳道软骨（图 1-3-11）。并应

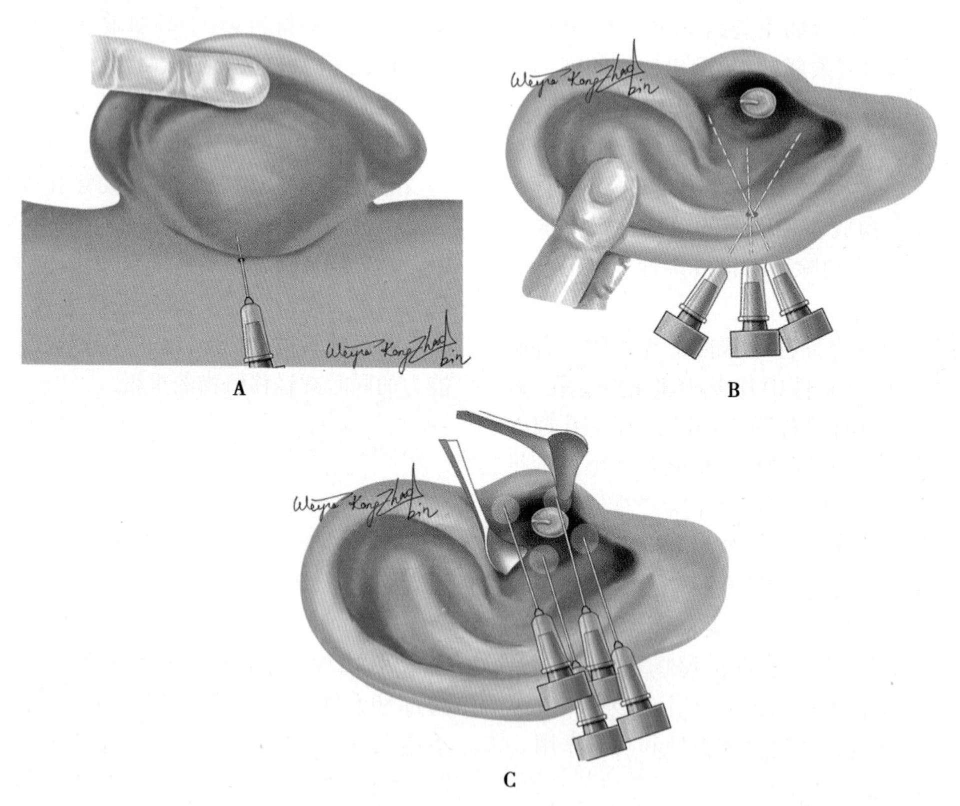

图 1-3-9 Plester 法局部阻滞麻醉

A. 耳廓后沟中点皮下局部浸润注射；B. 耳廓后沟中点进针达外耳道口，向上、中、下方的皮下及骨膜下做扇形注射；C. 耳道内进针，外耳道的前、后、上、下壁骨与软骨交界处骨膜下注射

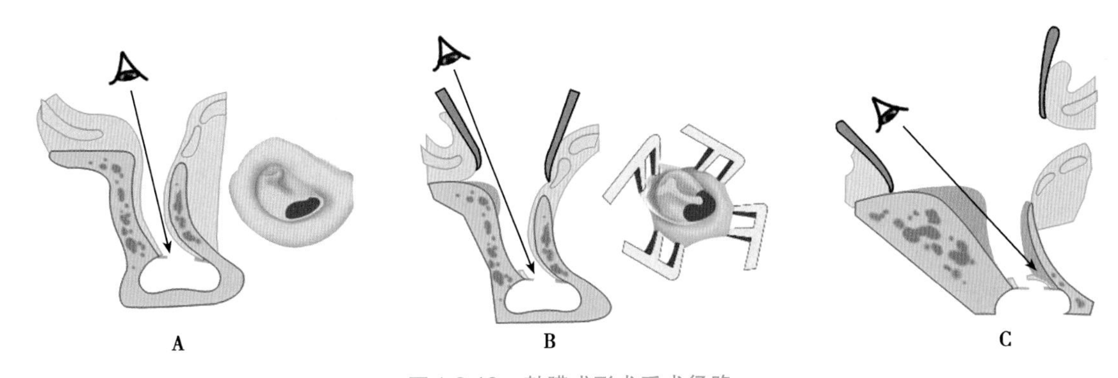

图 1-3-10 鼓膜成形术手术径路

A. 耳道内径路;B. 耳内径路;C. 耳后径路

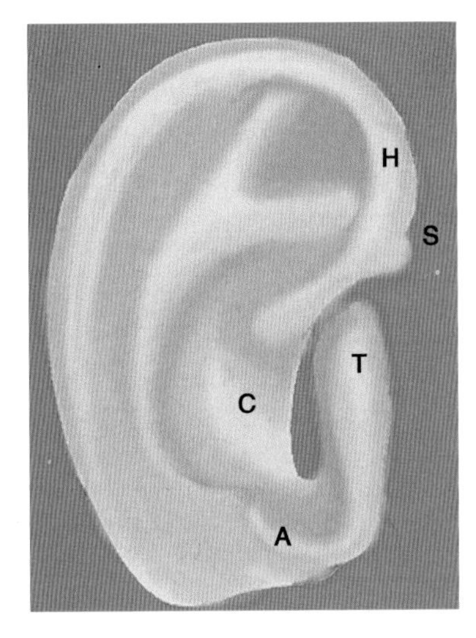

图 1-3-11 耳廓软骨模式图

A. 对耳屏;C. 耳甲腔;H. 耳轮;
S. 耳轮棘;T. 耳屏

根据手术种类、病变情况及术者的经验选择手术切口。

耳内切口(endaural incision)及耳道内切口(endomeatal incision)主要包括(图 1-3-12):①耳轮脚前垂直切口:沿耳轮脚前缘向上延长约 2cm,切口直达颞肌筋膜,但不切开筋膜;②软骨间切口:耳轮脚、耳屏间切迹处切口;③耳道外侧环形切口;④耳道内侧环形切口;⑤耳道内侧辐射切口;⑥耳道外侧辐射切口;⑦耳甲腔辐射切口。

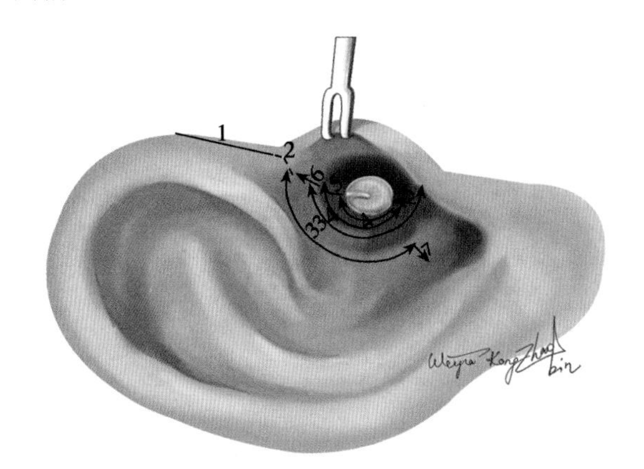

图 1-3-12 耳内切口及耳道内切口

耳廓后切口(postauricular incision)根据距耳廓后沟不同距离可分为(图 1-3-13):①耳廓后沟切口,较适用于鼓室探查术及鼓室成形术等;②近耳廓后沟切口:距耳廓后沟约 1 ~ 2cm,较适用于伴乳突切开的鼓室成形术、乳突气房切除术、人工耳蜗植入术及内淋巴囊手术等;③远耳廓后沟切口:距耳廓后沟约 3 ~ 5cm,较适用于迷路切除术及乙状窦后径路相关手术等。各种耳廓后切口均可根据手术需要向前或向上延长。

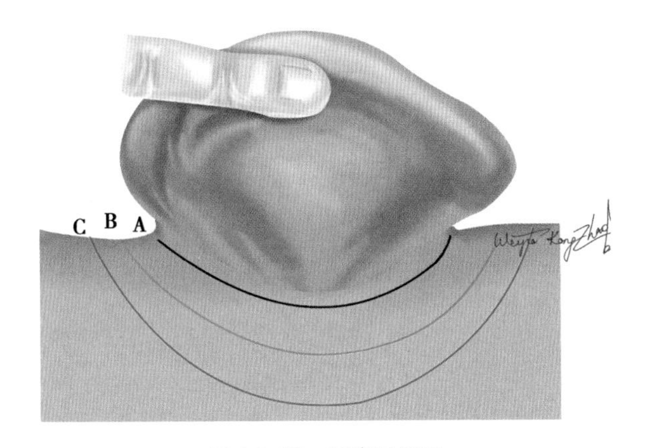

图 1-3-13 耳廓后切口

A. 耳廓后沟切口;B. 近耳廓后沟切口;
C. 远耳廓后沟切口

2. 基本切口

(1) Heermann 切口(图 1-3-14):①A 型:在外耳道口 12 点处行软骨间切口后,自耳轮脚前缘向上延长约 1. 5cm;②B 型:行软骨间切口后,耳轮脚前缘将 Heermann A 型切口继续向上延长约 1 ~ 1. 5cm;③C 型:行上述 A 和 B 型切口后,切口向耳廓附着处的后上方延续。

（2）Shambaugh 切口（图 1-3-15）：行耳道外侧环形切口后，再行软骨间切口及耳轮脚前垂直切口。

（3）Rosen 切口（图 1-3-16）：包括两类：①行软骨间切口及耳轮脚前垂直切口，与耳道内侧环形切口不相连；②行软骨间切口及耳轮脚前垂直切口，与耳道内侧环形切口相连。

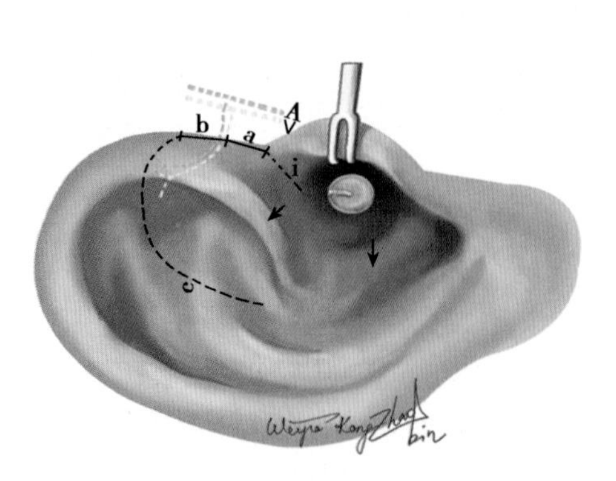

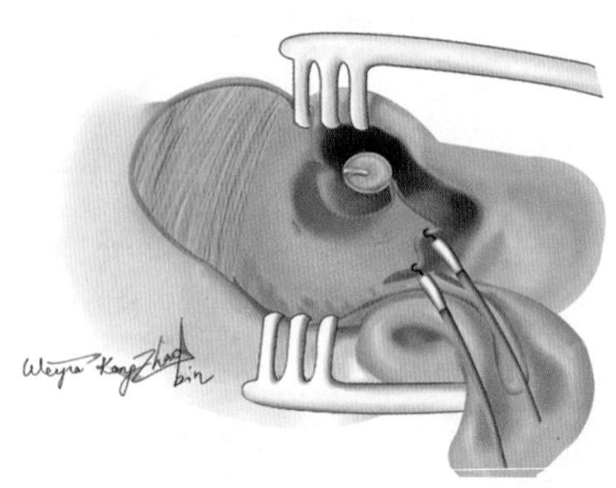

图 1-3-14 Heermann 切口

A 型切口：切口 a+i；B 型切口：切口 a+b+i；C 型切口：切口 a+b+c+i

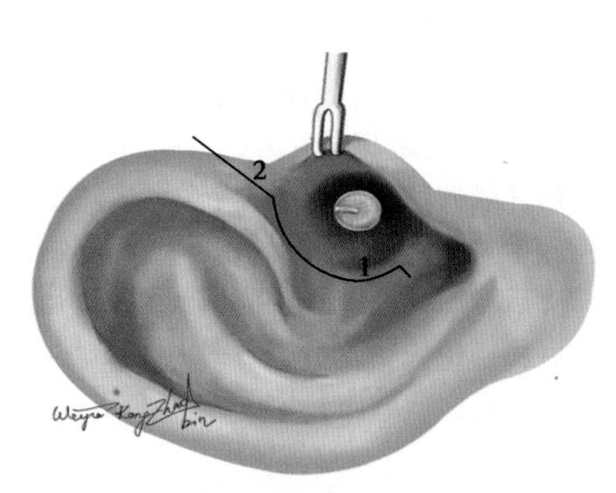

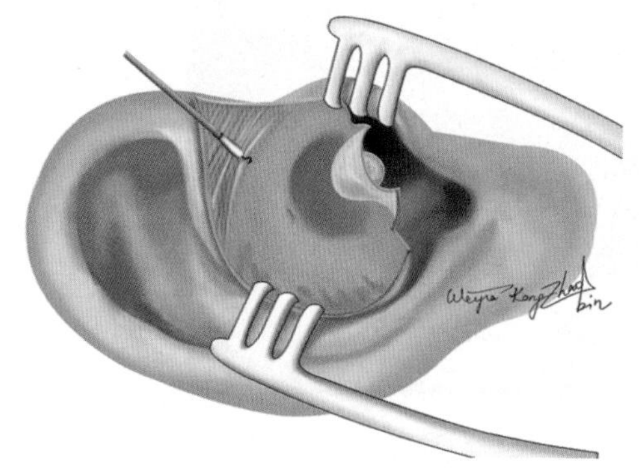

图 1-3-15 Shambaugh 切口

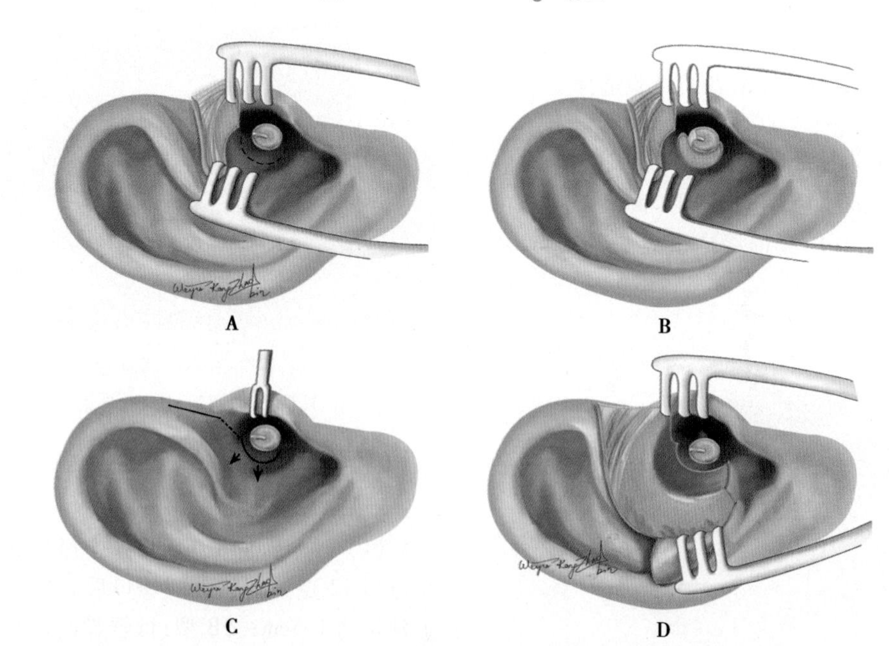

图 1-3-16 Rosen 耳道内侧环形切口

A、B. 切口不相连；C、D. 切口相连

（4） Lempert 切口（图 1-3-17）：行 Shambaugh 切口后，将耳道外侧环形切口向前壁延续至约 4 点处，分别在耳道前下及后下壁处作耳道内侧辐射切口，与耳道外侧环形切口相延续。

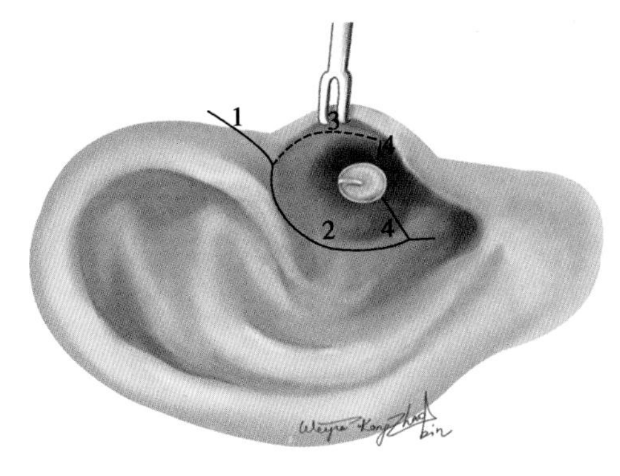

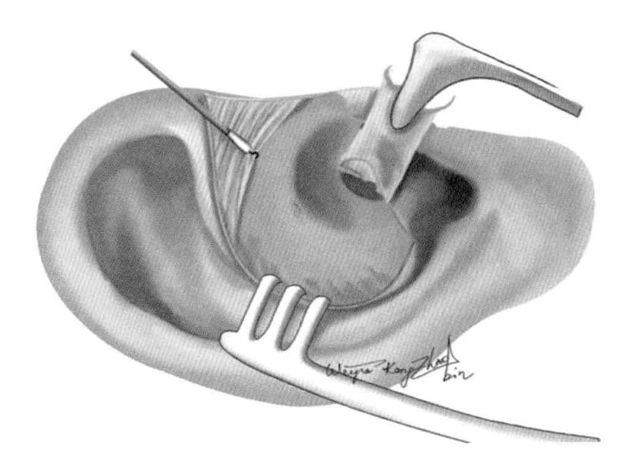

图 1-3-17　Lempert 切口

（5） Farrior 切口（图 1-3-18）：是由 Heermann 切口、Shambaugh 切口、Lempert 切口及耳甲腔皮瓣切口（Conchal flap）组合而成。

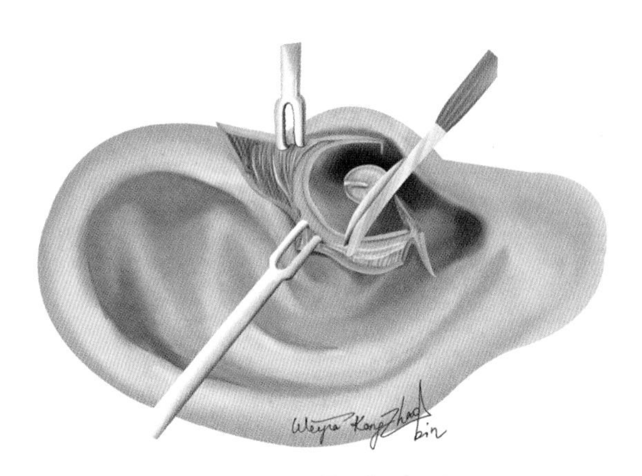

图 1-3-18　Farrior 切口

五、鼓膜成形术分类与适用范围

鼓膜组织分为三层，自外向内分别为上皮层、纤维层及黏膜层。鼓膜成形术根据移植物与鼓环及鼓膜各层的关系，分为外植法、内植法及夹层法三种基本方法（图 1-3-19）。近年亦有报道外-内植法，实际上为内植法的改良。

（一） 外植法（overlay technique）

外植法指在切除穿孔内缘上皮环后，揭去残余鼓膜外面的上皮层（穿孔大时，须切除部分外耳道上皮），然后将移植物铺放于残余鼓膜纤维层外侧面及相邻的外耳道骨壁上，以修复穿孔的方法。

1. 传统外植法鼓膜成形术

（1） 手术步骤：①切开鼓膜外侧的上皮层：一种方法是沿着鼓膜穿孔的边缘切开上皮层，暴露纤维层，然后朝向穿孔的四周分离鼓膜上皮直至周边，两层之间的分开和剥离有较大困难，较少应用；另外一种方法是从近鼓环外侧的耳道皮肤切开，利用耳道皮肤与鼓膜上皮的连续性分离，在距纤维鼓环外侧约 1～2mm，平行鼓环作弧形切口，全层切开耳道皮肤（图 1-3-20）；②钝性分离耳道皮肤及鼓膜

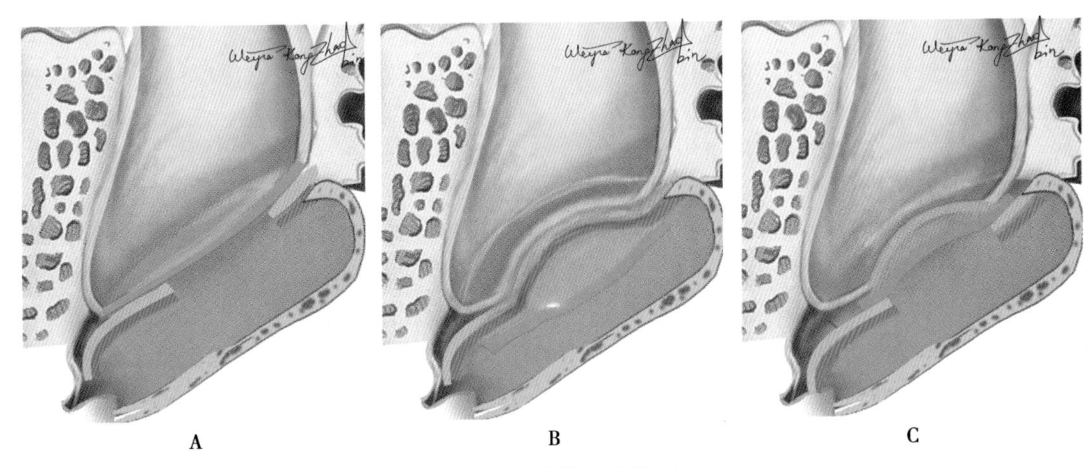

图 1-3-19　鼓膜成形术方法
A. 外植法；B. 内植法；C. 夹层法

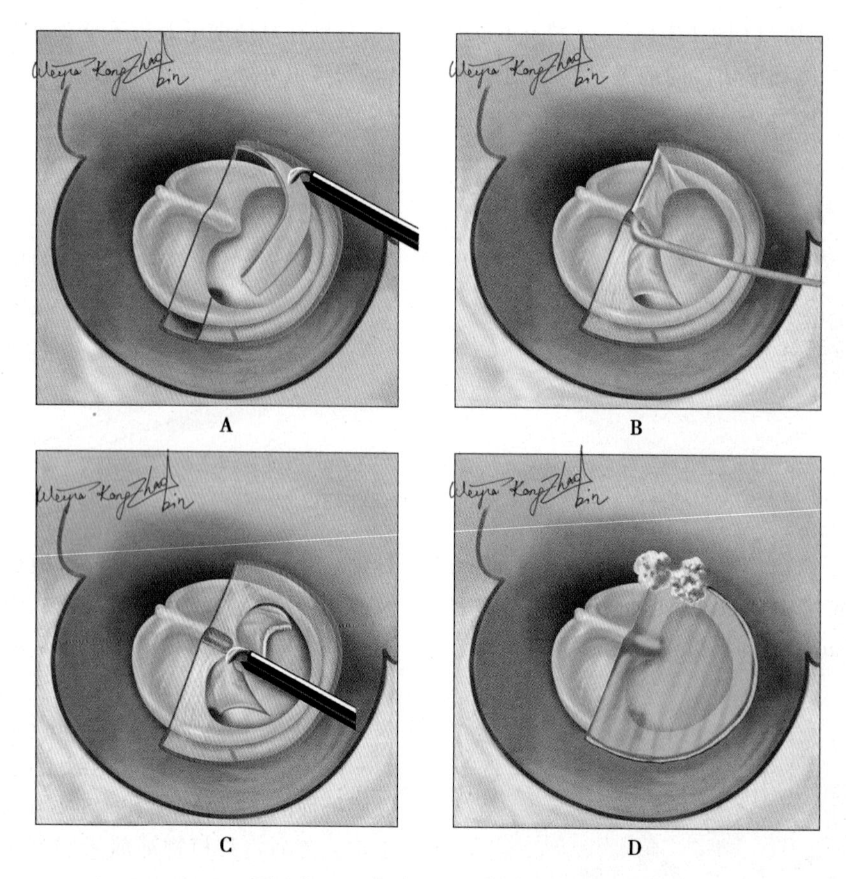

图 1-3-20 传统外植法鼓膜成形术

A. 切开鼓膜外侧上皮层；B. 将鼓膜上皮自纤维层上分离；C. 去除锤骨柄处上皮；
D. 移植物贴附在鼓膜的纤维层外表面

外侧的上皮层，术中准确辨认纤维鼓环，以免误入鼓室，并通过钝性分离方式将鼓膜上皮自纤维层表面分离；③鼓室内填充浸有抗生素溶液的吸收性明胶海绵块；④将移植物贴附在鼓膜的纤维层外表面，适当置放吸收性明胶海绵块，使移植物稍膨隆；⑤外耳道内以碘仿纱条或其他填塞物填塞，固定移植物。

（2）优缺点

优点：移植物的周围依托鼓环的支撑，避免了术后移植物内移或凹陷的弊端。

缺点：①可能由于残留鼓膜上皮组织，术后发生胆脂瘤；②由于移植物外侧没有鼓环的限制，术后耳道皮肤的瘢痕挛缩容易造成鼓膜与耳道的夹角变大，形成钝角或称外侧愈合。

2. James Sheehy 外植法鼓膜成形术

（1）手术步骤：①行鼓乳缝及鼓鳞缝放射状切口，切口内侧距鼓环 2mm，外侧至外耳道软骨部，然后在两个放射状切口的后上区间行距鼓环 2mm 的环形切口，将两个放射状切口在距鼓环 2mm 处相连，将皮瓣自鼓环侧向外分离，形成耳道后壁带血管蒂皮瓣（图 1-3-21）；②在耳道前壁骨与软骨交界处下方 2mm 行环形切口，分离耳道前壁皮瓣直至与鼓环表面上皮层一同脱离后取出，置于生理盐水纱布上备用；③行耳道成形术直至显微镜视野下能够看到整个鼓环；④移植物外置于鼓膜纤维层外侧修补鼓膜，其上部置于残余锤骨柄下方，注意使颞肌筋膜与纤维鼓环紧密贴合，以保证愈合后的鼓膜形态，鼓室内吸收性明胶海绵填塞，耳道前壁游离皮肤及耳道后壁带血管蒂皮瓣复位；⑤耳道碘仿纱条或其他填塞物填塞。

（2）优缺点

优点：除上述外植法的优点外，还具有以下优点：①移植组织能够较快建立血供，愈合率高；②术中耳道前壁内没有上皮，术野较大，极大地方便了耳道成形及鼓室探查的操作；③暴露范围广，适用于鼓膜大穿孔，鼓膜残缘极少甚至无残存鼓膜或鼓环受到破坏的患者。

缺点：由于采用外植法，具有鼓膜外侧愈合及钝角愈合的风险，但较传统的手术方式此风险发生率明显降低。

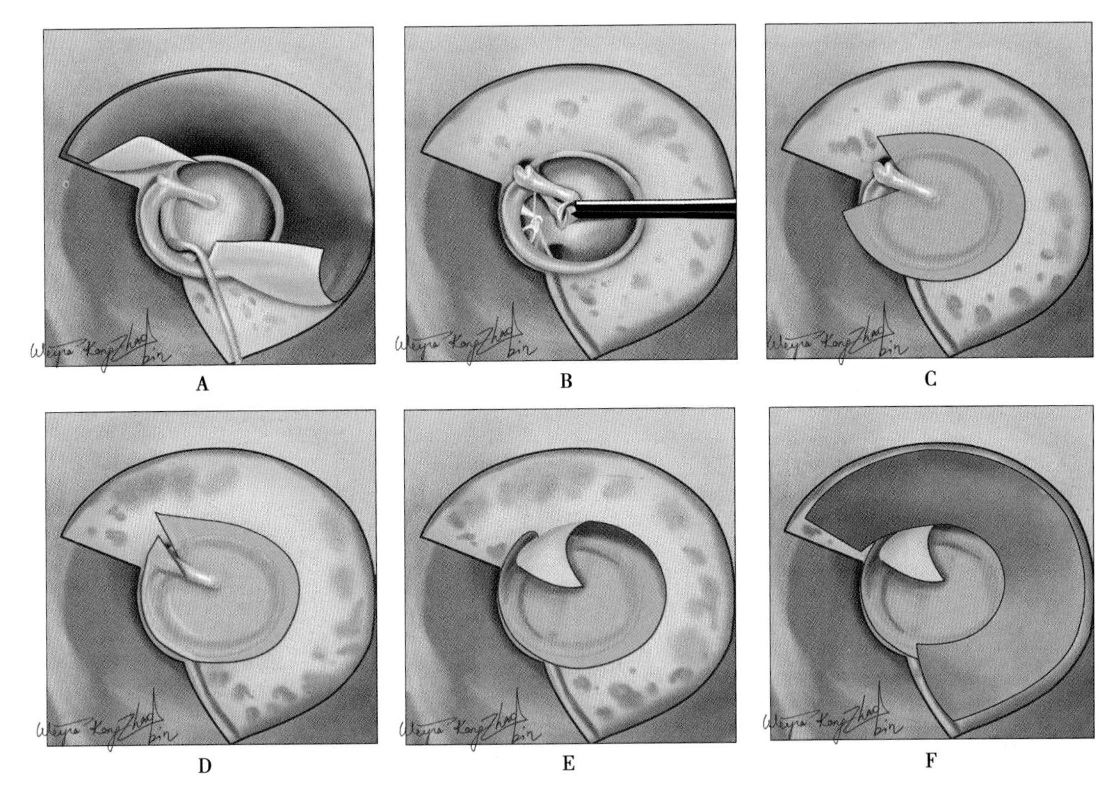

图 1-3-21　James Sheehy 鼓膜成形术

A. 鼓乳缝及鼓鳞缝放射状切口，距鼓环 2mm 环形切口，耳道前壁骨与软骨交界处下方 2mm 行环形切口；B. 分离耳道前壁皮瓣与鼓环表面上皮层一同取出，去除锤骨柄处上皮；C～E. 移植物外植于鼓膜纤维层外侧；F. 耳道前壁游离皮肤及耳道后壁带血管蒂皮瓣复位

（二）夹层法（inlay technique）

夹层法是在纤维层表面分离残余鼓膜的上皮层，将移植组织置于这两层之间而修复鼓膜穿孔的方法。较适用于中等大小的鼓膜穿孔。

1. 手术步骤（图 1-3-22）　①采用距离鼓环外侧 3mm 的外耳道皮肤切口，沿鼓环外侧绕对应的紧张部切开耳道皮肤；②在外侧的上皮层与纤维层两层组织之间分离，注意保证鼓膜上皮不被撕裂；③在鼓室内填充浸有抗生素溶液的吸收性明胶海绵块；④放置移植物：将修剪适宜的移植物放置在鼓膜上皮层与纤维层之间，充分铺平移植物；⑤回复外耳道皮瓣及鼓膜上皮层；⑥外耳道内以碘仿纱条或其他填塞物填塞，固定移植物。

2. 优缺点

优点：①兼具内、外植法的优点，即外植法的充分移植床和良好血供，而且也使得移植物的固定得到保证；②没有改变耳道皮肤的分布，且移植物放置在鼓环的外侧面，移植物外侧愈合或内陷的危险性减小。

缺点：①仅适用于鼓环存在的情况下，需要有鼓环的完整性；②鼓膜松弛部缺少纤维层，给手术分离造成难度。

（三）内植法（underlay technique）

内植法是将移植组织贴补于鼓膜内侧面（黏膜层）的移植床上作为支架，使鼓膜穿孔修复的方法。适用于鼓膜小穿孔及中等穿孔，也适用于亚全穿孔。在伴有乳突气房切除术的鼓室成形术中，亦常采用内植法修补鼓膜。

1. 耳道内径路　耳道内径路指不作切口，直接通过外耳道行鼓膜修补术。主要适合于鼓膜穿孔较小，穿孔周围留有足够残留鼓膜组织；经耳道能够窥及整个鼓膜；鼓室内没有器质性病变需要广泛清理者。

（1）手术步骤（图 1-3-23）：①准备移植床：用钩针或镰状刀切除鼓膜穿孔周围的上皮硬化环，搔刮穿孔内侧面的黏膜，造成渗血的创面；②放置移植物：将修剪适宜的移植物经穿孔放在鼓膜内侧；③充分铺平移植物，在鼓室内填充浸有抗生素溶液的吸收性明胶海绵块，使移植物固定并稍膨隆；④外耳道内以碘仿纱条或其他填塞物填塞，固定移植物。

（2）优缺点

优点：手术不触动鼓室内结构，内耳受损的危险性小。

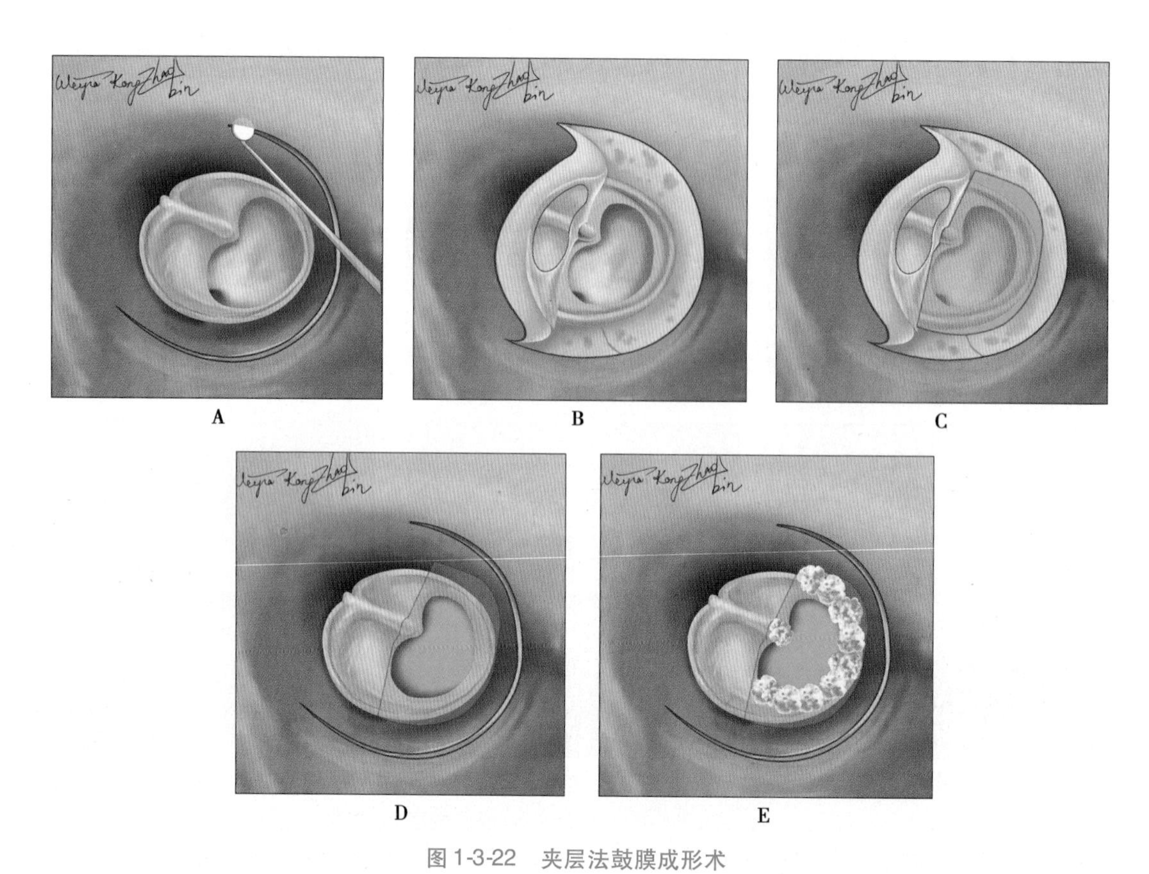

图 1-3-22 夹层法鼓膜成形术

A. 鼓环外侧耳道皮肤环形切口；B. 分离鼓膜上皮层与纤维层；C. 在上皮层与纤维层间植入筋膜；D、E. 回复外耳道皮瓣及鼓膜上皮层

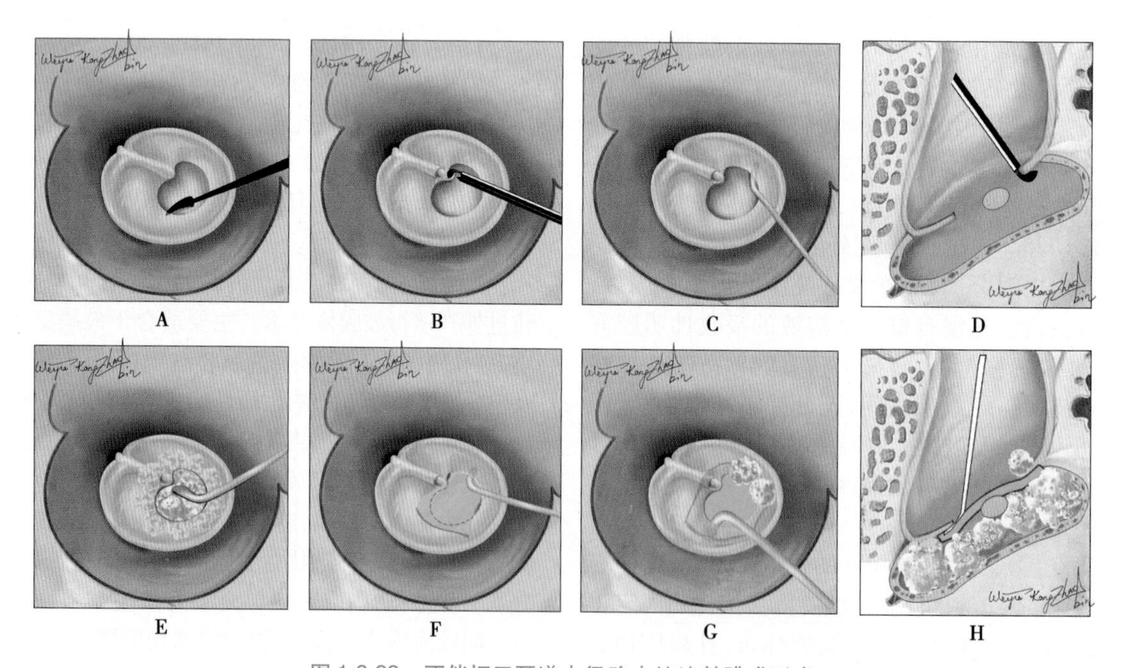

图 1-3-23 不伴切口耳道内径路内植法鼓膜成形术

A、B. 切除鼓膜穿孔周围的上皮环；C、D. 搔刮鼓膜穿孔内侧面的黏膜；E. 鼓室内填充吸收性明胶海绵块；F、G、H. 鼓膜内侧铺放移植物

缺点：移植物的周围缺乏鼓环的支撑，由于吸收性明胶海绵块的吸收，有发生移植物移位或内陷而与鼓室内壁粘连的风险。

2. 耳内径路　耳内径路指作耳道内切口行鼓膜修补术，必要时需行耳道成形术以求完全暴露鼓膜。耳道后壁的切口较为常用，但如穿孔位于鼓膜的前方，且由于外耳道前方骨性隆起遮掩鼓膜前方，可以选择外耳道前壁切口，并可同时磨除部分前壁突出骨质以改善暴露。外耳道狭窄，鼓膜大穿孔，甚至鼓环破坏时，可采用全周的耳道内切口。

（1）手术步骤（以右耳耳道后壁切口为例，图1-3-24）：①距鼓环约4mm处行耳道内皮肤环形切口，右耳道后壁切口的下界和上界分别位于6点～

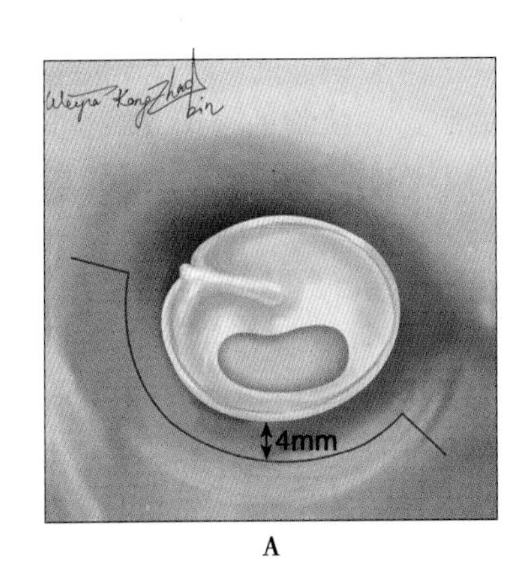

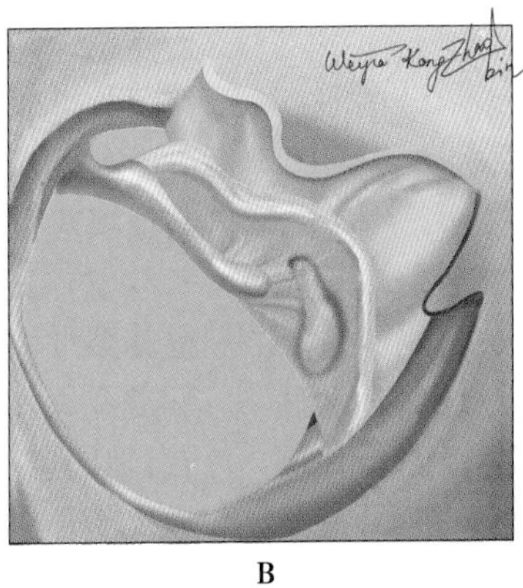

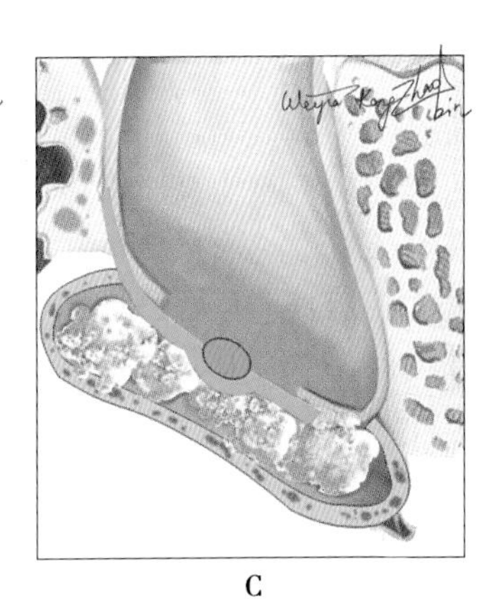

图1-3-24　外耳道后壁切口耳道内径路内植法鼓膜成形术

A. 耳道内环形切口；B、C. 钝性分离鼓环形成外耳道皮肤-鼓膜瓣，植入移植物

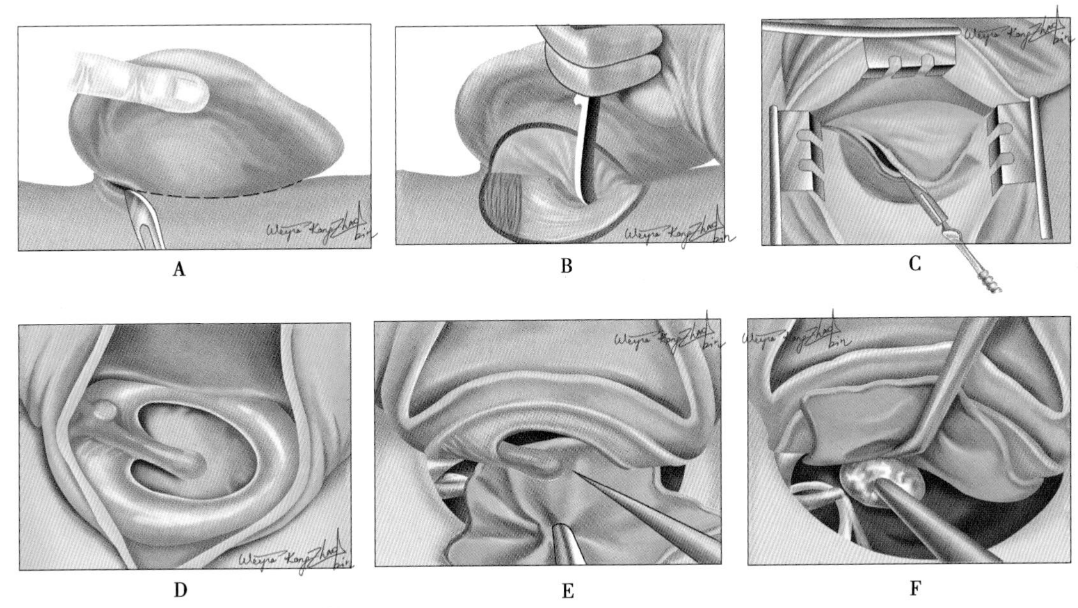

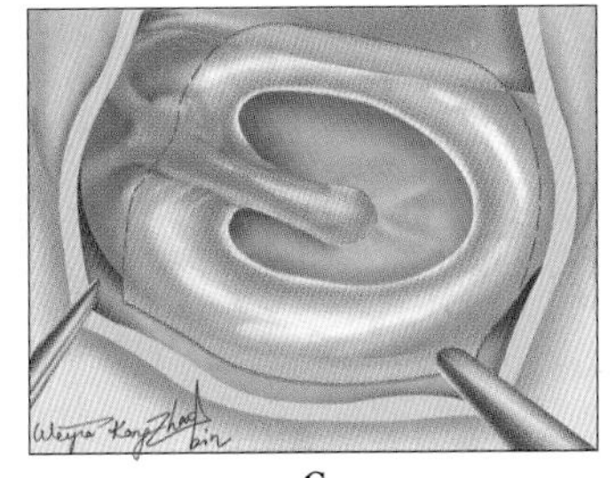

图1-3-25　耳后径路伴耳道后壁切口内植法鼓膜成形术

A. 耳廓后沟切口；B. 分离外耳道皮肤直达鼓沟，将该处纤维鼓环从鼓沟中分出；C、D. 外耳道后壁耳道内皮肤切口；E、F. 植入筋膜，鼓室内填塞；G. 外耳道皮肤-鼓膜瓣复位

11点的位置;②经过切口钝性分离皮肤及鼓环,形成外耳道皮肤-鼓膜瓣;③置入并铺平大小合适的移植物;④鼓室内适当充填吸收性明胶海绵块,将移植物连同耳道皮瓣恢复原位;⑤外耳道碘仿纱条或其他填塞物填塞。

(2) 优缺点

优点:由于有耳道皮瓣及鼓环的固定,改善了移植物的血运,并减少了移植物移位及内陷的发生。

缺陷:行外耳道后壁切口手术后该部分的瘢痕收缩可能将新形成的鼓膜向外牵拉,加大鼓膜-耳道的夹角,致外侧愈合或钝角愈合。

3. 耳后径路 耳后径路指作耳廓后切口行鼓膜修补术,该径路常伴耳道内切口。较适用于位于前方中等大的穿孔;外耳道前壁骨质突出,手术显微镜下不易看清穿孔前缘者等。耳后径路伴耳道后壁切口较为常用;外耳道狭窄,鼓膜大穿孔,甚至鼓环破坏时可行耳后径路伴耳道全周切口。

(1) 耳后径路伴耳道后壁切口鼓膜成形术:该术式手术步骤包括(图1-3-25):①行耳廓后沟切口;②作蒂在后方的骨膜瓣后,紧贴外耳道骨壁分离外耳道后壁及下壁皮肤;③外耳道后壁耳道内皮肤切口,继续分离外耳道皮肤,直达鼓沟,将该处纤维鼓环从鼓沟中分出,连同鼓膜后部一起,形成外耳道皮肤-鼓膜瓣,并将此瓣向前方翻转,暴露鼓室;④鼓室探查;⑤移植物放置于鼓膜内侧及锤骨柄内侧,鼓室内适当充填,然后将外耳道皮肤-鼓膜瓣复位;⑥用浸有抗生素溶液的吸收性明胶海绵碎块填放于残余鼓膜和移植物的外面,前下方穿孔者,须先填塞、压迫该处;⑦外耳道内以碘仿纱条或其他填塞物填塞。

(2) 耳后径路伴耳道全周切口鼓膜成形术:瑞士苏黎世大学 Ugo Fisch 教授倡导的耳后径路伴耳道全周切口鼓膜成形术适用于鼓膜大穿孔患者,常同期行鼓室探查(图1-3-26)。①耳内斜切口位于骨性外耳道下壁及前壁,撑开外耳道口,将耳道切口延长至2点处(右耳);②耳道内皮瓣切口,第一切口为自内向外的螺旋状切口,起于鼓环

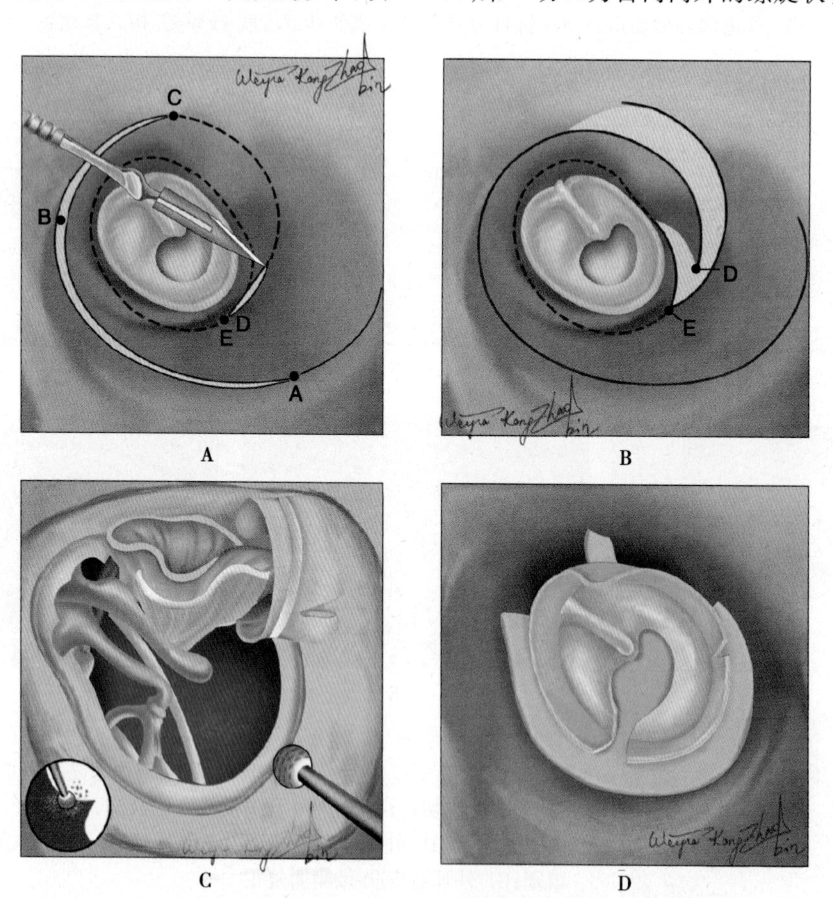

图1-3-26 Fisch 法鼓膜成形术

A、B. 耳道内切口;C. 剥离外耳道皮肤-鼓膜瓣,骨性外耳道内侧缘磨出新的鼓沟;D. 植入筋膜,回复外耳道皮肤-鼓膜瓣

7点处外侧2mm，在2点处与C点汇合；分离外耳道皮瓣后作耳道内皮瓣第二切口——内侧环形切口，起于螺旋状切口的起点处（D点），由D点至E点在鼓环外侧2mm处环形切开外耳道皮肤，注意保持外侧螺旋形皮瓣的完整性；③继续剥离外耳道皮瓣，暴露全部鼓骨；④外耳道成形；⑤剥离外耳道皮肤-鼓膜瓣，将鼓环自鼓沟中分离出来，注意保留2点~4点的鼓环完整性以避免鼓膜外侧移位，显露锤骨柄、砧骨长突及镫骨，将剥起的外耳道皮肤-鼓膜瓣剪开形成门形皮瓣，检查听骨链完整性；⑥可自骨性外耳道内侧缘4点~6点处磨出新的鼓沟，以固定筋膜；⑦耳后径路鼓窦切开，通过注水试验检查鼓窦入口及鼓室的引流情况；⑧植入筋膜，鼓室内吸收性明胶海绵填塞，回复外耳道皮肤-鼓膜瓣；⑨外耳道填塞，耳后切口缝合。

附：外-内植法鼓室成形术

2002年Kartush报道一种通过抬高锤骨上方的残余鼓膜，将鼓膜移植物置于锤骨外侧的鼓室成形技术，称为外-内植法鼓室成形术（over-under tympanoplasty）（图1-3-27）。由于移植床在鼓膜黏膜层，因此，此技术仍属于内植法技术。据报道此种方法对鼓室前部暴露良好，适用于各种大小、各个象限的鼓膜穿孔，不会形成鼓膜外侧愈合或钝角愈合，且不会减小鼓室内容积，减少了鼓膜与鼓岬粘连的发生率。在听骨链重建术中，应用外-内植法可以使人工听骨直接连接在锤骨上，防止其突出或脱位（图1-3-28）。但是应特别注意仔细地剔除锤骨柄表面的上皮残余，以避免形成胆脂瘤。术后用硅胶膜和吸收性明胶海绵填塞，避免鼓膜修补材料从锤骨柄上松脱而造成鼓膜外移。

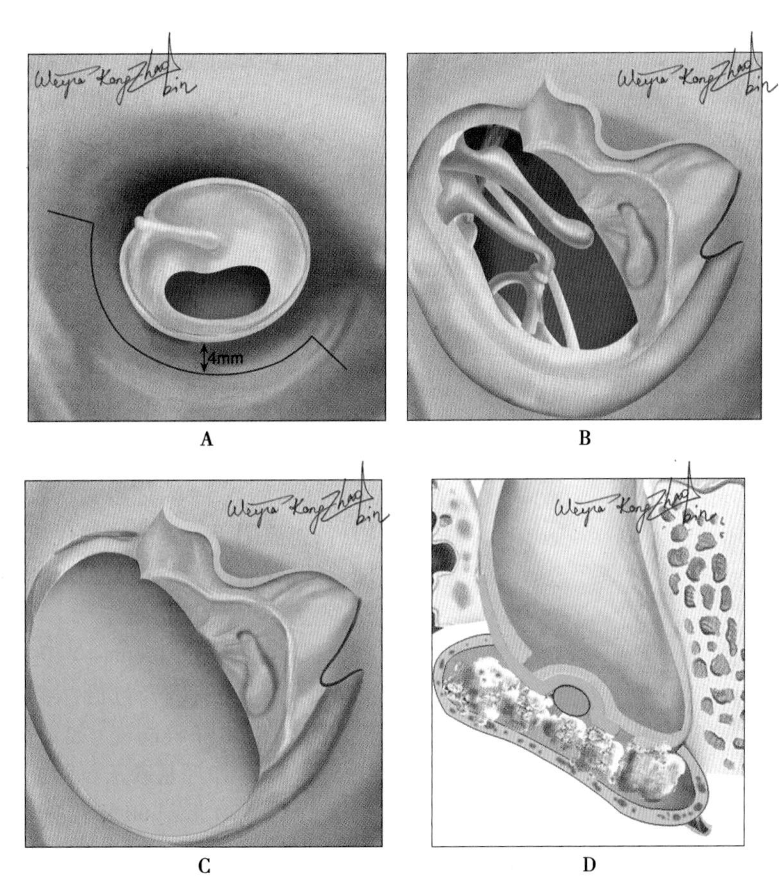

图1-3-27 外-内植法鼓室成形术

A. 耳道内环形切口；B. 经过切口钝性分离鼓环，形成外耳道皮肤-鼓膜瓣；C、D. 在锤骨柄上方植入并铺平鼓膜移植物

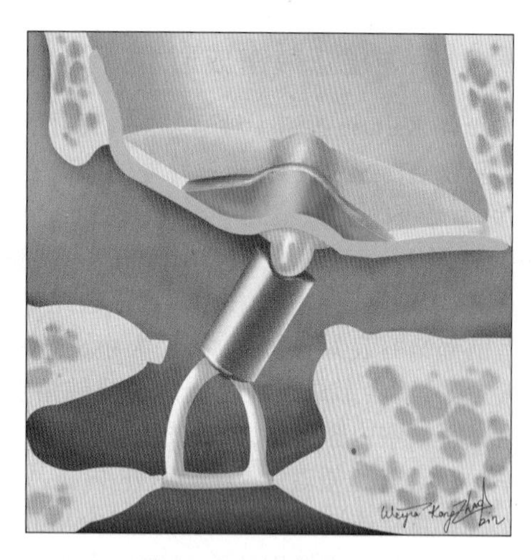

图 1-3-28 外-内植法鼓室成形术伴听骨链成形术

(孔维佳)

第五节 听骨链重建术

一、听骨链重建术概况

声音在传入内耳的过程中为了弥补振动的损失,生物体进行了完美的结构组合。听骨链是其中的重要一环,它位于中耳将鼓膜的振动放大后传入内耳(图 1-3-29)。中耳的多种病变造成的听骨链的固定和不连接,引起传导性听力障碍,可致高达 50dB 的气骨导差。重建听骨链恢复中耳传音结构的手术方法称为听骨链重建术(ossiculoplasty)。引起传导性听力损失的中耳病变包括:化脓性中耳炎伴或不伴胆脂瘤,粘连性中耳炎,鼓室不张,鼓室硬化,中耳良性肿瘤等。重建听骨链手术使用的重建材料要考虑以下因素:硬度、稳定性、生物相容性、

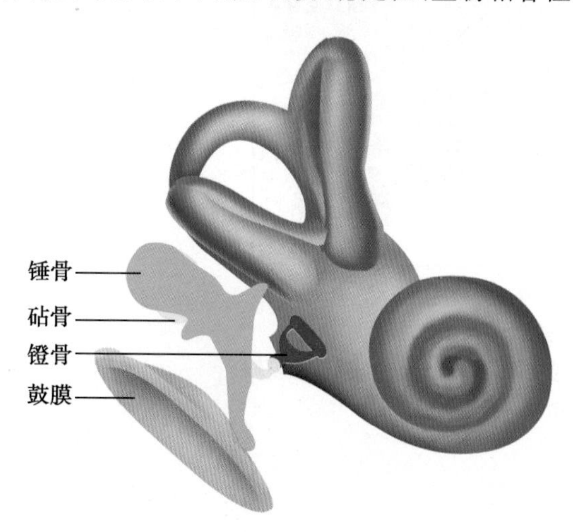

图 1-3-29 听骨链组合和在传音中的位置

费用、获取的难易度。许多听骨链重建材料已经商品化,但是人工材料的排出率很高,完全克服术后假体突起和排出的研究尚在进行中。如果手术所需假体的长度不大,可考虑使用自体软骨和皮质骨,但是,自体软骨和皮质骨有被吸收的可能。

二、中耳手术赝复物

1890 年 Körner 提出对慢性中耳炎的患者实施根治术,术中可将鼓膜置于原位,从而保持听力。Bondy 于 1910 年报道了改良乳突根治术技术,用来治疗松弛部穿孔而紧张部完整的慢性中耳炎病例。但手术治疗传导性听力下降被耳科学界的主流所反对,以至于 Balance 在他的专著《颞骨手术学》(1919 年)中未提及任何有关提高听力的手术,而 1930 年出版的 Kerrison 的专著《耳科疾病学》只有不到一页的篇幅讲述改善耳聋的手术方法,并得出结论"耳科学历史上提到的这些手术方法,今天已经完全过时了"。随着手术显微镜在耳科中的应用,一个划时代的转折点出现了。20 世纪 50 年代,中耳传音机构外科重建的基本原则首先在德国建立。1950 年 Moritz 在慢性中耳炎患者的手术中使用带蒂皮瓣构建一个密闭的中耳腔,提供圆窗的声音屏蔽和保护作用,为后来的外半规管开窗做了准备;Zöllner 和 Wullstein 描述了相似的手术方法,为圆窗提供声音保护并重建前庭窗的声音-压力转换。他们将乙烯丙烯的卵圆形支柱架于运动的足板和鼓膜移植物之间作为声音转换器使用,但这种材料的不良效果使他们很快放弃了这种做法。

随后的数十年,许多材料包括生物材料和非生物材料,被用于听骨链的替代或重建。生物材料的种类包括同种和异种移植听骨、皮质骨、牙齿和软骨;非生物材料包括聚乙烯、聚四氟乙烯(teflon)、碳合聚四氟乙烯(proplast)和多孔聚乙烯(plastipore);此外,还有陶瓷包括:生物惰性陶瓷(如氧化铝陶瓷)、生物降解陶瓷(如羟基磷酸钙陶瓷)、生物活性陶瓷(如羟基磷灰石陶瓷)以及骨水泥(bone cement)等。20 世纪 60 年代,生物相容性固态多孔材料开始运用于听骨连重建,包括超高分子量的聚乙烯和聚四氟乙烯。Shea 率先在鼓室成形术中使用一定长度的聚乙烯管来重建中耳声音传导装置,而 Palva 在慢性中耳炎中使用了金属移植物。但是因为这些固体的塑料和金属移植物经常出现移位、挤脱、穿入内耳及明显的中耳反应,以致耳科学界后来认为这些移植材料在慢性中耳炎的手术治疗中效果不佳。

碳合聚四氟乙烯被作为生物相容性材料来使用,它是一种 teflon(聚四氟乙烯)块状聚合物,能被雕刻成耳科手术所需要的各种形状,但碳合聚四氟乙烯也有聚四氟乙烯的多项缺点,在中耳内产生异物反应,包括纤维化和异物巨细胞反应。

20 世纪 70 年代后期,研制出一种高密度聚乙烯海绵(HDPS),其早期的形式是一种机械制造的钩状假体,称为 plastipore。1976 年以来美国著名的 House 耳科研究所一直用 plastipore 赝复物重建听骨链,并常规在 plastipore 和鼓膜或鼓膜移植物之间放置软骨,获得了良好的听力改善,同时赝复物排出率很低。plastipore 具有良好的生物相容性,但其最显著的缺点是可能引起感音神经性聋。后来出现一种热融合的 HDPS,称为 polycel。这种材料能与其他材料如金属相结合,可以设计出更多的假体形状。

自体材料也可以用作听骨链赝复物,常用的主要包括听小骨、骨皮质、软骨等。自体材料的局限性有:听小骨可有鳞状上皮浸润;重新塑形使手术时间延长;吸收和(或)失去刚性(尤其是软骨);与中耳壁粘连固定,可能发生听小骨骨炎,胆脂瘤患者残留胆脂瘤的可能性增加,故临床上并不建议使用自体材料。1971 年 Smyth 报道了移植的柱状软骨出现侵蚀,提示软骨在术后 3 年内会出现不稳定的情况。1985 年 Schuknecht 和 Shi 报道,在中耳软骨移植物随访的研究中发现,重塑的听骨极少腐蚀,显微镜下观查有新骨形成,软骨移植物无钙化、骨化和炎症细胞浸润。但 1994 年 Merchant 和 Nadol 进行了相似的工作,结果却有明显不同,显微镜检查发现移植体刚性丧失,组织学检查发现胆脂瘤且移植体有吸收,稳定性的丧失可能是由于血管长入及软骨炎发生引起。据此认为软骨移植物不能作为理想的听骨移植体。

20 世纪 60 年代,同种异体材料首次被利用,主要是同种异体听小骨和牙齿。同种异体听小骨作为听骨的赝复物具有良好的效果。异体牙齿可以制成部分听骨赝复物和全听骨赝复物,其作为一种听骨赝复物的材料,来源广泛,组织相容性好,稳定性高,易长期保存,经处理后,几乎不含有有机物质,排斥反应很弱,并且牙齿的声传导性好,极易临床推广;但手术中运用异体牙齿制备听小骨费时、费力,不为大多数耳科医师所接受。对于同种异体材料的研究表明,中耳绝非免疫学的豁免部位,亦存在排异作用,并且由于交叉感染疾病(如 AIDS 等)的可能性,现在慎用同种异体材料。

由于自体材料的缺点和同种异体材料潜在感染的危险,目前人工材料是听骨链成形最常用的材料。人工材料可分为生物相容性、生物惰性和生物活性材料三种。重建材料具有其特殊性,一端必须与鼓膜相连接,另一端与骨或软组织相连接。理想情况下,移植材料除两端外不与其他组织接触,而且具备一定的形状、硬度和声音传导特性。影响中耳听骨链重建结果的因素除技术外,主要由中耳的状态决定,咽鼓管功能不良可导致早期移植体脱位,感染可致移植体的损坏和吸收。下面介绍最常见的人工听骨及其特点:

陶瓷:是一种特别硬的氧化铝,动物实验证明有很好的生物相容性,排斥反应只有 0.3%,而且在临床工作中也得到证实。

生物陶瓷:如 ceravital,是一种生物活性物质,可以刺激骨质生长。经长期研究发现,其缺点是炎性反应时有吸收的倾向。其他的产品如 Macor 和 Bioverit 吸收倾向小,但是可以与鼓室的骨缘或者其他听小骨发生粘连。

羟基磷灰石:与骨质和牙的基本结构相似,有很好的生物相容性,美国医师很喜欢使用这种材料。中耳发炎时,有 4% 发生溶解。Coatantino 认为这种材料没有骨生成的特征,但是有骨传导的特征,对生成的骨质起支架作用。

塑料:中耳手术中主要用的是聚乙烯。市场上的产品是 plastipore 和 polycel。脱出率为 2% ~ 38%,比陶瓷高。最近的动物实验发现,赝复物周围有巨细胞存在,提示异物排斥反应(图 1-3-30)。

金属:使用最多的金属是金、钛合金、白金。现代材料学加工技术的发展,包括激光技术的应用,能够提供纤细的、很轻的、形状能够与中耳相匹配的赝复物。白金:是一种贵重金属,有很强的抗氧化、抗腐蚀作用,因此有良好的生物相容性。特别适用于镫骨手术时作为固定在砧骨长脚的材料。只有 0.7% 的患者发生砧骨长脚坏死,可能是白金环引起的异物反应、瘢痕牵拉或者血供障碍引起的。金:首先作为人工镫骨(piston)在中耳手术中应用。它跟氧化铝陶瓷有着相似的良好的生物相容性,能够抑制细菌生长。Steinbach 使用金子制成的 PORP 和 TORP 用于听骨链重建。作为 piston 使用时,有个别病例出现骨导听力下降,Dost 推测可能是金属对开放的内耳的毒性反应。钛合金:近年来金质的听小骨已经越来越多地被钛合金听小骨替代。钛合金比金子要轻得多(1/4),硬度高。它有一定弹性,可以钳夹。现在是生物相容性最好的

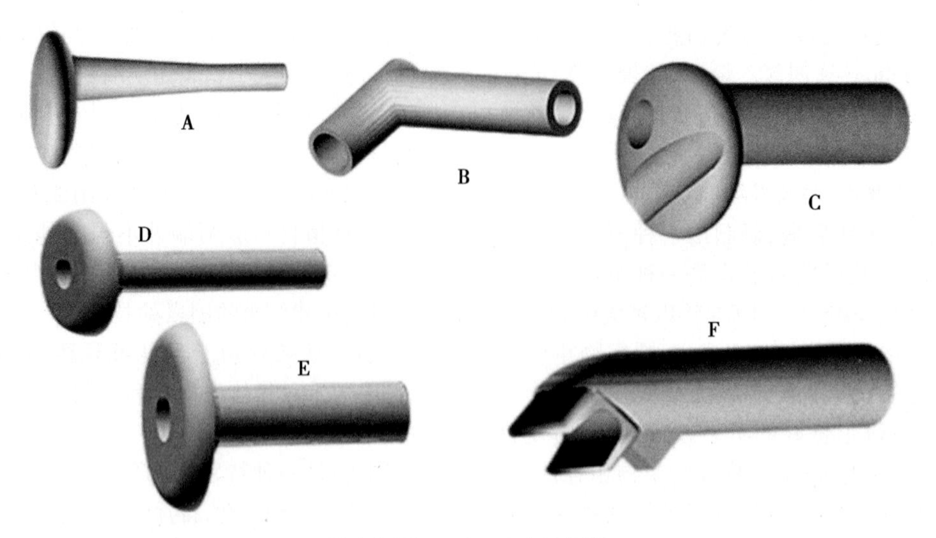

图 1-3-30 polycel 人工听骨

A. 为 TORP,其他为 PORP;B. 用于连接镫骨头与残余的砧骨长突;C、F. 用于连接镫骨头与锤骨柄;D、E. 用于连接镫骨头与鼓膜

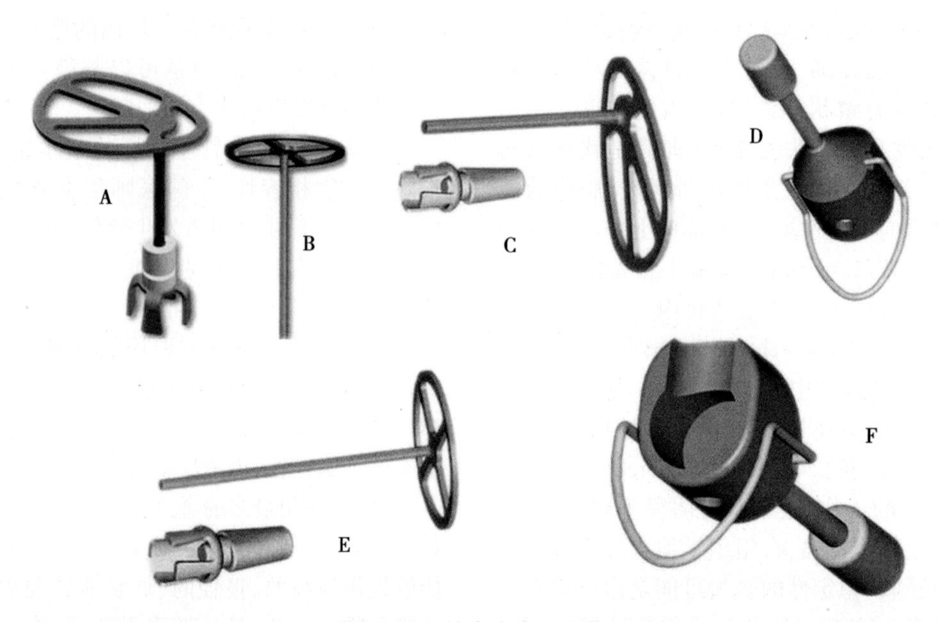

图 1-3-31 钛合金人工听骨

A. 为 PORP,连接镫骨头与鼓膜;B. 为 TORP,连接镫骨底板与鼓膜;C、E. 可作为 PORP 和 TORP;D、F. 是 PORP,连接镫骨头和锤骨柄

材料,在中耳形成氧化层,供结缔组织附着。在动物实验中和手术后取出的人工听骨周围都没有发现骨质生长,也没有发现异物反应。至今还没有发现钛合金在中耳与骨质发生融合(图 1-3-31)。

骨水泥:首先在牙科使用的骨水泥是氟硅酸钙-铝-玻璃与多烷烃酸的混合物,可以在手术中通过化学反应变成一种硬质材料。后来发现尽管骨水泥制作的听小骨不管是在声学还是机械方面都被证实是一种理想的材料,但是没有凝固的骨水泥与脑脊液接触后释放的铝可以产生致死的毒性反应,因此这种材料大部分还是从市场上退出了。

三、听骨链病变的分型

不同的中耳疾病,引起的听骨链病变不同。活动性中耳炎伴流脓的,听骨链破坏或吸收的发生率要高于静止性中耳炎或中耳炎后遗症。而且听骨链的破坏还与疾病的类型和穿孔部位有关。慢性中耳炎已干耳者、单纯鼓膜穿孔不伴胆脂瘤者,砧骨长突吸收在后方鼓膜穿孔的发生率高,而在前方鼓膜穿孔的发生率较低。鼓膜完全穿孔的患者砧骨长突吸收的发生率高,且常伴锤骨柄吸收。胆脂瘤型中耳炎中,松弛部内陷或穿孔的上鼓室胆脂瘤,常见的是砧骨体或锤骨头的破坏吸收,其次是镫骨弓的破坏,而不发生锤骨柄的全部吸收;鼓窦胆脂瘤,主要是紧张部后上内陷,砧骨和镫骨头及弓被吸收的发生率较高;侵犯全部紧张部的内陷袋性胆脂瘤,除较高的砧骨和镫骨头及弓的吸收外,常有锤骨柄的吸收。

听骨链因为疾病的不同,病变可能有不同的状态:听骨链完整,锤骨柄缺失,锤骨头缺失,锤骨全缺失,砧骨的长突缺失,砧骨体缺失,部分的镫骨弓缺失,全部的镫骨弓缺失、只剩足板,镫骨固定,只剩足板且足板固定等。

1. Austin 和 Kartush 将听骨链的状态分为以下几型 ①O 型:听骨链完整,M(malleus 锤骨)+I(incus 砧骨)+S(stapes 镫骨)+;②A 型:锤骨存在,镫骨存在,M+S+;③B 型:锤骨存在,镫骨缺损,M+S-;④C 型:锤骨缺损,镫骨存在,M-S+;⑤D 型:锤骨缺损,镫骨缺损,M-S-;⑥E 型:听小骨头固定;⑦F 型:镫骨固定。

2. Fisch 根据听力重建的结果将听骨链的基本状态分为三型 ①Ⅰ型:有锤骨和运动的完整镫骨,砧骨缺失,听骨链重建后气骨导差可缩小到 10dB;②Ⅱ型:有锤骨和镫骨足板,而砧骨和镫骨板上结构缺失,根据镫骨足板的类型又可分为Ⅱa 足板活动和Ⅱb 足板固定两型。听骨链重建后气骨导差可缩小到 20dB;③Ⅲ型:仅剩镫骨结构,又分为Ⅲa 运动的镫骨、Ⅲb 运动的足板和Ⅲc 镫骨固定。听骨链重建后,气、骨导差可缩小到 30dB。

3. Robert Vincent 等根据锤骨柄的情况分为两型

(1) 锤骨柄存在

A:砧骨腐蚀,镫骨存在并运动;

B:镫骨上结构腐蚀,足板运动:B-1:完整砧骨;B-2:砧骨腐蚀;

C:镫骨足板固定:C-1:完整砧骨;C-2:砧骨腐蚀;

D:特殊情况:D-1:锤骨固定;D-2:前位锤骨;D-3:鼓膜外移。

(2) 锤骨柄缺失

A:砧骨腐蚀,镫骨存在并运动;

B:镫骨上结构腐蚀,足板运动:B-1:完整砧骨;B-2:砧骨腐蚀;

C:镫骨足板固定。

四、听骨链重建术

(一) 听骨链重建术的手术分型

听骨链重建术的手术分型参照中华耳鼻咽喉科学会 2012 年中耳炎临床分类和实施分型:Ⅰ型单纯鼓膜成形,不需听骨链重建;Ⅱ型:底板活动,镫骨上结构存在。可采用部分听骨的方式如 PORP 或桥接的方法;Ⅲ型:底板活动,镫骨上结构缺如。可采用全听骨的方式如 TORP 的方法。

(二) 手术适应证

1. 作为开放式或闭合式鼓室成形术的一部分,同时一期进行听骨链重建;

2. 开放式或闭合式鼓室成形术的二期,进行听骨链重建;

3. 伴有听骨链腐蚀的不张性中耳炎或粘连中耳炎;

4. 气骨导差超过 30dB 的耳硬化症;

5. 先天性听骨链畸形;

6. 外伤所致的听骨链中断。

(三) 手术禁忌证

1. 相对禁忌证 混合性耳聋,骨导比对侧差;自发性鼓膜与镫骨连接,有良好的听力;严重的中耳不张。

2. 绝对禁忌证 唯一有听力耳的病变没有达到必须手术的程度。

(四) 手术径路

采取何种手术径路,取决于疾病的情况和听骨链重建方式。

1. 耳道径路(transcanal approach) 在外耳道宽大、倾斜度较小的前提下,中耳无感染的听骨链畸形/脱位以及鼓膜成形同期行听骨链重建者;局限于鼓室的伴有听骨链腐蚀的不张性或粘连性中耳炎。

2. 耳后外耳道径路(retroauricular transmeatal approach) 适应证同耳道径路,手术视野耳道内径路欠佳者尤其是耳道前骨壁突出时。

3. 乳突和外耳道联合径路(transmastoid and transcanal approach) 完壁式鼓室成形术不考虑二期手术时。经后鼓室能增加视野,将镫骨全貌看清,完成听骨链重建,可以直视下测试听骨链的连接情况,从而确保重建听骨链的恰当连接。

4. 乳突径路(transmastoid approach) 完壁式鼓室成形术二期,重建听骨链采取经乳突和后鼓室径路,不去切开外耳道皮肤和新形成的鼓膜,从上鼓室将人工听骨置入,经上鼓室和后鼓室调整到恰当位置。如果经验不足,必须切开外耳道皮肤,将外耳道皮瓣翻起,采取联合径路。

5. 耳内径路(transmeatal approach) 开放式鼓室成形术二期,重建听骨链在耳镜下进行,如果一期进行了外耳道重建,视野将足够大,应注意的是切开外耳道皮肤,将外耳道皮瓣翻起应该注意面神经是否裸露,避免损伤。

(五)人工听骨在不同听小骨病变缺损情况下的应用策略

1. 镫骨完整活动 此型最为常见,大多数情况下可采用部分听骨链赝复物(partial ossicular replacement prostheses,PORP)。

(1)砧骨缺损:砧骨缺损情况的重建方式有两种:①砧骨搭桥。运用砧骨替代赝复物,其使用条件是镫骨头长轴和锤骨柄的夹角小于45°,尤其适合于夹角小于30°的情况。角度大于45°时,除妨碍锤骨和镫骨间的声音传递外,镫骨足板会出现摇摆运动而消耗声能的情况。如果锤骨柄与镫骨相比太靠前,有些声音将转化为无效的镫骨足板旋转运动。②运用部分听骨赝复物PORP。

砧骨搭桥是镫骨完整活动这一类型听骨链重建的首选术式,在镫骨头和锤骨柄之间置一重新塑形的砧骨,在干耳且自体砧骨周围没有胆脂瘤侵犯的情况下,通常使用自体砧骨,现在使用人工材料较多。手术通常是一期进行,除非前半部鼓膜缺失,穿孔较大将使锤骨柄不稳定。保留或去除锤骨头不会影响重建后的听力效果,注意保护好鼓膜张肌腱非常重要,鼓膜张肌腱缺乏,最好分期手术。

手术要点:局麻下耳内切口,掀开外耳道鼓膜皮瓣,注意保护鼓索神经。去除耳道底部9点~12点或12点~3点骨缘,开放后鼓室。将缺长脚的砧骨旋转取出。用度量子测量镫骨头和锤骨柄之间的距离,以确定作为桥接的砧骨大小和形状。血管钳将取出的砧骨夹住,使其固定,根据测量的数值,用金刚钻将砧骨长突和砧骨体后部磨除部分,砧骨的关节面雕刻以容纳锤骨柄,在砧骨体上作一凹口以容纳镫骨头。用吸引器将塑形后的砧骨放入锤骨柄的尾部,塑形砧骨侧移旋转,置于镫骨头上,使砧骨牢牢地固定在镫骨头和锤骨柄之间(图1-3-32,图1-3-33)。

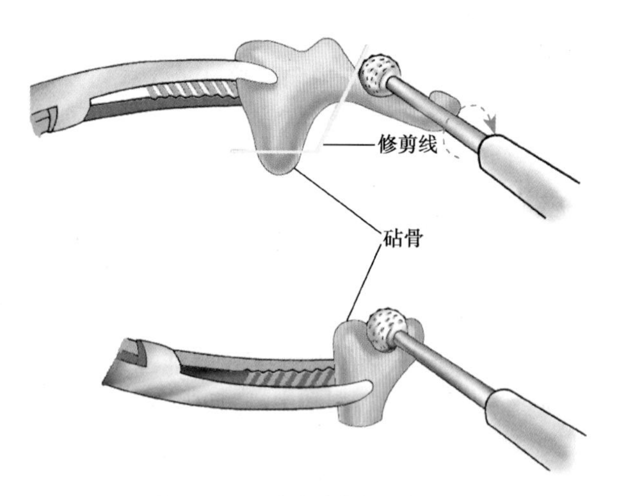

图1-3-32 对砧骨进行重新塑形

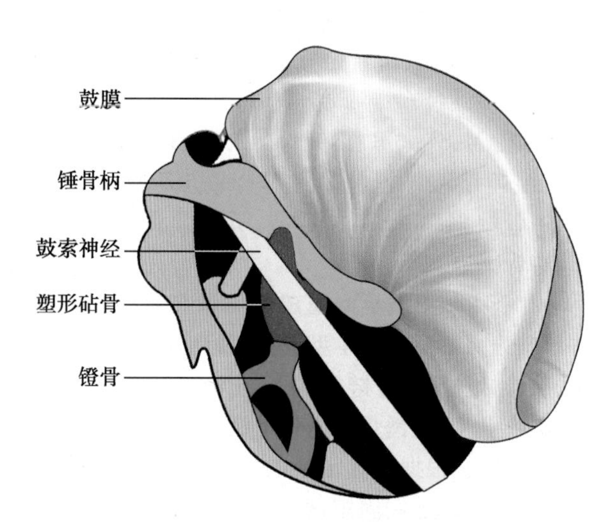

图1-3-33 重新塑形后的砧骨重建听骨链

2. 砧骨长突缺损 单纯砧骨长突缺损导致砧镫关节连结中断,在儿童和成人都是比较常见的听骨链损害。此种情况下,听骨链重建可采用重建砧镫关节本身或双关节替换装置的桥接法。对于重建砧镫关节,最常用的关节替换假体是羟基磷灰石制作的关节假体。该假体呈立方体,其中一个面有一条沟用来连接残留的砧骨长脚,相对的一面有一个孔用来容纳镫骨头。假体放置时,假体孔的中心对准镫骨小头,同时将砧骨长脚放入沟中。术中可对砧骨长脚进行修剪。由于假体牢固地卡在砧骨和镫骨之间,所以无需特别的支持包裹材料。置入后可活动锤骨以检查运动通过假体传递到镫骨是否良好。该假体有不同大小的尺寸,使用方便,且挤脱率低。但随植入后的时间延长,砧骨长脚继续受损则假体可能滑脱。

3. 镫骨底板缺失 胆脂瘤破坏严重,导致底板骨质吸收仅存薄层软组织,此时需要在原镫骨底板位置覆盖小块筋膜组织后,使用全听骨链重建假体(total ossicular replacement prostheses,TOPR)进行听骨链重建(图1-3-34)。

4. 镫骨板上结构缺、底板活动 此种情况也有两种重建方式,其一是应用砧-镫假体,其二是弃

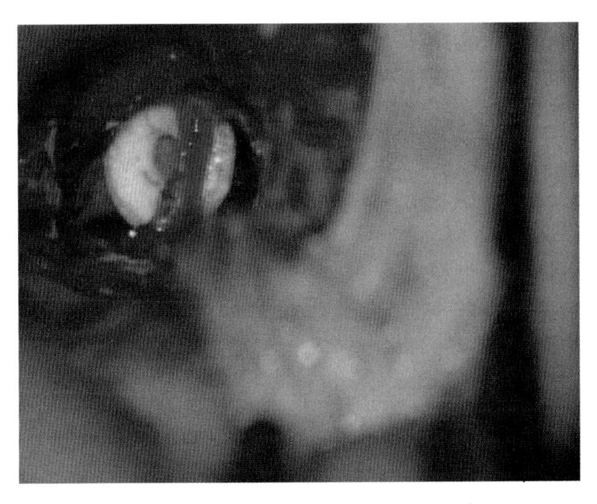

图 1-3-34 使用 PORP 重建听骨链，将 PORP 置于镫骨头与鼓索神经之间

用锤骨而用 TORP。最常用的两种砧-镫假体包括 Goldenberg 和 HAPEX。在植入手术中，量出镫骨足板至锤骨中部的距离，并据此修剪 HAPEX 干的长短。将 HAPEX 干置入镫骨足板的中央，抬起锤骨柄，将假体置入锤骨柄中部的下方。与砧骨替代假体相类似，假体向锤骨柄的顶部移动时，会增加张力。所以中耳内需用吸收性明胶海绵支撑。镫骨足板表面也应避免太大的张力，否则假体的干也可能会移入前庭。砧-镫假体的长度，通常为 4～6mm。TOPR 目前使用较为普遍。在声音传递过程中，底板的位置以及骨接触的稳定性也是影响因素之一。至今的研究显示人工听骨在镫骨足板中间的部位是最为理想的。靠前会造成高频听力下降，靠后引起低频听力下降。人工听骨应尽量与底板垂直，偏移角度尽量不要超过 5°～15°（图 1-3-35）。

为了使人工听骨在光滑的底板上保持在正中

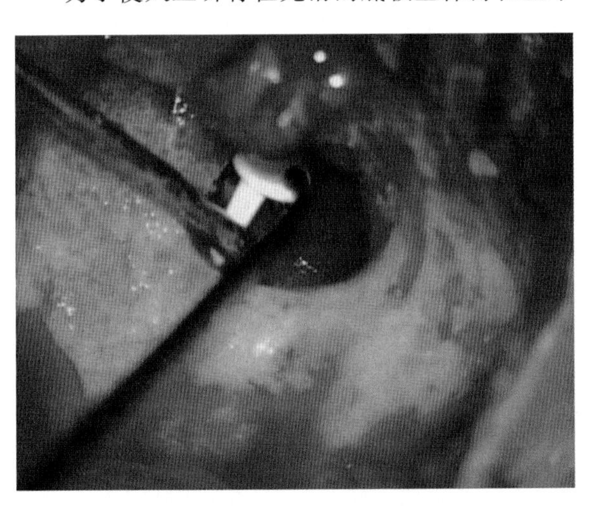

图 1-3-35 用 TORP 架于镫骨底板上

的部位，可以把软骨削薄到 500μm 做成骨床，置于镫骨足板之上，而人工听骨固定在软骨床上。现在已经有加工软骨用的显微模具。有关报道显示，这种软骨床与周围发生粘连后，只造成最多 6dB 的听力下降。

5. 镫骨底板活动、TORP 不稳　这种情况不多见，仅适应于中耳无炎症，锤骨柄完好的少见情况，目前可以采用激光底板打孔（one shot），piston 挂于锤骨柄上。

6. 镫骨固定　镫骨底板固定多见于耳硬化症和先天畸形，目前使用 piston 进行听骨链重建，将在耳硬化一节中详细讨论。

7. 镫骨底板固定，无砧骨长突　piston 钩挂于锤骨柄。

8. 无锤骨柄　无锤骨柄的情况相对少见，出现也是伴随其他听小骨的病损，为了提高听力，增加与重建鼓膜的接触面积，目前可以使用人工锤骨柄。在鼓环外侧外耳道骨性部修整出固定人工锤骨柄的骨凹，完成操作。

（六）听骨链重建术的注意事项

1. 手术选择方面　听骨链重建术与单纯耳硬化的人工镫骨术的效果并不一致。通常，听骨链重建术后仍有一定程度的气骨导差，只有少部分患者，运用砧骨架桥于锤骨柄和镫骨头之间有非常满意的效果，气骨导差消失。听骨链重建，二期效果较好，作为二期手术的听骨链重建可采取局麻手术。在手术中，仔细辨认残余听骨链的状态，锤骨和砧骨可能固定或骨折，镫骨弓的腐蚀可能导致听骨链重建手术的失败。在完壁式鼓室成形术中，经外耳道或经乳突径路的听骨链手术，二期通常在第一次手术后 10～12 个月进行。在不伴胆脂瘤或胆脂瘤局限于上鼓室的病例，可采取经外耳道径路。在一期进行正确的外耳道成形术的病例，将有助于手术的进行。

2. 重建材料方面　在干耳且自体砧骨周围没有胆脂瘤侵犯的情况下，可使用自体砧骨，通常砧骨有足够的长度连接足板与重建的鼓膜。如果不能利用自体听骨，可使用生物相容性听骨（PORP 或 TORP）。使用生物相容性听骨，通常是在鼓膜和假体之间置一厚的软骨片，能减少术后听骨外突的风险。当有感染存在时，尽量不要使用生物相容性假体；如果鼓膜穿孔，最好分期手术。如果咽鼓管功能不良，生物相容性假体的外突常见，植入的软骨可能在数年后吸收。

3. 手术技巧方面　尽可能使用锤骨柄对听骨

假体额外的支撑作用；使用血管钳夹持砧骨进行雕刻，不是用手；置于镫骨头与锤骨柄之间的雕刻的砧骨有助于获得非常好的效果；在砧骨中钻一较大的窝以容纳镫骨头，如果锤骨柄存在，钻一沟容纳锤骨柄；如果足板上结构缺失而前庭窗足够宽，使用一个完整的砧骨，砧骨的长度一般能匹配足板至鼓膜所需要的距离；正确的摆放小柱，避免固定，在完壁式鼓室成形术中，小柱与后面的鼓沟应保持一定的距离，在开放式鼓室成形术中，小柱与面神经管应保持一定的距离；在前方，小柱与鼓岬分开，特别是镫骨上结构缺失；来自外侧的重建鼓膜和来自内侧镫骨足板的恰当的作用在小柱上的压力是必需的，以确保有效的声音传递，然而过度的压力作用于镫骨上结构或足板必须避免。

（七）影响听骨链重建效果的因素

1. PORP 或 TORP 的柄过长，导致筋膜产生过大的张力，增加人工听骨脱出的几率。

2. 移植的筋膜组织过薄，人工听骨脱出。可在人工听骨顶盘上覆盖薄层软骨或致密纤维膜用以加固。

3. PORP 等植入时的角度处理不佳，人工听骨顶盘与移植筋膜接触面积小。

4. 术后由于鼻咽部炎症，鼓室负压，移植筋膜内陷，听骨突出。

5. 鼓室内本身的炎症持续存在导致筋膜生长不良穿孔。

6. 机体对移植物的排斥反应。

7. 镫骨周围发生纤维化、纤维硬化和纤维骨化，镫骨活动受限。

8. 人工听骨顶盘与鼓室壁接触影响听骨链的活动。

9. 人工听骨的角度、长度以及与镫骨连接的松紧度。

10. TORP 固定不稳及移植材料质量对声音传导的影响。

11. 术中未保留鼓膜张肌腱，术后鼓膜受气压的影响向外突出，会导致人工听骨移位。

五、听骨链重建的实验研究

中耳传音机制的重建对耳科术者来说仍然是一个巨大挑战，虽然取得了较大的成就，但寻找在自然阻抗匹配系统中能提高关键听力频率的完美假体，依然是大家追求的目标。目前，有关砧骨或砧骨与镫骨上结构替代假体的声学作用与不同假体之间的比较的信息，主要来自以下四个方面：①中耳手术假体植入后听力结果的临床报道；②动物实验，主要是猫；③电机械或类似的中耳模型；④人类颞骨实验。

（一）临床报道

比较两种或多种假体的前瞻性试验是分析结果的最佳方法，但因受很多不能控制的因素影响很难操作。听骨连重建后的效果受很多非假体的因素影响，包括术者的技能和经验、中耳的状况、乳突腔的体积、镫骨的运动情况、咽鼓管的功能、中耳黏膜的健康情况、手术的时间、手术是否分期和疾病本身等。报道结果的方法也影响了不同假体植入效果的比较。

（二）动物模型

因为解剖差异，运用于临床的假体大小不适合猫的中耳，大的灵长类动物将是较好的模型动物，但价钱昂贵，这明显限制了动物模型的研究。

（三）实物模型和虚拟模型

电机械中耳模型已经用于中耳假体的评估，但是模型中的鼓膜和耳蜗替代物不能模仿正常的解剖和生理功能，不能反映临床的真实情况。虚拟中耳将是可行的，能用于中耳假体的模型评估，现在已进行了中耳的精确元素分析，今后将会越来越准确，在未来将有助于中耳假体的评估。

（四）颞骨标本模型

目前最好的测试中耳假体的方法是新鲜人类颞骨标本。死后 1 周内的保存良好的颞骨标本，与生前的声学机械特性基本相当，测量的参数是在移去砧骨前和插入假体后，在一个连续的声音压力水平作用下，镫骨位移和速度的反应。一种敏感的非接触系统，如激光多普勒振动系统，能用于镫骨的测量，它可用于测量小于 0.0001μm 的位移。颞骨模型的缺点是在模型中其鼓膜是正常的，而在通常的临床状况上并不是如此。在临床上，鼓膜通常有穿孔需要修复或曾经修复；另外非线性的鼓膜、瘢痕、鼓室硬化、潮湿、鼓膜内陷可能存在；锤骨可能部分或全部缺失，韧带的支持作用也可能变紧或变松，而修复的鼓膜的功能与正常的相比也不同。

六、听骨链重建手术的效果评价

听骨链重建手术的效果需要有一个可行的方案进行评估，这个方案要能够被广泛的采纳使用，又要简单可行，但是我国目前并没有就在这方面形成共识。下面介绍美国听觉和平衡学会制定的一个指南。

美国听觉和平衡学会于 1995 年制定了一个传导性听力损失治疗效果的评估指南，分为两级水平:①一级:外科医师报告的技术结果和提供的总结性数据;②二级:描述性的原始数据。应用任意一级报告方法的研究都应当有助于判定哪一种技术方法和假体更能提高听力。在评估中应尽量多收集原始数据,以便能详细地分析研究结果并能进行回归分析。评价疗效所需的数据常包括:

1. 听觉阈值　美国听觉和平衡学会建议使用0.5、1、2、3kHz四个频率的平均阈值形成四音纯音平均值。在过去的实践中通常使用0.5、1、2kHz三个频率或0.5、1、2、4kHz四个频率来计算纯音平均值。美国听觉和平衡学会认为包含3kHz是恰当的,因为3kHz能更高地反映频率在语言理解方面的重要性,而这正是听力重建的目的,这种四音纯音平均值的运用与其他学会的纲要是一致的。有证据表明使用0.5、1、2kHz和0.5、1、2、4kHz的数据系列能与使用0.5、1、2、3kHz数据系列直接比较,但是建立0.5、1、2、3kHz四音纯音平均值应当是未来前瞻性研究的标准。听力计纯音阈值气导应当记录0.5～8kHz和骨导0.5～4kHz,检测时需使用恰当的掩蔽。总之,学会建议在评价疗效时应使用四音纯音平均阈值和气骨导差(气导的四音纯音平均值减去骨导相同的平均值)等数据。

2. 气骨导差的变化　学会建议还可运用气骨导差的变化来评价疗效,并比较手术后气导阈值和术前气导阈值的变化。气骨导差缩小的分贝数由术前的减去术后的气导差来确定。结果可以是阴性即治疗后差值更大,也可以是阳性即治疗后差值更小。学会还建议使用术后气、骨导差的平均值、标准误和变化范围以及变化的分贝数等参数来评价疗效。为了简便,研究者报道气骨导差可运用条形图,条形图应当按照0～10dB,11～20dB,21～30dB和大于30dB的形式构建。

3. 疾病的不同　听骨链重建的结果应根据疾病的不同全面讨论,最主要的是不同病例的听骨链状况,尤其是镫骨和锤骨,如重建是从镫骨头、底板还是从前庭窗开始,锤骨柄存在还是缺失。在慢性中耳炎中,还要考虑中耳气化的程度和咽鼓管的开放程度。评价时应当指出手术是一期还是分期,是否进行修正手术,研究者还应描述他们手术治疗的原则、手术方法和并发症。

4. 结果的报道　如遵从指南一级,研究者应当报告下面每个数据的平均值、标准误和变化范围:①术后气骨导差;②气骨导差缩小的分贝数;③高频骨导听力损失分贝数的变化。1年或2年以上报告前两项,6周或以上应当加上第三项。结果会随着时间的变化而不同,1年或1年以上的结果要比短期的结果更真实和稳定。听觉和平衡学会鼓励研究学者报告术后的气导阈值,这个指南为外科医师报道中耳外科技术结果提供了简单的方式。如遵从指南二级的报告,应当报道听力损失分贝数的纯音阈值的原始数据包括手术前、后的0.5～8kHz的气导和0.5～4kHz的骨导。

(迟放鲁)

第六节　中耳炎后遗疾病

非特异性中耳炎(含化脓性和非化脓性中耳炎)若获得及时和正确治疗,是可能完全治愈、不留痕迹的,即可以不遗留任何功能和结构异常,此为对急慢性化脓性与非化性中耳为诊治的最理想结局;但若遇患者体质异常,诊治时机或方法不当,即难免使病程迁延,最终留下中耳功能不全和结构破坏等不良结局,患者持续存在听力损失、耳鸣、耳闷或自听增强等不适主诉,部分患者尚可能有头晕、耳痛,偶可发作溢液,这些在耳部活动性炎症静息之后依然持续存在的不适和缺陷,可统称之为后遗症或后遗疾病。在本章节中仅试图广开思路,概述各种表现类型、而择有代表性者作较详细讨论。

一、中耳炎后遗疾病的分类

中耳炎因病损性质、病变范围、病程长短、轻重及治疗方法不同,预后结局多种多样。应如何表述和归类各形式的不良结局、后遗症或后遗疾病,各家意见并不一致。

查阅我国有代表性的专科著作,于1957年由刘瑞华教授主编的我国第一本专著——《耳科学》中,列有"遗迹性中耳炎"一段,认为是化脓性中耳炎的后遗症,与慢性咽鼓管阻塞和慢性粘连性中耳炎并列。《实用耳鼻咽喉科学》(武汉)首先列出"中耳普通炎性疾病及其后遗疾病"一章,与《耳鼻咽喉科全书·耳科学》(上册)在"耳部非特异性炎症疾病"一章中的"中耳炎后遗症"一节,都有粘连性中耳炎和鼓室硬化两个病名。《耳鼻咽喉头颈外科学》(八年制)有"慢性中耳炎后遗疾病"一章,亦含粘连性中耳炎和鼓室硬化两病。2012年中华耳鼻咽喉科分会与杂志编委会共同组织制定《中耳炎分类分型和手术分型指南》,其中中耳炎后遗症包括不张性、粘连性中耳炎、鼓室硬化、中耳胆固醇肉芽肿、隐匿性中耳炎。

Gates(2002年)在其中耳炎分类分型中曾提

出，中耳炎后遗症包括不张性中耳炎、粘连性中耳炎、鼓室硬化、听骨链固定、听骨链中断、胆固醇肉芽肿等六种病变。此种分类法，得到较广泛的认同。但若广义而言，中耳炎后遗症或后遗疾病，应该比上述要丰富得多，现按不同方式归类如下：

1. 按中耳炎诊疗转归的三种状态产生的不良结局分类

（1）中耳炎（急慢性、化脓与非化脓性）未经治疗或未经有效治疗的自然转归，如鼓膜穿孔、鼓膜内陷、鼓室粘连、鼓岬上皮化、胆固醇肉芽肿等。

（2）中耳炎并发症的不良结局：耳后瘘管、迷路炎感音神经性聋、周围性面瘫等。

（3）中耳炎治疗（恰当的或不当的）遗留的结构与功能障碍：乳突根治术腔、传导性聋、耳道狭窄等。

2. 按中耳炎遗留损害的不同病理性质与部位划分

（1）鼓室通气不良型：主因耳咽管通气功能障碍，鼓室前后峡闭塞致鼓膜不同区域内陷、粘连、继发积液，胆脂瘤、胆固醇肉芽肿等。

（2）纤维粘连型：鼓室黏膜损伤，纤维组织增生致鼓膜与鼓室内壁，听骨之间形成纤维粘连固定，自由振动度消失。

（3）听骨残缺型：包括炎症性听骨链中断及异常骨质增生致听骨链变形或骨性固定。

（4）鼓室硬化型：鼓室黏膜下层组织增生与玻璃样变性，形成硬化斑块，可以波及中上鼓室、听骨周围、阻碍两窗活动。

3. 并发症与治疗产生的不良结局　如并发周围性面瘫或迷路炎所致的感音神经性聋，自然根治或手术后产生的腔洞和耳道狭窄、闭锁等。

中耳的气房系统，包括咽鼓管、鼓室（含中、上、下、前、后鼓室）、鼓窦及乳突气房，其发生学与组织学均与呼吸道有共同性，气道及分泌物引流通畅，气腔、气压的正常维持，是传音结构功能之所依。鼓膜与听骨链的完整及两窗正常是传音功能的基本保证，被视为中耳传音功能三个要素。通过病因和病理学研究，认识中耳炎症所致的病理组织损害及修复性反应所致的各种后果是防治中耳炎后遗症必须掌握的。本章将选择几个有代表性的后遗疾病，分述于后。

二、鼓室膨胀不全

（一）定义

鼓室膨胀不全（tympanic atelectasis），又称中耳膨胀不全（atelectasis of middle ear）是指鼓膜离开正常位置向鼓室内侧移位的临床表现，是鼓室整体或局部长期处于负压状态所致，是中耳炎常见的后遗症之一。

（二）分类与分级

不同作者针对鼓膜发生的变化，有不同的认识，Gates（1975 年）将其分为弥漫型和局限型两种类型，前者指的是整个鼓膜向鼓室内陷，重则形成全面贴附或粘连；后者指发生在鼓膜松弛部或紧张部四个区中的一个或多个部位。轻者为一般移位，重者可囊袋形成，并可继发中耳胆脂瘤（图 1-3-36 ~ 1-3-39）。

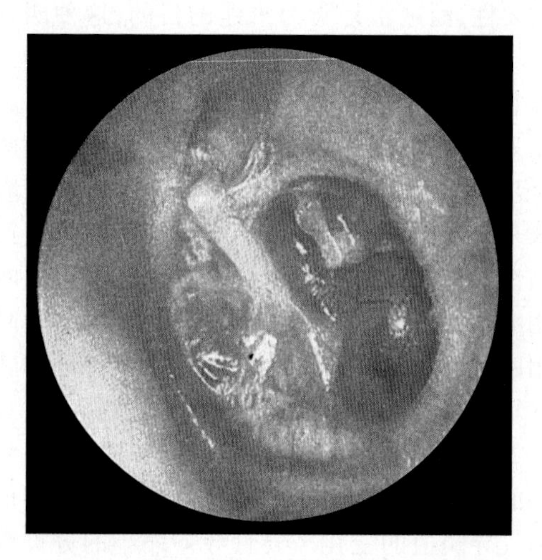

图 1-3-36　全鼓膜内陷

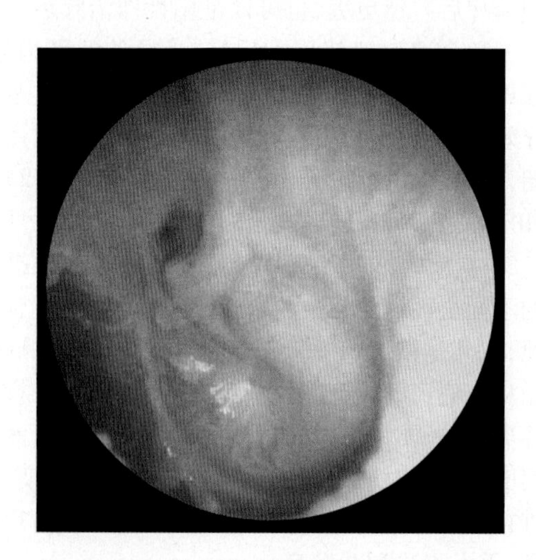

图 1-3-37　松弛部内陷

根据鼓膜与鼓室内侧壁及听小骨之间的距离，将移位分为四个等级：①1 级，鼓膜内陷型：表现为光锥缩短，锤骨柄横位，锤纹缩短，但鼓膜未与砧骨接触；②2 级，严重内陷型：鼓膜后上象限与砧骨、镫

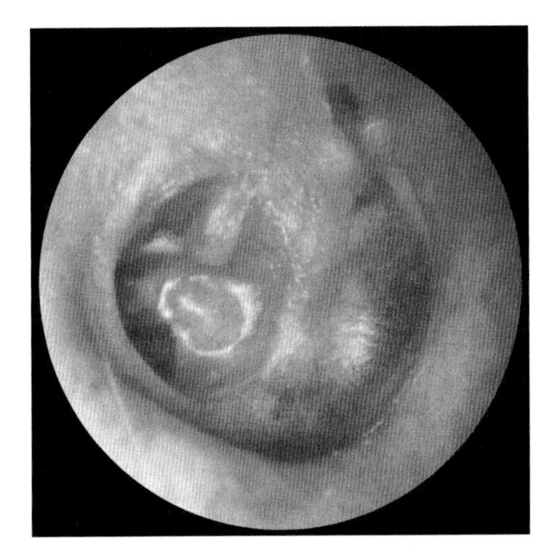

图 1-3-38 后上象限内陷

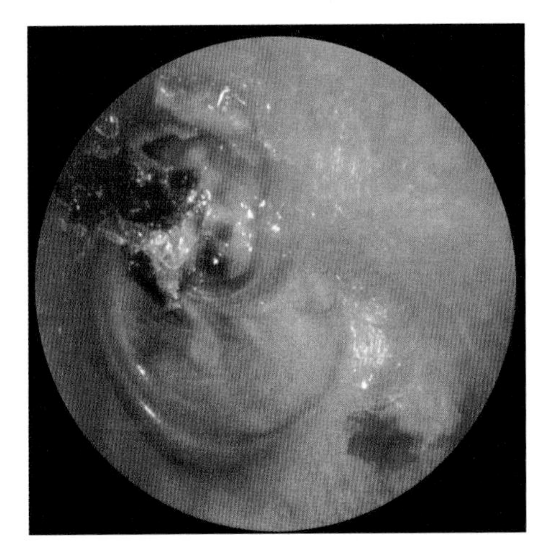

图 1-3-39 上鼓室胆脂瘤

骨贴附，但未与鼓岬相接；③3 级，粘贴型：鼓膜与砧、镫骨和鼓岬贴附，但未粘连，行耳咽管吹张，鼓膜尚可暂时膨起；④4 级，粘连型：中耳膨胀不全的状态下，鼓室黏膜表面的任何损伤（炎症、创伤），均可致局部渗出、纤维组织增生，形成不同程度的粘连病变，此为粘连性中耳炎的常见类型，将在“粘连性中耳炎”中详细论述。

（三）鼓室膨胀不全发生机制

鼓膜的正常位置及听骨链的灵活振动，有赖于中耳气压与外界气压相等，Sade 等曾指出，中耳气压功能的维持与五种因素有关：①气体经咽鼓管进出中耳；②中耳气体经黏膜向血管扩散；③中耳黏膜厚度；④鼓膜弹性；⑤乳突气化程度。实验证明，中耳黏膜厚和乳突气化不良，均可减少中耳气腔的总容积从而减弱中耳气压缓冲功能。

炎症所致耳咽管通气不良，是中耳负压形成的主要因素。气房系列黏膜充血、水肿及鼓膜弹性结构破坏加重了负压的形成及鼓膜向鼓室内侧移位贴附，并可促成鼓室被分割，诱发鼓室内气流不畅，气压不匀的现象。前后鼓室阻隔，鼓前峡、鼓后峡闭塞，是产生鼓膜后上象限塌陷或鼓膜松弛部内陷形成囊袋甚至继发胆脂瘤的主要成因。部分病例在咽鼓管功能恢复后可以有不同程度好转，另一部分病例病情会继续存在或加重。产生耳闷、耳鸣及不同程度的传导性听力障碍，少数病例可同时有高频骨导听力损失。

（四）鼓室膨胀不全的治疗

1. 经咽鼓管向中耳送气　尽早促进咽鼓管通气功能恢复是最根本的治疗方法。首先要消除上呼吸道的炎症水肿，清除鼻腔、鼻咽部分泌物，减低咽鼓管内阻力；第二，适时行咽鼓管吹张，可用捏鼻鼓气或咽水打气法，亦可用导管吹张法；第三，局部喷或滴用血管收缩药物和服用黏膜促排剂如氨溴素、桃金娘油类制剂；第四，咽鼓管扩张术，可经咽口或鼓口插入扩张管探通或留置治疗。但此法要防止因管内黏膜破损致管腔永久闭塞或遗留咽鼓管持续开放。

2. 鼓膜造孔或置管术　此法在鼓膜黏附之前使用较好，可以帮助中鼓室气压恢复正常，但对鼓膜弹性已消失者及鼓膜松弛部内陷病变帮助不大。

3. 手术治疗　仅用于咽鼓管通气功能已恢复或经过手术有希望恢复及鼓膜位置严重内移并有严重不适或听力损失，要求治疗者。可行鼓室探查，分离鼓室内之粘连间隔，打通鼓室前后峡和重建有张力之人工鼓膜。

4. 配戴助听器　对咽鼓管通气失败，双耳有中度以上听力损失者可以选择。

三、粘连性中耳炎

（一）定义

炎症性中耳黏膜损伤（完整性破坏）继发纤维组织增生，在鼓膜、听骨、耳内肌、鼓室壁之间构成异常连接，影响传音结构的灵活振动及中耳气房系统通畅的病理组织学改变，称为中耳粘连性病变，谓之粘连性中耳炎（adhesive otitis media）。此前有不少称谓：纤维性中耳炎（fibrotic otitis media）、增生性中耳炎（hypertrophie otitis media）、愈合性中耳炎（healed otitis media）、萎缩性中耳炎（otrophic otitis media）等。粘连性中耳炎是一个炎症病变发展和转归的全过程的总称。上述称谓，与病变不同阶段所表现的临床病理学特点各不相同有关。由于认识不同，各家报道的发病率有极大差别，由

1.42% ~30%不等。

(二)中耳粘连的病因与病理特点

1. 粘连形成的基本要素

(1) 各种原因所致的咽鼓管通气,引流功能下降,导致中耳膨胀不全,是中耳粘连形成的基本因素。

(2) 中耳黏膜炎症性充血、水肿、渗出增加,加重了中耳气压功能障碍。

(3) 黏膜表面破损,刺激纤维组织增生。

(4) 浸出物机化与纤维化,构成广泛的粘连。

2. 粘连形成过程

可分为五期:

(1) 鼓室膨胀不全期:各种原因所致的咽鼓管功能障碍,致鼓室负压,是粘连形成的最早阶段。

(2) 渗出期:以黏膜水肿、增厚、充血及分泌增加为特征(图1-3-40)。

(3) 炎性肉芽组织期:以黏膜破损处开端,呈炎症性肉芽组织增生,内有丰富的新生血管及炎症细胞浸润(图1-3-41)。

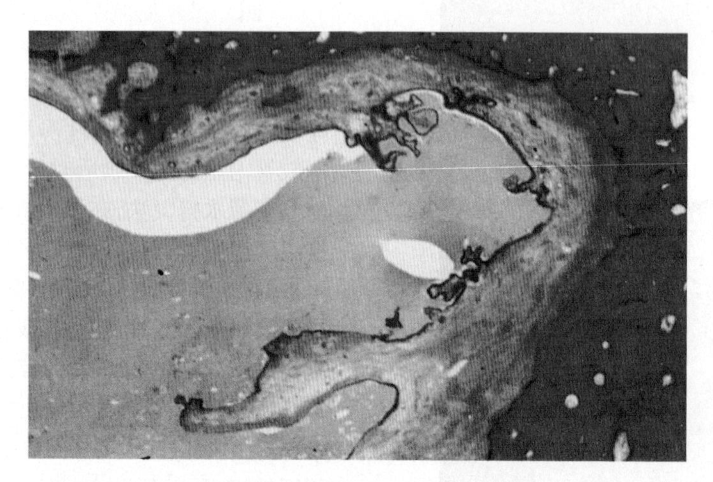

图1-3-40 渗出期(HE×99)
鼓室中渗出物聚集,黏膜上皮乳头状增生

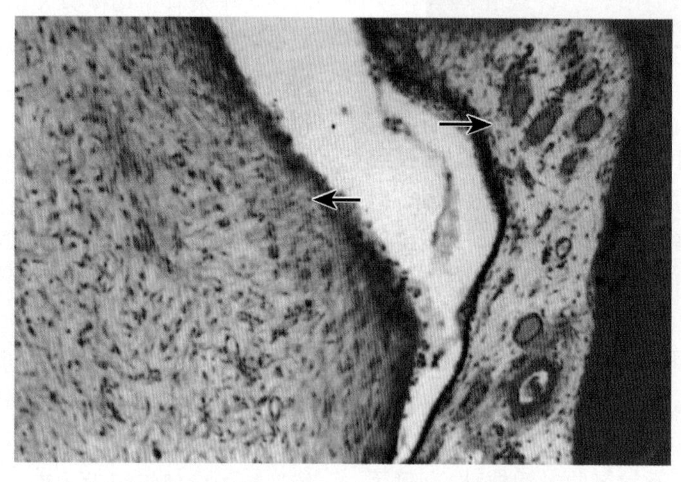

图1-3-41 炎性肉芽组织期(HE×75)
炎性肉芽(→)和纤维化病变(←)并存

(4) 组织细胞反应期:表现为大量泡沫细胞大量增生(图1-3-42)。

(5) 胶原纤维增生期:炎症性纤维组织增生,胶原组织增多,可以充塞中上鼓室及鼓窦乳突气房(图1-3-43)。

3. 粘连性中耳炎鼓膜改变

非化脓性中耳炎所致者,鼓膜多完整,呈增厚样或均匀变薄。在炎症迁延过程中,逐渐与鼓室内壁黏附形成粘连愈着。化脓性中耳炎所致者常有鼓膜穿孔修复过程,鼓膜可以菲薄或部分增厚、钙化,状如鼓室气压不良所致之鼓膜改变,但更加严重,为不可恢复的粘连性后遗症(图1-3-44)。

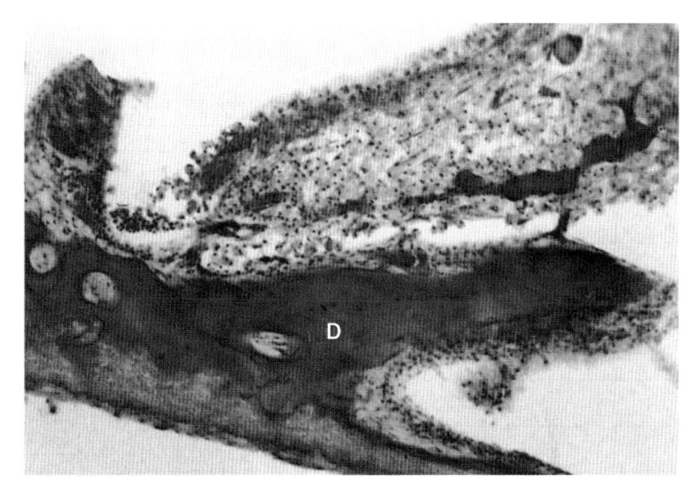

图 1-3-42　组织细胞反应期(HE×75)
鼓室黏膜(D-镫骨表面)中富含泡沫细胞

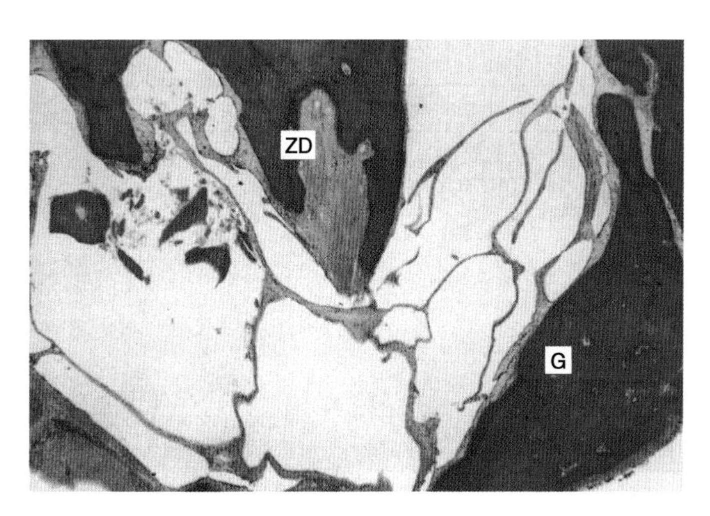

图 1-3-43　胶原纤维增生期——鼓室内网状粘连带(HE×1. 5)
ZD. 锥隆起和镫骨肌;G. 鼓岬

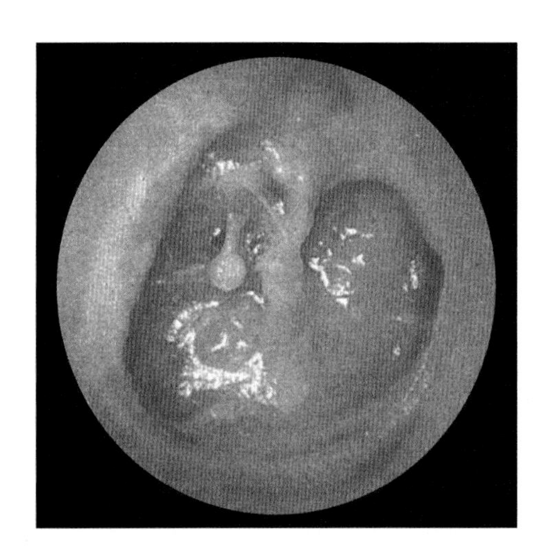

图 1-3-44　粘连性中耳炎鼓膜改变

4. 听力学改变

(1) 纯音听力检查:表现为中度以上传导性听力障碍,部分病例为混合性听力损失(图 1-3-45,图 1-3-46)。

(2) 声导抗检查:鼓室负压之 B/C 型曲线,声顺值缩小。

(三) 粘连性中耳炎的治疗

1. 早期病例,可以在努力恢复中耳通气功能的同时,行鼓室内注射激素或透明质酸酶,糜蛋白酶等药物治疗。耳道加压时,若有药物经咽鼓管流至鼻咽部者常可获一定疗效。

2. 鼓膜分离或鼓膜成形术　手术可以在局麻或全麻下进行,将鼓膜从粘连之鼓室内壁及听骨上分离掀起,放入纤维组织抑制剂及隔离物,然后复位、填塞固定,术后要早期做鼓膜吹张,防止再次粘

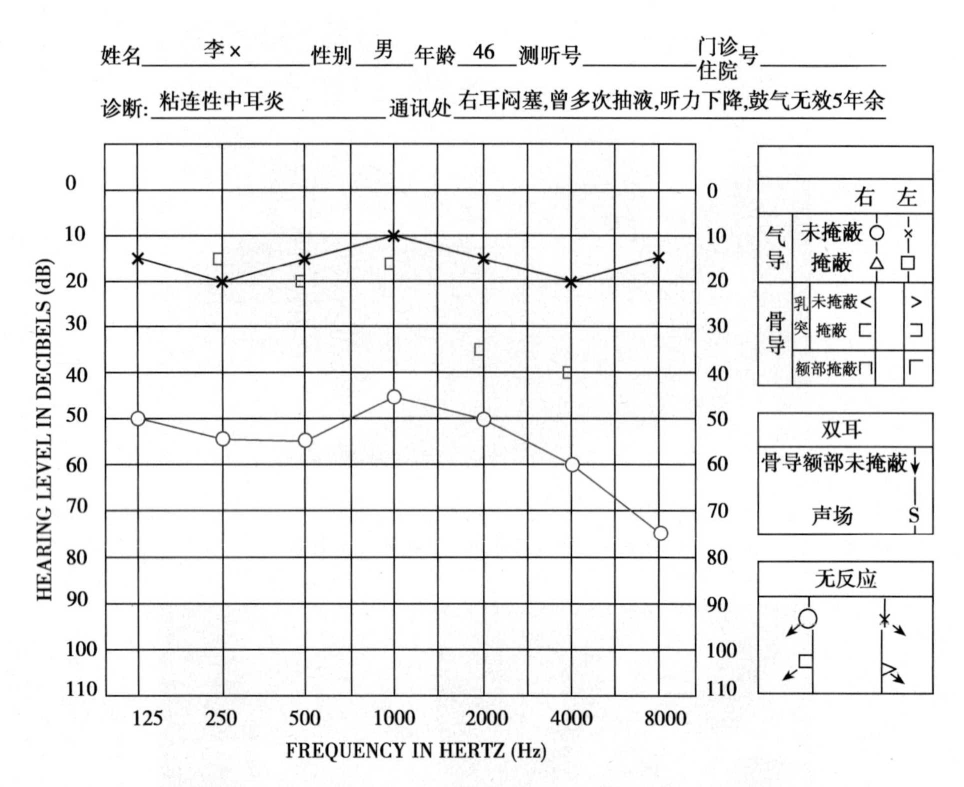

图 1-3-45 听力图,混合性聋

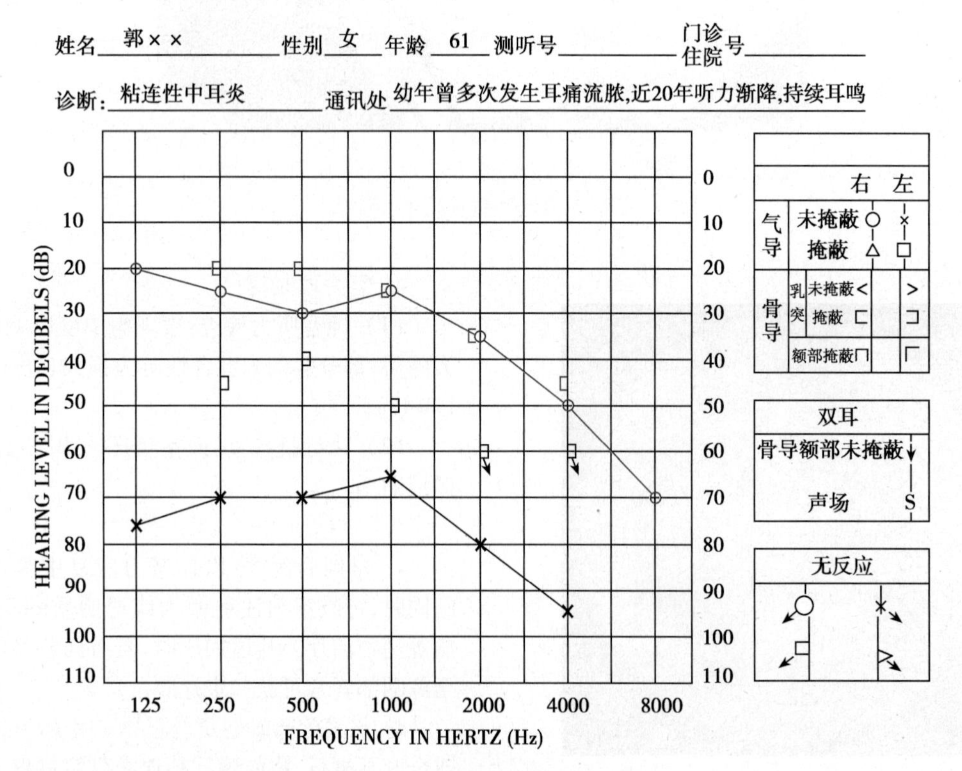

图 1-3-46 听力图,传导性聋

连，部分咽鼓管功能不良者，可在鼓膜上开窗或置管，以防鼓室负压致再次粘连。若鼓膜过于菲薄，失去正常张力者，可以取软骨组织和（或）筋膜、骨衣、软骨衣放置其内侧共同加强。

3. 鼓室成形术与听骨链重建术　对于咽鼓管已证实通畅或有可能再通的病例，若粘连严重，伴听骨链残缺或严重固定者，听力常呈中重度下降，可考虑同时探查上鼓室，行听骨链松解或切除，移位重建或植入人工听骨，以改善鼓室内通气功能和建立新的听力传导通路。最常用的方法为高柱状听骨或镫骨头加高法（戴帽法）。

4. 助听器治疗　因为粘连分离后再粘连发生率甚高，远期疗效不足30%，其中，能维持在应用听力水平者为数更少，有报道称不足20%。所以，对咽鼓管功能欠佳，中耳粘连广泛的病例，不少医师常推荐患者配戴助听器。听力学补偿治疗，常可获得较好的效果。

5. 听觉植入治疗　鼓室内广泛粘连，听力重度损失，伴有高频骨导下降者，可行振动声桥（vibrant sound-bridge，VSB）植入治疗，可补偿助听器之不足。

四、鼓室硬化

（一）定义

鼓室硬化（tympanosclerosis）是中耳黏膜长期受非特异性炎症刺激引起的一种退行性病理变化，以鼓室黏膜固有层和鼓膜纤维层水肿增厚，炎症细胞浸润，成纤维细胞增生，胶原结缔组织形成继续透明性变和钙质沉着融合成白色鳞片状的硬化斑块为特征，长期性慢性炎症及反复急性发作诱发的鼓室黏膜的特异性免疫反应（Ⅲ型变态反应），抗原-抗体复合物形成，可能是本病之病理学基础。病变可弥散或局限分布。视其存在的位置，对中耳功能产生不同的影响，引起相关症状。

（二）临床病理特征

本病首先由 von Tröltsch（1873 年）描述，Zöllner（1955 年）将其列为一独立疾病，定名为 tympalerosis，并提倡手术治疗。随着显微镜在耳外科中的普遍应用，中耳手术病例中，本病的发病率明显上升。我国报道为3.7%～11.7%，国外报道为9%～38%。

临床表现为单纯性中耳炎，长期反复急性发作，次数渐减至长期干耳，但听力进行性下降，部分病例有严重耳鸣。局部检查可见在穿孔或已愈合的鼓膜上有大片白色硬化斑块。鼓室黏膜光滑发白，可见有白色斑分布其中，常有耳鸣和不同程度的传导性或混合型听力损失（图1-3-47）。

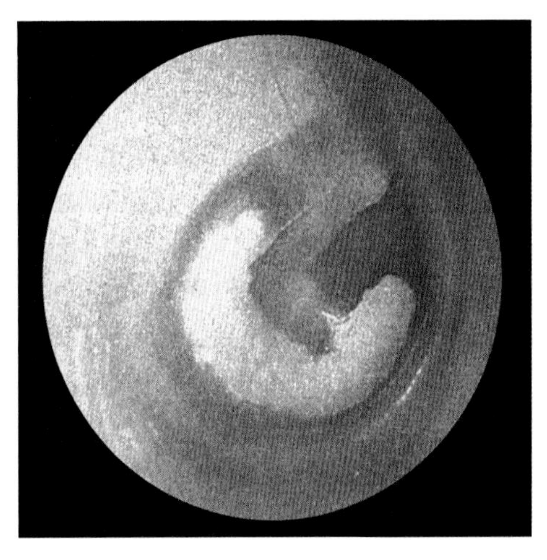

图1-3-47　鼓室硬化示鼓膜钙斑

在手术显微镜下可见，病灶位于黏膜下层，为白色致密软骨样组织，呈片、块状，可伴有钙化和骨化。其病理组织相为成片的胶原纤维组织网状结构，内有钙盐沉着或软骨样变性。多数病例不侵犯骨质，称为硬化性黏膜炎，少数病例侵犯骨质表面，不易分离，称为破骨性黏骨膜炎（图1-3-48）。此种病理组

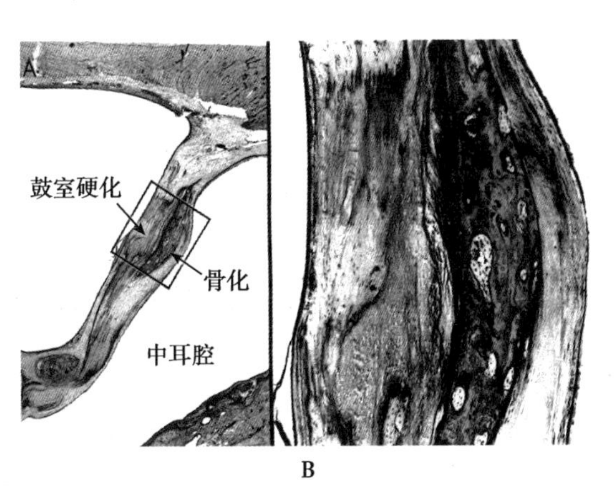

图1-3-48　鼓室硬化病理

A. 鼓膜与鼓室内的硬化斑；B. 鼓膜硬化斑，有骨化征

织为病变的结局,具有切除后不再生的特点。

（三）治疗

手术治疗是恢复听力的有效措施,手术可以在全麻或局麻下进行,术中可在手术显微镜下看清硬化斑的位置及其与听小骨及两窗的关系,小心剔除使听骨及两窗恢复活动。鼓膜上的硬化组织亦应剔除,若有穿孔,可用筋膜组织修补。在处理听骨及窗区病变时,要防止听骨折断或脱位,如发现听骨残缺或不能复位,应用自体骨或人工听骨行听骨链重建。若窗区病变重,分离时有发生外淋巴瘘危险时,应暂时保留,待鼓膜愈合半年后再行二次探查,届时,可以较放心处理封闭在窗龛上的病变,必要时还可行前庭窗开窗术。对前庭窗开窗困难的个别病例,曾有行水平半规管开窗治疗的报道。

已有研究及临床实践证实,硬化斑块切除不会再生成,但切除斑块时不可避免造成局部黏膜缺损,该处会有渗出,纤维组织生长,形成新的粘连,这是影响手术效果的关键因素。因此,在手术治疗中要时时注意减少创面。对病变范围广,咽鼓管功能不良或有手术禁忌者,可配助听器帮助恢复听力。

五、胆固醇肉芽肿

（一）定义

中耳胆固醇肉芽肿(cholesteral granuloma)是中耳气房系统黏膜出血、吸收机化不良所致的含胆固醇结晶和巨细胞的肉芽组织。肉芽肿可能局限在鼓室、鼓窦或乳突气房中的某一个或多个部位,其黄褐色渗出物常充满大部或全部中耳气腔。本病最早由 Rohrer(1901 年)称为“蓝鼓膜”,后来 O’Donnell 倡用“特发性血鼓室”之名。另有黑色乳突、黑色胆脂瘤等不同名称,直至 1954 年才根据其组织病理学特征统一称为“胆固醇肉芽肿”。因其常继发于中耳感染、咽鼓管阻塞,中耳气房长期负压状态,被认为是分泌性中耳炎的一种不良结局。本病发病率不高,多见于青年,无性别差异。

（二）病因

每个具体病例的病因可能有不同。普遍认为,本病是咽鼓管通气不良及中耳炎症致气房黏膜反复出血、吸收与机化不良所形成的。

1. 分泌性中耳炎　晚期病例,咽鼓管长期阻塞,中耳负压黏膜肿胀,反复发生毛细血管破裂出血和黏膜下淤血、陈血吸收机化不良,血液中的胆固醇与含铁血黄素析出,使巨细胞聚集、淋巴细胞浸润,形成具有特殊结构的肉芽肿组织。

2. 中耳病毒感染　致黏膜出血及小血肿形成,如同大疱性鼓膜炎的后遗病变。

3. 异物刺激反应　有文献报道,将胆固醇悬液注入无感染的鼓室内,2 周后可获得实验性胆固醇肉芽肿,这种病变多发生在注射针刺入处附近或鼓岬上,有人指出,可能与黏膜创伤有关。认为分泌性中耳炎治疗中应避免因穿刺抽液或安置通气管造成鼓室黏膜损伤出血诱发本病。

（三）病理

肉芽肿紫红色块状,比一般炎性肉芽组织松脆,常浸泡黄褐色/暗褐色液体中,液内可看到有鳞片状闪光的胆固醇结晶。肉芽肿可发生在鼓岬、听骨周围,面神经隐窝、鼓窦及乳突气房等各个部位,以乳突内为多。肉芽组织切片可见大量胆固醇结晶形成的梭形裂隙及多核巨细胞,并有吞噬细胞和淋巴细胞浸润,还可看到含铁血黄素颗粒散布细胞间隙(图 1-3-49,图 1-3-50)。中耳黏膜呈水肿肥厚及腺体增生表现。

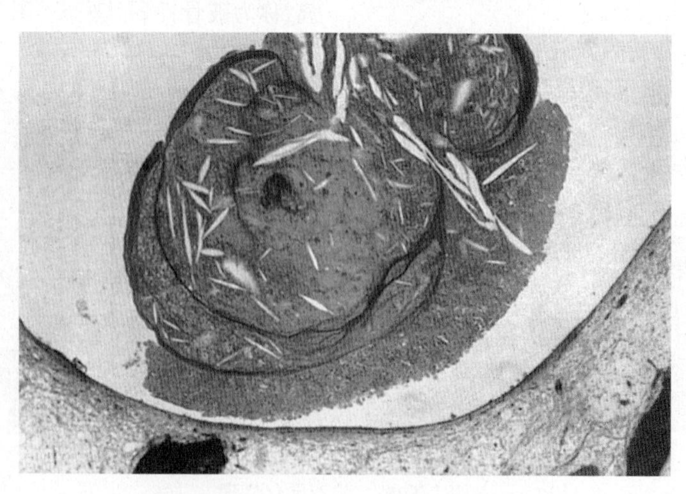

图 1-3-49　胆固醇肉芽肿中可见窄长的菱形裂隙为胆固醇结晶(HE×75)

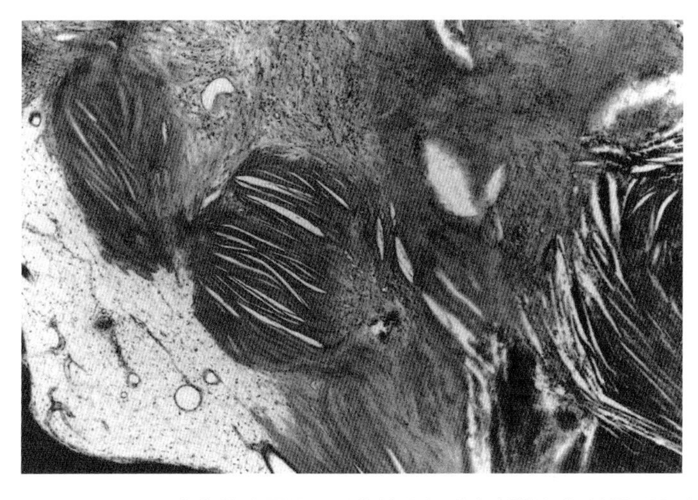

图 1-3-50 胆固醇肉芽肿周围可见多核巨细胞和纤维组织(HE×300)

（四）症状

起病慢,多单耳发病,耳闷,传导性听力下降,偶有耳鸣,无耳痛及眩晕等症状,病程长者常反复发作耳道流出黄褐色液体,不适感可暂时减轻。检查可见鼓膜完整,色暗紫或深蓝,呈半满或轻度内陷状,活动度消失,亦不见液线(图 1-3-51)。在耳流水时来诊,可以看到鼓膜上有小穿孔,用气压耳镜可吸出黄褐色分泌物。纯音听力检查为传导性听力损失,气导听阈 40～50dB,有时伴高频骨导轻度损失。声导抗检查为负压,B、C 型曲线,乳突 X 线或 CT 检查为乳突气化不良和密度增高。气房软组织充填,气房间隔可有模糊或轻度吸收现象,但无明显骨质破坏(图 1-3-52)。气房内积液涂片及培养均无细菌发现。

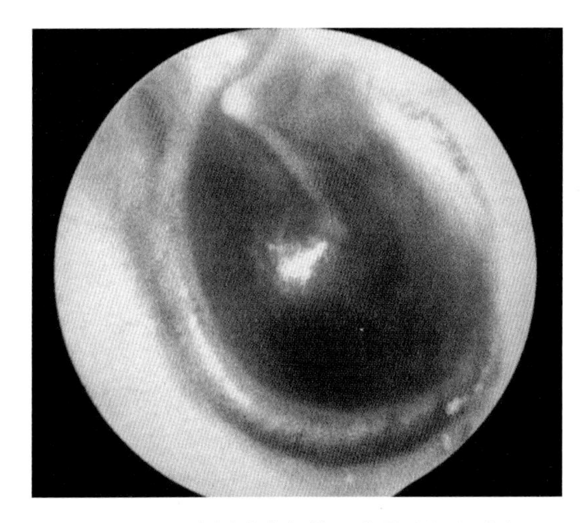

图 1-3-51 左侧乳突气化不良及中耳积液征

（五）诊断与鉴别

依据耳闷、反复发作流黄水,传导性听力损失及蓝色鼓膜等典型特征,即可确诊,鼓膜穿刺抽出

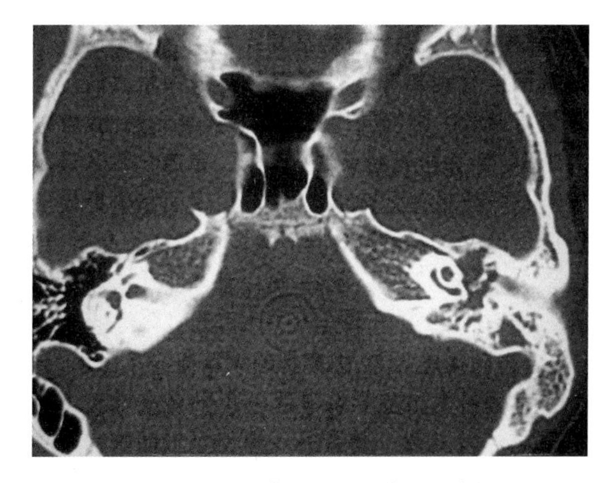

图 1-3-52 左侧乳突气化不良及中耳积液征 CT 图

典型渗液可供鉴别下列疾病:

1. 外伤性鼓室内积血　有外伤史及抽出液为陈血,一般无胆固醇结晶。

2. 分泌性中耳炎和渗出性中耳炎　鼓室颜色淡、油染征,常可见液线抽出液为淡黄色、透明。

3. 鼓室肿瘤或血管畸形　如鼓室体瘤,面神经肿瘤或颈静脉球瘤等。

（六）治疗

以保存听力和清除病变为目标,建立中耳气室的良好通气功能是治疗成功的关键。

1. 改善中耳通气功能　包括咽鼓管复通治疗和鼓膜造孔。

2. 消除鼓室内积液　可用鼓膜穿刺抽液及注入α-糜蛋白酶等溶解药物,或行鼓膜切开治疗。

3. 手术治疗

(1) 单纯鼓室探查:适用于病变局限在鼓室者。

(2) 上鼓室、鼓窦开放:病变波及上鼓室、鼓窦及听骨上部者，常需同时开放鼓室前后峡，确保气流通畅。

（3）乳突根治：开放式/闭合式手术，病变波及乳突气房者，需充分开放。咽鼓管功能不良的病例，还需放置鼓膜通气管，以防复发。

【结语】　中耳炎病情各异，后遗疾病亦多种多样，但追究其成因，均与发病期间中耳气房系统不同部位有不同程度堵塞有关，其中以耳咽管堵塞为首，次为鼓室前后峡部，余与鼓室内的黏膜皱褶（常为听骨间或听骨与鼓室内壁间）有关。若能对中耳炎早期合理治疗，多数可避免其发生。中耳炎后遗疾病治疗的主要目的是重建听力。为重建中耳的传音与扩音功能，最关键的技术是重建鼓室气腔。为鼓膜和两窗活动提供空间，并在鼓膜与前庭窗之间建立传声连接。如何建造和维持鼓室气腔的长期稳定，如何防止术后鼓膜粘连和听骨固定，是当前尚未逾越的难关。其中，耳咽管功能重建，是当前还没有解决的难题，有待深入系统的研究。

（杨伟炎）

第四章 耳聋

第一节 耳聋的分子遗传学研究与临床应用

一、遗传性聋概况

遗传是亲代(上代)的形态特征、生理特性、代谢类型及行为本能等性状在子代(下代)再现的一种生命现象,实质是遗传物质传递的过程。父母的遗传物质通过生殖过程传递给孩子。由于遗传物质的作用,不仅物种得以延续,也使父母的包括面部相貌在内的种种性状在孩子身上重现。

除了某些病毒等的遗传物质是核糖核酸(ribonucleic acid,RNA)以外,人和其他所有生物的遗传物质都是脱氧核糖核酸(deoxyribonucleic acid,DNA)。由于细胞里的DNA大部分在染色体上且含量稳定,因此遗传物质的主要载体是染色体。每一条染色体含有一个DNA分子;DNA分子中含有几千或几万个脱氧核苷酸的一个小片段,即一个遗传基因(gene)。染色体的DNA分子中共有四种脱氧核苷酸,四种脱氧核苷酸在不同的基因中具有不同的排列顺序,在每个基因中的特定排列顺序决定了不同基因承载的不同遗传信息。

如果我们把生物的具体性状用"信息"来表示,那么基因的脱氧核苷酸的排列顺序(碱基顺序)就代表遗传信息。因此,不同的基因就含有不同的遗传信息。

生物的性状遗传主要是通过染色体上的基因传递给后代,实际上就是通过脱氧核苷酸的排列顺序来传递遗传信息。因此现代遗传学认为,基因是DNA分子上具有遗传效应的特定核苷酸序列的总称。基因的基本功能一方面是通过半保留复制,将母细胞的遗传信息传递给子细胞,以保证个体的生长发育,并在繁衍的过程中保持遗传性状的相对稳定;另一方面是经过翻译、转录而控制蛋白质的合成,构成各种细胞、组织,形成各种酶,催化生命活动中的各种生化反应,从而影响了遗传性状的形成,使遗传信息得以表达,这就是遗传信息传递的中心法则。因此,基因不仅是上下代之间遗传物质传递的基本结构单位,也是一个功能上的独立单位。

人类基因组总共有2.5万~3万个基因左右。在人的身体生长、发育等一切生理活动的过程中,基因的作用无所不在,个体的生老病死都与基因有关。

在正常情况下,基因的遗传作用控制着个体的正常发育。这里需要说明的是,子代从亲代继承的只是基因而不是性状,基因与环境交互作用的结果才产生出相应的性状。因此,遗传物质的稳定只是相对的,在一定条件如自然因素等的作用下会发生变异。一旦这种变异在基因水平引起DNA分子结构的改变,引起它所控制的蛋白质中氨基酸顺序的改变,导致生物表型的变化,这就是基因突变,也是异常性状和遗传病的主要由来。由于大多数基因突变对生物体都是有害的,绝大多数的人类遗传病系由细胞核内的遗传基因突变造成的。

人类现有疾病分为2035类,18 000种。遗传和环境因素在不同疾病中的作用比例不同,一些疾病完全由遗传因素引起,环境因素不起作用或几乎不起作用;一些疾病则几乎完全由环境因素造成,不受或少受遗传因素所左右;但大部分疾病是遗传因素和环境因素共同作用的结果。

听觉在人类进行社会活动和日常生活中具有不可替代的重要作用。听觉功能障碍表现为不同程度的听力损失,是导致言语交流障碍的常见疾病。据世界卫生组织2001年统计,全世界约2.5亿听力残疾人。在新生儿中,每1000人就有1名先天性耳聋患儿;在青年人中,约1%的人患有轻度听力下降;在45~64岁人群中,耳聋患者达14%;65~75岁时达30%;而到了75岁以后则上升至50%。在我国,听力语言残疾性疾病一直是影响人们生活质量和生活水平的主要因素之一。2006年一项全国调查资料显示,我国现有听力残疾人口约2780万,7岁以下的听障儿童约70万~80万,每年新生听力残疾儿童2万~3万。其数量之多在各类残疾性疾病中高居首位。

研究证实，听力损失的病因同样包括遗传因素和环境因素两方面。环境因素引起听力损失也受遗传因素的影响，因此，对于所有耳聋病例都要考虑其遗传背景。随着对其他致聋原因的有效预防，如风疹、腮腺炎、耳毒性药物等，遗传性耳聋的比例有相对增高趋势。掌握遗传性耳聋的相关知识，对聋病防治至关重要。

遗传性耳聋（hereditary deafness）或者遗传性听力损伤（hereditary hearing impairment）的概念是指来自父母的遗传物质传递给后代引起听力下降。父母一方或是双方可以是、也可以不是耳聋患者，父母传递给后代的是遗传物质而不是聋病本身。这是根据美国国立卫生院耳聋与其他交流障碍国立研究所（National Institute on Deafness and Other Communication Disorders NIH-NCDCD）建议的关于遗传性耳聋的定义（英文的表述为 Hereditary deafness is hearing loss that is inherited or passed down from parents to their children. This type of hearing loss may be inherited from one or both parents who may or may not have a loss of hearing themselves）。

关于遗传性耳聋，最早记载始于16世纪，Schenck 描述了一个父母听力正常，但多个子女均为先天性重度耳聋患者的家系。1846年，法国医师皮埃尔·梅尼埃的研究引起了人们对于听力损失遗传模式的兴趣，他在报道中提到“近亲结婚被认为是先天性聋哑的原因之一”，揭示了“聋哑”的常染色体隐性遗传特性，之后，在世界各国陆续出现对耳聋家系的报道和研究，许多与听力损失相关的基因被发现。

1988年，一个X连锁的具有混合性耳聋特点的家系定位在Xq13-q21.1上。1992年，第1个常染色体显性遗传座位被定位在第5号染色体上。随着基于耳聋家系相关基因的定位克隆和基因鉴定研究工作在全世界范围内迅速地展开，遗传性耳聋家系、相关基因座位和致病基因的发现日益增多。对于极具异质性的耳聋表型、基因型的描述的日趋多样，导致这些宝贵的资料难以积累和比较，甚至混淆概念。因此，2003年7月11日由 Dr. Van camp 等人建议，在遗传性非综合征型听力损失研究中，以“家系”为研究背景进行基因学研究时，将所应用的遗传学及听力学描述术语进行规范、统一，以求在全球范围内的研究人员、遗传学家、听力学家及耳鼻咽喉科医师中达成共识，用统一的标准及规范的术语来进行家系资料遗传学、听力学方面的研究、总结和分析，以便于资料的积累、比较及交流。

二、遗传性聋的基本概念、命名和术语

（一）遗传性耳聋的分类

遗传性耳聋分为综合征型耳聋和非综合征型耳聋两大类。前者指除了耳聋以外，同时存在眼、骨、肾、皮肤等器官形态与功能的病变，这类耳聋占遗传性耳聋的30%；后者只出现耳聋的症状，在遗传性耳聋中占70%。

人类遭受遗传性听力疾患的困扰由来已久，如前所述，早在16世纪就有关于遗传性听力损失的记载。但是由于内耳位置深在、体积小，相关研究受到限制，因而发展缓慢。研究认为，几乎所有的遗传性听力损失都是单基因病。遗传学家们估计约有250~300个基因与遗传性听力损失相关，其中约有200个基因与非综合征型耳聋相关，另约100个基因与综合征型耳聋相关。

1. 综合征型耳聋（syndromic hearing impairment，SHI） 30%遗传性耳聋患者伴有其他系统病变，表现为听力综合征候群，常见的系统病变包括视觉系统病变、骨骼肌肉系统病变、肾脏病变、神经病变和神经肌肉疾病、心脏病症、皮肤疾病及代谢疾病等。SHI 的遗传方式亦包括常染色体显性遗传、常染色体隐性遗传、X连锁遗传和线粒体突变母系遗传。因综合征变化多样，SHI 的遗传背景更为复杂，迄今报道的合并听力下降的综合征已有数百种，部分综合征的临床表型复杂多样（Waardenburg 综合征、Usher 综合征等），可以分为若干型，从病因学角度看每个型实质上是不同的疾病，其致病基因也存在差异。因此，可能还有很多基因有待于进一步发现。

2. 非综合征型耳聋（nonsyndromic hearing impairment，NSHI） 70%遗传性耳聋不伴有其他系统的异常，属于 NSHI。在 NSHI 中，常染色体隐性遗传性耳聋（DFNB-）最为常见，约占75%~80%；常染色体显性遗传性耳聋（DFNA-）占10%~20%；X连锁遗传（DFN-）约占1%；Y连锁遗传（DFNY-）报道较少；母系遗传约占1%。这些数据是基于先天性重度到极重度听力损害的研究得出。如果迟发型和轻度听力损失也包括在内，显性遗传基因的比例就会大大增加。然而，精确的人群遗传学研究还没有完成。根据 Konigsmark 和 Gorlin 的临床分类，在每种遗传模式中，基因座位还可以分成一些有相似表型的临床亚型。然而，由于有一些

表型的基因型有多种可能，那么在上述的临床亚型分类中，同一基因座位就可能与不同临床亚型中的表型有关。

3. 相关术语 基因座位（gene locus） 指各个基因在染色体上所占的位置，也可简称为座位。但就位点的实体而言，指的就是基因。

表型（phenotype）是指临床上表现出来的性状。

下面按照不同的遗传方式对非综合征型耳聋分别进行介绍。

（二）遗传性耳聋的遗传方式

在人类的遗传病中，约有4000多种疾病确定为单基因病，以常染色体显性、常染色体隐性或X连锁方式遗传。遗传性耳聋中的非综合征型耳聋是近几年逐渐被认识的一种单基因病，其发病率为1/1000～1/800。在单基因病中，家系调查、系谱分析是判断遗传病遗传方式最常用的方法。

在遗传性听力损失中，综合多个系谱分析的大量调查表明，其遗传方式有：①常染色体显性及不完全显性遗传方式，约占22%；②常染色体隐性遗传，约占77%；③X连锁遗传方式，约占1%；④Y连锁遗传方式，报道较少；⑤线粒体突变母系遗传，不足1%。每一种遗传方式均有其特殊的遗传学特征。

1. 常染色体显性、不完全显性及延迟显性遗传

（1）常染色体完全显性遗传方式的特点：凡是致病基因在杂合状态（Aa）时，表现出像纯合子一样的显性性状或遗传病者，称为完全显性（complete dominance）。系谱分析表现在：①连续3代以上发病；②患者子女中约1/2发病；③男女发病机会均等。临床上常见的情况是杂合子患者与正常人（aa）之间的婚配，后代中听力损失患者与正常人的比例（几率）应为1∶1，即1/2子女发病；当两个杂合子听力损失患者婚配时，其后代3/4的子女将发病，只有约1/4子女正常，这种情况相对少见（图1-4-1）。

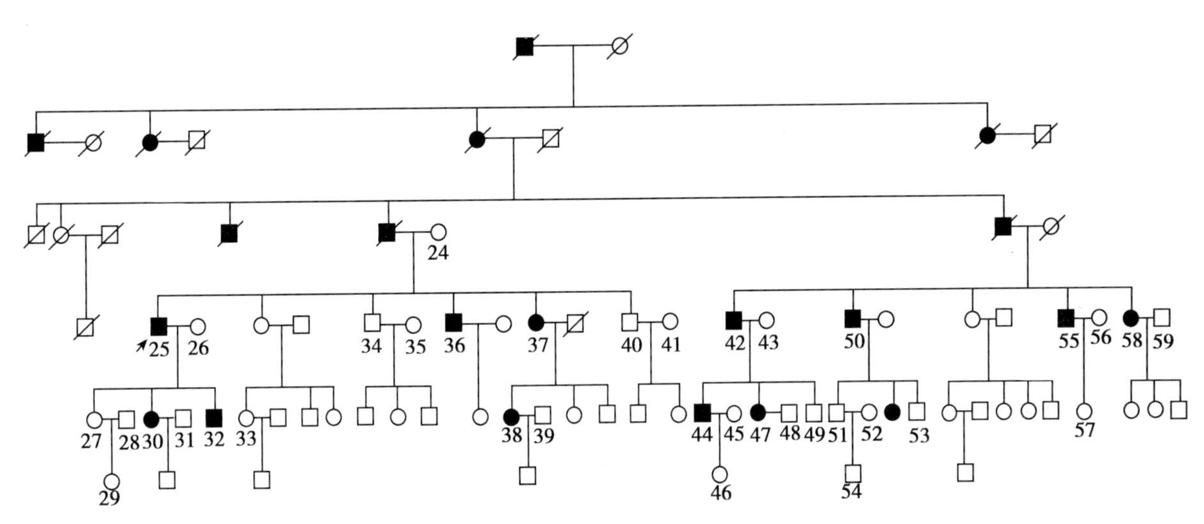

图1-4-1 常染色体显性遗传——中国耳聋大家系

（2）常染色体不完全显性遗传方式的特点：杂合子（Aa）的表现型较显性纯合子轻，这种遗传方式称为不完全显性（incomplete dominance）。在这种情况下，杂合子（Aa）中的显性基因A和隐性基因a的作用都得到一定程度的表达，导致一个家系中听力损失病的表现度有轻、中、重及深度之分。

（3）常染色体延迟显性的特点：显性遗传病并非出生后即表现出来，而是到了较晚期才出现症状，这种情况称为延迟显性（delayed dominance）。延迟显性在常染色体显性遗传性听力损失中较为常见。

大多数的常染色体显性遗传性听力损失的临床表型是学会语言后的渐进性听力损失，是一个延迟显性的表现。另外，老年性遗传性耳聋也被认为是常染色体延迟显性的一个极好的模型。

2. 常染色体隐性遗传的特点 控制遗传性状或遗传病的基因位于常染色体上，其性质是隐性的，在杂合状态时不表现相应性状，只有隐性基因纯合子（aa）才得以表现，称为常染色体隐性遗传（autosomal recessive inheritance，AR）。非综合征型的遗传性听力损失中有77%为常染色体隐性遗传。典型的系谱图遗传方式的表现特点为：①患者的双亲表现正常，但均为致病基因的肯定携带者；②系谱图中看不到连续遗传现象，常为散发，甚至只见先证者；③同胞中约1/4个体发病，男女发病机会

均等，患者大部分出现在同胞之间，其后代子女往往正常；④近亲结婚的后代中发病概率显著增高（图1-4-2）。

3. 性染色体遗传

（1）X连锁隐性遗传方式特点：一种性状或遗传病有关的基因位于X染色体上，这些基因的性状是隐性的，并随着X染色体的行为而传递，其遗传方式称为X连锁隐性遗传（X-linked recessive inheritance）。遗传特点：①男性患者远多于女性患者；②男性患者的双亲都无病，其致病基因来自携带者母亲；③可见交叉遗传现象，即"父传女，母传子"的遗传现象；④由于男患者的子女都是正常的，所以代与代之间可见明显的不连续，即隔代遗传现象（图1-4-3）。

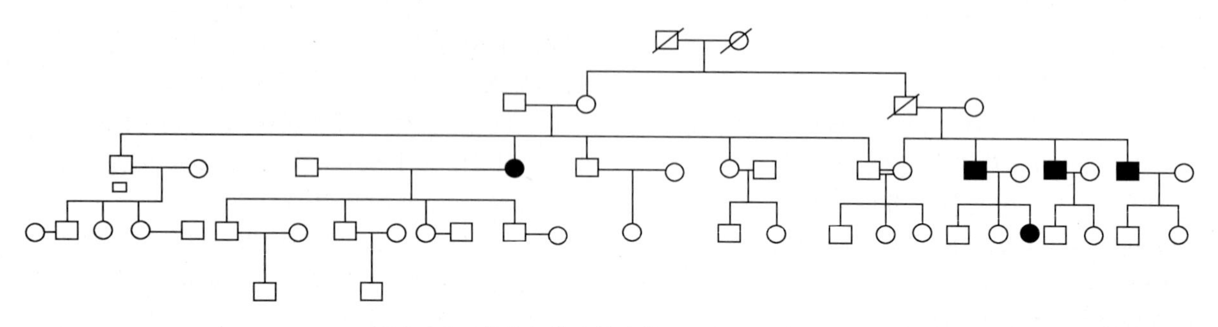

图1-4-2 常染色体隐性遗传——中国耳聋家系

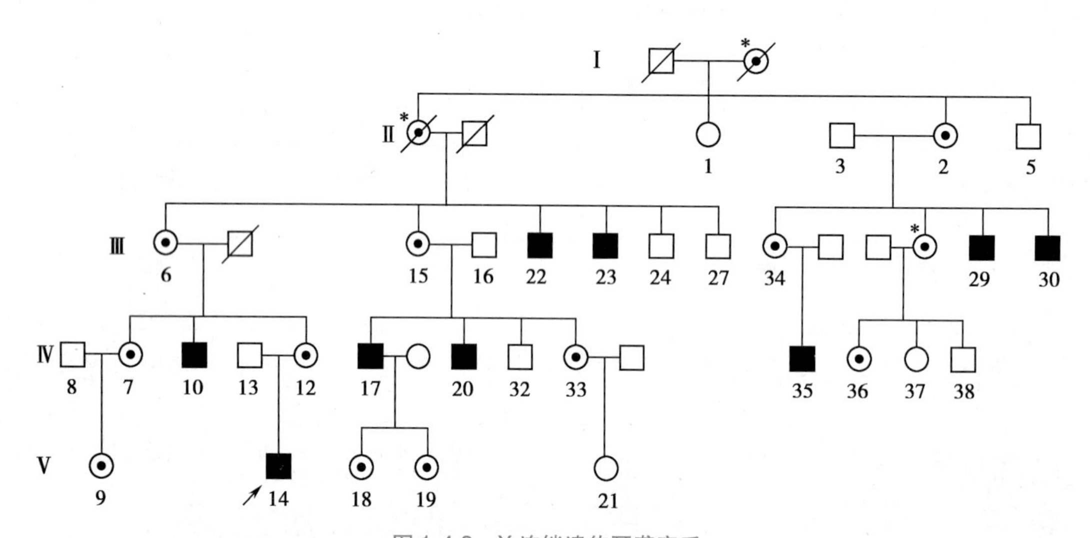

图1-4-3 X连锁遗传耳聋家系

（2）X连锁显性遗传特点：一些性状或遗传病的基因位于X染色体上，其性质是显性的，这种遗传方式称为X连锁显性遗传（X-linked dominant inheritance）。遗传特点：①女性患者多于男性；②患者双亲之一必定是患者，女性患者大多数是杂合子，她们的致病基因可传给儿子和女儿，但男性患者的致病基因只传给女儿，因此，系谱中男性患者的女儿全部发病；③可看到连续两代以上都有患者。

（3）Y连锁遗传特点：如果致病基因位于Y染色体上，并随着Y染色体而传递，故只有男性才出现症状。这类致病基因只由父亲传给儿子，再由儿子传给孙子，这种遗传方式称为Y连锁遗传（Y-linked inheritance）。由于这些基因控制的性状只能在雄性个体中表现，这种现象又称为限雄性遗传。

Y染色体一直被认为仅和性别以及第二性征有关。2003年6月，发表在Nature杂志上的Y染色体测序完成的研究成果显示，Y染色体不再是一个既往被人们所认为的功能废弃染色体，而是一个具有重要功能基因的染色体。2004年，王秋菊等报道了一个7代相传的Y连锁遗传的耳聋大家系，将致病基因定位在Y染色体上，命名为DFNY1基因座。该家系的表型特征为非综合征型的、学语后（发病年龄7～27岁）、高频听力首先受累的、双侧对称性、稳定的或是渐进性的、中度到重度感音神经性耳聋；遗传特点为家族中所有女性均正常（第

7代一名女性耳聋患者，有耳毒性药物用药史，听力表型考虑与药物性耳聋相关），所有男性均表现为耳聋，完全表现为Y连锁遗传即“男-男”传递特点（图1-4-4）。该区域的定位候选克隆工作目前正在进行。到目前为止，Y染色体上尚未发现其他与听力损失性状相关的Y连锁基因。

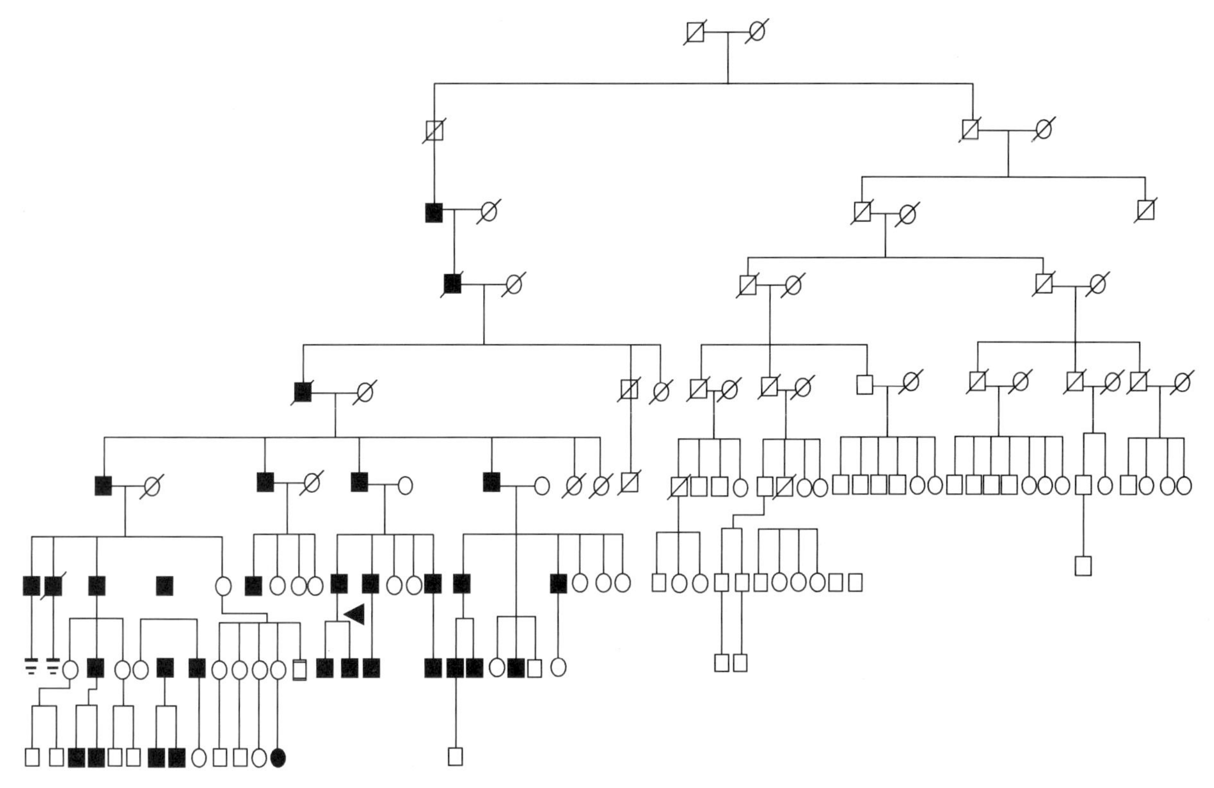

图1-4-4　Y连锁遗传——中国听力损失家系

4. 线粒体遗传（母系遗传）　母系遗传（maternal inheritance）是指核外染色体所控制的遗传现象，不同于孟德尔遗传规律的遗传现象。

人体中每个细胞均含有数百到数千个线粒体，是细胞氧化磷酸化产生能量的地方。线粒体DNA（mtDNA）是独立于细胞核染色体外的基因组，是由16 569个碱基对组成的环状双链DNA分子，具有自我复制、转录和双链编码功能。每个mtDNA分子编码两类rRNA（12S和16S rRNA），22种tRNA及13条与细胞氧化磷酸化相关的多肽链。mtDNA有其独特的遗传特点：①母系遗传，即mtDNA总是由母亲传递给下一代的所有个体而不与父源的线粒体发生交换和重组。因此，线粒体相关性疾病表现为女性患者后代均有发病可能、男性患者后代正常的母系遗传特点。②mtDNA的基因没有内含子，各基因之间还可有部分重叠，任何突变都会累及基因组中一个重要的功能区域。③由于mtDNA暴露在高浓度氧自由基的环境下，没有组蛋白的保护且自我修复能力不足，因此，突变率较核DNA高10倍左右。此外，线粒体翻译系统的解码机制也有其自身特点（图1-4-5）。

遗传性耳聋中线粒体突变母系遗传与氨基糖苷类耳毒性药物性耳聋及老年性耳聋的发病相关。

5. 从性遗传和限性遗传

（1）从性遗传（sex-influenced inheritance）：又称性控遗传，是指由常染色体上基因控制的性状，在表现型上受个体性别影响的现象。从性遗传在表型上受性别的影响而显出男女性分布比例或表现程度的差别，但与性连锁遗传是截然不同的遗传方式。差别在于性连锁遗传的基因位于性染色体上，而从性遗传的基因位于常染色体上，符合常染色体的遗传方式。从性遗传的致病基因亦有显性和隐性之别。

（2）限性遗传（sex-limited inheritance）：一种遗传性状或遗传病的致病基因位于常染色体或性染色体上，其性质可以是显性或隐性，但由于性别的限制，只能在一种性别中出现表型，而在另一种性别中完全不能表现，这些基因都可以向后传递，这种遗传方式称为限性遗传。这种遗传主要的特征表型出现在性别特异性器官上，由于另一性别不

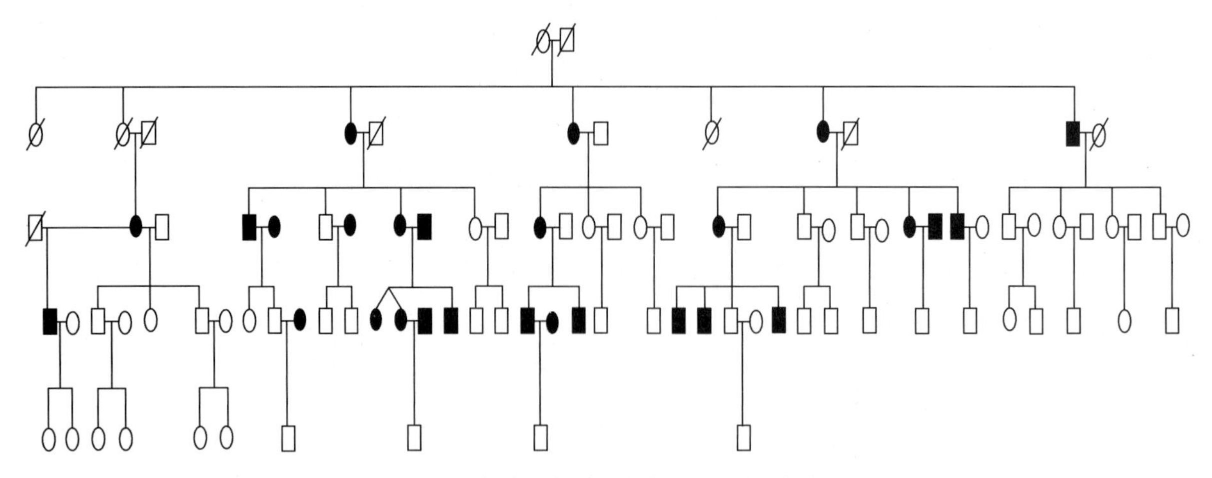

图1-4-5 线粒体突变母系遗传——中国耳聋大家系

具备这种器官,因此,即使有致病基因也不会出现表型,但其致病基因可以向下传递。在遗传性耳聋方面,由于听觉系统不存在性别特异性,因此不可能存在限性遗传方式。在进行遗传性耳聋遗传方式分析时,可以不考虑这种遗传方式。

6. 相关术语

(1)系谱分析(pedigree analysis):将调查某个患者家族成员所得到的该病或性状发生情况的资料,按一定格式绘制成图解系谱。对某疾病或性状遗传方式的判断是基于多个系谱综合分析后得出的准确结论。

(2)纯合子(homozygote):若成对的等位基因中两个成员完全相同,则该个体对此性状来说是纯合子。

(3)杂合子(heterozygote):若两个等位基因各不相同,则该个体对该性状来说是杂合子。

(4)同源染色体(homologous chromosome):一对染色体,分别来自父本和母本,染色体上有着相同的线性基因序列。

(5)外显子(exons):基因中有编码蛋白质功能的部分。

(6)内含子(introns):基因中除了外显子,剩余的DNA序列就构成了内含子,内含子被转录成RNA,但是接着就被剪切掉,因此内含子不编码蛋白质。

(三)关于遗传性耳聋遗传学术语描述

1. 命名和定位的描述 由遗传连锁分析方法获得的遗传性耳聋的新基因座位应有一个官方的座位命名,这个官方的命名必须来自人类基因组命名委员会(Human Genome Organization nomenclature committee,HUGO)。基因座位是根据其所在的染色体(分为常染色体和性染色体)、相关家系的遗传方式及同类基因座位发现的先后序惯命名的,包括一个前缀(体现所在染色体和遗传方式信息),后面紧跟一个号码(体现同类基因座位发现的先后顺序)。常染色体显性座位命名的前缀为DFNA,常染色体隐性座位命名的前缀为DFNB,X连锁的前缀为DFN,Y连锁遗传的前缀为DFNY,修饰基因基因座位的前缀为DFNM,听神经病基因座位的前缀为AUN,显性遗传的听神经病的前缀为AUNA,隐性遗传的听神经病的前缀为AUNB,X连锁遗传的听神经病前缀为AUNX。为了使基因座位命名的规范化,基因座的命名由命名委员会统一管理。

基因座位命名申请需填写正式表格提出申请(E-mail:name@galton.ucl.ac.uk)。所需材料包括:遗传方式、染色体的座位、侧翼标记和最大的LOD值。在进行基因座位定位描述时,要尽可能精确地报道基于已知的座位的侧翼标记或者是连锁的标记。应用ISCN(International System for Human Cytogenetic Nomenclature)命名,参考Mitelman于1995年的描述方法(如14q12-q13的意义是指在14号染色体的长臂1区2带或1区3带)。新的基因可以从HUGO获得该基因和基因产物的命名,对于人类基因命名的指导说明可以在Wain等人(2002年)写的文章中找到或者在HUGO命名委员会的网站上获得。人类基因和座位的名称应当是斜体的,而蛋白的名称则不用斜体。

2. 突变的描述 根据HUGO(http://www.hgvs.org/mutnomen/)描述的术语和命名系统,突变是指基因在DNA水平和在蛋白质水平的特异性改变。其描述形式由引用数据库中序列ID号、参考序列类型、突变位点、野生型碱基或氨基酸、突变类型符号及突变碱基或氨基酸组成；其中，参考序列类型分为编码DNA，代表字母为"c."，基因组代表字母为"g."，线粒体DNA为"m."，RNA为"r."，如NM_012654.3：c.123A>T，NM_012654.3：c.123delA，NM_012654.3：c.123dupA，NM_012654.3：c.123_124insC的意思分别为ID号为NM_012654.3的编码DNA第123位碱基，第123位碱基T代替了A，第123位缺失碱基A，第123位重复碱基A，第123与124位碱基间插入C。

3. 家系的地理起源的描述　应尽可能的详细说明家系起源的国家、地域，并且包括家系的种族类别（高加索人种、蒙古人种、南非开普人、非洲亚撒哈拉人和澳大利亚土著人）。

4. 遗传方式的描述　家系图（pedigree）：表明亲缘与婚姻关系的图。家系图常根据不同情况而采用不同的样式。一般男性用"□"表示，女性用"○"表示；"□，○"以横线连接的称为婚姻线，表示为夫妇；从婚姻线的近中点向下作垂线，下端连上子女记号，子女如在两人以上，可按出生顺序从左向右排列，世代数在图左端以罗马数字标出，并在各人记号的右肩接各世代顺序记以阿拉伯数字。家系图应当在文章的附图中给出。最可能的遗传方式要在家系图中表示出来，如常染色体显性遗传、常染色体隐性遗传、X连锁显性遗传、X连锁隐性遗传、Y连锁遗传、线粒体遗传和复杂的多重遗传模式。

注明家系最有可能的外显程度（完全外显或不完全外显）。如果有证据表明家系遗传方式是不完全外显的，则要估计突变基因在家系中的外显频率（以百分比表示）。如果有证据表明有其他因素影响家系的遗传方式，则要进行讨论。

家系图符号说明（图1-4-6）：

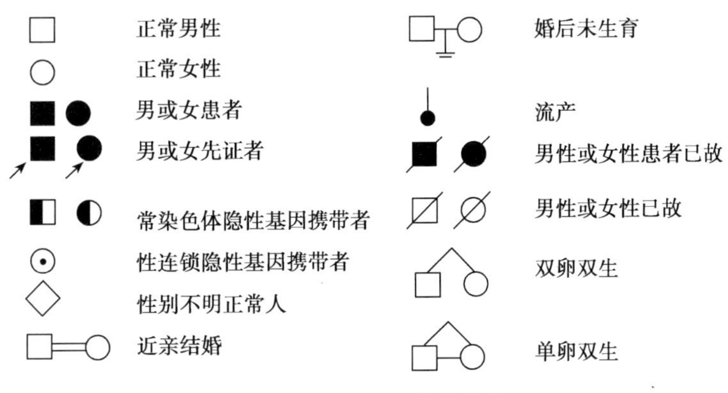

图1-4-6　家系图符号说明

（四）关于遗传性耳聋的听力学术语的描述

1. 听力损失分型、程度和听力图描述　在遗传性耳聋报道中涉及的听力学数据可按欧洲HEAR计划建议的术语和定义来描述。Stephens等人在2001年对该计划做了报道，这些报道与临床（参照《实用耳鼻咽喉头颈外科学》）常用的听力损失分型、程度和听力图的描述有所不同（表1-4-1～表1-4-3）。

2. 频率范围的限定　低频是指≤0.5kHz的频率；中频范围是指>0.5kHz、≤2kHz的频率；高频范围是指>2kHz、≤8kHz的频率；超高频是指>8kHz的频率。

3. 单侧或双侧的描述　要特别注意的是如果听力损失为双侧，则要说明为对称性的还是不对称性的。不对称性的是指在两耳之间至少是两个频率听力水平相差10dB HL（在语言频率0.5、1、2kHz，好耳的听力应当比差耳的听力低20dB HL）。

4. 发病年龄的描述　发病年龄分为如下6个阶段：①先天性的；②出生到10岁的；③11～30岁的；④31～50岁的；⑤超过50岁的；⑥不能确定的。在一个家系中如果发病年龄不同则要详细说明。

5. 进行性听力下降的描述　在一个10年之内，如果耳聋患者的听力损失在语言频率（0.5、1、2kHz）平均听力损失超过15dB HL，这种耳聋为进行性的听力损失。而超过50岁的人出现进行性听力损失可能与年龄相关，而不是由于基因缺陷造成的。对一些特殊病例的发病时间表与患者年龄应当做详细说明。

6. 伴发耳部症状　在家系的描述中，是否伴有耳鸣应当进行详细的阐述，如低调、高调或是噪声性，发生的年龄，以及持续的时间等应当记录下来。前庭功能分为正常和异常，如果是异常的则要进行详细的描述。

表 1-4-1 听力损失分型的描述

类型	标准	
	欧洲 HEAR 计划建议	临床听力学
传导性	与外耳、中耳疾病或者畸形有关。听力学测听显示在 0.5、1、2kHz 频率上有正常的骨导阈值(<20dB HL)和一个气骨导差(>15dB HL)	外耳和中耳的病变,特别是中耳的病变,均可不同程度的影响其传音及增益功能,引起传导性听力损失。其主要听力学特点为:①音叉试验:Rinne test:AC>BC(+);Weber test→患侧;Schwabach test:BC 延长(+)。②纯音听阈测试:气导听阈不同程度的提高,最高达 60dB;骨导阈值正常;气骨导差>10dB。③声导抗测试:因病变不同,鼓室导抗图变为 B、C、D、Ad、As、E 等型。气骨差>5dB 时,有 50% 耳引不出声反射。④ABR 可出现波Ⅰ潜伏期延长;波Ⅴ潜伏期-强度曲线右移,右移的程度与气骨导间的差值大致一致,反应阈升高。⑤OAEs 在外耳道内引不出 OAEs。
感音性	与内耳、耳蜗神经的病变和畸形相关。在 0.5、1、2kHz 频率上气骨导差<15dB HL。如果知道听力损失的部位,如内毛细胞、外毛细胞、血管纹、螺旋神经节或者是听觉通路上的病变,则要进一步描述	感音神经性聋系由耳蜗和听神经病变所致的听力损失。其主要听力学特点为:①音叉试验:Rinne test:AC>BC(+);Weber test→健侧;Schwabach test:BC 缩短(-)。②纯音听阈测试:气导听阈和骨导听阈一致性提高;无气-骨导差(<10dB)。③声导抗测试:A 型鼓室导抗图;镫骨肌反射存在,反射阈和纯音气导听阈差值<60dB;声反射衰减(-)。④响度重振试验:双耳交替响度平衡试验(ABLB)有重振。短增量敏感指数试验:高得分值(80%~100%)
混合性	由外耳及中耳和内耳/耳蜗相关的听力损失。在 0.5、1、2kHz 频率上骨导的听力损失>20dB HL,气骨导差>15dB HL	混合性听力损失:当耳的传声系统和感音神经系统两部分均有病损,而不论两者是受同一疾病所累,或由不同疾病所致,即出现混合性聋。其纯音听力图为:气导听阈和骨导听阈皆提高,但气、骨导间出现差值,而不论这气、骨导差仅限于某几个频率或全部频率

表 1-4-2 听力损失的程度的描述
(听力损失的程度按照两耳听力中听力好的一侧耳的平均听阈来评估)

分类标准	评估参数	分级	描 述
欧洲计划建议(2003 年)	平均听阈为语言频率:四个频率的听力水平的平均值	轻度(mild)	听力损失在 20~40dB HL
		中度(moderate)	听力损失在 41~70dB HL
		重度(severe)	听力损失在 71~95dB HL
		极重度(profound)	听力损失在超过 95dB HL
WHO(1980 年)	以 0.5、1、2kHz 的平均听阈为准进行分级	轻微	纯音平均听阈为 16~25dB HL
		轻度	在一般的距离内听不清小声讲话,上述平均听阈为 26~40dB HL
		中度	听一般的谈话声感到困难,平均听阈为 41~55dB HL
		中重度	听大声亦感困难,平均听阈为 56~70dB HL
		重度	仅能听到耳边的大声喊叫,平均听阈为 71~90dB HL
		极重度	几乎听不到任何声音,连耳边的大声呼喊亦不能听清,平均听阈在 90dB HL 以上
WHO(1997 年)	以 0.5、1、2、4kHz 四个频率的平均听阈为依据	0 级	25dB HL 或更小
		1 级(轻度)	26~40dB HL
		2 级(中度)	41~60dB HL
		3 级(重度)	61~80dB HL
		4 级(极重度)	81 或大于 81dB HL

表 1-4-3　听力图的结构特点的描述
（对缓降及陡降分型的标准是：1kHz 与 4kHz 如<40dB 则为缓降型，>40dB 为陡降型）

标　准	听力曲线分类		描　述
欧洲计划建议（2003 年）	高频型（high frequency）	轻度下降型（gently sloping）	在 0.5kHz 和 1kHz 的平均听力曲线与 4kHz 和 8kHz 的平均听力曲线相差 15～29dB HL
		快速下降型（steeply sloping）	上述频率的差距在 30dB HL
		平坦型（flat）	是指在 0.25、0.5、1、2、4、8kHz 的平均听力阈值在 15dB HL 以内；
	中间频率 U 型（mid frequency U-shaped）		是指中间频率最差的听力比低频和高频处高出 15dB HL
	低频上升型（low frequency ascending）		是指低频最差的听力比高频高出 15dB HL
临床听力学（韩德民，主译，第 5 版，2006 年）	平坦型		每倍频波动≤5dB
	缓降型		每倍频阈值升降 6～10dB
	显降型		每倍频阈值升降 11～15dB；
	陡降型		低中频处为平坦或缓降，其后每倍频阈值突然升降≥16dB
	上升型		低频区每倍频减少 5dB
	谷型		中频区比两端频率阈值≥20dB
	切迹		单一频率处阈值明显增加，其相邻频率迅速恢复正常或近于正常
	山型		中频区比两端频率阈值小 20dB 或更小

（五）听觉基因的遗传异质性

遗传异质性（genetic heterogeneity）是指表型一致的个体或同种疾病临床表现相同，可能具有不同的基因型，即可能由不同的致病基因控制的遗传现象。实际上，大多数遗传病都具有遗传异质性。临床症状相似的两个病例，由于遗传基础不同，它们的遗传方式、发病年龄、病程进展、病情严重程度、预后以及复发风险等都可能不同。遗传性耳聋就是这样一种具有高度遗传异质性的疾病，表现在听力损失的表型各不相同，有的表现为先天性聋，有的表现为渐进性或至成年才发生的语后聋。不但遗传性耳聋具有非常高的遗传异质性，某些耳聋基因也具有较强的异质性。同一基因可导致综合征型和非综合征型耳聋，或常染色体显性和隐性耳聋，或显性或隐性遗传的不同亚型。

1. MYO7A 基因在 DFNA11、DFNB2 和 USH1B 中的突变　MYO7A 基因的一种单一突变可引起 DFNA11 型耳聋，而至少四种突变可引起隐性非综合征型——DFNB2 型耳聋；有 41 种以上的突变可引起伴有视网膜色素变性的常染色体隐性的综合征型耳聋（USH1B）。因此，现在很难将 MYO7A 的基因型和表型的关系进行统一的总结分类，一般认为，MYO7A 的隐性遗传突变是由于该基因的功能丧失所致；而显性突变是由于它的显性失活效应（dominant negative effect）所致，因为，所有的 DFNA11 型耳聋患者均存在第 22 号外显子内 9 个碱基缺失的表现，这 9 个碱基编码蛋白的螺旋状卷曲部分，对同型二聚体的形成十分重要。

2. CDH23 基因在 DFNB12 和 USH1D 中的突变　CDH23 基因可引起非综合征型（DFNB12）和综合征型（USH1D）的隐性遗传方式听力损失。DFNB12 型耳聋家系表现的突变形式是 CDH23 基因的 6 种错义突变引起氨基酸替换性改变；而 USH1D 型耳聋家系的突变形式是 CDH23 基因的两个无义突变和两个剪切突变致截短蛋白的出现而导致耳聋。

3. GJB2 基因在 DFNB1 和 DFNA3 中的突变　GJB2 基因突变可引起常染色体显性-DFNA3 型和隐性-DFNB1 型耳聋。现在已经发现了该基因 50 种以上的突变位点。在一些特殊人群中，如白种人、德系犹太人和亚洲人中约50%的先天性耳聋是由于GJB2基因的突变所造成的,其中35delG、167delT、235delC这三种突变的发病率最高,突变导致各种程度的耳聋,使遗传咨询面临着较高的难度。

4. SLC26A4(PDS)基因在DFNB4和Pendred综合征中的突变　PDS基因编码一个名为"pendrin"的阴离子转运子,在维持内淋巴的内环境稳态中起作用。PDS基因的突变可引起非综合征型——DFNB4型(MIM 600791)和综合征型(Pendred综合征)(MIM 274600)的隐性遗传方式听力损失。现已发现该基因多达47种的突变形式,这些突变往往是某个家系的特异突变。PDS基因编码的阴离子转运子,正常情况下是以阴离子的反作用影响内淋巴的离子稳态环境的,突变可引起耳蜗和颞骨的发育畸形而致耳聋。该基因在Pendred综合征型中,其突变引起氯-碘转运蛋白即pendrin蛋白的离子转运障碍导致耳聋及甲状腺肿病变,而在DFNB4型中,轻度的突变仅引起听力下降,没有碘离子代谢异常。

5. TECTA基因在DFNA8/12和DFNB21型耳聋中的突变　TECTA基因编码的α-tectorin蛋白,其突变引起非综合征型显性DFNA8/12型和隐性DFNB21型耳聋。DFNB21型耳聋表型为:语前发病,重度至深度的感音神经性耳聋;TECTA基因的一个剪切突变导致一个α-tectorin截短蛋白的出现而引起听力损失。DFNA8/DFNA12型听力损失的表型为语前聋,稳定型的中频听力损失;该基因的错义突变引起α-tectorin蛋白透明带(zona pellucida)的保守氨基酸残基的替换而影响该蛋白的功能。还有一个DFNA12型听力损失家系表现的是学语后的、进行性的听力损失,基因突变引起α-tectorin蛋白的zonadhesion/von Wilebrand区域的一个丝氨酸代替了原有的半胱氨酸而引起耳聋。同一个基因引起表型迥异的原因,目前认为有两种可能的解释:一是同一个基因的不同突变将在不同程度上影响α-tectorin蛋白与其他分子相互作用的能力,并引起非胶原盖膜基质结构的不同程度的改变而导致听力不同程度的损失;另一种可能是由于TECTA基因的修饰基因的作用影响所致。

有遗传异质性的疾病其遗传病因不同,对疾病遗传异质性的研究有助于寻找疾病易感基因、遗传咨询、选择治疗方案、预后估计及合理预防。因此,对遗传性耳聋遗传异质性的研究越来越引起人们的重视。

6. 修饰基因的发现　遗传性耳聋中修饰基因(modifier genes)的发现具有革命性意义。修饰基因是指影响其他基因表达和功能的基因。目前在人类的遗传性耳聋和小鼠的研究中已经发现了一些修饰基因座位和基因。这些修饰基因在其处于显性或隐性的不同情形下,对听力的影响是不同的。如在常染色体隐性突变的tub/tub鼠中,其表型为成年非胰岛素依赖型肥胖、耳蜗和视网膜早期退行性变等。研究发现,Moth1基因是tubby鼠听力状态的修饰基因,该基因可恶化或防止tubby鼠的听力损失。这两种截然不同的作用取决于Moth1基因的等位基因型:一个显性的Moth1等位基因可以保护tubby鼠的听力,防止听力损失;一个隐性的Moth1等位基因将会恶化tubby鼠的听力。在人类的遗传性耳聋中,DFNB26型耳聋是通过一个巴基斯坦大家系定位在4q31座位的。研究发现,家系成员中有7人是DFNB26型单体型突变纯合子,但他们的听力正常。经第二次的连锁分析,发现了一个修饰基因——DFNM1(MIM605429)基因,定位在1q24座位上。该基因在这个家系中的作用是抑制上述个体听力损失的出现,因此是一个耳聋抑制基因。DFNB26型和DFNM1基因的发现,能够帮助我们从基因产物的相互作用关系中理解耳聋表型的分子病理机制。

7. 相关术语　碱基序列(base sequence):DNA分子中碱基的排列顺序。

碱基序列分析(base sequence analysis):分析出DNA分子中碱基序列的方法。

保守序列(conserved sequence):DNA分子中一个核苷酸片段或者蛋白质中的氨基酸片段,它们在进化过程中基本保持不变。

无义突变(nonsense mutation):是指由于某个碱基的改变使代表某种氨基酸的密码子突变为终止密码子,从而使肽链合成提前终止。编码氨基酸的密码子突变为终止密码子,使肽链合成中断。

错义突变(missense mutation):是编码某种氨基酸的密码子经碱基替换以后,变成编码另一种氨基酸的密码子,从而使多肽链的氨基酸种类和序列发生改变。错义突变的结果通常能使多肽链丧失原有功能,许多蛋白质的异常就是由错义突变引起的。

三、遗传性耳聋的研究方法

(一)耳聋人群的分子流行病学研究

耳聋人群的分子流行病学研究,是在一定区域内进行流行病学样本的收集和DNA标本采集,确定耳聋人群、耳聋及其高危因素(遗传和环境)、地理分布特征、不同类型耳聋的流行特点和不同种族人群易感性。利用耳聋基因 cDNA 外显子捕捉芯片、生物编码和大规模平行测序技术实现对所有耳聋基因的低成本测序,对流调收集的耳聋病例进行筛查,完成大样本特征性耳聋病例分子病因调查和常见耳聋基因突变谱绘制,揭示各种表型耳聋如先天性耳聋、药物性耳聋、老年性耳聋、噪声性耳聋与已知耳聋基因的联系,利用耳聋分子流行病学调查结果,选择重点突变和序列进行正常人群耳聋突变情况调查,获得我国主要人口的耳聋突变携带率信息。预测各型耳聋与基因缺陷和听觉信息传导通路异常的潜在联系,提出进一步研究需求。

(二) 耳聋基因的定位克隆

根据分子流行病学研究的发现及耳聋人群发病的特征,开展耳聋基因的鉴定。

疾病基因定位克隆的相关研究为破解听力损失分子病理机制提供了前所未有的工具。遗传性疾病基因定位克隆策略主要包括功能克隆、位置克隆、候选基因克隆、位置候选基因克隆四种方法。由于功能克隆对于耳聋基因发现有困难,位置克隆则对家系和疾病的群体样本要求较高,目前对遗传性耳聋相关基因的研究多采用候选基因克隆和位置候选基因克隆法。候选基因克隆法是根据表型特征选取表型相似的听力损失候选基因进行筛查,寻找与疾病突变表型共分离的突变,以此确定致聋基因。位置候选基因克隆法通过连锁分析先将致病基因定位于染色体某一特定区域内,分析定位区域内所有基因的功能与表达特征,或与动物染色体同源区基因比对,从而选择合适的候选基因再行突变检测。由于连锁分析的原理是依据经典遗传学中基因的重组和交换现象,故其要求被检家系能够提供足够的遗传信息量。一般来说,三个世代的家系比两个世代的家系能获得增加 20% ~30% 的信息量,可较容易地定出单倍型、确定重组点,也便于进行进一步的精细定位。

遗传性耳聋基因定位和克隆的开展始于 20 世纪 90 年代初期。1992 年 Tassabehji 等发现 Waardenburg 综合征与 PAX3 基因的突变有关。1993 年,线粒体 12S rRNA 上的 1555G 突变被发现与氨基糖苷类药物敏感性听力损失有关。1995 年,在一个混合性听力损失家系的 X 染色体上发现了第一个非综合征型听力损失的基因——POU3F4。1994 年,第一个常染色体隐性遗传的非综合征型听力损失基因座定位在 13q12 区域,命名为 DFNB1。1997 年发现,位于 DFNB1 区域的 GJB2 基因与听力损失有关;同年,位于 DFNA1 区域的 DIAPH1 基因被克隆。

(三) 全基因组扫描

利用全基因组扫描的微卫星多态标记(microsatellite markers)确定基因型和表型关系,将表型定位到染色体上一定区段的有效方法。微卫星标记在人基因组上广泛均匀分布,遗传稳定,并且表现高度多态,是基因定位的主要标记。

(四) 连锁分析

在连锁分析中主要应用 Designer, Linkage v5.1 及 Cyrillic2.1 软件进行结果分析。应用 Designer 软件读取并检测基因型数据,生成连锁分析所需的 pre、dat 及 mdf 格式文件;应用 Linkage 5.1 软件的 MLINK 程序进行两点连锁分析,计算 LOD 值;Cyrillic2.1 软件分析单体型与疾病状态分离的情况,构建家系中所有耳聋患者共同携带的单体型,最终确定该家系致聋基因的最小定位区间(cM,厘摩);在相关网站上查询各微卫星标记的物理距离与遗传距离信息,构建该家系的遗传图谱,确定定位区间在相应染色体上的位置。

(五) 耳聋基因组学及蛋白质功能研究

针对新发现的耳聋致病位点,在临床样品中利用 MassArray 芯片技术确认验证,针对筛选出的基因位点进行精细定位和单倍型分析,发掘与耳聋相关的新基因。对发现的主效耳聋新基因进行克隆、表达和功能研究,阐明其与耳聋发生的关系。应用基因转染表达技术、基因沉默技术及基因敲除技术等分别上调和下调相关基因的表达,利用全基因组表达谱芯片、MicroRNA 表达谱芯片综合分析 mRNA 及 MicroRNA 表达及调控模式,建立不同状态、不同条件下相关基因表达数据库。针对耳聋相关基因信号通路中起着关键作用的转录因子,选择合适的抗体,利用 ChIP on chip 或 ChIP-sequence 深入分析其在全基因组水平上的调控靶点,建立相应的数据库。针对筛选出的致聋基因进行编码蛋白功能研究,利用模式动物,如斑马鱼,从整体层面,探讨耳聋可能的致聋机制。

(六) 建立遗传性耳聋动物模型

建立人类耳聋的动物模型,以便进一步探索克隆的致聋基因缺陷导致的听觉细胞和系统的功能缺陷。使用动物模型有助于更方便有效地认识人类疾病的发生、发展规律和研究防治措施;同时避免在人身上进行实验所带来的风险;可以严格控制实验条件,增强实验材料的可比性;简化实验操作和样品收集,是研究基因缺陷致聋机制极好的材料。

基因打靶(基因敲除)技术可以准确操纵某个基因表达,该技术方法揭示了许多与人类发育、代谢、神经系统、癌症相关基因的重要功能。基因打靶还可用于制作小鼠人类疾病模型模拟某种基因的改变,探究该突变的致病机制。目前,国际上已经建立了很多耳聋基因缺陷动物模型,如 Math1 基因敲除的小鼠,内耳毛细胞完全不能发育;Pou4f3 (Brn3c)基因是毛细胞发育和维持的另一个关键基因,该基因突变的小鼠由于内耳毛细胞完全丢失而出现耳聋,平衡功能破坏。锌指蛋白基因 Gfi1 突变的小鼠对声音没有反应。

(七) 相关术语

分子遗传学(molecular genetics):是一门在分子水平上研究生物遗传和变异机制的遗传学分支学科。主要研究基因的本质(包括基因的化学性质、结构和组织),基因的功能以及基因的变化等问题。

重组克隆(recombinant clone):将不同来源的 DNA 片段合成在一个 DNA 分子中,这种技术称为重组,得到的分子为重组克隆。

互补 DNA(cDNA):以信使 RNA 为模板合成的 DNA,常采用互补 DNA 的一条链作为绘制物理图谱时的探针。

串联重复序列(tandem repeat sequences):在染色体上一段序列的多次重复,称为串联重复序列。常用来作为物理图谱中的标记子。

单倍体(haploid):单倍体细胞中只有一套染色体(体细胞中的染色体数目的一半),比如动物的精子和卵子、植物的卵细胞和花粉都是单倍体细胞。

信使 RNA(messenger RNA,mRNA):携带遗传信息,在蛋白质合成时充当模板的 RNA。

遗传密码(genetic code):信使 RNA 上每三个一组的核苷酸序列,决定了蛋白质肽链上的一个氨基酸。DNA 上的碱基序列控制形成信使 RNA 上的核苷酸序列,进而决定了蛋白质肽链上的氨基酸序列。

杂交(hybridization):两段互补的 DNA 单链,或者一段 DNA 单链和一段 RNA 依照碱基互补规则形成一条双链的过程。

DNA 重组技术(recombinant DNA technology):在细胞体外将两个 DNA 片段连接成一个 DNA 分子的技术。在适宜的条件下,一个重组 DNA 分子能够被引入到宿主细胞中并在宿主细胞中大量繁殖。

定位(localize):确定一个基因或者标记在染色体上的原始位置。

多态性(polymorphism):多个个体之间 DNA 的差异称为多态性。DNA 变异概率超过 1% 的变异,比较适宜作为绘制连接图谱的证据。

基因表达(gene expression):基因编码的信息转化为细胞结构并在细胞中行使功能的过程。包括转录成信使 RNA 接着翻译成蛋白质的基因,以及转录成 RNA 但是不翻译成蛋白质的基因。

基因图谱(gene mapping):在一个 DNA 分子上决定基因的顺序及其相互间的距离。包括遗传图谱和物理图谱。

基因组(genome):一种生物所有染色体上的遗传物质,称为基因组,基因组大小常采用碱基对的数目来表示。

克隆(clone or cloning):形成大量子细胞的无性繁殖过程,这些子细胞和亲代细胞完全相同,这个过程称为克隆。

克隆载体(cloning vector):通常采用从病毒、质粒或高等生物细胞中获取的 DNA 作为克隆载体,在载体上插入合适大小的外源 DNA 片段,并注意不能破坏载体的自我复制性质。将重组后的载体引入到宿主细胞中,并在宿主细胞中大量繁殖。常见的载体有质粒,噬菌粒,酵母人工染色体。

厘摩(cM):一种度量重组概率的单位。在生殖细胞形成的减数分裂过程中,常常会发生同源染色体之间的交叉现象,如果两个标记之间发生交叉的概率为 1%,那么它们之间的距离就定义为 1cM。对人类来说,1cM 大致相当于 1Mbp。

LOD 值(LOD score):确定两个基因座是否在染色体上距离很近,因此可能一起遗传的统计学评估。三个或更多的 LOD 评价通常显示了两个基因座的位置很紧密。通常判定连锁关系是以 LOD 值大小为依据。LOD 值为 0,意味着连锁假设与不连锁假设的可能性相等;LOD 值为正值,有利于连锁;LOD 值为负值,表示有一定重组率的连锁。显著的阈值是+3 和-2。LOD=+3 时,连锁的概率为 95%。

连锁关系(linkage):两个标记之间的邻接关系。如果两个标记间距离比较近的话,那么在减数分裂发生交叉,两个标记被分离的概率就比较小。

连锁图谱(linkage map):染色体上两个遗传位点之间相对位置的关系。两个位点之间的距离依据它们共同遗传的概率来确定。

物理图谱(physics map):物理图谱描绘 DNA 上可以识别的标记的位置和相互之间的距离(以碱

基对的数目为衡量单位），这些可以识别的标记包括限制性内切酶的酶切位点、基因等。物理图谱不考虑两个标记共同遗传的概率等信息。对于人类基因组来说，最粗的物理图谱是染色体的条带染色模式，最精细的图谱是测出DNA的完整碱基序列。

近年来，全球范围内的耳科学和听力学、分子遗传学和生物学等相关领域的研究者，跨学科、跨领域、跨国界地通力合作，根据分子流行病学研究的发现及耳聋人群发病的特征，开展耳聋基因的鉴定并对相关基因、基因组及蛋白质功能进行系列研究，并探讨这些基因在听觉毛细胞结构、细胞外基质、离子内环境稳态、转录因子等各个方面的作用，以及它们对听力损失表型遗传异质性的影响与修饰基因间的关系，为最终揭示耳聋的发病机制奠定基础。

四、遗传性聋的基因诊断与预防

（一）耳聋基因诊断的必要性

人类基因组计划的开展促进了遗传学与临床医学的结合，耳聋基因诊断应运而生，对明确耳聋病因、预防耳聋发生有着重要意义。欧美统计表明，每1000个新生儿中，就有1名听力障碍患者。在我国，听力言语残疾者达2780万以上，其中单纯听力致残疾2004万，占残疾人总数的24.16%（2006年统计数据），每年新生3万耳聋患儿。在大量的迟发性听力下降患者中，亦有许多患者由于自身的基因缺陷致病，或由于基因缺陷和多态性造成对致聋环境因素易感性增加而致病。目前研究表明，60%重度耳聋发病与遗传有关，另外40%与环境因素有关。

耳聋具有广泛的遗传异质性，30%为综合征型耳聋，70%为非综合征型耳聋，主要涉及四种遗传方式：常染色体显性（DFNA，15%～20%）、常染色体隐性（DFNB，80%）、性连锁（DFN X-linked，DFN Y-linked，1%）和线粒体遗传性耳聋，1%。一般来说，常染色体隐性遗传性耳聋表现为先天性聋或语前聋，常染色体显性遗传性耳聋表现为语后聋或渐进性听力下降。许多研究发现位于同一个基因的突变可导致伴随不同遗传模式的多种临床表现。自20世纪80年代以来，耳聋的遗传病因学研究取得了很大进展，至今已有120余个耳聋基因被克隆或鉴定，但还有很多耳聋表型的致病基因不清楚。通过耳聋家系研究，我国学者克隆了两个致聋基因（GJB3和DSPP），鉴定了三个致聋基因（PRPS1、SMAC和ATP6V1B2），首次提出并证明了Y连锁遗传在遗传性耳聋中的存在，首次发现了一个氨基糖苷类药物易感性新突变位点（线粒体12S rRNA 1494C>T），定位了数十个非综合征型遗传性耳聋基因位点。

同证婚配是遗传学一个普遍的现象，智商、体态异常的同证婚配会增加连续的遗传性状变异发生几率已成为共识；而耳聋群体的同证婚配在国内外均有极高的比例，在西方许多国家包括美国，尽管聋人的经济和教育状况得到改善，但耳聋患者的生育随着高密度的同证婚配却持续增长，在这些国家的聋人婚姻中，76%属于聋人与聋人结合的婚姻。在我国，虽然没有准确的统计数据，但全国1700所聋哑学校和聋儿康复机构及残疾人福利机构使得聋人人为的处于同证聚集状态，聋人之间的婚配也是主要的婚姻模式。在基因诊断时代之前，医师很难提供准确的信息来进行遗传咨询和预测未来的生育状况。耳聋的基因诊断给耳科临床带来的积极意义在于可以为相当部分的耳聋患者（特别是儿童耳聋患者）揭示其真正的发病原因，并清楚地描述整个家庭成员的致病耳聋基因的携带状况，从而为临床实践者的遗传咨询和产前诊断防止聋儿再出生提供理论基础和准确的诊断数据，真正实现耳聋一级预防。

（二）耳聋基因诊断的依据

遗传性耳聋基因诊断在发达国家已普遍开展，我国的临床耳聋基因诊断和遗传咨询始于2005年。我国耳聋群体中基因突变热点、突变谱、表型与基因型对应谱与西方耳聋人群的显著性差异。中国人民解放军总医院聋病分子诊断中心自2002年起，采用全频谱覆盖的耳聋基因筛查策略开展了全国范围的耳聋分子流行病学研究，发现GJB2和SLC26A4基因突变是导致中国人耳聋的第一位和第二位病因，线粒体DNA突变是导致中国人药物性耳聋的主因，绘制了中国人最常见非综合征型耳聋的基因谱和突变谱。在此基础上，在国内率先开展了遗传性耳聋临床基因诊断工作。

1. 中国人群最常见致聋基因——GJB2　国外研究认为常染色体隐性遗传性耳聋患者中，约有50%为GJB2基因突变引起。GJB2基因位于人类染色体13q11-12，含有2个外显子，编码的Cx26蛋白属于缝隙连接蛋白基因家族，与相邻细胞的缝隙连接蛋白组成一个完整的缝隙连接通道，是完成电解质、第二信使和代谢产物的细胞间转换的重要通道。GJB2基因突变可以导致常染色体隐性遗传性聋DFNB1和常染色体显性遗传性聋DFNA3。鉴于

GJB2基因在遗传性耳聋中的特殊重要地位，以及其基因小（共两个外显子，编码226个氨基酸）的特点，GJB2全编码区测序是聋病分子检测的最基本项目。在我国，GJB2基因突变是最常见的致聋原因，突变检出率达21%（包括纯合、复合杂合及单杂合突变），明确的由该基因突变致聋的比例达16.9%。GJB2基因235delC突变是耳聋患者中发生频率最高的基因异常，有16.9%的耳聋患者携带此突变。

2. 中国人群第二位致聋基因——SLC26A4 SLC26A4基因突变为另一个常见致聋原因。SLC26A4基因又称PDS基因（pendred syndrome，PDS），位于人类染色体7q31，含有21个外显子，编码含有780个氨基酸的蛋白质Pendrin。Pendrin作为离子转运体，调节内淋巴液的离子平衡。SLC26A4基因突变导致的非综合征性大前庭水管和Pendred综合征（耳聋，甲状腺肿综合征）是常染色体隐性遗传疾病。在我国，超过90%的大前庭水管患者由SLC26A4基因突变致病，而欧美国家仅有40%左右的大前庭水管综合征和Pendred综合征由SLC26A4基因突变导致。其中基因突变检出率至少为19.43%，明确由该基因致聋的比例至少达12%（纯合和复合杂合突变）。SLC26A4基因ⅣS7-2A>G突变是我国大前庭水管综合征人群的热点突变。

3. 线粒体遗传药物性耳聋敏感基因 mtDNA存在于细胞质中、独立于核染色体的基因组，具有自我复制、转录和编码功能，但同时受到核DNA的调控。在有性生殖中，受精卵的线粒体绝大部分来自卵子的细胞质，这一特点决定了线粒体遗传属于母系遗传。mtDNA可以通过母亲传给后代，后代中女性可将突变的mtDNA继续传递给下一代，而男性则不再下传。自1993年Prezant首次证实mtDNA突变存在于氨基糖苷类抗生素致聋患者后，遗传因素在药物性耳聋发病中的重要性逐渐引起重视。这一特点也成为预防mtDNA敏感突变携带者发生药物性耳聋的关键。氨基糖苷类抗生素致聋分为两种情况，即用药过量致聋和由于个体存在对氨基糖苷类抗生素的敏感因素而致聋。产生后一种情况的病理基础与人个体携带线粒体12S rRNA基因的1555A>G和1494C>T敏感突变有关。这两种突变为中国耳聋人群体中常见的母系遗传药物性耳聋致病突变，检出率之和达4.4%。

4. 常见综合征型耳聋——Waardenburg综合征的致病基因 Waardenburg综合征（WS）是最常见的综合征型耳聋类型，表现为先天性感音神经性耳聋，眼睛、毛发、皮肤色素失调，瞳距增宽，巨结肠等。根据临床表型的不同分为4型，MIFT、PAX3和SOX10突变是其分子病因。其中WSⅠ和WSⅢ由PAX3基因突变导致，WSⅡ由SOX10基因突变导致。MIFT基因又称小眼畸形相关转录因子（microphthalmia-associated transcription factor，MIFT），控制着黑素细胞在机体内的生存与分化，是WS发病的关键因素。PAX3基因能够结合在MIFT的启动子区域，在MIFT的转录过程中起相应的调控作用，而SOX10基因可能作为MITF启动子的一种有效的激活剂，在黑素细胞的存活分化中发挥着相应的作用。在中国耳聋人群中，Waardenburg综合征约占1%。

我国南、北方代表性地区非综合征型重度感音神经性耳聋分子病因调查结果显示，中国耳聋人群中遗传因素致聋比例至少为55%，一线致病基因（GJB2、SLC26A4及线粒体12S rRNA）致聋比例为33.8%，而欧美人群中常见的GJB6及GJB3基因突变在我国并不常见。

对于耳聋家系患者的分子诊断，可根据家系遗传特点和表型特点筛查已知表型相关耳聋基因，如表现为显性遗传，伴有前庭功能异常的耳聋患者可以检测COCH基因，Usher综合征患者可以检测USH1G、USH2A、USH3A、VLGR1 WHRN等基因，鳃耳肾综合征患者可检测EYA1、SIX1、SIX5等基因，Alport综合征患者检测COL4A3、COL4A4、COL4A5等基因，耳聋甲发育不全（DDOD）综合征患者检测ATP6V1B2基因等。对于已知基因检测仍未能明确病因的耳聋家系，可进一步通过连锁分析、外显子组测序等手段分析遗传病因。

上述研究为临床耳聋基因诊断、产前诊断及耳聋遗传咨询提供了理论依据。

5. 常规门诊耳聋基因检测流程 对于有耳聋基因诊断需求的耳聋患者，其诊断流程如下：①患者门诊分诊挂号；②医师进行问诊，注意发病特征，家族史及用药、感染疾病史，专科查体，开具听力、颞骨CT检查申请单；③根据检查结果由医师作出初步临床诊断，开具基因诊断检查；④对受检者进行静脉血采集（3～5ml）；⑤由接诊人员对受检者及家属进行病史的规范化采集，内容由患者的基本信息、耳聋史、家族史（包括家族三代中有无患病史，是否合并其他疾病）、出生史、个人史（聋前传染病、耳毒性药物应用情况、头部是否受外伤等）、体检（全身及专科检查）等部分组成。同时还要对患者的听力学检查结果和颞骨 CT 检查结果进行扫描存档,与患者或监护人签署耳聋基因诊断知情同意书;⑥对受检者的血液样本进行 DNA 提取、目的片段扩增、基因序列测定等相关检测;⑦由 2 名以上专职人员同时对检测结果进行分析、复合,出具耳聋基因诊断报告;⑧患者领取报告后,如需要进行遗传咨询,可以通过电话、网络或来医院进行相关咨询。

6. 耳聋基因产前诊断流程　对于有再生育要求的聋儿家庭、聋哑夫妇、有明确家族史的男女,首先确定受检夫妇是否携带致聋基因突变,如果夫妇在同一基因上均携带致病突变,可行进一步检测,否则不能实施耳聋基因产前诊断。其诊断流程如下:①复核夫妇双方及先证者耳聋基因诊断结果,签署耳聋基因产前诊断知情同意书;②对孕妇基本情况(末次月经、孕周、流产史、孕期有无用药、疾病等)进行登记,取材前,需要进行血常规、血清四项、凝血四项、血型、普通生化(肝、肾功能、血糖)及腹部超声、心电图等常规检查;③检查结果请妇产科专家结合孕期常规体检判断受检者能否行超声引导下穿刺取材(11～13 周取羊绒毛膜、18～22 周取羊水、28 周后取脐带血检测);④根据取材组织进行 DNA 提取及相应位点的耳聋基因检测;⑤出具耳聋基因产前诊断报告,有遗传咨询资质的医师对受检者进行生育指导。

7. 耳聋基因诊断技术方法及优缺点　遗传性耳聋既有单基因致病性,又有极高的遗传异质性,即不同的基因或相同基因不同位点突变都会导致相同耳聋表型,前者是实现耳聋基因诊断的必要条件,而后者因涉及多个基因多个位点的检测,对建立准确、高效、稳定的临床基因检测技术提出了挑战。

基因诊断是指通过各种分子生物学技术检测出患者遗传物质结构(DNA)或表达水平(RNA、蛋白质)的改变,对疾病作出分子诊断。目前,耳聋基因诊断主要检测内容是耳聋相关基因的 DNA 结构变异。

广义的耳聋基因诊断,可分为直接和间接两种诊断方法。

(1) 直接诊断法:通过各种分子生物学技术直接检测结构和功能已被阐明的耳聋致病基因及其突变位点。主要检测技术分为:

1) 点突变检测:点突变即 DNA 分子中的一个碱基被另一个碱基所替换。直接检测点突变的方法包括:等位基因特异性寡核苷酸杂交(ASO)、等位基因特异性扩增(ASA)、限制性片段长度多态性分析(RFLP)、连接酶链反应(LCR)、单链构象多态性(PCR-SSCP)、变性高效液相色谱(DHPLC)技术、Genescan 技术、DNA 直接测序(direct sequencing),以及基因芯片技术等方法。

2) 片段性突变检测:片段性突变是指 DNA 分子中较大范围的碱基发生突变。对于少数核苷酸缺失,可以采用检测点突变的方法;而对于大的片段突变,则使用 Southern 印迹技术、多重 PCR 技术以及多重连接探针扩增技术(MLPA)等。

上述绝大多数传统基因检测技术,作为遗传性耳聋分子诊断工具存在着这样或那样的不足之处,如有些技术无法定性,有些则耗时费力,所需设备和耗材昂贵,更重要的是这些方法难以平行检测不同基因多个突变位点,特别是针对一些外显子数目众多、碱基数目巨大的耳聋基因,突变检测变得异常复杂的困难。而近些年来发展迅猛的基因芯片技术,因其固有的平行高效检测特性与耳聋的高度遗传异质性相契合,成为理想的耳聋基因筛查和诊断工具之一。

目前,首个可同时检测 4 个常见耳聋相关基因中的 9 个国人热点突变的遗传性耳聋基因诊断芯片已通过国内 SFDA 认证,该技术将等位基因特异性引物延伸 PCR 与通用芯片相结合,可以达到快速、敏感、准确诊断的目的,且其操作简单,易于标准化,适于推广,已为临床广泛应用。同时,国内外多家单位正在或已经研发出可平行检测更多基因及其位点,甚至覆盖全部耳聋相关基因外显子的筛查或诊断基因芯片,具有很好的临床应用前景。

(2) 间接诊断法:对于致病基因尚未被定位和阐明的遗传性耳聋,无法进行直接诊断。以往,需要用直接诊断策略进行新基因鉴定和诊断,即采用多态性连锁分析的方法,其关键在于检测与致病基因连锁的遗传标志,寻找具有基因缺陷的染色体、相关基因的等位基因型和单倍体型等。最常被利用的三代遗传标志包括:RFLP;STR(short tandem repeats)和 VNTR(variable number of tandem repeats)以及 SNP(single nucleotide polymorphism)。通过对这三代分子标记进行家系、群体等连锁分析,可以找出致病基因作出分子诊断,但其精确性及检出效率,均较直接诊断相距甚远。

随着 Illumina、SOLiD 及 454 等新一代测序平台(NGS)的出现,短时间内完成几百万甚至更多片段的靶向序列捕获及大规模平行测序,可实现对全部外显示子,甚至全基因组进行同步检测。

全基因组关联分析法（genome-wide association study，GWAS）是通过对全基因组扫描，发现与遗传性疾病密切相关的SNP位点，进而可鉴定出疾病的致病基因及其突变。国内外已在克罗恩病、糖尿病、精神分裂、银屑病等方面运用GWAS取得了重要研究进展。2009年，Schrauwen首次报道应用GWAS对耳硬化症遗传病因进行分析。但在中国，由于GWAS费用巨大，同时因实施计划生育和禁止近亲结婚政策，难以见到典型的常染色体隐性遗传性耳聋大家系和近亲婚配耳聋家庭，因而GWAS在中国的现阶段耳聋研究和临床应用中难有作为。

全外显子组测序是指利用序列捕获技术将全基因组外显示子区域DNA捕捉并富集后进行高通量测序的基因组分析方法。外显子组约占全基因组的1%，包含着合成蛋白质及与疾病相关表型所需要的大部分信息。2010年7月，Tom Walsh应用全外显示子组测序结合基因组连锁分析的方法发现常染色体隐性遗传性耳聋致病基因——GPSM2。与全基因组测序技术相比，全外显子组测序具有更简便、经济、高效的优点，因而成为近阶段发现和鉴定耳聋新基因的热点方法。

（三）展望

耳聋基因诊断的出现和发展是耳科学的重大突破，使耳聋的诊断由影像和电生理测试水平跃升至分子水平，大大提高了临床耳聋患者的诊断率，并为预防耳聋的出生和发生提供了重要技术保障和实施途径，同时也为耳聋基因治疗的基础和临床研究奠定了坚实的基础。

可以预料的是，通过鉴定更多的耳聋相关基因，完善我国遗传性耳聋基因谱和突变谱的绘制，研发新型的高通量分子诊断平台，加强专业人员培训，构建全国性耳聋防控体系，建立、健全三级综合预防策略，以及规模化开展普遍性群体筛查，必将对我国聋病的诊断、治疗和预防产生重要和深远的影响，最终有望实现全面降低药物性耳聋发生率及出生缺陷率的优生优育目标。

附录1：相关生物信息学及遗传学网站

1. AudioGene（The University of Iowa）
   http://audiogene.eng.uiowa.edu
2. Deafness Variation Database
   http://deafnessvariationdatabase.org
3. Ensembl Site
   http://www.ensembl.org/index.html/
4. ExPASy（Expert Protein Analysis System）Proteomics Server
   http://www.expasy.org/
5. GeneCards Database
   http://www.genecards.org/index.shtml/
6. GeneDis（Human Genetic Diseases）
   http://bioinfo.tau.ac.il/GeneDis/
7. Genetics Home Reference
   http://ghr.nlm.nih.gov/
8. The Hereditary Hearing loss Homepage
   http://webh01.ua.ac.be/hhh/
9. HUGO Gene Nomenclature Committee
   http://www.gene.ucl.ac.uk/nomenclature/
10. Human Cochlear ESTs Data
    http://www.brighamandwomens.org/bwh_hearing/human-cochlear-ests.aspx/
11. Human Genome Project
    http://www.sanger.ac.uk/HGP/
12. International Hap Map Project
    http://www.hapmap.org/index.html.en/
13. Late Onset Hearing Loss Home Page（North Carolina Public Heath）
    http://www.ncnewbornhearing.org/LateOnset/index-lateonset.htm/
14. Mammalian Genotyping Service
    http://research.marshfieldclinic.org/genetics/GeneticResearch/compMaps.asp/
15. MGI（Mouse Genome Informatics）
    http://www.informatics.jax.org/
16. MITOMAP（A Human Mitochondrial Genome Database）
    http://www.mitomap.org/
17. NCBI HomePage（National Center for Biotechnology Information）
    http://www.ncbi.nlm.nih.gov/
18. NHS Newborn Hearing Screening Programme
    http://www.nhsp.info/
19. OMIM（Online Mendelian Inheritance in ManOMIM）
    http://www.ncbi.nlm.nih.gov/entrez/query.fcgi?db=OMIM
20. Pub Med Services
    http://www.pubmed.gov/
21. Swiss Institute of Bioinformatics（SIB）
    http://www.isb-sib.ch/

22. The UCSC Genome Bioinformatics Site
http://www.genome.ucsc.edu/
23. The Washington University Inner Ear Protein Database
http://oto.wustl.edu/thc/innerear2d.htm/
24. Web Resources of Genetic Linkage Analysis
http://linkage.rockefeller.edu/
25. The Wellcome Trust Sanger Institue
http://www.sanger.ac.uk/
26. WWW Promoter Scan (BioInformatics and Molecular Analysis Section, NIH)
http://www-bimas.cit.nih.gov/index.shtml/
27. 北京大学生物信息中心(CBI)
http://www.cbi.pku.edu.cn/chinese/
28. 北京华大基因组研究中心
http://www.genomics.org.cn/bgi_new/index.htm/
29. 生物谷
http://www.bioon.com/
30. 中国残疾人联合会
http://www.cdpf.org.cn/index.htm/
31. 中国人类遗传资源网
http://www.ocgr.org/index.aspx/
32. 中国医学生物信息
http://cmbi.bjmu.edu.cn/default.htm/
33. 百度百科
http://baike.baidu.com/

附录2：参考生物信息学软件

1. BioEdit:序列编辑器与分析工具软件(完全免费)

(http://www.mbio.ncsu.edu/BioEdit/BioEdit.zip)

2. BLAST:在线基本局部相似性(如核苷酸、氨基酸序列)比对搜索工具(NCBI)

3. DNAMAN:综合性序列分析平台,Lynnon BioSoft公司(美国)

4. DNAStar:综合性序列工具软件,DNASTAR有限公司(美国)

5. GeneMapper:高通量微卫星标记基因分型软件,ABI公司(美国)

6. Genotyper:基因分型软件,PE公司(美国)

7. LINKAGE:连锁分析软件(Ott and Lathrop, 1985)

8. Primer:在线引物设计软件(http://frodo.wi.mit.edu/cgi-bin/primer3/primer3_www.cgi)

9. Primer Preimer:PCR、测序引物及杂交探针设计评估专业软件,Premier公司(加拿大)

10. SHEsis:进行家系患者与正常对照之间SNP单体型区段的对比分析,根据遗传统计学原理与方法寻找可能的致病单体型区段,并验证上述家系SNP单体型区段的构建结果是否合理准确(http://www.nhgg.org/analysis/)

(杨伟炎　王秋菊　戴朴)

第二节　感音神经性聋的生物学治疗

感音神经性聋是指病变位于耳蜗的毛细胞或螺旋神经节神经元及各级听中枢对声音的感受与神经冲动的传导发生障碍所引起的听力下降,甚至听力消失的一种病症。毛细胞是内耳中将声音的机械能转化为电冲动传递到听神经的重要感受器细胞,同时内耳也是参与平衡功能的感受器官。人类出生时每个耳朵有30 000个耳蜗和前庭毛细胞(相比而言,视网膜有1.2亿个光感受器)。当这些细胞受到破坏或丢失时就会发生耳聋或平衡障碍。与其他物种不同,鱼和鸟类等低级脊椎动物的毛细胞受损伤后有再生能力,人类和其他哺乳动物内耳毛细胞损伤后缺少再生能力。一些损伤因素如耳毒性药物、感染、自身免疫性疾病、老龄化等,可造成内耳毛细胞损伤甚至死亡,造成感音神经性聋或者平衡功能障碍。

感音神经性聋80%以上是因耳蜗毛细胞或螺旋神经节神经元的损伤或丢失引起。根据发病年龄不同,听力障碍会影响语言、认知和心理的发育和发展。随着世界人口逐渐增加,老龄化日益严重,噪音污染加重,后天性听力障碍的患病率仍在持续上升。根据WHO 2012年对耳聋发病人群的最新统计,目前全球有3.6亿人存在听力障碍。另外据统计,65岁以上的人群中1/3患有残障性听力损失,耳聋已成为最常见的慢性疾病之一。耳蜗毛细胞的缺失造成听力障碍,而前庭毛细胞的损伤和丢失则会导致平衡功能减退。听觉障碍可以导致人际沟通能力下降,而无法保持身体平衡则会造成生命危险。

哺乳动物和人类听力损失不可修复的原因是内耳感觉上皮不能自发再生以替代损伤缺失的毛细胞。内耳毛细胞或螺旋神经节神经元损伤丢失是人类感音神经性聋的直接原因,临床上缺失的毛细胞功能可以部分由对听神经的电刺激所替代,这种电刺激可通过植入人工耳蜗获得。而人工耳蜗的临床效果依赖耳蜗残存毛细胞及螺旋神经节神经元的数量和质量。

毛细胞损伤缺失是感音神经性聋的重要原因,激活毛细胞再生修复损伤的内耳感受器是治疗感音神经性聋的理想方法。应用生物学技术促进内耳毛细胞再生可以通过以下两个途径实现:①转基因技术激活耳蜗毛细胞再生。这个途径是通过载体将控制毛细胞前体细胞增殖和分化的重要调控基因在损伤的内耳感受器过量表达,刺激内耳前体细胞增殖并分化为毛细胞,或促使内耳支持细胞转分化为毛细胞,从而通过激活毛细胞再生修复听觉;②细胞移植替代损伤缺失的毛细胞。细胞移植途径是将体外由干细胞来源的内耳前体细胞移植到损伤的内耳感受器,从而获得新生的毛细胞修复损伤的内耳感受器,以达到听觉修复。本节我们将重点探讨转基因技术激活毛细胞再生及干细胞移植治疗感音神经性聋的前景及存在的问题。

一、感音神经性聋的转基因治疗

由于哺乳动物和人类耳蜗毛细胞不具有自发再生的能力,耳蜗毛细胞损伤缺失将造成永久性听觉障碍。转基因技术激活耳蜗毛细胞再生的策略是将毛细胞发生和发育重要的调控基因转入耳蜗残留的感觉上皮,激活残存细胞增殖分化或转分化为毛细胞以修复听觉功能。最近转基因技术诱导毛细胞再生治疗感音神经性聋的实验研究取得了突破性进展,学者们用腺病毒载体将 Atoh1 基因转入耳蜗后,发现耳蜗出现新生的毛细胞,虽然很多学者对该项研究听力恢复的结果有些疑问,但转基因治疗毛细胞损伤缺失导致的感音神经性聋已经成为研究热点。

1. 过量表达 Atoh1 基因诱导新生毛细胞　高维强课题组最早应用体外培养技术将 Atoh1 基因转染到新生大鼠耳蜗,6 天后观察到大上皮嵴(greater epithelial ridge,GER)区出现了大量的新生毛细胞,并发现毛细胞来源于 GER 区域内分化内沟细胞的柱状上皮细胞。电子显微镜下观察到,这些新生毛细胞具备正常毛细胞精细结构如纤毛束和表皮板。同时发现 Atoh1 基因转染可以促使前庭感觉上皮(椭圆囊)的支持细胞转分化为毛细胞。

Atoh1 基因诱导 GER 细胞转分化为毛细胞的功能是专一性的。因为所有同时接受转染的螺旋神经节细胞和所有的结缔组织中,没有发现新生毛细胞。在大脑切片 P0 大鼠神经细胞中转染 Atoh1 基因,同样也没有毛细胞表型的细胞出现。另外,应用 Brn3C9(也被认为与毛细胞发育有关的基因)的质粒去转染 GER 区,与含 Atoh1 基因的质粒转染进行对照的实验中,Brn3C9 基因也不能诱导出新毛细胞生长。Atoh1 基因转染研究开辟了转基因治疗感音神经性聋的新篇章。

2. Atoh1 基因与毛细胞再生　胚胎发育中内耳毛细胞和支持细胞起源于相同的前体细胞,Notch 信号通路是调控内耳前体细胞分化为毛细胞和支持细胞的重要调控因子,当毛细胞分化产生后将抑制其周围的细胞分化为毛细胞,Notch 信号通路可能通过激活或抑制相关的 bHLH 结构的转录因子调控毛细胞分化。Atoh1 基因也称为 Math1 基因,等价于果蝇的 Atonal 基因,编码一个 bHLH 结构的转录因子。研究发现 Atoh1 基因是调控毛细胞分化的关键转录因子,缺乏 Atoh1 基因的小鼠耳蜗感觉上皮仅分化出支持细胞,而不能形成毛细胞,认为 Atoh1 基因是毛细胞生成的必要转录因子;研究显示 Atoh1 基因可能通过抑制 Notch 信号通路下游的负调节基因,上调毛细胞的分化。最近,Jeon 等的研究发现 Notch 信号通路可以调节内耳干细胞的最终细胞分化类型,即 Notch 信号分子可调控内耳前感觉上皮的细胞分化成毛细胞或者神经元细胞。

另外的一些研究则提示 WNT 信号分子可能参与了 Atoh1 基因诱导毛细胞分化的过程。石复辛等在体外培养的内耳前体细胞观察到上调 Atoh1 的表达后,过量表达 Wnt 信号通路的关键转录因子 β-catenin 可以促进毛细胞的分化。柴人杰等发现激活 Wnt 信号通路可以明显地增加 Lgr5 阳性支持细胞的增殖,而同时激活 Wnt 信号通路并抑制 Notch 信号通路可以显著地促进毛细胞的再生。

3. Atoh1 基因转染活体哺乳动物 Corti 器　Kawamoto 等在成年豚鼠 Corti 器的内淋巴液中注入用腺病毒作为载体的 Atoh1 基因,4 天后发现在 Corti 器的支持细胞及周围非感觉上皮细胞中大量表达了 Atoh1 蛋白。60 天后,在 Corti 器发现幼稚毛细胞,以及 Corti 器周围齿间细胞(interdental cell),内螺旋沟(inner sulcus),Hensen 细胞区都出现了新生毛细胞,且听神经的轴突开始向这些新的毛细胞生长。研究结果表明,成年哺乳动物的 Corti 器,若能通过过量表达 Atoh1 基因,仍然具有再生毛细胞的能力,Atoh1 基因的过量表达对于毛细胞再生是充要的条件。

4. Atoh1 基因转染损伤的哺乳动物 Corti 器及听觉功能修复　最近的研究显示，以腺病毒为载体将 Atoh1 基因转入毛细胞损伤缺失的成年豚鼠耳蜗，发现在 Corti 器毛细胞正常的位置以及其附近出现新生的毛细胞，并且豚鼠 ABR 的阈值得到了有效改善。Izumikawa 等制备成年豚鼠耳毒性药物耳聋模型，使其耳蜗高频和中频区域的毛细胞发生丢失。通过检测听觉脑干诱发电位（ABR），阈值提高到 95dB 以上，确认动物达到重度听力损失。用腺病毒作为载体将 Atoh1 基因转染到豚鼠右侧耳蜗的第二回。转染后的第 4 天，耳蜗 Corti 器残留细胞有大量的 Atoh1 阳性细胞，转染效率最高的部分集中在 Corti 器的第一和第二回。转染后第 8 周通过电镜观察，经 Atoh1 转染的耳蜗在受损伤前内毛细胞和外毛细胞正常部位出现大量的新生毛细胞；另外，在第三排外毛细胞的周围，也出现了异位的具有毛细胞纤毛束的细胞。经 Atoh1 转染的耳蜗出现的新毛细胞具有正常毛细胞的结构特征和正确的生长位置。这一现象提示在成年受损耳蜗组织中，仍然保留有使细胞正确分布的能力。研究者认为其重要的意义在于，只有在正确位置生长的毛细胞才能在耳蜗螺旋结构中被正确刺激，并且，正确位置的毛细胞可以和听神经重新建立起突触连接。其他学者们对 Atoh1 基因转染所致的耳蜗 Corti 器完全修复及其修复机制尚存在疑问，需要进一步深入研究。

正常的耳蜗感觉上皮中，外毛细胞和 Deiter 细胞的比例为 1∶1，外毛细胞生长在 Deiter 细胞的上层。在损伤的耳蜗中外毛细胞完全消失，此时观察到的细胞核数目正巧是正常值的一半。经 Atoh1 转染 2 个月后，又在 Deiter 支持细胞的上方观察到新出现的细胞核，这些细胞具有特征性毛细胞纤毛结构。耳蜗中 Atoh1 基因转染的区域平均可观察到 1548 个细胞核，而对照组同样大小的区域内平均有 830 个细胞核，此结果提示 Atoh1 转染可以促进损伤的耳蜗残留细胞增殖。Atoh1 通常被认为只参与细胞的分化过程，那么新增加的细胞从何而来呢？可能之一是从 Corti 器周围迁徙进来；也可能是毛细胞损伤后所导致的非感觉性细胞，如支持细胞或其他细胞的增殖。Atoh1 基因本身并不会引起细胞有丝分裂。最近的一些研究表明，内耳中存在干细胞和前体细胞，由毛细胞损伤引发的组织自我修复能力有可能会促进这些内耳干细胞和前体细胞发生细胞分裂，从而导致细胞数量增加；而最近 Jan 等人对于在 Corti 器之外的 Axin2 阳性细胞的谱系追踪结果证实，在 Corti 器之外的非感觉细胞可以迁移进入 Corti 器并分化成为支持细胞和毛细胞类似细胞。因此，推测细胞数目的增加并非直接由 Atoh1 基因的表达引起，鉴于 Atoh1 是一个转录因子，推测毛细胞损伤所引起的自我修复机制可能会促进一部分非感觉细胞的增殖并吸引 Corti 器之外的非感觉细胞迁移进入 Corti 器分化成为支持细胞。而由 Atoh1 过量表达所诱导的细胞从非感觉型转分化为感觉型（sensory cell）细胞的过程，既可以通过没有有丝分裂的直接转化，也可以通过非直接的方式，先进行有丝分裂，分裂后的细胞再分化成毛细胞。至今仍然不清楚是否存在一个支持细胞的特殊亚群，可以：①通过过量表达 Atoh1 基因产生新的毛细胞；②迁徙进入 Corti 器；③分裂以增加听觉上皮的细胞数目。

最近 Shuping（2009 年）等人的一项研究提出耳蜗毛细胞纤毛损伤后具有自我修复和连接的能力，他们以新生的沙鼠体外培养的耳蜗为研究模型，发现大部分毛细胞顶部的纤毛在损伤后培养 2 周左右可以得到修复，从而提出听觉损伤具有病理四段论的特点，并提出了基因治疗的最佳时间窗，这对研究毛细胞正常的功能状态具有非常重要的意义。他们在随后的工作中发现将带有 EGFP-Math1 基因的病毒转入因噪声受损的内耳，则可诱导受损毛细胞纤毛再生并且听力明显改善，该研究进一步明确了 Math1 基因在维持毛细胞正常功能中的重要作用。

5. Atoh1 基因的临床应用前景　Atoh1 基因在受损耳蜗里过量表达的研究结果是令人振奋的，受损伤的耳蜗在正确的位置有了形态正常的新生毛细胞，重要的是转染 Atoh1 基因的成年豚鼠听觉功能得到了部分改善。这些研究结果为转基因治疗人类因毛细胞损伤缺失所致耳聋带来了希望。研究高效安全的基因转染技术及减小转基因手术操作的损伤是临床应用前尚需解决的问题。

二、感音神经性聋的干细胞移植治疗

细胞移植替代损伤缺失的耳蜗毛细胞是治疗感音神经性聋的另外一条有前景的途径。近期研究发现胚胎干细胞、成年内耳干细胞以及神经干细胞均可分化为毛细胞。干细胞分化是多向性的，理论上说，这些细胞可以分化出内耳中所有类型的细胞。因此，以干细胞为基础的治疗方法可能作为未来听觉障碍临床治疗的一部分。

1. 干细胞治疗退行性疾病　未来几十年中，使用干细胞的细胞替代疗法可能对人类健康起到巨大影响。干细胞疗法的第一个目标是应用于治疗退行性疾病，如心脏病、糖尿病、帕金森病及其他神经退行性疾病。使用干细胞分化为特定目的细胞治疗这些疾病的初步研究结果表明，干细胞可培养出高度分化的特殊细胞类型，这些细胞可以在动物模型中表现出功能，甚至能提高相应器官的功能表现。

四个主要来源的干细胞被应用于特定器官的细胞再生：胚胎干细胞、诱导多能干细胞、需再生器官来源的成体干细胞及其他器官来源的成体干细胞。

2. 胚胎干细胞来源的毛细胞　胚胎干细胞是所有其他胚胎细胞的前体，它分化为多种细胞类型的潜能最大，这种能力称为多向分化性。同时，胚胎干细胞有自我更新的能力，所以能自身复制出大量细胞。理论上讲，控制胚胎干细胞定向分化得到特定类型的细胞可为临床替代病变细胞或受损细胞提供广泛的资源。这种策略的实验研究已经验证了这一假说的可靠性，目前已经成功地诱导胚胎干细胞分化出治疗帕金森病的多巴胺能神经元、治疗脊髓损伤的运动神经元及治疗糖尿病的胰岛素分泌细胞。李华伟等成功地诱导哺乳动物胚胎干细胞分化为内耳前体细胞，胚胎干细胞来源的内耳前体细胞表达内耳发育过程中的一系列标志基因，这些标志基因只能在内耳的发育过程中以特定的组合表达。经体外分化后，胚胎干细胞来源的内耳前体细胞分化为具有毛细胞表型的细胞，它们表达毛细胞分化特征性标志基因如转录因子 Math1 及对毛细胞的增殖和维持成熟很重要的基因 Brn3.1，表达这些关键转录调节因子的同时毛细胞结构蛋白表达上调，包括非常规的肌球蛋白ⅦA、微清蛋白 3 和 espin。

将胚胎干细胞来源的内耳前体细胞标记后植入鸡胚内耳，发现移植到耳胚中的胚胎干细胞来源的标记细胞能表达毛细胞标记物。推测小鼠胚胎干细胞来源的内耳前体细胞植入发育中的鸡内耳后，受到周围微环境中调控因子的影响分化为毛细胞。虽然发育中的禽类内耳感觉上皮与损伤或病变的哺乳动物 Corti 器或前庭感觉上皮有区别，但这些结果是第一次成功地在体内将胚胎干细胞分化为毛细胞。

3. 诱导多能干细胞（iPSC）来源的毛细胞　使用小鼠胚胎干细胞及再编程的小鼠成纤维细胞诱导分化内耳毛细胞具有广阔的前景。最近研究者通过使用小鼠胚胎干细胞及小鼠成纤维细胞再编程后得到的诱导多能干细胞（iPSC），开发出一种程序化式的诱导分化模式，将这些细胞诱导为内耳毛细胞。

Oshima 等先将胚胎干细胞和 iPS 细胞诱导成一种可形成胚胎外胚层的细胞类型，然后应用生长因子将它们转化成“耳祖（otic-progenitor）细胞”，进一步更换培养液后，该祖细胞就能以类似内耳毛细胞的方式聚集成群，进而发育成具有毛细胞特征的静纤毛簇。进一步研究显示当这些类毛细胞受到力学刺激后它们也能像未成熟毛细胞那样发出电流信号，这就说明这些诱导产生的毛细胞类似细胞已经具有一定的毛细胞功能，该技术开辟了内耳毛细胞再生的新前景。运用该技术再生的细胞具有和内耳毛细胞类似的结构，并可建立稳定的突触联系，是毛细胞再生的理想方法。

4. 成体干细胞来源的毛细胞　干细胞已经从很多成人器官中分离并培养出来，包括大脑、骨髓、肌肉、心脏、皮肤、眼及内耳。李华伟等首次发现成年小鼠椭圆囊的感觉上皮中存在内耳多能干细胞，内耳干细胞在体外有高增殖活性，经过体外诱导可以分化为具有毛细胞表型的毛细胞样细胞，这些细胞表达 Math1、Brn3.1 等毛细胞分化所需的关键转录调节因子，同时表达毛细胞结构蛋白——非常规的肌球蛋白ⅦA、微清单白 3 和 espin，并且生长出纤毛束等毛细胞特征结构。

内耳干细胞在分化为内耳细胞亚型方面与神经干细胞有明显差异。以往的研究应用多潜能神经干细胞植入药物损伤的小鼠内耳，发现移植细胞可以成活数周，并表达包括神经胶质细胞、神经元和毛细胞等细胞类型的标志基因。成体神经干细胞和成年小鼠内耳干细胞的体外培养发现，这两种细胞分化出毛细胞的能力有明显差别。首先，内耳干细胞体外分化出的所有细胞中，毛细胞标记物阳性者超过 10%；但分离自前脑的成体神经干细胞培养出的细胞中极少为毛细胞标记物阳性（<0.1%）。第二，内耳干细胞比神经干细胞能更完全的分化出成熟毛细胞，内耳干细胞来源的毛细胞具有特征性纤毛束样结构。体外培养的内耳干细胞来源的前体细胞植入发育中的鸡内耳后，移植细胞表达毛细胞标志基因及毛细胞特征性结构蛋白。

内耳成体干细胞不仅存在于椭圆囊的感觉上皮中，研究发现耳蜗及螺旋神经节处也存在干细胞。内耳干细胞是多向性的，因为它们除分化为内耳细胞类型外，还可分化出来源于外胚层、中胚层、内胚层的多种细胞类型。内耳干细胞的干细胞定义性特征是它们的高度增殖能力，这种增殖能力使得内耳干细胞能通过细胞漂浮集落或“细胞球”的方法被分离出来。增殖能力在研究听力损伤的治疗中很关键，因为这些细胞的培养分化是人类内耳细胞替代疗法的基础。最近柴人杰等应用Wnt信号通路下游基因Lgr5的小鼠，在体外细胞培养和动物活体实验中证明了Lgr5阳性细胞是富集的毛细胞前体细胞群，同时在这些Lgr5阳性细胞的自我增殖和分化也可以被外源性的Wnt抑制剂和促进剂所调控，提示Lgr5阳性细胞也可以成为干细胞治疗听力障碍的潜在细胞来源。他们的另一项研究则应用Wnt信号通路下游负反馈基因Axin2的小鼠，在体外细胞培养和动物活体实验中证明了Axin2阳性细胞也具有耳蜗干细胞的特性，这些细胞可以自我增殖成单克隆群体，并且可以分化成耳蜗支持细胞和毛细胞类似细胞；这些耳蜗干细胞的高度增殖能力使它们在形成单克隆群体后还可以被多次传代，并且在多次传代后还具有再生毛细胞的能力。同时这些Axin2阳性细胞的自我增殖和分化能力可以被外源性的Wnt抑制剂和促进剂所调控。因此，提示Axin2阳性细胞也可能成为干细胞治疗听力障碍的潜在细胞来源。综上所述，内耳干细胞的发现为细胞移植治疗提供了新的途径。

5. 干细胞分化为毛细胞的调控　虽然诱导内耳各种细胞亚型分化成毛细胞的调控机制尚不完全清楚，内耳复杂的发育调控和发育中多种细胞间的相互作用正逐渐被阐明，发育中的听泡及其周围细胞特定细胞亚群的标志物最近已被识别出来。应用这些标志物可以研究内耳前体细胞的增殖和分化；通过对特定的细胞亚群加标记，可以对干细胞来源的内耳前体细胞增殖、分化转归及凋亡进行研究。

耳发育过程中最早出现的标志基因之一是Pax2（paired-box transcription factor），Pax2在所有的听基板细胞中均有表达。内陷形成听泡的过程中，Pax2表达细胞主要分布在小鼠听泡腹侧部及鸡听泡中央腹侧部。Pax2在内耳感觉上皮增殖期的前体细胞中表达，毛细胞分化时开始下调，支持细胞中持续存在，但其表达逐渐下降。在内耳干细胞分化出的前体细胞及胚胎干细胞经过表皮生长因子及胰岛素样生长因子筛选出的听基板样细胞类型中可检测到Pax2的大量表达。

发育过程中内耳感觉器原基表达特定组合的标记物，包括信号蛋白BMP4和BMP7、Notch-ligand Jagged-1及细胞周期调控子p27Kip1。毛细胞分化时表达Math1、Brn3.1、肌球蛋白ⅦA和espin基因。这些标志基因的时态性表达方式在干细胞来源的内耳前体细胞分化中也存在。明确的毛细胞标志基因上调和特征性细胞形态，尤其是新生毛细胞出现富含纤毛束标志物espin特征结构，可以证明内耳来源的成体干细胞可分化出毛细胞。具有纤毛束样结构的细胞几乎全部位于表达内耳支持细胞标记的细胞之上，或被这种细胞紧密包围，提示体外培养中毛细胞的分化需要细胞间相互作用，毛细胞和支持细胞间的信号转导决定细胞的命运，这些现象也为体外诱导毛细胞的分化提供线索。

最近，Karl等人（Nature，2013年）通过研究成功地将小鼠的胚胎干细胞转化成为内耳的关键结构，这项研究发现或为感觉器官的发育过程以及实验室疾病模型的研究、药物开发以及潜在听力缺失等疾病提供了研究思路和希望。他们使用一种特殊三维（3D）的细胞培养方法，将干细胞诱导发育成为包含毛细胞的内耳感觉上皮细胞，这种三维的培养基可以使得干细胞在胚胎发育期间进行自我组织形成负载的组织结构。

6. 干细胞修复耳蜗损伤　治疗感音神经性聋最理想的方法是通过干细胞治疗使毛细胞再生以达到耳蜗结构和功能的修复，从而在根本上恢复听力，但是目前还不确定为了恢复损伤耳蜗的功能是否需要精确复制出毛细胞的各种亚型，我们推测听觉功能的恢复可以不依赖于耳蜗结构的完全重建。因此，可有效传递机械刺激并将刺激信息传递给螺旋神经节神经元的细胞都可以对受损耳蜗起到修复作用。毛细胞功能部分替代可能起到的治疗作用目前还无法评估出来。但是，电子耳蜗植入的成功是一个鼓舞人心的成就，提示了任何反应机械刺激的电信号的产生都可能重建部分听觉。20世纪70年代末、80年代初使用的第一代人工耳蜗使用单一频道电极为听神经提供电刺激。目前的装置在不同部位输入不同频率的电刺激，以模仿声音沿着耳蜗长轴的音定位结构。由于重建Corti器精细复杂的结构可能很小，推测沿着耳蜗不同频率区域用干细胞来源的毛细胞替代丢失的毛细胞可能足够恢复耳蜗的基本功能，甚至不需要毛细胞表型（内、外毛细胞）与其位置完全匹配。一个可能的解决办法是用连续的“普通”毛细胞毯替代丢失的Corti器，这种毛细胞毯结构与禽类的听器相似（图1-4-7）。这种毛细胞与支持细胞构成的上皮组织可能与非哺乳类脊椎动物内耳感觉上皮更类似。这种毛细胞毯的另外一个重要作用是这些细胞可以给听觉神经元提供营养支持，比如，分泌神经营养因子，听觉神经元的存活和功能维持可以提高电子耳蜗的功效。

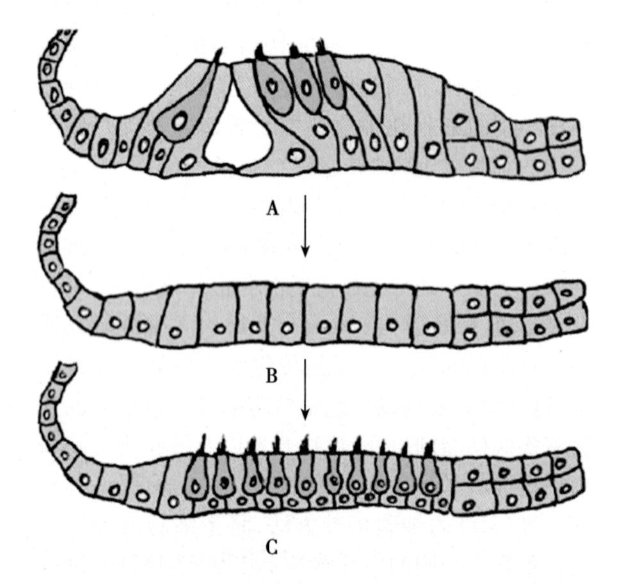

图 1-4-7 细胞移植后新生毛细胞重建 Corti 器示意图（所有毛细胞用绿色表示）

A. 正常 Corti 器的横断面通常有一个内毛细胞和三个外毛细胞；B. 毛细胞丢失后，Corti 演变为单层细胞；C. 移植细胞替代退化 Corti 器的再生感觉上皮的示意图。新生毛细胞可以来源于植入的前体细胞或通过适当的刺激，由残存细胞直接分化而来

移植细胞分化为毛细胞及其与螺旋神经节神经元的再连接是影响听觉功能恢复的一个主要问题。如果用移植细胞重建内耳结构，前体细胞必须选择性地移植到基底膜的空白处，或选择性的替代受损耳蜗的感觉上皮细胞。这些移植细胞需要形成感觉上皮，并吸引螺旋神经节神经元传入神经纤维，与这些纤维形成有功能的突触联系。转基因技术将 Atoh1 基因转入内耳后可产生与神经纤维有联系的新生毛细胞，推测移植的干细胞形成的新生毛细胞得到神经再支配是可能的。这些处于非正常位置的新生毛细胞是否能够改善听力需要进一步研究来解答。

7. 干细胞治疗人类内耳疾病的前景及存在的问题 应用干细胞治疗人类疾病的临床价值是不可估量的。除来源于人胚胎干细胞、神经干细胞、诱导多能干细胞（iPSC）及内耳干细胞外，内耳再生的细胞来源还包括器官捐赠者和动物组织。器官捐赠者已经被用作细胞移植疗法治疗糖尿病的胰岛细胞来源，与免疫排斥抑制药联合应用，这种移植细胞的长期有功能存活已经成为现实。来源于动物捐赠者的细胞更易获得，动物细胞已被应用于其他实验性治疗中，如猪多巴胺能神经元用于帕金森病，猪胰岛细胞应用于糖尿病。动物细胞移植可以成为细胞移植法的一种途径，但免疫排斥将识别并杀死移植的异种细胞，因此，采用动物细胞移植法必须克服免疫排斥作用。另外，应用动物干细胞治疗人类疾病也是医学伦理学争论的热点。因此如能获得人类干细胞，将会克服不同种类间的排斥问题。

用培养小鼠胚胎干细胞的技术和条件，可将人类胚胎干细胞分化成毛细胞。然而将人类胚胎干细胞分化的特殊细胞类型用于治疗疾病，必须解决免疫系统排斥植入细胞的问题。

其他细胞再生的来源包括骨髓干细胞，骨髓干细胞可分化出神经元及胰岛细胞。将骨髓基质细胞移植到灰鼠内耳，可以观察到神经元和胶质细胞标志基因的上调。此外，骨髓干细胞具有高增殖活性，通过体外培养可以获得足够数量的移植细胞。也可将体细胞的细胞核植入去核的卵母细胞，然后从体外培养的胚泡中得到胚胎干细胞，从这种胚胎干细胞中得到的内耳细胞前体细胞与供体是完全相容的，因此可有效降低免疫排斥反应。

近年来随着干细胞技术的发展，应用 iPSC 技术将成纤维细胞诱导成干细胞并再进一步得到内耳细胞将是一种理想的毛细胞再生途径。iPSC 的应用使得免疫排斥反应有了较好的解决方案。一方面能够避免破坏人类胚胎，从而避免 hESC 研究与应用的伦理道德上的争议；另一方面，由自体来源多能干细胞分化来的细胞应与自身的遗传背景（包括移植排斥最重要的 MHC 分子）一致，可以避免移植排斥的发生。因此，将 iPSC 诱导转分化为内耳毛细胞对内耳毛细胞再生技术具有革命性的意义。

成年小鼠内耳干细胞的发现使得通过刺激处于静止期的内耳干细胞增殖并生成新毛细胞重建受损内耳成为可能。激活内源性内耳干细胞或者诱导残存感觉上皮组织细胞分裂也是修复内耳感受器的途径之一。研究发现转染 Atoh1 基因可以诱导内耳支持细胞分化为毛细胞，并且听觉功能部分恢复，这项研究成果极大鼓舞了研究者探索新的治疗感音神经性聋的生物学技术，如何激活静止期内耳干细胞重建内耳感受器已经成为内耳再生医学的热点。

研究人类内源性内耳干细胞的应用潜能首先要证实耳蜗中成体干细胞的存在，最近从新生大鼠耳蜗中分离出了具有毛细胞分化潜能的成体干细胞，人耳蜗是否存在干细胞尚需要进一步研究。如果人耳蜗存在干细胞，用于治疗内耳疾病尚需解决下列问题：①哪些基因控制干细胞的自我更新与多向分化性？②什么因素使内耳干细胞处于静止状态？③怎样才能激活并调控干细胞向需要的细胞类型增殖分化？

干细胞移植是治疗感音神经性聋的理想途径之一，未来的治疗可能是基因治疗、干细胞移植、药物治疗与电子耳蜗植入的联合疗法，个性化的联合疗法为不同类型的感音神经性聋的听觉恢复提供了广阔的前景。

（李华伟）

第三节　药物中毒性耳聋

一、对药物中毒性耳聋发病机制的认识与局限

某些药物或化学物质对听觉感受器或听觉神经通路有毒性作用，长期接触这些药物或化学物质所致的听力损伤称为耳毒性聋（ototoxic deafness）。其中，由药物引起的感音神经性听力损伤为药物中毒性耳聋。已知耳毒性药物有近百种：氨基糖苷类抗生素；水杨酸类止痛药；奎宁等抗疟药；长春新碱、顺铂等抗肿瘤药；呋塞米、利尿剂等袢利尿药；抗肝素化制剂保兰勃林和铊化物制剂反应停（沙利度胺）等。这些药物引起耳聋的方式有两种：一种是长期大剂量用药导致耳聋，即药物累积超过中毒剂量引起耳聋；另一种指短期小剂量用药引起的听力损失，与患者对药物耳毒性易感有关。

（一）药物中毒性耳聋病理改变

引起耳毒性的药物多种多样，其发病机制也不尽相同，故病理改变也复杂多变，其中以氨基糖苷类抗生素（aminoglycoside antibiotic，AmAn）导致耳聋的病理改变最具代表性。

AmAn是一类化学结构上具有氨基糖分子与非糖的苷元结构的苷类抗生素，多用于治疗严重革兰氏阴性菌的感染。未被机体代谢的AmAn可聚集于肾小管细胞和内耳的内外淋巴液中，主要毒性作用包括肾毒性和耳毒性，其肾毒性一般可以恢复，而耳毒性包括前庭毒性和耳蜗毒性，一般为不可逆损伤。AmAn耳毒性与药物本身的特性、用药剂量、给药途径和患者个体因素如年龄、个体特异性等密切相关。临床上常用的AmAn有庆大霉素、链霉素、妥布霉素、新霉素和卡那霉素等。虽然所有的AmAn都会影响到耳蜗和前庭的功能，但硫酸链霉素和庆大霉素主要损害前庭，而双氢链霉素、新霉素和卡那霉素等对耳蜗有较强的亲和力，以耳蜗损害为主，妥布霉素对前庭和耳蜗的损害程度大致相同。药物的毒性作用一般与剂量和疗程成正比，但部分特殊遗传背景的人群对AmAn耳毒性具有极高的敏感性。

AmAn对内耳的损伤按发生的时间早晚分为急性和慢性，两者在形态学改变上存在差异。急性耳中毒内耳形态学改变并不明显，主要是螺旋器离子通道改变导致耳蜗机械运动和听觉转导功能改变。AmAn对内耳的慢性损伤在光学显微镜下表现为毛细胞纤毛倒伏、融合、缺失，细胞膜肿胀，表皮板软化、变形、塌陷、断裂，胞质水肿，核固缩、肿胀，细胞膜破裂，胞质外溢，严重的甚至毛细胞缺失。但部分毛细胞形态尚完整，仅细胞膜出现皱缩，染色质凝聚、边移。其超微结构改变可有核上区线粒体肿胀、空泡变性，粗面内质网扩张、囊性变，次级溶酶体增加。损伤从耳蜗底周开始，进行性向顶周发展。内耳细胞对AmAn耳毒性敏感程度为外毛细胞>内毛细胞，在三排外毛细胞中，损伤具有梯度性特点，即第1排毛细胞最先受损，损伤程度也最重，第2、3排依次减轻，随着内耳毒性损害加重，病变可进一步累及内毛细胞、支持细胞、耳蜗血管纹甚至螺旋神经节细胞（图1-4-8）。

AmAn导致的听觉中枢神经元退变具有时序

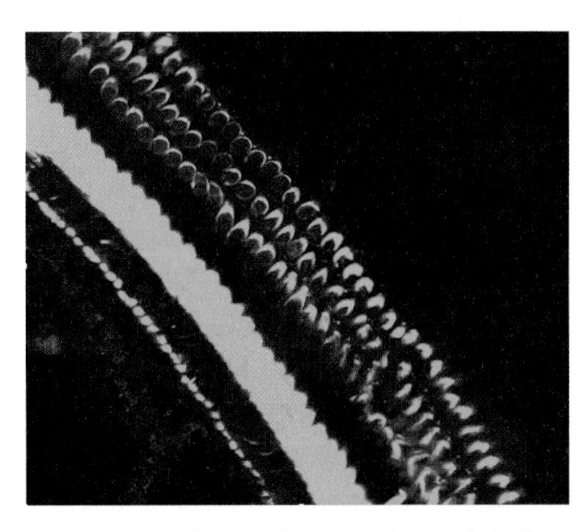

图1-4-8　硫酸卡那霉素对大鼠内耳的损伤
可见外毛细胞纤毛结构散乱、倒伏、融合（异硫氰酸荧光素标记的鬼笔环肽染色）

性。对硫酸卡那霉素慢性致聋大鼠的听觉中枢研究中,发现硫酸卡那霉素可引起DCN梭形细胞可逆性损伤,且自噬参与卡那霉素对DCN神经元的神经毒性过程。

利尿剂造成的内耳病理改变以血管纹水肿为主,呋塞米和依他尼酸为较强的袢利尿剂,通过抑制Henle小管近段的钠水回吸收而发生利尿作用,在内耳则抑制血管纹中钾-钠-ATP酶的活性,使细胞内钠潴留,发生特殊的水肿间隙,可致内耳细胞萎缩变性。注射该药数分钟后,血管纹便可出现广泛水肿。毛细胞消失发生较晚,其发生率约为0.7%。病变早期是可逆的,停药后可部分恢复正常,如肾功能不良又合并使用氨基苷类抗生素,可造成永久性耳聋。故此两药忌联合应用。

奎宁和氯喹为有效治疟疾药,用后常发生耳鸣,大剂量应用可致永久性耳聋。妊娠期服用可造成胎儿先天性耳聋,其致聋机制可能是使内耳小血管痉挛,损伤血管纹代谢,使外毛细胞退变,继而内毛细胞变性,并全部坏死。

抗肿瘤药物顺铂、长春新碱等,多引起高频听力损失,其耳毒性与剂量有关,大剂量及反复用药时明显损伤耳Corti器的毛细胞。顺铂对耳蜗的损伤表现为:螺旋神经节、耳蜗神经和耳蜗底周的外毛细胞变性,但前庭神经节细胞和前庭神经无明显异常;也可表现为内外毛细胞减少和血管纹萎缩。扫描电镜示外毛细胞纤毛融合和表皮板损伤。动物实验结果表明顺铂对耳蜗的损伤与AmAn导致的耳蜗病理改变基本一致。

(二)药物中毒性耳聋发病机制

目前已知的耳毒性药物有近百种,其药代动力学各异。如氨基糖苷类抗生素、抗肿瘤药和利尿剂等药物可通过全身用药、体腔体表局部经体循环进入内耳引起中毒,或使听觉通路中毒。也可经椎管用药经脑脊液或鼓室用药经圆窗膜途径进入内耳。孕妇用药还可经胎盘途径损害胎儿听觉系统。AmAn由于其特殊的药代动力学特性,常在体循环内药物已经排完,而内耳仍有很高的蓄积浓度,可致停药后一段时间听觉毛细胞一直处于受损状态,听力一直处于下降趋势,这一特点应该引起重视。

不同药物进入内耳后损伤的部位不同,导致耳聋的发病机制多样,主要有以下几种学说:

1. 铁离子螯合物学说　在AmAn上可能存在结合铁离子的位点,AmAn-铁离子螯合物形成过程中消耗一个供电子体,活化分子氧,形成超氧化物自由基。自由基的增多导致生物膜脂质过氧化,引起毛细胞代谢和功能紊乱,可导致毛细胞坏死或凋亡。铁离子螯合剂对应用顺铂后的耳蜗毛细胞有部分保护作用,提示顺铂的耳毒性可能通过铁离子依赖途径。

2. 线粒体DNA突变学说　线粒体DNA是独立于核外的遗传物质,由于其处在高浓度氧自由基的环境中,缺乏组蛋白保护和自我修复机制,故其突变率高于核DNA。

与药物耳毒性易感密切相关的mtDNA突变多位于12S rRNA,提示此基因含有药物性聋易感基因的突变热点。其中最常见的为A1555G、ΔT961Cn以及C1494T三种突变。近期有研究表明,mtDNA4977大片段缺失突变可增加机体对耳毒性药物的易感性。

(1)A1555G突变:Prezant等(1993年)报道一个患有母系遗传的非综合征型耳聋的阿拉伯-以色列家系,发现该家系对氨基糖苷类耳毒性异常敏感,位于12S rRNA的基因存在A1555G突变,该位点突变可导致机体对耳毒性高度敏感,这是对氨基糖苷类药物诱导的耳毒性的首次分子基因研究。由于A1555G突变为同质性突变,故其导致的氨基糖苷类抗生素耳毒性易感表现为母系遗传。其导致氨基糖苷类抗生素耳毒性易感的机制可能为核糖体12S rRNA为三叶草样结构,A1555G突变通过增加通向核糖体的裂隙,即A1555G突变使得保守A位点的碱基变成了G,突变的G和1494位点的C形成了碱基环,增加了与氨基糖苷类药物的结合空间。认为线粒体DNA 12S rRNA基因的A位点是氨基糖苷类抗生素性耳聋的基本靶点。

(2)C1494T:同A1555G类似,C1494T也是存在于12S rRNA上的同质突变,形成一个C1494-1555G碱基对,增加与氨基糖苷类抗生素的结合。同样,C1494T突变也可导致非综合征型耳聋,有此突变的家系在氨基糖苷类抗生素暴露以前,一些母系成员即可表现为迟发的进展性的耳聋,耳聋程度和发病年龄范围广泛。明显的是,发病的平均年龄从二代的55岁进展至四代的10岁。临床资料显示接受氨基糖苷类抗生素能诱发或加重母系成员的耳聋。接受药物的年龄与受害者个体耳聋的程度存在相关性。对该家系的线粒体DNA序列进行分析,当暴露于高浓度的巴龙霉素或新霉素中,和4个对照细胞系相比,来自该家系的伴有C1494T突变的4个显症成员和2个无症状成员的淋巴干细胞系的倍增时间显著延长。进一步还观察到突变细胞系氧消耗率显著降低。

（3）ΔT961Cn：是 mtDNA 12S rRNA 基因区域 961 附近局限的异质性突变，在该位点缺失一个 T，且不同数量的线粒体 DNA 存在不同数量的 C 的插入。此位点突变多见于亚洲人群。对大量中国人群使用单链构象多态性（single-strand conformation polymorphism，SSCP）、异型双链分析（heteroduplex analysis，HA）、测序（sequencing）和等位基因特异性寡核苷酸杂交技术（allele-specific oligonucleotide，ASO）进行分析，发现 ΔT961Cn 突变率明显高于欧美人群。其导致药物性聋易感的机制不清，可能与线粒体功能紊乱有关。

（4）MtDNA 4977 缺失突变：人线粒体 DNA 4977bp 缺失突变（大鼠为 4834bp 缺失）是一种常见缺失突变（common deletion，CD），广泛存在于老年化过程中及各种神经肌肉退化性疾病中。其发生机制仍然不清。孔维佳等利用 D-半乳糖建立内耳携带 mtDNA 4834bp 缺失突变的大鼠模型，研究此实验动物模型发现，CD 并不直接导致听力下降，但可显著增加机体对氨基糖苷类抗生素耳毒易感性。

3. 细胞凋亡　有研究者认为，药物性聋被认为是毛细胞接触耳毒性药物后，细胞凋亡级联反应的结果。JNK（c-jun 氨基末端激酶）是丝裂原活化蛋白激酶家族的重要成员之一，与细胞凋亡的发生密切相关。故 JNK 通路的活化在药物性聋的发生过程中可能起关键作用。通过氨基糖苷类抗生素应用的同时给予 JNK 活化剂、抑制剂，研究 JNK 信号转导通路在药物性聋中的变化。发现使用氨基糖苷类抗生素后，个体 ROS 产生增多致 JNK 通路活化，引起毛细胞凋亡级联反应，而导致听力下降。而顺铂和新霉素引起细胞凋亡蛋白酶 Caspase 的级联活化和细胞色素 C 的重分布，致毛细胞凋亡。但其耳毒性的机制尚需进一步证实。

4. 氧自由基（oxygen-derived free radicals，ROS）学说　ROS 是分子氧的代谢产物，也称活性氧，常见的氧自由基包括超氧阴离子（O_2^-）、过氧化氢（H_2O_2）、羟自由基（·OH）等。ROS 可以直接损伤生物大分子的生物膜，使胞膜磷脂结构内多不饱和脂肪酸发生脂质过氧化，破坏 DNA 及蛋白质等结构，导致细胞功能紊乱。AmAn-铁离子螯合物学说、线粒体 DNA 突变学说和 JNK 信号转导通路学说都可归因于氧自由基学说。AmAn-铁离子螯合物形成过程中消耗一个供电子体，活化分子氧，形成超氧化物自由基线粒体是氧化磷酸化的场所，其突变导致氧化磷酸化功能紊乱，氧自由基产生增加。而 JNK 通路活化和 Caspase 的级联活化也是 ROS 产生增多引起，故氧自由基在药物性聋的发病过程中占有极其重要的地位。孔维佳等建立的大鼠 mtDNA 4834 缺失突变的动物模型，实验表明突变个体过氧化物歧化酶、谷胱甘肽过氧化酶等活性下降，脂质过氧化物丙二醛水平上升，抗氧化剂可以拮抗这一系列生化改变，并可以减轻突变个体暴露于氨基糖苷类抗生素后的听力损失，证实 CD 导致药物耳毒性易感与自由基产生有关。

5. 其他发病机制　有研究报道缺乏 Na-2Cl-K 转运体（编码基因为 SLC12A2）的小鼠有耳聋表型，而此转运体可被髓袢利尿剂呋塞米抑制，推测此基因突变可能与呋塞米导致的耳毒性有关，但 SLC12A2 基因突变与人类使用呋塞米后的耳毒性关系不明确。依他尼酸可能通过损害耳蜗外侧壁的血流后，耳蜗的缺血再灌注损伤产生大量的 ROS 而导致血管纹和 Corti 器损伤。

（三）发病机制认识的局限性

目前关于药物中毒性耳聋研究很多，但具体发病机制仍无定论。上述几种学说虽然各有侧重，却立足于一个共同的理论基础，即氧自由基的产生，线粒体功能的改变及毛细胞凋亡。但是这一系列病理生理产生的具体过程还不清楚。由于线粒体 DNA 半自主复制的特性，有学者提出核基因在线粒体 DNA 突变导致的氨基糖苷类抗生素耳毒性易感中起调控作用，D8S227 和 MTFb 核基因为可能的候选基因位点。但是核基因对线粒体基因调控的效应、具体途径和机制现在不清楚。至于氧自由基的产生、线粒体 DNA 突变和细胞凋亡在药物中毒性耳聋的发生过程中孰因孰果，孰为主导，皆有待于进一步的研究。

二、耳毒性药物易感性基因的诊断及其在耳聋防治中的意义

氨基糖苷类抗生素主要用于治疗革兰氏阴性杆菌感染，尤其是慢性感染如囊性纤维化或结核。在美国，每年大约有 400 万人群应用氨基糖苷类抗生素，其中 25% 人群临床出现听力下降。在发展中国家，这一形势更加严峻。仅在中国上海，22% 的耳聋患者为药物引起，其中氨基糖苷类抗生素导致的耳聋又占整个药物性聋的 28%。药物性聋的发病率高居不下，如何防治药物性聋是当今迫切需要解决的问题之一。

随着分子生物学的发展，越来越多的耳毒性药物易感基因被发现，基因诊断技术也被应用于临床

诊断。

（一）耳毒性药物易感性基因的诊断

基因芯片（gene chip）又称为DNA微阵列（DNA microarray），其原理是杂交测序方法，即通过与一组已知序列的核酸探针杂交进行核酸序列测定的方法。随着基因芯片的商品化，其检测成本逐渐降低，已广泛应用于耳毒性药物易感性基因的检测。线粒体12S rRNA的两个突变位点A1555G和C1494T是氨基糖苷类抗生素耳毒易感的主要突变热点，原来依靠酶切法检测，现在利用基因芯片可以很方便地检测这两个突变位点。基因芯片高通量检测，高精确性的特点大大提高了检测效率，可以用于大规模、多位点基因的筛查。

线粒体DNA 4977bp大片段缺失被认为与老年性聋密切相关，原有临床检测一般作为老年性聋指标。孔维佳等（2005年）发现mtDNA 4977bp缺失突变可增加机体对氨基糖苷类抗生素耳毒易感性，并在临床开展了mtDNA 4977bp缺失的药物易感基因检测（2002年）。常规方法是从外周血标本提取总DNA，利用巢式PCR的方法扩增产物片段。在其扩增条件下，正常的mtDNA无片段扩出，而mtDNA 4977bp缺失的DNA可以扩增出条带。巢式PCR还提高了检测的特异性。实时定量PCR技术还可以定量检测其缺失率。

线粒体ΔT961Cn突变由于其可能具有种族性，在亚洲人群中发生率较高，故在国内开展其临床检测十分必要。

（二）耳毒性药物易感性基因的诊断在耳聋防治中的意义

由于耳毒性易感基因为mtDNA，故其遗传方式为母系遗传，通过基因诊断的方法，提前预知患者用药后导致耳毒性聋的危险性，指导药物的选择和应用。耳毒性易感基因携带者禁用耳毒性药物。对于减少药物中毒性聋的发病率有极其重要的临床意义和价值。

（三）耳毒性药物易感性基因的诊断在耳聋防治中的展望

耳毒性药物易感性基因诊断在临床的开展还属于起步阶段，从诊断方法规范化、操作可行性、诊断准确性以及在防治中的应用等方面有大量工作尚待开展。

由于线粒体DNA突变具有组织特异性，故血标本并不能准确反映内耳组织线粒体DNA突变情况。新的检验标本的选择是研究的内容之一。孔维佳等研究表明mtDNA 4834bp缺失模型大鼠的各组织器官的突变率不同，血液检出率较低，为35.71%，与内耳检出率差异有显著统计学意义；而毛发检出率为71.43%，与内耳检出率差异无统计学意义。提示用头发作为标本可以提高检出率。同时，毛发具有取材简单、无创、运输和保存方便等优点，特别适合于大规模基因筛查。故可考虑代替传统血标本作为今后临床耳毒性药物易感性基因诊断的材料。

基因诊断有着广阔的临床应用前景，将会为药物中毒性耳聋的防治带来革命性的进展。

（孔维佳）

第四节　老年性聋

老年性聋（presbycusis）是随年龄增长，听觉器官和系统衰老和退变导致的感音神经性聋，临床多表现为呈渐进性双侧对称的听力下降，同时伴有言语识别能力下降。听力曲线多呈以高频下降为主的斜坡形，有时呈平坦型。第二次全国残疾人抽样调查（2006年）结果显示，我国听力言语残疾总计为2780万人，占我国各类残疾人总数的34%。其中60岁以上人群中，听力残疾者有2045.41万。老年性聋患者949万，占听力残疾总人数的34.1%。

一、老年性聋的认识历程

老年性聋的发病机制到现在还不清楚，对老年性聋的研究经历了从单纯的病理生理研究到基因研究的过程。

（一）病理

1. 病理分型　1964年，美国著名内耳病理学家Schuknecht根据内耳病理改变的差异提出将老年性聋分为四型：感音性老年性聋、神经性老年性聋、血管纹性老年性聋和耳蜗传导性老年性聋。1993年，Schuknecht和Gacek增加了混合型老年性聋和未定型老年性聋，将老年性聋分为六型。1985年Welsh等提出中枢型老年性耳聋（central presbycusis）的概念，发现听觉各级中枢特别是大脑皮质听区神经元呈现退行性变，他认为这是导致老年人言语交往障碍的主要原因。Ohlemiller和Gagnon（2004年）认为Schuknecht于1964年对老年性耳聋的四型病理分类，对这一领域的工作有指导意义。

（1）Schuknecht分型

1）感音性老年性聋（sensory presbycusis）：进展缓慢，萎缩多局限于Corti器，随着病情进展，支持细胞和毛细胞消失，仅残留基底膜，临床表现为高频听力突然下降，呈下降型曲线，语言识别率尚好。

2）神经性老年性聋（neural presbycusis）：螺旋神经节神经纤维随着年龄增长而逐渐减少，耳蜗底周明显，主要表现为语言识别率损害严重而纯音听觉功能相对较好，两者不成比例。Otte 等（1978 年）研究人耳螺旋神经节发现，1～10 岁时神经元细胞平均为 37 000，80 岁后减少到 20 000，老年性聋者可减少到 13 000，这种现象可称为老年性语言退化。

3）血管纹性老年性聋（strial presbycusis）：又称代谢性老年性聋，其主要病理特征为耳蜗血管纹的进行性退变萎缩，蜗尖囊性变，听力曲线低平，早期言语识别力尚好，后期下降。

4）耳蜗传导性老年性聋（cochlear conductive presbycusis）：又称机械性老年性聋。主要表现为耳蜗基底膜纤维化，柔韧性变差，以高频听力下降的缓降型听力图为主。

5）混合型老年性聋（mixed presbycusis）：表现为混合性听力损失，病理基础包括毛细胞、螺旋神经节细胞减少及血管纹萎缩等。

6）未定型老年性聋（indeterminate presbycusis）：听力图为平坦型或陡降型高频听力损失，组织病理学方面尚无客观依据，其存在与否受到争议。

（2）Welsh 提出的中枢型老年性耳聋：包括大脑皮质听觉中枢各核团神经细胞的退行性变。临床主要表现为高频听力的损失和言语识别能力的下降。

2. 病理改变　由于老年性聋是老年退行性疾病，故其病理改变除内耳特征性病理变化外，在蜗神经及其中枢传导径路和皮层的整个听觉系统中都可有相应的退行性病变。其范围广泛，变化复杂多样。

（1）内耳退变：基底膜可出现增厚、钙化、透明变性、螺旋韧带萎缩；内、外毛细胞萎缩，伴支持细胞减少；血管纹萎缩；螺旋神经节细胞退变，耳蜗神经纤维变性、数量减少。内耳血管亦随年龄的逐渐增高而出现退化、萎缩，如耳蜗内的放射状细动脉、毛细血管等。

（2）中枢退变：研究发现老年性聋患者的耳蜗核、上橄榄核、下丘及内膝状体神经节细胞都发生萎缩。蜗神经核细胞数甚可减半。

附：外耳、中耳退变

老年性聋主要指因听觉器官和系统衰老和退变导致的感音神经性聋。而外耳和中耳可有相应老年退行性病理改变。

外耳退变：耳廓和外耳道皮肤、软骨等均可出现老年性改变，如皮肤粗糙、松弛和软骨弹性降低等，但外耳退变对听力并无明显影响。

中耳退变：主要表现为鼓膜肥厚，弹性下降，听骨关节韧带松弛或钙化，可造成传导性听力障碍。老人中耳退变在 4kHz 处听力仅丧失 12dB，故影响不大。中耳退行性变还可导致肌肉萎缩，韧带弹性减退，影响听骨链的活动和对声音的传递。

（二）病因

从影响发病的因素来看，老年性聋可由不同原因引起：

1. 长期外部环境噪音和耳毒因子的损伤　人体在生命过程中不断接触包括噪音在内的耳毒因子，其积累效应导致听觉系统受损而引起听力下降。

2. 内耳血管病变及血液流变学变化　研究表明，老年性耳聋患者中 70% 患有动脉粥样硬化，耳聋轻重与动脉硬化程度呈正相关。提示患者听觉系统血管可能存在病变，导致血管渗透性增加，影响细胞离子运输和营养代谢。另外，由于红细胞的速率减小而使血氧及营养供应不足，代谢物清除减慢，均可能导致老年性聋的形成。高脂血症也被认为与老年性聋发病有关。

3. 神经递质和神经活性物质的改变　谷氨酸是中枢神经系统兴奋性突触递质，其兴奋毒性可用于解释老化过程中的低氧和局部缺血有关的脑损伤。谷氨酸也是耳蜗内毛细胞和听神经树突间的神经递质，在耳蜗 Corti 器的急性损伤中，引起放射状传入神经纤维水肿和Ⅰ型神经元缺失。

GABA（γ-氨基丁酸）在老年性聋动物模型中表现为基础水平降低，合成和释放减少，GABA 结合的受体减少，受体结合力降低。

4. Na-K-ATP 酶活性改变导致耳蜗内电位下降。

5. 内源性噪声的影响　老年鼠听觉中枢神经系统神经元自发活动增加，导致神经噪声增加，生理性信/噪比下降。

6. 机械性原因　听骨链变性，基底膜僵硬，螺旋孔骨质肥大，耳蜗导水管阻塞。

7. 高脂饮食可能增加动脉粥样硬化的风险，导致内耳血供减少，增加内耳对耳毒性损伤物质的敏感性，导致听力损害。Gopinath 通过 145 项半定量食物频率量表对 2956 名 50 岁以上的人进行了膳食营养与 ARHL 的前瞻性研究。对膳食脂肪摄入研究中发现，高胆固醇饮食者相比低胆固醇饮食者患 ARHL 的风险增加了 1.33 倍，但与食物脂肪摄入总量无关。在动物模型研究中，发现长期应用高脂饮食提高内耳线粒体缺失率，加速年龄相关性听力损失。可能机制为增加内耳 NADPH 氧化酶相关的活性氧的生成，从而导致线粒体的氧化性损伤和 caspase-3 介导的细胞凋亡发生的增加。

8. 听觉系统的变性改变　观察老年性痴呆病患者的听觉系统退变过程，发现老年斑和神经原纤维残迹分布于整个内侧膝状体、下丘中央核、原始皮层和联合皮层，这些病变可引起全频听力损失。

9. 与老年性聋相关的线粒体基因突变　人类 mtDNA 4977bp 缺失突变发生于两个 13bp 的直接重复序列之间，从 nt8483-13459，可见于散发线粒体病和正常人体衰老组织。Seidman 等（1997 年）对人颞骨标本初步的研究表明在 3 个老年性耳聋患者中，2 个存在 4977bp 缺失突变。提出老年性聋和线粒体基因突变有关。4977bp 缺失突变存在于多种衰老组织中，大量研究表明，线粒体 DNA 复制错误导致大片段缺失突变，随着年龄增长不断累积，尤其是有丝分裂后的组织。缺失片段编码包括 ATPase8、ATPase6、CO Ⅲ、ND3、ND4 和 ND5 等在内的基因缺失的发生，使线粒体氧化磷酸化复合物Ⅰ的第 5 亚单位基因与复合物Ⅴ（ATPase）的第 8 亚单位基因融合，会影响线粒体的氧化磷酸化，最终产生线粒体功能缺陷的细胞。而耳蜗组织线粒体含量丰富，对线粒体的缺陷特别敏感，部分老年性聋可能源于获得性的 mtDNA 缺失突变和这些突变在内耳组织的累积。在老龄动物中，也发现相似的线粒体大片段缺失与听力下降有密切关系。报道小鼠耳蜗 mtDNA 3867bp 缺失突变可能和小鼠老年性耳聋有关，缺失突变发生于 nt9103-12970，两侧是 15bp 的直接重复序列。在大鼠耳蜗，则存在 mtDNA 4834bp 缺失突变，突变位点在 nt8103-12952，两侧是 16bp 的直接重复序列。

孔维佳等通过应用 D-半乳糖诱导建立大鼠内耳 mtDNA 4834bp 缺失突变的动物模型，提出 mtDNA 常见缺失突变可增加机体对各种损伤因素的易感性的学说，并发现 CD 的累积与线粒体损伤修复功能下降有关。在拟衰老模型大鼠的听觉中枢，细胞色素氧化酶 CcO 的表达和活性降低伴随 CD 的突变率明显增加，而其中 CcO 亚基Ⅲ（CD 区域编码）表达降低最为显著，推测加速累积 CD 通过降低 CcO 的活性导致内耳功能的损伤。孔维佳研究团队同时建立了携带 mtDNA 4834bp 缺失突变的拟老化边缘细胞系，体外研究发现，过表达 PGC-1α 可以减少模型细胞系的 CD 缺失率，通过核-线粒体相互调节和抑制凋亡途径来延缓边缘细胞的老化过程。

器官衰老是老年性聋的发病基础。衰老的学说中最具代表性的为端粒末端转移酶假说、分化紊乱假说和膜假说。膜假说（membrane hypothesis of aging）被认为与老年性耳聋发病密切相关。膜假说的观点为老年化与细胞保护机制有效性的下降及引发有氧基团损害后修复机制的失调有关，这种生化和代谢的紊乱进展性积累，造成细胞老化直至死亡。ROS 可导致脂质过氧化反应、多糖分解、核酸分解以及导致酶失活的巯基氧化，也就是说 ROS 介导的细胞膜结构的损伤是此理论的关键。而线粒体的功能受损会导致 ROS 增多，从另一方面提示线粒体基因突变可能与老年性聋的发病有关。

10. 线粒体单体型（haplotype）　“单体型”是一组密切联系的等位基因，是位于一条染色体或一条 DNA 分子上的所有基因及其变异。在澳大利亚人群中，线粒体单体型 K、U 可能增加老年性聋的发病风险。其中单体型 U 者患中度至重度老年性聋易感性增加，而 50～59 岁单体型 K 者易患重度老年性聋。

11. 与老年性聋有关的常染色体基因　近年来，在纯种小鼠的大量研究中发现了许多与老年性耳聋（age-related hearing loss，AHL）相关的常染色体基因。现已在此类模型中发现 Ahl1～Ahl3 基因与随年龄增长导致的相关听力丧失密切相关。在 B6 鼠的 10 号染色体 D10mit4 和 D10mit5 之间定位一个与 AHL 有关的基因座位，命名为 Ahl1。AHL 纯系鼠 5 号染色体 D5Mit309 处定位了第 2 个 AHL 基因座位——Ahl2。Ahl2 可能是造成 NOD/LtJ 和 C57BL/6J 鼠出现早发性听力损失的主要原因。一种具有 B6 鼠的遗传背景和携带有源于 MSM 部分染色体单个或双个拷贝的嵌合体小鼠（consomic mice）的 17 号染色体一个与 AHL 有关的新基因座位，定位在 D17Mit119 附近，命名为 Ahl3 基因。认为 Ahl3 基因可抑制 MSM 鼠发生 AHL。携带 Ahl 基因的小鼠可同时伴有 mdfw（modifier of deaf waddler）基因位点。mdfw 是 waddler 耳聋（deaf waddler，dfw）修饰基因，其处于显性状态能够起到保护作用防止 dfw。Mpv17 基因突变造成 CFW/BALB/C 鼠耳蜗外毛细胞严重退行性改变，表现为毛细胞静纤毛束倒塌。由于人和鼠的听觉系统相似，这一系列与老年性聋有关的常染色体基因在小鼠中的发现，提示人类也可能存在相似的AHL基因。

二、老年性聋诊断中的困惑与展望

（一）临床表现

1. 听力下降　听力下降起病隐袭，表现为随年龄增加，进行性缓慢的双侧听力下降，多以高频为主，伴言语识别能力的明显降低。亦可两耳先后起病，或一侧较重。在部分患者，言语识别率可较纯音听阈下降更为严重，往往是引起患者或家属注意的首个症状。男性在1000Hz以上的中高频听力敏感度受损比女性严重，而女性在1000Hz以下的低频受损超过男性。这种性别在不同频率的听力损失特点称为性别倒置（gender-reversal）。

2. 耳鸣　多数患者伴有耳鸣，开始为间歇性，可逐渐发展为持续性。大部分患者为高调耳鸣，仅有部分患者表现为搏动性耳鸣，可能与合并高血压或动脉硬化有关。

（二）检查

1. 耳镜检查　鼓膜无特征性改变，可有内陷、萎缩、钙化斑。

2. 纯音测听　为感音神经性听力损失，部分患者由于鼓膜、听骨链随年龄老化而发生僵硬，故亦可合并传导性听力下降而呈现混合性聋，但仍以感音神经性聋为主。多先有高频听力下降。纯音听力图常表现为高频缓降型、高频陡降型或平坦型，偶有盆型、马鞍型及轻度上升型。

3. 阈上功能测试　双耳交替响度平衡试验和短增量敏感试验判断有无重振现象。耳蜗性听力损失者试验结果阳性。

4. 耳声发射　早期发现老年化过程中耳蜗的损害，也有助于鉴别耳蜗性和蜗后性老年性聋。

5. 言语测听　老年性聋多伴言语识别率低，与听力下降程度常不一致。有些患者的纯音听力图仅示轻-中度损害，而其言语识别率却明显下降；相反，有些言语识别率轻度降低，纯音听力却明显下降。

60岁以上的老年人双耳渐进性听力损失，在排除了噪声性、药物中毒性、梅尼埃病、耳蜗性硬化、听神经瘤和自身免疫性内耳病等耳聋后，应考虑为老年性聋。老年性聋发病年龄并不固定。有70岁以上的老年人，其两耳听力仍相当敏锐；亦有少数人，年仅40余岁，即出现听力系统老化现象。诊断中可结合全身其他器官衰老情况综合分析。由于老年性聋病因不明，且病理变化复杂导致临床听力下降形式多样，如感音性聋表现为高频听力下降，血管纹性聋表现为全部频率听力下降等。导致在实际临床诊断中缺乏客观定性指标，故在诊断上存在一定困难。而老年性聋相关基因，包括线粒体基因和常染色体基因的研究，为我们提供了一个新的诊断思路。MtDNA 4977bp缺失突变的检测在临床诊断中具有可行性，也是实验中用于衰老的检测指标之一。

随着社会逐渐步入老年化社会甚至超老年化社会，老年性聋发病率越来越高。其发病机制的研究对于老年性聋的诊治和预防均有重大的意义。分子生物学实验技术的飞速进展给我们提供了全面了解和揭示老年性聋的新的契机。在不久的将来，早期诊断老年性聋基因并及早预防或延缓老年性聋的发生和发展将成为现实。

（孔维佳）

第五节　耳　硬　化

一、耳硬化概况

耳硬化（otosclerosis）是骨迷路致密板层骨因局灶性吸收并被富含血管和细胞的海绵状新骨所替代，继而血管减少、骨质沉着，形成骨质硬化病灶而产生的疾病。耳硬化是原发性骨迷路的病变，多发生在前庭窗前部。病变累及环韧带与镫骨时，可导致镫骨固定，听力下降，尤以语频区听力为甚。如病灶仅局限于骨迷路的骨壁内而未侵及传导和感音结构，可无任何症状，只是在尸检作颞骨组织切片时才被发现，这种不引起临床症状的骨迷路组织学的病变，称为“组织学耳硬化”（histological otosclerosis）；若病变向骨壁范围之外扩展，侵及环韧带，使镫骨活动受限或固定，出现进行性传音功能障碍者，称为“临床耳硬化”（clinical otosclerosis），也称“镫骨性耳硬化”（stapedial otosclerosis）；若病变发生在耳蜗区或甚至侵袭内耳道，引起耳蜗损害或听神经变性，临床表现为感音神经性聋，称“耳蜗性耳硬化”（cochlear otosclerosis）。

组织学耳硬化在白种人的发病率高达8%～10%。临床耳硬化的发病率随不同种族和地区而不同，据欧美文献报道，白种人发病率最高，为0.3%～0.5%，黄种人和黑种人发病率则很低。

国外资料显示，男女发病率比例为1∶2，女性发病率高。我国资料不但与国外统计结果有明显差距，而且国内几家报道也不尽相似，有资料报道男女比例为2∶1,也有资料报道为1∶1。这些差异除了表明性别分布可能与种族有关外,国内医院间的差异尚可能有患者来源地区经济状况和社会因素等造成男女就医机会的差别,1∶1的比率似比较接近实际,也与Goto和Omori报道的日本人发病率无明显性别差异相吻合。

国外资料显示,20~40岁为耳硬化发病率最高的年龄,与我国资料基本一致。据姜泗长(1959年)等报道400例手术患者的发病年龄,最小者3岁,最大者49岁,11~40岁占94%;曹钰霖(1966年)报道就诊年龄在21~40岁占71%。

二、耳硬化病因学研究

耳硬化的发病机制有多种假说,如内分泌代谢障碍、遗传学说、骨迷路成骨不全症、病毒感染、胶原性疾病及酶学说等。其中主要且较为可信的有遗传因素、免疫因素和病毒感染。

1. 遗传因素 早在1861年,Toynbee即指出导致耳聋的镫骨固定有遗传性趋势,其后许多学者的统计资料均支持此学说。认为此病有遗传倾向,Körner(1905年)报道了该病的家系调查。Albrecht最早认识到耳硬化是一种常染色体显性遗传疾病;Larsson提出可有不完全的显性和隐性遗传;Hernandez-orozco根据对70个先证者的调查,提出由显性X连锁与常染色体隐性遗传的两种基因互相作用决定其外显率。Morrison调查了150例患者后计算得出其遗传外显率约为40%;Van Den Bogaert等认为耳硬化是一种遗传异质性疾病(genetically heterogeneous disease),至少有三种不同的基因与此病有关。Ben Arab等曾调查65个耳硬化家系中的193个核心家庭,他们认为此病的发生与否,并不是单纯取决于显性遗传或低表达的基因,而是由一个少见的显性主效基因所致的多基因性疾病,基因的表达因年龄、性别、激素等因素而异。James和Mendlowitz等人认为耳硬化是多因素和(或)多基因遗传性疾病。自1998年以来,国外文献陆续报道了5个耳硬化遗传基因位点(OTSC1~OTSC5),定位于不同的常染色体上,分别是15q25-q26、7q34-q36、6p21.3-p22.3、16q21-q23.2和3q22-q24。此外,已观察到胶原基因COLIAI突变导致Ⅰ型胶原合成减少与耳硬化的发生有一定的关系。有文献报道组织相容性位点抗原(histocompati-bility locus antigen,HLA)基因也与耳硬化遗传有关。

2. 免疫因素 关于免疫学的病因病理学机制方面,近年来相关的研究逐渐增多,研究的结果显示耳硬化患者存在某些免疫调控参数的改变,病因和发病机制可能是免疫反应。耳硬化病灶的组织学和免疫组化学研究显示耳囊(otic capsule)的慢性炎症反应,现已证实耳硬化是炎症性组织反应性疾病,伴有巨噬细胞、T和B淋巴细胞、HLA-DR阳性细胞、浆细胞浸润,并伴有因炎症细胞侵及血管分布而导致的骨吸收。也有报道耳硬化病灶中存在胶原(特别是Ⅰ、Ⅱ、Ⅲ、Ⅵ、Ⅸ和Ⅺ型)自身抗体和软骨细胞特异性抗原,并考虑软骨特异性自身免疫病可能与本病的病因有关,进一步证实了耳硬化胶原自身免疫性发病机制的假设。

3. 病毒感染 电子显微镜观察发现耳硬化组织中有类似成骨细胞副黏液病毒(流感病毒、副流感病毒和腮腺炎病毒的通称)核壳的结构。Niedermeyer等在活动性耳硬化患者骨组织中观察到麻疹病毒抗原表达;检测14个耳硬化患者手术切除镫骨骨屑中麻疹病毒RNA序列,13个呈阳性反应,患者的其他组织和非耳硬化对照组均未查出此序列。Arnold等在19例耳硬化患者的外淋巴样本中均查到了麻疹病毒特异性抗体,且升高的特异性抗麻疹IgG抗体水平明显高于同一患者血清样本和非耳硬化对照组外淋巴样本,而外淋巴中抗单纯疱疹病毒抗体和抗巨细胞病毒抗体滴度与同一患者血清中者并无差异。一系列形态学和生物化学研究表明这种疾病可能与麻疹病毒感染有关,流行病学资料也支持麻疹病毒可能参与了耳硬化的发生。上述研究虽是较初步的,但已显示出麻疹病毒在耳硬化发病中的重要性,可以初步认为耳硬化是颞骨麻疹病毒相关性炎症性骨溶解病变。哈佛大学医学院的Mokenna等证实,在活动性耳硬化患者中还存在风疹病毒。这些也许解释了为什么随着风疹疫苗的大范围应用,在过去的20年中镫骨手术显著减少。

此外,妊娠时的雌激素水平也与耳硬化的发病有关。由于女性严重麻疹病毒感染率常高于男性,因此,女性对麻疹病毒感染耳蜗-前庭具有易感性;此外,雌激素可激活骨溶解过程,并在海绵化骨病变的过程中起作用,似乎可以此解释耳硬化导致听力减退常开始于妊娠期或在妊娠期加重。

关于这些假说目前尚存在争议。但可以肯定,多种发病因素参与了耳硬化的发生。

三、耳硬化临床表现及相关检查

(一)症状

临床上主要表现为慢性进行性双耳听力下降,

可伴耳鸣及眩晕。

1. 耳聋 缓慢进行性传导性和混合性耳聋。耳硬化的听力减退，起病缓慢，呈隐袭型。患者早期多不自知，因而常不能说清确切的起病时间。本病多为双侧性，两耳可同时起病，并且两侧耳聋程度相似。亦可两耳先后起病，出现两侧不等的耳聋。真正的单侧耳硬化较少见，仅有10%～15%。耳聋的发展过程也很缓慢，从感觉听力稍有下降到较严重地影响生活和工作，往往历经数年乃至十余年。

耳硬化耳聋主要是传入声音的强度降低，语言识别能力则不受影响。患者在闹声环境中听人说话，其听辨能力反而提高，这种现象称为威利斯误听（Willis' paracusis），是由于过大的环境噪声掩盖说话者对自己发音的监控作用，会自动提高嗓音以求克服，而患者因为耳聋，噪声对其听觉的掩蔽作用并不明显，在所听到的语音远高于安静环境的语音时，遂有听力提高的感觉。韦氏错听在耳硬化的出现率各种报道甚为悬殊，少者20%，多者高达80%，其原因可能有两方面，一是患者在生活中未注意到这种现象，就不会体验到它的存在；二是与询问病史的方式有关，如简单地询问"在闹声环境中是否感觉听力变好？"患者并不理解为"听别人说话是否比安静环境中清楚？"而误以为是对周围一切声音的感受。

2. 耳鸣 为耳硬化的常见症状，发生率甚高，国外文献报道为25%～80%，姜泗长等报道为97%，作者统计为92%。耳鸣与耳聋同时出现者占多数，姜泗长等报道为耳鸣者总数的2/3，耳鸣出现于耳聋之前或之后的各占总数的1/6。耳鸣多为持续性，亦有间歇性。音调一般较低，常主诉为"哗哗"的水流声、"轰轰"的火焰气流声或搏动性"呼呼"声等，如"蝉鸣"的高音调者较少。高音调耳鸣常为耳蜗受侵的表现。低音调耳鸣尤其是呈搏动性者，则被认为是病灶内血管增生的结果。

3. 眩晕 耳硬化的眩晕多为真性良性阵发性位置性眩晕，症状一般轻微短暂，发生于头位转动中突然停止时。偶有眩晕持续数小时以上者，有报道认为可能是耳硬化伴有膜迷路积水使内耳压力增高所致。眩晕可于手术后消失。

（二）局部检查

耳硬化患者的外耳道和鼓膜一般呈正常表现，部分患者外耳道和鼓膜菲薄，也有学者认为耳硬化患者外耳道和鼓膜菲薄的出现率和正常人群无异。少数耳硬化患者鼓膜呈现淡红色，这是鼓岬黏膜血管扩张透过鼓膜映现出来的，称为Schwartze征，多见于年轻患者及伴有蜗神经病变所致听力迅速下降的所谓"恶性耳硬化"患者。如患者曾有或现有中耳疾病，则可存在与耳硬化不相关的鼓膜表现，例如钙化斑、内陷、粘连、穿孔等。因往往伴有不同程度的听力下降，且多属传音性，以至于并存的耳硬化被忽略，应予重视。

（三）听力学检查

1. 音叉检查 Rinne试验阴性，但病变早期听力损失轻微时，Rinne试验可为阳性，因此，不能因Rinne试验阳性就轻率排除传音性聋，一定要注意Rinne阳性的时程是否较正常缩短。病变为单侧性或双侧一侧重一侧轻者，Weber试验偏向患侧或耳聋较重侧。Schwabach试验缩短见于感音神经性聋或混合性聋。Gelle试验常被用来检测镫骨是否固定。镫骨固定时，骨导音叉声强就不随外耳道内气压增减而变化，为Gelle试验阴性。事实上，鼓膜活动不良（钙化、增厚、粘连），或砧、镫骨固定，或听骨链中断，均可使外耳道内压力不能传至活动的镫骨而出现假阴性。故这一检查并非鉴别镫骨固定的可靠方法。

2. 纯音听力计检查 听力曲线可因病变部位和程度的不同而表现不一。病变初期，镫骨前庭关节劲度增加，低频气导听力下降；随后，足板固定范围不断扩大，高频气导听阈逐渐上升，气导曲线由上升逐渐趋向平坦，各频率听阈均可提高40～50dB，甚至可达60dB，如耳蜗未受累，骨导仍可保持正常，约有半数可出现Carhart切迹（图1-4-9）。这并不是耳蜗受损的表现，因为手术后切迹常能消失。病变累及耳蜗时，可出现混合性聋。

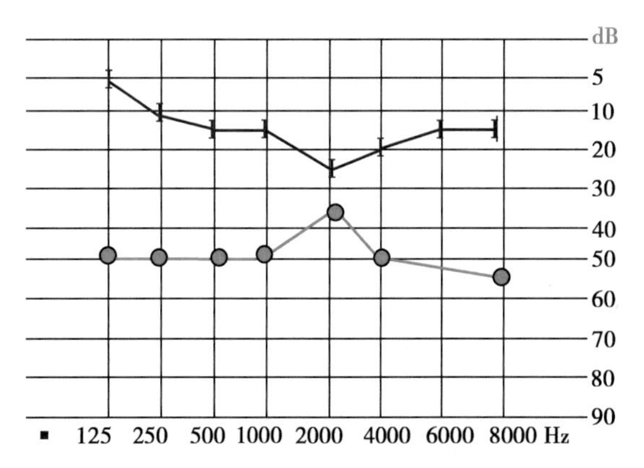

图1-4-9 典型耳硬化纯音听力图

2kHz处出现Carhart切迹

3. 声导抗检查 鼓室导抗图早期为A型，随着镫骨固定程度的加重，鼓膜活动受到一定的限制，可出现低峰曲线（As型），镫骨肌声反射阈早期升高,后即消失。

（四）影像学检查

镫骨型耳硬化 CT 表现为前庭窗和(或)蜗窗周围密度异常,窗龛增宽或变窄,镫骨足板增厚。耳蜗型耳硬化 CT 表现为耳蜗周围环状密度减低影,典型者表现为“双环征”。病变通常分为活动期和成熟期。活动期病灶 CT 表现为密度减低影,呈“斑点”状或“弧线”样。可见于颞骨耳囊的任何部位,前庭窗前方近鼓岬部好发,表现为前庭窗前缘“裂隙”样和(或)“杵”状密度减低影,前庭窗状似“扩大”。发生于耳蜗周围者亦表现为“斑点”状或“弧线”样,耳蜗基底转周围好发,范围较大时病灶环绕整个耳蜗,呈典型“双环征”(图 1-4-10)。成熟期也称为硬化期,病变病灶密度增高,与周围正常骨质不易区分,CT 可表现为前庭窗“变窄”甚至被钙化灶“封闭”,位于耳囊内的病灶可表现为“正常”。当海绵化和硬化同时发生时,呈“马赛克”样,是一个密度减低区与密度增高区相间存在形成的混合区域。

MRI 在耳硬化研究方面应用越来越多,对耳蜗型耳硬化,尤其对活动期病变具有不可忽视的作用。T_1WI 表现为耳蜗周围和迷路周围环状等信号影,注射 Gadolinium 后轻 ~ 中等强化。T_2WI 可以显示信号增高。

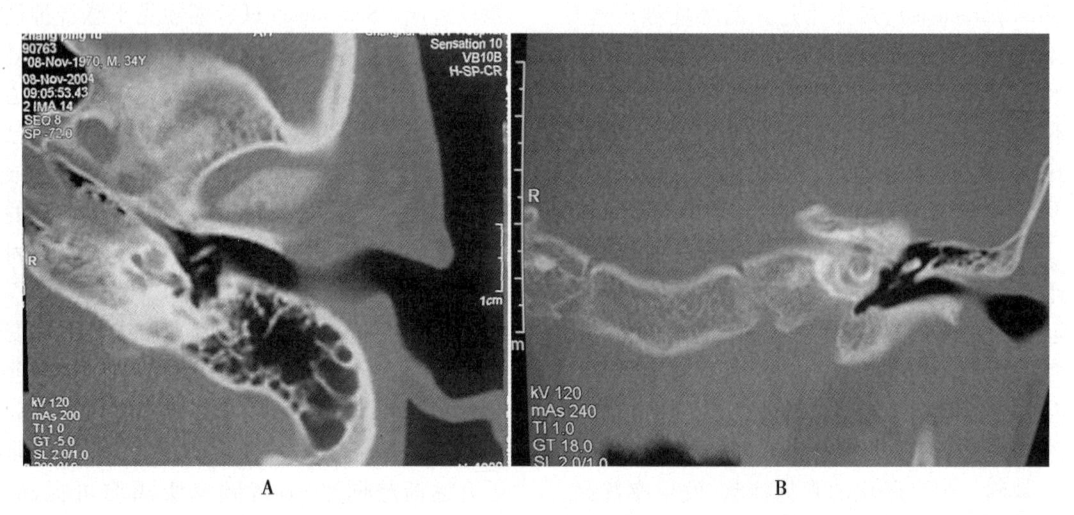

图 1-4-10 耳硬化 CT 示耳蜗骨质稀疏及耳蜗“双环征”

A. CT 水平位;B. CT 冠位

四、耳硬化的治疗

耳硬化以手术治疗为主。1893 年,现代耳科学之父 Politzer 最早提出耳硬化的命名。1923 年,Holmgren 最早施行耳硬化水平半规管开窗术。1930 年,Holmgren 的学生 Sourdille 对手术方法进行改良,介绍了镫骨的三期手术方法,并将这种手术命名为“鼓室迷路开放术”。1938 年,Lempert 在《美国医学会文献》上介绍了他进行耳硬化一期开窗的手术方法。这篇文章震惊了整个世界,从此 Lempert 的名声大噪。Lempert 对耳硬化手术的贡献在于:①把耳内径路应用到 Sourdille 的手术操作;②应用牙科电钻代替椰头和凿子开放乳突,以便于暴露水平半规管;③改良了 Sourdille 的手术方法,命名为内耳开窗术;④向许多年轻医师传授了这项技术。

随后有不少学者尝试鼓岬开窗、半规管开窗等类似的方法,这些方法虽然使耳硬化患者的听力得到暂时的提高,但有术后发生化脓性迷路炎、脑膜炎等严重并发症的可能。到 20 世纪 50 年代,由于耳显微手术技术的不断提高和手术器械的改进以及抗生素的问世,耳硬化手术才得以广泛开展,手术方法也有了不断改进。1953 年,Rosen 曾设想掀起外耳道皮瓣来开放鼓室,在局麻下,触动镫骨以证明镫骨确实是固定的,作为内耳开窗术的准备,却意外地发现触动镫骨后,患者可以获得内耳开窗术不可能达到的良好听力。因此,他为许多耳硬化患者做了这样的手术,收到了良好的手术效果,并命名这种手术为 Rosen 镫骨撼动术。Rosen 的镫骨撼动术受到了美国耳鼻咽喉科医师的热情支持,他们把撼动手术作为开窗术的前期准备,以恢复患者的听力。

可是镫骨撼动术术后镫骨可能再次固定且有些镫骨难以撼动,仅 1/3 病例疗效持久稳定。20 世纪50年代后，耳鼻咽喉科界的医师们开始注重通过镫骨本身的手术，恢复镫骨的活动。Fowler等开展了镫骨部分切除术和镫骨足板切除术。1956年，Shea设想切除镫骨后用组织移植物覆盖前庭窗，然后用一个假体将砧骨长突的震动传至前庭窗，并在三科学会会议(Triological Society Meeting)上介绍了这一观点，因手术开放了前庭，有造成脑膜炎的危险而遭到了粗暴的批评。但是不久，Shea的镫骨切除术就被越来越多的耳鼻咽喉科医师采用，而且成功率很高。Shea从此被尊称为现代镫骨手术之父。1962年Shea又首次报道应用teflon活塞，配合小孔开窗技术治疗耳硬化，取得了良好的疗效。

我国早在20世纪50年代就开展了镫骨手术。姜泗长在1950年首先开展了内耳开窗术，以后又相继报道了镫骨撼动术(1956年)，以及不同类型的镫骨切除术(1962年)，有效率达95%。魏能润(1958年)对外半规管开窗术加以改良，完成了"二层楼式"外半规管开窗术，可使新窗与蜗窗之间的声波压力差增大，在术后听力已提高的基础上可望再提高5~10dB。曹钰霖(1966年，1978年)自行设计了镫骨提高术和钢丝纽结式人工镫骨制作法，积累了大量的手术经验。这些工作都推动了镫骨手术的发展。

1978年Fisch对Shea的小窗技术进行了改良，使镫骨手术又有了一个新的提高。与传统的方法相比，Fisch小窗技术有其独到之处。首先，Fisch采用屏间切迹切口、自动撑开器暴露耳道，这种方式可提供最佳的暴露范围，也便于掌握；其次，Fisch改变了人工镫骨手术的手术程序，绝大多数耳外科学者，均在处理好镫骨上结构以及镫骨肌腱后，行镫骨足板开窗或镫骨足板部分或全部切除，然后安装人工镫骨，而Fisch则在镫骨上结构和镫骨肌腱保持原位的情况下，先行镫骨足板开窗、安装人工镫骨，然后再处理镫骨上结构和镫骨肌腱。为了能在面神经水平段与镫骨上结构之间的空隙内安装人工镫骨，Fisch采用了0.4mm直径的人工镫骨，这样的操作获得了人工镫骨手术的最大安全性，因为在镫骨上结构、镫骨肌腱完整的情况下，在镫骨足板上开小窗并放置人工镫骨，可有效地降低对前庭区的扰动和刺激，对内耳的手术创伤可降低到最小的程度，底板开窗及安放人工镫骨的难度也大为降低。与传统的镫骨足板切除和大窗技术相比，Fisch小窗技术由于具有前庭池的暴露范围减少、环韧带不受干扰、椭圆囊损伤几率降低、术后人工镫骨移位及外侧移位的可能性较小等优点，使得患者术中眩晕反应轻微，甚至无眩晕，也无需卧床休息以防止人工镫骨移位，术中术后发生感音神经性聋的可能性降低到最小。也正是由于小窗技术人工镫骨移位的低发生率保证了该技术远期疗效的稳定性。

Hodgson和Bartels等在传统的镫骨部分或完全切除术的基础上应用激光辅助人工镫骨技术，亦取得了良好的疗效。人工镫骨手术中应用激光技术，可行镫骨足板开窗、处理镫骨肌腱与镫骨上结构。1980年Perkins最早应用该项技术；1995年Schonfeld应用CO_2激光进行镫骨手术并找出了该手术所需的关键参量，手术成功率及手术安全性得到了极大的提高。国内王正敏教授最早开展该项技术，他发现CO_2激光断离后足弓十分方便，开通厚底板或移去窗龛硬化灶省时省力，而且处理镫骨动脉十分方便。对面神经低垂、镫骨足板增厚或底板浮动的病例，用传统的方法会不可避免地带来一定的风险，而使用CO_2激光可精确定位，减少对内耳的扰动。CO_2激光用于镫骨手术具有创伤小、精确度高、并发症少等优点，手术的安全性大大提高。由于激光法开窗不直接接触镫骨足板，属高度精确的显微外科技术，故术中要求术者必须掌握应用CO_2激光的关键参数(功率、脉冲)以及更熟练的镫骨足板切除术的手术技巧，而且手术时间会比传统打孔时间长，故目前大多数医师仍然采用手感好、易控制的三棱针底板开窗技术。康梦奎等以不同输出功率的CO_2激光对豚鼠底板造孔，发现2W输出功率对外毛细胞无损伤，4~6W可造成毛细胞变性，重者可出现壶腹嵴毛细胞坏死，为安全手术提供了依据。

近来，Fisch又提出了新的观点，他发现有30%左右的耳硬化患者存在锤骨前韧带的固定，从而影响了锤砧关节的活动，导致部分患者术后听力提高的效果不十分令人满意。因此，他认为术中一定要检查锤骨前韧带的活动情况，如果存在固定，那么应该行锤骨镫骨手术，将人工镫骨固定在锤骨柄上。

五、人工镫骨手术

目前常用的耳硬化手术方法有：镫骨提高或撼动术、镫骨全切除术、镫骨部分切除术及足板钻孔活塞手术。它们在治疗耳硬化方面均有较好的疗效，可明显改善术后听力，其中足板钻孔活塞手术在改善听力及减少术后高频听力损失和眩晕等方面具有明显优势，是治疗耳硬化较理想的术式。

(一)手术方法

1. 镫骨撼动或提高术　镫骨撼动术适用于病

程早期，病灶局限于足板前缘。耳道内切口，如外耳道过于狭窄，可行耳内切口，深达骨膜。分离皮瓣、掀起鼓膜，凿除部分鼓环和外耳道后上壁骨质，暴露镫骨全貌。一般要暴露面神经水平段、砧骨长脚、镫骨头、锥隆起、镫骨全貌及圆窗龛。向前下方推开鼓索神经，若推不开且影响操作，可切断鼓索神经。切断镫骨肌腱，分离砧镫关节并钩除关节盘，开始用小钩或其他适当器械在镫骨颈部断续上下加压，待少许松动时，逐渐加大幅度和力量，直到足弓向上可以触及面神经管，向下可以触及鼓岬后，再大幅度推动镫骨上下摆动，直至平滑无阻力感，再将镫骨立直，用小钩于颈部向前方拨动，使其能前后倾斜(图 1-4-11)。如颈部加压无效，也可直接施力于足板进行撼动。镫骨提高术是我国的曹钰霖教授所设计，先在砧骨长突内面做成创面，镫骨撼动理想后，用小钩钩于足弓袢内，避开豆状突，轻轻将镫骨上提，使头部与砧骨外侧面相平，切忌失控摘出镫骨。再用细针或钩将镫骨头推入砧骨长突下方创面处，稍钩起镫骨使砧骨长突上抬约1mm，退出钩针，两骨即可紧密接合(图 1-4-12)。此类手术既不做足板开窗，也不用移植物，是一种理想的生理性镫骨手术。但此类手术多在术后 3 个月足板重新固定，故远期疗效差，现已很少采用。

2. 镫骨全切除术　耳内切口，暴露镫骨。探查镫骨是否固定及固定程度，并在足板上钻孔。钻孔时用细直针在足板最薄处将其裂开或钻一细小的安全孔，如前庭窗较窄，不易钻孔，可免除此步。切断镫骨肌腱，分离砧镫关节，切除镫骨前后弓。测量砧骨与足板间的距离。用足板钩插入钻孔，上下两次挑开足板使呈横行裂断，用板钩将足板分前后两块分别取出。若足板较厚，不易挑成横行断

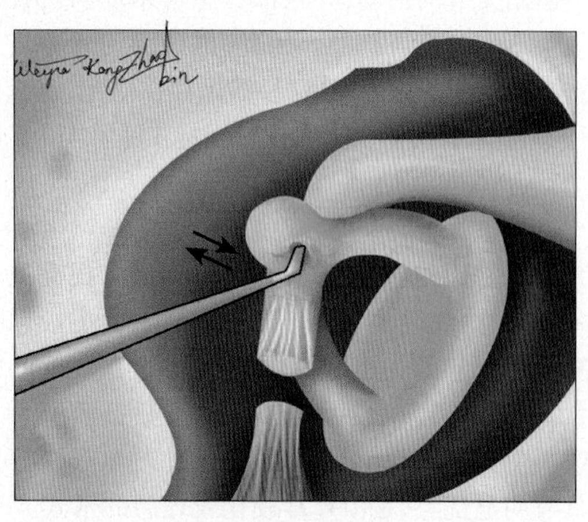

图 1-4-11　镫骨撼动术
在镫骨颈部断续上下加压以使镫骨足板活动

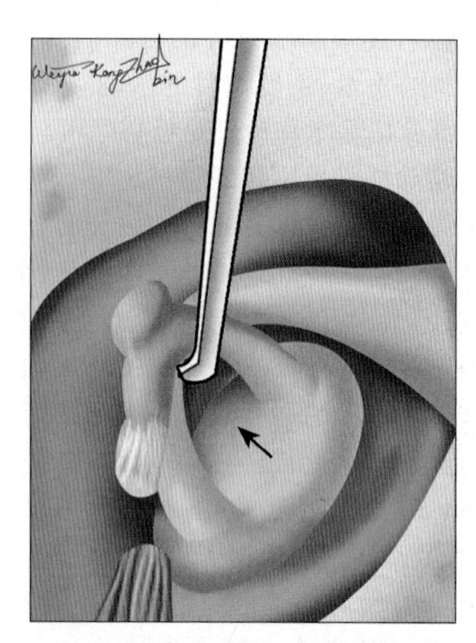

图 1-4-12　镫骨提高术
用钩针钩于足弓袢内，将镫骨轻轻上提

裂，可用刮匙或电钻磨薄后再钻孔，并取出足板。可用软骨膜、脂肪或静脉片覆盖前庭窗，并使覆盖物与窗缘密切接合，否则可致外淋巴瘘。然后选择不同的人工镫骨赝复物(如自体镫骨脚、骨柱、同种异体听骨或钢丝脂肪栓、teflon 钢丝钩等)，并将其安装在砧骨与前庭窗之间(图 1-4-13)。检查、矫正人工镫骨赝复物的位置，皮瓣复位，用吸收性明胶海绵和抗生素纱条填塞外耳道，缝合切口。

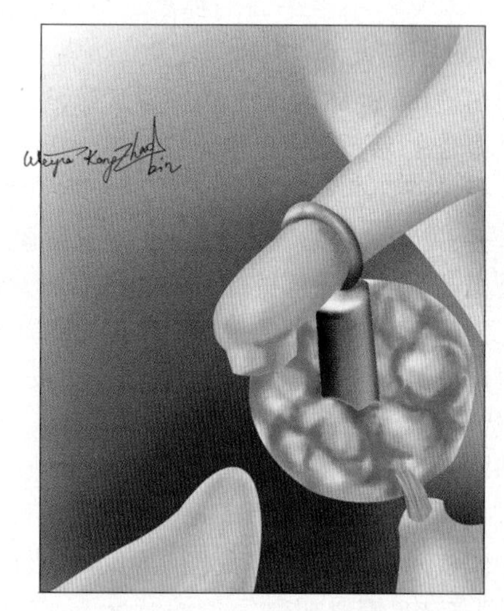

图 1-4-13　镫骨全切除术
镫骨全切后，前庭窗上覆盖筋膜，将人工镫骨连于砧骨和前庭窗之间

3. 镫骨部分切除术　包括足板完全切除术、足板前部和前弓切除术。足板完全切除术除不分离砧镫关节外，余同镫骨全切除术，使前后弓和覆盖筋膜的前庭窗相连(图 1-4-14)。足板前半切除

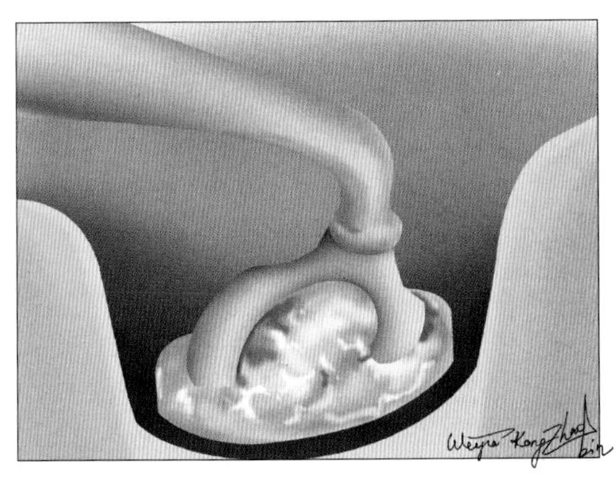

图 1-4-14　镫骨部分切除术
镫骨足板完全切除后,前后弓和覆盖筋膜的前庭窗相连

术适用于硬化灶局限于足板前缘者,术时用直针在足板中央钻数个小孔,使足板横裂成前后两半,再用脚切开锯从前上向后下锯断前脚,避免从下向上锯,以免损伤面神经,再用尖针分离足板前缘硬化灶,使足板游离,以板钩从足板中央横裂处深入前庭窗,将足板前部连同部分前弓一并取出,用后弓衔接于前庭窗覆盖物与砧骨之间。

4. 足板钻孔活塞手术　也称小窗技术人工镫骨植入术,是目前最常用的手术方法。

局麻后耳屏间切迹皮肤切口,分离扩大外耳道,两把自动撑开器相互垂直撑开以获得所需的暴露范围;常规人工镫骨手术切口,分离耳道皮肤鼓膜瓣,磨除部分上鼓室外侧壁骨质,暴露后鼓室,显露锤骨短突及鼓索神经,暴露镫骨至面神经水平段、镫骨足板及镫骨上结构、锥隆起清晰可见,保留鼓索神经。精确测量所需人工镫骨的长度,分离砧镫关节,用手捻三棱针在镫骨足板开窗,也可以用 CO_2 激光或铒-YG 激光以及微型钻头做底板开窗,开窗位置紧贴于后弓,开窗直径约 0.6 ~ 0.8mm。人工镫骨(直径 0.4 ~ 0.6mm)植入前庭 0.5 ~ 1mm。人工镫骨(piston)的钢丝钩挂在砧骨长突上,用专用器械将钢丝夹紧于砧骨长突(图 1-4-15)。检查确认人工镫骨位置正确、整个听骨链活动良好后,断离镫骨肌腱。由于前弓被砧骨遮住,术中不易暴露,在激光或剪断后弓后,折断前弓即可。以钩针取出镫骨上结构,再次确认听骨链活动良好,人工镫骨位置固定(图 1-4-16)。耳道鼓膜皮瓣复位,耳道内填塞,缝合耳屏间切迹皮肤切口,耳周加压包扎。术后应用抗生素预防感染,耳周加压包扎 24 小时后拆除,7 天拆线,10 天后取出耳道内填塞物。

（二）术中注意事项

镫骨手术最常见、最严重的并发症为感音神经性聋,又以高频损害为重,另有砧骨松动、眩晕等。在感音神经功能已经受损时,手术操作自然要万分小心;因此,手术医师除了具备娴熟的中耳显微手术技能外,术中尽可能减少挠动和(或)刺激前庭区是预防并发症的关键。临床上发现,足板切除越大,术后声音传导效果越好,但是因为前庭暴露面积加大,也增加了感染的可能性,所以在保证基本声音传导的基础上,尽量减小造孔的面积。研究发现,直径 0.4 ~ 0.6mm 的造孔,既可以获得较好的听力,又提高了手术的安全性。造孔时尽量选择在靠近后弓的足板后方,因为这个部位离球囊和椭圆囊最远,可以尽量避免伤及内耳(图 1-4-17)。通过先安装人工镫骨、镫骨足板小窗技术及激光钻孔三项技术的改进,虽然在听力的增进方面无明显变化,但在术后眩晕、耳鸣等方面则有较大的改善。

【困惑与展望】　1935 年 Louis Guffenheim 在《耳硬化》中做了如下总结:"根据 Shambaugh 的报道,45% 的成年聋人患有耳硬化。这个问题是很严峻的,我们必须迎接这一挑战。"虽然早在 20 世纪 50 年代我们就征服了耳硬化,但是对耳硬化的病因仍然不是很明确。

耳硬化遗传学的研究已取得了一定的成绩,目前已定位了相关基因座位 OTSC1 ~ OTSC5,发现 HLA、COL1A1、COL1A2、GJB2(缝隙连接蛋白,gap junction protein, beta2)、NOG(编码 noggin 蛋白)、PTHR1(甲状旁腺激素受体,parathyroid hormone receptor 1)和 SLC26A2(溶质转运蛋白家族,solute carrier family 26, member 2)等与耳硬化相关。遗传学说认为耳硬化是一种外显不全的常染色体显性遗传性疾病,目前对于影响其外显率方面的研究较少,影响基因表达的因素也不确定。Larsson 提出耳硬化可有不完全的显性和隐性遗传,但是至今未发现其隐性遗传方面的研究报道。由于黄种人发病率很低,国内在耳硬化遗传学方面的研究困难较大。是否能够进一步研究发现更多的常染色体显性遗传基因及基因片段的具体定位,深入研究影响外显率表达的因素以及开展隐性遗传方面的研究,以及如何根据病因进行基因方面的治疗等可能是今后的研究方向。

有学者认为服用硫酸软骨素有肯定的防治作用,适时施行手术具有防止听力恶化和治疗耳聋双重作用。临床应用硫酸软骨素对软骨细胞琥珀酸

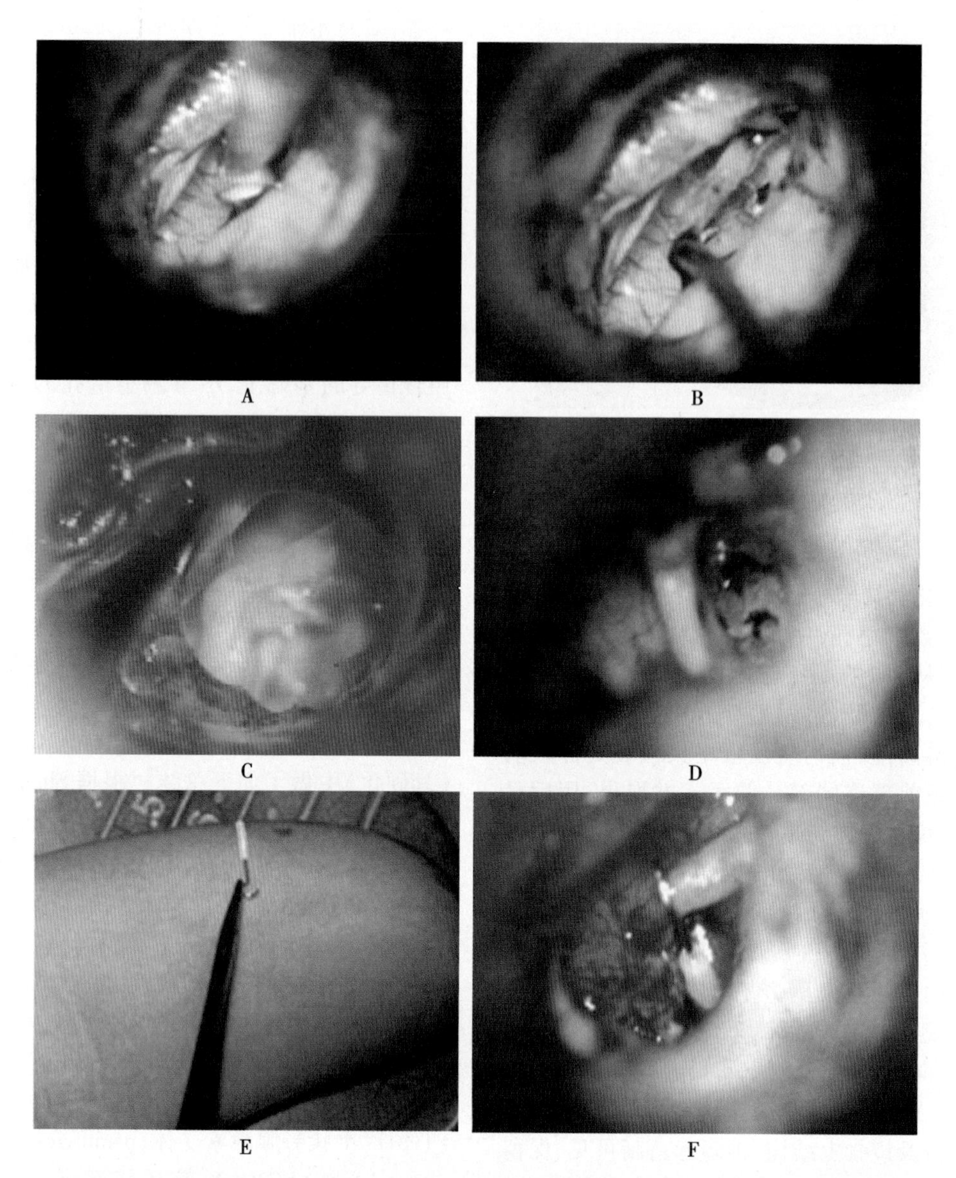

图 1-4-15 小窗技术人工镫骨植入术

A. 磨除部分上鼓室外侧壁骨质，充分暴露后鼓室；B. 分离砧镫关节；C. 充分暴露镫骨底板；D. 镫骨底板开窗；E. 根据砧骨长突和镫骨底板间的距离修剪人工镫骨；F. 人工镫骨植入前庭，用专用器械将钢丝钩夹紧于砧骨长突

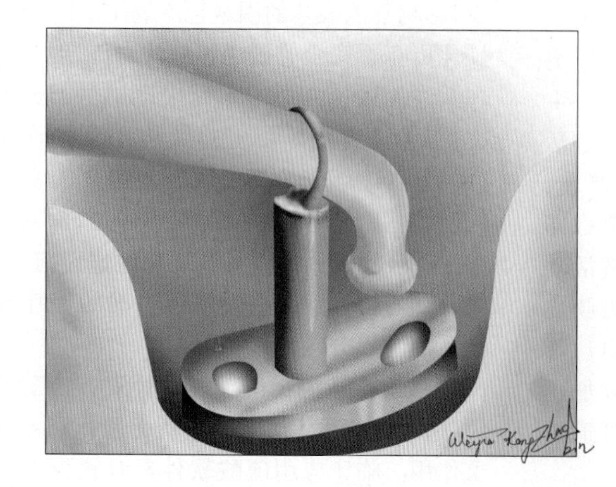

图 1-4-16 断离镫骨肌腱、切除前后弓、取出镫骨上结构后人工镫骨位置示意图

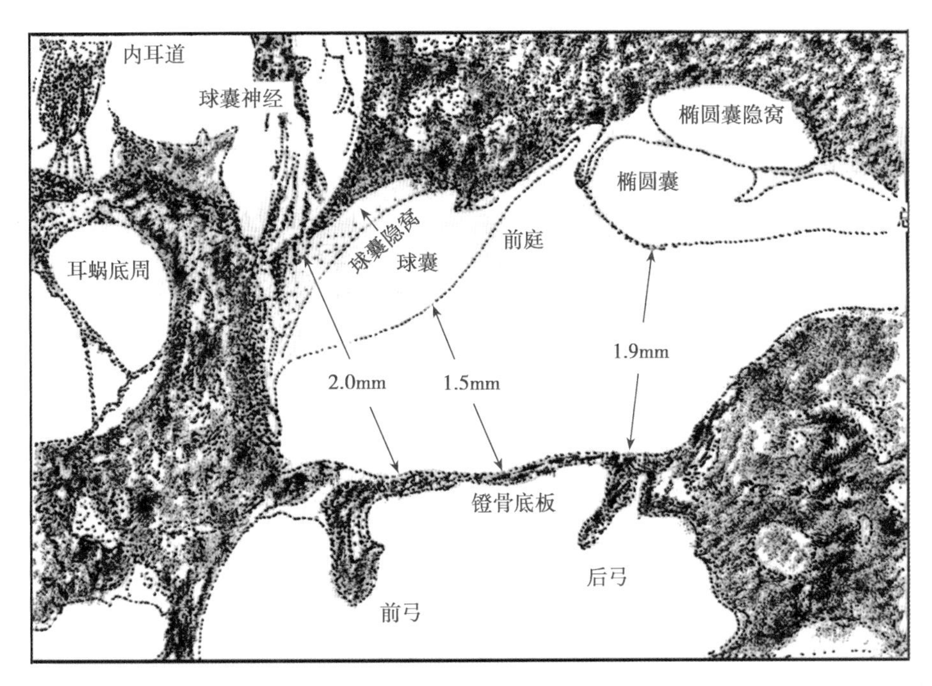

图 1-4-17 前庭解剖结构图
前弓深面为球囊，间距小；后弓深面为椭圆囊，间距较大

脱氢酶(SOH)活性进行观察，发现该药有望用于耳硬化的辅助治疗。

21 世纪由于治疗模式将更简单、更安全、更有效。可能在未来世纪我们不再单纯强调对病变的手术切除，耳外科学会逐渐通过更加简单、安全、有效的方法来增强患者的听功能。

（迟放鲁）

第六节 自身免疫性内耳病

自身免疫性内耳病被认为是耳蜗和第Ⅷ对脑神经发生自身免疫性损害并引起感音神经性耳聋的疾病。其临床特点是快速进行性(数周至数月甚至数年)或波动性听力下降，对糖皮质激素等免疫抑制药治疗敏感。但是由于内耳特异性抗原的纯化尚无结果，致使该病的确诊存在困难。对本病是否为一个疾病实体也有争议。

（一）历史与现状

1958 年 Lehnhardt 首先对双耳特发性突聋的病因提出了“免疫反应”的假说。继之，Mc Cabe 于 1979 年基于对 18 例进行性感音神经性聋的临床观察和某些实验室检查结果，首先提出了“自身免疫性感音神经性听力损失(autoimmune sensorineural hearing loss，ASNHL)”的新概念，认为它是一个临床疾病实体。以后考虑到这种病损不仅限于耳蜗和听神经，而且也波及前庭，故又将其改称为“自身免疫性内耳病”(autoimmune inner ear disease，AIED)。近年来，还有不少将梅尼埃病、特发性突聋的病因与自身免疫性损害联系的报道。但是，这一概念并未得到耳科学家们的公认。Veldmann(1999 年)等将其称为“免疫介导的感音神经性听力损失”(immune-mediated sensorineural hearing loss)。近数十年来，为了验证本病作为一个独立的疾病实体，国内外学者进行了一系列基础和临床研究，主要内容为：

1. 内耳的免疫功能 由于血-迷路屏障(blood-labyrinth barrier)的存在，过去曾一度认为，内耳是一个与全身免疫系统无任何关联的部位。随着内耳免疫学的深入研究，目前已证实：①内耳并非“免疫豁免器官”(immunoprivileged organ)；②内淋巴囊(endolymphatic sac，ES)的组织结构功能类似“黏膜相关淋巴系统(mucosa-associated lymphatic system)”的效应部位。因为 ES 的毛细血管为有窗型毛细血管，ES 内有与脑脊液水平不同的 SIgA、IgG、IgA、IgM，上皮内、上皮下和囊腔内有多种免疫淋巴细胞。当内耳受到抗原刺激时，外周的淋巴细胞可以通过“归巢”机制，经蜗轴螺旋静脉(spiral modiolus vein，SMV)中上皮的激活而进入内耳。这些进入内耳的淋巴细胞和 ES 内及其周围的淋巴细胞被激活后，与抗原结合，从而特异性介导了内耳的免疫反应。所以，内耳是一个能产生局部免疫反应的部位，而且它受到外周免疫系统监视和调控。

2. 内耳特异抗原的纯化和自身免疫性内耳病动物模型的建立　内耳特异性抗原的纯化对AIED的确诊至关重要。早期曾有Ⅱ型胶原为其特异性抗原之说，国内外学者以后又用同种或异种动物的膜迷路提出液作为粗制抗原来免疫动物，以建立AIED的动物模型，但由于内耳的蛋白成分极为复杂，结果仅在部分动物建立了近似本病的动物模型，虽然有约30%动物的ABR反应阈出现提高，但其阈移远不如临床所见患者听力损失的严重程度，这些动物模型的免疫性炎性反应的病理表现为：不同程度的膜迷路积水、蜗轴血管炎、血管周围有淋巴细胞和浆细胞浸润，耳蜗螺旋神经节细胞空泡样变性等。以后又对P0髓鞘蛋白、β-肌动蛋白、$COCH_5B_2$蛋白等进行过研究。1990年Harri等用牛膜迷路粗制抗原免疫豚鼠后，在豚鼠血清中检测到68ku蛋白的抗体，并用Western blot技术检测不明原因感音神经性听力损失患者的血清，发现35%的样本出现68ku蛋白的抗体，认为该蛋白可能是内耳的特异性抗原。Billings（1995年）发现，用离子交换和三磷酸腺苷纯化的68ku蛋白可以和抗热休克蛋白-70（heat shock protein-70，SHP-70）单抗结合，而且凝胶电泳分析发现，两者的迁移率和等电点相似，认为SHP-70就是68ku蛋白。但是，这一结论尚未得到公认。所以，内耳特异性抗原的分离和纯化工作至今尚在深入研究中。

（二）临床表现

1. 症状

（1）中、青年女性多见。

（2）单侧或双侧快速进行性、波动性感音神经性听力损失（sensorineural hearing loss，SNHL），病程为数周、数月或数年。

（3）可伴有耳鸣、眩晕和耳内压迫感。

（4）可排除药物中毒性、噪声性、外伤性、遗传性、老年性（早老）听力损失，以及桥小脑角病变、多发性硬化等。

（5）可伴有全身其他自身免疫性疾病，如结节性多动脉炎、Cogan综合征、系统性红斑狼疮、类风湿关节炎和复发性多软骨炎等。

（6）听力学检查示感音性、神经性或感音神经性听力损失，听力损失可从轻度到重度甚至极重度。

2. 实验室检查

（1）一般项目：血沉、免疫球蛋白、补体、C-反应蛋白、CIC、类风湿因子等。对诊断有参考价值。

（2）组织非特异性抗体：如抗核抗体、抗内膜抗体、抗线粒体抗体、抗内质网抗体等。对诊断有一定的参考价值。

（3）抗内耳组织特异性抗体：由于内耳特异性抗原不明，故无论借助动物的内耳底物片作抗原，用免疫荧光法对可疑患者的血清中可能存在的抗内耳组织抗体进行检测，或用一种内耳膜迷路蛋白作抗原，用免疫印迹法（Western blot）检测可疑患者血清中是否存在相应蛋白的抗体等，均不能对自身免疫性内耳病作出明确的、肯定的结论。

（三）自身免疫性内耳病的诊断困惑

AIED的诊断，由于以下原因，目前还缺乏敏感的、有特异性的、可靠的确诊方法，因为：①至今所有的疾病诊断方法和技术，均不能满足在细胞水平上诊断内耳疾病的要求。例如影像学方法，包括颞骨薄层CT扫描、膜迷路MR三维重建及内耳水成像技术、内耳微内镜技术等；②内耳不能采取活组织做病理检查，不能提供AIED病理变化的确切证据；③AIED的听力学表现除快速进行性、波动性感音神经性听力损失外，缺少像听神经病那样的特征性；④内耳特异性抗原尚未查明。因此，目前采用可疑患者周围血所做的各种抗体的测定，都不能作为临床确诊的依据。AIED的临床诊断只能依靠治疗试验来完成，可是免疫抑制剂的规范治疗方案常不能为患者所接受，至今国内外文献中也缺少大批量的临床病例报道。

（四）治疗

1. 药物治疗　免疫抑制剂是本病的基本治疗药物，包括糖皮质激素和细胞毒性药。

首选泼尼松（prednisone），开始口服60mg/d（儿童1mg/d）×4周。若听力提高，可在1个月后逐渐减量，直至维持量（约10mg/d）。如在减量过程中病情出现反复，可重复大剂量治疗。病情多次反复时，可联合用甲氨蝶呤（methotrexate，MTX）7.5~20ng/w加叶酸口服，或联合环磷酰胺1~2mg/（kg·d）。长期用药时，应密切观察药物可能出现的副作用，如血尿常规、肝肾功能等，以确保用药安全。

由于免疫抑制剂经口服应用时有明显的全身毒副作用，因此，可考虑通过鼓室经圆窗向内耳局部投药，以减少其全身副作用。目前该方法尚有待临床治疗效果的观察。

2. 血浆置换疗法。

3. 极重度耳聋者可考虑人工耳蜗植入术。

（汪吉宝）

第七节　听神经病

一、听神经病概念的提出与命名

1979年Davis和Hirsh发现，在耳聋患者中有一种耳聋，其主观听阈和客观听力(ABR)检测结果有相互矛盾的现象，即患者纯音听力正常或接近正常，而听性脑干反应(ABR)却引不出正常的波形。因为，在正常情况下当刺激率为≤30次/s时，在110dBpeSPL刺激声强度下，ABR波Ⅰ、Ⅲ、Ⅴ的检出率应超过90%；国内各家统计，ABR波Ⅰ、Ⅲ、Ⅴ的出现率或辨认率为100%或接近100%。1980年Worthington和Deter及1981年Lenhardt也报道了类似的病例。1987年Soliman报道了11例ABR异常的双耳低频下降型感音神经性聋，认为可能系头部外伤、颞叶癫痫或感染所致。随着20世纪80年代后期耳声发射(OAEs)的问世，以及20世纪90年代初期ABR在欧美国家应用于新生儿听力筛查后发现类似病例的增多，这一临床现象引起了许多耳科学者们的关注。1993年Berlin等在这类病例中又发现，其诱发性耳声发射(EOAEs)的对侧抑制现象消失，提出了"Ⅰ型传入神经元病"的概念。直至1996年Starr等报道了10个病例，其临床表现均为低频下降型感音神经性听力损失，而ABR引不出，耳蜗微音电位(CM)和EOAEs正常，并正式将其命名为听神经病(auditory neuropathy，AN)，而且倾向于将该病的病损部位定位于听神经。目前国内外大多数文献采纳了"听神经病"这一概念，并将它的诊断标准定为：

1. 不明原因的双耳(少数为单耳)感音神经性听力损失；言语识别能力明显下降，与纯音听阈水平不成比例。

2. 最大声强刺激下ABR缺失或严重异常。

3. EOAEs和(或)耳蜗微音器电位(CM)正常。

本病多发生于小儿及青少年，有报道称，在儿童的感音神经性耳聋中，有10%~14%为听神经病；35岁以上成年人很少见。

由于听神经病这一疾病概念是以特定的听功能紊乱现象为认识基础的，其病因、发病机制和病损部位至今尚不完全明了，在命名学中也存在不同的意见。例如，基于主观听阈和客观听力测试结果相互矛盾的现象，早期曾有"paradoxical hearing impairment"(奇怪的或怪异的听力减退)的称谓。从ABR严重失常的现象出发，有学者将其命名为脑干病变综合征(brainstem auditory processing syndrome)、中枢性听功能障碍(central auditory dysfunction)等。基于对侧抑制现象消失，Berlin提出过"Ⅰ型传入神经元病变"的概念。由于不少作者均发现有部分病例合并遗传性运动感觉神经病(hereditary motor and sensory neuropathy)、Friedreich共济失调、Leber遗传性视神经病(Leber's hereditary optic neuropathy)等，故又有作者主张将本病分为"综合征性听神经病"和"非综合征性听神经病"两种，还有将不明病因的听神经病称为特发性(idiopathic)听神经病者。国内曾有专家建议将听神经病称为"听神经病综合征"，因为它可能与许多不同的病因有关。近期有一些作者发现，本病虽大多缺少前庭症状，但在前庭功能检查中却发现有前庭功能下降或消失的现象。早期曾有作者称本病为神经非同步化放电，神经同步放电不良(neural dys-synchrony，neural synchrony disorder)，听同步失常(auditory dys-synchrony等，许多学者又倾向于认同这一神经生理病理机制学说在听神经病中的意义，文献中又称为"AN/AD"，即听神经病/听同步失常。当前，鉴于本病的病损部位不仅限于听神经，还涉及内毛细胞及其与传入神经末梢的突触，因此，在2008年召开的国际新生儿听力筛查会议中决定，将本病命名为"听神经病谱系障碍(auditory neuropathy spectrum disorder，ANSD)"。不过，目前国内文献中仍简称为"听神经病"。

二、听神经病病因、病变部位及病理

听神经病的病因未明。目前推测，可能的病因有：

1. 高胆红素血症、早产、缺O_2，其中高胆红素血症特别受到重视。因为胆红素具有包括听神经元在内的亲神经毒性，在听系中选择性破坏下丘、蜗核、听神经耳蜗支、螺旋神经节乃至内耳等。

2. 听神经的脱髓鞘疾病。

3. 内耳的免疫性疾病。

4. 线粒体病。

5. 高歇病(Gaucher disease)。

6. 遗传。如伴有听神经病的Charcot-Marie-Tooth综合征(包括遗传性运动感觉神经病Ⅰ型和Ⅱ型)，Friedreich共济失调，Leber遗传性视神经病(Leber's hereditary optic neuropathy)等。遗传学研究初步发现，其中OTOF、PJVK等基因有突变现象。

听神经病的确切病变部位尚不完全清楚。可能位于内毛细胞、内毛细胞与传入神经元树突末梢

形成的突触、听神经的耳蜗支、蜗核及其所在的脑干听觉通路。病变部位也许不仅是一处而是多处，也可能从一处延及另一处。

听神经病的病理资料缺乏。仅 Starr 曾报道 1 例 Charcot-Marie-Tooth 综合征的综合征性听神经病患者的颞骨尸检报告，发现蜗核与中枢听觉通路结合处的轴索缺失，某些神经纤维退变，髓鞘再生，而除蜗尖以外的耳蜗正常。由于灰鼠卡铂耳中毒的听功能变化与听神经病相似，故有人将此作为听神经病的动物模型。但是听神经病与药物耳中毒并无关联，其价值有待商榷。

三、听神经病诊断的关键步骤

1. 本病并不罕见，多见于小儿和青少年。在耳聋病例中，应注意本病患者的主诉和一般情况的特点。主诉大多为不明原因的双耳进行性或波动性听力下降；言语辨别能力很差，与听力下降的程度不成比例，在嘈杂环境中尤甚。可伴耳鸣。病史中可以排除药物中毒、头部外伤、脑膜炎等传染病史。少数病例伴有其他外周神经病或有耳聋家族史。

2. 患者的纯音听力图虽然以气导和骨导一致下降的上升型图形占多数，但是也可以出现其他感音神经性聋的纯音听力图形。而且纯音听阈和言语辨别能力可出现波动。值得注意的是，耳科医师面对一位听力下降的患者，只要鼓膜不存在穿孔，初始的听力学测试不应仅仅只是纯音听阈，而一定要包括声导抗检测。因为通过声导抗测试方能做到：①结合鼓室导抗图形、峰压点、静态声导纳值和外耳道容积及坡度等，综合分析患耳的中耳功能状态是否正常；②了解同侧和（或）对侧镫骨肌反射是否存在及其阈值，比较声反射阈和纯音听阈的差值，判断有无重振现象。一般认为，两者的阈差<60dB 时可判断为重振（即 Metz 试验），可诊断为耳蜗性聋；反之，若镫骨肌反射缺失，或虽有部分存在，然而其反射阈异常提高，纯音听阈和声反射阈值差>60dB，则提示可能为蜗后病变。听神经病的听力损失即具有这种蜗后性聋的特征。因此，通过声导抗测试结合纯音听阈，即可从耳聋门诊的患者中初步辨别出可疑的听神经病病例。如果仅仅只做纯音听阈测试，则不可能达到这一目的；反之，如果对所有的耳聋病例在首诊中除做上述测试外，全部皆做包括 ABR、言语测听、EOAEs 和 CM 在内的听力学检查，在目前的条件下，既不现实，也浪费资源，增加患者的负担。因此，首诊中行纯音听阈和声导抗两种测试是避免听神经病漏诊的关键之一。

3. ABR 引不出或严重失常是听神经病的重要听力学特征之一，凡在上述听力测试中发现可疑的蜗后性聋病例，一定要做 ABR 检测。听神经病的 ABR 表现为，在 105dBpeSPL 强度的声刺激下，ABR 各波引不出，或仅能引出部分波形，而且波幅很小。个别病例Ⅰ、Ⅲ、Ⅴ波均可引出，但波形分化不良，重复性很差。

4. EOAEs 正常是听神经病的另一重要听力学特征。无论是瞬态耳声发射（TEOAEs）或畸变产物耳声发射（DPOAEs）在听神经病患耳均是正常的，而且在对侧白噪声刺激条件下，DPOAEs 幅值也不会下降。但是近年来有学者们发现，个别患耳的 EOAEs 发生了消失的现象，但是它们的 CM 却是正常的，由此引起了 OAEs 和 CM 起源部位的再次讨论。值得注意的是，在出现 OAEs 消失的同时，一方面应该仔细地检查中耳的传音功能状况。因为 OAEs 虽然起源于耳蜗外毛细胞的主动运动，但是这种机械振动的能量是通过基底膜在内淋巴中以压力变化的形式经过圆窗膜传导至听骨链和鼓膜，并最终引起外耳道内的空气振动而被记录到的。因此，不但外毛细胞，而且中耳的功能状况也会影响 OAEs 的记录结果。另一方面也应加强对听神经患者的长期随访，了解随着疾病的发展，其听功能特别是 EOAEs 是否发生变化。

5. 脑 CT 或 MR 是避免误诊的关键。由于听神经病的听力学表现是蜗后性聋，蜗后性聋也是中枢性病变如脑瘤（听神经瘤，某些脑膜瘤）、多发性硬化、脑外伤等在耳神经学中的表现。这也是前述命名学中将本病称为“中枢性听功能障碍”的原因。一般中枢性病变大多位于一侧，如听神经瘤等，但也有涉及中线两侧的脑部病损，如作者在初检拟诊为听神经病 108 例患者中，有 2 例在脑 CT 和 MR 检查中发现有中枢病损。所以，脑 CT 或 MR 在鉴别诊断中是必要的，特别是单侧听神经病，只有通过脑部的影像学检查，才能排除颅脑病变，避免将中枢性疾病误诊为听神经病。此外，特别在小儿，应排除先天性听神经发育不全或未发育者，国内曾有类似的误诊报道，经颞骨高分辨率 CT 和听神经三维重建可鉴别。

四、听神经病的处理

1. 助听器　多数成年患者反映助听器无效，最终选择放弃。婴幼儿患者，如在行为测听中提示存在残余纯音听力或言语识别能力有提高，应选配适当的助听器，以提高对声音的感知能力，但不能提高言语识别能力。

2. 人工耳蜗植入 目前进行的人工耳蜗植入结果表明，部分患儿可从中获益，有作者报道，患儿术后不仅听力可提高，甚至言语识别能力亦可与一般感音神经性聋患儿术后效果相似。目前大多认为，本病患儿做人工耳蜗植入术时应注意：①由于某些初诊为本病的婴幼儿患者，其听功能可在一段时期后自行“恢复”正常，即所谓“短暂性”听神经病。因此，宜将耳蜗植入术的适宜年龄推迟在2岁；②术前应配戴助听器，术后加强语训；③不少作者提出，植入人工耳蜗前先做电刺激听性脑干反应（EABR），如能引出正常的ABR波形，则提示术后可能取得良好的效果。故而可作为预判手术效果的方法。

3. 对本病患者，特别是婴幼儿患者，应注意严密的定期随访观察。

（汪吉宝）

第八节 助 听 器

助听器作为一种将声音信号放大后帮助听力下降者克服听觉障碍进而改善语言交流能力的听力辅助装置，现已广泛应用于临床。随着对听觉障碍认识的不断深入，助听器在不断完善和发展。目前的助听器经历了漫长的由简到繁的发展历程，已经成为听力障碍人群的康复和治疗的必要手段之一。

一、助听器的历史

助听器发展到今天大约经历了早期集声器、炭精助听器、电子管助听器、半导体助听器、数字编程助听器、全数字技术助听器以及植入式助听装置这样几个历史阶段。

1. 最早的助听设备——集声管 在电学助听器出现以前是利用集声原理来改善听力的。人们发现许多哺乳动物的外耳较长并有相对大的朝向转动范围，人类就有了把手弯曲地置于耳后声音就会变大的生活经历，这些可以说是最初意义上的助听形式。

最早的助听设备出现于17世纪，1650年前后集声管样的助听装置已有多种问世，当时被称为Dometrumpet，Hearing tube（speaking tube）等。总体来说，这些集声器具的一端有一个大的喇叭状开口，另一端则为一个小的开口，小的开口尺寸适合人外耳道的大小，使用时喇叭口端接近说话者口旁，另一端放在使用者的外耳道可以听到较小的声音。从声学物理学原理来看，任何一个中空的管子都可以看作是一个共振腔，在共振频率处声能得到放大，而在非共振频率处的能量则不会增加，因此声能放大的作用有限。更主要的原理是将声音集中减少失散，类似对方在耳边说话的效果，因此称为集声管。所用的形式多种多样（图1-4-18），并且考虑外形上的隐蔽问题，逐渐出现了壶状、烟斗状、管状、钟状，还有挂在帽边的耳喇叭形状等。

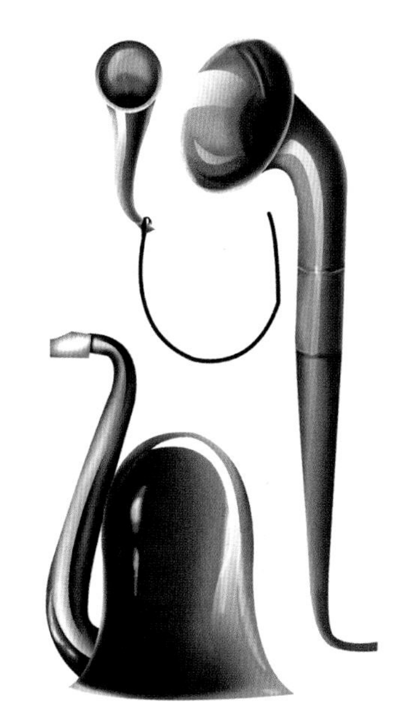

图1-4-18 集声管

2. 炭精助听器 运用电学原理进行声音放大的助听器出现于1892年。它是一种电话形式的电子助听器，并在1903年开始生产。有人认为Alxander Graham Bell最初本意是要制造电助听器，但最终却发明了电话。和早期的电话一样，也采用炭精麦克风、电池和磁性耳机组成，频率范围为1000～1800Hz，增益为10～15dB。声波的作用压迫炭精电阻器的膜片，可以使炭精的电阻发生变化，使流过炭精的电流发生变化，运用电磁学原理放大作用使磁性耳机中的膜片发生振动，声能增加而产生声音放大。采用炭精传声器的助听器增益较小，当时不得不依靠增加传声器的个数来增加音量，噪声较大，失真较多，且炭精易受湿度影响。

3. 电子管助听器 电子管于1906年问世。20世纪20年代，出现了真空电子管的大型助听器，与炭精助听器相比提高了助听器的增益和清晰度。早期电子管助听器的传声器采用压电晶体制成，这些晶体易碎，同时不能耐受高温高湿度的环境。最初的电子管助听器体积很大,电池和机体为分体式。随着电子管技术的进步和放大器的不断完善,助听器的体积越来越小,但仍未能达到放入口袋中的体积。第一台可随身配戴的电子管助听器于20世纪30年代后期在英国制成,以后开始出现助听器的批量生产。

4. 半导体助听器 1948年美国研制出晶体管。1952年开始将半导体技术应用于助听器,晶体管比电子管体积小得多,且不需加热灯丝,所需的电压降低,因此电池随之小型化。但当时还是仅仅在电子管电路中加入少量半导体元件的混用机型。1953年全半导体助听器问世。半导体与电子管相比有着全新的工作原理,变电子管的电压放大为电流放大,所需电量也小了许多,因此大大减小了助听器的体积和重量,并已与现在用的盒式助听器的外形相近。1955年,研发了整个机身都在单个镜腿上的眼镜式助听器,使两耳同时配戴助听器成为可能。同年耳背式(behind-the-ear,BTE)助听器也开始面世,体积进一步减小(图1-4-19),很快超过眼镜式和盒式助听器成为主流产品。

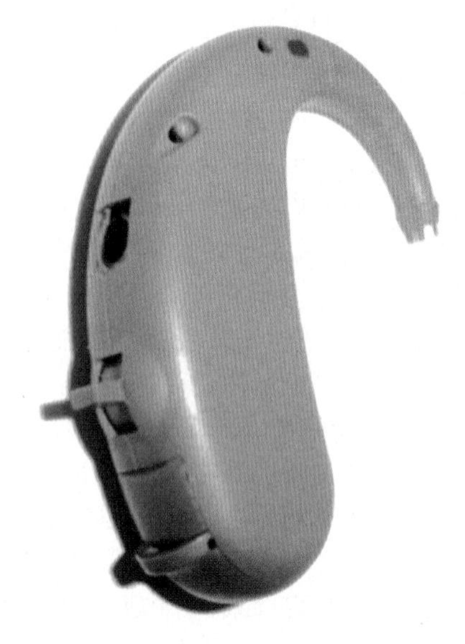

图1-4-19 耳背式助听器

1964年耳内式助听器(in-the-ear,ITE)出现。新的陶瓷传声器仍采用压电效压原理,其频率响应平坦,克服了原来压电晶体的不足。驻极体传声器与陶瓷传声器性能相当,但因对抗强声冲击的能力较强,而被许多助听器所采用。电容的出现使电容体积进一步减小,晶体管电路开始向集成电路这一小型化方向发展。

1964年集成线路(IC)技术问世,它是由众多的晶体管、电阻组成,并集成在微小的硅晶片上。超小型化、低电流、高稳定性等特点给助听器的发展提供了广阔的空间。随着大规模集成电路的出现,助听器的体积进一步减小,在耳内式助听器出现后不久,半耳甲腔(half shell)式、耳道式(in-the-canal,ITC)、完全耳道式(completely-in-the-canal,CIC)助听器相继出现,很大程度上满足了患者心理和美观上的需要(图1-4-20)。助听器发展到完全耳道式,可以说其体积的减小已经接近极限。随着晶体管尺寸的不断缩小,其他元器件如电池、音量控制、麦克风和喇叭也在不断缩小,也带了助听器革命性的变化。不仅摒弃了老式助听器的外导线或外导声管,最大限度地控制失真,而且充分发挥患者自身耳轮的功用,做到更美观、更隐蔽。

5. 数字助听器 1982年数字技术的应用,使助听器的性能大幅提升。可编程式助听器采用数模混合型电路,电路的核心是一个数字化的芯片。如果以助听器采用的数字电子技术来进行分类,那么在集成电路助听器之前的助听器,都采用模拟电

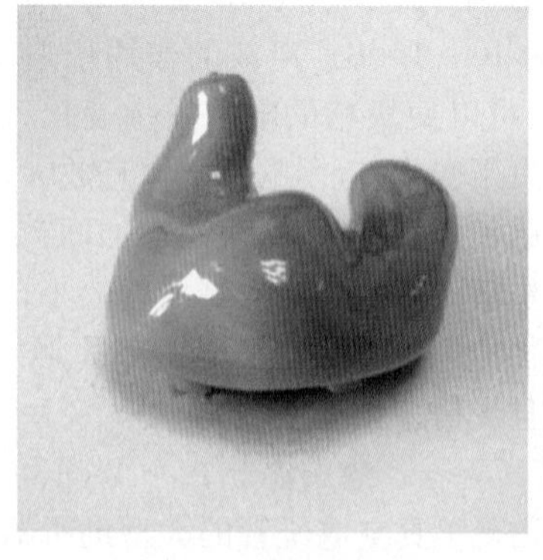

A

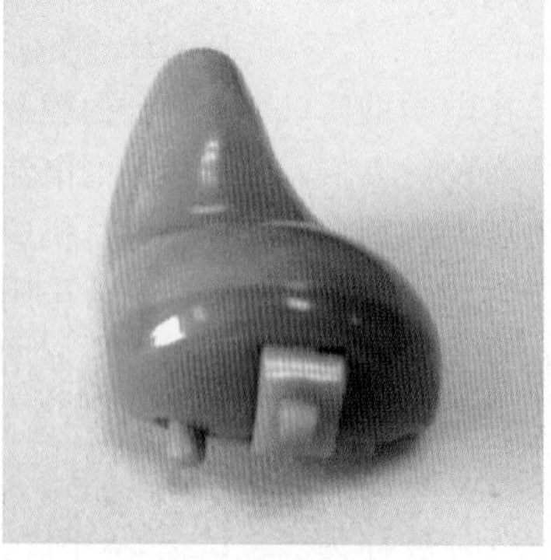

B

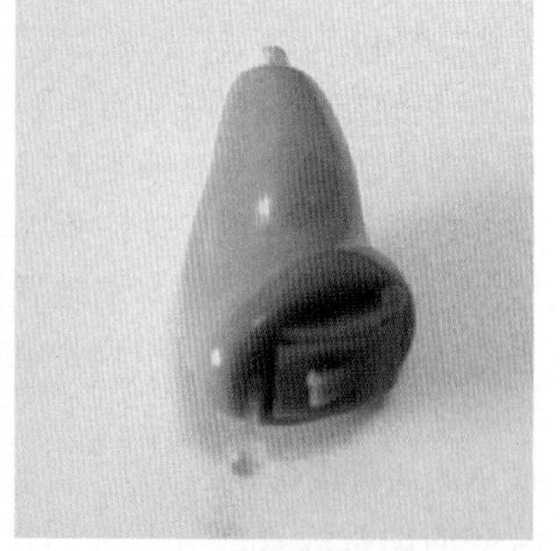

C

图1-4-20 耳道式助听器

A. 半耳甲腔式;B. 耳道式;C. 完全耳道式

子元件,称为模拟助听器,信号放大方式为线性增益。从编程式助听器开始,数字电子芯片进入助听器,控制其他模拟元器件的工作,但信号处理仍然是模拟方式,因此还并非真正意义上的数字助听器。但这种数字电子芯片极大地增加了对声音信号处理的能力,可把语频范围分成若干个频带处理,信号放大方式也实现了非线性增益,使选配更为灵活。数字助听器是指将模拟声信号在回路内转换成数字信号并加以整合处理,然后再转回模拟信号输出(图 1-4-21)。由于声信号本身的数字化,使得声音处理能力较数码编程助听器更为强大。如声频分带更细、更好地去除环境噪音、频率压缩功能等。我们有理由相信针对复杂的听觉障碍性疾病和高质量生活品质下患者日益不断的临床需求,数字技术在助听设备方面的应用,将会有无限的发展潜能和空间。

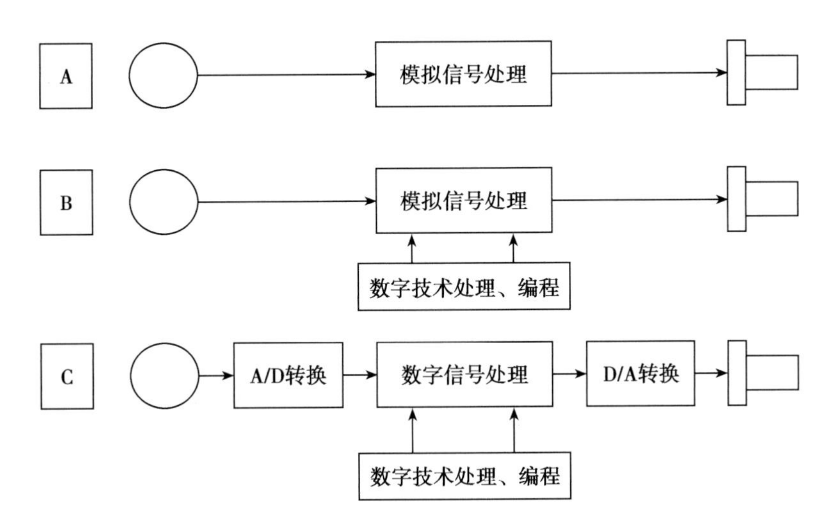

图 1-4-21 助听器原理模式图

A. 模拟助听器;B. 数字编程助听器;C. 全数字助听器

二、助听器的基本结构

助听器主要由麦克风、放大器、受话器、电池、各种音量音调控制旋钮、耳模的耦合系统等元件组成。首先由麦克风将声信号变为电信号,放大器将音量增强,受话器再将放大的电信号还原为声波(图 1-4-21)。为了使受话器输出的声音能够更好的适合每个配戴者的不同要求,有必要对增幅的形式加以调节。主要的调节装置有增益调节器、音质调节器和输出限制装置。

1. 增益调节器　类似普通音响设备的音量调节。

2. 音质调节器　听力障碍并非所有频率的听力损失均相等,所以临床上常见不同类型如高频下降型和低频下降型等听力曲线。如助听器不能在各频率区作相应特性反应,则不能获得良好的助听效果。

3. 输出限制装置　中度以内的感音性听力障碍虽然声音小了听不到,但对大的声音则常常可以感受到同正常人一样的响度,即重振现象。因此,有必要为助听器设定一种声强输出限制回路,它的好处是既可以减少配戴者在声音强度发生变化时感觉到的不适,也有利于保护患者不遭遇到更多的意外强声刺激带来的内耳损伤机会。

输出限制装置一般分为两种:

(1) 最大输出限制,将大于舒适阈的波峰去除,有以下两种方式:

1) 削峰(peak clipping,PC):使助听器的最大输出音强不超出患者的最大舒适阈。将超出设定范围的波峰去除,在减少听觉不舒适感觉的同时会出现不可避免的声音失真现象(图 1-4-22A)。

2) 电路自动增益控制(automatic gain control,AGC):这是一种比较先进的限幅压缩控制电路,是把大于舒适阈的输出声压缩以后再输出,由于波形完整与削峰相比无出现输出失真之虞,但压缩需要时间响应,较强信号频繁出现时可能会有声音中断现象产生(图 1-4-22B)。

(2) 宽动态范围压缩增益(wide dynamic range compression,WDRC):感音性耳聋的患者如果不适阈较低,舒适阈就会变窄,这样的患者如果单纯以加大音量来达到良好的听觉效果会产生比噪音更大的不舒服感觉。这时如果仅用最大输出限制将

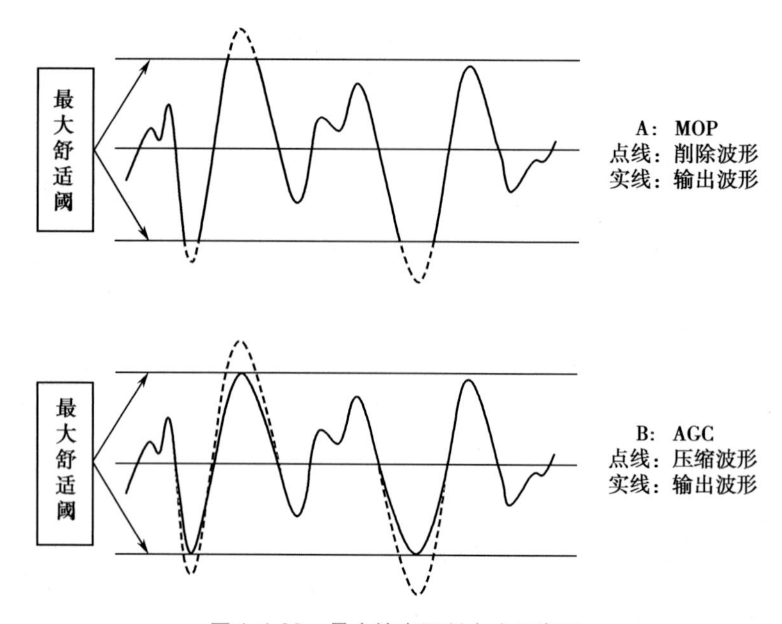

图 1-4-22 最大输出限制方式示意图

A. 最大输出限制（MOP），也称削峰；B. 自动增益控制（AGC），也称限幅压缩

会产生较明显的失真。输出声强压缩功能会使这一问题得到较好的解决。输出响度压缩装置是指输入声强达到一定值时，输入声强和输出增益呈非线性增加，也称非线性增益。与输入信号水平相比，从1∶1（线性增益）到4∶1（非线性增益）范围内可以设定调整（图 1-4-23）。听觉响度各频率之间不同，因此压缩增益也需分别调整使之对应。数字技术的应用还可以实现将频率分成2～3个区段，分不同声道实现压缩比的变化调整。压缩增益可发生在输入端（input compression）或输出端（output compression）。在输入或输出声强水平达到某一值时压缩调节始动。压缩开始的声强水平为拐点（knee point）。在输入端设想将拐点设置为该耳的言语接受阈，最大输出如果等于最大舒适阈的话，

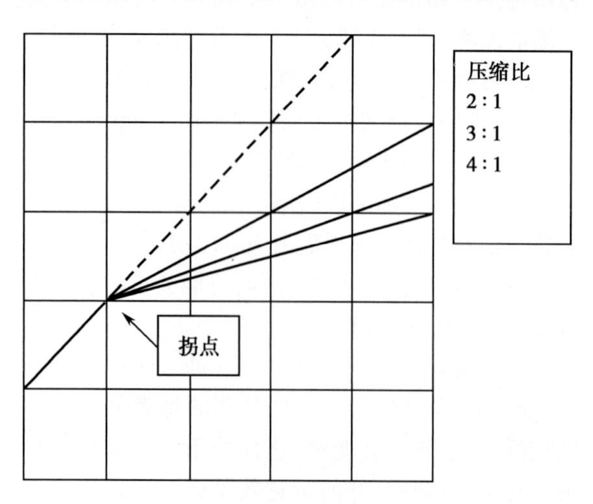

图 1-4-23 宽动态范围压缩增益（非线性增益）

则所有的输入信息都将包含在有效听力范围（dynamic range，DR）之内。但事实上响度变化反应如前所述并非直线，各频率均完全对应的完美压缩增益实际上难度很大。尽管数码调频技术给助听器性能提高带来了飞速进展和无限的可能，但相对于听觉障碍的病理生理，患者心理因素以及响度感觉等诸方面的复杂性，助听器作为听力障碍人士听觉康复的辅助装置，欲让所有人都达到“尽善尽美”的程度应该说值得探索的道路还很长。

三、目前常用的助听器种类

1. 模拟助听器 根据患者听力资料选出某种助听器的基本型号，对增益、频响和最大输出等参数调整助听器上相应旋钮。该类助听器采用的是前述的削峰和电路自动增益控制原理来限制最大输出，使频响保持在最大输出限制之内，减少失真。助听器音量患者可以自行调节。

2. 可编程助听器 与传统模拟助听器一样，听力师可通过电脑对频响形状、输出限制、压缩特性和放大特点等进行编程和记忆。患者在不同聆听环境，如安静或嘈杂条件下都能得到较好的助听效果。程序选择可通过旋钮或遥控器切换。

3. 数字助听器 是目前市场上的主流产品。其信号的处理与模拟助听器不同，声信号转换为数字或两进位码，使信号畸变最小化。优点是频响可变性大，反馈抑制功能强，音质好，省电及内部噪音小。

与可编程助听器一样，数字助听器可以有多种

程序记忆功能，但不需患者自行调整，可随环境改变自动切换。此类助听器还可有一些特殊降噪功能，如降低不必要的被放大的风声等。还能从环境噪音中提炼出言语信号并放大，增强了信噪比，并且实现了智能化。具有指向性传声器功能的助听器可以更好的听取来自患者前方（通常是想听的声源）的声音，而少受来自后方（通常是不想听的噪音）的干扰。该技术据称可以提高助听效果和改善言语识别率。各类型助听器均可采用此类技术，但在数字助听器上效果体现最好。

四、助听器的选配

通过声音放大，患者与他人沟通能力有明显改善，这就是应用助听器的指征。使用助听器无严格的年龄限制，语频平均听力损失 35～80dB 者均可使用，听力损失 60dB 左右效果更佳。助听器对改善感音性聋和传导性聋患者的沟通能力均有效，也可作为鼓室成形术等其他外科治疗后的听力改善补充手段。对有重振或言语识别率低的耳聋患者，应选配具有自动增益控制、大输出限制或全动态压缩的助听器，以提高患者的环境适应能力和言语听力，并保护患者的现有听力。

总之，无论是传导性还是感音神经性聋，只要听力损失足以影响日常交谈，而且不能经内科或手术方法加以矫正时，都是选配助听器的适应证。专业人员需了解助听器种类、原理和性能特点，还要考虑患者的要求，如对助听器的外形、隐蔽性、使用的方便性及费用等，最后对准备使用的助听器加以调试，以期达到个体化最佳效果。刚配戴助听器可能不习惯，需要 1～2 个月的适应过程，专业人员应正确指导。

1. 调试方法　大致分为比较选择法和处方法两大类。

（1）比较选择法：也称直接法，按照听力损失的频率特性分别比较各种机器，看哪一种用起来患者感觉更舒适，是一种按患者本人感觉选择的方法。该方法相对比较原始，一般已不被单独使用。

（2）处方法：也称间接法，按照患者的听力损失程度和频率特性首先选择与之适应的助听器并对其加以调试。通常采用纯音测听得到的气骨导阈值决定各频率的耳道内增益。可有 1/2 增益法、1/3 增益法、2/3 增益法、Lybarger 法、Libby 法、POGO 法、K. Berger 法、NAL 法、Tonison 法、3MD 法等各种方法。

表 1-4-4 示助听器调试的基本程序。首先保证能够听到一般会话声音的强度的足够增益水平；其次是设定最大输出以防止超过不舒适阈的声音输出。最后确定配戴助听器状态下实际会话时的效果，尽量提高信噪比。以上所说的是验配过程中简单的调试程序，实际上有时调试助听器达到非常合适的状态并不容易。调试环境下达到的效果在复杂多变的实际生活环境中可能还会出现种种不适；随着时间的推移可能又会出现诸多新的不满意的地方，这些情况均需反复不断的调整。另外需要和患者说明的是助听器对于听力下降的患者来说，其作用只是改善他们语言交流的能力而非听力真正恢复正常。患者配戴助听器的最后效果受诸多因素的影响，如不同的听力损失类型和听力水平，是否有重振，言语识别率如何等。人类语言交流的基础不仅要“听得到”，还要“听得清、听得懂”，后者说的就是言语识别率的问题，是一种较复杂的中枢参与的听觉行为。不言而喻识别率越高助听效果也就越好，一般认为言语识别率在 70% 以上可以期待获得良好的助听效果。

表 1-4-4　助听器调试的基本程序

调试项目	目　的	实际效果
增益调整（音量等）	根据听力水平调整舒适阈值	普通说话的声音听起来是否舒适？
最大输出调整（AGC、PC、ALC、压缩等）	不超过不舒适阈值	大的声音听起来是否觉得刺耳或不舒服？
音质调整	突出语言频率	会话感觉如何？
其他功能	提高信噪比 增强反馈监控	噪声是否太大？ 噪声环境下交流如何？

2. 双侧听力下降时应该配戴哪一侧及双耳配戴问题　双侧听力下降时单耳配戴可能会出现阴影效应和听力剥夺效应。阴影效应指的是因颅骨的阻隔使未戴助听器侧传来的声音出现高频衰减，

导致双耳的信噪比相差可达13dB。听力剥夺效应指的是长期单耳配戴可能造成未戴助听器耳的言语识别率下降。如果是双耳听力下降,应当考虑双耳助听。双耳助听的好处包括:①声音的方向感得到改善;②扩大有效听力范围,提高噪声环境下的语言清晰度;③改善言语识别率,尤其是在嘈杂环境下;④可以充分利用自然听觉声的双耳响度总和效应,音质更自然更柔和;⑤减少单个助听器的声强;⑥消除阴影效应,减少听力剥夺;⑦抑制耳鸣;⑧增强接受高频(辅音)的能力。但双耳配戴并非适合所有情况,如下列情况:①退化效应:双耳言语识别率反而比单侧好耳差,原因可能是听力较差耳传来的信号干扰了听力较好耳侧的传入信号在听觉通路的正常传输,造成了言语识别率反而下降;②双耳融合不良:双耳听阈常年处于差别较大状态;③单耳有重振现象:接受同一音频刺激时双耳的强度感受不同,觉得更不舒服;④不舒适阈(uncomfortable loudness level,UCL):非常低时有效听力范围往往较窄,这时应该选择有效听力范围较宽侧耳配戴效果会更好;⑤主观上耳堵的感觉非常明显者。

作为针对患者的一种康复治疗手段,有下列情况之一者不推荐使用助听器:①现有医学手段可以有效治疗的听力损失;②重度感音性耳聋:因为即使调至最大增益仍不能达到患者的可听阈值,这种程度的耳聋助听器不会达到听到和听懂语言的目的。如果是双侧则应是人工耳蜗植入的适应证;③有效听力范围异常狭窄者;④不舒适阈特别低者;⑤使用助听器会加重病情或干扰治疗者,如言语识别率非常差,以致影响到对侧耳的听力;⑥使用助听器对改善患者沟通能力无效者。

助听器对蜗后聋几乎没有帮助,调频系统(FM)可以在环境噪声明显增强言语信号,从而改善这类患者的言语理解。助听器今后还会在软件和硬件方面进一步发展,同时人工耳蜗技术随着应用的普及,两者在适应证的选择,尤其是在重度听力障碍的选择上会有一定的重叠区域,需要耳科医师和使用者合理选择。

数字化技术和电子工业技术的不断进步为未来高性能助听器的出现带来了无限的可能性,但前提是必须基于对听觉生理和听觉障碍病理机制认识的不断深入。在不断细化引起听力下降的不利因素的同时,寻求更精准的检测和评估手段。我们相信人们理想化的助听器会离我们的生活越来越近。事实上开放耳验配技术、双耳无线助听系统及可充电式助听器等已经走入了人们的生活。将来完全不用耳塞,一次性即可简单完成调试以后患者只需调节音量大小即可,不用电的助听器等应该不完全是人们的梦想。

【问题与展望】 助听装置的发展历史虽然很久,但得益于电子工业和数字技术的不断进步,目前的发展真正到了日新月异的程度。毋庸置疑今后的发展趋势仍然是会源源不断地提供出更新、更高性能的产品。相比之下人们对于听觉障碍和助听器的认识还存在着一定的误区,相对于戴眼镜可以矫正视力而言,听觉障碍患者轻松接受助听器治疗的勇气还有待于更进一步提高。另外不同于老花镜,如前所述助听器的正确、合理使用,也对医疗和专业技术人员的专业技术水平提出了更高的技术要求。性能日趋完善的助听器、植入式助听装置、人工耳蜗植入、脑干植入等这些新的装置和技术,加之外耳道重建术、鼓室成形术、镫骨手术,这些方法已经很现实地覆盖了所有不同性质和程度的听觉障碍的治疗。各种方法的优劣和取舍,应该基于对各种方法和疾病的认知程度以及科学态度。如何准确掌握各自的适应证并将各种方法和方式的效果发挥到极致,每位耳科医师以及听力学、言语康复人士责无旁贷且任重而道远。

(姜学钧)

第九节 植入式助听装置

一、人工中耳

随着电子技术的进步,助听器也日趋向小型化、数字化及多功能化进展。但经外耳道增益并经耳机从外耳道输出的基本结构及原理始终未变。难免存在着音质不自然、使用时耳道异物感、耳道皮肤易受配戴影响发炎以及耳塞与耳道封闭不严而产生声反馈(啸鸣)等问题,一直很难从根本上克服。为了解决上述问题开发了植入式助听装置,也称人工中耳(implantable hearing aid)。日本于20世纪80年代首先开发研制了人工中耳并应用于临床。以后欧美各国也相继开发了多种产品(表1-4-5)。其中最重要的是使听小骨发生振动的传感器部分,从原理可分为电压元件(piezoelectric element)和电磁石(electromagnet)两大类。从植入方式分为部分植入式(semi-implantable hearing aid)和全植入式(totally implantable hearing aid)两大类。部分植入式包括体外部分(麦克风、放大器、音质调节器、线圈和电池等)和体内部分(感应线圈和振动传感器)。上述所有部分均植入体内的为全植入式。仅就目前已经较普遍地应用于临床的代表性的振动声桥作一介绍。

表 1-4-5 各类人工中耳一览表

名　　称	植入形式	动作原理	听骨驱动装置
Partially implantable hearing aid(PIHA),日本	部分植入式	压电元件	压电元件
Vibrant sound bridge(VSB),奥地利	部分植入式	电磁石	floating mass transducer
Total implantable cochlear amplifier(TICA),德国	全植入式	压电元件	压电元件
Envoy,美国	全植入式	压电元件	压电元件
Directive drive hearing system(DDHS),美国	部分植入式	电磁石	电磁石
Middle ear transducer(MET),美国	部分植入式	电磁石	电磁马达

1. 振动声桥(vibrant sound bridge,VSB) 包括内部的漂浮传感器(floating mass transducer,FMT)和外部的声音处理器(audio processor,AP)两部分。AP 采集环境中的声音信号传递给内部植入的接收器。接收器转化声音信号并传递给 FMT,后者通过模仿听骨链的自然运动,将增强后的信号传入耳蜗。通过漂浮传感器,输出信号并不经外耳道→鼓膜→听小骨→外淋巴途径,而直接振动听小骨完成声音的传递(图 1-4-24)。显然该装置替代了耳廓、外耳道、鼓膜和听小骨的功能。

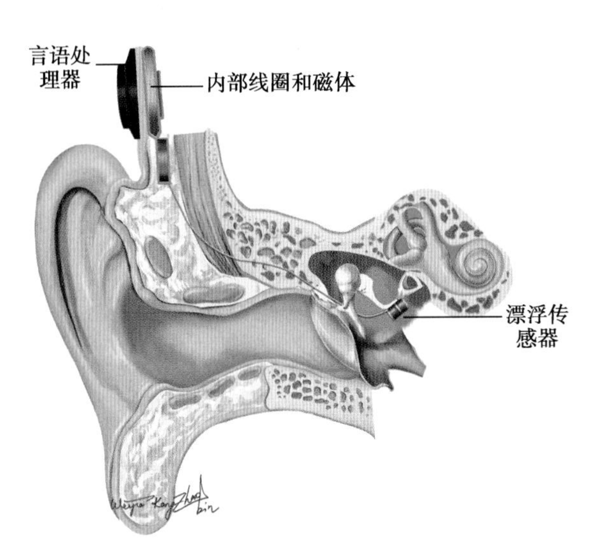

图 1-4-24 植入式助听装置

2. 手术方法 与人工耳蜗植入术相似,一般经乳突-后鼓室径路完成,亦有人尝试经耳道径路。如听骨链完整且活动正常则漂浮传感器固定于砧骨长脚;听骨链不完整时可在完成部分听骨链重建(PORP)或完全听骨链重建(TORP)后将漂浮传感器固定于 PORP 或 TORP 上。也可以将漂浮传感器放入磨开的圆窗龛处,使传感器长轴垂直接触圆窗膜后用筋膜固定(圆窗膜植入)。

3. 优缺点 振动声桥属于部分植入式,体外部分和体内部分隔头皮实现磁性无线连接,不用时可以摘掉体外部分(如游泳、洗澡、睡眠时等)。具有核心技术的部分是体积很小的连接于砧骨的磁性振子漂浮传感器,鼓室内输出的不是声音而是直接产生振动,这是与助听器的根本差别所在。由此产生的能量更集中,信号转导效率更高,音色也更真实。与助听器相比,声桥具有如下优点:①音质更自然;②输出波形失真较少;③不存在啸鸣现象;④一般不引起内耳功能损伤;⑤无外耳道异常感觉以及容易发炎等情况发生。体外信号处理系统和电池等可以升级换代,保证满足工业技术不断发展的要求。随着技术的不断进步,体外机部分的体积会越来越小。如果达到全植入的话,则从外观上更易令人接受,日常生活可以不受任何影响。

缺点:①需接受手术植入治疗。同其他中耳手术一样,术后可能出现感染、眩晕、排斥反应、面神经麻痹、移植部位疼痛、鼓索神经损伤,还可能出现持续性耳鸣等;②机器寿命和故障等原因可能需再次被取出;③目前价格较贵等。

4. 适应证 听力损伤最常见的原因是内耳功能障碍。VSB 就是为了处理这种类型的感音神经性聋而设计。然而,VSB 并非对所有感音神经性聋的患者都适用,如果患者对现在配戴的数字助听器感到舒适并且助听效果满意,则不需要使用 VSB。

VSB 适用范围:18 岁以上成年人,患轻度至重度感音神经性聋和混合性聋,无法配戴助听器(慢性外耳道炎、外耳畸形、外耳皮肤刺激、乳突根治术后等情况下,无法使用传统外置式助听器)或对助听器效果不满意;在开放环境中言语分辨率低于 50%;听觉中枢正常,听力损失稳定,有正确的手术期待和手术动机的患者。如果至少出现下列情况之一时,可考虑 VSB 植入:耳内令人困扰的堵塞感;偶尔出现啸鸣音;耳内或耳周过敏反应及刺痛;声音质量不自然;在环境噪声存在的情况下听力和语言理解困难;对传统助听器的外观感到不满意;听高频声音如鸟叫、铃声时出现困难。

也有研究表明,无论是患者的主观感觉还是客观的听力测评,振动声桥都不优于传统助听器,还应考虑到振动声桥需手术植入及其可能对残存听力的不良影响等因素,作为听力障碍的康复治疗手段,以及临床听觉障碍的诊治手段之一,使用振动声桥时应在与患者充分沟通和说明的基础上慎重选择。相信随着植入式助听装置的不断完善以及临床研究的继续深入,会展示出越来越好的应用前景。

二、骨锚式助听器

传统的骨导助听器是由接触乳突的收音装置将助听器的输出信号通过骨传导途径传入内耳。一般用于先天性外耳道闭锁等不能使用普通的气导助听器者及传导性聋和部分轻度感音性聋。收音装置一般要用带子或眼镜的镜腿固定于乳突部。骨锚式助听器(bone anchored hearing aids,BAHA)是通过相对简单微创的手术固定于患侧乳突后方的骨导助听器。

1. BAHA 的基本结构　由钛种植体、经皮连接桥、声音处理器三部分组成。钛种植体通过手术植入患侧耳后,并与颅骨整合。经皮连接桥附着于钛种植体上,当钛种植体与颅骨整合后,再将声音处理器吸附在经皮连接桥的另一端(图 1-4-25)。与传统骨导助听器相比,BAHA 直接振动颅骨,不需要压迫皮肤与颅骨耦合,声音振动不会由于经过皮肤和软组织而衰减,这种传导效率更高且功效增强,对语言的理解得到明显改善,效果好于配戴传统骨导式助听器。而且不配戴在外耳道,克服了传统助听器的缺点,如慢性耳漏、耵聍栓塞等。

2. 手术方法　BAHA 的植入可以经一次手术或分二阶段手术完成。阶段手术方法适用于 18 岁以下儿童,以及颞骨经过放射线照射的患者。无论是一次性还是阶段性手术,都应在植入钛种植体最少 3 个月后再安装声音处理器。这个时间段钛种植体需要与颅骨进行充分整合。热创伤可导致局部纤维化,影响骨整合,使植入失败。因此,术中应将热创伤和机械创伤降到最低,也应避免在乳突气房上进行植入。种植体最小固定深度为 3mm,如深

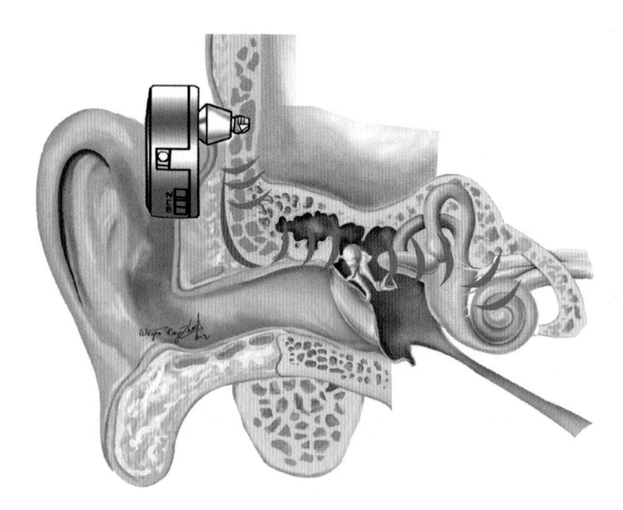

图 1-4-25　骨锚式骨导助听器示意图

度小于 3mm,易造成植入失败。清除周围的皮下组织也是 BAHA 植入手术成功的关键。清除种植体周围软组织的半径约为 1.25cm,在经皮连接桥周围形成一个很薄的无发皮区,以防止术后软组织脱垂入经皮连接桥。

3. 适应证　美国 FDA 界定的 BAHA 适应证是:可用于成人及儿童(5 岁及 5 岁以上)单侧或双侧传导性聋及混合性聋,单侧的极重度感音神经性聋。

植入 BAHA 的临床指征:传导性聋或混合性聋伴有:①慢性外耳道炎和慢性中耳炎;②先天性耳道闭锁(小耳症);③唯一有听力的一侧耳患听骨链离断或听骨链固定。使用气导或传统骨导助听器的患者希望使用 BAHA 并觉得更为舒适。单侧重度感音神经性聋。

植入 BAHA 的听力标准:传导性聋或混合性聋平均骨导小于 45dB(0.5、1、2、4kHz);患侧耳为极重度感音神经性聋(平均听力大于 90dB,言语识别率小于 20%),而对侧耳听力正常(平均听力小于 20dB,言语识别率大于 80%)。

一般认为骨气导差大于 30dB 的患者,骨锚式助听器的效果优于气导式助听器,另外骨锚式助听器的使用有利于罹患慢性中耳炎或外耳道炎症的患者更好地控制感染。BAHA 的应用明显提高了患者的生活质量,同时对耳鸣还可以起到改善作用。

曾经用过气导助听器的患者选择安置骨锚式助听器前,应告知其优缺点和术后可能预期的听力效果。另外毕竟是一种有创治疗,钛种植体与皮肤相接触处要求日常悉心维护和打理,为了保证助听器的正常使用,局部清洁保持的要求比一般助听器

更高。

三、骨桥

经皮技术已在人工耳蜗和人工中耳植入中得到广泛验证，现亦可应用于骨导刺激。骨桥（bone bridge）是全世界第一个骨导植入体，与其他听觉植入设备一样，骨桥也需要通过手术将植入体埋植在患者颅骨上。作为植入式骨导助听器，骨桥利用经皮肤无线连接技术克服了BAHA有皮肤创口的缺点，可以看作是声桥和BAHA的互补方式。

1. 骨桥的基本结构　包括植入体和听觉处理器两部分（图1-4-26）。其中植入体由传感器、弹性桥接、调制解调器和线圈磁铁组成（图1-4-27）。听觉处理器通过磁体之间的引力固定于植入体上方的头皮上，由麦克风收集声音，声音被听觉处理器转换为电信号，并透过皮肤传递到植入体。植入体将电信号转换为机械振动，颅骨也随之振动，最后机械振动传导至内耳并被大脑感知为声音。

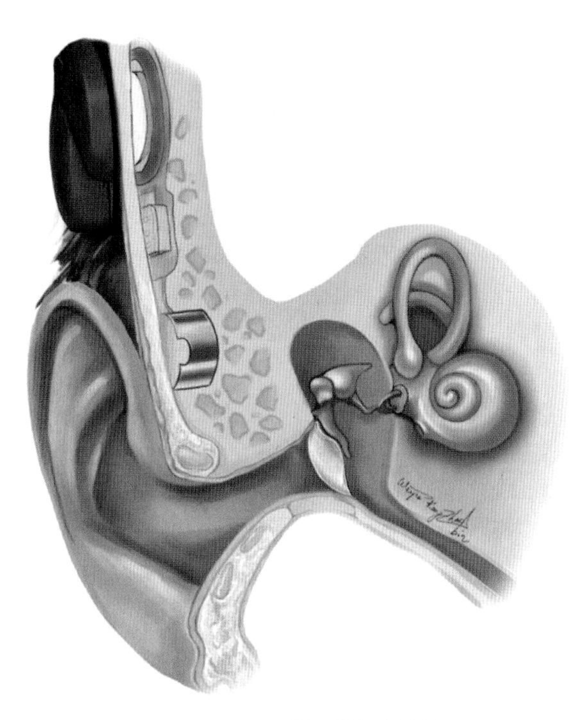

图1-4-26　骨桥的基本结构

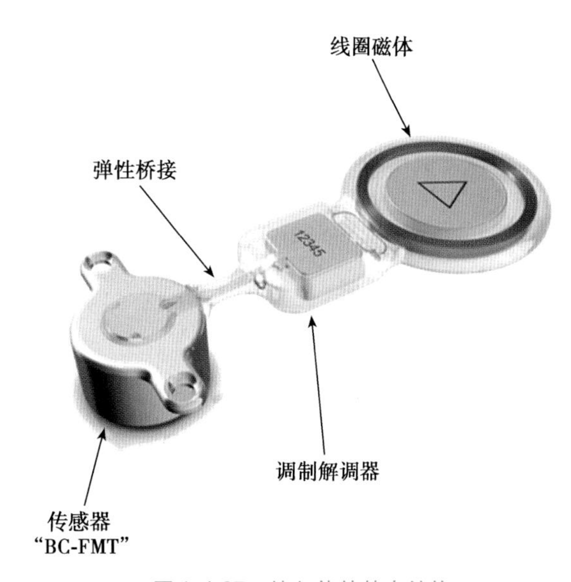

图1-4-27　植入体的基本结构

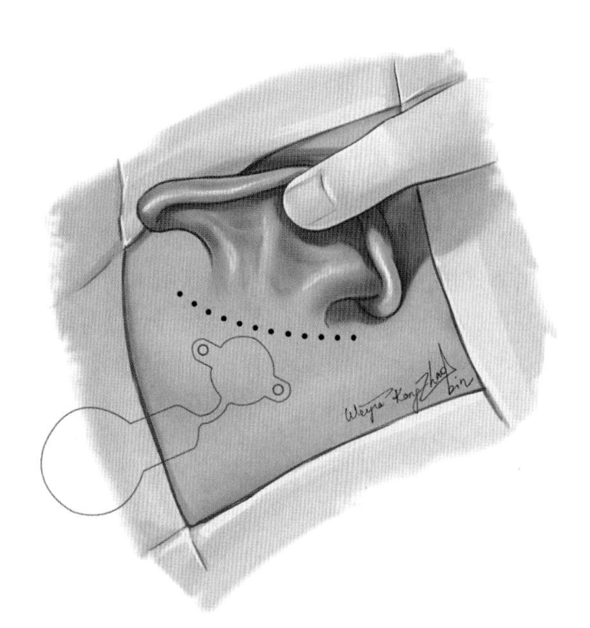

图1-4-28　传感器及外部线圈的位置

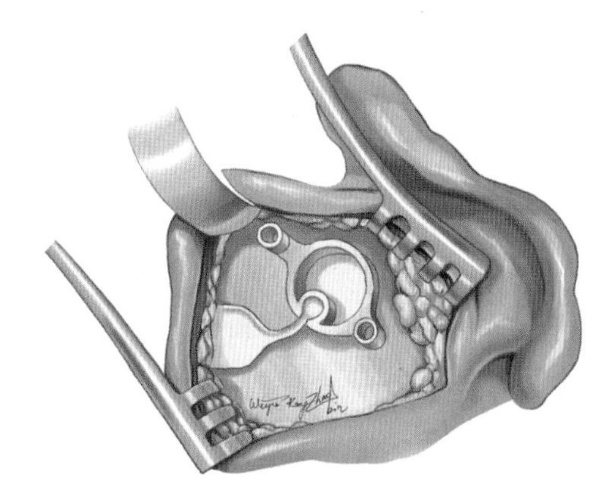

图1-4-29　传感器凹槽的位置

2. 手术方法　选取耳后小切口，根据CT乳突发育状况确认传感器（BC-FMT）以及外部线圈的位置（图1-4-28）。在乳突磨制传感器凹槽（图1-4-29），植入深度一般为15.8mm。为桥接部和调制解调器磨制骨床，固定其他部分植入体。为确定螺钉的位置，要考虑颅骨的平坦度和具有坚硬皮质骨的位置，并注意躲避重要的解剖结构。使用带制动器的钻头(3.9mm)打固定孔,然后固定螺钉(图1-4-30),关闭术腔。

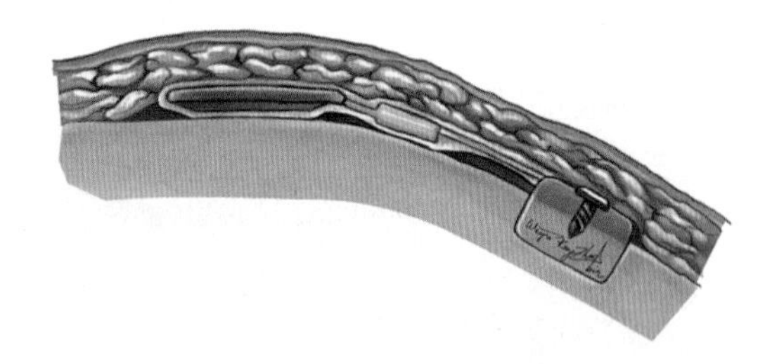

图1-4-30 植入体及螺钉的位置

3. 适应证 适用于18岁以上外耳道闭锁或中耳炎导致的传导性耳聋或混合性耳聋,以及单侧重度感音神经性耳聋的患者。植入听力学标准:传导性聋或混合性聋平均骨导小于45dB(0.5、1、2、4kHz);患侧耳为重度感音神经性聋(平均听力大于90dB),而对侧耳听力正常(平均听力小于20dB)。

其优势在于:

(1) 对于外耳道闭锁的患者,骨桥植入不需要重建外耳道,听力改善长期稳定。

(2) 对于中耳炎患者,可避免因咽鼓管功能障碍、中耳气压不稳定所导致的手术后听力改善不理想,利用患者的骨导重建听力,听力改善长期稳定。

(3) 单侧重度以上感音神经性耳聋患者,在听取患侧的声音、噪音下的言语识别以及声源定位方面存在很大困难。植入骨桥可以对患侧的声音信号进行收集和处理,通过颅骨传导至对侧耳,让患者重新听取来自患侧的声音,实现双侧聆听。

(4) 植入体和传感器埋植在完好的皮肤下方,可直接驱动骨导,使用安全可靠,甚至在一定条件下可行1.5T的核磁检查。操作简单,除体外处理器部分更换电池外无需其他护理。

(姜学钧)

第十节 人工耳蜗植入

一、人工耳蜗植入发展历程

(一) 人工耳蜗植入发展简史

20世纪50年代末至60年代初以来,国际上开始在临床上探索应用电刺激听神经或耳蜗的方法,来帮助重度和极重度耳聋患者恢复听觉。至今,人工耳蜗植入(cochlear implantation)已成为帮助重度和极重度耳聋患者恢复听觉的一个有价值的方法,且国际上已将人工耳蜗作为重度和极重度耳聋的常规治疗方法。据统计,至今全球已有超过30万名人工耳蜗使用者。我国自1995年引进国外多通道人工耳蜗以来,已经约有30 000多名聋哑儿童和语后聋成人安装了人工耳蜗。

早在1790年,Volt用两根金属小棒插入自己双侧外耳道,在两根金属棒间接通约50V电压的电流。当接通电流的一瞬间有头部受打击感,随之听到一种类似沸煮的声音。1957年Djourno和Eyries首次报道了第1例用电刺激听神经治疗全聋患者。可帮助患者增加对语言节律的识别而有助于唇读,经训练后还可听懂一些词汇。

20世纪60年代初,House为一语后聋的患者做了耳蜗电极植入术。以频率为100Hz的方波电刺激,波幅经声波的模拟电信号调制,该患者可感受到声音而无不适感。House于1969年与工程师Urban一起组织了一个人工耳蜗研究小组。并于1973年在美国耳科学会议上报道了3例接受耳蜗电极置入的病例。同期,一些学者从临床及动物实验方面观察了耳蜗电极植入的物理学特性、心理声学特性及安全性。

1984年11月26日,美国食品与药品管理局正式认可House耳研所设计的3M/House感应式单导人工耳蜗为安全有效的医用产品,并批准生产用于临床成人语后聋患者。随后,在1985年10月美国食品与药物管理局批准澳大利亚墨尔本大学Clark教授领导研制的、由Nucleus/Cochlear公司生产的Nucleus22感应式人工耳蜗在美国应用于成人语后聋患者。1990年6月27日,美国食品与药物管理局又批准Nucleus/Cochlear公司生产的微型22导人工耳蜗(nucleus mini system 22 cochlear implant)应用于儿童。随后奥地利Medical Electronics公司的MED-EL系列产品等也被批准用于临床,使人工耳蜗植入工作得以广泛开展。与此同期,尤其在20世纪80年代以来,世界各地包括中国等诸多人工耳蜗研究小组研制的人工耳蜗也在一定范围内应用于临床。目前在临床广泛运用的人工耳蜗产品有澳大利亚Cochlear公司Nucleus系列产品、奥地利Medical Electronics(MED-EL)公司的MED-EL系列产品和美国Advanced Bionics公司的Clarion系列产品。

我国人工耳蜗的研究工作始于20世纪70年代后期,由邹路得等首先研制了插座式单道人工耳蜗,随后高荫藻、陈成伟、王正敏等教授先后开发出单道及三道感应式人工耳蜗植入装置。20世纪70

年代末，北京协和医院在国内率先开展单道人工耳蜗植入术，至80年代初期，国内共完成了约300余例植入手术。但是由于电子技术、材料与工艺等领域的滞后，20世纪80年代中期至90年代初期我国的人工耳蜗植入研究除上海、北京部分单位仍在开展，余基本陷于停顿状态，开展的人工耳蜗植入手术数量亦非常有限。20世纪90年代中期引进了国外的多导人工耳蜗，使国内人工耳蜗的临床工作进入新的发展阶段。1995年6月，北京协和医院开展国内第1例成人多导人工耳蜗植入手术；1997年3月，首都医科附属北京同仁医院开展国内第1例儿童多道人工耳蜗植入手术。近几年来，人工耳蜗植入者的人数增长很快，每年新增手术约3000例以上。开展人工耳蜗植入手术的医院也由最初的几家，发展到百余家。但国外人工耳蜗价格昂贵，且基于西语发声特点的言语处理器在汉语人群的适用性尚有待改进，亟需研制质优价廉的国产多通道人工耳蜗植入产品。2008年上海王正敏教授领衔研发拥有完全自主知识产权的"国产多道程控人工耳蜗"。目前国内诺尔康公司和力声特公司分别推出人工耳蜗产品，获得国家食品药品监督管理局批准应用于临床。

（二）人工耳蜗植入装置

人工耳蜗(cochlear implant)实质上是一种特殊的声-电转换电子装置，其工作原理是在体外将声信号转换为电信号，并将该电信号传入植于人体的人工耳蜗体内装置，通过电极刺激患耳残存的听神经而使患者产生某种程度的听觉。目前世界上有数种人工耳蜗产品，其基本组成部分相同，由拾音器(microphone)、言语信号处理器(speech processor)、传送-接收/刺激器(transmitter receiver/stimulator)和电极(electrodes)四部分组成(图1-4-31)。拾音器感受环境声波，并将声波转换为数字信号后输送给言语处理器。言语处理器将经拾音器送来的信号进行处理，转换为不同模式的数字信号经体外传送器经颞部头皮传输至植入体内的接收/刺激器，后者经植入耳蜗内的电极传导电信号刺激耳蜗残存听神经。

人工耳蜗应能将携带有大量信息的声信号准确的转为电刺激信号，并具有快速的分析以及刺激技术。进行人工耳蜗植入手术原则上尽量利用耳蜗的全长，以期对听神经纤维产生不同的刺激。近年来，新一代人工耳蜗可通过声-电复合刺激模式，通过电刺激耳蜗近蜗底部偏高频区段的听神经纤维，而声刺激耳蜗近蜗顶部偏低频区段的毛细胞。

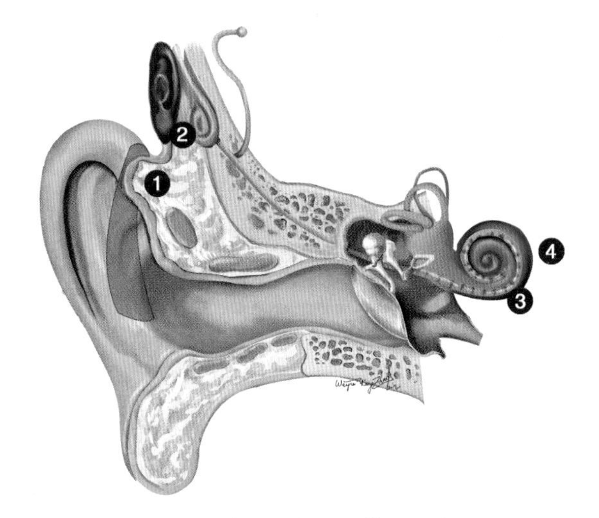

图1-4-31 人工耳蜗植入装置及其原理

1. 拾音器，言语处理器将外界声信号转换为数字信号；2. 传送-接收/刺激器将数字信号传至耳蜗内电极；3. 耳蜗内电极将数字信号转换为电信号；4. 电信号刺激耳蜗螺旋神经元和残存的听神经纤维

（三）人工耳蜗的进展

1. 双侧植入　研究提示双侧人工耳蜗植入较单侧植入具有更好的声源定位能力，在安静和复杂环境下言语识别率明显提高，并且可以避免植入对对侧耳的声觉剥夺现象。目前全世界接受双侧人工耳蜗植入的患者数目明显增多。

2. 声电联合刺激　声电联合刺激模式对噪声环境下的语音识别性能有很大提高。声电联合刺激可以通过在一侧耳使用普通人工耳蜗，对侧耳使用助听器来实现。另一种实现方法是，在同一侧耳同时使用听觉放大(助听器)和人工耳蜗技术。目前MED-EL公司的EAS产品，Cochlear公司的hybrid产品均属于声电联合刺激(electric acoustic combined stimulation，EAS)的范畴。EAS系统的听觉单元可数字化放大低频声音，而人工耳蜗组件则对高频声音产生电刺激，是有低频残余听力并伴有高频耳聋的患者理想的治疗方式。

3. 编码策略　言语处理器对听觉信号进行处理的方法称言语编码策略。编码和处理的核心就是要提取声学信号中的时域包络信息、频域信息和空域信息。目前各耳蜗公司普遍采用连续间隔采样策略(continuous interleaved sampler，CIS)，声信号经过一组带通滤波器过滤后，被提取包络，各频道的包络被用于调制电脉冲序列的幅度。除CIS以外，Cochlear公司产品还采用了谱峰信号处理策略(spectral-peak speech coding strategy，SPEAK)，高级混合编码策略(advanced combination encoder, ACE),Advanced Bionics 公司还采用了 HiRes 策略(HiResolution strategy)。近年,各耳蜗公司推出了最新的言语编码策略,如 MED-EL 公司推出精细结构处理策略(fine structure processing,FSP),增加了传递给用户的时域精细结构信息。Advanced Bionics 公司推出 HiRes 高分辨率 120 通道策略(HiRes fidelity™ 120 strategy,HiRes F120),通过对子频带的 Hilbert 变换获得精细时间信息。Cochlear 公司推出了 PACE 策略(the psychoacoustic advanced combination encoder strategy,PACE),又称为 MP3000,将耳聋患者的听觉系统受损程度考虑在内,分析得出的精细信息,使用更高脉冲刺激率来传递给听神经。

4. 全植入式人工耳蜗 全植入式人工耳蜗(totally implantable cochlear implant,TIKI)没有外置设备,不影响美观,在淋浴、游泳、体育活动时均可使用,改善了患者生活。国外已有多家科研机构进行了此方面研究工作,其中需要解决的 3 个主要问题是植入式可充电电池、植入式言语处理器及植入式传感器。Cochlear 公司已发出 TIKI 系统雏形,澳大利亚墨尔本大学耳鼻咽喉科 Briggs RJ 等报道,2005—2006 年 3 例语后聋成人患者接受 TIKI 系统的植入,患者听力均有一定受益,但较普通 CI 产品效果稍差。TICI 目前正在发展阶段,可能会在不久的将来正式应用于临床。

5. 细胞治疗和基因治疗 有研究表明,人工耳蜗电极的植入可能带来耳蜗内残余毛细胞及神经元细胞的变性和消亡。有研究拟通过揭示此变性和消亡的可能细胞学及分子机制,并终止这个过程。另一些研究者通过一些动物研究,希望通过在耳蜗内注入神经干细胞并引导其转化为毛细胞或者神经元细胞。也有研究通过内耳基因治疗(如 Atoh 1 基因)引导未受损伤的内源性细胞(endogenous cell)分化为具有毛细胞功能的类似细胞。然而这些研究仍然仅限于动物研究,其真正用于临床仍有待时日。

二、人工耳蜗植入手术径路

(一)人工耳蜗植入术应用解剖

目前经面隐窝径路行人工耳蜗植入术是临床应用最广的人工耳蜗植入手术径路,下文以面隐窝径路为例介绍人工耳蜗植入手术的相关解剖(图 1-4-32)。

1. 面神经隐窝区 面神经隐窝外界为深部外

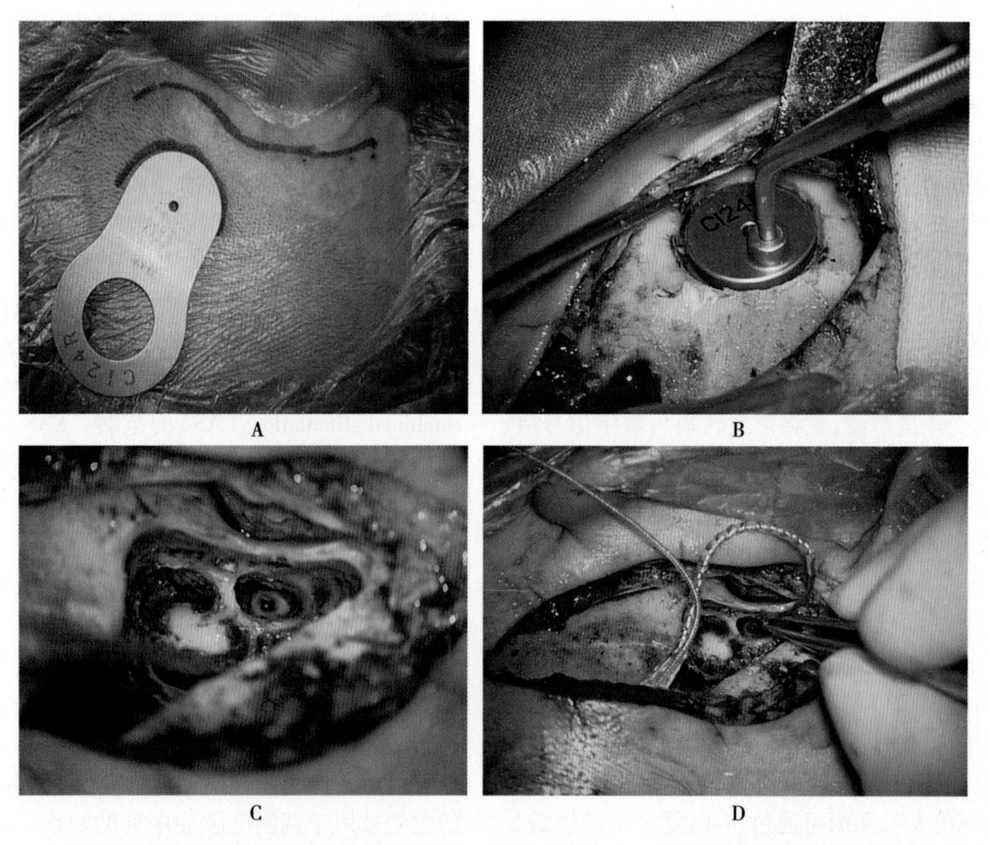

图 1-4-32 经乳突面隐窝径路人工耳蜗植入耳蜗底转的鼓阶钻孔

A. 切口;B. 乳突皮质切口,磨移植床;C. 耳蜗底周开口;D. 放植入体并植入电极

耳道后壁与鼓索神经,内侧为面神经垂直段,其顶为砧骨窝。经面神经隐窝可以直接看清圆窗龛及其前方的鼓岬。在该区域可准确的在耳蜗底周的鼓阶区钻孔,直视下植入电极。人工耳蜗植入手术时用电钻磨除乳突表面的骨皮质,磨薄外耳道后壁并保留外耳道骨壁的完整。在充分冲洗和吸引下,以与面神经走向平行的方向磨出面神经垂直段的轮廓。以砧骨短突为标志,确定面神经隐窝的位置,在面神经垂直段起始部外侧、砧骨窝下方、鼓索神经内侧磨除骨壁,经面神经隐窝进入后鼓室。

2. 圆窗区　圆窗面积约 $2mm^2$,在鼓岬后下方的小凹内,此窗为圆窗膜所封闭。向内通耳蜗鼓阶的起始部。圆窗膜往往为圆窗龛所遮蔽,不易看到。目前多在圆窗前方磨开鼓岬,开放耳蜗底周,将电极植入到鼓阶。亦有经圆窗径路人工耳蜗植入,方法为钻磨圆窗龛,暴露圆窗膜,经圆窗将电极插入至鼓阶。近年来,有研究认为经圆窗径路可提高残余听力保存率。

3. 面神经　面神经垂直段位于鼓室后壁,圆窗龛的后外方,由外上向内下行走。面神经垂直段解剖变异有两种:①位置的变化,如前置、外置和后置;②面神经干分支,神经可分成两支或三支。面神经外置虽不影响圆窗龛暴露,但面神经至圆窗龛距离变深,导致后鼓室在术野中呈深井状,耳蜗开窗后电极进入的方向与耳蜗外侧壁形成一角度,对电极插入鼓阶的操作有一定的影响。另外,面神经外置时使面神经垂直段至乳突皮质距离变短,在开放后鼓室时易损伤面神经。面神经垂直段前置将影响圆窗龛的暴露。

面神经垂直段解剖异常时的处理:面神经与鼓索神经近分支处之间的距离在 1mm 左右的狭窄情况常见,术中可采用悬浮鼓索神经后将之推向外耳道壁方向的方法解决。面神经走行异常表现为面神经垂直段过于前置或外置,如采用面神经隐窝径路,可用以下方法解决:①外耳道壁的处理足够低、足够薄;②将面隐窝的前缘处理到鼓索神经边缘;③面神经垂直段表面骨质足够薄。术中使用面神经监护仪分辨是软组织还是面神经。1999 年 Ito 等报道 1 例 4 岁聋儿,双侧内耳均为单腔,伴有内听道狭窄和面神经位置异常,不能经面神经隐窝径路植入电极,先行去除外耳道后壁的乳突切开术,再小心磨除半规管区的骨壁,经半规管区插入电极,可作为面神经走行异常时的选择之一。

4. 耳蜗　耳蜗由中央的蜗轴和周围的骨蜗管组成。一般在圆窗龛前作耳蜗开窗,植入电极至鼓阶内,如鼓阶完全封闭电极亦可植入至前庭阶内。

(二) 人工耳蜗植入手术径路的选择与争议

人工耳蜗植入手术按手术径路可分为经乳突-面神经隐窝径路、外耳道后壁径路、耳道上径路及颅中窝径路等术式。目前多数人工耳蜗植入手术都应用面神经隐窝径路达圆窗区。

1. 经乳突-面神经隐窝径路　传统的人工耳蜗植入手术径路为经乳突切开面神经隐窝径路。此径路最早由 Jansen 于 1957 年报道,最初是作为到达中耳腔的一种手术径路。1961 年 House 将其应用于人工耳蜗植入手术,尔后逐步成为人工耳蜗植入手术的常规径路。1979 年 Clark 等描述了经典的人工耳蜗植入术径路,此径路主要步骤包括 C 形或 J 形的皮肤切口,乳突皮质切除术,后鼓室(面隐窝)开放术及耳蜗底周开放术。这种经典的人工耳蜗植入术径路多年来并未有太多的变化,目前多数人工耳蜗植入工作小组都使用此径路达圆窗区及鼓岬。

经乳突切开面神经隐窝径路有以下优点:①乳突腔内可安放过长的电极导线,保证术后无电极张力增大;②后鼓室径路可充分显露耳蜗开窗部位,方向与鼓阶走行接近,有利于电极顺利插入;③鼓膜和外耳道无手术操作,保持生理状态。然而,面神经隐窝处操作空间较窄,面神经隐窝后界为面神经的乳突段,前方为鼓索神经,平均宽度约为 2.6 ~ 4.1mm。经面神经隐窝行后鼓室开放有损伤面神经及鼓索神经的风险。对局部解剖的充分理解和准确的手术操作技巧完全可以避免损伤的发生。电钻引起面神经管温度升高可导致面神经损伤,术中及时清水冲洗钻头切割面可以避免。

2. 外耳道后壁径路　外耳道后壁径路为 Schindler(1985 年)所倡用。此径路用于埋植美国加利福尼亚大学研制的 8 导人工耳蜗电极。外耳道后壁径路基本步骤包括:①耳后切口,外耳道后壁皮肤及鼓膜亦一同掀起;②在外耳道后壁自圆窗区向外达乳突皮质外缘,磨出一条与外耳道平行的骨沟。该骨沟可以为圆窗区手术提供更大的手术视野并容纳电极导线。面神经垂直段位于骨沟内侧端、鼓环内侧 2mm 处,该处面神经鞘膜常被暴露,应注意切勿热灼或撕裂面神经鞘膜;③开放鼓阶;④修整乳突皮质骨片嵌入骨沟内覆盖骨沟,颞肌筋膜覆盖骨沟及骨片。行外耳道后壁径路可能出现感染及电极外露的风险,并且可能出现面神经的损伤,此径路目前较少采用。

3. 耳道上径路 2000 年,Kiratzidis 描述了一种在乳突区钻磨隧道而不行乳突切除到达中耳腔的径路,但此径路由于在乳突部位钻孔,有损伤高位乙状窦的风险,之后对此径路进行了改进以用于耳蜗植入。耳道上径路是一新的耳蜗植入手术径路,由 Kronenberg 等 2001 年首次报道。耳道上径路主要步骤包括:①患儿取仰卧侧头位,术耳向上,耳后大 S 形切口(图 1-4-33A),暴露颞枕部,在颞枕部磨出植入床(图 1-4-33B、C)。②在外耳道后壁距鼓沟约 5 ~ 7mm 处 5 ~ 10 点(左耳)作平行鼓沟的弧形切口(图 1-4-33D),分离耳道皮肤至鼓环处,将鼓环一并分离后连同鼓膜一起推向前方,暴露中耳腔及鼓索神经。③电钻磨除鼓索神经后上方、砧骨体外侧的部分上鼓室外侧壁骨质,显露部分砧骨体。在耳道口后上 1 点的位置,距耳道口 2mm 处打隧道,与上鼓室相通。打隧道时要防止损伤颅中窝硬脑膜。隧道从后上至前下,止于砧骨体的外侧,在耳道内看到钻头时停止钻磨。④在圆窗龛前下方的鼓岬上开窗进入鼓阶。⑤植入体置入植入床,钛网钛钉固定。⑥电极经外耳道上方的隧道,于鼓索神经与砧骨体之间,经鼓岬开口进入鼓阶。小片颞肌筋膜封闭鼓岬开窗处。⑦鼓膜耳道皮片复位,耳道内依次填入凡士林纱布片、金霉素眼膏长纱条,肌骨膜瓣覆盖植入体。由于面神经距鼓沟及耳道上隧道较远且有砧骨体保护,不易发生面神经损伤。鼓索神经可充分暴露而避免其损伤。该手术方法避免了乳突切除及后鼓室探查,缩短了手术时间。此外,此术式可以较好地暴露骨岬,因此也适合于耳蜗骨化患者,但这些患者通常需要磨除骨化的耳蜗骨质以到达鼓阶。耳道上径路与以往的外耳道后壁径路有所不同,耳道上径路中电极得到骨性耳道上隧道很好的保护,不会与鼓膜及外耳道皮肤接触。据 Kronenberg 等 2004 年报道应用耳道上径路行近 200 例人工耳蜗植入术,无面瘫、组织瓣坏死、乳突炎等并发症发生。但此径路的远期疗效尚有待观察,如可能存在外耳道内电极暴露问题等。此外,此技术非耳外科医师常用技术,行外耳道上径路手术需要磨出外耳道上隧道、外耳道后壁骨沟,需要专门的训练以避免并发症的发生;此手术径路没有明显的解剖标志,电极通过隧道植入鼓阶是在没有直接看清鼓阶走行的情况下进行的。Kronenberg 等(2001 年)认为脑膜低位是耳道

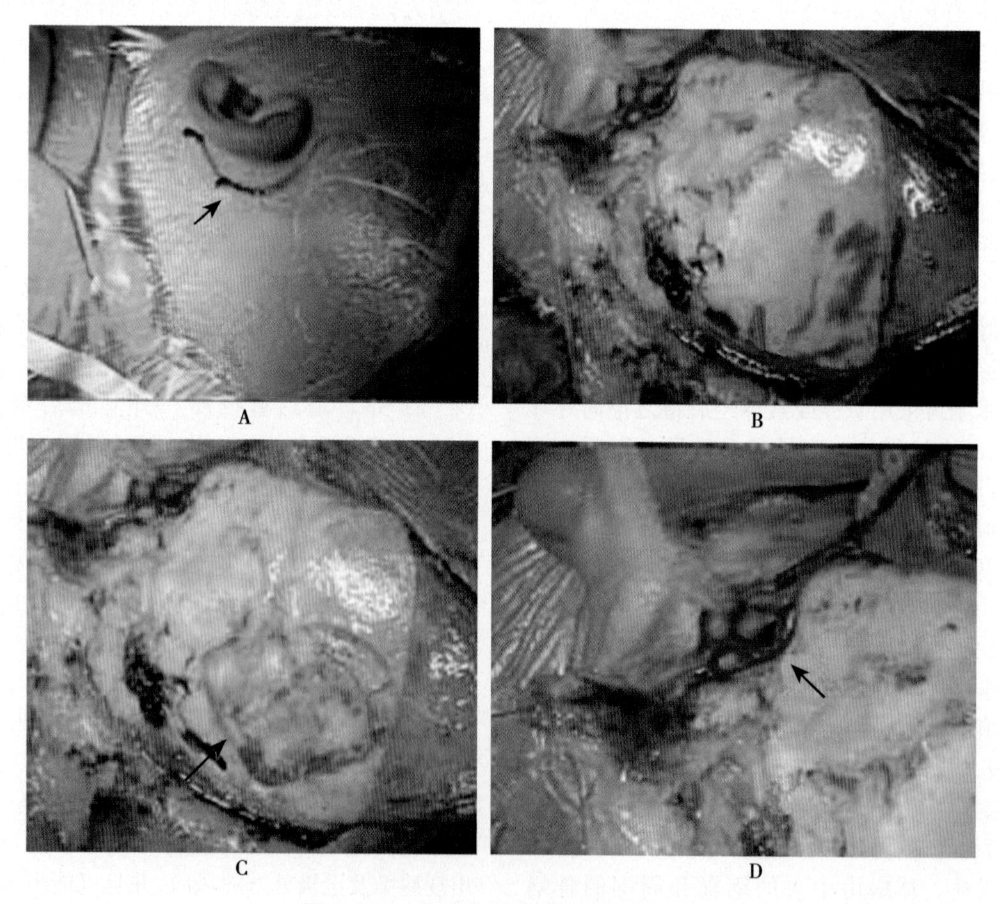

图 1-4-33 耳道上径路电子耳蜗植入术

上径路的手术禁忌证，而我国殷善开（2007 年）报道采用耳道后上壁外侧磨骨槽，内侧进入上鼓室隧道以及耳道上壁与硬脑膜之间打隧道的方法使 3 例硬脑膜低位的患者成功地接受了耳道上径路人工耳蜗植入术（图 1-4-34）。目前耳道上径路尚不作为常规的人工耳蜗植入径路，可用于特殊病例可供选择的径路之一。

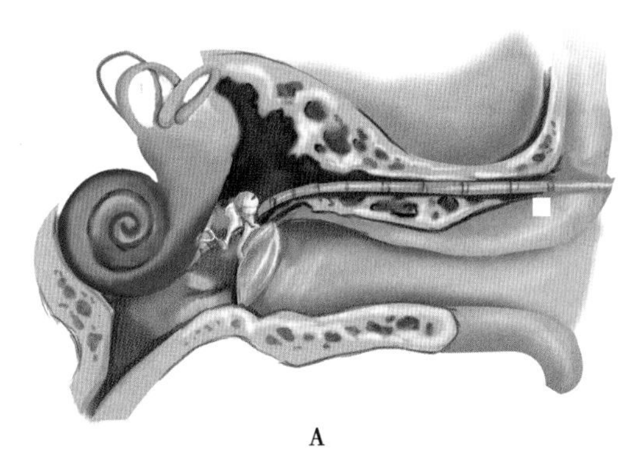

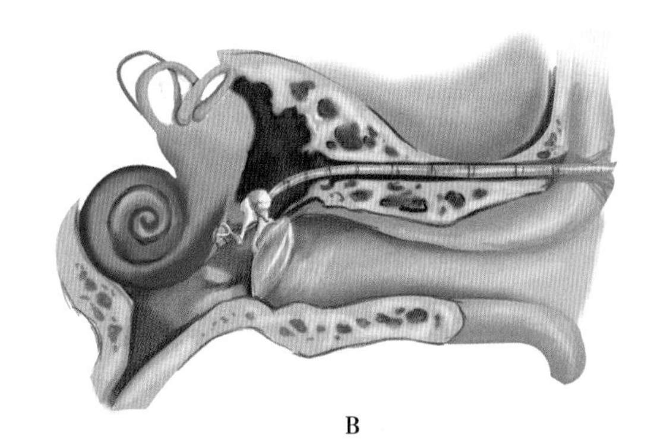

图 1-4-34　耳道上径路电极插入示意图

A. 沿外耳道后上壁磨一骨槽，越过低位硬脑膜后进入上鼓室，继而磨出上鼓室隧道，直至砧骨体外侧，部分电极位于外耳道后上壁皮下；B. 沿外耳道上壁与硬脑膜之间打隧道，进入上鼓室，部分电极位于硬脑膜与外耳道上壁骨质之间，与硬脑膜接触

4. 颅中窝径路　奥地利 MED-DL 人工耳蜗标准电极长度为 31cm，电极全植入时可达蜗顶区域。但有学者提出面神经隐窝径路植入的电极一般位于耳蜗的基底回和中回的一部分，因为耳蜗长度一般为 36mm；Neucleus 等人工耳蜗电极的长度一般为 25～27mm，有效长度为 17mm，即使电极最大插入，也只能刺激耳蜗的 1/3～1/2。这样植入的电极出现两种不利情况，一是电极刺激的部位存活的螺旋神经节数目比较少，二是输入信号与输出信号之间频率的不匹配。研究表明螺旋神经节的退化在底回较顶回严重，并且电极刺激部位以高频区为主，输入与输出信号之间频率的不匹配将影响对声音的整体整合。1998 年 Colletti 等首次报道通过颅中窝径路耳蜗植入。其手术步骤包括开放颅中窝，显露并开放岩浅大神经与面神经在前庭部分的投影间的三角区，在最接近表面的耳蜗底回开放耳蜗并植入电极（图 1-4-35）。之后的随访表明接受经颅中窝径路人工耳蜗植入术的患者取得了较传统经乳突面隐窝径路人工耳蜗植入患者更好的言语康复效果。通过颅中窝直接在底回钻孔，可以较容易地使电极到达顶回。该手术的优点在于：①增加了可刺激神经节的数目；②刺激中回和顶回神经节可以更好地提高言语分辨率；③避免来源于中耳的感染而引起术后脑膜炎的危险；④避免了脑脊液耳漏的可能。因此，径路完全不经中耳及乳突，可以避开来自中耳腔或乳突等的感染可能，具有中耳疾患或乳突根治术后患者是本术式的主要适应证。此外，还适用于由于耳硬化、迷路炎或脑膜炎而导致耳蜗底回部分甚至完全骨化的患者及伴内耳畸形的患者。但此技术对于耳外科医师，需要经过专门的训练，以避免并发症的发生；此术式也有引起面神经损伤的危险；此外，电极要经过设计以便能尽量植入到耳蜗顶回，电极设计及相关植入装置尚不完善。尚需进行研究以比较经颅中窝径路与传统的经乳突面神经隐窝径路人工耳蜗植入术的预后效果。

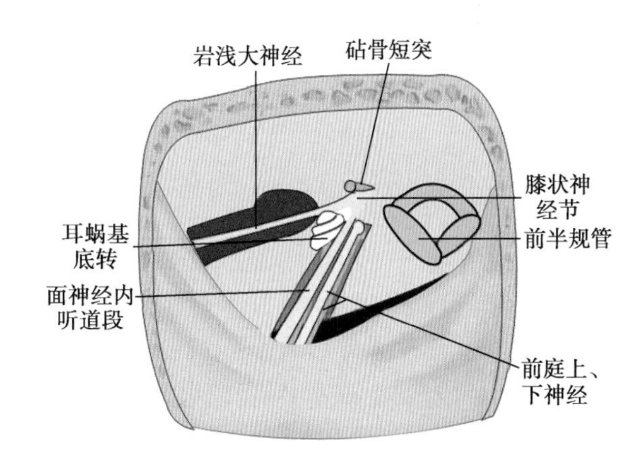

图 1-4-35　右耳手术位，耳蜗各转及耳蜗基底转表浅部

（三）结构异常耳的人工耳蜗植入手术径路

某些内耳结构异常的病例并非人工耳蜗植入手术的绝对禁忌证，对这类耳结构异常的患者，人工耳蜗仍可使其受益，但常须应用非常规的人工耳蜗植入手术径路以保证植入效果。

1. 耳蜗骨化患者手术径路选择

(1) Gantz 嵌入法:耳蜗部分骨化者可以从鼓阶中清除新生的骨化灶后插入部分或全部电极。而对于耳蜗完全骨化者,1988 年 Gantz 等首次提出磨开耳蜗底回甚至中回的部分骨管,去除骨化灶后在骨槽内嵌入电极,现常被称为 Gantz 嵌入法。Balkany 等 1998 年具体描述了此方法,其具体步骤包括:行根治性乳突切除并去除外耳道后壁,切除鼓膜、锤骨和砧骨,封闭外耳道,去除中鼓室黏膜,封闭咽鼓管口,切除圆窗龛,显露圆窗;钻开鼓阶,在耳蜗底回磨除骨化灶并作成骨槽,注意保留蜗轴处残留的蜗神经纤维;视需要决定是否切除耳蜗第二回侧壁。做好 22 ~ 24mm 的骨槽后,将多导电极列置于呈螺旋状环绕蜗轴的骨槽内,再用大块颞肌筋膜覆盖固定。Gantz 嵌入法电极固定不确实,电极对可能从其所在沟槽的侧方脱出,因此目前此方法较少应用,一般应用于耳蜗底回骨化极严重者。

(2) 短电极或部分电极植入:对于耳蜗完全骨化患者,Kemink 等(1992 年)及 Cohen 和 Waltzman(1993 年)提出短电极植入技术。其主要方法为:经面神经隐窝径路,在圆窗龛略前上方钻孔,以 1mm 金刚钻头自钻孔处大致沿外耳道后壁的方向向前方钻一条不超过 10mm 长的隧道或直至见到颈内动脉壁。经此隧道植入短电极,同样长度的短电极较普通电极含有更多的电极对。行短电极或部分电极插入,可以减少鼓阶的暴露和降低内耳损伤。Kemink 等报道耳蜗完全骨化的患者行底回部分电极插入较完全切开耳蜗埋植电极的手术容易,术后埋植 8 ~ 10 个电极足以发挥人工耳蜗的作用。目前虽然有前庭阶电极植入技术及双电极植入技术,短电极或部分电极植入技术仍可作为耳蜗严重骨化患者人工耳蜗植入手术的选择之一。

(3) 双电极植入:1997 年 Lenarz 等报道双电极植入应用于耳蜗骨化患者。其主要方法为:钻开耳蜗底回,去除新生骨质后插入一个电极;再钻开耳蜗第二回后插入第二个电极,多数患者第二回无堵塞可将电极对完全植入。Bredberg 等(1997 年)报道在耳蜗骨化患者蜗轴两侧钻两个平行隧道,插入双电极,术后获得满意效果。研究表明这种双电极植入耳蜗的不同部位,使作用电极数量显著增加,为骨化耳蜗人工耳蜗植入提供了重要选择。

(4) 前庭阶植入径路:1990 年 Steenerson RL 等首次报道了经前庭阶植入径路,之后又有多例经此径路行人工耳蜗植入术报道。手术方法采用常规经乳突面隐窝径路,去除镫骨足板上结构,保留镫骨足板完整,在前庭窗前窗龛处行耳蜗开窗,暴露前庭阶,插入电极。电极插入的深度平均为 22.17mm,最大深度为 30mm。该方法适用于罹患脑膜炎后鼓阶纤维化或骨化导致的鼓阶闭塞、颞骨骨折、内耳畸形或耳硬化等疾病的患者。2000 年 Kiefer 等对 200 例人工耳蜗术术中 4 例因鼓阶封闭而行前庭阶植入的患者进行了评估。术后开机除 1 例耳蜗骨化患者出现面神经刺激症状外,余未发现明显的与插入部位相关的副作用如眩晕等。术后言语评估结果显示,前庭阶植入的效果与鼓阶植入的效果相似。前庭阶植入可以作为鼓阶闭塞患者的一种有价值的替代方法。

2. 内耳畸形患者手术策略

(1) Mondini 内耳畸形:是先天性内耳畸形中最常见的一种,有残余听力者可以进行人工耳蜗植入,已有多位作者报道 Mondini 内耳畸形成功行耳蜗植入。Munro 等成功地为 5 例先天性 Mondini 内耳发育异常的患者进行了多通道人工耳蜗植入,术后声场测试听阈降低至 30 ~ 40dBSPL。Mondini 畸形耳蜗发育长度减少,不适宜 MED-EL 标准电极和 Bionics 90k 人工耳蜗植入,术后可能发生脑脊液耳鼻漏,术中应用筋膜或肌肉封闭耳蜗切开处。

(2) 共同腔畸形:有残余听力者可以接受人工耳蜗手术,无残余听力一般不适宜人工耳蜗植入。由于耳蜗结构出现明显的异常,许多共同腔内充填了软组织,术前必须进行高分辨率 CT 和 MRI 评估。可按常规部位开孔入耳蜗,在植入电极前应先使用软丝探查和引导后再植入电极。也可从半规管侧植入,前提是耳蜗下结构消失或共同腔的前下上移达前庭窗以上水平,植入位置选择距耳蜗侧较近的部位。术后开机不宜过早,应在 1 个月以后。

(3) 大前庭水管综合征(LVAS):LVAS 不是人工耳蜗植入的禁忌证,1999 年 Bent 等采用常规乳突切开面神经隐窝径路在对 10 例 LVAS 聋儿行人工耳蜗植入术中,除了切开耳蜗时有可控制的波动性淋巴液流出外,手术并无特殊困难。如有轻度的脑脊液漏,可用肌肉填塞控制。

(4) 内耳道畸形:术前行听神经-听觉通路完整性评估,对于听觉通路完整的患者可行植入手术。手术径路没有特殊要求,但要对手术中可能出现的井喷现象术前应做好准备,设计好电极植入的深度和方向。

三、《人工耳蜗植入工作指南》解读与思考

中华医学会耳鼻咽喉科学分会 2003 年在长沙

制定的《人工耳蜗植入工作指南》，在适应证的选择、手术前后的评估、手术、术后调机以及听觉言语康复等方面提供了一份可供参考的标准，为我国人工耳蜗植入工作的开展提出了指导意见。随着人工耳蜗植入技术的发展，对于人工耳蜗植入手术各个方面的认识亦在不断发展。中华耳鼻咽喉头颈外科杂志编辑委员会和中华医学会耳鼻咽喉科学分会于2013年分别在海南三亚和甘肃兰州讨论对2003年《人工耳蜗植入工作指南》作出全面的修订。本文对最新《人工耳蜗植入工作指南（2013年）》的内容进行解读，主要包含以下几个关键问题：

（一）适应证的选择

1. 听力学标准　我国2013年指南提出人工耳蜗植入主要用于治疗双耳重度或极重度感音神经性聋。语前聋患者要进行主观和客观综合听力学评估，客观听力学评估包括：ABR反应阈值>90dBnHL［2003年标准为声输出时无听觉反应（120dBSPL）］，40Hz听觉事件相关电位反应阈值>100dBnHL（2003年标准为2kHz以上频率最大声输出时无反应，1kHz以下频率>100dB），听性稳态反应2kHz及以上频率阈值>90dBnHL（2003年标准为2kHz以上频率105dBHL无反应）；耳声发射双耳均未通过。主观听力测试：行为测听裸耳平均阈值>80dBHL；助听听阈2kHz以上频率>50dBHL；助听后言语识别率（闭合式双音节词）得分≤70%，确认患儿不能从助听器中获益。语后聋患者双耳纯音气导听阈>80dBHL的极重度听力损失；助听后听力较佳耳的开放短句识别率<70%的重度听力损失。语后聋患者双耳纯音气导听阈>80dBHL的极重度听力损失（与2003年标准相同）；助听后听力较佳耳的开放短句识别率<70%的重度听力损失。

2. 年龄　1984年美国FDA首次批准在人体进行人工耳蜗植入手术，但使用范围被限定在助听器无效或完全没有残余听力的成人语后聋患者。自1989年开始第1例儿童人工耳蜗植入，1990年美国FDA制定标准允许2岁以上儿童进行植入手术，随着技术的发展，年龄的限制又有所放宽。2000年，美国将人工耳蜗植入的适合年龄降至12个月（NIH Publication No. 00-4798）。我国2003年的指南认为人工耳蜗植入最佳年龄为12个月~5岁。而2013年我国指南提出植入年龄通常为12个月~6岁。语前聋患者植入年龄越小效果越佳，但要特别预防麻醉意外、失血过多、颞骨内外面神经损伤等并发症。目前不建议为小于6个月的患儿植入人工耳蜗。脑膜炎导致的耳聋因面临耳蜗骨化风险，建议在手术条件完备的情况下尽早手术。

3. 术前配戴助听器　目前美国标准提出成人候选者应配戴合适的助听器最少1~3月，儿童配戴助听器3~6个月。我国2003年指南提出语前聋患儿配戴合适的助听器，经过听力康复训练3~6个月。而2013年指南提出语前聋患者经综合听力学评估，重度聋患儿配戴助听器3~6个月无效或者效果不理想，应行人工耳蜗植入；极重度聋可直接考虑人工耳蜗植入。而对成人语后聋助听器无效或效果很差，未提出配戴时间要求。

4. 手术禁忌证　我国2013年指南指出人工耳蜗植入手术禁忌证较2003年标准无明显的改动。绝对禁忌证包括内耳严重畸形，例如Michel畸形；听神经缺如或中断；中耳乳突急性化脓性炎症。而相对禁忌证包括癫痫频繁发作不能控制；严重精神、智力、行为、心理障碍，无法配合听觉言语训练者。在2013年标准中特别列出了特殊情况人工耳蜗植入临床实践的指导性建议，为这些特殊情况下的临床决策提供了很好的参考。具体为：①脑白质病变：又称脑白质营养不良，是一组主要累及中枢神经系统白质的病变，其特点为中枢白质的髓鞘发育异常或弥漫性损害。如果MRI发现有脑白质病变，需进行智力、神经系统体征及MRI复查。如果智力、运动发育无倒退，除听力、言语外其他系统功能基本正常，神经系统检查无阳性锥体束征或者无变化，MRI脑白质病变区无高信号（DWI像）；动态观察（间隔大于6个月）病变无扩大，可考虑人工耳蜗植入。②听神经病（听神经病谱系障碍）：是一种特殊的神经性耳聋，为内毛细胞、听神经突触和（或）听神经本身功能不良所导致的听力障碍。听力学检测有其典型特征，表现为耳声发射和（或）耳蜗微音器电位（CM）正常而听性脑干反应缺失或严重异常。目前，人工耳蜗植入对多数听神经病患者改善听觉有效，但部分患者可能无效或者效果较差，因此，术前必须告知患者和（或）监护人。③双侧人工耳蜗植入：双侧植入可以改善声音的定位功能、安静和背景噪声下的言语理解能力，改善听觉言语发育和音乐欣赏能力以及获得更自然的声音感受。双侧人工耳蜗植入可以选择双侧同时植入或顺序植入，顺序植入两次手术间隔越短，越有利于术后言语康复。④具有实用残余听力的人工耳蜗植入：高频陡降型听力损失的人工耳蜗植入适合采取保留残余听力的电极植入方式，术后可以选择声电联合刺激方式，但术前须告知患者和（或）监护人残余听力有下降或者丧失的风险。⑤内耳结构异常者人工耳蜗植入:与人工耳蜗植入相关的内耳结构异常包括共同腔畸形、耳蜗发育不良、耳蜗骨化、内听道狭窄等,多数可施行人工耳蜗植入手术,但术中应谨慎处理。术后效果个体差异较大。对于特殊病例,术前应组织病例讨论,术中推荐使用面神经监测。⑥慢性中耳炎伴有鼓膜穿孔者人工耳蜗植入:慢性中耳炎伴有鼓膜穿孔者如果炎性反应得到控制,可选择一期或分期手术。一期手术是指根治中耳乳突病灶,鼓膜修补(或乳突腔自体组织填塞和外耳道封闭)的同时行人工耳蜗植入术;分期手术指先行病灶清除、修复鼓膜穿孔或封闭外耳道,3~6个月后再行人工耳蜗植入。

(二)术前评估

我国2003年及2013年指南均提出人工耳蜗植入手术术前评估包括:病史采集、耳科学检查、听力学检查、影像学评估、语言能力评估、心理、智力及学习能力评估、儿科学或内科学评估及家庭条件和康复条件评估。

1. ABR、畸变产物耳声发射(distortion product oto-acoustic emission,DPOAEs)、40Hz相关电位(或ASSR)及行为测听检测的必要性　我国2003年及2013年指南认为听力学检查包括主观听阈测定、声导抗测定、听性脑干反应、40Hz相关电位(或多频稳态诱发电位)、耳声发射(瞬态诱发性耳声发射或畸变产物耳声发射);言语测听、助听器选配、前庭功能检查(有眩晕病史者)及鼓岬电刺激试验(必要时)。

2. 影像学评估　2013年指南提出应常规做颞骨薄层CT扫描,内耳及颅脑磁共振,必要时做耳蜗三维重建。明确了人工耳蜗植入候选者均应行术前MRI检查。其意义在于:①可以通过MRI内耳水成像技术判断膜迷路纤维化程度;②应用MRI可以帮助了解脑部病变情况(如脑白质病变);③MRI可以用于判断蜗神经发育情况;④保留MRI影像学资料有利于作为对照,帮助了解其他患者病变情况。对于MRI提示听神经可能缺损的患儿,可进一步参照孔维佳等(2003年)提出的听神经-听觉通路完整性综合评估方法,对于听神经-听觉通路完整的患者仍可选择行人工耳蜗植入术。

(三)人工耳蜗植入手术

我国2013年指南提出人工耳蜗植入手术对手术医师及手术室和基本设备的要求,并对术前准备、手术操作和办法、术中监测、手术后处理、手术并发症、开机和调试及手术后的效果评估等各方面提出了参考意见。

(四)植入后听觉语言康复

2013年指南特别强调了术后康复的重要性,明确提出了人工耳蜗植入后听觉语言康复的目标、模式、原则以及康复评估办法。

(孔维佳)

第十一节　听性脑干植入术

一、听性脑干植入发展历程

耳蜗性重度聋或全聋的患者可通过人工耳蜗植入及术后听觉言语康复训练的方法来治疗。然而,临床上还有一类患者,他们出现双侧耳全聋的病理机制是在耳蜗螺旋神经节与脑干蜗神经核之间的神经通路完全中断或缺如。这类双耳全聋患者完全不能感知外界声刺激,只能依靠振动触听器(vibrotactile aid)、唇读(lip reading),以及手语(sign language)来与外界进行交流。由于无残存听神经,故人工耳蜗不能帮助这类全聋患者恢复听觉。值得庆幸的是,随着科学技术的进步以及神经耳科学的发展,一种新的神经赝复物——电子听性脑干,或称听性脑干植入装置(auditory brainstem implant,ABI)为这类神经性全聋患者的听觉康复治疗带来了曙光。

1979年W. House和W. Hitselberger在给一位患双侧听神经鞘膜瘤的2型神经纤维瘤患者做第二侧的听神经鞘膜瘤肿瘤切除时,同期在该患者脑干表面植入单通道球形电极。术后测试结果证实,电刺激蜗神经核区可产生听觉。1994年美国食品医药管理局批准ABI临床试验。2000年,美国食品医药管理局正式批准8个电极多导听觉脑干植入物在2型神经纤维瘤病的青少年和成人中应用。目前多导ABI产品逐步在全世界各地应用,临床上应用的多导ABI产品主要为澳大利亚Cochlear公司的Nucleus24装置和Med-El公司ABI产品。至今,已有近千例患者接受了听性脑干植入手术。2004年1月16日在美国洛杉矶House耳研所,两位患者成功地接受了穿透式听觉脑干植入(penetrating electrode auditory brainstem implant,PABI)手术。PABI是传统ABI装置的改进产品,它设计呈针状微电极阵,能直接刺入脑干听觉区域(耳蜗核),并将声信号传至大脑听觉中枢,但已有研究表明其较传统表面式ABI产品在言语识别率的提高方面并没有明显优势。

二、听性脑干植入在耳聋治疗中的应用

（一）听性脑干植入患者选择

ABI适用于由于肿瘤、外伤或手术导致的双侧听神经损伤患者，对于这些患者使用助听器及人工耳蜗植入无效。一般来说，ABI主要适用对象为双侧听神经瘤手术患者（图1-4-36），但接受过伽马刀治疗的患者应慎重考虑其成为适用对象，因为他们的耳蜗核可能已经受损。关于ABI入选目前尚无统一标准。1998年Otto等提出ABI遴选标准为：①确诊为神经纤维瘤病2型（NF2）；②需立即切除一侧听神经瘤；③患者年龄15岁或以上；④具有语言潜能；⑤对手术效果有较实际的期望值；⑥能配合随访。关于手术年龄，Otto等（2001年）及Kanowitz等（2004年）提出把手术年龄放宽到12岁，Colletti等（2005年）还报道有9位儿童（最小14个月）接受ABI后取得较好疗效，因此，接受ABI的年龄限制可以适当放宽。目前美国FDA推荐的ABI植入标准为年龄大于12岁需要手术治疗的双侧听神经瘤患者。Colletti等（2004年）提出ABI的适应证除双侧听神经瘤患者外，还应包括因听神经萎缩、听神经变性等听神经疾病以及共同腔畸形、严重耳蜗骨化、耳蜗缺失等严重耳蜗畸形而不适宜行人工耳蜗植入手术的患者。

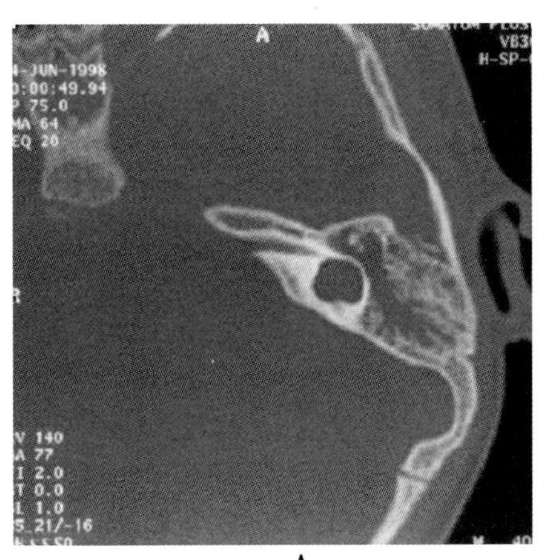

A

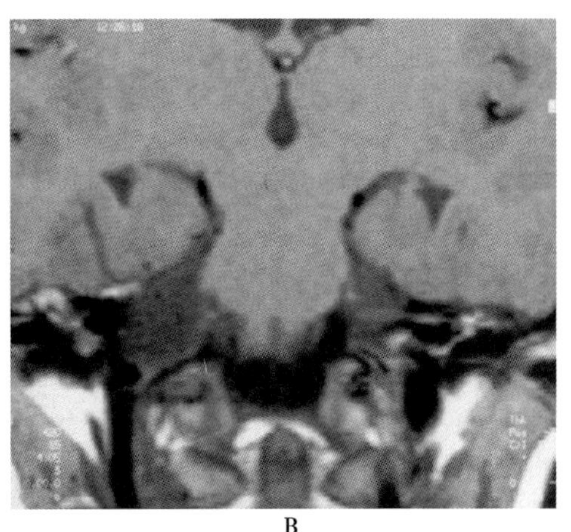

B

图1-4-36　CT及MRI示双侧听神经瘤

（二）ABI手术解剖学

ABI植入装置的刺激目标是蜗神经核，因此其电极应贴近蜗神经核表面或插入到蜗神经核深面。目前常用的ABI植入电极一般置于蜗神经核表面，通常选择第四脑室（fourth ventricle）外侧隐窝处，只要位置正确就能引起听觉刺激且不良反应相对最少。除此之外，外侧隐窝处的有限空间也有利于电极载体的固定。蜗神经核由蜗背侧核和蜗腹侧核组成，分别位于小脑下脚的背外侧和腹外侧，蜗神经核为小脑脚所遮盖而深埋于表面标志下，在术中不可见。ABI手术的最主要标志是第四脑室外侧隐窝的开口处（Luschka孔）。然而，脑干耳蜗核的术中定位远比人工耳蜗植入术复杂，受多种因素影响，如肿瘤引起的脑干变形、既往手术或放射治疗所致的瘢痕粘连、术者的经验等。由于肿瘤压迫及肿瘤切除常使得解剖标志不清楚。在此情况下，可借助听神经瘤切除术后所遗留的听神经残根则作为解剖标志追寻到Luschka孔，此外，舌咽神经也可作为解剖标志。

（三）听性脑干植入手术径路的选择

目前一般多在听神经瘤切除后行ABI手术，肿瘤切除之后，在颅骨外侧磨出一骨床及一骨沟以分别容纳接收器和电极导线。将电极置入到第四脑室外侧隐窝内，直接刺激脑干耳蜗复合体中的听觉神经元，手术的关键是找到第四脑室外侧隐窝的开口处（Luschka孔）。为便于电极插入，需分开外侧隐窝处脉络丛的带状结构，此时可见脑脊液从Luschka孔流出。术中行面神经和舌咽神经监测，如引起非听觉反应，应调整电极的位置。电极置入完成后，可当即启动极阵中部分电极作为刺激源，记录是否有电诱发听觉脑干反应（EABRs），是否有其他脑神经如面神经和舌咽神经的刺激反应，根据记录到的波形调整电极的位置，使记录到的EABRs最大化，而其他刺激反应最小。将电极完全置于外侧隐窝内有助于电极的稳定，电极插入后用一小块脂肪组织或一小片硅胶固定电极，以防止术后置入电极发生移位。将接地电极插入颞肌之下，电极导线置于乳突腔内，乳突缺损可由脂肪组织填充，最后

分层缝合伤口。

听神经瘤切除手术径路主要有经迷路径路(translabyrinthine approach,TL)、颅中窝径路(middle cranial fossa approach,MCF)及乙状窦后径路(retrosigmoid approach,RS)三种方式。TL径路由于完全破坏迷路,因此患者术后无残存听力;MCF及RS径路对患者残存听力有一定保存作用。Brackmann等提倡对于较小的听神经瘤宜采用能保存残余听力的术式,据其2001年报道采用颅中窝径路行40例听神经瘤切除术,70%的患者有残存听力,46%的患者术后较术前听力损失在15dB以内。而目前ABI手术报道较多的为TL及RS径路,两种手术径路各有优缺点,目前尚无明确的证据表明何种手术方式优势更明显,在ABI手术中具体选择哪一种主要取决于手术医师的经验、肿瘤的大小、听力水平及是否能充分显露Luschka孔等因素。

(四)手术并发症及其处理

1. 神经损伤 术中操作不仔细可能会导致脑神经的损伤。提高手术技术、明确解剖结构和术中仔细操作可以避免。

2. 脑脊液漏 ABI植入的早期最严重并发症为脑脊液漏。为预防脑脊液漏需要术中仔细地缝合硬脑膜,并将咽鼓管和乳突腔妥善地加以封闭。术后较轻微的脑脊液漏多可通过卧床休息和乳突敷料包扎得以控制。对于非手术治疗无效的患者,应行手术探查和脑脊液漏修补手术。

3. 脑膜炎 可以是术后发生,也可能与术后脑脊液漏并发。一经确认,应立即抗生素治疗,如有脑脊液漏应早期封闭漏口。

4. 电极移位 ABI植入后,可因电极位置不稳定或肿瘤切除后脑干的位置、形态变化而发生电极移位。高分辨率CT扫描则有助于确定其电极是否存在有移位。

5. 无听觉反应和(或)非听觉性感觉反应 植入术后无听觉反应多由于电极植入的位置不正确或术后电极移位。Otto等2001年报道约有7%的患者在开机后未接收到任何听性感觉,而仅有非听觉性感觉反应(non-acoustic sensory responses,NASR)。我国吴皓等2000年报道在7例ABI植入患者中有1例既往有多次手术史,术中Luschka孔处局部解剖关系不清,植入术后此例患者未能产生有意义的听觉。NASRs是ABI的常见并发症,Otto等1998年报道NASRs的发生率为42%,其可能与电极位置有关。2005年Colletti等报道在存在的NASRs中,主诉眩晕感最常见,占62.5%;而主诉腿、手臂和咽喉麻木感分别占25%、16.6%和8.3%。NASRs一般可通过变换参考电极、调整(通常是增加)脉冲刺激的持续时间或关闭相关电极来消除或减少NASRs,有时也可将先前已关闭的电极再次启动。此外,NASRs的程度可随时间的推移而自行消退或减弱。NASRs程度多较轻,经治疗后多可恢复。

英国国家临床质量管理研究所(National Institute for Clinical Excellence,NICE)2005年发布总结报道在61例ABI植入患者中有2例出现脑脊液漏,1例出现脑膜炎,另在54例ABI植入患者中有1例出现肺部血栓,还有多例有术后身体麻木感。但只要术中仔细操作,术后护理及治疗得当,ABI并发症多可预防或治愈。

三、听性脑干植入的应用前景

ABI主要有助于增加患者对环境声的感知和言语的理解及提高患者唇读的能力。Ebinger等2000年报道1994—2000年间共92例双侧听神经瘤患者接受ABI植入,其中88例随访3~6个月,75例有听觉反应,83%的患者言语的理解能力增强。Otto等2001年报道了1992—2000年间71例双侧听神经瘤患者接受8个电极多导ABI植入,在唇读基础上语句识别能力较单纯使用唇读平均增加39%,且许多患者对环境声的感知和言语的理解能力明显增强。Sollmann等2000年报道1992—2000年间58例接受Nucleus22 ABI装置植入者,术后随访达7年,89%的患者每天使用,听力有提高者达94%,其中有3例能够使用电话交流。2003年Schwartz等报道86例双侧听神经瘤患者接受ABI植入,其中60例取得良好的效果,听力测试较术前有较大地提高,并能有效地增强患者的唇读能力。

接受ABI的患者的听觉改善过程较应用人工耳蜗植入的患者相对缓慢,改善幅度亦较接受人工耳蜗植入者小。而且,ABI对于不同的患者效果不同。患者的视力会影响ABI的效果,且ABI与唇读结合能使患者更好地理解言语含义。此外,患者的身心健康状况、药物的使用、年龄及社会交流机会等均会影响ABI的效果。总体而言,多数患者术后能够获得有意义的听觉,从而改善生活质量,增强唇读能力。少数患者能达到开放语句识别,能进行不同程度的电话会话。但目前的ABI装置所能提供的听觉信息尚不能与多道人工耳蜗相比,术后言语识别程度的差异也更大,这首先与脑干耳蜗核内神经元排列的不规则性密切相关，ABI 设计的改进有赖于对脑干耳蜗核解剖及生理的进一步研究；而手术中将电极植入于准确位置为关键因素。

有研究认为部分 NF2 患者肿瘤本身或手术造成耳蜗核的破坏，导致 ABI 植入后效果较差，因此，设想在听觉通路中耳蜗核的更高位核团植入电极以引起听觉反应。人工中脑植入（auditory midbrain implant，AMI）是新近研发的刺激下丘脑的人工听觉装置，其把下丘的中央核作为潜在的刺激点。新加坡学者 Lim 等在 2009 年报道了 5 例患者安置 AMI，每位患者术后的言语理解能力得到明显提高，但都还需要唇读的帮助。目前 AMI 在国外正处于临床试验期，仍需进行动物电生理研究及安全性研究，并开发新一代产品满足患者对听力提高的需求。

（孔维佳）

第五章 眩晕

第一节 梅尼埃病

眩晕(vertigo)作为一种常见临床症状,是耳鼻咽喉科、神经内科等临床科室患者常见的主诉之一。基于人群的多个问卷调查表明,眩晕在成年人中报道高达20%~30%。眩晕疾病的疾病谱涵盖多个学科,涉及疾病多达百余种之多,其中,耳源性眩晕疾病在眩晕疾病中占有较高比例。有研究表明,神经科与耳科联合门诊的812例患者的病因分析,发现前庭周围性占64.7%。其中良性阵发性位置性眩晕、梅尼埃病等是常见的耳源性眩晕疾病。近年来,对耳源性眩晕的研究和临床诊疗工作进展迅速,得以正确诊疗的患者逐渐增多。

梅尼埃病(Ménière's disease)是一种特发性膜迷路积水的内耳病,临床表现为反复发作的旋转性眩晕,波动性感音神经性听力下降,伴有耳鸣、耳闷胀感,发作间期无眩晕。国内曾将其译为"美尼尔病"。1989年"国家自然科学名词审定委员会"根据法语音译为"梅尼埃病"。

1861年,法国医师Prosper Ménière报道一名病例,其临床表现为发作性眩晕、耳聋、耳鸣,死后的颞骨病理切片为膜迷路内有血性渗出物,而脑脊液无改变。他首次提出内耳疾病可能导致眩晕、耳鸣、耳聋等症状。鉴于其突出贡献,后来以其名字命名此疾病。1938年,英国学者Hallpike和Cairns以及日本学者Yamakawa分别独立研究报道,梅尼埃病患者死后颞骨病理改变为膜迷路积水。

梅尼埃病的病因和发病机制至今尚未阐明,根据其病理改变,可能与内淋巴产生和吸收失衡等因素有关。主要的病因学说包括:内淋巴管机械阻塞与内淋巴吸收障碍学说、免疫反应学说、内耳缺血学说等。梅尼埃病的典型临床表现包括:①发作性眩晕;②波动性渐进性耳聋;③耳鸣;④耳胀满感。此外,临床上还可见梅尼埃病的特殊形式,如Tumarkin耳石危象、Lermoyez发作等。梅尼埃病的诊断需要依赖详实的病史、全面仔细的检查(听-平衡功能评级、影像学等)和鉴别诊断,在排除了其他可引起眩晕的疾病后,才能作出正确的临床诊断。

由于梅尼埃病的病因和发病机制尚未阐明,正确治疗必须要以正确的诊断为基础,因此,制定一个公认的诊断标准非常重要。20世纪70年代以来,国内外学者在梅尼埃病诊断和疗效评定标准的制定方面做了大量的工作。了解这一工作的历史演变有助于对梅尼埃病的认识。

一、梅尼埃病诊断和疗效评定标准

1972年,美国耳鼻咽喉科学会(American Academy of Otolaryngology,AAO)的听力和平衡委员会(Committee on Hearing and Equilibrium,CHE)制定了第一个梅尼埃病诊断标准(表1-5-1):

表1-5-1 AAO-CHE 1972年梅尼埃病诊断标准

1. 波动性、进行性感音神经性耳聋
2. 特征性典型眩晕发作,每次发作持续20min~24h,神志完全清楚,不伴有神经系统病症或后遗症;常出现前庭性眼球震颤
3. 常有耳鸣
4. 疾病发作特征是有缓解期和发作期

1972年AAO-CHE制定的梅尼埃病诊断标准将梅尼埃病分为耳蜗亚型和前庭亚型,故很长一段时间内有耳蜗型梅尼埃病和前庭型梅尼埃病之分。由于缺乏病理学的支持,1985年AAO-CHE进一步修订梅尼埃病诊断标准(表1-5-2),放弃了梅尼埃病亚型诊断模式,提出只有出现典型的眩晕、耳聋、耳鸣三个症状方能确诊。

表1-5-2 AAO-CHE 1985年梅尼埃病诊断标准

1. 波动性、进行性感音神经性听力损失,合并耳鸣。听力减退的特征是低频受损或各频率平坦型受损
2. 眩晕:自发性运动感,合并不稳定感,持续几分钟至数小时。必须有两次以上的发作才能建立诊断明确的眩晕发作,常很剧烈,常合并恶心、呕吐。患者定向力正常,意识清楚,无神经系统后遗症。当典型眩晕发作时,常有水平性或水平旋转性眼震

鉴于1985年修订的梅尼埃病标准过于简单，不便于执行，AAO-CHE于1995年再次修订了梅尼埃病诊断标准(表1-5-3)。

表1-5-3 AAO-CHE 1995年梅尼埃病诊断标准

1. 反复自发性眩晕发作
   明确的眩晕发作——自发性旋转性眩晕。持续时间大于20min(通常为数小时)，常很剧烈，伴有平衡功能障碍，持续数天；常伴有恶心、呕吐；意识清楚。常有水平性或水平旋转性眼震
2. 感音神经性听力损失(听力不一定波动)
3. 耳胀满感或耳鸣
   确诊梅尼埃病(certain Ménière's disease)：组织病理学证实
   临床诊断梅尼埃病(definitive Ménière's disease)：有两次以上明确的眩晕发作，伴有听力减退和耳鸣和(或)耳胀满感
   可能梅尼埃病(probable Ménière's disease)：仅有1次明确的眩晕发作，有其他症状和体征
   疑似梅尼埃病(possible Ménière's disease)：有明确的眩晕发作，无听力减退；或有听力减退，无明确的平衡障碍
4. 分期
   一期：平均听阈≤25dB；二期：平均听阈为26～40dB；三期：平均听阈为41～70dB；四期：平均听阈>70dB(只适用于确诊和临床诊断梅尼埃病患者，听阈为治疗前6个月内听力最差时0.5kHz、1.0kHz、2.0kHz和3.0kHz的平均听阈)
5. 功能评级
   (1) 眩晕对日常活动无任何影响
   (2) 眩晕发作时，必须停止活动片刻，但眩晕症状很快消失，可恢复活动，继续工作、驾驶和无限制的从事活动。无需因眩晕而改变任何计划或活动
   (3) 眩晕发作时，必须停止活动片刻，但眩晕会消失，可恢复活动，继续工作、驾驶和无限制的从事绝大部分活动。伴不得不改变某些计划
   (4) 能工作、驾驶、旅行、照顾家庭或从事绝大部分必要的活动，按须付出巨大努力。必须不断调整工作和计划
   (5) 不能工作、驾驶或照顾家庭。不能完成绝大多数平时常做的活动，甚至一些必要的活动也受限，基本残疾
   (6) 丧失劳动能力1年以上和(或)因眩晕、平衡功能障碍而接受补偿

AAO-CHE于1995年修订的梅尼埃病标准，首次将梅尼埃病按诊断依据认可程度分为4类：①确诊梅尼埃病；②临床诊断梅尼埃病；③可能梅尼埃病；④疑似梅尼埃病。只有对具有典型临床表现患者的内耳进行病理学检查证实是膜迷路积水，才能确诊为梅尼埃病。根据该标准，绝大多数患者因在生前都不可能获取内耳组织做病理检查而无法确诊梅尼埃病。而根据多次眩晕发作合并听力减退、耳鸣、耳胀满感可诊断为"临床诊断梅尼埃病"；如果仅有一次明确的眩晕发作，同时有耳鸣及听力减退，可视为可能梅尼埃病；如有明确的眩晕发作，但听力不减退，或有听力减退但无明确的平衡障碍，则诊断为疑似梅尼埃病。

梅尼埃病必须有明确的眩晕发作史，该标准再次强调"旋转性眩晕"至少持续20分钟以上，因膜迷路积水有一个高峰过程，在一定程度上就有别于其他疾病导致的短暂性或一过性眩晕。患者在眩晕发作时常出现前庭性眼震，即水平性或水平旋转性眼震，这有别于其他非前庭疾病引起的眼震。由于膜迷路积水，神经感受器受到刺激及膜迷路压力增加，耳胀满感是常有的伴随症状。患者的主诉为耳闭、耳闷、耳内难受等。在分析眩晕时，耳胀症状也提示眩晕发作与内耳疾病相关。

AAO-CHE于1995年提出的梅尼埃病诊断标准，是目前欧美遵循的诊断标准。为适应我国临床工作需要，中华医学会耳鼻咽喉科学会在广泛征集全国各地耳鼻咽喉科学分会专家的意见后，提出了我国的《梅尼埃病诊断依据和疗效分级》标准(表1-5-4)。

这是我国制定的首个梅尼埃病诊断和疗效评价标准，该标准的提出在一定程度上规范了我国梅尼埃病的临床诊疗工作。在该标准中，强调梅尼埃病的反复发作旋转性眩晕，每次发作持续20分钟至数小时，而且眩晕发作至少2次以上。眩晕发作常伴有前庭-自主神经症状(恶心、呕吐)及前庭眼动反射(水平或水平旋转性眼震)。梅尼埃病须具备感音神经性听力损失，早期呈低频听力下降。并提出了判定低频听力损失的具体内容。梅尼埃病的诊断主要依赖四联症(眩晕、耳鸣、耳聋、耳胀满)反复发作史及排除诊断法，具体列出了常需排除的几种眩晕疾病，这有利于临床医师掌握和使用本标准。

我国首个梅尼埃病诊断和疗效评价标准制定并应用于临床的十年间，随着对梅尼埃病疾病认识的深入，临床医师发现该标准尚需完善，如该标准对于不典型梅尼埃病的诊断缺乏明确指导方案。2006年，中华医学会耳鼻咽喉科学会和中华耳鼻咽喉头颈外科杂志编辑委员会在广泛征集全国各地耳鼻咽喉科学分会专家意见后，修订了梅尼埃病诊断依据和疗效分级(贵阳)(表1-5-5)。

表 1-5-4 中华医学会耳鼻咽喉科学会和中华耳鼻咽喉科杂志编辑委员会 1996 年梅尼埃病诊断依据和疗效分级(上海)

定义:梅尼埃病是一种特发的内耳病,基本病理改变是膜迷路积水。临床表现为反复发作的旋转性眩晕、感音神经性听力损失、耳鸣和耳胀满感。发作间期无眩晕

诊断依据:

1. 反复发作的旋转性眩晕,持续 20 分钟至数小时,至少发作 2 次以上。常伴恶心、呕吐、平衡障碍。无意识丧失。可伴水平或水平旋转型眼震
2. 至少一次纯音测听为感音神经性听力损失,早期低频听力下降,听力波动,随病情进展听力损失逐渐加重。可出现重振现象

   具备下列 3 项之一即可判定为听力损失:

   (1) 0.25、0.5、1kHz 听阈均值较 1、2、3kHz 听阈均值高 15dB 或 15dB 以上

   (2) 0.25、0.5、1、2、3kHz 患耳听阈均值较健耳高 20dB 或 20dB 以上

   (3) 0.25、0.5、1、2、3kHz 平均阈值大于 25dBHL
3. 耳鸣。间歇性或持续性,眩晕发作前后多有变化
4. 有耳胀满感
5. 排除其他疾病引起的眩晕,如位置性眩晕、前庭神经炎、药物中毒性眩晕、突发性聋伴眩晕、椎基底动脉供血不足和颅内占位性病变引起的眩晕

疗效分级:

1. 眩晕的评定:用治疗后 2 年的最后半年每月平均眩晕发作次数与治疗前半年每月平均发作次数进行比较,即:

   分值=(治疗后每月发作次数)/(治疗前每月发作次数)×100

   按所得分值分为五级:

   A 级:0(完全控制,不能理解为“治愈”)

   B 级:1~40(基本控制)

   C 级:41~80(部分控制)

   D 级:81~120(未控制)

   E 级:>120(加重)
2. 听力评定:以治疗前 6 个月最差一次 0.25kHz、0.5kHz、1kHz、2kHz 和 3kHz 听阈平均值减去治疗后 18~24 个月最差的一次相应频率听阈平均值进行评定

   A 级:改善>30dB,各频率听阈<20dBHL

   B 级:改善 15~30dB

   C 级:改善 0~14dB(无效)

   D 级:改善<0(恶化)

如果诊断为双侧梅尼埃病,应分别评定。不对眩晕和听力做综合评定,也不用于工作能力的评估

表 1-5-5 中华医学会耳鼻咽喉科学会和中华耳鼻咽喉头颈外科杂志编辑委员会 2006 年梅尼埃病诊断依据和疗效分级(贵阳)

一、定义

梅尼埃病是一种特发性膜迷路积水的内耳病,表现为反复发作的旋转性眩晕,波动性感音神经性听力损失,耳鸣和(或)耳胀满感

二、诊断依据

1. 发作性旋转性眩晕 2 次或 2 次以上,每次持续 20 分钟至数小时。常伴自主神经功能紊乱和平衡障碍。无意识丧失
2. 波动性听力损失,早期多为低频听力损失,随病情进展听力损失逐渐加重。至少 1 次纯音测听为感音神经性听力损失,可出现听觉重振现象
3. 伴有耳鸣和(或)耳胀满感
4. 排除其他疾病引起的眩晕,如良性阵发性位置性眩晕、迷路炎、前庭神经元炎、药物中毒性眩晕、突发性聋、椎基底动脉供血不足和颅内占位性病变等

续表

三、临床表现 1. 早期:间歇性听力正常或轻度低频听力损失 2. 中期:间歇性低、高频率均有听力损失 3. 晚期:全频听力损失达中重以上,无听力波动
四、可疑诊断(梅尼埃病待诊) 1. 仅有1次眩晕发作,纯音测听为感音神经性听力损失,伴有耳鸣和耳胀满感 2. 发作性眩晕2次或2次以上,每次持续20分钟至数小时。听力正常,不伴有耳鸣和耳胀满感 3. 波动性低频感音神经性听力损失。可出现重振现象。无明显眩晕发作 符合以上任何一条为可疑诊断。对于可疑诊断者根据条件可进一步行甘油试验,耳蜗电图、耳声发射及前庭功能检查
五、疗效评估 1. 眩晕评定:采用治疗后18~24个月之间眩晕发作次数与治疗前6个月眩晕发作次数进行比较,按分值计: 所得分值=(治疗后18~24个月间发作次数)/(治疗前6个月发作次数)×100 眩晕程度分为5级: A级:0(完全控制,不能理解为“治愈”) B级:1~40(基本控制) C级:41~80(部分控制) D级:81~120(未控制) E级:>120(加重) 2. 听力评定:以治疗前6个月最差一次0.25kHz、0.5kHz、1kHz、2kHz和3kHz听阈(听力级)平均值减去治疗后18~24个月最差的一次相应频率听阈平均值进行评定 A级:改善>30dB,各频率听阈<20dBHL B级:改善15~30dB C级:改善0~14dB(无效) D级:改善<0(恶化) 如果诊断为双侧梅尼埃病,应分别评定 3. 活动能力评定:采用治疗后18~24个月之间活动受限日与治疗前6个月活动受限日进行比较,按分值计: 所得分值=(治疗后18~24个月间活动受限日)/(治疗前6个月活动受限日)×100 活动能力分为5级: A级:0(完全改善) B级:1~40(基本改善) C级:41~80(部分改善) D级:81~120(未改善) E级:>120(加重) 附:活动受限日是指当日活动评分为3、4分的天数 活动评分:①0分:任何活动不受影响;②1分:轻度活动受影响;③2分:活动中度受影响;④3分:活动受限,无法工作,必须在家中休息;⑤4分:活动严重受限,整日卧床或绝大多数活动不能

我国2006年修订的梅尼埃病诊断标准与1996年制定的梅尼埃病诊断标准相比,增加了“可疑诊断(梅尼埃病待诊)”,使临床上一些不典型的梅尼埃病纳入“可疑诊断”。同时,根据患者的听力损失情况新增加了梅尼埃病的临床分期,这有助于临床医师根据患者听力损失判别患者疾病的临床阶段,以指导患者的治疗。此外,在目前医学模式转变的情况下,对患者生活质量关注程度正逐渐增加,本标准新增加了活动能力的评定,这可作为除眩晕评定和听力评定外一条重要的疗效评估标准。

目前,对梅尼埃病诊断和疗效评定标准的建立与争议主要集中在以下几点:

1. 耳蜗型梅尼埃病和前庭型梅尼埃病的亚型诊断虽然在1985年的AAO-CHE标准中被剔除,但在临床工作中还是可以遇见部分可疑病例,其在临床上分别单独表现为耳蜗症状或前庭症状。这种疾病临床表现的差异性在诊断时如何进行鉴别和掌握,还有待在大量的基础和临床研究基础上,得出科学结论。

2. 临床上为诊断梅尼埃病，常进行甘油试验(glycerol test)，该试验的目的是通过减少异常增加的内淋巴而检测听觉功能的改变，有助于梅尼埃病的诊断。本病患者可为阳性，但在间歇期、脱水等药物治疗时为阴性；此外，如果患者的听力损失程度轻微或重度听力损失且无波动时，该结果也可为阴性。因此，目前关于甘油试验在诊断梅尼埃病中的价值还有待进一步研究。

3. 是否存在"客观的"梅尼埃病诊断方法？近年来，国际上梅尼埃病诊疗方法新进展之一是应用造影剂钆进行内耳成像 MRI 检查，通过迷路成像进行膜迷路积水的定量测量，该技术为梅尼埃病的客观诊断依据提供了一种可能的选择。但目前在诸多相关技术上仍在探讨，如给药技术(包括鼓室注射、经咽鼓管给药等)；给予造影剂后的最佳检测时间；内淋巴 MRI 显影后的图像分析技术上等均无统一标准。以后还需要对该技术在梅尼埃病诊断中的意义进行深入研究。

二、梅尼埃病个体治疗方案的制定与思考

梅尼埃病病因不明，病理机制复杂。目前临床上用以治疗梅尼埃病的方法较多，但常以经验性为主，其目的在于对症治疗眩晕，并保存听力。由于本病的特征是发作性眩晕，患者的症状分为急性期和间歇期，故治疗策略上分为急性期治疗和间歇期治疗。

(一) 急性发作期治疗

1. 一般治疗　患者在此期要卧床休息，避免刺激。由于患者对眩晕症状存在恐惧心理，因此需要向患者解释病情，说明本病为内耳疾病，并无生命危险。膳食方面，控制水分及盐的摄入，水分控制在 1000～1500ml/d 以下，食盐的摄入量低于 1.5g/d。选用高蛋白、高维生素、低脂肪饮食。

2. 药物治疗　治疗梅尼埃病的药物种类较多，但迄今为止没有一个被广泛接受的药物治疗方案或标准。

(1) 前庭神经抑制剂

1) 地西泮(安定)：可抑制前庭神经核的活性，有抗焦虑及松弛肌肉作用，5～10mg 口服，1～2次/天。呕吐严重可 10mg 肌注或静滴。

2) 盐酸地芬尼多(diphenidol)：商品名为眩晕停，对前庭系统有调节作用，对中枢、外周以及颈性眩晕都有良好的治疗效果。副作用为口干。青光眼、心动过速者慎用，肾衰竭患者禁用。

3) 利多卡因：作用于脑干及前庭终器，能阻滞神经冲动。可按 1～2mg/kg 加入 5% 葡萄糖 100～200ml 静脉滴注，可减轻眩晕及耳鸣。

4) 苯海拉明(theohydramine)：有镇静、防晕作用，副作用有嗜睡和皮疹。

(2) 胆碱能受体阻滞剂：使乙酰胆碱不能与受体结合，能缓解平滑肌痉挛，扩张血管，改善内耳微循环，抑制腺体分泌，适用于自主神经反应严重，胃肠症状较重的患者。应该注意的是因为其有扩大瞳孔，升高血压的作用，青光眼患者忌用抗胆碱能药物。

1) 氢溴东莨菪碱：0.3～0.5mg 口服，或稀释于 5% 葡萄糖溶液 10ml 静脉滴注。

2) 山莨菪碱(654-2)氢溴酸注射液：10mg 肌注或静滴。

3) 硫酸阿托品：0.5mg 皮下注射或稀释后静滴。

(3) 血管扩张剂：内耳微循环障碍可能是本病病因之一，故改善微循环药物，对控制眩晕、耳聋和耳鸣有一定疗效。

1) 氟桂嗪(flunarizine)：商品名为西比灵。选择性 Ca^{2+} 通道阻滞剂，可阻滞在缺氧条件下 Ca^{2+} 跨膜进入胞内，造成细胞死亡；此外，还可抑制血管收缩，降低血管阻力，降低血管通透性减轻膜迷路积水，增加耳蜗辐射小动脉血流量，改善微循环，10mg/d。副作用有嗜睡作用。

2) 倍他司汀(beta-histine)：商品名为培他啶。为组胺类药物，具有强烈的血管扩张作用，可改善脑及内耳循环，抑制组胺释放，产生抗过敏作用。

此外，还有脑益嗪(cinnarizine，桂利嗪)、尼莫地平(nimodipine)等。血管扩张剂在梅尼埃病中的应用属于经验性，部分学者认为，目前尚无足够证据表明此类药物疗效，而且，尚未能证实膜迷路积水的发生与血管有关。

(4) 降低血液黏稠度药物

1) 川芎嗪：有抗血小板聚集作用，对已聚集的血小板有解聚作用，抑制平滑肌痉挛，扩张小血管，改善微循环，能通过血-脑屏障，有抗栓和溶栓作用。

2) 复方丹参：活血化瘀，具有扩张小血管、抑制凝血，促进组织修复作用。

(5) 利尿脱水剂：研究已证实梅尼埃病的病理表现为膜迷路积水，故可采用利尿脱水剂治疗，常用的有氯噻酮(chlorthalidone)、70% 二硝酸异山梨醇(isosorbid dinitrate)等。呋塞米因为其耳毒性应

该慎用。尽管有研究表明,利尿剂对眩晕的长期控制有效,但由于其对电解质水平有影响,该药物不能被长期使用。

(6) 糖皮质激素:目前认为,自身免疫或变态反应因素可能与梅尼埃病的发病机制有关,因此,近年来糖皮质激素较为广泛的被应用于梅尼埃病治疗。糖皮质激素的给药方法有全身应用和局部应用。

1) 全身应用糖皮质激素:由于全身应用类固醇激素的诸多不良反应,目前仅在梅尼埃病的急性期,可有选择的全身应用。在应用中应逐渐减量,并严格注意全身用药的禁忌证和不良反应,如感染、糖尿病、骨质疏松、溃疡病、高血压、精神改变以及伤口延期愈合等。Hamann 和 Arnold 列出了其常用的梅尼埃病药物经验治疗方案(表 1-5-6)。

表 1-5-6 梅尼埃病的药物治疗

急性期		
控制眩晕症状	茶苯海明(乘晕宁)	62mg 静滴
病因学		
第 1 天	1000mg 泼尼松龙	静滴,+2×150mg 雷尼替丁
第 2 天	1000mg 泼尼松龙	静滴,+2×150mg 雷尼替丁
第 3 天	1000mg 泼尼松龙	静滴,+2×150mg 雷尼替丁
或者		
100mg 泼尼松龙	口服	+150mg 雷尼替丁,2 天
80mg 泼尼松龙	口服	+150mg 雷尼替丁,2 天
60mg 泼尼松龙	口服	+150mg 雷尼替丁,2 天
40mg 泼尼松龙	口服	+150mg 雷尼替丁,2 天
20mg 泼尼松龙	口服	+150mg 雷尼替丁,2 天
10mg 泼尼松龙	口服	+150mg 雷尼替丁,2 天
5mg 泼尼松龙	口服	+150mg 雷尼替丁,2 天
2. 5mg 泼尼松龙	口服	+150mg 雷尼替丁,2 天
慢性期		
倍他司汀	3×12mg/d,数月	

2) 局部应用糖皮质激素:由于全身应用糖皮质激素激素存在诸多禁忌证和不良反应,中耳给药治疗成为近年来应用较为广泛的梅尼埃病治疗方法之一(参见本章第三节)。因为圆窗膜可通透糖皮质激素,其在内外淋巴液中可达到较高药物浓度。在一项为期 2 年的前瞻性、安慰剂对照、随机双盲研究中,Garduno-Anaya 等研究了地塞米松鼓室注射疗效,结果表明有 82% 患者的眩晕症状得到完全控制(安慰剂为 57%),耳鸣的主观改善为 48%,听力提高为 35%,耳胀满感改善为 48%。

(二) 间歇期治疗

梅尼埃病患者若无症状可无需任何治疗,若有平衡功能障碍、耳聋、耳鸣者,可根据症状进行相应治疗。间歇期的治疗目的在于预防眩晕发作和听力下降。

1. 预防眩晕急性发作 包括生活规律、减少情绪及精神刺激,低盐饮食等。有学者建议避免 CATS(咖啡、酒、烟、紧张),可预防眩晕发作。

2. 对耳蜗症状的治疗 对于有耳聋及耳鸣的患者,可选用血管扩张剂,改善内耳微循环。

3. 耳道压力治疗 耳道压力治疗是梅尼埃病治疗的新途径。目前,耳道压力治疗梅尼埃病的机制尚未完全阐明。由于内耳系统具有可压缩性,压力脉冲作用于内淋巴液时,脉冲能量均衡分配到整个系统,使内淋巴液向压力释放途径流动。Salt 等研究表明,外淋巴液的压力改变可以产生内淋巴的纵流。

1975 年,Densert 等首次报道应用 –300 ~ –900mmH_2O的压力箱及 25mmH_2O 正压治疗梅尼埃病,改善梅尼埃病症状,取得良好效果。1976 年

Ingeslstedt 等通过正压治疗,改善了梅尼埃病患者的耳蜗、前庭症状。有动物实验表明:①向中耳施压 ECochG 有改善,-SP 波幅下降,波形趋于正常;②正压使前庭神经反应加快;③中耳加压使外淋巴液压增高,使内淋巴流向内淋巴囊;④中耳加压使壶腹、囊斑心钠素(ANP)分泌增加,ANP 通过抑制腺苷酸环化酶(cAMP)的活性调节内淋巴容量。

文献报道,耳道压力治疗梅尼埃病的方法对于病史较短、听力有波动者的治疗效果较好。虽然该方法在临床应用时间尚短,其治疗机制尚未完全阐明,但由于该方法简单易行,且有一定的疗效,可在临床,尤其是门诊开展,是一种创伤小、有一定价值的治疗方法。低压脉冲发生器(Meniett 仪)治疗梅尼埃病在国内外开展多年,2012 年一项随机、安慰剂对照、双盲临床研究表明,Meniett 仪可改善患者眩晕,但对听力和前庭功能改善不显著,并推荐该技术作为单侧梅尼埃病的二线治疗方法。

(三)鼓室内注射氨基糖苷类药物治疗

早在 1948 年 Fowler 利用氨基糖苷类抗生素的耳毒性,通过链霉素全身给药治疗眩晕。Schuknecht 于 1956 年首次报道了中耳灌注链霉素治疗单侧梅尼埃病,患者的眩晕症状得以控制。以后的研究及应用转向为庆大霉素,后者的前庭毒性更为显著。Beck(1978 年)改用庆大霉素鼓室内注射治疗取得良好效果。目前,局部应用氨基糖苷类抗生素治疗梅尼埃病已经成为治疗单侧梅尼埃病的一种相对安全和有效的方法。适用于难治性梅尼埃病,且无应用听力或重度耳聋的患者,可应用氨基糖苷类抗生素的局部治疗。该方法又称化学性迷路切除。

1. 治疗机制　梅尼埃病的发病机制最经典的学说是内淋巴液生成/吸收概念障碍。前庭暗细胞是内淋巴液生成部位之一,其正常功能是调节内淋巴液各种离子的浓度平衡。暗细胞比毛细胞对庆大霉素的毒性更敏感,庆大霉素可通过对暗细胞的毒性作用,破坏其分泌功能,改变上皮细胞对淋巴液的吸收机制。该治疗方法旨在影响内淋巴的生化环境,达到缓解膜迷路积水的目的。另外一个可能的机制是庆大霉素可破坏前庭毛细胞。因此,庆大霉素鼓室内给药治疗梅尼埃病的可能药理作用机制是:①破坏毛细胞,减少前庭病理性兴奋向中枢的传递;②破坏暗细胞,减少内淋巴液生成,减轻膜迷路积水。

内耳局部给药与全身给药相比,具有诸多无可比拟的优点。它是基于药物能经过圆窗膜渗透,在内外淋巴液中达到比全身给药时的脑脊液或血液中高得多的浓度的理论基础。

2. 治疗方法　在氨基糖苷类抗生素中,庆大霉素耳毒性低于链霉素,较链霉素的安全系数高;治疗量与中毒量相距较大,有较大的治疗窗。

由于内耳结构解剖部位隐匿,组织结构复杂,内耳局部给药必须经由中耳鼓室。目前有鼓室内直接注射药物、药物注射至蜗窗龛处的预置材料、半植入式微导管持续给药,以及微虹吸管给药装置等四种给药方式。给药模式主要分为两种:①固定剂量式(fixed-dose regimen):给药次数和药物剂量恒定,一日或连续数日多次给药;②滴定式(titration regimen):给药次数和药物总剂量不定,根据患者治疗反应和药物副作用决定治疗终点。给药间隔多为 1 周～1 个月。研究报道中庆大霉素药物浓度多在 10～40mg/ml 不等。

3. 治疗效果　内耳局部给药治疗的疗效较好,严重并发症较少。有学者对 1978—2002 年 Medline 上有关"鼓室内"、"庆大霉素"、"治疗"、"梅尼埃病"文献进行 Meta 分析,发现庆大霉素鼓室内给药与其他治疗方法相比,能更好的控制眩晕,完全控制率占 81.7%,明显有效为 96.3%。有报道认为庆大霉素治疗的另一大优点是多数患者感到耳鸣减轻。目前,庆大霉素鼓室注射治疗的趋势为小剂量、低浓度、滴定式给药,目的为在改善眩晕的同时,最大限度的保存残余听力,提高患者生活质量。

常见并发症有:①听力下降:这是主要并发症;②鼓膜穿孔:各家报道不一,仅做鼓室内注射而不切口或置管,可降低穿孔率;③慢性前庭功能低下,有患者可出现共济失调或振动视觉,数周后可通过前庭中枢代偿而症状消除,如症状未改善则可进行前庭康复治疗。

(四)手术治疗

凡是眩晕发作频繁、剧烈,长期非手术治疗无效,耳鸣及耳聋严重者可以考虑进行手术治疗;手术方式较多。手术类型分为保守性(听觉功能保存性)手术和破坏性(听觉功能破坏性)手术两大类。听觉功能保存性手术可按前庭功能保存与否,进一步分为前庭功能保存性手术和前庭功能破坏性手术两亚类。前庭功能保存性手术包括:内淋巴囊减压术、内淋巴囊蛛网膜下腔分流术、内淋巴囊乳突腔分流术等。听功能保存前庭功能破坏性手术包括:颅中窝径路前庭神经切断术、迷路后-乙状窦后径路前庭神经切断术等。听功能和前庭功能破坏性手术是破坏外周前庭系统的感觉细胞和(或)神经结构的各种术式,包括:化学性迷路切除、第Ⅷ对脑神经切断术、迷路毁损术。

1. 内淋巴囊手术(endolymphatic sac surgery) 内淋巴囊外科治疗是保守性手术的代表性手术。它的理论基础是基于内淋巴囊含有膜迷路之吸收上皮的主要结构,而内淋巴囊减压或引流可为内淋巴提供较好的引流。理论上而言,内淋巴囊手术的基本类型有两种:①内淋巴囊减压术:这要靠切除乳突部的颅后窝骨板来实现;②内淋巴囊引流术:使内淋巴囊腔与乳突气房或与颅后窝脑脊液系统相通。内淋巴系统的减压和引流将可减少内淋巴的增量。

内淋巴囊手术的优点是:①手术操作较容易;②可在局麻或短效全麻下进行手术;③对听觉功能无影响。但是,内淋巴囊手术亦有下列缺点:①内淋巴囊囊腔的判断有时比较困难;②内淋巴系统受阻的部位常不同。可在接近内淋巴囊的内淋巴管腔阻塞,亦可由扩张的膜结构阻塞内淋巴管腔;③用于内淋巴囊与乳突腔或内淋巴囊与蛛网膜下腔分流而置入的引流管,可被纤维组织所包,阻碍手术形成的引流系统作用;④由阻塞内淋巴管引起的膜迷路积水的实验动物并不产生前庭症状,这使人怀疑膜迷路积水是否总是能引起眩晕。

Glasscock 等(1984 年)报道,以内淋巴囊手术治疗梅尼埃病,发作性眩晕症状的缓解率为 50% ~ 70%,多数患者的听力得到保存,听力下降者不到 25%。而复发眩晕或眩晕无改善者可能与手术技术等因素有关。

2. 迷路切除术(labyrinthectomy) 迷路切除术是破坏性手术的代表性手术。其手术原则是完全清除病变侧所有五个前庭外周感觉器官的感觉上皮,以及支配这 5 个前庭外周感觉器官的外周神经纤维,从而消除从病变侧的前庭外周向脑干传入的神经冲动信号;再通过中枢的代偿作用而获最大程度的定位,达到消除眩晕症状的目的。目前普遍采用的迷路切除术式有经鼓室和经乳突两种径路。

手术疗效:迷路切除术治疗难治性眩晕的眩晕缓解率几为 100%。一般患者在术后 2 ~ 6 天可获不同程度的前庭代偿,其前庭代偿出现的时间和程度取决于:患者术前前庭功能、患者的年龄,以及患者其他平衡感觉传入系统再定位的能力。伴有其他平衡感觉传入系统障碍的患者,可有前庭代偿不全的症状,表现为术后平衡障碍。

3. 前庭神经切断术(vestibular nerve transection) 前庭神经切断术的理论基础是:病变的前庭外周感觉器官或病变的前庭神经节所产生的异常信号经前庭神经传入前庭中枢。切断前庭神经可中断或消除异常动作电位向前庭中枢的传递,而切除前庭神经节则可防止神经再生。因此,前庭神经切断术属于对症性治疗的手术。在理论上,前庭神经切断术的优点是既可消除眩晕症状,又可在很大程度上保存听力(仅经迷路径路前庭神经切除术除外)。

前庭神经切断术按切除的神经分为包括前庭神经节的前庭神经截断术和不包括前庭神经节的前庭神经切断术两种;术式按手术径路可分为:颅中窝径路前庭神经截断/切断术、经乳突及迷路径路前庭神经截断、经耳蜗径路前庭神经截断、迷路后径路前庭神经切断术、乙状窦后径路前庭神经切断术等。

4. 化学性迷路切除(参见本节“间歇期治疗”的相关内容)

(五)前庭康复治疗

由于梅尼埃病的病理特征是发作性眩晕,属非稳定的前庭病理改变。经典的前庭康复治疗(vestibular rehabilitation therapy)方法并未将梅尼埃病纳入其适应证。近年来,随着对梅尼埃病研究和治疗方法的深入,以及前庭康复治疗概念的深化,目前认为,梅尼埃病也可进行前庭康复治疗。主要表现在以下两个方面:①对于间歇期的梅尼埃病患者,前庭康复治疗可使患者的姿势稳定性提高,提高其生活质量;②对于已经进行了外科手术治疗或化学性迷路切除(如梅尼埃病的中耳给药治疗)治疗的梅尼埃病患者,尤其是前庭功能破坏性手术的患者适合进行前庭康复治疗。手术破坏单侧迷路导致一侧的前庭功能低下,使得来自双侧前庭终器的感觉信息不对称,通过前庭康复治疗可促进中枢代偿的建立,消除由于不对称前庭外周信息输入而产生的不平衡感。前庭康复治疗的具体方法较多,有一般性前庭康复、个体化前庭康复等。

【梅尼埃病个体化综合治疗方案的制订与思考】 目前,梅尼埃病的治疗方法较多,医师在制订治疗方案时,也必须思考怎样的治疗方案才是最佳选择。

急性期和慢性期的治疗方法不同。急性期的治疗原则主要是控制眩晕发作,减轻患者的自主神经症状。因此治疗主要是以药物治疗为主,包括各种前庭神经抑制剂、血管扩张剂、必要时可用利尿剂等。慢性期的治疗主要是针对本病遗留的症状进行对症治疗,包括听力下降、耳鸣、平衡功能障碍等。此外,可针对梅尼埃病的病理机制治疗,采用如压力治疗、中耳给药治疗等。对于难治性梅尼埃病,可行手术治疗。

在梅尼埃病的治疗中,应根据疾病的不同时期进行治疗方案的优化。由于梅尼埃病是渐进行疾病,随着病程的发展,眩晕发作次数逐渐增加,病变程度逐渐加剧,眩晕发作也随之频繁,患者的听力下降及耳鸣症状也在逐渐加重。因此,在疾病的不同阶段,治疗策略并不相同。梅尼埃病早期的治疗主要是控制眩晕,并尽可能的保存听力,可选择压力治疗等保守方法;如果疾病发展到一定阶段,患者的听力有较重的损伤,可以选择其他治疗,如氨基糖苷类抗生素的中耳给药治疗,以及可保存听力的手术治疗等;对于听力已经有严重损伤的难治性眩晕患者,可选择不保存听力的手术治疗。2008年,《柳叶刀》(图 1-5-1)和《临床耳鼻咽喉头颈外科杂志》分别提出了梅尼埃病的阶梯治疗和眩晕疾病个体化综合治疗,均认为应对梅尼埃病患者进行包括上述方法在内的阶梯治疗,如基础治疗、糖皮质激素治疗、压力治疗、化学迷路切除等。认为对于上述方法疗效不佳者,还可以进行手术治疗。此外,一些新的手术和治疗方法,如三个半规管阻塞术、人工耳蜗植入技术等也可应用于梅尼埃病的治疗。近年来,人工前庭技术发展迅速,将会是包括梅尼埃病在内的外周前庭功能丧失眩晕患者治疗选择之一。此外,前庭康复治疗在梅尼埃病,尤其是进行了氨基糖苷类抗生素中耳给药以及前庭功能破坏性手术后患者的治疗中有一定作用。

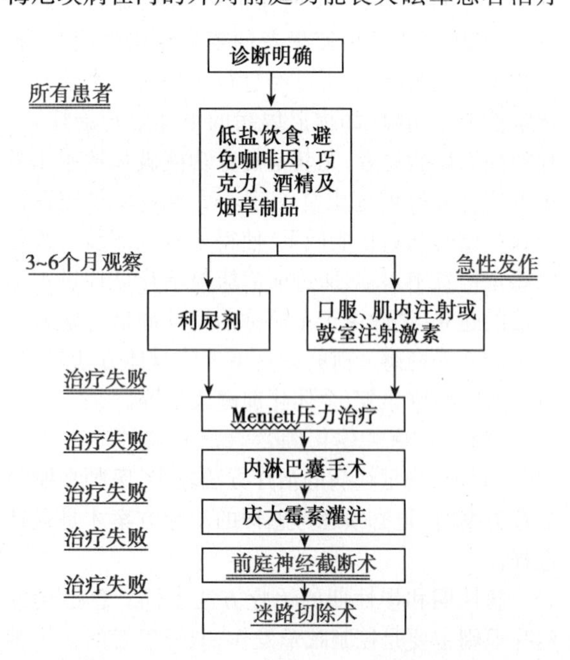

图 1-5-1 2008 年《柳叶刀》中梅尼埃病的阶梯治疗方案

(孔维佳)

第二节 良性阵发性位置性眩晕

一、良性阵发性位置性眩晕诊断标准的建立

良性阵发性位置性眩晕(benign positional paroxysmal vertigo,BPPV)是头部运动到某一特定位置时诱发的短暂眩晕,是一种具有自限性的周围性前庭疾病。可为原发性,也可为继发性,是引起眩晕的最常见的内耳疾病。文献报道约 17% 的眩晕发作由 BPPV 所致。由于 BPPV 可以自发缓解,所以此病的发病率可能被低估。首次发作通常是在 50~70 岁,而且年龄越大发病风险越高。大多数 BPPV 影响一个半规管,通常是后半规管。但有时也会影响单侧或双侧多个半规管。

(一)发病机制

1921 年 Barany 首先报道 1 例 27 岁的女性患者,该患者每当头转向右侧时即出现眩晕症状,当时认为是椭圆囊病变,此后有很多类似的报道。直到 1952 年,Dix 和 Hallpike 才初步确认了这一疾病,并将其命名为良性阵发性位置性眩晕。本病的特点是:特定头位引发的短暂的眩晕,伴有眼震。Dix 和 Hallpike 还发明了以两者姓名联合命名的检查手法来诊断本病,发现低头时位于下方的耳为受累耳。直到今天,此检查方法仍是诊断垂直半规管 BPPV 的标准检查。然而,当时尚不能理解特定头位引发眩晕及眼震的机制。

1962 年 Schuknecht 对 3 例临床确诊的 BPPV 患者进行颞骨病理学检查,发现椭圆囊、球囊和壶腹嵴感觉上皮正常,而在后半规管壶腹嵴发现嗜碱性颗粒沉着,并认为这可能是产生重力刺激敏感的眩晕与眼震的原因。这一发现为 BPPV 发病机制的揭示提供了基础。随后,两种学说相继被提出,从而较好地解释了特殊头位引起眩晕以及眼震的机制,为诊断和治疗提供了理论依据。这两种学说是:

1. 嵴石症(cupulolithiasis) 1969 年由 Schuknecht 提出。认为耳石粘贴在半规管的壶腹嵴顶上,头位变化时,耳石可以直接引起壶腹嵴偏移而导致眩晕的发生。

2. 管石症(canalithiasis) 1979年由Hall等首先提出,认为耳石漂浮在半规管里,头位变动时,耳石因重力作用直接或者间接引起壶腹嵴偏移而出现症状。后来该理论被Parnes等在活体上证实。

在随后的时间里,人们对于BPPV发病机制的认识不断加深。对这两种学说内容逐步充实。目前,人们普遍认为无论是嵴石症还是管石症都可以发生在任一半规管中。其中,对垂直半规管来说,绝大多数是管石症;而对外半规管来说,尽管管石症仍占大多数,但是嵴石症也可占27%。由于眩晕的程度由壶腹嵴移位的幅度决定,而持续时间的长短由移位壶腹嵴恢复到原先所在位置所用时间决定。因此嵴石症患者中,由于耳石直接粘贴在壶腹嵴顶上,因此头位变化可以导致强烈和持久的眩晕;管石症则因为距离壶腹嵴顶相对较远,因此眩晕的程度相对较轻,且持续时间短。这与临床上一些BPPV患者眩晕发作持续时间长而一些患者持续时间很短一致。

眼震是BPPV发作的主要特点之一,并具有潜伏期。对于眼震潜伏期出现的机制目前尚不清楚。有学者提出头位改变后,耳石运动产生的拉力必须克服半规管内淋巴的阻力才能够引起壶腹嵴偏移。这个过程发生所需要的时间加上耳石的惰性因素所耗的时间可以解释Dix-Hallpike手法中眼震潜伏期的出现。另外,眼震的特性因不同半规管BPPV而不同,因而可以运用这一特点定位BPPV。

1. 后半规管BPPV 当患者的头部偏向患耳时,管石受到重力的作用,向离开壶腹嵴的方向移动而牵引内淋巴向远离壶腹嵴的方向流动(管石症);或者耳石直接作用在壶腹嵴上(嵴石症),导致病变侧的前庭兴奋性增加。后半规管的兴奋可以引起同侧眼球的上斜肌和对侧眼球的下直肌收缩,因而导致在后半规管平面上的扭转性眼震(垂直成分向眼球上极,扭转成分向地)。向健侧偏头时,则会导致病变侧前庭受到抑制,因此,眼震方向逆转。

2. 上半规管BPPV 由于上半规管兴奋引起同侧眼球的上直肌和对侧眼球的下斜肌收缩,这与后半规管不同。因此,头偏向患侧时出现垂直成分向眼球下极,扭转成分向地的眼震。

3. 外半规管BPPV 当头部偏向患耳的时候,耳石的移动牵引内淋巴向壶腹嵴的方向流动,从而引起壶腹嵴向椭圆囊的位置偏移,导致此半规管壶腹嵴毛细胞兴奋(管石症);或者耳石直接作用在壶腹嵴上,引起壶腹嵴向背离椭圆囊的位置偏移,导致此半规管壶腹嵴毛细胞抑制(嵴石症)。由于外半规管兴奋引起同侧眼球的内直肌和对侧眼球的外直肌收缩,因此,管石症引起向地性水平眼震,而嵴石症引起背地性水平眼震。

(二)诊断标准

随着对BPPV认识的逐步深入,对于该病的诊断及治疗也日趋完善。2006年,在贵阳召开的全国听力和前庭医学专题学术会议上,制定了BPPV的诊断标准。该标准的制定反映了我国耳科医师对BPPV的发病机制以及眼震机制的深刻了解。

1. BPPV的临床类型

(1)后半规管BPPV;

(2)上半规管BPPV;

(3)外半规管BPPV;

(4)混合型BPPV。

以上四种类型可单侧发病,也可双侧发病。

2. 诊断BPPV的变位试验

(1)Dix-Hallpike或Side-lying试验:是确定后或上半规管BPPV的常用方法。

(2)滚转试验(roll maneuver):是确定外半规管BPPV最常用的方法。

3. BPPV变位检查的眼震特点

(1)后半规管BPPV的眼震特点:患者头向患侧转45°后快速卧倒,使头悬至床下,与床平面成20°~30°夹角。患耳向地时出现以眼球上极为标志的垂直扭转性眼震(垂直成分向眼球上极,扭转成分向地);回到坐位时眼震方向逆转。管石症眼震持续时间<1min;嵴石症眼震持续时间≥1min。

(2)上半规管BPPV的眼震特点:患者头向患侧转45°后快速卧倒,使头悬至床下,与床平面成20°~30°夹角,患耳向地时出现以眼球上极为标志的垂直扭转性眼震(垂直成分向眼球下极,扭转成分向地);回到坐位时眼震方向逆转。管石症眼震持续时间<1min;嵴石症眼震持续时间≥1min。

(3)外半规管BPPV的眼震特点:管石症在双侧变位检查中均可诱发向地性或背地性水平眼震,眼震持续时间<1min;嵴石症在双侧变位检查时可诱发背地性水平眼震,眼震持续时间≥1min。

4. 诊断依据

(1)头部运动到某一特定位置出现短暂眩晕的病史。

(2)变位性眼震试验显示上述眼震特点,且具有短潜伏期(<30秒)和疲劳性。

(三)值得思考的问题

目前,我们对BPPV的发病机制尚未完全了解,仍然有许多问题不能很好地解释。研究发现,迷路手术时90%的耳有耳石浮动在半规管内,然而仅1例有BPPV症状;对522例颞骨的组织病理学研究发现,114例(22%)颞骨中三个半规管壶腹皆可见沉积物,但无BPPV病史。提示耳石的存在是一种比较普遍的现象,而BPPV只是发生在很少的个体中。因此,不能简单地认为半规管耳石症属于病理性,很有可能存在另外的致病机制;另外,解剖学研究发现上半规管及外半规管更接近于椭圆囊斑,当仰卧并作头部转动时,脱落的耳石更易进入外半规管,因此理论上说BPPV应该好发于外半规管,然而临床上后半规管BPPV最常见。

Dix-Hallpike试验中出现的眩晕以及眼震是因为头位移动的过程中耳石因重力作用而产生位移,从而导致壶腹嵴发生偏曲而产生症状。然而,将颅骨作冠状面、矢状面、水平面切片,在半规管内放入与耳石大小、重量相似的微粒,并模拟手法复位时的头位转动,同时连续摄片。结果发现,头位变化并不能使耳石移动。此实验结果与BPPV发病机制明显不符。

另外,部分后半规管BPPV患者Dix-Hallpike试验阴性,即患者自觉眩晕,但是没有眼震出现。这类患者又称为主观性BPPV患者。因此,Dix-Hallpike试验似乎不适合此类患者的诊断。然而最近的文献报道表明这类患者同样适合采用Dix-Hallpike试验诊断。

Dix-Hallpike试验中不能排除头位的变化引起颈部神经丛及颈交感神经受到刺激产生所谓的颈神经性位置性眩晕。对于老年患者,头位变化时可能会使已经增厚的椎动脉狭窄及扭曲,导致脑循环及内耳循环缺血性改变,因而出现眩晕症状。因此,对于这些患者来说,头位变化导致的眩晕可能是短暂性脑缺血所致。

Dix-Hallpike试验中眼震的潜伏期和疲劳性具有多变性。在后半规管BPPV患者中,眼震的潜伏期多数情况为2~15秒;而在一些外半规管BPPV患者中(嵴石症),眼震没有潜伏期,而且几乎没有疲劳性,这一点与中枢性位置性眩晕患者的眼震情况相似。

二、耳石复位法治疗良性阵发性位置性眩晕的发展历程

在过去的20多年里,由于对本病认识的加深,BPPV的治疗发生了巨大的变化。在此之前,通常是告诉患者避免引起眩晕的头位,以及服用药物来改善症状。研究显示这样的治疗没有任何效果。早在1954年医师们就开始尝试使用体位疗法来治疗BPPV,当时的理念仅仅局限于让前庭系统适应激发头位所引起的刺激。直到20世纪80年代,随着管石症和嵴石症学说的问世,一些非手术治疗的复位技术相继出现。这些技术的原理是将耳石从半规管移动到前庭。尽管存在着方法各异的耳石复位法,但其技术原理均是根据BPPV的两个发病机制而设计。各种复位手法均是通过沿特定空间平面的头位转动,使病变的半规管处于垂直位置,管内漂浮的耳石受到重力的作用沿管壁下沉,最终经半规管开口回到椭圆囊。

1988年,Semont根据嵴石症的理论提出了耳石解脱法(liberatory maneuver),因此,此手法特别适用于嵴石症的患者。Semont管石解脱法通过头位变动,将患者以坐位为中心,相当于快速旋转180°,产生一个加速度,达到以下目的:①驱使内淋巴运动,使可能沉积于壶腹嵴上的耳石受到冲击、牵引而分离脱落,重新进入前庭;②在重力作用下,先使可能悬浮的管石移位于半规管最低位;成功地旋转后,使管石进入总脚;然后回复至椭圆囊。主要操作步骤为:①患者于床沿直坐,治疗者手扶患者头部向健侧旋转45°,然后快速向患侧卧下,保持5分钟;②快速移动身体经坐位至对侧卧位,保持5分钟;③患者慢慢坐起,取头直位(图1-5-2)。完成上述3个步骤为1个治疗循环。上述过程反复进行,直到任一位置均无眩晕和眼震出现为止。此手法的有效率据报道在52%~90%,复发率可以高达29%。与传统的耳石复位法相比,没有什么差别。就诊过迟(从出现症状到就诊超过6个月)或继发于头外伤的BPPV患者治愈率低。

1992年Epley首次报道了"耳石复位法(canalith repositioning procedure,CRP)"技术治疗BPPV,该技术又称为"Epley手法"。在1992年首次报道之前,该技术已经应用了很多年,目前仍被广泛的应用。此手法的主要操作步骤是:患者处于坐位,头向患耳转45°,患耳乳突部固定振动器。①扶患者的头部迅速使其躺下,并且使头部置于治疗床外低于水平面20°,观察眼震,并保持30秒;②然后将患者的头部向健侧转动45°,并且保持30秒;③将患者的头部向健侧转动90°,并且患者的身体也随之向健侧转动90°,保持40秒;④扶患者坐起,此时头部应偏向健侧90°~135°;⑤头部转回到中线位置,并将振动器摘下(图1-5-3)。在早期运用该技术治疗BPPV时,作者强调乳突振动器的应用。因

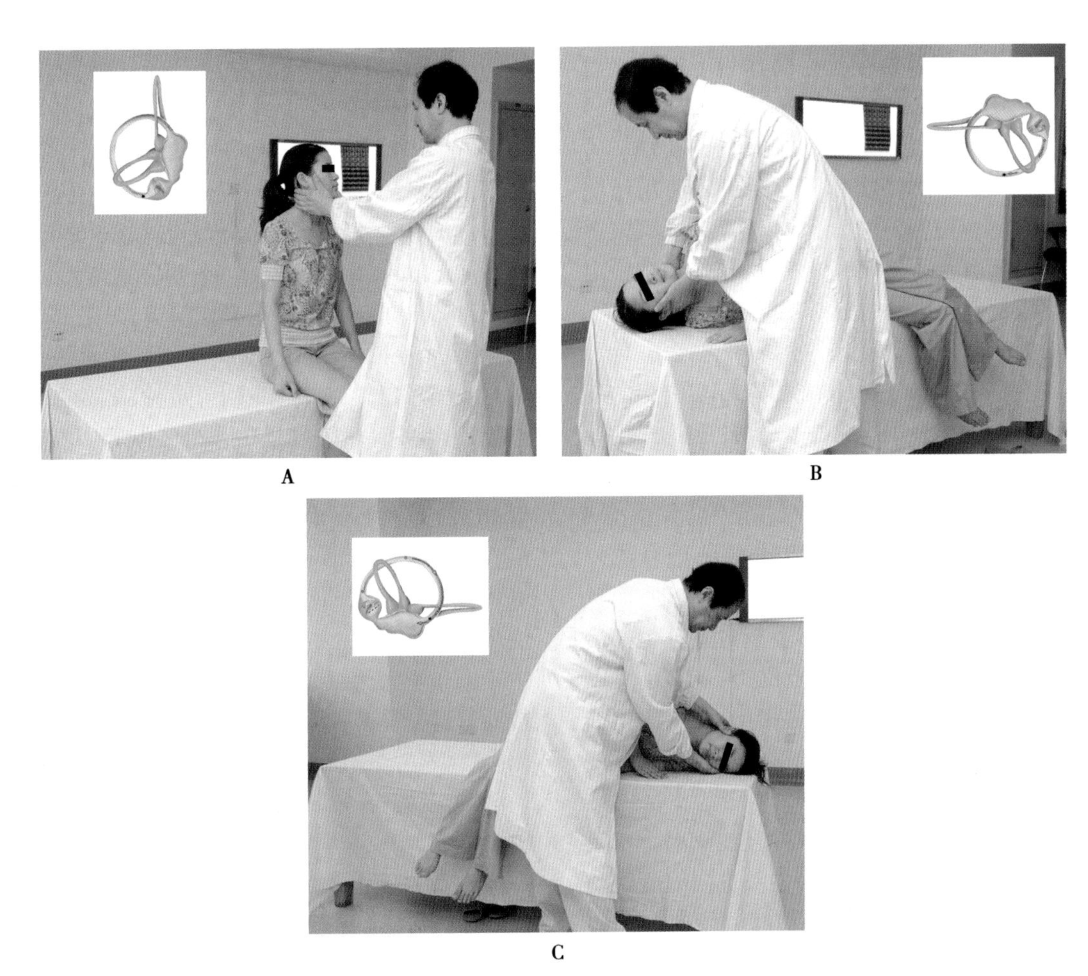

图 1-5-2　Semont 复位法

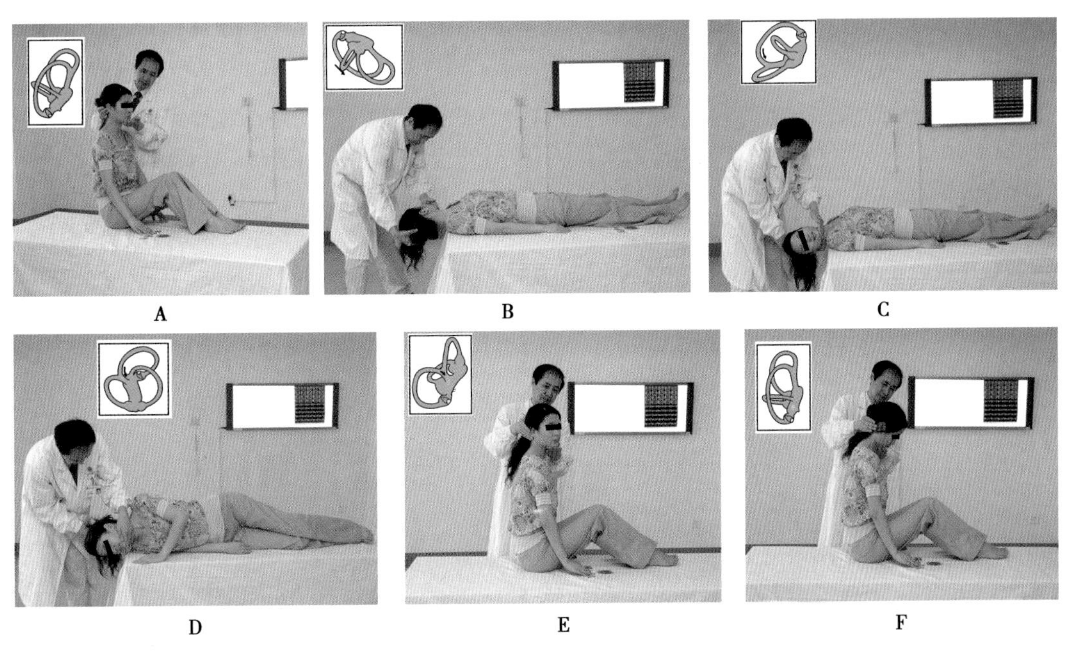

图 1-5-3　Epley 复位法

为作者认为振动可以使黏附在管壁上的耳石松动，这样可以使耳石更容易在重力的作用下运动。后来发现乳突振动并没有增加此手法的治愈率。尽管如此，还是有些作者强调乳突振动的必要性。另外，使用该手法治疗时，往往需要给患者使用镇定剂，以期减轻治疗过程中患者的痛苦。另外，该手法不适合老年患者及颈椎病患者，操作过程中一定要注意牢牢地托住患者的头部，以免损伤颈部。

随后的时间里，一些作者对 Epley 手法进行了改进。1993 年，Parnes 等在传统的耳石复位法的基础上提出了一种改良的方法——颗粒复位法（particle repositioning manoeuvre，PRM）。与传统的耳石复位法相比，最大的区别是治疗过程中的头位由 5 个变成 4 个：第 4 个头位和第 5 个头位融合成一个。此手法不需要镇定剂也不需要乳突震动，而且要求动作迅速，整个过程最好不要超过 5 分钟。治疗结束后，患者需要保持垂直坐位 24～48 小时以防止复发。与传统的 Epley 手法相比，此手法更加简单，而且患者容易接受。具体的操作步骤如下：①患者坐于检查桌上，面向前；②患者的头部向患侧转动 45°，然后使其迅速躺下，并且使头部位于治疗床外，低于水平面 30°；③患者的头部向健侧转动 90°，并且保持 30 秒；④患者的头部继续向健侧转动 90°，并且身体也随之向健侧转动 90°，保持 30 秒；⑤最后患者坐起。其他改进如：各个头位之间缓慢而连续地转动；每转动 15°～20°就停顿 10～20 秒等。这些改进并没有明显提高治愈率，但是可以减轻患者的痛苦以及使操作相对简单。

对于外半规管 BPPV 的认识相对较晚，直到 1985 年，才由 Cipparrone 和 McClure 首次报道。由于对后半规管 BPPV 的较深认识，使得对外半规管 BPPV 的诊断和治疗发展很快。同样，对于治疗外半规管 BPPV 也存在许多不同的耳石复位手法。最简单的一种手法是：强迫侧卧体位法（forced prolonged position maneuver）。此方法由 Vanucchi 于 1997 年首先报道，该技术操作简单，只是要求患者卧床 12 个小时并且保持患耳在上。作者报道此法的有效率可以达到 90% 以上，同时，作者也提到有些患者会在治疗的过程中由外半规管 BPPV 变成后半规管 BPPV。此法适用于向地性眼震的外半规管 BPPV 即水平半规管管石症患者。

1996 年，Lempert 介绍了一种治疗外半规管 BPPV 的方法，称 Lempert 手法。因为治疗的过程像烧烤时翻滚食物，因此又被称为 Barbecue 手法。其主要操作步骤为：①患者坐于治疗台上，在治疗者帮助下迅速平卧；②头向健侧扭转 90°；③身体向健侧翻转 180°，头转 90°，鼻尖朝下；④继续向健侧方向翻转，使侧卧于患侧；⑤坐起（图 1-5-4）。上述 4 个步骤完成头部 3 个 90°翻滚为一个治疗循环，每一体位待眼震消失后再保持 1 分钟。此手法比较简单，患者易接受，因此被大量的患者及医师作为首选。治疗过程中最重要的一步是从 180°翻转到 270°，因此，治疗过程中仅仅翻转 180°绝对不够。

尽管对于各种手法复位疗效的文献报道较多，但缺乏前瞻、双盲的临床研究。另外，存在多种因素，如患者的年龄、严重程度及伴发疾病等多

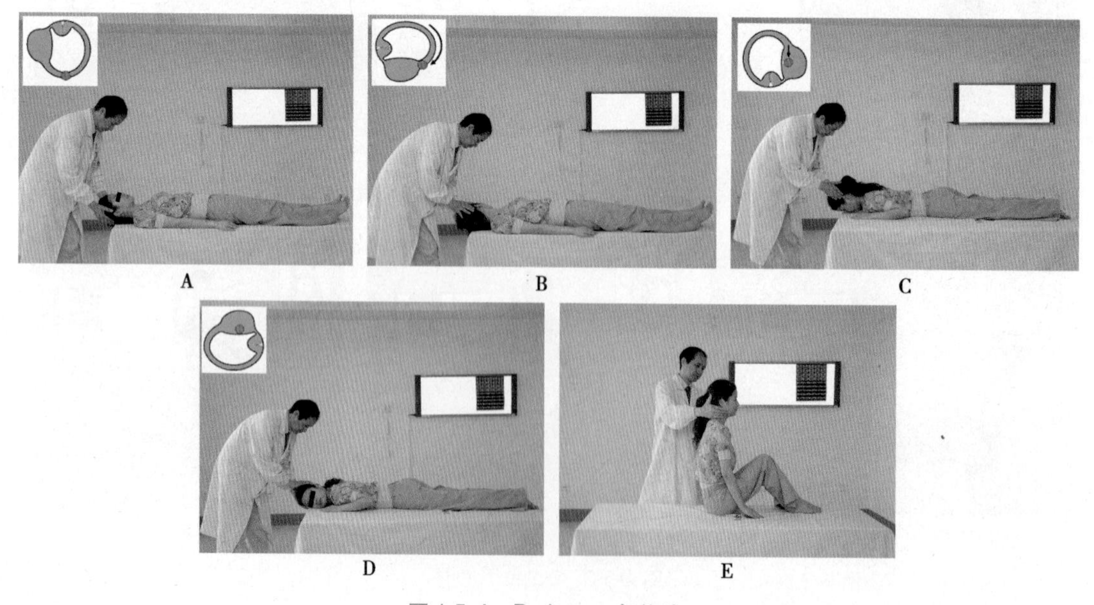

图 1-5-4 Barbecue 复位法

种因素影响 BPPV 的疗效,因此,尚不能确定哪种手法复位的疗效更好。目前,大多数学者认为各种手法的总体效果相差不多。因此,治疗过程中,根据患者的情况以及医师的偏好选取合适的手法可以达到很好的治疗效果。如果一种手法复位失败,可以选择另外的手法或者联合使用两种手法。

尽管手法复位经济、简单,易于推广应用,但是其亦有明显的缺点:①手法复位可能加重患者颈椎损伤,因此,颈椎、腰椎疾病患者及过度肥胖者不适合采用手法复位;②单个复位手法相对简单,易于掌握,但是临床应用时,往往需要医师掌握多种复位手法,导致正确熟练的应用相对困难。为了克服以上问题,2003 年美国研制了三维耳石复位仪,随后法国及我国也相继研制了拥有自我知识产权的复位仪。三维轴向耳石复位仪主要包括三个轴向旋转运动的滚轮系统,可以进行立体空间三个轴向的运转。患者配戴无线视频眼震仪,眼震信息被采集,传送至显示器,医师通过显示器观察患者在检查及治疗过程中的眼震情况。该仪器既可进行 BPPV 的诱发试验又可进行复位治疗。在检查和治疗过程中,患者坐在治疗椅上,通过束缚带固定。患者的头位不需改变,通过转椅的 360°旋转,改变患者整个身体的位置以达到特定的体位,诱发检查及治疗。三维耳石复位系统弥补了手法复位中需要患者颈部转动的缺陷,治疗过程更加简单、直观,适用于颈部及躯干疾病等头部转动不灵活的患者,以及手法复位治疗无效的患者。

近年来,主观性 BPPV 越来越受到临床医师的重视。该类患者特征为仅在特定体位有眩晕或头晕症状而不伴发眼震的发生。最近的研究发现,以上手法复位同样适合于治疗主观性 BPPV,而且其疗效与典型的 BPPV 相当。

三、半规管阻塞术

临床上 BPPV 一般呈良性经过,经过一段时间的非手术治疗,大多数患者能够痊愈,只有少数患者需要手术治疗。以往人们采用后壶腹神经切断、前庭神经切断等技术解决这一类位置性眩晕患者的痛苦。前庭神经切断手术创伤大,并发症多,术后恢复时间长。后壶腹神经切断手术技巧要求高,而且有较高的感音神经性聋发生率。

近年来国内外耳科学者将目光投射至半规管阻塞手术,动物试验及临床观察显示单个半规管阻塞不影响受试动物及位置性眩晕患者耳蜗及所阻塞半规管以外的其他前庭末梢器官的功能,后半规管阻塞治疗难治性位置性眩晕取得了良好的疗效。

(一)半规管阻塞术的历史

后半规管阻塞治疗后半规管 BPPV 旨在克服单孔神经切断术的缺点。Money 和 Scott 首先在前庭生理实验中应用这一技术,阻塞单个半规管以消除该半规管对角加速度的反应,而不影响其他前庭感受器及耳蜗功能(图 1-5-5 ~ 图 1-5-7),是一种微创、安全、有效的治疗眩晕的技术。

(二)半规管阻塞术在良性阵发性位置性眩晕治疗中的应用现状

内科治疗无效的 BPPV 患者,可考虑手术治疗,手术分为两大类:①消除病理信号的传入,包括后壶腹神经切除术、下前庭神经切断术;②阻断刺激,主要是阻断内淋巴流,消除壶腹嵴偏位移动,即半规管阻塞术。

1. 半规管阻塞术的手术方法　全麻下行常规乳突切开术,显露水平和后半规管,在相应半规管远离壶腹端的骨壁上开 1mm 大小骨窗,显露膜性半规管。然后选用骨粉块、骨蜡、颞筋膜、生物胶等阻塞材料从骨窗塞进半规管,完全阻塞半规管腔,

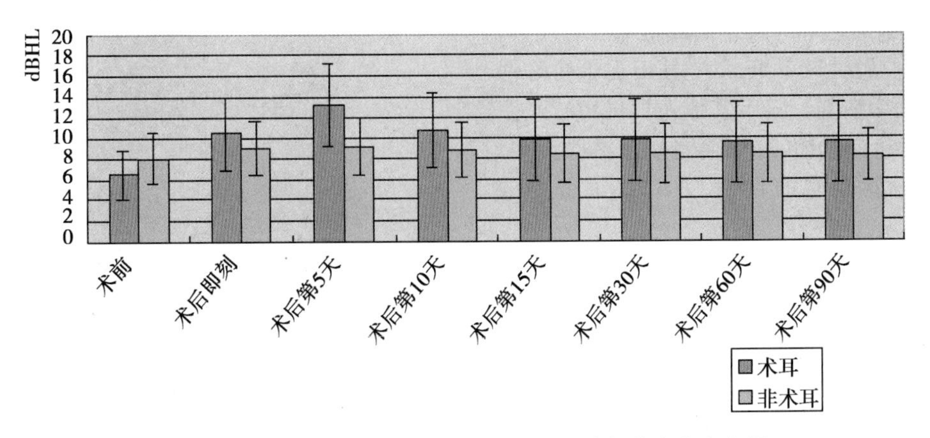

图 1-5-5　三半规管阻塞前后豚鼠 ABR 反应阈值变化直方图

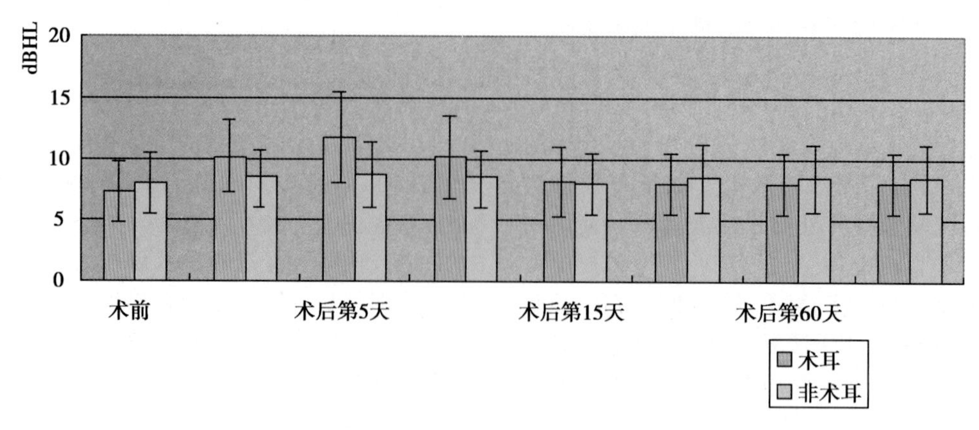

图 1-5-6 后半规管阻塞后豚鼠 ABR 反应阈值变化直方图

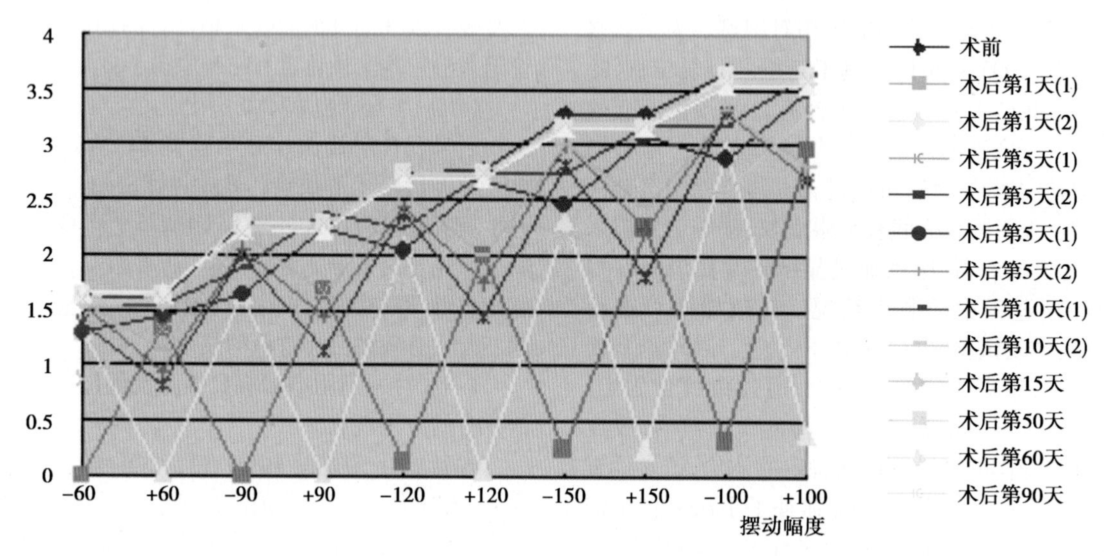

图 1-5-7 三半规管阻塞前后正弦摆动刺激时豚鼠眼震均值的变化曲线

压迫内淋巴管，阻塞内淋巴流动。阻塞材料压入骨窗内以完全阻塞半规管腔为度，阻塞物过多会涌入壶腹和前庭，可能影响听力，过少不能完全阻断内淋巴流。阻塞完成后，用筋膜封闭骨窗，吸收性明胶海绵压迫（图 1-5-8 ~ 图 1-5-10）。

2. 临床应用 Parnes 等（1991 年）报道了 8 例 BPPV 患者，用骨粉块和纤维生物胶阻塞后半规管。8 例均消除了位置性眩晕症状，3 例出现了暂时性混合性聋，6 周后恢复。随后其他人尝试用激光照射使半规管膜迷路收缩、塌陷而阻断内淋巴流动，从而达到半规管阻塞的目的，并取得了很好的疗效。

上海交通大学附属第六人民医院先后为 4 名 BPPV 患者施行单个半规管阻塞手术，其中临床确诊后半规管 BPPV 者 3 例，外半规管 BPPV 者 1 例，分别施行后半规管阻塞与外半规管阻塞。术后随访 1 ~ 7 年，全部消除了难治性位置性眩晕的症状，术后随访结果表明单个半规管阻塞可以有效地消除相应半规管的功能，解除位置性眩晕的症状，而对患者耳蜗功能及其他前庭末梢器官的功能没有影响。

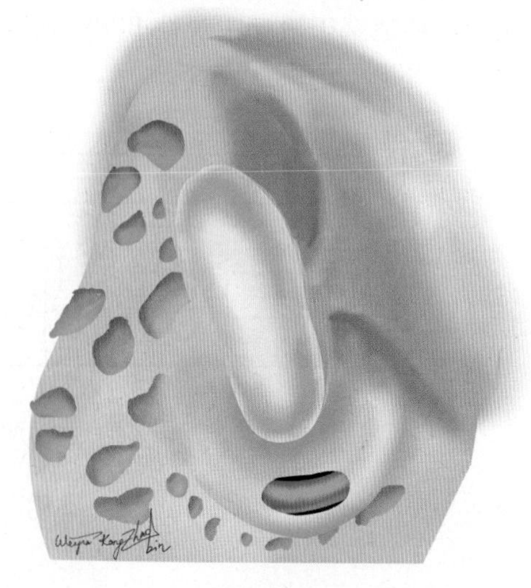

图 1-5-8 乳突轮廓化及后半规管开窗示意图

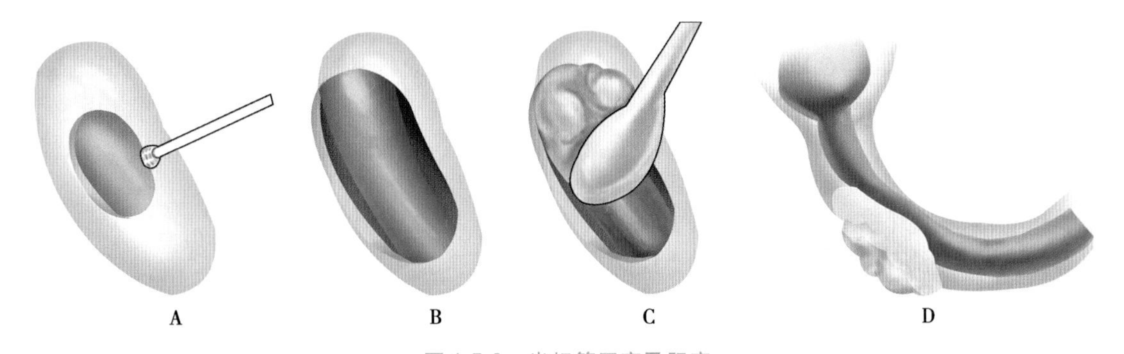

图 1-5-9 半规管开窗及阻塞

A. 半规管开窗；B. 暴露膜半规管；C. 填塞吸收性明胶海绵；D. 填塞后示内淋巴液流动受阻

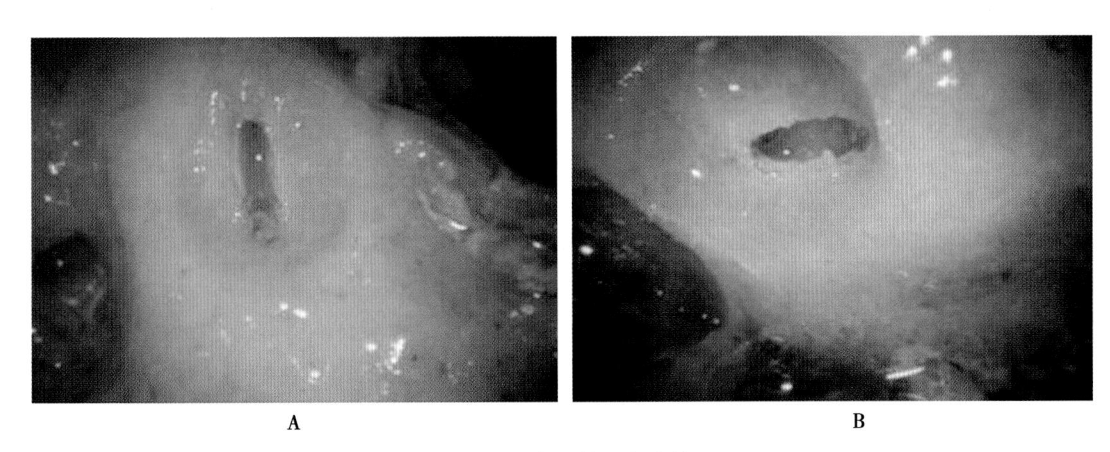

图 1-5-10 半规管开窗实体图

A. 水平半规管开窗；B. 后半规管开窗

（三）半规管阻塞术的思考

从理论上讲，半规管阻塞术是将膜迷路压迫于半规管的内壁上，在阻塞物和壶腹之间形成一个封闭的、充满内淋巴液的间隙，因此，内淋巴不能流动。如果没有温度的变化，液体是不能压缩和膨胀的，因此，这一作用有效地消除了半规管内所有的内淋巴流动，从而有效地控制眩晕发作（图 1-5-11）。

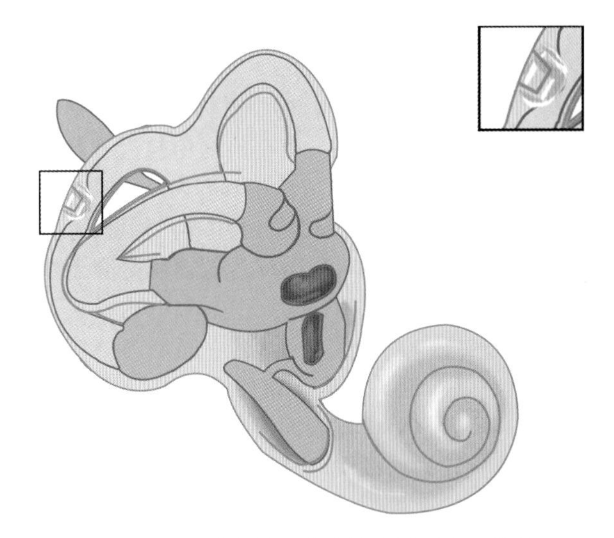

图 1-5-11 半规管阻塞术治疗 BPPV 原理图

尽管半规管阻塞术对难治性 BPPV 的疗效肯定，手术的风险很小，但是这个手术似乎并没有得到耳科医师的一致认可。从 1990 年到目前为止共有 11 篇文献报道了 97 例患者接受此手术，而且大部分是在加拿大——此手术倡导者的所在地实施的。其原因可能与手术操作仍有一定的复杂性以及该手术需要特殊的训练有关。不管怎样，半规管阻塞术作为一种治疗 BPPV 的手术方法，对那些诊断明确，眩晕反复发作的患者不失为一种很好的选择。

半规管阻塞技术作为一种简单、有效及安全的眩晕治疗方法，是否可以将其应用于其他耳源性眩晕的治疗备受关注。目前，已有研究表明，半规管阻塞术可以显著控制梅尼埃病及迷路瘘管等疾病导致的眩晕发作，并能有效保护患者的听力。这些研究才刚刚起步，有待于进一步探索。

（殷善开）

第三节 内耳局部给药研究进展及其应用前景

内耳疾病是特指发生于迷路范围内的听觉和平衡器官病变,它涉及耳蜗与前庭两大系统。内耳疾病是耳鼻咽喉头颈外科医学领域的一大类疾病,可严重影响人类听觉与平衡功能。由于内耳解剖与组织结构的特殊性和精密性,内耳疾病病理与症状较为复杂,其治疗方法较多,包括药物治疗、手术治疗和康复治疗等。其中,药物治疗在内耳疾病治疗中占有重要地位。

内耳给药(inner ear drug delivery)技术早在1956年就被Schuknecht应用于梅尼埃病的治疗,自20世纪90年代以来,该技术迅速发展,并广泛应用内耳病临床诊疗和基础研究。其方法包括鼓室内给药与耳蜗内给药。内耳局部给药与全身给药相比,具有诸多无可比拟的优点。它是基于药物能经过圆窗膜渗透,在内外淋巴液中达到较全身给药后脑脊液或血液中高得多的浓度的理论基础。目前,内耳局部给药已用于临床多种内耳疾病的诊断与治疗,这种给药方式的发展及应用前景值得我们回顾与思考。

一、内耳相关解剖学基础

内耳局部给药所牵涉的重要解剖学结构为圆窗膜(round window membrane)。哺乳动物的内耳结构是一个相对独立的解剖系统,骨迷路借助前庭窗和圆窗与中耳相联系。由于前庭窗被镫骨足板和环韧带所封闭,故圆窗成为中耳和内耳间唯一膜性分隔的潜在通道。圆窗膜位于中耳内侧壁,人类圆窗膜的面积为2.0~2.2mm^2。圆窗膜是介于中耳和内耳间的膜性屏障,包括三层结构,内外层分别与内耳和中耳的黏膜相延续,中间层为结缔组织。外层上皮细胞内含有丰富的线粒体、粗面内质网、高尔基复合体,上皮表面有微绒毛。而内层上皮细胞连接较为松散,基底膜不延续,可允许跨膜物质转运。

圆窗膜具有半透膜的特性,提示其具有分泌和吸收功能。能够通透多种物质,如白蛋白、毒素、局部麻醉剂、花生四烯酸代谢物等。包括水、离子、大分子和抗生素等物质可以跨过圆窗膜。圆窗膜对物质的渗透具有选择性,影响渗透的因素包括渗透物质的分子量大小、浓度、电荷、圆窗膜的厚度以及易化剂等。

研究证实,在内外淋巴之间存在相互沟通的通道,包括轴向(鼓阶-蜗孔-前庭阶)与纵向(鼓阶-中阶-前庭阶)的联系。这些通道为"经鼓室-圆窗膜给药模式"的可行性以及药物在内耳分布、代谢的研究提供了解剖学和生理学依据。

二、内耳局部给药的背景

在内耳疾病的药物治疗途径方面,长期以来一直沿用全身给药为主的单一模式。但是由于血-迷路屏障(其解剖上和功能上与血-脑屏障类似)的存在,全身用药时的许多药物吸收与分布受到极大的限制,且内耳靶器官的药物浓度常不理想。这些药物对许多内耳疾病的治疗效果并不确定,也不理想。另一方面,为了达到内耳组织的较高有效药物浓度,临床上常加大全身用药的药物剂量,而这可引发药物的全身不良反应。此外,全身给药模式下内耳组织中药物代谢动力学,如吸收、分布、半衰期等的特点和药理作用也未完全阐明。因而寻求安全、高效和无创(或微创)的治疗性给药的全新模式是耳科学研究的目标之一。

内耳疾病的药物治疗是一个进展缓慢且相对滞后的领域,至今还有许多尚待解决的难点。近年来,随着材料科学、药物剂型以及给药方式等研究的不断深入,内耳给药的治疗方面取得了一些新的进展。安全、高效、无创(或微创)的给药模式是内耳疾病研究领域追求的目标。随着医用材料科学和生物工程技术的发展,以及制药技术的进步,使得新型载体材料、新型药物剂型、新型给药方式不断出现。近年来,尤其是控释技术和靶向给药技术在该领域的应用,使得在较长时间内维持内耳局部药物有效治疗浓度成为可能。靶向给药技术及与生理节律同步的脉冲式释药技术的成功,可实现药物的定向和定量释放。以上新技术的出现使得内耳疾病的治疗模式发生转变,使内耳疾病局部治疗成为可能,也可提高内耳疾病疗效。

三、内耳给药治疗的方法与外科技术

根据药物进入的部位,内耳给药技术分为两大类:一为经鼓室内给药,药物进入中耳,主要通过圆窗膜渗入进鼓阶;二为耳蜗内给药,通过耳蜗造口术(cochleostomy)药物直接进入内耳,而避开中耳。

(一)鼓室内给药

鼓室内给药目前有四种主要给药方式:①鼓室内直接注射药物;②药物注射至蜗窗龛处的预置材

料；③半植入式微导管持续给药；④微虹吸管给药装置。

1. 鼓室内直接注射药物　该方法简便易行。治疗时患者仰卧，头偏向健侧，患耳朝上。经鼓膜后下象限将约0.3～0.5ml药物注射至中耳腔圆窗龛区域。为避免反复穿刺，有学者建议对患耳植入中耳通气管，保留鼓室给药的通道，待治疗结束后取出。患者保持术耳朝上的姿势约15～45分钟，以延长药物与圆窗膜的接触时间。治疗过程中需监测前庭功能和听功能（图1-5-12）。

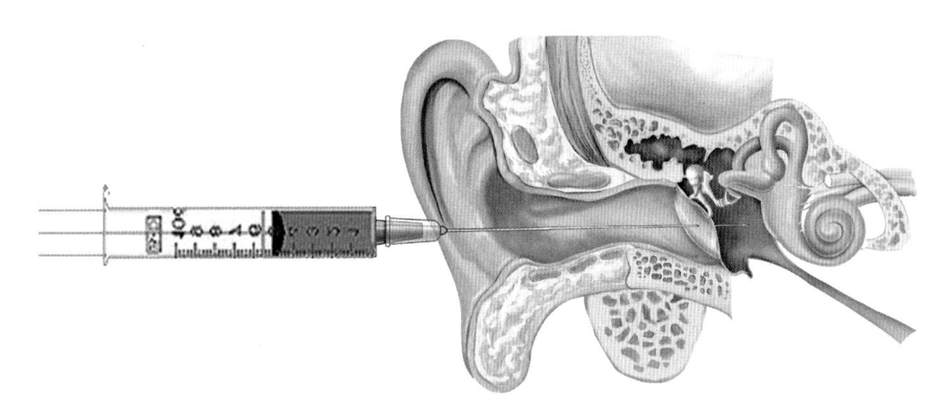

图1-5-12　鼓室内直接注射药物示意图

方法评价：鼓室内直接注射药物的剂量有较大的不准确性。原因是药物注射到鼓室后，可经由咽鼓管或鼓膜穿孔溢出，或积存在距离圆窗膜较远的中耳腔某处，导致圆窗膜与药物的接触时间和剂量浓度无法确定，从而使得药物难以被有效吸收。此外，由于患者个体差异性，药物与圆窗膜的接触时间无法控制。鉴于该方法存在诸多不确定性，限制了其在临床工作中的广泛推广。

2. 药物注射至圆窗龛处的预置材料　这种治疗方法的原理是将药物浸入预置材料中，并经其孔隙缓慢释放至圆窗膜而进入内耳。该方法既避免药物经咽鼓管很快流失，保持较高的治疗浓度，也可在材料降解或排空之前维持一定的药物-窗膜接触时间。这种治疗方法为药物的释放提供了一个被动的缓释载体，为内耳定量给药及缓慢持续释放提供了可能。

具体治疗方法：局部麻醉成功后，激光鼓膜造孔或鼓膜切开。将干的吸收性明胶海绵置于圆窗膜处，然后将药物注入吸收性明胶海绵表面和中耳腔内（孔维佳，2005年）。另外，也可应用其他材料如纤维蛋白胶等。为评价不同材料转运庆大霉素的能力，及其对耳蜗和前庭的毒性作用，Sheppard等比较了吸收性明胶海绵、透明质酸及纤维蛋白胶在圆窗膜处注入庆大霉素后内耳的损伤结果。三种材料和庆大霉素混合后，吸收性明胶海绵+药物产生了显著的耳蜗毒性和不同程度的前庭毒性作用，透明质酸+药物对耳蜗和前庭无明显的损伤作用，纤维蛋白胶+药物对耳蜗和前庭的毒性作用结果相似，吸收性明胶海绵和纤维蛋白胶+药物共同作用后耳蜗和前庭感觉上皮细胞几乎完全损伤，但各组的支持细胞未受到明显破坏。

方法评价：虽然预置材料可以为治疗提供与圆窗膜接触的较高药物浓度和持续时间，但在临床应用中存在不足之处。如纤维蛋白胶由两种成分混合形成，当形成凝胶块并置于圆窗龛后，如果需要加入更多的药物和取出药物则比较困难，胶块中存在的药物大部分已经转运至内耳。因此，需要放置新的预置材料或取出材料终止治疗。

3. 植入式微导管持续给药　Hoffer等于1997年首次提出植入式圆窗微导管（round window microcatheter）方法，并应用于梅尼埃病的治疗。植入式圆窗微导管是一个双腔微导管，经鼓环下方植入鼓室，到达圆窗龛。远端留在外耳道外侧，可连接注射器或特制的微量控制泵，后者可将药物恒速释放并经圆窗膜进入内耳，便于控制给药的剂量和速度。某些微导管系统还可以通过近场电极实时记录耳蜗电位变化，进行给药过程的动态监测。微导管能以每小时微升级的流速释放药物并在体内留置数周之久（图1-5-13）。

治疗方法：手术揭起鼓膜外耳道皮瓣暴露圆窗龛，如果周围有膜性阻塞可予以清除，然后选择适当直径的导管植入圆窗龛。操作时注意不要插入过深，以免损伤圆窗膜，导管可先充盈药物。然后回复外耳道皮瓣，导管位于皮瓣深面，外耳道内置入膨胀海绵以固定导管。导管末端与微泵相连，可按照预设的速度和剂量给药。治疗结束后取出微

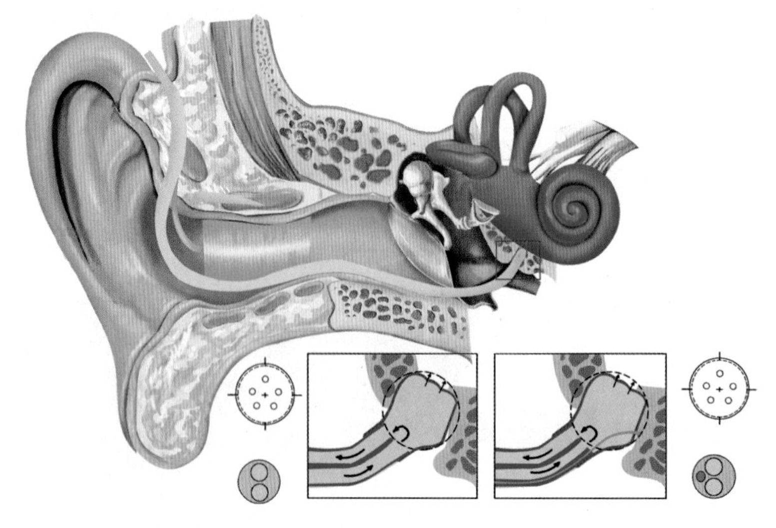

图 1-5-13　植入式圆窗微导管持续给药装置示意图

导管，切口可自行愈合。

方法评价：该方法的优点在于此装置可以精确、持续性的进行内耳药物灌注，使内耳中的药物浓度相对稳定，避免了药物浓度随着消耗而出现周期性变化。同时，该方法还可避免单次给药后，内耳出现较高的药物峰值，规避了药物的不良反应。

4. 微虹吸管给药装置　1999 年，美国著名耳科学者 Silverstein 报道经由微虹吸管（microwick，又称 Silverstein 微型虹吸管）的内耳局部给药装置。实现了直接、精确的圆窗膜给药。该技术易于操作，微型虹吸管由聚乙烯材料制成，体积较小，直径 1mm，长 9mm，足以通过中耳通气管（图 1-5-14）。

治疗方法：经外耳道鼓膜切开或激光鼓膜造孔后，于鼓膜切口处置入微型虹吸管。通过该管滴入药物直至饱和，利用虹吸原理将液体药物送至圆窗，经由渗透和扩散作用进入内耳。治疗结束后的鼓膜造孔常在 1～2 周内愈合。

方法评价：植入式微导管和微虹吸给药装置均可持续、恒量的将药物转运至圆窗膜，产生较高浓度的内耳药物浓度，避免了由于某些药物，如氨基糖苷类抗生素药物含量突然增加而出现的内耳毒性作用。但这两种方法均需要手术植入，治疗结束后需要手术取出，存在一定的创伤性。

（二）耳蜗内给药

耳蜗内给药的工具较多，包括注射器、渗透泵，以及其他新型设备。其途径为通过圆窗膜或直接通过耳囊进行耳蜗造口术而给药。应用于基础研究的方法包括注射器直接给药注射、注射器泵给药、渗透泵给药以及基于人工耳蜗植入体的给药等。而仅可用于临床的方法则为基于人工耳蜗植入体的给药。

人工耳蜗用于提高重度或极重度感音神经性

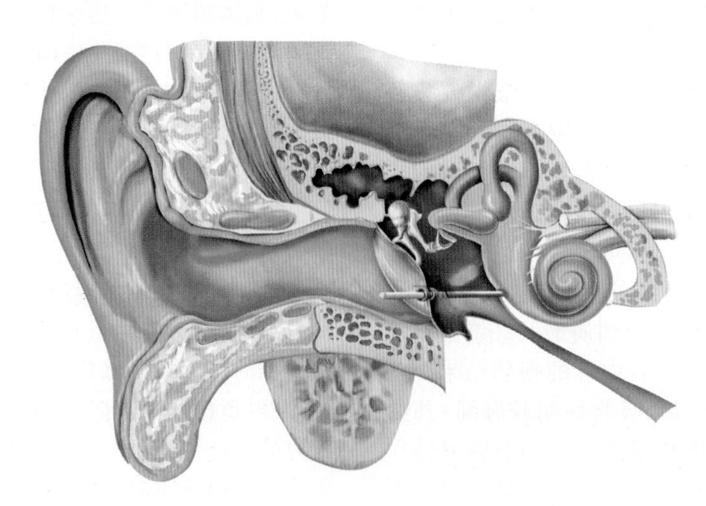

图 1-5-14　Silverstein 微型虹吸管示意图

耳聋患者听力，耳蜗植入通过电极插入鼓阶刺激听觉神经元，神经元的持续退化可导致电极的效力降低。而研究表明，药物和电极的同时应用可导致较好的结果。将给药平台和电极联合应用，药物（如神经营养因子）可阻止听觉系统的退化，并可维持一定存活神经纤维数目。此外，激素等药物应用可阻止电极处的组织生长，以保持阻抗、降低电源需求。目前该技术还处于发展之中，人工耳蜗生产商亦在研制和完善包括液体通道的电极技术，将给药系统与耳蜗植入体结合起来。

方法评价：耳蜗内给药较鼓室内给药更为直接、不需要药物通过圆窗膜渗透，且给予的药物分子或颗粒类型不受圆窗膜的限制。耳蜗内的液体流动使药物更易达到耳蜗顶端，且药物剂量更易控制。其弊端为手术创伤的可能性增加，此外，因为存在植入体，由组织生长和鼓阶蛋白生长可导致的生物淤积风险增加。

四、内耳给药治疗的研究和临床应用

1956年美国著名的耳科学家Schuknecht首次介绍了经鼓室注射链霉素治疗梅尼埃病，开创了内耳给药治疗内耳疾病的先河。此后的学者经过数十年的基础实验和临床研究实践，已经取得了肯定的治疗效果，在多种内耳疾病，如梅尼埃病、突发性耳聋、自身免疫性内耳病、耳鸣等的治疗方面已经有临床应用。

（一）应用于临床的内耳局部给药种类

目前，已经应用于临床的主要是氨基糖苷类抗生素和糖皮质激素。

1. 氨基糖苷类抗生素　对前庭和耳蜗的亲和力不同，如阿米卡星、卡拉霉素、新霉素以耳蜗毒性为主。对前庭毒性从小到大依次为：链霉素、庆大霉素、阿米卡星、奈替米星。这种选择性药理作用对于内耳疾病的治疗具有重要的意义。除对毛细胞的直接毒性作用外，低剂量还能破坏暗细胞，从而抑制内淋巴的形成，这可能是缓解迷路积水的机制之一。对梅尼埃病的眩晕控制率约为90%，听力保存率不一，约70%。目前还无终止治疗的定量指标，在出现耳毒性反应时立即停药，但停药后可仍有听力损失发生。

2. 糖皮质激素　糖皮质激素能与细胞内受体结合，抑制一氧化氮合成酶和细胞因子、黏附分子、血小板因子的转录，从而抑制炎症过程。啮齿类动物和人类内耳螺旋韧带、血管纹和Corti器都含有糖皮质激素受体。目前，糖皮质激素已被广泛应用于治疗多种内耳疾病，如自身免疫性内耳病、突发性聋、噪声性聋、梅尼埃病等。局部治疗是较为安全的选择，避免了药物的大剂量全身应用存在的诸多不良反应，尤其适合于合并有溃疡病、糖尿病、高血压患者。

（二）内耳局部给药治疗常见内耳疾病的疗效

内耳局部给药治疗的疗效较好，严重并发症较少。有学者对1978—2002年Medline上“鼓室内”、“庆大霉素”、“治疗”、“梅尼埃病”文献进行Meta分析，发现庆大霉素鼓室内滴定和其他治疗方法相比能更好的控制眩晕，完全控制率占81.7%，明显有效为96.3%。内耳庆大霉素灌注治疗最常见的不良反应是听力损失，如纯音听阈和言语识别率变化。近年来，有学者建议在治疗过程中如出现明显的听力下降，治疗方案中可加入糖皮质激素以保护听力，同时根据听力损伤的严重程度决定是否继续应用庆大霉素。资料显示加入糖皮质激素后听力可出现明显恢复，而应用糖皮质激素不会对内耳灌注庆大霉素的前庭反应下降效果产生不良反应。此外，在内耳灌注庆大霉素治疗梅尼埃病的同时，口服糖皮质激素对预防听力损害有临床意义。

一过性的平衡失调是比较常见的不良反应。但长期的、严重的不稳感较少出现，而且此问题可以通过实施前庭康复治疗得以改善和消除。如果治疗前存在平衡失调，则治疗后症状加重的可能性较大，虽然如此，结合前庭康复治疗能有效改善此不良反应。

此外，有些患者在治疗后遗留鼓膜穿孔，这在地塞米松灌注的患者中出现比例更高。为解决这一问题，有学者建议降低地塞米松药物浓度，并在灌注同时滴入抗生素滴耳剂预防感染降低发生率。另外，一部分接受植入式微导管和微虹吸管持续给药的患者可出现切口和中耳腔感染，因此必须进行严格无菌操作，并加强术后护理和治疗，降低感染发生。

五、内耳局部给药治疗的问题和前景

目前，内耳局部给药方法已在国内外广泛应用于临床内耳疾病的治疗，并取得了初步的良好效果。内耳局部给药治疗较全身用药的优点在于：直接治疗患耳，能使其内耳达到有效的药物浓度，避免了全身大剂量使用某些药物的诸多不良反应。而且该方法微创、有效，易于被患者接受，与传统的内科治疗或手术治疗相比，其内耳疾病的治愈率和控制率较高。

（一）目前存在的问题

由于各单位实验条件的差异和方法技术的不同，实验结果间还存在差异。在临床应用方面，许多方法还在临床应用和探讨之中，目前尚无法就最佳的内耳局部给药方法达成一致观点，还有许多新方法不断涌现，有待临床验证。但内耳局部给药治疗的总体趋势是向内耳靶向、缓释、控释给药方向发展。在内耳控释给药方法，药物扩散、吸收和清除的规律，新型载体材料的筛选等方面还有许多问题尚待解决；新型应用药物在内耳病治疗领域的应用还有待临床验证，这些药物局部应用的药物代谢、药物毒性等安全性还有待进一步研究；新型应用材料不断涌现，目前关于内耳局部给药治疗的最适宜生物材料还在不断探讨之中。因此，在这一领域还有大量的基础和临床研究有待开展。

（二）内耳局部给药治疗的应用前景

随着新型药物剂型和给药方式的不断出现，许多新开展的内耳局部给药基础实验和临床技术被用于临床。目前，所应用的治疗药物也不仅局限于氨基糖苷类抗生素和糖皮质激素，而扩展到基因片段、神经营养物质、小分子扩血管药物等。目前，已经有学者报道了转化因子-α（TGF-α）、神经营养因子基因片段在内耳局部给药基础研究的报道。随着该领域研究的不断深入，相信不断有新型治疗药物出现，其在内耳疾病的干预和治疗方面将展示其优势和特点。

临床研究结果业已表明，微泵控释庆大霉素治疗梅尼埃病的发作性眩晕，糖皮质激素治疗突发性聋等方面均取得了一定疗效。这些结果为将来其他内耳疾病的治疗带来了希望。目前，内耳给药技术的适应证不断扩展，在眩晕疾病治疗方面，已经从传统的梅尼埃病向其他的外周性眩晕疾病扩展；在耳聋方面，已经从突发性聋向其他的感音神经性耳聋治疗方面发展，如噪音性听力下降、氨基糖苷类及顺铂耳毒性导致的听力下降、自身免疫性听力下降。此外，已有学者探索内耳给药技术治疗耳鸣，以及可能的神经营养治疗、基因治疗、RNA 干扰、基于细胞（cell-based）的治疗。因此，进一步的研究在探讨新型给药方法、新型药物种类、新型应用材料的同时，扩展目前内耳局部给药治疗的适应证，将这种治疗方法应用到其他听力和平衡障碍疾病之中，将造福更多的内耳疾病患者。

（孔维佳）

第四节 眩晕疾病个体化前庭康复治疗

眩晕（vertigo）是因机体对空间定位障碍而产生的一种运动性或位置性错觉。眩晕为临床常见症状之一。多数突发眩晕的患者在眩晕的急性发作期仅通过支持治疗后，眩晕症状能较快消除。然而，部分眩晕患者的眩晕症状可持续存在，表现为位置性眩晕、平衡失调或头重脚轻。这些慢性眩晕症状可严重影响人们的正常生活和工作。前庭康复治疗（vestibular rehabilitation therapy）对这些患者有帮助。虽然 20 世纪 40 年代就有英国学者 Cawthorne 等提出将前庭训练（vestibular exercise）作为治疗持续眩晕患者的一种方式，但直到 20 世纪 80 年代后才由 Norre 等提出了较为系统的前庭康复治疗观点和方案，尤其是个体化前庭康复治疗（customized vestibular rehabilitation therapy）的方法，国外研究已经证实该方法可有效治疗眩晕疾病。

一、前庭康复治疗的病理生理基础

（一）前庭康复治疗的生理基础

中枢神经系统在前庭系统损伤后可表现出一种可塑性，这种特性使其能适应外周兴奋性信号传入的不平衡，并可纠正中枢神经系统对损伤导致的感知错误。小脑和脑干神经核团对前庭损伤所致的异常感觉冲动产生反应，并产生兴奋性神经性和神经化学性改变，以便适应前庭损伤导致的外周兴奋性传入不平衡，这个适应的过程称为前庭代偿（vestibular compensation）。在绝大部分病例中，如果前庭病变是稳定的或仅有阶段性的变化，那么这种代偿可有效地减轻前庭症状。

急性前庭损伤后，康复的刺激来源于运动产生的感觉刺激。一旦严重的症状缓解，就不再施行前庭抑制治疗，而鼓励采用训练方案，以提高前庭兴奋性。大多数患者能够迅速而完全地康复。但另一些患者则持续存在前庭功能障碍的症状，他们适合进行前庭康复治疗。康复治疗方案要与每个患者的状况相适应，并在经过培训的康复治疗师的指导下实施才有可能取得最佳效果。

神经系统的四个特征构成了前庭康复的生理基础，这些特性共同提高了特定的前庭康复治疗方案的有效性。这四个特征分别是：

1. 中枢神经系统的可塑性（plasticity） 其可能改变姿势控制机制、前庭眼反射及眼球平扫运动时眼控制机制。这些活动可利用中枢神经系统在短期内产生的适应性，使其对一个熟悉的刺激产生的无意识反应发生变化。为达到此目的，需要重复暴露于特定的环境或采用特殊的刺激。这种特性主要用于改善姿势控制不良和步态异常。

2. 中枢感觉替代（substitution）　这是中枢神经系统的特性，能用一种感觉输入（视觉、前庭觉或本体感觉）来替代另一种已缺失的感觉输入。例如，视觉可以替代已丧失的足底部本体感觉，或帮助双侧前庭外周系统瘫痪的患者控制眼球运动。虽然许多患者自身能运用感觉替代，但许多人仍需要在前庭康复方案中设置有特定目的的活动以优化疗效。

3. 神经兴奋性张力的重新平衡（rebalancing）　该特性是对持续的双侧外周前庭传入信号不平衡的反应，在前庭神经核水平达到重新平衡。这通常发生在急性外周前庭系统损伤或切除手术后。急性代偿（静止代偿）在没有兴奋性头部运动训练时发生。然而，一些患者不能完成慢性代偿（动态代偿），需要实施程式化头部运动训练来促进康复。

4. 前庭习服（habituation）　长时间内，由于反复受到相同的不适刺激会产生神经反应性下降。在前庭系统，不适反应通常是由某种特定头部运动引起的眩晕感伴恶心。虽然前述三种机制能有效地发挥作用，但仍可能出现整体的代偿不足。在这种情况下，进行某种特殊的头部运动、位置改变会引起眩晕及平衡失调的轻微发作。为减轻或消除这种由日常活动引起的不适反应，可让患者进行习服训练，即反复接受相同的刺激以引起不适反应，最终减轻或消除该不适反应，达到前庭习服的目的。当习服训练结束后，机体对不适刺激的反应性下降将是长期的。

（二）前庭代偿现象及其机制

1. 前庭代偿现象　当一个健康人突然发生单侧前庭外周功能丧失时，可出现典型的眼球运动、姿势症状以及主观感觉异常三个方面的临床表现：①自发性眼球震颤：呈节律性和水平性眼震，快相指向患侧；在光线较亮或较暗的环境均可出现，而在完全黑暗的环境中更为明显；②姿势症状：向患侧倾倒，站立或行走皆困难；③旋转性眩晕感：可感觉四周境物旋转，自身旋转，或两者皆旋转。上述症状通常在发病 1 周内减轻或完全消失。即使在不做治疗的情况下亦然。数周或数月后，患者可完全恢复其以前正常的生活方式。这种单侧前庭外周功能丧失后，机体平衡功能逐渐恢复的现象，此为前庭代偿过程的临床表现。此乃中枢神经系统对前庭外周系统的损伤具有可塑性适应的能力。它使机体能适应前庭外周不对称的传入信息，或适应由于中枢神经系统损伤所致的某种校正信号误差。因此，前庭代偿是前庭损害导致传入信息改变后中枢神经系统适应性调节的过程。

2. 前庭代偿的机制

（1）急性前庭代偿的机制：前庭神经或前庭（迷路）病变常引起眩晕的急性发作，伴有眼震及自主神经症状，如恶心、呕吐。随着中枢对前庭外周损伤的急性代偿作用，眩晕逐渐减轻，眼震仅在排除凝视后方可观察到。急性前庭代偿的发生是通过小脑影响前庭核团的神经化学系统而实现的，故称为小脑钳（cerebellum forceps），它减少前庭核团二级神经元之间张力性冲动排放率（tonic firing rate）的差异。在眩晕急性发作高峰 24 ~ 72 小时内使眩晕症状逐渐缓解。但是，当患者头部运动时，由于此时受抑制的前庭中枢不能对前庭外周传入做出适当的反应，故患者仍有平衡障碍和运动激发性眩晕。

（2）慢性前庭代偿的机制：前庭系统必须重建双侧前庭神经核张力性冲动排放率的平衡，对头部运动的准确反应，方可消除平衡障碍及运动诱发性眩晕。它不是通过调节前庭外周传至前庭神经核的传入冲动，而是通过小脑和脑干调节前庭神经核的冲动排放率来实现的。如果外周前庭损伤广泛，同侧前庭神经核可通过交叉通路的兴奋对来自对侧第Ⅷ对脑神经冲动排放率的变化产生反应。具备这种特征的代偿过程对于前庭切除术（如迷路毁损术和前庭神经切除术）后的前庭功能康复是个关键因素。如果外周损伤是不完全的，损伤的迷路会对运动产生异常反应，而前庭中枢必须对来自病变侧前庭外周的传入信息进行相应调整。如果病变是活动性的，如梅尼埃病或迷路瘘管，除非病变能稳定下来，否则代偿几乎不可能完成。当双侧感觉传入不平衡时，在神经系统会产生差别信号，这些差别信号就为代偿过程提供了有效的刺激，这对于急性前庭外周损伤的康复是必需的。习服过程中必须排除对这些差别信号的病理性反应，这是慢性代偿（dynamic compensation）的关键性因素。虽然这些调整通常是迅速而准确的，但中枢神经系统仍需要差别信号的持续传入以更好地适应它们。头部运动能增强中枢的代偿而不运动则会减弱代偿。

二、前庭代偿状态的临床评估

（一）病史

完整的神经学病史是诊断平衡紊乱患者的一个最重要的要素，对于评估患者前庭代偿状态也很重要。病史应该详细记录眩晕病史，包括第一次发作的情况，强调第一次发作的整体与过程。临床医师应该根据典型发作的过程以及症状的变化来收集信息。这种信息可以提示当患者的前庭损伤稳定时仍然可能是不完全代偿。要观察眩晕患者是否有同侧耳聋，并观察患者是否有动作激发的眩晕。

（二）平衡功能检查

前庭功能检查的目的应包括三个方面：①定位诊断：传统的检查是定位诊断，从而判断是中枢损伤还是外周损伤；②定级评价：即判断病变的程度；③定态评价：评价前庭功能代偿状态和姿势平衡中的感觉依赖模式。即从生理与功能上评估前庭代偿的程度，这对于判定该患者是否适合应用前庭康复治疗很重要。临床自发性眼震、位置性眼震或是在传统眼震电图检查中出现的优势偏向可提示前庭眼动反射中生理性前庭失代偿，旋转试验能提供传统眼震电图所不能获得的信息。总的说来，尽管前庭眼动反射产生的眼球运动的时相或幅值的异常提示外周前庭的病变，它们并不能代表中枢系统的代偿。而旋转试验中产生的眼动慢相期的持续性不对称则可提示前庭外周损伤后的生理性失代偿。而通过感觉整合试验（sensory organization test）来评估患者的平衡功能及其感觉依赖模式。

动态姿势描记图（computerized dynamic posturography，CDP）能检测其他前庭检测方法所不能检测到的平衡系统的功能。动态姿势描记图的感觉整合试验部分是功能能力的基本测试。通过对几种测试条件下姿势摇摆的检测，动态姿势描记图能判断患者视觉、前庭和本体感觉的输入对保持平衡稳态是否协调。它能记录前庭系统的病理状态，但是它并不能区别中枢和外周的损伤。它还能描记感觉优势的异常，即当人体站立时处于感觉冲突时所选择的错误的感觉，该信息有利于患者前庭康复治疗程序的设计。动态姿势描记图的运动控制试验（motor control test）还能用来评估当姿势受干扰时，中枢神经系统的自主运动输出。该结果的异常有助于解释在感觉器官检测中的异常发现，尤其是本体感觉与前庭功能失常。

三、眩晕疾病的前庭康复治疗

（一）前庭康复治疗的一般措施

1. 前庭康复治疗总原则 是应用习服训练，即使患者反复暴露于产生眩晕的刺激状态、并通过挑战患者姿势控制缺陷的刺激，建立前庭代偿，提高平衡能力的治疗。首先，医师需要明确哪些活动或外界环境能诱发患者眩晕症状。习服训练是使患者反复、短暂暴露于该刺激以降低患者的反应；其次，需要明确患者在平衡和步态方面的功能缺陷。这些缺陷可能是由于前庭症状或由于患者采取错误的适应机制导致的。平衡和步态训练有助于减少这种缺陷。最后，必须改变前庭疾病患者常采用的“静止（sedentary）”生活方式为“活动（active）”的生活方式，后者包括进行与年龄相适应的常规训练或其他健康训练，这些训练可作为前庭康复治疗完成后的维持内容。因此，制订康复计划时，必须考虑下列三个方面：①习服训练；②平衡和步态训练；③一般生活练习。

2. 前庭康复治疗前系统评价 对拟进行前庭康复治疗的患者需进行完整的系统评价，主要是对组成平衡的各个系统功能状态进行评价。这些系统包括：①视觉系统；②前庭系统（外周和中枢）；③眼动控制；④神经系统，肢体协调，下肢远端的感觉；⑤肌肉骨骼（包括运动范围和力量）；⑥认知力（记忆力和遵循力）。上述系统的评价尚不能提供制订前庭康复治疗计划的足够信息。由于存在一个或多个系统的永久性严重功能障碍，实际的康复计划是由患者的病史和系统综合评价共同决定。Shepard 等认为该阶段的评价有以下内容：①静态和动态姿势控制，包括感觉整合和运动协调；②步态评价，包括不同速率的步态、水平和垂直头部旋转时的步态、踵趾步态、闭眼步态；③快速变化头位时的敏感性。Shepard 等应用了 16 种快速头部运动，每种运动后均询问患者的反应，症状强度得分从 0～5 分，也计算症状持续的时间，并计算每种运动的总分。这三种特征共同得出运动敏感性商（motion sensitivity quotient，MSQ），得分从 0～100%。如果三种中任何一个发生改变，均会反映到运动敏感性商。

3. 前庭康复治疗的基本方法 治疗师在前庭康复治疗中的关键角色是教育患者认识这种疾病。那些接受过很好教育的患者能够理解康复原理，他们在治疗中的角色也由被动变为主动。前庭康复治疗主要有两种主要形式：①大部分患者在家里进行前庭康复治疗,而不是频繁的随诊;②传统的康复治疗,患者在治疗师的直接指导下进行前庭康复治疗,并同时进行家庭训练。前庭康复治疗的基本方法如下:

(1) 病理反应的习服训练:对于大多数由位置或变位引起症状的患者,开始的目标是消除由不彻底或紊乱的代偿引起的残存病理反应。治疗师需明确引起最强烈症状的典型运动并提供一系列训练修复这些运动。这些训练每天2次,除非因为严重的呕吐或眩晕而停止。应告知患者在刚开始训练时眩晕等症状会加重,但随后会逐步好转。患者常被短时间的习服体验所鼓舞。如果他们能够一直坚持训练,大多数患者会在4~6周开始注意到位置性眩晕的发生明显减轻。

(2) 姿势控制训练:是前庭康复治疗的关键组成部分。这些计划可以用来纠正由于重心移动受限引起的重力知觉失衡和知觉输入选择方面的问题。例如,某患者被发现依赖本体觉信息输入(尽管还可以利用精确的视觉信息),该前庭康复治疗计划就可能包含需要厚海绵垫进行平衡训练。此项训练刚开始需要睁眼,然后闭眼进行。

(3) 视觉前庭的交互作用:对于双侧前庭损伤或视觉前庭交互作用紊乱的患者而言,需要进行视觉信息输入的训练,该训练是为了保持平衡和凝视稳定性。如果需要的话,可能要结合手眼协调训练。前庭康复治疗中设计这些训练内容可能有助于在视觉环境活动具有高度敏感性的患者。

(4) 一般运动:大部分眩晕和平衡失调的患者为避免眩晕发作会采取静止的生活方式,这对他们的疾病是无益的,不利于他们的恢复。所有接受个性化前庭康复治疗的患者均应开展与他们年龄、健康状况和兴趣相适应的一般活动。对大多数患者而言,这些活动至少包括逐渐增加的步行。更激烈的训练计划包括慢跑、踏车、有氧运动、自行车等。有些运动包括眼、头、躯体的协调活动,如高尔夫球、保龄球、手球等。游泳应加以注意,因为前庭疾病患者在水中相对缺乏重力的环境中有定位障碍。

4. 前庭康复治疗的基本步骤及个体化前庭康复治疗 根据眩晕疾病的种类、病程及代偿状态,前庭康复治疗的平衡训练基本步骤是:由卧到坐,由站到行,循序渐进地促进平衡能力。同时根据眩晕患者平衡功能缺陷的不同模式,采取个体化的康复治疗。

(1) Cawthorne-Cooksey练习方法:Cawthorne-Cooksey练习方法在20世纪50年代被介绍,是最经典的一般康复方法(表1-5-7),目前该方法仍在临床上广泛应用。

表1-5-7 Cawthorne-Cooksey练习方案

A. 卧位
  1. 眼球运动,先慢后快
    a. 上下运动
    b. 从一边到另一边
    c. 眼睛注视手指,后者从距离面部约1米的地方移到约1尺处
  2. 头部运动,先慢后快,最后闭眼
    a. 前屈和后仰
    b. 左右扭转

B. 坐位
  1. 与卧位1相同
  2. 与卧位2相同
  3. 耸肩及转肩
  4. 向前弯腰从地上拾物

C. 站位
  1. 与A1、A2、B3相同
  2. 在睁眼和闭眼的状态下从坐位到站位
  3. 双手互掷小球(高于眼平面)
  4. 膝盖平面以下双手互掷小球
  5. 从坐位到站位并同时转身

D. 移动
  1. 环行围住1人,在圆圈中心的人扔出大球,接球者再扔回
  2. 屋内行走,先睁眼后闭眼进行
  3. 上坡和下坡,先睁眼后闭眼
  4. 上下台阶,先睁眼后闭眼
  5. 任何包括弯腰、伸展和瞄准的游戏或运动,如九柱戏、木球或篮球

(2) 维持初始的康复训练成效:一旦患者结束了刚开始的治疗时期,就应该评估和判断前庭康复治疗的进展。取消那些不再引起症状的训练,换成其他因为次要,而在初时康复训练方案中没有包括的训练。这个过程一直持续到症状改善的平台期。此时,重要的是给患者提供忠告,保持训练计划以稳定症状的改善。典型的维持计划包括:继续给予环境训练及必需的、独特的姿势控制活动。如果位置性症状复发,指导患者重新开始已熟悉的训练。

（3）个体化前庭康复治疗：个体化前庭康复治疗（individualized vestibular rehabilitation therapy）是根据眩晕患者的前庭中枢代偿状态及姿势平衡缺陷的不同模式，制订前庭康复训练计划。Norre 等（1988 年）、Shepard 等（1993 年）以及 Herdman（1994 年）相继提出了个性化训练（customized exercises）的前庭康复方法。即根据不同患者的功能障碍进行相应的训练。在患者的评估阶段，对眩晕患者如何利用视觉、本体觉和前庭觉维持平衡的能力进行判别，鉴别出不同的感觉整合模式，分析眩晕患者是如何利用不同的感觉整合策略达到平衡维持，据此制订相应的康复方案，以指导患者的康复。从广义上说，稳定的眩晕疾病均适合进行前庭康复治疗，而且个体化前庭康复治疗效果较一般康复治疗方法更好，康复时间更短。

（二）眩晕疾病个体化综合治疗策略

除传统意义的个体化前庭康复治疗外，孔维佳等（2008 年）提出了“眩晕疾病个体化综合治疗”的概念，其核心思想是将眩晕的药物治疗、手术治疗和个体化前庭康复治疗方法有机整合到“眩晕个体化综合治疗”之中。根据眩晕患者的病因及其定位诊断、定性诊断，以及在眩晕疾病不同阶段的代偿状态和姿势平衡中的感觉整合缺陷模式，制订综合治疗方法和方案（图 1-5-15）。

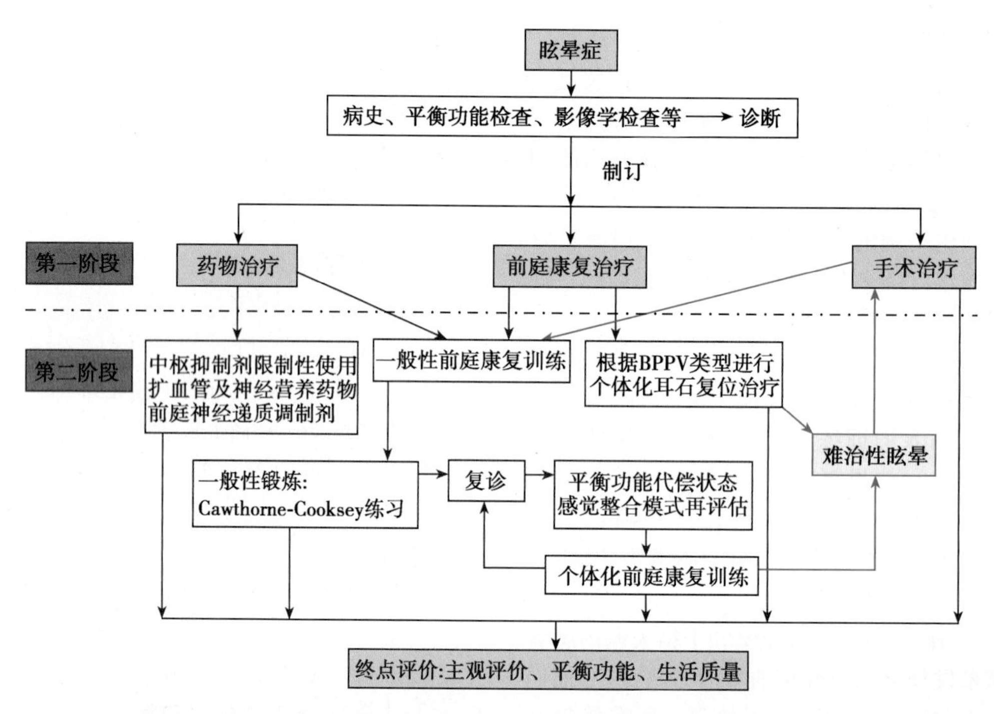

图 1-5-15　眩晕疾病个体化综合治疗方案

除外良性阵发性位置性眩晕患者，在许多眩晕疾病的发作期可选择药物治疗，包括前庭神经抑制剂、血管扩张剂、神经营养剂等。其中，前庭神经抑制剂的使用时间不宜过久，否则可抑制前庭中枢代偿的建立。一般在急性发作期后即可停止使用前庭神经抑制剂。

对于药物和康复训练无法控制或治疗效果不佳的患者可以采用手术治疗，如梅尼埃病的内淋巴囊手术、化学性前庭切除术或前庭神经切断术等，难治性良性阵发性位置性眩晕（benign paroxysmal positional vertigo，BPPV）的半规管阻塞术等。而且，许多前庭手术后的眩晕患者较适合进行前庭康复治疗。迷路毁损术或前庭神经切除术后患者的前庭功能类似单侧前庭功能完全丧失，此时来自手术侧的前庭外周信息传入完全丧失，这种情况下可进行前庭康复治疗，且具有较好的预后。值得注意的是，近年来中耳给药治疗和外耳道压力治疗在梅尼埃病中的应用逐渐增多，有学者发现庆大霉素鼓室注射后患者有平衡功能降低发生，这些患者类似迷路的化学性切除，也适合进行前庭康复训练。

（三）常见眩晕疾病前庭康复预期结果

前庭康复治疗的疗效因眩晕疾病而具有差异性。

1. 无代偿和部分代偿的单侧外周前庭损伤的患者有较好的疗效　由于头部创伤而引起症状的

患者中有30%通过治疗症状可得到显著或完全的改善。在那些没有头部创伤史而仅由于快速头部运动出现症状的患者中这一数据可提高到90%。

2. 良性阵发性位置性眩晕 参见本章第二节“良性阵发性位置性眩晕”。

3. 双侧外周前庭系统麻痹 有一个或更多与平衡功能有关的感觉系统（前庭、视觉或本体觉）功能的实质性丧失患者，治疗的远期疗效降低，这并不能说明这些群体不适合进行前庭康复治疗。双侧前庭麻痹引起的摇晃感和其他缺陷可通过康复练习训练、治疗计划的广泛教育而得到缓解。

（孔维佳）

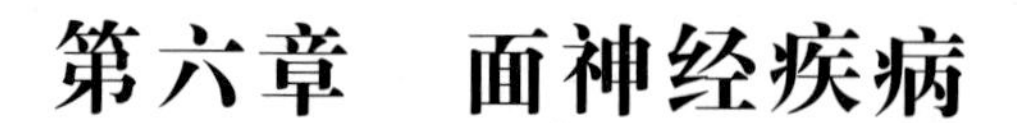

第六章　面神经疾病

第一节　面神经功能临床评价

一、面神经局部定位检查

面神经支配泪腺、镫骨肌、味觉和下颌下腺的分支在不同节段，因此，可为临床提供明确面神经损伤部位的参考依据，然而对所谓的定位诊断试验检查的结果各家报道差别很大。导致这种结果不同的原因一方面是由于主观因素的存在，另一方面也说明神经的不同部位存在不同程度的混合病变，特别是分泌运动纤维对麻痹有较大的耐受性，因此，这些试验对于真正属于局部的病变（如外伤）虽然可靠，但对贝尔面瘫的诊断就可能不适用，故在临床应用中仅可作为一种参考。面神经纤维最易受到阻滞的部位是在迷路段，此处是面神经管最狭窄的部位，但此时局部定位检查可出现矛盾情况，即流泪试验正常，而镫骨肌反射异常，故把损伤部位定在膝状神经节以下的部位。出现这种假象的原因是面神经粗的有髓神经纤维（躯体运动神经）易选择性的受到压迫性传导阻滞的影响，这样靠近内听道的病变阻滞了面神经躯体运动神经的传导，但可保存副交感神经的传导。因此镫骨肌反射和随意运动功能异常，而流泪试验可正常。

1. 流泪试验（Schirmer 法）　患者坐在检查椅上，将眼科滤纸剪成 0.5cm×5.0cm 的长条形，其一端剪成钝圆，折弯（0.5cm）放在下睑中或靠内侧。操作时不要碰触角膜引起反射性流泪而影响试验的正确性。患者可以正常眨眼，闭眼，但不要挤眼睑。5 分钟后取下滤纸，测量潮湿区长度，双侧相差 50% 为阳性。

改良的 Schirmer 法：因上述 Schirmer 法结果变异大，所需时间长，改良法则能缩短检查时间。检查时让患者吸入氨气，1 分钟后取下滤纸分别测量两侧潮湿区长度进行比较，两侧相差 50% 为阳性。

2. 声反射测定　将声探头放入密闭的患侧耳，将气压调至最大声顺点，对侧耳给以 85dB 的纯音刺激，如果出现镫骨肌反射性收缩，中耳的声顺变化将由声顺的指针摆动显示出来。如果面神经病变位于镫骨肌分支以下，则将出现声反射。镫骨肌反射具有客观性和重复性。

3. 味觉试验

（1）定性法：用甜、酸、苦、咸四种物质涂于患者舌上检查味觉减失情况。

（2）半定量法：用不同浓度有味液体涂于舌上，让患者作出反应。

以上两种方法都是用棉棒蘸测试液，由舌尖向后 1～1.5cm 处涂在舌外侧，两次检查间要漱口。

（3）电味觉试验：给舌前 2/3 阳极电流刺激产生一种金属苦味感觉，阴极放在患者手中。先测健侧，增加电流直至患者感到金属味再测患侧，正常在 30μA 时出现反应，比较两侧阈值。

4. 下颌下腺分泌试验　检查前用 6% 枸橼酸或醋酸刺激唾液腺分泌。双侧下颌下腺导管插管，并接到容器中，测量唾液腺流量，并进行两侧比较。据报道，流量少于 25% 时，80% 以上的患者为不全恢复。

二、面神经临床电生理检查

近年来，随着科学技术的发展，肌电图、神经电图的检查方法也得到很大提高，成为临床有效的检查手段，对于判断面神经损伤的范围和程度以及指导治疗和判断预后很有帮助。主要的临床电生理检查方法如下：

1. 神经兴奋性试验（nerve excitability test，NET）　刺激电极放在茎乳孔处或面神经一个分支表面的皮肤上，回流电极固定在前臂。先测健侧，逐渐增加刺激电流直至能够看到最轻微的面肌收缩，此时的电流即面神经兴奋阈。然后再测患侧兴奋阈，观察两侧的差值。

2. 最大刺激试验（maximum stimulation test，MST）　MST 类似于 NET，包含对电刺激引出的面肌运动的视觉（即主观）评价，但其使用的是最大刺激电流（引出最大面肌运动幅度的电流）或超大电流,比较两侧的最大刺激电流。其理论基础是通过刺激所有未损伤的轴索,可以估算已经变性的神经纤维的比例,从而提示预后。对于贝尔面瘫,当MST正常时,88%的患者可完全恢复。如果运动程度减弱提示仅有27%可完全恢复。如果电刺激完全未引出面肌运动,结局只能是不完全恢复。

3. 神经电图(electroneurography,ENoG) ENoG使用双刺激电极,在茎乳孔处经皮肤刺激面神经,比较两侧面部对最大电刺激的反应,其记录的反应实际是来自面部肌肉组织的复合动作电位,也有学者认为应称为诱发肌电图。此方法的优点是能够客观记录电诱发反应。患侧的反应幅度用健侧的百分比表示。但应当注意,即使电极放置位置标准,此方法重复检查的误差仍为20%。

4. 瞬目反射(blink reflex) 电或机械刺激三叉神经的眶上分支能够引出眼轮匝肌的收缩反射(瞬目)。眼轮匝肌是由面神经支配的。有研究发现许多听神经瘤患者EMG能够记录到瞬目反射异常,多于ENoG的发现。此现象提示面神经的亚临床受侵较临床上发现的更常见。但是目前尚没有证据表明瞬目反射能提供较肿瘤大小所能提供的更多的预后信息。

5. 肌电图(electromyography,EMG) 通过插入肌肉中的针电极记录自主和非自主肌肉动作电位。因为不能定量估计变性的神经纤维数目,其在贝尔面瘫早期的作用有限。但EMG联合NET及ENoG可以帮助选择面瘫手术适应证。如果EMG显示出自主运动单位电位,即使神经兴奋性缺失,面瘫也可有较好的预后。

神经兴奋性缺失后,NET和ENoG不能用,在此期间EMG却有提示预后的作用。面瘫发病10~14天时可以出现表示运动单位变性的纤颤电位,提示约80%的病例可有不完全恢复。发病4~6周如果出现多相再生电位,提示更好的预后。如果术后15~18个月,临床观察神经功能没有改善且EMG没有多相再生电位,说明神经吻合不成功,可以考虑再行其他手术。

6. 逆行电位(antidromic potentials) 如果在运动神经的神经元胞体和其在肌纤维上的突触之间给予电或机械刺激,产生的动作电位将向两个方向扩散。顺行向前的冲动将向远端肌肉传播,逆行后退的冲动将向神经元胞体传播。顺行冲动将跨越神经肌肉接头引起可见的肌肉收缩和可记录到的复合肌肉动作电位(M波)。逆行冲动不会跨越突触,但其能被神经近中段的电极记录到。有实验表明当在茎乳孔处刺激豚鼠面神经时,在膝状神经节可以记录到电反应。

7. 磁刺激(magnetic stimulation) 其由置于皮肤上的线圈中的电流产生快速变化的磁场,从而诱导在其深面的组织中产生电流并用来刺激神经。此方法较传统的电刺激方法有两个潜在的优势:①可以最大程度的刺激神经而不引起疼痛或不适;②如果将线圈放于颞顶区(经颅刺激),刺激的部位是膝状神经节或内听道段,可用于面神经损伤部位定位。

三、面神经影像学检查

面神经的影像检查技术:面神经的影像学检查包括计算机断层(computed tomography,CT)和磁共振成像(magnetic resonance imaging,MRI)。这两种影像学方法的联合使用有助于显示面神经的各解剖段及其病变。

1. 高分辨CT检查技术 CT具有较高的密度分辨率。高分辨CT(high resolution CT,HRCT)具有更薄的层厚,可以更好地显示颞骨中的细微结构。随着多层螺旋CT技术的发展,颞骨的HRCT的图像质量也得到进一步的提高。多层螺旋CT的突出优点是快速容积扫描,在x、y及z轴均具有亚毫米的空间分辨率,能得到更为精细的解剖结构,还可以进行多角度重建。面神经的HRCT一般为包括岩骨的大约3cm厚的容积块的扫描范围,管电压120~140kV,管电流180~220mAs,层厚为0.4~0.7mm,矩阵512×512,每侧岩骨的视野为20cm左右。检查结束后在后处理工作站采用多平面重建(multiplanar reformation,MPR)技术显示面神经的各解剖段。

面神经分为脑桥段、脑池段、内耳道段、迷路段和膝神经节、鼓室段和后膝、乳突段和腮腺段。在CT图像上,面神经的脑桥段、脑池段、内耳道段和腮腺段均不能被显示,而迷路段和膝神经节、鼓室段和后膝以及乳突段因为有高密度的骨壁包绕而显示出面神经骨管。从内耳道基底至膝状神经节的面神经管为迷路段,为最短的一段,仅3~4mm。面神经从膝状神经节后转约90°微向下,至锥隆起水平为鼓室段(水平段)。锥隆起以下为乳突段(垂直段)。膝状神经节处为第一弯曲,鼓室段与乳突段交界处为第二弯曲。

面神经占位病变可表现为相应骨管的扩大,有或没有骨质侵蚀,而颞骨其他病变累及面神经管可表现为面神经骨管的骨壁破坏,面神经炎症因为骨管无明显扩大而不能被显示。

2. MRI 检查技术　MRI 检查技术具有较高的软组织分辨率。3 ~4mm 层厚的平扫 T_1 加权、T_2 加权像及增强的 T_1 加权像可用于显示较大的面神经各段病变，面神经鞘瘤可有明显均匀强化，如果内部有囊变则不强化。薄层水成像序列（层厚≤1mm）可用于显示面神经的脑池段和内耳道段病变，薄层增强三维扫描 T_1 加权像（层厚≤1mm）可用于显示面神经各段的细微病变，包括小的肿瘤和面神经炎症，也可显示颞骨病变与面神经的关系。患者仰卧位，采用头线圈。为了达到较好的信噪比，需使用 1 ~1.5T 以上的高场 MR 系统（图 1-6-1 ~图 1-6-4）。

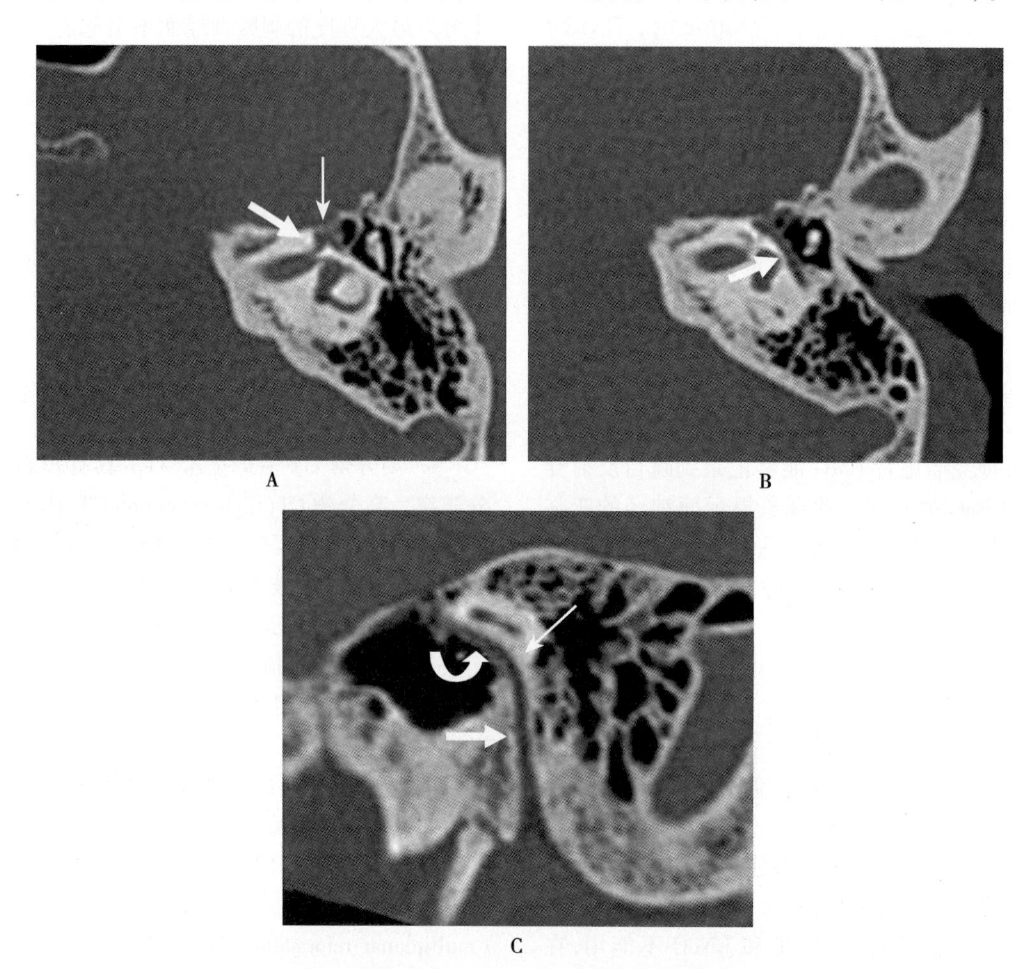

图 1-6-1　MRI 下面神经显像

A. HRCT 轴位 MPR 图像，显示面神经迷路段（粗箭头），第一弯曲（细箭头）；B. HRCT 多向 MPR 图像，显示面神经水平段（箭头）；C. HRCT 多向 MPR 图像，显示面神经水平段（弯箭头），面神经垂直段（粗直箭头），面神经第二弯曲（细箭头）

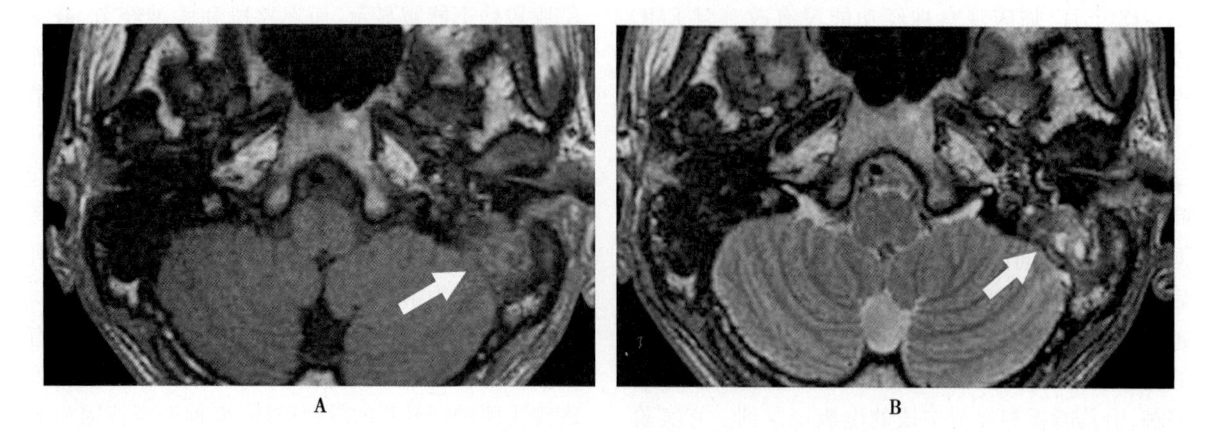

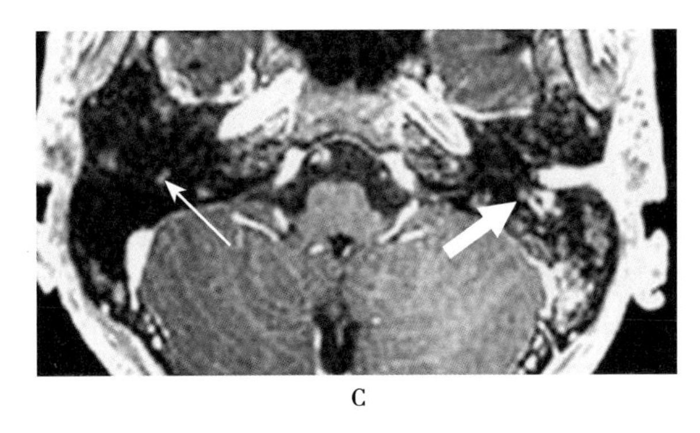

C

图 1-6-2　男,25 岁,左乳突区炎性病变

A. MR 轴位 T_1 加权图像:左侧乳突区大片等 T_1 信号(箭头);B. MR 轴位 T_2 加权图像:左侧乳突区大片等 T_2 信号(箭头);C. MR 薄层增强三维扫描 T_1 加权图像:左侧面神经垂体段(粗箭头)与左侧乳突区病变关系密切;右侧面神经垂直段(细箭头)可见显示

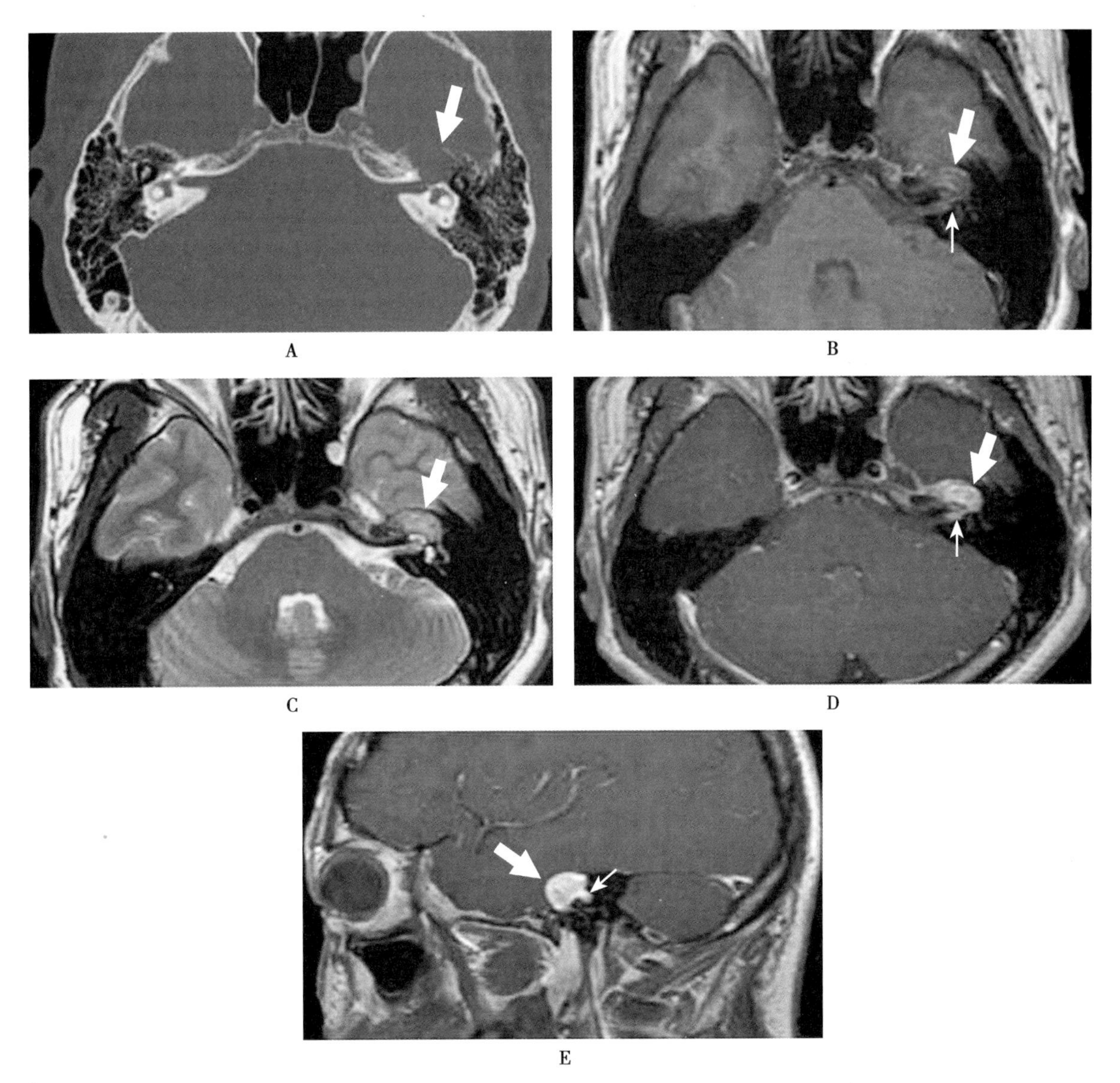

图 1-6-3　男,34 岁,听力下降,头晕半年,病理为膝状神经节及迷路段的面神经鞘瘤

A. 轴位 HRCT:相当于左侧面神经膝状神经节处软组织密度占位病变(粗箭头),周围骨质缺损。面神经管迷路段略扩大(细箭头),与其相连续;B. MR 轴位 T_1 加权像;C. MR 轴位 T_2 加权像:对应于图 A 软组织密度占位病变,可见病变为等 T_2 信号(粗箭头);D. MR 增强轴位 T_1WI;E. MR 增强冠状位 T_1WI:左侧面神经迷路段明显强化(细箭头),其前方类圆形软组织影明显强化(粗箭头)

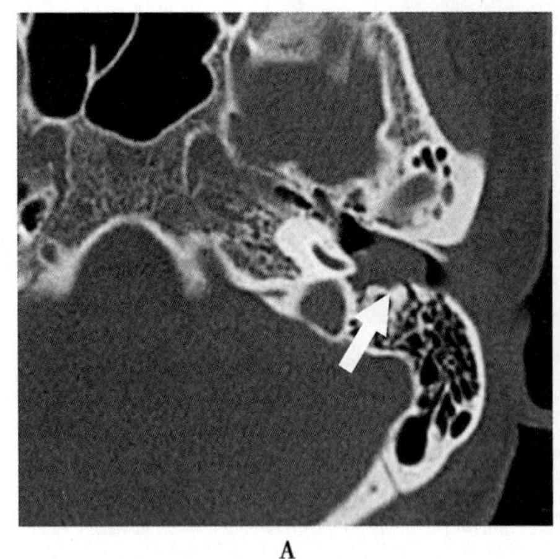

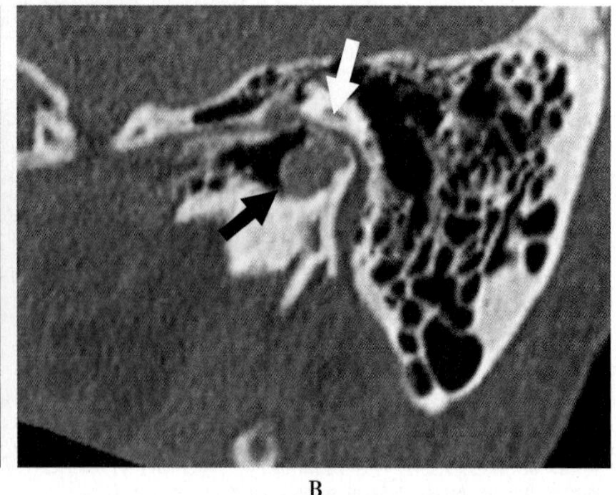

图 1-6-4 女,46 岁,左侧面瘫 12 年,左耳耳鸣、有胀满感、听力下降 4 个月
耳镜检查示淡红色光滑新生物自鼓室及外耳道深方膨出,病理为鼓索神经鞘瘤。A. 轴位 HRCT:左侧中耳鼓室软组织影(箭头),凸向外耳道;B. HRCT 多向 MPR 图像:左侧鼓室软组织影(黑色箭头),与面神经水平段关系密切(白色箭头)

四、术中面神经监测

面神经保护是耳显微外科和耳神经外科手术中的核心问题之一。术中面神经监测可以帮助术者辨识面神经,可以常规应用于每一例耳科手术患者,如慢性中耳炎手术、前庭神经切断术、微血管减压术、人工耳蜗植入术、颅底手术、先天性耳道闭锁修复、镫骨切除术等。也可以选择性的应用于有难度的手术,如先天性中耳畸形伴面神经畸形、巨大听神经瘤等,因为此类患者无法单纯依靠解剖标志来准确定位面神经。已经有证据表明在听神经瘤及桥小脑角肿瘤手术中,术中面神经监测可以改善面神经预后,特别是当肿瘤较大时尤其有用。此外,结合面神经术中监测的参数,还可以预判术后面神经功能情况。

目前已有数种面神经监测系统,最常用的是肌电图(EMG)系统。EMG 术中面神经监测系统通过监测刺激面神经后的面肌肌电反应来反映面神经的功能和完整性。EMG 显示四种主要波形:随意肌肉动作电位、与电刺激叠合的脉冲反应、重复性动作电位及非重复性动作电位。非重复性动作电位紧随于机械或电刺激之后,用于反映面肌支配神经的功能。面神经刺激电极有单电极和双电极之分,单电极使用更简单更广泛,能够敏感地定位面神经,但是用单电极刺激邻近神经(前庭神经和听神经)或面神经邻近部位时,常也能诱发面神经活动产生假阳性。双电极的电流局限于两个电极之间的组织,刺激非常准确,但术中常因为术野太小而限制了双电极的使用。记录电极放置于术侧口轮匝肌和眼轮匝肌,参考电极位于对侧面肌或斜方肌,此外,还可有地极和刺激电极的回路负极。记录电极为双针式,每一对记录电极对之间的电位差放大后显示于示波器上,双相波形显示肌电活动。面神经监测使术者可以选择更直接的锐性分离方法从而提高手术效果。但由于假阳性和假阴性的存在,面神经监测的使用有一定的局限性,合理的设置刺激电流的强度,结合术中解剖标志的定位,可以更有效的确定面神经的走行并予以保护。

五、面神经功能评价系统

面神经功能评价是指通过对面容和面肌运动状态进行观测,根据面神经麻痹程度,将面神经功能区分为不同的等级或评分,从而准确地评估面神经损伤程度或功能状态。可分为主观和客观评价方法,包括 House-Brackmann 分级法、Burres-Fisch System、Nottingham System、Toronto Facial Grading System、Sydney grading System、Yanagihara Scale 和根据形态学标准制定的 Stennert 神经损伤分度(Stennert,1975 年)等。这些评价方法在全面性、易行性、精确性、可靠性等方面存在着不同程度的不足,其中影响较大的包括 House-Brackmann 分级法和 Toronto 分级法,较早报道的有 Stennert 神经损伤分度,均为主观评价方法。

1. Stennert 神经损伤分度(1975 年) 面瘫程度临床观察表:由 10 个判断标准组成,只需要简单地回答是或者否,答案否数目的总和即为麻痹指数。10个判断标准分别为：①静息张力；②睑裂差；③睑外翻；④鼻唇沟消失；⑤口角下降情况（大于或小于3mm）；⑥运动度；⑦额皱纹（皱纹形成以及眉上举）（>50%）；⑧残余睑裂；⑨露齿；⑩撅嘴时口角与口尖之间距离缩短（与健侧相比）。但JW House（1983年）比较不同评分标准后报道认为Stennert和Yanagihara评分标准不够有效和准确。

2. House-Brackmann分级法　1983年JW House最早提出面神经功能5级分法，经过修改和补充，被美国耳鼻咽喉-头颈外科学会面神经疾病委员会采纳为分级标准，成为目前国际上采用最多的House-Brackmann分级法。该分级法分为Ⅰ～Ⅵ 6个级别，各级别有详细的描述，包括对动态、静态功能及继发损害的全面评估，并且设定了相应的量化标准，目的是对患者进行综合分级，而并非表达面部功能的特殊细节差异。

3. House-Brackmann分级法的改进和补充　House-Brackmann分级法评价内容较全面、操作简单并得到了国际上多数人的认同，但同时也饱受争议，很多学者对其进行补充和改进。Richenmann J等发现使用DEFS面部对称性细节评价系统（detailed evaluation of facial symmetry，DEFS）能更精细的反映面部的变化，可以作为House-Brackmann分级法的子分级对其进行补充。Yen等提出了一种包括额头（F）、眼（E）、鼻（N）、口（M）四个区域的评价面神经功能的方法，可以提供比总体分级更详细的面部区域信息，更加方便临床使用。Lazarini P设计了面神经麻痹患者的HB分级表情图表，将静态、轻微及最大用力时面神经麻痹表情描绘出来，同HB分级法比较，一致性和复测信度高，而且评价快速、容易记忆，使用图表语言避免了因翻译造成的理解误差，使HB分级的使用更加简单、容易。2009年美国耳鼻咽喉-头颈外科学会面神经疾病委员会对HBGS进行改进，提出FNGS 2.0。增加了区域评分内容，将并发症从运动评价体系中独立出来并限定为0～3分，检查者评价差异超过1级的比例明显降低，在评价Ⅲ～Ⅳ级时一致性也明显提高。

4. Toronto分级法（又称Sunnybrook分级法）　由三个部分组成：静态对称性、自主运动对称性和联带运动，每一部分都有各自的观测项目和评分标准。以最终得分=5个标准动作的评分（1～5分）×4-静态眼、颊、口的对称性评分（0～2分）×5-联带运动评分来评价面神经功能。这种综合性的评分考虑到了面部功能的几乎所有主要方面及其在评分中的作用，与House-Brackmann分级法相比，能区分面瘫治疗前后细微的面神经功能变化，并将联带运动量化并整合入总分。Neely对Toronto分级法进行多中心研究并将其进一步标准化，制定了详细的评分选择标准，明显提高了观察者间的一致性。

主观的评价方法操作简单，便于临床推广、应用，缺点是精确性差。虽然House-Brackmann分级法、Toronto分级法都进行了改进，敏感性和准确性得到了提高，但无法消除观察者的错误和偏倚，而且因为缺乏大规模的临床研究和比较，并未得到普遍认可。而客观的评价方法包括线性测量方法、数字减影图像分析技术、面部运动录像分析法等，虽然精确性高，但操作复杂，均受到复杂设备和特殊软件的限制，不利于临床应用。

患者对面瘫的自我认识和评价以及面瘫对生活质量的影响越来越受到重视。FaCE量表（facial clinimetric evaluation scale）是患者自我评价面瘫的程度和对生活质量影响的专有量表，高志强课题组首次将其引进、汉化，形成汉化版的FaCE量表，对中国面神经麻痹患者的生活质量进行评价，同时对HB分级进行补充。但目前如何“简单、经济、客观、准确”的评价面神经功能，还有待进一步研究。

（高志强　张竹花）

第二节　面神经麻痹

面神经麻痹分为中枢性和周围性，本章描述周围性面神经麻痹的治疗。周围性面神经麻痹是由于各种原因导致的面神经损伤，面肌运动障碍为其主要特征，多为单侧性，双侧同时发病的极少，表现为患侧额纹消失，抬眉不能，闭眼障碍，鼻唇沟变浅，口角歪斜，鼓腮漏气等。面神经的运动神经纤维经颞骨出茎乳孔后支配面部表情肌，是人体中穿越骨管最长的脑神经，当外伤、感染及其他有害因素引起面神经肿胀时，由于面神经骨管不具有伸缩性，神经肿胀可导致远端神经缺血、变性，进一步加重神经损伤，严重者导致远端神经坏死及纤维化。

一、面神经外科治疗

周围性面瘫的外科治疗包括面神经减压术和面神经修复手术。May等将面神经外科历史分为五个阶段：1829年Charles Bell最早报道了3例面神经外伤导致的面肌瘫痪，发现面神经支配面部表情肌，此为面神经外科的初期阶段（第一阶段）；面神经外科第二阶段（1873—1960年）的特点是面神经的修复手术，包括面神经移植和面神经改道端-端吻合术；第三阶段（1908—1969 年）的主要贡献是面神经减压手术，面神经减压术是该阶段面神经外科争论的焦点；第四阶段（1970—2000 年）的代表是 Fisch 提出“meatal foramen”是面神经的最狭窄部，面神经减压部位是面神经内听道和迷路段的交界处；第五阶段为至今内镜技术及机器人技术的辅助使用阶段。

（一）面神经外科手术类型

治疗周围性面瘫的常用外科手术包括面神经减压术、面神经修复手术及面瘫后期的矫治手术。面神经瘤及侧颅底肿瘤侵犯面神经的外科手术及面神经修复手术参见相关章节。

1. 面神经减压术　其前提条件是面神经延续性保持完整，神经断伤小于面神经主干的 1/3。减压术的目的是开放面神经骨管，切开面神经鞘膜，减轻面神经水肿对神经纤维压迫造成的直接损伤，同时减压手术后面神经局部因压力降低而血液循环得到改善，避免因面神经局部水肿对远端神经纤维的损伤。临床上根据病变位置选择不同的手术路径实施减压术。

2. 面神经修复手术　包括面神经端-端吻合术和神经移植术，用于面神经断离伤，当损伤后面神经干缺损较短时实施端-端吻合术，不能直接实施端-端吻合术时可以实施面神经改道端-端吻合术；神经干缺损比较长时实施神经移植术，常用的移植神经为耳大神经或腓肠神经。

3. 面瘫矫治手术　这是一类面瘫晚期矫治手术，包括动力性和非动力性矫治手术。动力性矫治手术包括：神经转接术（面神经-舌下神经吻合术及面神经-副神经吻合术）、跨面神经移植术、带蒂肌瓣及带血管神经肌肉移植术；非动力性矫治手术包括：皮肤悬吊和筋膜悬吊等美容手术。

（二）面神经外科手术径路及方法

1. 乳突径路（transmastoid approach）　该径路适用于面神经乳突段及鼓室段病变未累及膝状神经节并且听力正常患者。如果鼓室段面神经病变累及膝状神经节而听力正常则采用乳突-颅中窝联合径路。

行完壁式（canal wall-up）乳突轮廓化，手术方法同乳突关闭鼓室成形术（closed tympanoplasty）的手术步骤。要求轮廓乙状窦、颅中窝脑板、二腹肌嵴、外侧半规管及后半规管，以外侧半规管与二腹肌嵴之间的连线轮廓面神经。然后经后鼓室径路（posterior tympanotomy）开放后鼓室。砧骨短突、外侧半规管、后半规管及二腹肌嵴是定位面神经鼓室段的标志。该径路可以暴露面神经乳突段及鼓室段病变。分离砧镫关节后取出砧骨，剪断锤骨头，可将手术范围延伸至膝状神经节（图 1-6-5）。面神经手术后用自体砧骨做 PORP 行镫骨与锤骨柄搭桥重建听骨链。

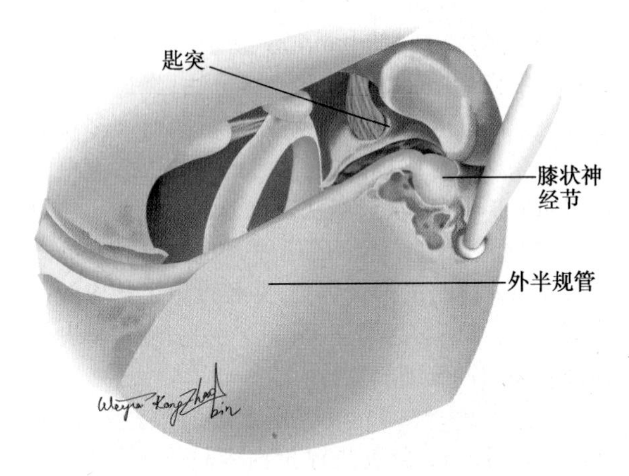

图 1-6-5　乳突径路显示面神经鼓室段和膝状神经节（左耳）

2. 颅中窝径路（middle cranial fossa approach，MCF）　该径路适用于贝尔面瘫面神经减压术及面神经膝状神经节或迷路段病变而听力正常的患者。当面神经膝状神经节病变累及面神经鼓室段时，患者听力保存较好，则采用乳突-颅中窝联合径路。

采用倒问号手术切口（图 1-6-6），切口起自耳屏前方，垂直向上至耳轮水平时向后上弯曲，然后向前上弯曲形成倒问号切口。在颞肌表面分离皮瓣，然后 C 形切开颞肌（图 1-6-7），颞肌瓣蒂留在前下方，暴露颞骨及颞线。在颞线上方行颞骨开窗术，骨窗大小为前后径×上下径约 4cm×5cm。安置颅中窝牵开器（self-retaining retractor），置牵开器前用尖刀点状切开硬脑膜使脑脊液溢出，降低颅内压便于暴露颅中窝解剖结构，手术应当充分显露面神

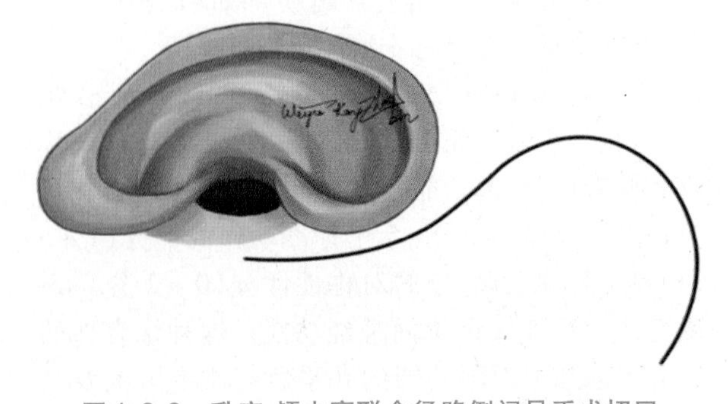

图 1-6-6　乳突-颅中窝联合径路倒问号手术切口

经迷路段、膝状神经节和面神经鼓室段的一部分(图1-6-8)。颅中窝径路由于手术视野相对小,手术中迷路段面神经及内听道定位非常重要。面神经迷路段约4mm长,与面神经内听道呈120°钝角,沿耳蜗底圈至膝状神经节,在膝状神经节处呈75°向后转为面神经鼓室段。

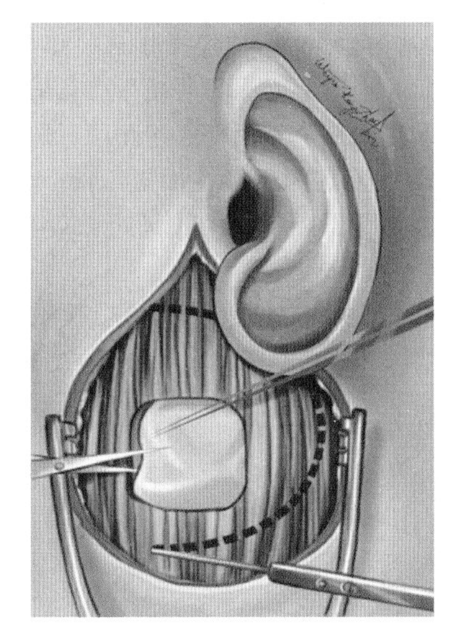

图1-6-7　C形切开颞肌

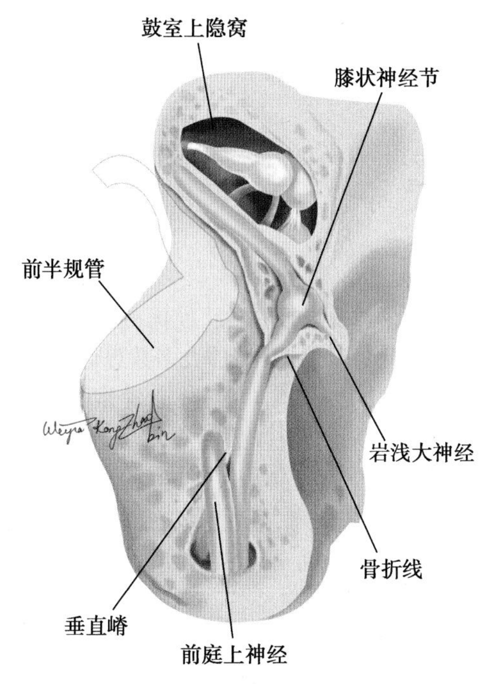

图1-6-8　颅中窝径路显露面神经迷路段、鼓室段及内听道

3. 迷路径路(translabyrinthine approach)　适应证为迷路段、内听道段或桥小脑角(CPA)面神经病变并且患者听力损失较重者。如果患侧耳是唯一有听力耳,不能采用此径路。

采用耳后切口,行完壁式乳突轮廓化,轮廓面神经骨管后切除外侧半规管、后半规管、上半规管及前庭腔外侧骨壁,保留部分上半规管腹壶嵴内侧骨壁作为上前庭神经起始的标志,该径路可以充分显露鼓室段、迷路段及内听道段面神经(图1-6-9),轮廓内听道,磨除内听道周围2/3以上骨质,充分暴露内听道后切开脑膜,暴露内听道及桥小脑角处面神经。处理面神经病变后硬脑膜缺损用大块的颞肌筋膜修补,并封闭鼓窦入口,腹壁脂肪及颞肌瓣填塞乳突腔。

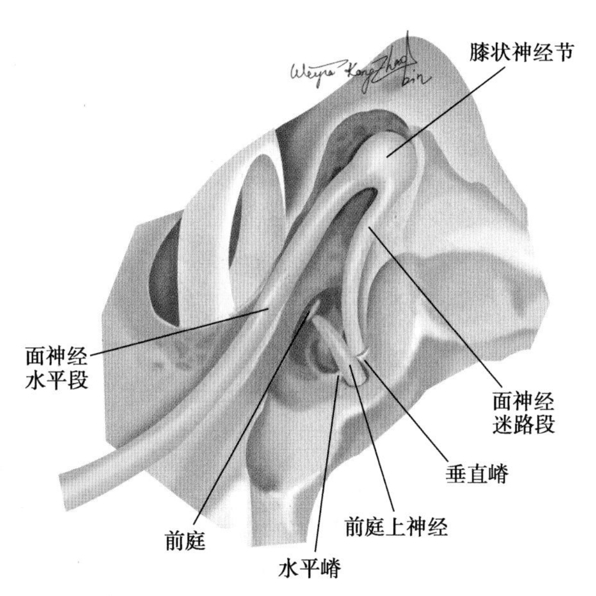

图1-6-9　迷路径路面神经暴露情况(左耳)
完壁式乳突切除后,切除迷路及前庭,显示面神经鼓室段和迷路段。垂直嵴是识别面神经和上前庭神经的重要标志

4. 乳突-颅中窝联合径路(combined transmastoid-MCF approach)　适应证为膝状神经节病变累及鼓室段面神经或鼓室段面神经病变累及膝状神经节而听力正常的患者。

采用S形切口(图1-6-10),同乳突径路方法暴露面神经鼓室段及乳突段;以颅中窝径路方法显露膝状神经节、迷路段及部分鼓室段面神经(图1-6-11)。面神经病变处理后用颅骨开窗骨片重建鼓室天盖。

(三)面神经外科手术的应用

我们在外伤性面瘫、医源性面瘫和各疾病中分别讨论面神经外科手术的应用,贝尔面瘫、Hunt综合征、中耳炎所致面瘫及面瘫晚期矫治手术参见相关章节。

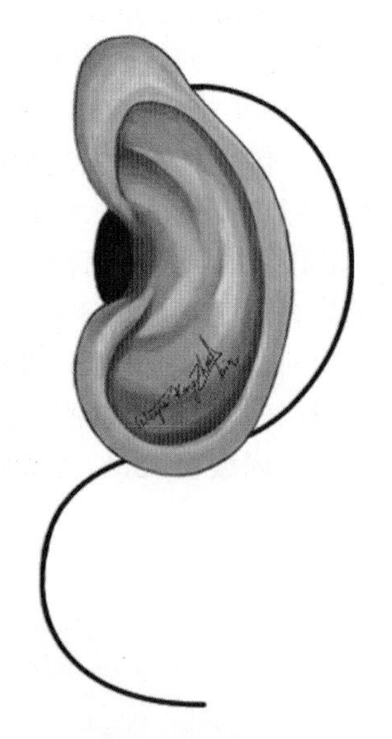

图 1-6-10 乳突-颅中窝联合径路 S 形切口

1. 外伤性面瘫

(1) 颞骨骨折及面神经损伤评估：颞骨骨折分为纵行骨折（longitudinal fracture）、横行骨折（transverse fracture）和混合性骨折（mixed fracture）。

纵行骨折的骨折线与颞骨岩部长轴方向平行，横行骨折的骨折线与颞骨岩部长轴垂直（图 1-6-12，图 1-6-13）。约 10% ～20% 颞骨纵行骨折的患者发生面神经瘫痪。面神经损伤部位多为面神经迷路段，Fisch 报道颞骨纵行骨折发生面瘫患者中，64% 的患者损伤部位是面神经迷路段，颞骨纵行骨折导致的面瘫多数为迟发性面瘫（delayed paralysis），这类患者不需要外科干预即可获得较好的面神经功能恢复。

颞骨横行骨折的骨折线与颞骨长轴垂直，约 50% 的患者发生面瘫，多数为急性、完全性面瘫，面神经损伤部位以面神经迷路段和内听道段常见，迷

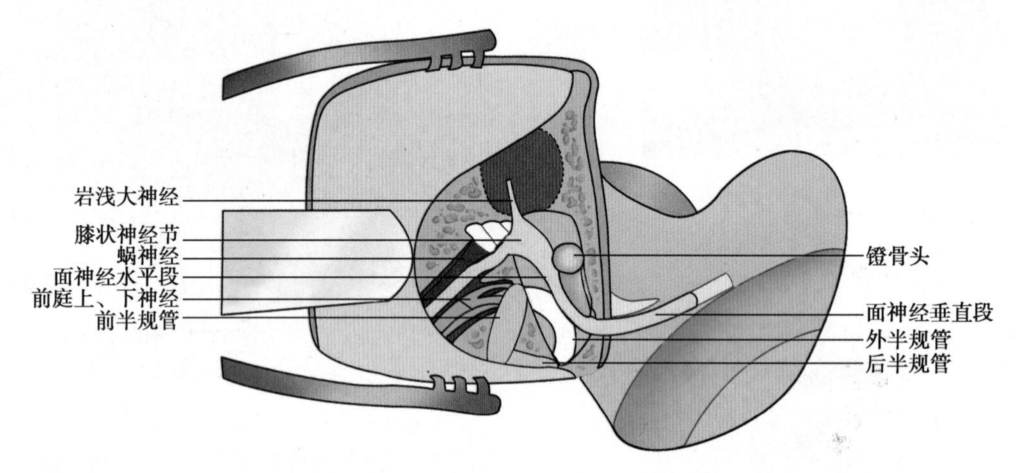

图 1-6-11 经乳突-颅中窝联合径路简要视图

路段面神经损伤约占 90%，内听道段面神经损伤占 10%。

CT 影像可以帮助了解颞骨骨折的类型、听骨链及骨迷路损伤情况，同时可以提供颅脑损伤及颞下颌关节损伤情况（图 1-6-14 ～图 1-6-16）。Sunderland 根据面神经损伤病理改变将损伤程度分为 5 个等级，即神经失用、轴突中断、神经内膜中断、神经束膜中断及神经完全中断。House-Brackmann 在 Sunderland 病理分级的基础上，结合面神经损伤的临床表现及预后将面神经功能分为 6 级。颞骨骨折导致的面瘫分为急性面瘫（immediate paralysis）和迟发性面瘫（delayed paralysis）。一般情况下，迟发性面瘫较急性面瘫的预后好。Sanna 提出颞骨骨折导致的面瘫程度分三级，一级：外伤导致面神经水肿、面神经骨管周围血肿压迫面神经或面神经滋养血管破裂出血压迫面神经，使面神经传导阻滞，这些患者表现为迟发性面瘫，大多数患者经过内科治疗面神经功能可以恢复到正常或接近正常（House-Brackmann 分级Ⅰ或Ⅱ级）；二级：面神经骨管骨折，骨折片压迫或刺入面神经，使神经传导阻断，神经轴浆运转中断，导致远端面神经水肿，这类患者多表现为急性面瘫；三级：颞骨骨折导致面神经断裂，表现为急性完全性面瘫。Fisch 主张颞骨骨折面瘫后及时进行面神经功能检查，如果损伤后第 6 天面神经电图显示 90% 及以上面神经变性或 2 周时神经变性超过 95%，提示预后较差，需要实施面神经探查术。

(2) 治疗原则和手术径路选择：治疗方法的选择根据颞骨骨折情况及其导致的面瘫程度决定。如果颞骨骨折患者出现面瘫，颞骨 CT 显示骨折线

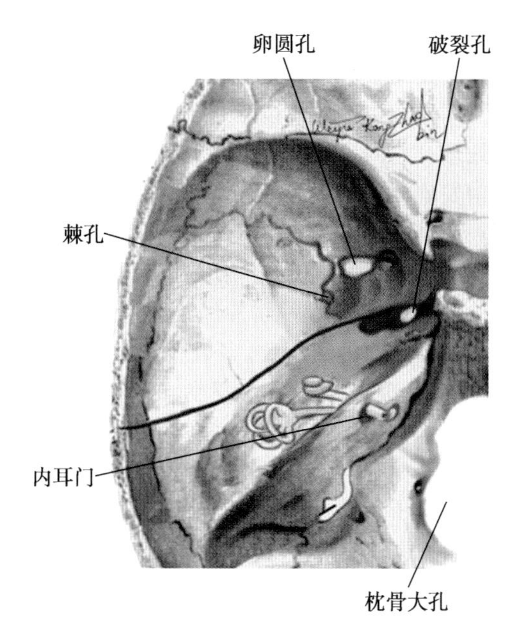

图 1-6-12 颞骨纵行骨折

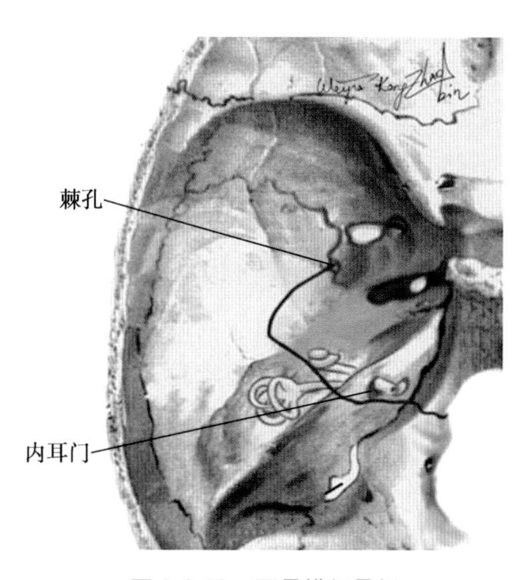

图 1-6-13 颞骨横行骨折

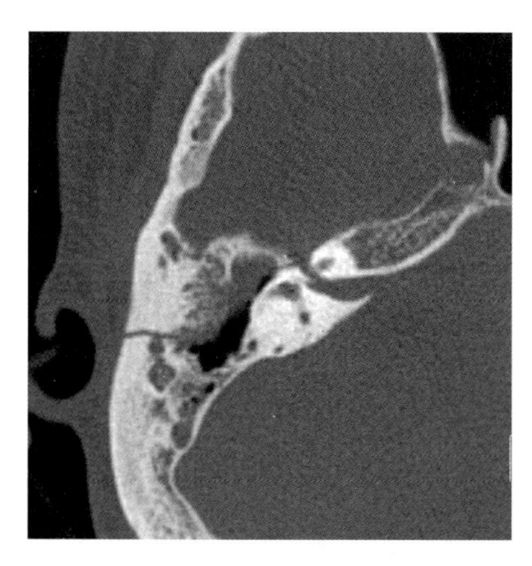

图 1-6-14 颞骨纵行骨折 CT

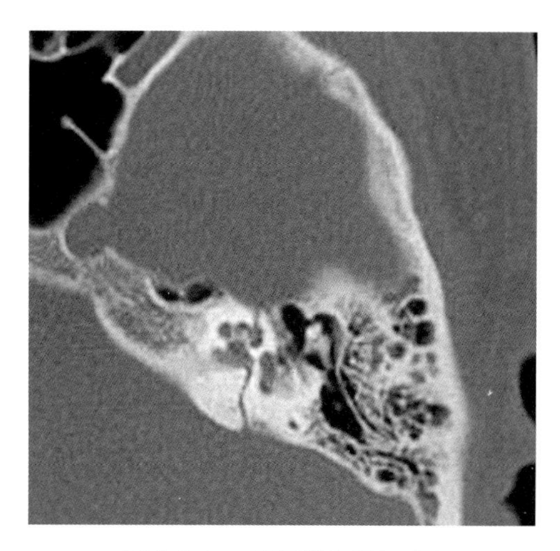

图 1-6-15 颞骨横行骨折 CT

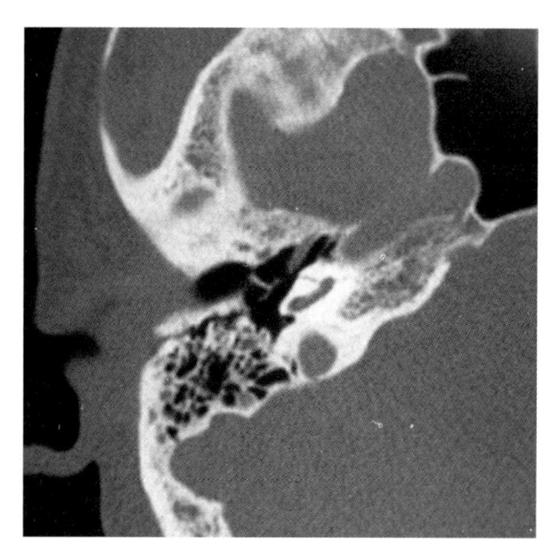

图 1-6-16 颞骨混合性骨折 CT

横跨面神经骨管或有明显的骨折片压迫面神经，则立即行面神经探查，实施面神经减压术或面神经移植术；如果骨折线与面神经骨管平行，没有与面神经骨管连接，则进行面神经电图检查。如果面神经变性>90%，实施手术探查；面神经变性<90%，内科治疗并观察，如果 6 个月后面神经功能没有恢复，则实施手术探查。

手术时间的选择：对有手术适应证的颞骨骨折导致的面瘫患者，在全身状况允许的情况下尽快实施手术，清除骨折碎片并清理血肿，切开面神经鞘膜进行减压，早期手术的目的是尽快对损伤的面神经实施减压，避免水肿或血肿压迫引起继发面神经损伤。另外，面神经再生的基础研究结果显示，面神经损伤后 21 天内是面神经修复和再生的关键时期，超过 3 周实施手术对神经再生和修复不利。

手术径路的选择：取决于骨折的部位和患者听力损伤程度。多数颞骨骨折面神经损伤部位是迷路段及内听道段。如果患者伴有严重的感音神经性聋,则选用耳蜗径路或迷路径路,以上两种手术径路可以充分暴露颞骨骨折部位,迷路径路手术创伤较小,手术中仔细清除骨折碎片,如果需要实施面神经移植,这两种径路具有足够的空间实施神经移植;如果患者听力无严重损伤,选用颅中窝或颅中窝-乳突联合径路;骨折线位于面神经鼓室段或乳突段则选用乳突径路。如果患者存在传导性聋,实施面神经减压术或移植术后可以一期实施听骨链重建手术。

(3)手术注意事项

1)如果患者听力无明显损失,手术中尽量保留听骨链完整,避免电钻接触听骨链导致传导性或感音神经性聋。

2)如果骨折片刺入面神经,手术中取出骨片后应检查面神经的延续性,如果面神经断裂,实施神经改道端-端吻合或神经移植手术;如果面神经延续性完好,常规切开神经鞘膜进行减压。

3)如果面神经断离,条件允许时尽量实施面神经改道并进行端-端神经吻合,注意吻合时神经不能有张力,反之则实施面神经移植手术。

4)实施面神经移植时,移植神经长度应比断离的神经长,避免移植神经回缩影响手术效果。

5)手术中发现脑脊液漏应及时修补,如果术后发生脑脊液漏再次手术时可能影响移植神经的再生修复。

2. 医源性面瘫

(1)医源性面瘫常见部位:医源性面瘫的发生率根据不同的手术类型差异非常大,桥小脑角区手术发生率最高;侧颅底手术次之;中耳乳突手术最低。

(2)处理原则和注意事项

1)颞骨内面神经损伤处理:如果手术中发现明显的面神经局部损伤,手术中轮廓面神经损伤部位两端的面神经骨管,暴露未受损伤的正常面神经,沿正常的面神经鞘膜探查面神经的损伤情况,如果发现面神经受到损伤,及时切开面神经鞘膜,检查神经纤维的损伤情况,根据面神经损伤程度实施面神经减压术、面神经改道端-端吻合术或面神经移植术。对于电钻擦伤、牵拉伤及挫伤等引起的面神经水肿实施面神经鞘膜切开,进行面神经减压,预防术后面神经水肿导致的迟发性面瘫的发生;如果发现面神经断伤超过神经主干的1/3则剪断损伤的面神经,根据具体情况实施面神经改道端-端吻合术或面神经移植术。

2)颞骨外面神经损伤的处理:面神经主干或重要分支受到损伤时,必须实施面神经修复手术。面神经牵拉伤手术后可以自行恢复,手术中不需要特殊处理;面神经断伤需要手术中立即处理,腮腺手术中发现面神经严重损伤时应立即实施面神经端-端吻合术或移植术。

手术后发现面神经损伤的处理应依据面神经损伤的程度而定。术后面神经不完全损伤多是由于手术中牵拉面神经所致,多数患者术后可以自行恢复;术后发现面神经完全损伤,处理方法依据手术医师对术中面神经损伤程度的判断而定,如果手术医师怀疑面神经断伤的可能性比较大时,应及时实施面神经探查,发现面神经断伤后即刻进行面神经修复手术;如果手术医师确认手术中保持了面神经的完整性,予以观察,手术后6个月面神经功能不恢复或恢复差者(House-Brackmann 分级Ⅴ或Ⅵ级)实施面神经探查,依据损伤程度实施面神经端-端吻合或面神经移植术。值得提出的是面神经总干断伤实施端-端吻合术或移植手术后,面神经功能最佳恢复程度为 House-Brackmann 分级Ⅲ级,一般仅对术后6个月面神经功能没有恢复者(House-Brackmann 分级Ⅴ或Ⅵ级)实施面神经修复手术。

二、贝尔面瘫治疗的争议和选择

1. 贝尔面瘫概论 贝尔面瘫(Bell's palsy)系指面部表情肌群的运动功能障碍为主要特征的一种常见病,表现为不伴有其他体征或症状的单纯性周围面神经麻痹。近年来,研究发现贝尔面瘫的发生与单纯疱疹病毒感染有关。1972 年 McCormic 首次提出单纯疱疹病毒可能是贝尔面瘫的致病原因,近年来的研究揭示了单纯疱疹病毒感染与贝尔面瘫发生的关系。

贝尔面瘫每年发病率为 17/10 万 ~ 19/10 万。多数患者3周内出现面神经功能恢复的迹象,几乎所有的患者6个月时有不同程度的功能恢复。

贝尔面瘫的治疗主张综合性治疗原则,包括抗病毒药物、糖皮质激素应用及外科手术治疗。本章详细介绍贝尔面瘫外科治疗原则及争议。

2. 贝尔面瘫外科治疗 1932 年 Ballance 等首次报道了面神经减压手术治疗贝尔面瘫的临床疗效,但贝尔面瘫外科干预的手术适应证、手术时机的选择及手术疗效自其诞生起一直存在争议。

自20世纪30年代始,面神经减压术手术时机在发病后逐渐缩短,面神经减压手术的部位也由乳突段逐渐发展为面神经全程减压。

Fisch 认为内听道底面神经迷路段入口处是面神经管最狭窄部，并将此解剖部位命名为“meatal foramen”，认为这个部位面神经水肿是导致面瘫的主要原因。Fisch 认为经颞骨迷路上径路（颅中窝径路类似）面神经减压是治疗贝尔面瘫的有效方法。面瘫发病 2～3 周内，神经电图检查显示 90% 以上神经变性作为面神经减压的指征，如变性已超过 95%，内科治疗面神经功能恢复非常差。强调面神经电图作为面神经减压术手术时机和适应证选择的主要依据。尽管理想的手术时机为变性在 90%～95%，但 3 周之内即使变性超过 95%，进行手术也有明显的疗效；如果面神经变性 100% 已经超过 3 周，面神经减压手术已不大可能给患者带来益处。部分或完全面瘫的患者，如果肌电图（EMG）检查存在自发运动单位，则预后较好，不需要外科治疗。

Gantz 等报道的多中心、前瞻性研究结果进一步证实了 Fisch 的观点，研究结果显示面瘫发病 2 周内有手术适应证的患者实施面神经“meatal foramen”部位减压手术，患者术后面神经功能恢复和改善明显提高，手术中用面神经电图监测各部位面神经功能，也证实了“meatal foramen”部位狭窄压迫肿胀的面神经是导致贝尔面瘫的原因。

王正敏等认为神经电图（ENoG）对贝尔面瘫患者预后判断及手术时机选择有重要价值，认为发病 3 周内面神经变性达 90%～94% 者应急诊手术，及时实施面神经减压，以 90%～94% 为手术指征可以减少面瘫恢复不良等后遗症；如患者就诊时已超过 3 周，神经电图（ENoG）变性数达 100%（或>95%），面神经减压术仍多可部分改善面神经功能。

3. 贝尔面瘫治疗中的争议

（1）贝尔面瘫治疗的反对意见：也有学者不赞成手术治疗贝尔面瘫，Adour 在题为“Decompression for Bell palsy：why I don't do it”一文中指出所有面神经减压术是建立在不理解贝尔面瘫是病毒性脱髓鞘病变的基础上，认为贝尔面瘫病毒感染是纵贯面神经而不是横断于面神经管的病理改变，手术对病毒性感染疾病没有任何帮助。

另外部分学者研究认为与内科治疗相比，面神经减压对面神经功能恢复并无益处。

（2）美国神经病学会（American Academy of Neurology，AAN）质管标准委员会的治疗建议：2001 年，美国神经学会的质管标准委员会指出贝尔面瘫早期口服皮质激素对改善面神经功能可能有效，认为波尼松加用阿昔洛韦可能有效，尚没有足够的证据可以推荐面神经减压术治疗贝尔面瘫。

（3）贝尔面瘫综合性治疗：贝尔面瘫确诊后立即应用抗病毒药物及糖皮质激素治疗，治疗 1 周面瘫无改善或发展为全瘫者进行面神经电图检查，发病后 2 周面神经变性超过 90% 或 3 周时面神经变性超过 95%，建议实施面神经减压手术。手术前进行 CT 检查排除面神经及内听道肿瘤引起的周围性面瘫，MRI 检查对发现早期面神经瘤或听神经瘤有帮助。

由于颅中窝径路可能潜在的严重风险，而且缺乏大样本、多中心、随机对照研究及双盲结果评估的支持，因此，无论在美国还是英国都没有推荐减压术作为贝尔面瘫常规治疗方法。

面神经减压手术时机的选择至关重要，一些学者认为贝尔面瘫的最终治疗效果取决于发病 2～3 周，超过 3 周面神经水肿已经消失或功能损伤是不可逆转的，认为面瘫超过 3 周，不建议实施面神经减压术。实际上，即使患者来就诊时面瘫发病已经超过 3 周，3 周内检查面神经电图发现神经变性超过 95% 或达到 100%，实施减压手术依然可以不同程度的改善面神经功能。

三、Hunt 综合征治疗的争议和选择

1. Hunt 综合征概论　1907 年，Ramsay Hunt 首先描述了此病，故名为 Hunt 综合征（Ramsay-Hunt's syndrome），由带状疱疹病毒感染所致，感染发生在膝状神经节，引起耳痛、耳疱疹、周围性面瘫。Hunt 综合征的发病率为 5/100 000，在非创伤性面神经麻痹中占第二位。

2. Hunt 综合征临床表现及诊断　Hunt 综合征的典型临床表现为周围性面瘫伴耳部疱疹出现。发病初期时有剧烈耳痛，然后耳甲腔、外耳道、耳周，甚至面部出现水痘带状疱疹，有时波及鼓膜。面瘫初期常为非完全性面神经麻痹，此后逐渐加重而成完全性面瘫。但也有开始时即为完全性面瘫。部分患者出现恶心、呕吐、耳聋、眩晕及眼球震颤等第Ⅷ对脑神经受累症状；极少数患者还有第Ⅵ、Ⅸ、Ⅺ和Ⅻ对脑神经瘫痪的症状和体征。

Hunt 综合征的诊断主要基于病史和体格检查，值得提出的是此病早期容易误诊，特别是那些不伴有皮肤损害的患者，10% 左右的病例虽有周围性面神经麻痹，但不出现水痘带状疱疹，但是，患者水痘带状疱疹病毒抗体增高至 4 倍，或者在皮肤、血单核细胞、中耳液体中可以检测出水痘带状疱疹病毒 DNA。

3. Hunt 综合征的治疗 带状疱疹引起的面瘫程度严重，多为不可逆面瘫。与贝尔面瘫相比，Hunt 综合征很少完全自愈。

（1）药物治疗：大量回顾性治疗分析研究显示在发病 3 天内使用抗病毒药物（阿昔洛韦）同时加用波尼松可以显著提高疗效。3 天之内及时获得治疗的患者有 75% 可以完全恢复，但是 7 天之后接受治疗的患者仅仅 30% 可以完全恢复。大量前瞻性研究表明使用阿昔洛韦及同时使用甾类激素组较单独使用甾类激素组面神经功能恢复更好。

经典药物使用方法为阿昔洛韦 800mg 口服，5 次/天，使用 7～10 天。口服波尼松（1mg/kg 体重，1 次/天）连续 5 天，然后递减。也有文献报道使用泛昔洛韦 500mg 口服，3 次/天。耳部疱疹处可以外用阿昔洛韦软膏或更昔洛韦软膏。临床中，也有学者主张同时使用干扰素。

Hunt 综合征完全性面瘫时，注意眼科检测评估面神经麻痹后可能出现眼部并发症，白天使用人工泪液，晚上使用眼膏保护角膜，避免暴露性角膜溃疡的形成。

（2）面神经减压术：与贝尔面瘫相比，Hunt 综合征面神经麻痹程度更重，恢复更慢。Hunt 综合征实施面神经减压术争议很大，多数学者认为面神经减压术临床效果不明显。研究报道面神经减压后，面神经功能恢复的程度亦明显低于贝尔面瘫患者，术后恢复期面肌联动的发生率高。手术时机的选择也存在争议，可以参照贝尔面瘫章节，实际上超过 6 个月以上的面瘫，术后很少有疗效。

（李华伟）

第三节 半面痉挛

一、半面痉挛病因学研究与临床循证

半面痉挛（hemifacial spasm，HFS）是面部肌肉肌运动障碍疾病中一类以单侧面部肌肉阵发性不随意运动为表现的疾病。Schultze 于 1875 年，Gowers 于 1888 年最先对此病进行了描述。该病好发于中老年人，青年及儿童亦可发病。总体来说，女性较男性略多，男女比大约为 2∶3。Auger 和 Whisnant 对 1960—1984 年当地发病率的统计，男性 7.4/10 万，女性 14.5/10 万，在 40～79 岁年龄段发病率最高，几乎均为散发发病。Miwa 和 Mizuno 报道并回顾总结了家族性发病。

此类疾病绝大多数为单侧发病，故常称为半面痉挛，但也有报道双侧发病。半面痉挛初始起病常累及面部上方的眼轮匝肌，表现为不自主的眨眼，随着时间的推移，逐渐向面部下方甚至颈部发展，累及口轮匝肌及其他面肌，并进展为一侧面部肌肉的阵发性不规律抽动，且患者不能自主控制，同时患者可有同侧听觉过敏及与面肌抽搐一致的耳鸣。一般没有面部疼痛，少数患者诉轻微疼痛不适。精神紧张、情绪变化、劳累等因素可诱发并加重症状，放松及镇静对缓解症状有帮助。夜间睡眠时仍可发作。面肌痉挛可与三叉神经痛并发，称为 Tic Convulsive，由 Cushing 于 1920 年首先描述。

根据典型的临床表现，基本能明确诊断该病，但需与其他面肌运动障碍、肌张力障碍疾病等鉴别，如眼睑痉挛、Meige 综合征、面肌纤维颤抽、痉挛性斜颈等。

半面痉挛临床表现较典型，辅助检查可以进一步帮助确诊。异常肌反应（abnormal muscle response，AMR）又称“旁扩展效应”（lateral spread response）是半面痉挛较特异的表现，即刺激面神经其中一个分支后，另一分支所支配肌肉可检测到肌电活动。瞬目反射中联带反应（synkinetic responses，SR）是指瞬目反射过程中眼轮匝肌以外的其他肌肉的同步运动。与 AMR 一样，半面痉挛的患者也能检测出 SR 来。

过去对半面痉挛的病因认识不清，原因不明的占多数，称为原发性或特发性半面痉挛，而目前较为认可的病因主要为面神经出脑干神经根区（roots exit zone，REZ）神经受血管直接或间接压迫造成。REZ 又称 Obersteiner-Redlich 区，神经轴突包绕由中枢胶质细胞向外周施万细胞形成的髓鞘移行，此处的绝缘保护更脆弱，故更易受累。除 REZ 区血管压迫外，小脑脑桥角区（cerebellopontine angle）的各种肿瘤如表皮样囊肿、脑膜瘤、脂肪瘤等，血管畸形如血管瘤、动静脉瘘，脑膜炎致蛛网膜粘连，颞骨内的胆脂瘤、听神经瘤等病变均可能引起半面痉挛。神经系统疾病如癫痫、多发性硬化等，甚至精神性疾病也可以引起面肌痉挛。还有一部分半面痉挛继发于面神经麻痹。

（一）历史回顾

在 20 世纪以前，半面痉挛的致病原因一直是一个谜，直到 20 世纪以后随着外科技术的不断进步、各位医学先驱的不断探索，这个谜底才逐渐解开。但直至今日，该病的发病机制仍不完全明朗。

1875 年 Schultze 在半面痉挛的死者尸检中发现椎动脉血管瘤压迫面神经。

1911 年 Cushing 首先提出血管压迫可以导致神经麻痹。

1934 年 Dandy 发现三叉神经痛的患者其三叉神经入脑桥的神经根被小脑上动脉压迫并扭曲，提出血管压迫是三叉神经痛的病因假说。

1945 年 Dandy 报道 160 例小脑脑桥肿瘤的患者有 6 例有半面痉挛。

1947 年 Campbell 与 Keedy 报道了 2 例椎动脉血管瘤引起半面痉挛，提供了血管压迫面神经可能是其病因的证据。

1948 年 Laine 与 Nyrac 也有与 Campbell 相同的报道。

1960 年 Gardner 完成 1 例血管减压治疗半面痉挛，5 年随访疗效满意。

1962 年 Gardner 与 Sava 报道 19 例半面痉挛中 18 例在小脑脑桥区有血管压迫，经减压后 12 例术后立即缓解，5 例延迟缓解，提出了血管减压可以治疗半面痉挛，血管压迫可能是半面痉挛的病因。

1976 年 Jannetta 完善并进一步发展了血管压迫理论及血管减压手术技术，提出微血管减压术（microvascular decompression，MVD）为治疗半面痉挛的有效方法。Jannetta 为 47 名患者在面神经根出脑干区（root exit zone，REZ）行血管减压取得了较好效果，提出半面痉挛的主要病因是 REZ 区受到长期压迫。

虽然 MVD 是 NVC 理论的有利证据，但关于压迫后的病理机制仍有较多争议。

（二）实验研究及临床循证

Gardner 提出了神经根受血管压迫后，神经脱髓鞘，裸露的神经根之间形成了假突触传递/跨突触传递（ephaptic transmission，"cross talk"），从而产生了异位兴奋（ectopic excitation）。神经受压后脱髓鞘及神经变性也在尸检中得到了证实。Möller 和 Jannetta 行 MVD 手术时发现，吸入麻醉时正常侧的瞬目反射消失，而患侧的 R1 尚能引出，但血管压迫解除后，瞬目反射及 AMR 均消失（刺激面神经颧支，在颏肌记录）。Nielsen 和 Möller 等关于 AMR 的研究支持 Gardner 关于跨突触传递这一观点，认为逆向传入的神经冲动经神经脱髓鞘处，跨突触传递后逆向传出，产生一个异常肌肉反应。

Möller 等术中测量了神经压迫处刺激外周面神经的诱发电位潜伏期，以及刺激血管压迫处面神经后远端肌肉兴奋的潜伏期，发现 AMR 的潜伏期（约 10ms）大于上述时间之和，认为潜伏期较长是由于神经脱髓鞘后传递速度降低，但同时提出了 AMR 可起源于面神经核。

在术中使用了 AMR 监测，在移开压迫血管后，AMR 消失，重新放回血管后，AMR 复现。其中部分患者，甚至在释放脑脊液的过程中，AMR 就消失了，但部分患者术中 AMR 并不消失，术后也能逐渐获得缓解，可能是因为，虽然压迫解除了，但神经根髓鞘修复需要一定的时间。而支持核团学说的人则认为，高兴奋性的神经核团需要一定时间恢复，但对于术后面肌痉挛立即缓解则不好解释。

Möller 和 Jannetta 于 1985 年提出面神经核团高兴奋性学说，认为血管压迫神经后，长时间的逆行刺激，导致面神经核团兴奋性增高，局部癫痫样放电引起了面肌痉挛，类似点燃现象（kindling phenomenon），即局部给予初始亚抽搐电刺激最终导致强烈的部分或全身抽搐惊厥。在 MVD 术中反复行给予面神经刺激，观察到 F 波及 LSR 均可以得到增强，与此相符。

多个研究在小鼠上用不同方法产生了与 AMR 非常相似的异常肌电图反应，给出了几种不同的发病机制。Sen 和 Möller 通过对 REZ 行慢性电刺激（chronic electronical stimulation，CES）模拟产生了 AMR，推断 AMR 是 CES 造成 REZ 神经纤维之间交叉传导（cross-transmission）形成。Saito 和 Möller 每天在小鼠面神经近端给 2～10 分钟的电刺激，4～8 周后部分小鼠引出了 AMR 和瞬目反射的联带反应，提出 CES 对近段面神经慢性刺激可以引起 AMR。Kuroki 和 Möller 通过使用在面神经表面放置铬肠线引起脱髓鞘并模拟血管压迫创立神经血管压迫模型后，提出面神经血管压迫及脱髓鞘是 AMR 产生的两个必备条件。Yamakami 通过给予面神经核 CES 使面神经点燃样兴奋性增高，产生 AMR，提示核团兴奋性增加可能是半面痉挛的病因，在实验中 CES 刺激面神经核兴奋性增高的过程与点燃现象相似。

Möller 在小鼠 AMR 模型上进行了进一步相关实验，刺激外周面神经时在面神经核记录到一个 1.5～2.5ms 的快诱发电位，以及一个 5ms 的慢诱发电位，而 AMR 的潜伏期为 7ms，这个值与慢诱发电位及面神经核至运动肌潜伏期（约 2ms）之和是一致的。这与半面痉挛患者 AMR 长约 10ms 的潜伏期提示异常放电的起源可能来自面神经核相符合。

也有学者认为 AMR 的血管压迫造成轴突脱髓鞘后，神经元变性，神经元间形成新的突触，是经过神经元逆向传入后，经跨突触传递，再逆向传出。

Ishikawa 比较 AMR 与 F 波发现,AMR 在 10ms 的固定反应之后有一个可变的自激的后放电,其时程与 F 波时程相同,提示 AMR 后放电反应与 F 波同源,AMR 为放大的 F 波。F 波最早由 Magadery 和 McDougal 于 1950 年发现,是周围神经接受超强刺激后逆行(antidromically)冲动刺激运动神经,逆向传播到下级运动神经核,再沿同一神经轴突顺向(orthodromically)传出的神经冲动,广泛传递至其支配肌肉所形成的后发电位,F 波可用于评价面神经运动核的兴奋性。在完全相同的刺激和记录条件下,连续记录的 F 波其潜伏期及形态学特点可发生变化,最短和最长潜伏期相差几个毫秒。当给予较大的刺激后,AMR 后放电反应与 F 波较为相近。提示半面痉挛的病因可能是面神经核受逆向异常刺激后兴奋性增高后的自发放电。

Yamashita 的三叉神经面神经反射双刺激试验结果不支持 AMR 来源于神经核这一观点。通过连续给予眶上神经时间间隔为 0.5～7.0ms 的成组双刺激,R1 固定,除了在 R1 后一个不应期内没有引出 R2 外,其他时间间隔都引出了相同潜伏期和波幅的 R2,没有增强或抑制,不符合神经元去极化后复极化演变过程,提示 AMR 是由于血管压迫部位的跨神经传递,而不是经神经元突触传递。但此论点成立的条件需为神经元间只有一级突触,若有 2 级或多级突触,其观察到的现象是可以解释的。

迟发反应波-轴索反射(axon reflex,AR)是轴索再生分支的间接反应,通常发生在 M 波(复合肌肉动作电位)和 F 波之间,与 F 波不同,AR 有恒定的潜伏期和波形,一般在次强刺激下出现,这种冲动逆行传导,到达再生纤维分叉点,通过另一分支传向支配肌肉,引起肌纤维兴奋。如用超强刺激,可使再生两分支纤维同时兴奋,两个逆行冲动在分叉处相碰抵消,AR 波幅降低。如再生的轴索分支是无髓鞘的,AR 可发生在 F 波之后。这种轴索的再生多发生在受损部位的远端。AR 的出现常提示慢性神经源性损害。与 F 波相比,更符合 AMR 的特点,即较为恒定的潜伏期。

Misawa 观察到 AMR 有两个成分,一个与瞬目反射 R1 类似的 AMR1 和与 R2 类似的 AMR2,认为 AMR 可能是三叉神经反射联带运动。Misawa 利用运动神经与感觉神经阈值的不同,在外周给予面神经阈下刺激也能引出 AMR,提出在阈下刺激时,不足以形成面神经的逆向传入,但能引出 AMR,也只能用 AMR 传入冲动是经过三叉神经来解释。Ogawara 也试图通过在眼轮匝肌注射 BTX,在口轮匝肌记录 AMR 以及瞬目反射的 SR 均较注射前减弱,说明 AMR 的传入与三叉神经有关。

(三) 机制探讨

不管是神经根学说还是核团学说,都有支持和不支持的证据,不能完全解释所有的现象。面肌痉挛的病因是相当多元化的,对于各种学说未必对立,甚至可以说是互补的。无论是中枢病变,还是外周神经根病变(不仅限于 REZ 或 CPA 区),都可以引起面神经功能异常放电。各部位的占位压迫均可引起面肌痉挛,但只占一小部分,多数的症状及发病特点如典型的半面痉挛是颅内迂曲,扩张的血管压迫面神经所致。

血管长期压迫影响:局部机械作用可以导致局部的神经脱髓鞘,轴突变性,中枢核团受损。轴突脱髓鞘后神经兴奋传导通路的变化,跨神经传递,一是可以引起集群放电,二是可以有逆向传递,再次刺激面神经核,类似“房颤机制”循环放电,导致神经核兴奋性增高,同时引起肌肉痉挛。

血管搏动的影响:长期的血管搏动,逆向慢性刺激面神经核,使面神经核处于高兴奋状态,当各种因素引起调控网状系统变化时,使面神经核自发放电频率增加。

除上述的机制外,三叉神经反射传入信号对增加面神经元细胞兴奋性可能也有一定的作用。

二、半面痉挛治疗方法

疾病的治疗从治疗的着眼点分为病因治疗和对症治疗。目前世界上治疗半面痉挛的主流方法是 A 型肉毒毒素神经化学切除和面神经微血管减压术。除此之外还有很多其他治疗方法或术式,但因复发率高等缺点目前较少应用。其他的方法在此一并简单回顾,不做详述。

(一) 药物治疗

抗惊厥药、抗癫痫药、肌肉松弛药等如卡马西平、苯妥英钠、氯硝安定(氯硝西泮)、加巴喷丁、巴氯芬、左乙拉西坦对于半面痉挛可能有效,但因其有效性差,副作用大,症状轻微的人可以尝试,而至耳鼻咽喉或者神经外科就诊的绝大多数是已经症状较重或药物治疗无效的患者。

(二) 神经化学切除(chemical rhizotomy),神经阻滞(nerve block)

1. A 型肉毒毒素肌内注射　肉毒毒素(botulinum toxin,BTX)是由肉毒杆菌产生的一种高分子蛋白神经毒素,有 8 种血清型,包括 A,B,C1,C2,

D,E,F,G。临床中常用的为A型肉毒毒素(BTX-A),近年来对B型肉毒毒素研究也较多,局部注射毒素后通过直接作用于神经肌肉接头处,可阻滞乙酰胆碱的释放,并导致部分Ⅰ、Ⅱ型梭外肌纤维失神经支配,以及梭内肌纤维的肌梭运动纤维失神经支配,还可引起局部终板的永久性改变,从而阻断神经冲动传递,产生肌肉麻痹作用。对局部痉挛的肌肉行多点微量注射,使该区域肌肉活动减退并尽量不产生过多副作用,从而达到治疗目的。

1897年van Ermengem在一次中毒事件中发现了肉毒杆菌(*clostridium botulinum*)及其外毒素,第二次世界大战期间科学家已经能提纯该毒素,1977年肉毒毒素开始用作治疗目的用于临床试验,1979年Alan Scott首先报道临床使用肉毒毒素治疗斜视。随后BTX便用于治疗眼睑痉挛和半面痉挛,1989年美国FDA正式批准BTX-A(Botox®;Allergan Pharmaceuticals,Irvine,CA)用于临床治疗斜视、眼睑痉挛及面神经疾病。肉毒毒素的致死剂量是40U/kg,而临床工作中使用的剂量远低于此,大量的临床报道证实A型肉毒毒素的使用是安全有效的。

Park回顾了多家报道统计表明A型肉毒毒素治疗半面痉挛的有效率为86%~100%,有效作用时间为12~20周,一般为4个月左右。这些研究中Hsiung和Defezio的研究长达10年以上,后者为多中心研究。Hsiung的统计报道:5年有效率为88%,10年有效率仍保持在75.8%。仅1.3%的患者因为不能忍受的副作用而放弃治疗。虽然这些研究多数是开放性研究而不是双盲对照实验,但Jost和Kohl的循证医学研究补充了这一证据。

Hsiung观察到半面痉挛的患者在使用A型肉毒毒素注射2年后,仍然有96%(67/70)的患者使用A型肉毒毒素有效。初始治疗即无效,对肉毒毒素抵抗的占2.9%,有7%(5/70)治疗一段时间后对A型肉毒毒素产生抵抗,其他的报道与此相近。抵抗的原因有报道为抗体形成,但也有人称在产生抵抗的患者血清中检测不到抗体,可能因为此现象为多因素影响,或者血清中抗体浓度太低而无法检测。抗体产生及耐药形成在使用过大剂量肉毒毒素治疗以及注射间隔期短的患者中更易出现,因此,治疗方案应从低剂量起始,并持续选用最低有效剂量,最大的间隔治疗时间。不能为了追求患者"近期满意度",如起效时间、缓解率、治疗间隔时间而加大用量。Defazio的多中心研究中给患者使用70U/年的初始剂量,分3~4次注射,相当于平均单次注射17.5U(7.5~45.0U),10年后患者需要的有效剂量与初始相比没有明显增加。Wang对其158名患者15年后的随访中,也没有发现药物抵抗。当然,有可能治疗失效的患者已经失访了。

使用肉毒毒素常见的并发症主要为一过性眼睑下垂和过度的面肌肌力减弱,各占20%左右,其他还包括复视、干眼症、眼睑水肿、流泪、暴露性角膜炎、眼睛聚焦困难等。这些问题在数周内一般都可以自行缓解。但部分患者出现了面瘫及联带运动,可能与HFS伴面瘫或者注射方案及部位不当有关。

除了Botox®外,其他使用较多的肉毒毒素包括英国的Dysport®和德国的Xeomin®,在国内兰州生物制品研究所生产的A型肉毒毒素Prosigne®使用广泛,临床效果及副作用与前三者相近。

国内使用A型肉毒毒素治疗半面痉挛起步于1993年,并在神经内科门诊广泛开展。肉毒毒素需冷冻保存,现配现用,使用时,将肉毒毒素干粉配制成溶液并稀释至25U/ml,根据肌肉大小、数量分点注射,应尽量避免引起功能障碍,尤其应避免眼睑下垂及眼睑外翻,每点注射0.05~1ml即1.25~2.5U,起始剂量一般为7~15U。患者多自注射后2~7天见效,症状逐步改善,约2周左右达疗效平台期,持续4个月左右。

2. 其他　B型肉毒毒素(BTX-B)经近年的研究证实也是有效安全的,和A型肉毒毒素的有效性相比尚存争议,主要集中在其与A型肉毒毒素交叉抗原导致抵抗,以及其在无抗体患者中有效性低两方面。B型肉毒毒素副作用与A型肉毒毒素相似,对A型肉毒毒素抵抗无效的患者可以选择B型肉毒毒素作为替代治疗。

与肉毒毒素作用于神经肌肉接头处相比,还有一些注射药物破坏阻滞外周面神经的方法如乙醇注射、甘油注射等,部位多选择于较易定位的茎乳孔处。此外,也有使用阿霉素即多柔比星(doxorubicin)局部注射永久破坏肌肉组织(chemomyectomy)从而治疗半面痉挛、眼睑痉挛的报道。但这些治疗方法可控性、可靠性、可重复操作性都不如A型肉毒毒素令人满意。

(三)外科治疗

1. 神经血管减压术　1962年Gardner与Sava经过多年的临床实践,提出了血管减压可以治疗三叉神经痛及半面痉挛。1969年Jannetta开始行血管减压手术治疗半面痉挛,经不断完善并进一步发展血管压迫理论及血管减压手术技术，并于1977年提出微血管减压术（microvascular decompression，MVD），即神经血管减压术为治疗半面痉挛的有效方法。神经血管压迫（neurovascular conflict，NVC）及MVD理论逐渐为大家所接受，近数十年来MVD迅速推广，MVD较高的治愈率及有效率也进一步证实了该病因学说。但此手术并发症以及部分患者手术无效、术后复发的问题一直困扰着外科医师。在初期由于材料、手术经验技巧以及随访时间的不同，各位学者报道的治愈率、有效率和复发率差异较大，治愈率仅在50%～88%。随着手术经验的丰富、技巧的提高，有效率甚至治愈率、缓解率分别逐步提高达到80%、90%左右，而复发率及并发症出现率逐步降低。世界上Jannetta和Fukushima各自所在的中心行MVD手术经验较丰富，均达到了5千例（含三叉神经痛、半面痉挛、舌咽神经痛）以上。1999年Jannetta比较了自己1990年前的2420例及1990—1999年的1995例MVD手术，小脑损伤、听力下降、脑脊液漏的发生率分别由0.87%、1.98%、2.44%下降至0.45%、0.8%、1.85%。

国内樊忠、左焕琮等在MVD方面起步较早，积累经验较多，樊忠、王海波除单纯MVD外，还行联合面神经梳理的手术，以解决面神经无血管压迫和MVD复发的问题。在左焕琮等4260例半面痉挛行MVD的报道中，术中动脉压迫率94.78%～97.98%，肿瘤压迫0.88%，未发现压迫0.77%，治愈率80.41%～90.21%。

半面痉挛（HFS）由肿瘤压迫引起的仅占全部的0.3%～2.5%，可以发生在面神经全长，多见于小脑脑桥角（血管畸形、表皮样囊肿），内听道（听神经瘤、先天性胆脂瘤），迷路段及鼓室段（中耳炎、血管瘤等）；而半面痉挛最常见的病因是血管压迫神经所致，绝大多数位于小脑脑桥角神经根出脑干区（roots exit zone，REZ），也可以在神经根近内耳门端，原因此前已有详述，除REZ外其他部位的血管或其他因素压迫造成的半面痉挛较为少见。压迫面神经导致半面痉挛的血管称为责任血管（offending vessels），以动脉多见，最常见的责任血管为小脑前下动脉（AICA）和小脑后下动脉（PICA），其次是基底动脉（BA）和椎动脉（VA），以及静脉，有时为两根或多根动脉压迫。极少情况下，弓下动脉、反穿动脉、内听动脉也可作为责任血管。

手术方式：Jannetta采用枕下径路行MVD，现多用经Bermond改良的经乙状窦后径路，患者取患侧向上侧卧位，头部下垂15°并向健侧旋转10°，颈部稍前屈，使患侧乳突处于头部最高位置。皮肤发际内横切口或竖切口，于乙状窦后方，横窦下方根据术者习惯开大小合适的骨窗。切开硬脑膜，缓慢放出脑脊液。绒球下径路，脑压板逐步显露舌咽、迷走神经根，尽量分离根部的蛛网膜，较完整地暴露面神经根部，着重检查REZ区，尤其是前下方的NVC，责任血管多成袢状于面神经REZ经过，NVC部位也可能位于脑干处，即压迫面神经根颅内段。除了REZ，还应避免遗漏非REZ段。由于责任血管成袢，NVC可以为同一血管多处压迫，也可以为多根血管同时压迫，但不应将与神经平行走行，或仅有接触的血管误认为责任血管。必要时应使用内镜辅助，补充显微镜视角及照明之不足。但使用内镜时应注意内镜温度，以及内镜伸入后的盲区效应。1999年Olympus公司研发了将显微镜视野与内镜视野融合（image fusion）的画中画技术（picture in picture），可以让术者不离开显微镜目镜同时观看内镜所显示的图像。

血管减压的办法主要有三种，对常见的AICA和PICA，可置入teflon或者Ivalon做好的减压垫。Jannetta认为应放置在脑干与动脉之间，其他的学者在神经血管之间置入也取得较好效果，为了方便固定，可以根据需要做成特定的形状如哑铃状，棉垫的厚度应做到减压充分但不引起新的压迫为宜。对较大的主干，单纯隔离有困难，或隔离后有传导压迫及搏动的可能，可以将其分离后向前牵拉胶水粘贴于前外方硬膜。对产生压迫作用的静脉可电凝切断（图1-6-17）。

并发症：常见的并发症为神经性听力下降、面神经麻痹、小脑损伤、脑脊液耳鼻漏等。

牵拉小脑应与CN Ⅷ长轴方向垂直是一个基本原则，减少牵拉时间，注意间隔，以及脑干听觉诱发电位（brainstem auditory evoked potential，BAEP）术中监测的应用，可以减少CN Ⅷ的损伤。一般认为Ⅰ波下降提示内听动脉或上级动脉（常为AICA）痉挛引起耳蜗缺血反应；Ⅰ波增大可能是前庭反射抑制减弱，提示前庭神经损伤。Ⅴ波潜伏期增大，提示听神经受牵拉，Sindou总结分析了多位学者的研究结果提出，Ⅴ波潜伏期小于0.4ms是较安全的，术后一般不会有听力下降，大于0.6ms有听力损失的危险，应该引起注意，大于1ms应立即停止操作，否则术后出现听力损失的可能性非常大。

术后面神经麻痹也是一常见的并发症，有的甚至为延迟性面瘫，多发生于术后10天左右，可能与

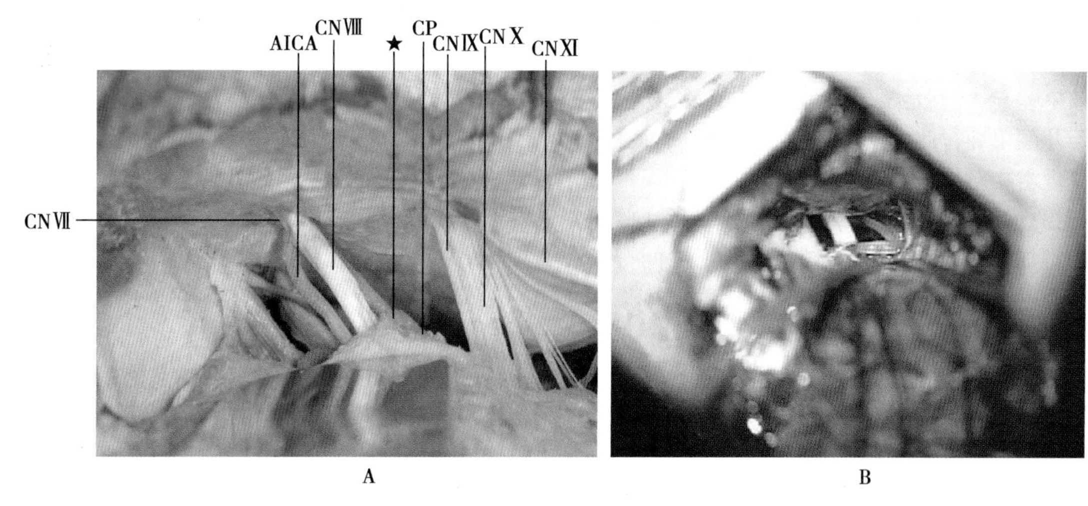

图 1-6-17　微血管减压术

A. 示 CNⅦ位于 CNⅧ前方，AICA 成袢样走行于两者之间；B. 为术中所见

★ 神经根附近为血管压迫的好发部位；CP 脉络丛；CN 脑神经

手术刺激，神经肿胀后内耳门口挤压有关，一般可以自行恢复。脑脊液漏则与是否紧密缝合硬脑膜，封闭开放的乳突气房有关。修复硬脑膜可使用 Water-Tight 缝合方法或辅以人工补片。

袁越等总结了手术失败或者复发的常见原因：①REZ 暴露不充分，术中应该分离 CN Ⅸ周围的蛛网膜，充分暴露 REZ；②未找到或遗漏多发责任血管；③多根血管存在时，仅将表面的血管减压，而位于深部的血管被遗漏；④减压材料的选择，放置不当造成吸收、脱落、移位、传递压迫，造成新的压迫或粘连等。这些原因与国外文献报道基本一致。

并非所有的患者术后都立刻治愈，有的在术后几周到几个月的时间内逐渐缓解，称为延迟治愈。虽然许多学者术中行异常肌反应（abnormal muscle response，AMR）检测，但研究结果表明，术中 AMR 立即回复正常的，多数术后治愈或有效，而术中 AMR 仍存在的，也有较多的一部分术后治愈或有效。这可能与手术中减压了神经，但面神经脱髓鞘或者面神经核兴奋性较高的状态仍未改变，需要一定时间恢复正常有关。

延迟治愈多发生在 6 个月以内，6 个月 ~1 年之间也有报道，一般术后 1 年症状未缓解或再度加重，认为未愈。1 年后症状再度加重认为是复发，且主要集中在术后 2 年内。术后未缓解的患者，除非是术后毫无改善，影像学明确提示减压失败或者遗漏，否则再次手术不应太急迫，一是因为有延迟治愈，二是再次手术并发症的风险显著增加，尤其是听力损失和面神经麻痹。当然，再次手术获得治愈的案例并非少数。

血管压迫并非半面痉挛的唯一病因，术中发现没有血管压迫的病例也不在少数，MRI 技术的改进对发现 NVC 的敏感性及特异性都逐渐提高，达到 80% 以上，但术前未发现压迫血管并非手术禁忌。

MVD 治疗半面痉挛有较高的治愈率及缓解率，近年发展较快，尤其是在神经外科广泛开展，但 NVC 并不是半面痉挛的唯一原因，同时 MVD 也有一定数量的复发及失败，加之可能并发听力下降等危险，所以不能所有的患者一味盲目地追求 MVD。

2. 面神经梳理术　1957 年 Lewis 提出将面神经沿长轴成束治疗半面痉挛，也就是常说的面神经梳理术（nerve trunk splitting）。可以经外耳道上鼓室行水平段梳理、经乳突垂直段梳理、经乙状窦后神经根段梳理。

与其他直接离断破坏面神经功能的术式不同，由于是沿长轴梳理，面神经梳理可将神经束之间的交通支破坏，同时手术对神经有一定的损伤作用，可以显著降低神经复合动作电位，而不影响绝大多数神经束的功能，虽然术后可能因手术操作会有面瘫，但一般都能自行恢复。

（1）水平段面神经梳理术梳理长度有限，复发率相对较高，并可能影响听力。

（2）垂直段面神经梳理需行乳突单纯凿开，二腹肌嵴至面神经锥曲之间磨开一段骨管的 1/2 ~ 1/3 管壁，用神经刀沿长轴贯穿梳理成 4 ~ 10 束，梳理长度为 1.5 ~ 2.5cm，并覆盖可吸收材料。此术式近期效果满意，3 年以后远期效果欠佳。

（3）1991 年樊忠提出了颅内面神经梳理术。与 MVD 手术方式相近，良好暴露第Ⅶ、Ⅷ、Ⅸ、Ⅹ对脑神经根后,纵形梳理面神经干 20 个层面以上,使神经反应刺激阈值达到 10mA。此术式与垂直段梳理的效果差异,尤其是复发率差异目前尚无研究报道。若开颅单纯行此术式,风险收益比较面神经垂直段梳理术相对较大。

在探查未发现明显神经血管压迫或者血管减压有困难如血管穿行于 CN Ⅶ与 CN Ⅷ之间等情况,颅内段神经梳理作为 MVD 的替代术式可以避免无功而返。

王海波主张同时行面神经梳理与血管减压,手术有效率可以达 95% 以上,但因面神经梳理术近期效果较好,容易掩盖 MVD 不足或失败的情况,同时,面神经麻痹以及神经干与蛛网膜粘连的风险增加,这些为患者复发或手术失败后再次手术造成了困难。对有明确血管神经压迫且血管减压操作无困难,减压后血管神经张力不大的病例,目前多数学者认为还是应选择单纯行 MVD。对肉毒毒素治疗失败而对开颅有顾虑和面瘫后继发半面痉挛患者,在排除了肿瘤等占位性病变后可以选择行颞骨内面神经梳理。

3. 其他

(1) 面神经分支选择性切断术

(2) 面神经绞扎术

(3) 面神经主干部分切断术

(4) 面神经减压术

(5) 面神经吻合术

(6) 面神经悬吊术

(7) 面神经针刺术

以上这些手术都是破坏面神经周围端主干或分支功能的方法,以求阻断异常兴奋传递到面肌,消除痉挛。虽然相对于 MVD 来讲,风险更小,但各种办法都有共同的问题:①破坏性手术,有引起面瘫之虞甚至必然导致面瘫;②无法消除根本病因,手术造成部分面瘫只能换来暂时安宁;③破坏性手术后再行手术的难度增加,成功率降低,甚至没有再次机会,除非选择消除病因的手术;④颅外手术后瘢痕粘连对面神经的影响较难估计。

三、半面痉挛治疗方法的选择

(一) 诊断及治疗策略

1. 诊断 详细的病史、完整的神经系统查体是必要的。肌电图中见到的特征性的 AMR 可以辅助诊断。

2. 鉴别诊断 首先半面痉挛应与其他的面部肌张力障碍疾病相鉴别,如眼睑痉挛、Meige 综合征等。双侧面肌痉挛表现为非同步闭眼,眼角抽动,入睡后仍可存在,眼睑痉挛可为单侧或双侧发病,特点为眨眼或斜视后用力闭眼,睁眼困难,入睡后停止发作。其次应与继发于面瘫的半面痉挛相区分。对于年龄、发病特点不典型的患者,应除外多发性硬化等神经系统疾病以及肿瘤。另外还需要排除内听道及小脑脑桥角区占位。

3. 影像学 CT 对颞骨内面神经显示清楚,但颅后窝分辨率较差,血管造影能显示血管瘤及血管袢,普通的 MRI 能较好显示 CPA 肿瘤,但它们显示该区域神经血管压迫的情况无能为力,后者是因为分辨率太低。采用 3D-TOF-SPGR(time of flight-spoiled gradient recalled echo)序列、3D-FISP(fast in flow with steady state precession)序列的磁共振血管造影(magnetic resonance angiography,MRA)及磁共振断层造影(magnetic resonance tomographic angiography,MRTA),动脉显示为长信号(白血黑水),神经及脑组织显示为略短信号,脑脊液为短信号。此法显示动脉非常清楚,直径 1mm 的动脉也可清楚显像,但显示神经受压,判断 NVC 欠准确,神经与神经之间亦不能较好辨别。且平扫只能显示动脉,若欲显示静脉,需注射显影剂。近年来重水序列(白水黑血)如西门子公司的 3D-CISS 序列、通用公司的 FIESTA-C 序列,因其优秀的空间分辨能力,血管神经良好的区分度,近年来在耳蜗、内听道、小脑脑桥角的显像中较受欢迎。由于此信号序列显示脑脊液为长信号,神经为短信号,血管为流空像,能清楚的显示 NVC 以及神经受压变形程度,神经与神经之间的可分辨度也较高。图 1-6-18 为同一患者的两个序列比较,A 为 MRA,B 为 CISS,可以看出 CISS 在神经血管对比度上有更好的表现,能较准确地判断出神经受压情况。基于多平面重建(multiplaner reconstruction,MPR)技术的斜矢状位图像,显示相当于神经根横断面图像,能将 NVC 及神经扭曲显示得更清楚,应作为常规重建平面(图 1-6-18)。

4. 治疗方法的选择 ①应选用自己最熟悉的治疗方法,这是最安全的;②排除了肿瘤等其他致病因素后,对于特发性半面痉挛,无论接诊的是神经内科医师还是外科医师,都应充分告知目前主流的治疗方法的优缺点,让患者充分了解后再做出选择;③BTX-A 目前作为一线治疗办法,安全可靠,但终究是对症治疗,且需反复注射,也有一些轻微并发症。长时间注射后可能出现效果减退或无效,此时应建议手术治疗;④MVD 手术对于术前明确有血管压迫的患者是个值得考虑的选择。尽管手术风险较大,术后也有可能复发,但取得一次性根治的成功率较高;⑤对MRI未见明显NVC的患者,亦可开颅探查,毕竟MRI显示NVC及蛛网膜粘连等信息不是100%准确;⑥术中即使未发现有NVC,亦可行神经梳理术作为补充;⑦对肉毒毒素治疗失败而对开颅有顾虑和面瘫后继发半面痉挛患者,在排除了肿瘤等占位性病变后可以选择行颞骨内面神经梳理术。

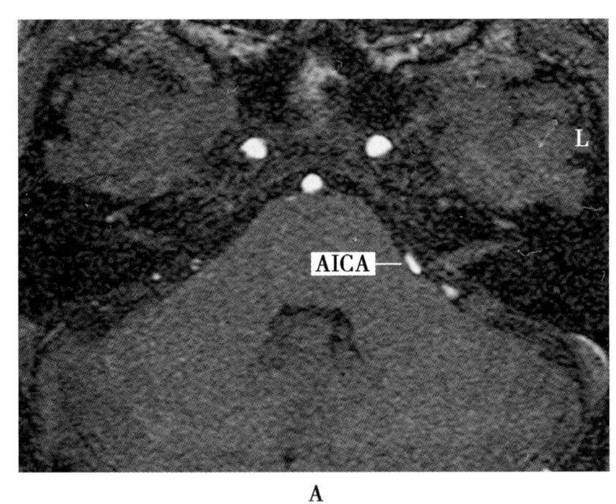

A

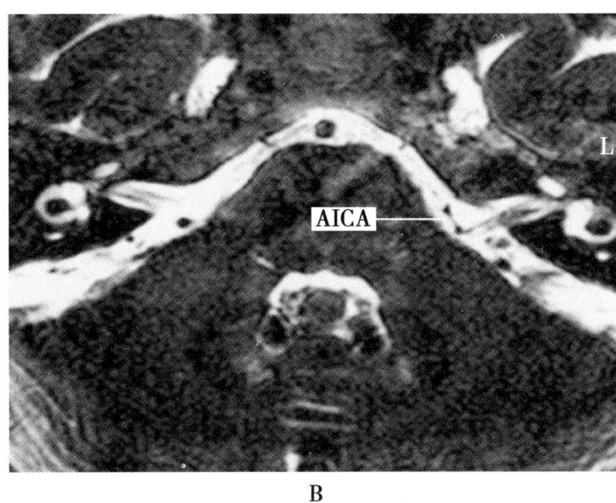

B

图1-6-18　半面痉挛MRI

A. 示MRA,血管对比度较高,但神经分辨率欠佳;B. 示CISS,血管与神经、神经与神经之间关系显示清楚,标注所示血管与神经紧密接触

（二）术后复发的处理

各种术式术后复发的患者再次手术都应当谨慎。所有并发症的风险都相应增加,如MVD再次手术听力损失,面瘫发生率明显大于初次手术。若患者愿意接受再次手术,应在做好监测的情况下,由经验丰富的医师手术。若患者拒绝手术,可辅以A型肉毒毒素治疗。肉毒毒素治疗无效术后复发的患者,可行选择性面神经切断或神经吻合等术式。

【问题与展望】　血管压迫作为半面痉挛的主要病因目前广为接受,不单是半面痉挛,有学者提出了“血管压迫综合征”,还可以表现为三叉神经痛、舌咽神经痛、副神经痛、顽固性耳鸣眩晕、高血压等。

关于病因机制的研究仍不断进行着,并建立了各种动物模型。但真正有说服力、考虑周全的试验,设计起来仍然较困难,需要更多不断的努力。

随着MVD手术越来越多将三叉神经痛、半面痉挛、舌咽神经痛患者治愈。外科医师对此手术经验的积累将越来越丰富,对其发病机制的探索也在不断进行着,“颅内血管压迫综合征”的诊断、治疗必将不断完善。

（高志强）

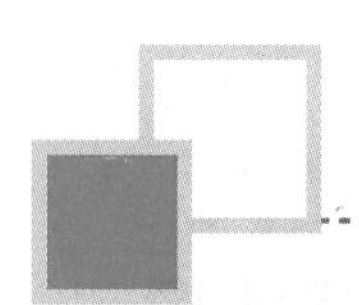

第七章　耳鸣

第一节　耳鸣的客观诊断与困惑

耳鸣是一个古老的医学难题,难以诊治的主要原因是:①病因太多,至少有数百种。听觉通路上的任何部位以及听觉通路附近的任何部位发生病变均可引起耳鸣。听觉通路本身就很复杂,听觉通路周围也很复杂,涉及的领域和专科很多,所以难以确定明确病因。②病变机制复杂繁多。各种学说理论有数十种,都只能部分解释耳鸣的发生原理。③没有满意的动物模型。无论是水杨酸模型、噪声模型、奎宁模型均不能完全模拟临床所遇到的常见情况。④没有客观诊断方法。耳鸣绝大多数只是一种主观症状。跟疼痛等症状一样,除了患者本人,其他人无法获知耳鸣的具体情况,所以治疗是否有效,没有客观评判标准就很难进行比较。但是在耳科学者的不断努力下,对于耳鸣的认识越来越多,也出现了很多有效的分析思路和治疗手段,至少大部分耳鸣可以得到满意控制,不再将之等同于癌症之类的绝症。

一、耳鸣的历史与流行病学

耳鸣最早文字记载见于3600多年前古埃及。公元前4~5世纪,古希腊希波克拉底(Hippocrates)描述了耳鸣,认为耳鸣的原因主要是静脉搏动引起的。我国经典医著《黄帝内经》的《灵枢·口问篇》中记载"人之耳中鸣者,何气使然?岐伯曰:"耳者宗脉之所聚也,故胃中空则宗脉虚,虚则下溜,脉有所竭者,故耳鸣。"在欧美发达国家中,18%的普通人群罹患过中度慢性耳鸣(Feldmann评分法,2~3级),普通人群中有0.5%的耳鸣程度严重影响其生活能力。欧洲、美国的耳鸣发病率近似。德国耳鸣协会(Pilgramm M等人,1999年)报道:1870万德国人(24.9%)曾经有过耳鸣;980万(13.1%)人有长时间耳鸣;每年新增34万人耳鸣;270百万(3.6%)耳鸣患者需要治疗;150万(2%)有严重耳鸣。波兰Fabijianska A等人于1999年有类似数据报道。斯堪的纳维亚的Axelsson A等人(1996年)和美国Meikle等人(1984年)较早的数据相比,发病率上升。但近十年耳鸣发病率、需干预治疗比例及有效治疗的手段都没有明显增加。发展中国家和动乱国家没有可靠数据。约有53%的耳鸣患者伴听力下降;44%伴听觉过敏。数据显示大多数耳鸣音调为高调,与大多高频听力下降的频率相符(Lenarz T等人,1998年;Hesse等人,2001年)。Hesse等人2001年的数据显示,3.1%的耳鸣频率为10~14kHz;12.2%为9~10kHz;45.5%为6~8kHz;14.6%为4~5kHz;10.7%为2~3kHz;14.2%的耳鸣频率在1kHz以下。即75.1%的耳鸣频率在4kHz以上。Lenarz(1998年)认为左侧耳鸣更常见,可能跟右利手多有关,但Hesse研究并未发现左右侧有明显区别。性别差异也无定论,Lenarz认为女性常见。Meikle和Taylor-Walsh等人(1984年)发现男性更主动要求治疗,特别愿意住院治疗。这提示耳鸣可能影响了职业生活和工作能力,故男性对治疗更迫切。也可认为不同性别有不同敏感度和不同忍耐力。中国没有明确数据报告,保守估计耳鸣人群不低于10%,其中约10%需要干预治疗。

儿童耳鸣发病率至今没有准确的流行病学报道。土耳其一项报道(Akosy S等人,2007年)调查了多所学校学生是否有耳鸣。其中15.1%的学生有耳鸣,性别、侧别无差异。81.2%为高调耳鸣,16.2%的学生家人也有耳鸣。有耳鸣的学生中约半数有头痛和疲劳感。巴西的Coelho等人于2007年调查了13 000位5~12岁儿童,随机抽取700例,除部分脱组儿童,最终入组506例。女240例,男266例。37%有耳鸣,17%感觉耳鸣很烦。欧洲Savastano(2007年)询问了1100名儿童,34%有耳鸣,但只有6.5%主动承认。有耳鸣的儿童中,23.5%有听力障碍,64.5%感觉耳鸣带来困扰。英国Mills R等人于1986年报道调查的儿童中29%有耳鸣,儿童耳鸣主要病因是中耳病变。Baguley

等人1999年报道，儿童耳鸣常发生在中耳积液或中耳炎后。多数家长本人也有耳鸣。儿童自己一般不会说自己有耳鸣。如孩子抱怨有耳鸣，须认真对待，仔细检查，查找病因。Lenarz等人1998年报道，儿童耳鸣常是听力下降的首发症状。中耳病变引起耳鸣，须进行治疗，且疗效很好，个别情况也可有内耳病变。儿童单侧全聋的发生率临床并不少见，预后往往不好，也常是某个综合征的部分表现。2002年Aust报道1420名儿童，10%有明显耳鸣，其中73.5%有明显的听力下降。

二、主观性耳鸣与客观性耳鸣的定义

现行的主观性、客观性耳鸣的分类定义一直沿用1683年Duverney提出的定义。他认为客观性耳鸣(objective tinnitus)是指有真正的物理性声波振动存在，可被他人觉察或用仪器记录的耳鸣。客观性耳鸣是身体本身产生的声信号，有时把听诊器放在患者的外耳道就能听到，诊断和治疗的目的是尽可能降低或消除这种体内产生的信号。主观性耳鸣(subjective tinnitus)则是指没有真正的物理性声波振动存在，无法被外人觉察或用仪器记录的耳鸣。随着科学技术的进步和发展，很多内耳和听觉皮层的病变可以用耳声发射、听性脑干诱发电位、PET、功能性MRI等诸多方法记录，因此这种分类方法应该进行重新命名。

三、客观性耳鸣

客观性耳鸣的原因主要有血管源性和肌源性。

1. 血管搏动性耳鸣　许多身体的植物功能，如呼吸、消化、循环都能产生振动和噪声。血管搏动性耳鸣可能由血管内血液湍流引起，可通过听诊或用声波记录仪记录。血管搏动性耳鸣须对颅骨和颈动脉听诊检查。它一般对纯音听力没有影响，但对言语识别则可产生明显影响，因其对声信号有明显的内源性掩蔽作用。血管性噪声是真正的声学振动，只有当它的响度很大，且频谱较宽时才能被掩蔽。患者感到的耳鸣响度可以就是掩蔽所需要的噪声响度，且非常准确，这与主观性耳鸣的响度判断不同。真正的宽带噪声，包括血管性噪声，用纯音和窄带噪声是无法掩蔽的，因此常不能记录掩蔽曲线。声导抗常可记录到与脉搏同频的导抗曲线变化。动脉源性搏动性耳鸣音常为“咚咚”声，按压颈部血管区时，耳鸣常不减轻或消失。静脉源性常为“嗡嗡”声，按压颈部血管区时，耳鸣常减轻或消失。

常见的血管病变的原因及类型有：

(1) 颅外：颈动脉狭窄、颈动脉、静脉球体瘤、动静脉短路、乙状窦表面骨质缺如、颈静脉球高位等。

(2) 颅内：动静脉短路、动脉性炎性假瘤、颈静脉球体瘤、持续存在的镫骨肌动脉、椎基底动脉硬化等。

2. 肌源性耳鸣　横纹肌收缩时，可产生所谓的肌肉音，可通过听诊听到。咬肌收缩，安静情况下有时能听到。这种耳鸣少见。肌源性耳鸣患者常感到有一种“咔嗒”音，可单耳或双耳，外人可直接听到或者用听诊器听到。“咔嗒”音的重复率可有很大波动，可为齐鸣，每秒数次，或很长时间出现一次，让患者感觉很烦。部分患者可在生气或者注意力集中在咽部时自动出现。这种肌源性耳鸣至少有以下3种机制：

(1) 咽鼓管的开放运动：咽鼓管开放由腭帆张肌与腭帆提肌协同运动产生。正常反射可通过吞咽和打哈欠产生。咽鼓管开放引起的“咔嗒”音可能是咽鼓管黏膜粘连，粘连的内壁在压力变化时分开时产生的。有些人可用吞咽动作诱发这种声音出现。飞行员、潜水员可通过训练自主开放咽鼓管。

(2) 腭、咽鼓管、中耳肌阵挛：多为单侧，一般不能自主产生。检查时可见一侧腭肌阵发痉挛，提起并向一侧收缩，这种现象也被称为肌阵挛。与引起咽鼓管开放的生理性破伤风样腭肌收缩不同之处在于，此时只是单发的阵挛，非常短暂，可能不能引起咽鼓管开放，但可能影响鼓膜张肌。它含有三叉神经第二分支纤维，可能是腭肌的残留物。鼓膜张肌可直接牵扯锤骨引起鼓膜振动。显微镜下有时可见鼓膜与“咔嗒”音发生同步运动。其病变部位位于下丘，主要是下橄榄。可能是局限性脑炎或轻度脑梗死引起的(Dieh，1990年；Lapresle，1979年)。

(3) 镫骨肌阵挛：也可引起阻抗变化，它与面肌阵挛及三叉神经痛相似，两者均为血管压迫引起。

颅内或者颅外血管性因素引起的耳鸣(血管畸形、狭窄、血管瘤等)，如颈静脉球体瘤，可选择手术治疗。其他情况如桥小脑角的血管神经压迫，要慎重选择手术适应证，评估手术风险与取得的疗效是否值得选择手术治疗。软腭、鼓膜张肌、镫骨肌肌阵挛发出的"咔嗒"声,可以考虑注射肉毒毒素或者用卡马西平治疗。与呼吸同步的"吹气"样耳鸣,常见于咽鼓管过度宽大,可对患者解释,必要时可行咽鼓管成形术。

临床上主观性耳鸣更为常见,我们下面主要探讨的是主观性耳鸣的问题。

主观性耳鸣是一种主观症状,目前还没有可靠的客观检查方法,诊断和疗效判定主要靠患者主诉,这样就有很大的不确定性,很难进行定量分析。因为对病痛的感受,有很大的个体差异。要想改善现有的治疗方法,必须靠患者的自身感受进行反馈,来做出相应的调整。有可靠的主客观检查方法(如纯音测听、ABR、多频稳态等)的疾病(如突发性聋),临床研究不必使用安慰剂作对照。耳鸣的临床研究必须使用安慰剂进行对照,就因为耳鸣没有严格可靠的客观检查指标。

四、耳鸣的动物模型研究

很多疾病研究参照动物实验模型结果。常用的耳鸣动物模型有以下几种:①将实验动物暴露在噪声环境中一段时间,推测动物出现了耳鸣;②通过在下丘脑监测单神经纤维的放电情况推测耳鸣的情况;③用2-脱氧葡萄糖(2-deoxyglucose,2-DG)标示或追踪(MAP)单侧耳蜗破坏后听觉通路的代谢情况研究耳鸣的病理生理机制;④用水杨酸法建立动物耳鸣的行为学模型。现在较为公认的耳鸣动物模型是水杨酸模型,由Jastreboff于1988年提出,即给大鼠服用水杨酸后通过建立条件反射制作耳鸣的动物模型,当时他制作的是急性动物模型。他用动物饮水抑制法,即使大鼠处于缺水状态,让大鼠在持续中等强度的噪声中保持高频率的吸水动作。当背景噪声停止后给予电击,动物因恐惧减少吸水动作,从而建立"背景噪声停止-动物吸水率下降"的条件反射。此后陆续有慢性应用水杨酸、奎宁等药物制作的耳鸣动物模型。王洪田和李明分别采用饮水抑制法和饮食抑制法对这种动物模型进行了改进。2003年Guitton等人对这种模型进行了新的改进,建立了跳台行为反射法。水杨酸造模的优点是可重复性强,耳鸣造模的成功率高,操作简单,全身副作用小等。从这些模型的相关研究中得到一些启示:①耳鸣患者的听中枢都有或多或少的信号改变;②听觉过敏与耳鸣有一定关系;③既往使用的纯音掩蔽治疗意义不大,习服治疗有助于听觉中枢的适应。但动物模型也有缺点:①水杨酸造模制作的耳鸣是可逆的,停药后耳鸣消失。而临床上常见的耳鸣则是不可逆的;②水杨酸可影响耳蜗毛细胞、听神经以及听觉中枢核团等多个部位,因此耳鸣的发生部位难以确定;③不能确定耳鸣侧别。因此,从水杨酸造模得出的结论有一定的局限。探讨新的耳鸣动物模型,特别是单侧耳鸣动物模型的建立会很有意义,因为如果无法区分是哪一侧的耳鸣,就没有正常对照,很难说明耳鸣特殊的电生理及其他改变。现在有学者主张采用噪声刺激引起的耳鸣模型,其优点之一就是有可能制作出单侧耳鸣模型。2001年Bauer等成功地制作了高强度噪声暴露环境下单侧耳鸣动物模型,但这种模型尚有待于进一步完善。

五、耳鸣产生机制

耳鸣之所以属于"疑难杂症",就是因为病因复杂,耳鸣的产生机制各不相同。耳鸣可来源于耳蜗或听觉中枢及听觉通路旁器官。90%耳鸣患者有感音性听力下降,耳鸣的频率多位于听力最差的频率(Preyer Bootz,1995年;Moller,1997,2003年;Hesse,1999年;Eggermont,2006年),耳鸣可来源于耳蜗或听中枢。

目前已知如下耳鸣的产生机制:

1. 听觉通路病变　①外耳病变:外耳道异物;湿疹;外耳道胆脂瘤;外耳道骨瘤等;②中耳病变:积液性中耳炎、中耳胆脂瘤、耳硬化症等;③内耳病变:梅尼埃病、突发性聋、噪声性聋、药物性聋等;④听神经病变:神经退行性变(如脱髓鞘病变)、听神经瘤、血管袢压迫、炎症(如病毒感染)、外伤、药物中毒等,可引起听神经绝缘性能下降产生耳鸣;⑤中枢性耳鸣:分为原发性和继发性。原发性多见于脑血管病变、脑肿瘤、外伤等。继发性是指长时间的耳鸣后,由于听中枢有记忆现象,使外周性耳鸣发生中枢化。

2. 血(管)源性　全身疾病如高血压、低血压、动脉硬化、高血脂、糖尿病的小血管并发症、贫血、微小血栓、颈椎病等使听觉系统(包括耳蜗和听觉中枢)的血供发生障碍。

3. 代谢性　内分泌失调(甲状腺、胰腺、垂体等),影响耳蜗内外淋巴液循环以及离子浓度变化,引起耳鸣。如甲状腺功能低下的患者可以引起膜迷路积水,出现低调耳鸣。

4. 外周听觉旁路　已发现颈椎棘神经节与脑干的听核区之间有直接神经通路联系。因此,颈椎疾病可能通过这种神经通路影响听路。虽然至今未发现下颌关节与听觉中枢之间存在类似的神经通路，但从胚胎起源上来看，两者关系非常密切，因此，下颌关节病变引起耳鸣的机制可能类似于颈椎病。

5. 中枢听觉旁路　自主神经功能紊乱、精神紧张、抑郁、情绪波动等神经精神疾病可以通过边缘、情感系统影响听觉中枢。PET 检查发现，耳鸣患者的听觉皮层与负责情感和记忆的海马回存在异常联系。临床观察发现有 50% 以上的中枢性耳鸣伴有自主神经功能紊乱等神经精神症状。

6. 变态反应　食物（如咖啡、茶、红酒、奶酪、巧克力及酒精饮料）过敏可直接或间接对外耳、中耳、内耳，甚至包括中枢产生影响引起耳鸣。

7. 遗传性　目前还没有不伴耳聋的单纯耳鸣遗传，所有报道的家族性耳鸣都与遗传性耳聋有关，因此耳鸣基本不可能和一个基因相关，遗传因素仅是耳鸣的一个易感因素。如耳鸣和多个基因相关，弄清楚它非常困难。由于耳鸣存在中枢化趋势，发现一种和记忆形成有关的 CREB 基因表达，在噪声性耳蜗损伤的中枢系统表达有上调。

六、耳鸣的检查与诊断

耳鸣检查包括听力学检查、影像学检查及全身检查等。现在还没有一种特别有效的客观检查方法，但现有检查方法能确定部分耳鸣产生原因。耳鸣只是一种症状，可由很多疾病引起。各种疾病引起耳鸣机制各不相同，且疗效也有明显不同，如颈椎病引起的耳鸣，行颈椎病相关治疗后，约有 70% 患者耳鸣可自行缓解。关于耳鸣的进展，除改进治疗方法外，更主要的是增强了对不同耳鸣模式的理解。只有仔细分析引起耳鸣的不同机制，才有可能改善疗效。因此，耳鸣检查最重要的首先是病因检查。

对耳鸣患者要重视全身诊断。首先要除外所谓“危险性耳鸣”。要排除听神经瘤、颅内肿瘤、鼻咽癌等可能导致生命危险的疾病引起的耳鸣。对单侧听力下降的耳鸣患者需要行 MRI 检查除外桥小脑角肿瘤。怀疑甲状腺功能减退引起的耳鸣，需做内分泌检查。怀疑颈椎病引起的耳鸣需颈椎拍片，必要时行 MRI 检查。常规耳科检查可除外外耳道异物（如头发丝等）、耵聍栓塞引起的耳鸣。怀疑耳硬化症要做盖莱氏试验；怀疑梅尼埃病除特殊病史采集外，还要行前庭功能、甘油试验、耳蜗电图等检查。

听力学检查除常规纯音测听、声导抗、耳声发射、听性脑干诱发电位等检查外，耳鸣的特殊检查有：耳鸣音调及频率匹配检查；耳鸣响度测试、耳鸣掩蔽特性检查；残余抑制检查；不适阈检查等。耳声发射能检查外毛细胞的功能，还可通过对侧交叉抑制试验了解外侧橄榄核上行抑制系统功能。

最近脑功能成像研究证明，耳鸣患者颞叶听皮层存在高代谢活动或局部脑血流增加，提示大脑皮质可能有异常改变。脑功能成像方法主要有：功能性磁共振；正电子发射断层成像（PET）；单光子发射计算机体层显像（SPECT）；脑磁图等。目前常用的方法是 PET 和功能性 MRI。

功能性 MRI 本身噪声大，1.5T 的 MRI 设备产生的稳态噪声 >75dBSPL，最大的脉冲噪声可达 120dBSPL 以上，对听力、耳鸣检查有很大影响。但间隔一定时间（30 秒）进行检查，可了解相应听觉皮层脑供血情况，来推论其功能情况。功能性 MRI 的另一个缺点是比较费时，每次检查至少需要 40 分钟以上。

用 PET 诊断耳鸣，国内外已有很多报道。结果显示，耳鸣患者的听觉相关的脑活动区域比正常人更广泛。耳鸣患者听觉皮层与负责情感和记忆的海马回存在异常联系，这也许能解释耳鸣患者常伴有心理症状和耳鸣的中枢记忆现象。王洪田等人研究发现，重度耳聋可导致皮层葡萄糖代谢活动明显降低，耳鸣可导致皮层代谢活动明显增高。PET 为诊断主观性耳鸣提供了客观证据。但 PET 造价和检查费用都很昂贵，很难在临床大规模应用。脑磁图描记仪（magnetoencephalography）记录神经活动引起的小的磁场变化，有很好的时空分辨率。Muhlnickel 对正常人和耳鸣患者给予不同频率的刺激声描记磁场变化，发现患者出现和耳鸣匹配的移位区域，移位区域的大小和耳鸣响度明显相关。

尽管现在耳鸣的客观诊断已有明显进步，但还没找到一种简单、经济、有效的客观检查方法，还需更多努力。

七、耳鸣的相关因素分析

要想准确对耳鸣作出正确诊断，首先要对与耳鸣有关的因素进行详细分析。

1. 耳鸣的时间特征　①根据病程，耳鸣可分为急性耳鸣、亚急性耳鸣和慢性耳鸣：病程在 3 个月内为急性耳鸣;3个月~1年之间为亚急性耳鸣,大于1年为慢性耳鸣。大量研究表明,长期耳鸣有中枢化倾向。形象一点描述,如果让一个人整天听同一首歌,晚上睡觉时,虽然外界已不再播放这首歌,但这首歌会在脑中反复回响。慢性耳鸣亦如此,会变成一种记忆存储在听觉中枢,即使病变已完全去除(如手术切除迷路或听神经),耳鸣仍然存在。这可能是手术治疗耳鸣远期疗效欠佳的主要原因。耳鸣的治疗原则很大程度上是根据不同的病程来进行选择的。②间断、持续、阵发性耳鸣。许多正常人可出现短暂的一过性耳鸣,提示短暂的内耳血管痉挛或听觉系统功能障碍。梅尼埃病的耳鸣与病情波动有关,耳鸣表现为阵发性发作或加重。前庭大水管综合征的患者,耳鸣变化常与颅压变化有关。③耳鸣多在夜间或安静环境中加重,而颈椎病引起的耳鸣则往往在晨起或午睡后加重。④噪声环境中出现的耳鸣,或耳鸣加重常提示听觉过敏。听觉过敏有两种形式,听力正常时为听觉过敏,听力异常时则为重振,提示外毛细胞上行抑制系统病变或者外毛细胞本身有损伤,而内毛细胞功能基本正常。

2. 耳鸣频率匹配检查　可帮助确定耳鸣部位,低频耳鸣常由中耳或内耳病变引起,神经性或中枢性耳鸣常为高频耳鸣。持续性耳鸣如蝉鸣声常为主观性耳鸣,搏动性或有节奏特征的耳鸣常为客观性耳鸣(常与脉搏或呼吸同步)。音乐声则常为音乐家特有的耳鸣。复调常提示有多个病变部位或病理过程。可变调的耳鸣常提示颈椎病。

3. 耳鸣与颅鸣　双侧同频率的耳鸣常感觉为颅鸣,提示耳鸣的部位在听觉中枢,因为在耳蜗和听神经有着非常严格的频率排布,耳蜗基底回为高频,顶回为低频;听神经的外周为高频,中心为低频。很难想象双侧的外周在同一个频率同时发生病变。而双侧频率不同的耳鸣则常常提示有两个或多个病灶存在。由于有听交叉的存在,一侧耳鸣的病灶可能在对侧中枢。大量临床证据表明,耳鸣的响度往往只比听阈高出5~10dB,但让患者感到非常不适,而且响度与患者的痛苦程度没有量化关系。耳鸣的频率以及响度匹配:耳鸣多为单一音调。部分患者的耳鸣音类似于窄带噪声,难以确定耳鸣的频率。在高频范围内可能发生1000Hz的误差。

4. 耳鸣与饮食的关系　Slater等人认为有10%的耳鸣由饮食引起。变态反应可直接或间接对外耳、中耳、内耳,可能对中枢也有影响而引起耳鸣。Goodey指出咖啡、茶、红酒、奶酪、巧克力及酒精饮料可能引起耳鸣。建议凡怀疑食物变态反应时,要进行饮食控制以减少影响因素。临床工作中常有患者主诉饮酒后耳鸣加重。

5. 耳鸣与睡眠的关系　研究显示,约有半数的中枢性耳鸣患者伴有不同程度的神经衰弱。耳鸣可以是神经衰弱、自主神经功能紊乱本身的表现,而且耳鸣与神经衰弱可形成恶性循环。耳鸣越严重,患者越难以入睡,越睡不着,耳鸣响的越厉害,这种情况也提示为失代偿性耳鸣,需要积极治疗。

6. 耳鸣与精神、情绪状态之间的关系　情绪波动、精神紧张是造成耳鸣的重要诱因。

7. 掩蔽试验　如果1000Hz处的听阈为0dB,给予50dB的白噪声后,听阈则变成50dB或52dB。在噪声作用下的听力类似于蜗性聋,这也是Langenbeck听力检查的机制。这个现象称为掩蔽。耳鸣能够被声刺激所掩蔽,是耳鸣很重要的一种病理生理现象,它同时也是一种治疗方法,并且有利于耳鸣的分类。掩蔽最好采用纯音或窄带噪声。然后根据耳鸣频率匹配检查结果采用相应频率,使用强度不断提高的纯音(或窄带噪声),确定刚好使耳鸣消失的最小强度(最小掩蔽级,minimum masking level,MML)。按照听力图形式记录的MML的连线称为耳鸣掩蔽听力图。Feldman将其分为汇聚型、分离型、重叠型、抗拒型、分散型、弥散型等。耳鸣掩蔽听力图有一定的临床意义,如梅尼埃病常表现为重叠型。Jastreboff认为,MML与掩蔽治疗效果有直接关系。

8. 后效抑制　给予耳鸣频率听阈上10dB的纯音或窄带噪声,观察耳鸣响度的变化。如果耳鸣消失或减轻(通常为数秒、数分钟,但很少超过5分钟),这种现象称为后效抑制效应,也称为残余抑制。有后效抑制者采用掩蔽治疗多可取得较好疗效。掩蔽常不能造成永久性的后效抑制。但后效抑制检查是诊断耳鸣的一个重要部分,它可让患者知道耳鸣是可以消除的。

9. 耳鸣的定位诊断　目前尚无精确的耳鸣定位方法。可借用耳聋的定位方法定位耳鸣的部位。可分为传导性(病变部位位于外耳、中耳)、感音性(内耳)、神经性、中枢性以及混合性耳鸣。Eyshold提出根据掩蔽试验、利多卡因试验的结果来对耳鸣进行大致的定位诊断。掩蔽试验有效为内耳性耳鸣、利多卡因试验有效为神经性耳鸣、两者均无效为中枢性耳鸣。一般来说，外周性耳鸣多为低调，神经性或中枢性耳鸣多为高调，或颅鸣，或双侧同音调高频耳鸣。

10. 耳鸣的分级　根据耳鸣的严重程度以及有无伴发症状，将耳鸣的程度分为 7 级：0 级——无耳鸣；1 级——偶有耳鸣，但不觉得痛苦；2 级——持续耳鸣，安静时明显；3 级——在嘈杂的环境中也有持续耳鸣；4 级——持续耳鸣伴注意力及睡眠障碍；5 级——持续严重耳鸣不能工作；6 级——由于严重的耳鸣，患者有自杀倾向。这种分级方法也可用于耳鸣疗效评定。根据耳鸣对患者职业和生活影响程度的不同还可对耳鸣的严重程度进一步分级。可以有助于针对不同个体选择需要的治疗模式（Biesinger 等人，1998 年）：

1 级：代偿性耳鸣，对生活没有干扰。

2 级：耳鸣主要在安静环境中出现，在紧张和生理心理压力大时感到烦躁。

3 级：耳鸣持续出现，影响职业和生活。可以出现情绪、认知和躯体障碍。

4 级：在私人空间完全失代偿。

国内李明和刘蓬等人提出的耳鸣评价量表较为简单实用（表 1-7-1）。评估根据最近 1 周表现，出现时间<1/3 为“有时”，不足 2/3 为“经常”，>2/3 时间为“总是”。根据此表将耳鸣分为 1 ~ 5 级：1 级≤6 分；2 级：7 ~ 10 分；3 级：11 ~ 14 分；4 级：15 ~ 18 分；5 级：19 ~ 21 分。

表 1-7-1　耳鸣严重程度评估指数及评分标准表

评估指标	0 分	1 分	2 分	3 分
出现环境	无	安静	一般	任何
持续时间	无	间歇>持续	持续>间歇	持续
对睡眠影响	无	有时	经常	总是
生活工作	无	有时	经常	总是
情绪影响	无	有时	经常	总是

11. 中枢性耳鸣和耳鸣的中枢化问题　近年来中枢性耳鸣和慢性耳鸣中枢化问题越来越引起重视。大量证据表明，听觉中枢特别是大脑皮质参与了耳鸣的产生与维持。外周病变（中耳、内耳）消除后，耳鸣仍可持续存在。特别是迷路切除或听神经切断后，部分患者（约 1/3 ~ 1/2）仍有耳鸣，甚至加重。因此，耳鸣既可原发于中枢（如中枢供血障碍、脑肿瘤、颅脑外伤、神经衰弱或神经外科术后、脑萎缩等），病程较长的外周性耳鸣也有中枢化趋势。听觉系统存在三个重要生理特征：①听觉通路的各个层面，尤其是较低层面的神经元存在程度不一的自发电生理活动；②听觉系统能够根据外界声音的大小不断调整适应，进行增益或压缩处理；③听觉系统存在中枢抑制或反馈抑制。正常情况下，听神经纤维之间的活动保持同步化，神经纤维的自发放电并不被感受为声音。部分患者耳鸣的原因是当环境噪声很小或耳聋后，听觉系统自动调整（增加）了增益，同时相应减少了皮层-橄榄-耳蜗束的中枢抑制作用，出现自发放电的响度过大（自声过响），作为耳鸣被皮层感知。由于听觉中枢与边缘系统，情感系统有密切联系，耳鸣可与不良情绪互为影响并形成恶性循环。另外，边缘系统激活同时启动了记忆过程，耳鸣被中枢系统存储为令人厌烦的信号。当外周病理因素去除后，中枢仍然存在耳鸣的感觉，这也是耳鸣中枢化的原理。

第二节　耳鸣治疗方法的发展及挑战

一、耳鸣治疗的历史

从历史上来看，治疗耳鸣的方法可谓五花八门，使用过的方法大致包括：

1. 使用药物治疗　鸦片、大麻、颠茄、泻药、硝酸甘油、奎宁、乙醚、各种抗抑郁药物、各种草药等；

2. 外耳道滴药法　将松节油、琥珀、砷制剂等不同的药物滴入外耳道；

3. 放血疗法；

4. 针灸疗法；

5. 催眠疗法；

6. 掩蔽疗法；

7. 音乐疗法；

8. 手术疗法 包括单纯的乳突凿开术、砧骨切除术、各种血管结扎术、血管减压术、迷路切除术、耳蜗神经切断术等；

9. 电刺激疗法；

10. 局部封闭疗法；

11. 低强度激光；

12. 高压氧舱；

13. 生物反馈治疗；

14. 微量元素疗法 包括镁、锌、铁剂等；

15. 我国特有的中医药治疗；

16. 其他疗法 气功、瑜伽、太极等。

二、耳鸣的循证医学研究结果

一种疾病的治疗方法越多，越说明没有特效的方法。现代医学的发展，循证医学的结果是最有意义的，但是在英国主编的最新版的《循证医学》一书中，关于耳鸣的循证医学研究很少。检索大量文献的结果是：三环类抗抑郁药属于疗效与不良反应之间尚需权衡的药物，虽然对耳鸣的响度影响不大，但是可以改善患者的神经精神症状。效果不明的治疗包括：针灸、巴氯芬、地西泮、阿普唑仑、桂利嗪、电磁刺激/耳道放置磁铁、银杏叶制剂、高压氧舱、催眠、拉莫三嗪、低强度激光、尼克酰胺、精神疗法、耳鸣掩蔽装置、锌剂和耳鸣习服训练等。助听器的作用有待于进一步研究。这并不说明上述方法就一定无效，只是缺乏循证医学的证据。

三、耳鸣治疗的现状

耳鸣（tinnitus）是在没有外源性的声或电刺激情况下的一种声音感觉。耳鸣是一种常见症状，而不是一种独立的疾病。诊断和治疗的前提是努力寻找并治疗原发病因以及继发症状。由于原发疾病多种多样，耳鸣本身的发病机制各不相同，因此没有统一固定的耳鸣治疗模式。对原发疾病进行治疗后，不用特殊治疗，很多耳鸣也能够得到控制。如果通过对原发疾病的治疗后仍然有耳鸣，或者无法找到原发疾病，则需要对耳鸣进行分析后的对症治疗，治疗的目的是要降低耳鸣的响度并达到耳鸣的适应与代偿。

因此耳鸣的治疗包括病因治疗和对症治疗。病因治疗是指对引起耳鸣的原发疾病（如梅尼埃病、听神经瘤、颈椎病等）进行治疗，在此不再赘述。如果治疗原发疾病后仍有耳鸣或者无法找到原发病，则需要进行对症治疗。治疗原则要根据耳鸣的分类以及相关的检查结果。目前国际上比较流行的治疗方案是根据不同的病程选择不同的治疗原则。治疗原则按照阶段治疗（表 1-7-2）；部分国家或地区常用方法见表 1-7-3。

表 1-7-2 Wedel 提出的门诊以及住院治疗耳鸣的阶段治疗方案

分级	建议	药物	助听器	颈椎下颌	门诊 TRT	住院治疗
根据病程						心理治疗
（1）急性	+	+	—	（+）[3]	根据程度[4]	根据程度[4]
（2）亚急性	+	（+）[1]	（+）[2]	（+）[3]	根据程度[4]	根据程度[4]
（3）慢性	+	（+）[1]	（+）[2]	（+）[3]	根据程度[4]	根据程度[4]
根据程度						
Ⅰ. 代偿性，几乎没有痛苦	+	—	（+）[2]	（+）[3]	—	—
Ⅱ. 代偿性，轻度妨碍	+	—	（+）[2]	（+）[3]	（+）[5]	—
Ⅲ. 失代偿，有时心理障碍	+	（+）[1]	（+）[2]	（+）[3]	+	（+）
Ⅳ. 完全失代偿，严重心理障碍	+	（+）[1]	（+）[2]	（+）[3]	（+）	+

注：不管耳鸣的病程和严重程度如何，所有耳鸣患者都应该接受医师的建议。完全失代偿性耳鸣（Ⅳ）除了耳鸣的治疗外，还要进行躯体心理治疗。“+”表示采用此方法，“—”表示不用此方法。括弧上方的标注见下：1. 失代偿性耳鸣的药物治疗包括抗焦虑、抑郁治疗作为心理治疗的一部分；2. 如果有听力学方面的改变，尽早配戴助听器非常重要，大多数患者配戴助听器后对耳鸣都有帮助；3. 如果诊断提示颈椎病或下颌关节病变，需要进行相应的病因治疗；4. 急性或亚急性耳鸣也要根据耳鸣的程度，必要时可以住院治疗；5. 即使是代偿性耳鸣也可以短期进行某些认知-行为心理治疗，可以作为预防措施，避免发生失代偿性耳鸣

表 1-7-3 部分国家或地区对耳鸣的治疗方法

国 家	急性耳鸣	慢性耳鸣
澳大利亚	同突聋+心理治疗	心理治疗
巴西	同突聋+Clonazepam	药物+行为心理/助听器+行为心理治疗
加拿大	药物+行为心理治疗	行为心理治疗
厄瓜多尔	同突聋	行为心理治疗
洪都拉斯	白血生，Flunarizin	Anxiolyticum/不治疗
中国香港	同突聋	行为心理治疗
以色列	行为心理治疗	行为心理治疗
意大利	不治疗	行为心理治疗
日本	药物治疗	药物+行为心理治疗
克罗地亚	药物（白血生+$VitB_6$）	不治疗
立陶宛	同突聋	药物+行为心理治疗/不治疗
墨西哥	同突聋	药物治疗
荷兰	同突聋	行为心理治疗
瑞士	同突聋	行为心理治疗
南非	同突聋	行为心理治疗
西班牙	药物治疗	不治疗
突尼斯	同突聋（口服药物）	药物治疗/不治疗

注：表 1-7-3 是德语国家听力与神经耳科学会向各个国家专业学会发出书面调查，各个国家专业学会的反馈回复情况

四、耳鸣治疗的基本原则

1. 根据病程进行治疗

（1）急性耳鸣（病程<3 个月）：治疗方案同突发性聋。急性耳鸣的治疗目的是尽可能完全消除耳鸣，或者至少降低耳鸣的响度。治疗要尽早开始，不能过长地等待所有检查完成后，再进行治疗。如果急性耳鸣未得到及时治疗，一旦病程过长，药物治疗就很难取得良好的疗效。因此一定要重视对急性耳鸣的处理。和突聋治疗相同，无论是高频还是低频性耳鸣，都建议使用大剂量皮质类固醇激素治疗。建议按照 1mg/（kg · d）给药。要根据患者个体情况（治疗愿望、痛苦程度，是否伴有其他症状，如听力下降）选择治疗方案。急性耳鸣的药物治疗参照突聋的治疗。可以考虑单独或联合使用以下治疗：皮质类固醇激素；血液流变学治疗；离子治疗（如利多卡因）。但是没有针对耳鸣的特异性治疗。药物治疗同时注意解除心理压力，注意休息。如果缺血时间过长，已造成不可逆转的病变则改善循环的药物就不能取得好的疗效。这正是临床上常常给予此类药物而疗效欠佳的原因。对于爆震聋和外伤后引起的耳鸣建议尽早使用皮质类固醇激素，特别是脑外伤，往往伴有迷路振荡和局部脑水肿，使用激素治疗有助于减轻水肿，减少瘢痕形成。

（2）亚急性耳鸣（病程在 3 个月 ~1 年）：进行原发病的诊断及鉴别诊断后，直接给患者提出建议，并且确定并首先治疗能够加重耳鸣的疾病如颈椎病、颞下颌关节功能紊乱，并采用相应的治疗手段（肌肉松弛疗法、生物反馈、自主训练等）。如果伴有听力下降，应尽早配戴助听器。治疗持续时间和强度主要取决于耳鸣的严重程度。目的是避免形成慢性耳鸣，或者出现长期失代偿情况。必须要告知耳鸣的一般知识，使患者今后当耳鸣出现波动时能够自行处理或寻求医师的帮助。可以根据耳鸣的严重程度进行习服治疗。

（3）慢性耳鸣（病程>1 年）：对于慢性主观性耳鸣，首先要区分是慢性代偿性还是失代偿性耳鸣。

1）代偿性耳鸣：指耳鸣较轻，患者能够耐受，未出现注意力分散、记忆力下降、睡眠障碍、头痛、过度兴奋、抑郁等神经精神症状者。代偿性耳鸣常

不需特殊治疗。但要听取耳科医师的建议和解释，预防其发展为失代偿性耳鸣。大多数耳鸣的特点是在安静的情况下，特别是夜间耳鸣加重。白天主要是环境噪声起到了掩蔽的作用。因此，耳鸣患者要尽量回避安静环境，适当制作背景噪声如轻音乐、佛教音乐、金鱼缸水流的声音等。

2）失代偿性耳鸣：指耳鸣较重，患者无法忍受，出现注意力分散、记忆力下降、睡眠障碍、头痛、过度兴奋、抑郁等上述一系列神经精神症状。这种情况的治疗原则是用各种方法使患者对耳鸣达到适应，变成代偿性耳鸣。主动的行为认知疗法(TDT)优于传统被动单纯使用耳鸣掩蔽器的习服治疗(TRT)。还必须治疗常同时伴有的恐惧、抑郁和睡眠障碍。有时还要辅助使用镇静和抗抑郁药物。相应的心理躯体诊断很有意义，必须进行。由于慢性失代偿性耳鸣是一种综合病变，因此，需要经过这方面专业培训的耳科医师或心理医师，甚至需要一个医疗小组，包括助听器验配师和理疗师一起进行全面治疗。治疗方案要建立在循证医学的基础上(也就是说不能根据治疗者本人的喜好来选择治疗方案)，由经过特殊培训的治疗组采用标准的治疗方案，并对治疗结果采用标准的方法进行评价。

2. 根据临床检查结果进行治疗

(1) 低频型耳鸣：掩蔽试验常有效，同时给予皮质类固醇激素和改善微循环的药物。近来发现，耳后注射得宝松(倍他米松)对低频型耳鸣有较高的疗效。也提示这种类型的耳鸣可能是内耳膜迷路积水造成的。也可以使用脱水药物，如甘露醇等，但是个别患者可能造成听力下降，要慎重使用此类药物。

(2) 高频型耳鸣：首先试用利多卡因。将2%利多卡因10ml加入0.9%生理盐水中缓慢静脉滴注。让患者注意观察输液期间耳鸣的变化情况。利多卡因试验阳性者，应采用改善微循环药物、卡马西平、苯妥英钠、$VitB_1$及腺苷B_{12}等营养神经的药物治疗。急性和亚急性期患者还可以加用皮质类固醇激素。

(3) 对掩蔽试验及利多卡因试验均无效：患者自己常分不清耳鸣的部位，常弥散在颅内的耳鸣也被称为颅鸣。患者常有神经衰弱病史或焦虑征。对此型患者应首先对神经衰弱或焦虑症进行治疗，药物治疗应选择谷维素、氯硝西泮、阿普唑仑、愈风宁心、安神补心等。有些耳鸣患者是听觉中枢兴奋度过高造成的，这种患者使用改善微循环的药物治疗，可以引起耳鸣加重、头痛等症状。此时应该采用抑制中枢神经兴奋性的药物，如氯硝西泮等。

3. 慢性耳鸣的治疗方法

(1) 声刺激疗法：包括助听器、掩蔽治疗、习服治疗等。

1）助听器：有听力下降者可以通过配戴助听器进行治疗。可以编一套特殊的程序，把背景噪声放大，在听力得到改善的同时，环境噪声也会相应增加，这样耳鸣与环境噪声之间的信号强度差缩小，能够降低耳鸣的响度，起到治疗耳鸣的作用。

2）掩蔽治疗：外周性耳鸣的掩蔽治疗效果好。但是对于神经性耳鸣要想进行掩蔽治疗必须使用与耳鸣同频的纯音，音量还必须超过耳鸣20dB，患者很难耐受。过高的响度还有可能造成噪声性损伤，因此现在多使用宽带噪声治疗，原理见习服治疗。

3）习服治疗(tinnitus-retraining-therapy，TRT)：这种理论是Jastreboff和Hazell(1993年)提出的。习服治疗的原理是部分耳鸣的原发部位在听觉中枢；而且慢性耳鸣有中枢化的趋势。因此，治疗方法就是让中枢系统对耳鸣的敏感度下降乃至消失，即努力重建听觉系统的过滤功能，中止对耳鸣的听觉感受。习服治疗包括耳鸣不全掩蔽、松弛疗法、转移注意力以及医师(心理)咨询。国外采用类似于耳背式助听器的一种噪声仪发送各种频率的声音，也可以采用特制的光盘、收音机、磁带等进行训练以达到对耳鸣的适应习惯。习服治疗需要一定的强度和足够长的治疗时间。每天要保证4～6小时治疗，持续1～2年。同时注意音量不要太大，只要刚好达到听阈即可。噪声发射仪提供一种广谱的均匀噪声。通过使用一种尽可能不让人心烦的噪声来加强环境中的背景噪声。通过减少信/噪比(耳鸣音/环境噪声)降低耳鸣的响度。助听器也能起到同样的作用。按照Jastreboff和Hazell的理论，耳鸣是听觉通路的兴奋度异常增加造成的，这种异常的信号被更高级的听觉中枢感知为噪声或纯音，情感中枢和调控注意力的中枢对此起重要作用。

(2) 磁刺激疗法：反复经颅磁场刺激(repetitive transcranial magnetic stimulation，rTMS)是一种皮层中枢神经系统病变的检查方法，也可用于治疗。rTMS可无创性检查并调制皮层局部的兴奋性。通过一个放在头颅表面的线圈，制作一个短暂的(100～300ms)的电磁场(强度为1.5～2T)。这个电磁场快速的建立和消失可建立一个协调一致的电磁场，可激活皮层神经元。可用高刺激频率(>

10Hz)引起皮层一过性功能障碍,由此来检查皮层的功能。另外,还可用低刺激频率(<1Hz)降低刺激区域皮层功能,使用时间不超过30分钟。这是rTMS治疗慢性主观性耳鸣的理论基础。这种想法建立在以下知识基础上:①不管是耳鸣还是听力下降都伴有听觉中枢某区域的再分布;②耳鸣的感知伴有颞-顶叶皮层听觉中枢的活性增强;③通过对这些区域进行有针对性磁场刺激可抑制部分患者耳鸣响度,至少在短期内有效。借助现代影像学技术可发现耳鸣患者参与听觉信号的接收和处理的皮层区域活性增强。与躯体感觉系统病变(如病灶性张力障碍或者幻痛)相似,部分耳鸣与疲劳性神经可塑性改变有关,听神经脉冲下降或其他变化可向更高的听觉核团传送。rTMS也建立在一种神经中枢失抑制的神经生理机制上,表现为听觉通路不同节段发生失控性过度兴奋。Plewnia等人最近用高频率rTMS(10Hz)短暂地阻滞可能参与耳鸣形成的不同脑区域活性,在皮层制造短时的功能损伤。作者发现,使用rTMS刺激左侧颞叶或者颞-顶叶(Bordman 42,22,21区)后大部分耳鸣患者耳鸣响度下降甚至完全消失。高频-rTMS除短暂作用外,对皮层活性有长期影响。也有报道发现低频-rTMS可引起不同程度的中枢神经功能障碍。用低频-rTMS也能制作慢性耳鸣长期持续的抑制效应。因此,经颅磁场刺激的治疗作用并不是没有依据。但是也并不意味着已经找到了一种理想的耳鸣治疗方法。对这种方法的可行性、可靠性和效果尚缺乏充分的临床研究证据。

(3) 电刺激疗法:早在200多年前就有人尝试用外周电刺激方法治疗耳鸣。有经皮肤、经乳突、经鼓室、经鼓岬以及耳蜗内的不同方法,疗效报道也不相同。但是没有前瞻性、对照研究。现在脑外科考虑电刺激皮层区域来治疗耳鸣。其理论基础是植入皮层刺激电极后能有效地治疗幻痛。已发现经颅磁场刺激能够一过性地影响皮层兴奋性,由此考虑用准确定位、长时间作用的电刺激方法也许能够起到持续治疗耳鸣作用。一个慢性耳鸣的女性患者进行功能性MRI检查发现听觉皮层的某个区域出现局部的兴奋度增强,在脑神经影像导航系统的帮助下,对这个区域进行定向TMS刺激,可暂时抑制耳鸣。把一个带有连线的电刺激器植入患者的腹壁。经过反复调试,适应刺激参数后(电流强度、脉冲频率和脉冲持续时间)近1年的随访过程中,耳鸣消失。作者认为:局部、硬脑膜外电刺激听觉皮层异常兴奋区是一种有效的方法,可完全抑制对侧的耳鸣。经颅磁场刺激被认为是一种非侵袭性的方法,是进行电刺激植入术前的筛选检查。这种耳鸣治疗方法的目的性、可靠性、有效性以及可行性仍有争论。应特别注意皮层电刺激对皮层过度兴奋及可塑性的影响。

对于听力基本丧失,已进行了人工耳蜗植入患者的耳鸣,可用电刺激进行有效的治疗,但它至今未成为一种常规的治疗方法。其适应证比较窄,只适用于重度以上耳聋患者。2006年在维也纳召开的第九届国际人工耳蜗植入及相关科学会议上,有学者报道对没有听力下降的严重耳鸣的患者进行人工耳蜗植入后,部分患者耳鸣完全消失。因此,各种类型的电刺激疗法可能是治疗耳鸣的一种新的有效模式,值得进一步探讨。

(4) 行为医学疗法:用行为认知方法治疗耳鸣包括听觉过敏是一种新的有效模式。主要依据是慢性耳鸣患者对耳鸣的认知超敏感。耳鸣响度通常只比听阈高5~10dB,但是主观感觉却非常响,主观感觉与客观检查结果分离,说明耳鸣患者对耳鸣有超敏感性。

在慢性耳鸣的治疗过程中,逐渐发现行为认知疗法优于药物治疗和耳鸣掩蔽器治疗。传统的耳鸣习服治疗以耳鸣掩蔽器治疗为主,医师的解释建议以及心理治疗为辅。行为认知疗法的目的是通过特殊学习过程降低耳鸣的敏感程度,可能需要借助于一些有规律的外界刺激(如耳鸣掩蔽器)。两项高质量前瞻性对照研究(按照牛津分级为循证Ⅱb级)结果显示,有组织的行为认知疗法与对照(单纯使用耳鸣掩蔽器)相比疗效有显著性差异。德语国家听力与神经耳科学会建议联合使用医疗-心理治疗,更加强调行为认知的作用。慢性耳鸣的治疗原则就是对耳鸣长期持久适应,达到代偿目的,即耳鸣的脱敏疗法(tinnitus-desensitivity-therapy,TDT),主要包括行为认知疗法,通过认知脱敏来达到对耳鸣的适应。这就需要患者良好的合作,主动地学习。

耳鸣行为认知治疗包括:全面诊断、医师提供详细的咨询建议及患者自身训练。具体来说就是耳鼻咽喉科医师进行全面诊断,尽可能找到引起耳鸣的原发病。填写规范的耳鸣问诊表,了解耳鸣严重程度并作为疗效的判定标准,并进行心理诊断,咨询建议。耳科医师要与助听器验配师密切合作决定是否选择助听器或掩蔽器。患者要定期接受耳科医师/心理医师的咨询建议,包括相应的行为诊断,原则上整个疗程在18个月以上。德语国家听力与神经耳科学会对Jastreboff的观点进行了扩展，把心理诊断和心理治疗作为TRT治疗的重要组成部分。行为治疗的具体细节请参照Hesse等人（1999年）和Delb等人（2002年）的专著。

（5）放松疗法：烦躁的耳鸣会引起紧张反应如神经质、过度兴奋、睡眠障碍等，可以通过有针对性的放松疗法及躯体治疗进行抑制。放松疗法如针灸、按摩、生物反馈等物理疗法可分散患者的注意力。如果患者学会使用躯体治疗及放松疗法，就能够控制睡眠障碍及注意力过于集中的障碍。

（6）离子介入：在外耳道内灌注利多卡因溶液，在外耳道内放正电极，对侧小臂上放一个参照电极（负极），利多卡因可以通过鼓膜、鼓室、圆窗/前庭窗进入内耳。但现已证实，这种方式不能使利多卡因进入内耳。

4. 手术治疗　过去对严重耳鸣采用的破坏性手术（破坏内耳，切除听神经）现已逐渐放弃。因为这些手术的短期疗效较好，但复发率高。原因是耳鸣有部位移走，逐渐中枢化的趋势。这一点与隐痛非常相似。国外现在主要是针对血管袢压迫听神经引起的耳鸣采用手术治疗。方法是进行血管袢的减压，它是半面痉挛及三叉神经痛的治疗方法。通过第Ⅷ对脑神经的减压手术来治疗耳鸣远期疗效欠佳，现在不能作常规使用。

慢性化脓性中耳炎伴有耳鸣的患者手术治疗后约1/3的患者耳鸣减轻，1/3耳鸣不变，另1/3耳鸣加重。因此中耳手术不能明显地解决耳鸣的问题。梅尼埃病行内淋巴囊减压后，约有半数患者耳鸣减轻。

第三节　耳鸣习服疗法的提出及其在耳鸣治疗中的作用

在1995年葡萄牙召开的国际耳鸣大会上，J. Hazell和P. Jastreboff提出了一种新的方法治疗慢性耳鸣，即所谓的再训练治疗（tinnitus-retraining-therapy，TRT），也被称为耳鸣习服治疗。

J. Hazell和P. Jastreboff的基本理论是：不单独把内耳作为耳鸣的来源而是将中枢听觉系统作为一个整体，提出慢性耳鸣需要进行中枢代偿。这种理论的一个依据是：耳鸣与慢性疼痛一样，有中枢化的趋势。比如梅尼埃病，病理生理机制是内耳膜迷路积水，病变部位在内耳。晚期患者作迷路破坏后耳鸣并不减轻。听神经瘤患者，切除听神经后耳鸣仍然存在，说明耳鸣的部位位于中枢，尤其是病程在1年以上的慢性耳鸣患者，这一现象更为明显。

J. Hazell和P. Jastreboff的耳鸣模式非常强调中枢部分在整个听觉系统中的生理作用，并将这一理论用于治疗。他们认为内耳或多或少地只起“麦克风”作用。脑干平面是听觉中枢的初级平面。突然出现噪声，如在大街上按喇叭时会出现逃避及防御反应。脑干平面的参与说明耳鸣可由恐惧及紧张反应诱发。更高层面的听觉中枢则与边缘系统及情感相联系。众所周知听音乐时会感到舒适，而不适的噪声则会使人感到烦躁。

听觉系统中每一个环节都可产生听觉印象，最后在初级听觉中枢被感知。初级听觉中枢系统有类似于过滤系统的功能，能够将来自内耳的听觉信号进行过滤后传到皮层下中枢。有一种生理现象支持这种过滤系统的存在，即大约只有30%的环境噪声能被有意识地接受。耳鸣时这种过滤功能（即听觉中枢的抑制系统）出现障碍。因此，治疗方法就是让中枢系统对耳鸣的敏感度下降乃至消失，即努力重建听觉系统的过滤功能，中止对耳鸣的听觉感受。这种训练的目的是使耳鸣不再感到烦躁，而且很多情况下就不再感到耳鸣。照此原理药物、高压氧舱治疗慢性耳鸣意义不大，因为它不能影响中枢的听觉加工处理过程。有效的习服治疗能使患者感觉不到耳鸣。

原则上慢性耳鸣的习服治疗方案由以下4种要素组成：①医师解释与建议；②减少引起耳鸣的紧张反应；③治疗心理障碍；④使用各种类型的习服治疗仪。

1. 解释与建议　习服治疗前要向患者解释：耳鸣并不是一种单独的耳病，而是大脑对听觉信号的一种错误的处理。让患者明白，治疗的目的是中断对烦躁的耳鸣的感觉与接受。要对听觉系统重新进行再训练使之恢复正常，不再把注意力集中在耳鸣的感受上。为了让听觉系统在这一方向上进行调整，必须提高听觉中枢系统对外界听觉的敏感度并进行训练，而且要中止患者对耳鸣的记忆固定。要使用噪声仪进行治疗同时要尽量注意避免过于安静的环境。必须使患者明白，在大多数情况下自然环境并不是绝对安静的，而耳鸣患者自从得病后多有这样的期望。患者必须有意识地放弃耳鸣这种“内在性听觉”的注意与观察。

习服治疗的重要基础就是让患者了解上述知识，它也是能否取得疗效的前提。只有当患者对耳鸣的原理有了深刻的认识，并试图主动地激活中枢抑制过滤系统来进行代偿，才能使进一步的治疗措施取得疗效。

2. 减少耳鸣引起的紧张反应 烦躁的耳鸣会引起紧张反应如神经质、过度兴奋、睡眠障碍等，可以通过有针对性的放松疗法及躯体治疗进行抑制。放松疗法如针灸、按摩、物理疗法等可分散患者的注意力。如果患者学会使用躯体治疗及放松疗法，就能够控制睡眠障碍及注意力过于集中的障碍。

3. 治疗心理障碍 再训练治疗的第三步是寻找及治疗躯体-心理障碍，它可由耳鸣引起并加重，必须发现并治疗恐惧、抑郁、社交困难及工作困难。根据这些障碍的程度不同进行心理咨询及相应的治疗。需要耳科医师与心理医师密切配合。

4. 使用各种类型的习服治疗仪 国外多用一个声音发生器（耳鸣掩蔽器）来进行治疗。这种掩蔽治疗以前不大受欢迎，大多需要把响度定得过高，使患者对掩蔽音本身感到烦躁。这样使掩蔽器的治疗适应证过小，只有少数患者对治疗疗效感到满意。在习服治疗中要放弃过去的掩蔽治疗方法，因为用这种方法既不能使听觉系统脱敏也不能兴奋过滤系统。现在使用的仪器能发送白噪声，这种噪声包括人耳所能接受的所有频率声音。这样能用人耳所能接受到的所有频谱来刺激听觉系统。与过去的掩蔽相反，这种仪器的响度刚好在听阈附近。这种仪器每天要携带6小时左右。在日常生活中患者尽量不要想到耳鸣，要尽量把注意力集中在这种掩蔽噪声上。

J. Hazell和P. Jastreboff对慢性耳鸣习服治疗的解释过于复杂，临床医师给患者进行解释说明时，患者可能难以理解。笔者一般给患者进行如下解释说明：慢性耳鸣之所以难以用药物治疗，是因为听觉中枢在长期耳鸣的影响下对耳鸣产生记忆。就像整天听同一首歌，把收音机关上后，这首歌的旋律就会在脑子里回响。要想治疗慢性耳鸣，就要采用各种方法遗忘令人心烦的耳鸣。约有半数以上的慢性耳鸣伴有不同程度的神经衰弱症状。耳鸣既可以是神经衰弱的表现，又可以与神经衰弱形成恶性循环，耳鸣越严重，患者越难以入睡，越睡不着，耳鸣响的越厉害。耳鸣就像一段痛苦记忆，越想起就越痛苦。所以对于耳鸣，特别是慢性耳鸣的治疗，首先要打破其与神经衰弱构成的恶性循环。要让患者知道，耳鸣就像机器的噪声一样，新机器噪声小，旧机器噪声大。随年龄增长，不可避免地发生神经系统老化。耳鸣就是听觉系统发生老化的症状之一，由于人不能像机器一样随意更换部件，所以必须学会与这种噪声共存的能力，即学会适应。首先耳鸣患者不要总是试图分辨耳鸣是否存在，音量是不是又加重了等。一般情况下，周围环境越安静，耳鸣声音越大，所以耳鸣的患者要尽量回避安静的状态。如果耳鸣对患者产生了干扰和影响，最简单的方法是想办法自己制作一点背景噪声，比如轻音乐。笔者推荐佛教音乐，音量不用太大，只要压制住耳鸣就可以了。如果用这种简单的方法仍不起作用，对于有听力下降的患者可考虑用助听器进行治疗。好的编程助听器，可以专门设置一套程序，把背景噪声放大，也可起到掩蔽器的作用。当然也可使用带有掩蔽装置的助听器。如果没有听力下降，则可直接使用耳鸣掩蔽器进行治疗。

J. Hazell的治疗结果是：经过6个月治疗后80%患者感到耳鸣改善，其中31%几乎感觉不到耳鸣。经过12个月治疗，改善率为88%，40%耳鸣几乎完全消失。24个月治疗后93%耳鸣改善，52%几乎感觉不到。Biesingen的结果是：治疗6个月后42名患者能够证实这一疗效。这种噪声仪的适应性很高，半年后有77%的患者每天使用6小时以上，其中76%的患者认为这种声音是能够忍受的。

P. Jastreboff没有把心理咨询作为耳鸣习服治疗重点。现在还缺乏耳鸣习服治疗疗效的对照研究证据。因此，经典耳鸣习服治疗的疗效按照现有的认识还没有取得优势。特别是近来有多项研究证明，没有证据显示耳鸣习服治疗的核心部分——噪声发射仪或者耳鸣掩蔽器（包括助听器+耳鸣掩蔽器）对治疗结果有影响。Goebel等人比较了认知治疗（包括咨询建议、缓解压力、分散注意力和改变认知结构等）加用或不用耳鸣掩蔽器的疗效没有显著性差异。而且一组单纯使用耳鸣掩蔽器的疗效与一组没有进行任何治疗的病例的疗效没有差异。Delb等人（2002年）在其前瞻性对照研究中发现，联合使用TRT和群体环境治疗与不进行治疗的对照组对咨询建议、多种模式的环境心理治疗和助听器治疗的疗效进行比较，未发现另外使用耳鸣掩蔽器有特殊疗效。Mckinney等人研究结论是：TRT最重要的组成部分应该是医师的咨询建议。因此在慢性耳鸣治疗中，主动的认知治疗优于被动的耳鸣掩蔽器治疗。

由此可见，慢性耳鸣的治疗在相当大的程度上是一种增强对耳鸣的适应，达到耳鸣代偿的结果。心理咨询和行为认知治疗起关键作用。耳鸣脱敏治疗（TDT）已逐渐取代耳鸣习服治疗（TRT）。说的再清楚一些，耳科医师对于耳鸣的理解和认识，决定了耳鸣患者能否代偿。如果耳科医师本人对耳鸣的发生机制以及治疗进展情况都不掌握,很难给患者作出令人信服的解释。而对于耳鸣这种疾病来说,患者对医师的信任程度往往是决定疗效的关键。

在网上有数百页关于耳鸣的介绍,也有大量的文章、书籍介绍耳鸣的发病学说、病理生理机制、诊断和治疗。每年大约有300~400篇耳鸣相关的英文文献。英文有关方面的书籍请参阅:Andersson(2004年);P. Jastreboff和J. Hazell(2004年);P. Jastreboff等人(1999年);Tyler(2000年)等人的专著。推荐德语有关方面的书籍:Biesingen(2002年);Feldmann(1998年);Hesse(2008年)等。特别值得关注的是Delb、D' Amelio Archonti和Schonecke 2002年的专著以及1998年德国耳鼻咽喉头颈外科学会制定的"耳鸣指南",其都有很好的指导意义。在众多有关耳鸣的文献中,推荐两个多中心研究分析,即Andersson和Lyttkens(1999年)以及Schilter等人(2000年)的报道,还有Dobie等人(1999年)有一篇综述介绍随机的临床研究情况。

【总结】 临床医师遇到耳鸣患者需要明确以下问题,就可以采用合适的治疗方法:

1. 是主观性还是客观性耳鸣?

2. 是危险性耳鸣吗?(需要除外各种癌肿、脑血管病变等可能危及生命的疾病)

3. 伴还是不伴听力下降?(有听力下降是听觉系统的问题,没有听力下降则可能是听觉系统旁的组织器官病变)

4. 是急性还是慢性耳鸣?(急性耳鸣或者慢性耳鸣急性加重治疗原则是尽量消除或降低耳鸣响度,慢性耳鸣的治疗原则是达到适应)

5. 是代偿性还是非代偿性耳鸣?(代偿性一般无需特别治疗,非代偿性耳鸣则要努力消除失代偿症状,如失眠、抑郁、焦虑等)

【展望】 耳鸣的研究重点主要集中在以下方面:

1. 制作符合临床特点的动物模型。

2. 进一步探讨各种不同的耳鸣病理生理机制。

3. 寻找客观诊断耳鸣的检查方法。

4. 寻找更有效的耳鸣治疗方法。

(余力生 马鑫)

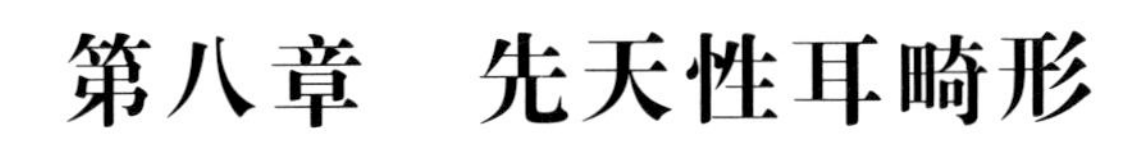

第八章 先天性耳畸形

第一节 先天性耳畸形的分类

由于遗传,染色体畸变,内外环境各种因素的影响(如孕期,特别是孕早期母体病毒感染、用药、胚胎在宫内受到挤压、放射性损伤等,以及父母吸烟、饮酒等危险因素),外耳、中耳和内耳均可发生畸形。其中耳廓和外耳道及中耳的畸形常同时存在,是头颈部先天性畸形中最常见者,据统计,其发病率约为1/10 000～1/12 000新生儿。而中耳合并内耳畸形者比较少见,这可能与膜迷路发源于听囊,鼓室则源于第一咽囊有关。耳畸形还可合并颌面和眼、皮肤、骨骼、心、肾等器官、组织的畸形,而称为各种先天性畸形综合征。

一、先天性耳廓畸形

耳廓在胚胎第3周开始由第1鳃弓和第2鳃弓发生,第6周初具雏形。由于耳廓的各个部分如耳屏等处是从两个鳃弓上六个分离的小丘状结节为中心衍生发育而成,所以其外形可以有很大的变异。

耳廓的先天畸形(congenital malformation of auricle)又称耳廓发育不全(dysplasia of auricle),可表现在耳廓的大小、位置和形状三个方面的异常。单侧畸形较多见,为双侧的3～6倍;男性比女性多发。其分类如下:

1. 隐耳(masked ear) 耳廓部分或全部隐藏于颞侧皮下,触诊时可能触及局部皮下隐藏的耳廓软骨支架。

2. 移位耳(displaced ear) 耳廓向下或向前等各个方向移位,形态基本正常或有轻微畸形。

3. 招风耳(protruding ear) 耳廓向前倾斜,颅耳角增大达150°或150°以上,对耳轮和三角窝消失,舟状窝失去正常形态,耳廓上部扁平,而耳垂和耳屏的位置正常。

4. 杯状耳(cup ear) 对耳轮和三角窝明显内陷,耳轮向前过度弯曲,耳廓形如杯状。

5. 猿耳(macacus ear) 耳廓上缘与后缘交界处出现一向后的三角形突起,如猿耳的耳尖,故得此名。

6. 大耳(macrotia) 耳廓的某一部分过度发育,全耳廓肥大少见。

7. 副耳(accessory auricle) 耳屏前方或颊部或颈部有一个或数个大小不一、形态各异的肉赘样突起,突起内可能有软骨。

8. 小耳(microtia) 目前临床上最常用的为Marx分类法。按Marx分类法,可将小耳分为4度:

Ⅰ度:耳廓各部均已发育,但耳廓较小,上半部可向前下卷曲。

Ⅱ度:耳廓仅为一由皮肤包裹软骨构成的不规则条形突起,有正常耳廓的1/2或1/3大,附着于颞下颌关节后方或后下方,耳屏可正常。

Ⅲ度:耳廓处仅有零星而不规则的软组织,部分软组织突起内有软骨,位置可前移或下移。

此外,尚有Ⅳ度:无耳,无任何耳廓结构,颞侧平滑。罕见。

二、先天性外耳道狭窄与闭锁

外耳道的先天畸形(congenital malformation of external acoustic meatus)又称外耳道发育不全(dysplasia of external auditory canal),系因胚胎期第一鳃弓和第二鳃弓之间的第一鳃沟发育障碍所致。外耳道的先天畸形可分为外耳道狭窄和外耳道闭锁。外耳道闭锁常合并小耳畸形,仅在少数情况下,耳廓发育正常;而小耳畸形不合并外耳道闭锁者,却很罕见。此外,外耳道发育不全还常常合并中耳畸形。本病单侧较多见。

外耳道的先天畸形可分为轻度狭窄、高度狭窄和闭锁三型:

1. 轻度狭窄 可为整个外耳道全部狭窄,或软骨段和(或)峡部狭窄,而骨性外耳道正常。本型较常见。

2. 高度狭窄 软骨段仅为一瘘管;鼓骨发育不良,以致骨段外耳道仅由一裂隙状管道所代替。

鼓室外侧壁由骨质形成完全性或不完全性闭锁板。

3. 外耳道闭锁 外耳道软骨段由软组织填充。骨性外耳道由致密骨或松质骨或充满气房的气化骨代替。闭锁外耳道的骨质来源于不同的邻近部位:多数为颞骨鳞部的尾侧突起,或由乳突向前伸展达颞下颌关节,少数由增生畸形的鼓骨形成闭锁的外耳道。在乳突前伸的病例,几乎大都合并鼓骨缺失,乳突前壁和畸形的下颌骨髁突形成不典型的颞下颌关节,此时由于髁突向鼓室内突出,以致鼓室狭窄,此为鼓室狭小的原因之一。

三、先天性中耳畸形

鼓室和咽鼓管由第一咽囊发育而来,鼓膜起源于第一鳃弓与第一咽囊之间的鳃板。目前认为锤骨柄和砧骨长脚来自第一鳃弓的间质和第一、二鳃弓之间的桥接组织;锤骨头和砧骨体起源于第一鳃弓;镫骨来自第二鳃弓,迷路软骨也参与了镫骨底板的形成。

先天性中耳畸形(congenital malformation of middle ear)常合并外耳的畸形,但是也可单独存在,即单纯中耳畸形,也可合并内耳畸形。先天性中耳畸形中,鼓室、听小骨、咽鼓管、两窗、面神经和耳内肌等可数处或分别出现畸形,即这些畸形可以单独发生,也可能有某些畸形同时出现;其中以鼓室、听骨链畸形和在颞骨行程中的面神经畸形较为多见。

由于外耳道发育不全常合并中耳畸形,而且两者的畸形程度有一定的相关性,故目前有数种关于耳畸形的分型法,如 Altmann 分型法:

Ⅰ型(轻度):外耳道狭窄,鼓骨发育不全,小鼓膜,鼓室正常或发育不良。

Ⅱ型(中度):外耳道闭锁,鼓室狭小,有闭锁骨板,听骨链畸形。

Ⅲ型(重度):外耳道闭锁,鼓室狭小或严重发育不全,听骨缺如或严重畸形。

DeLa Cruz 在上述分型的基础上进行改良,分为两型:

1. 轻型 乳突气化正常,前庭窗正常,前庭窗与面神经的位置关系正常,内耳正常。

2. 重型 乳突气化不良,前庭窗畸形或缺如,面神经行程异常,内耳畸形。

四、先天性内耳畸形

在鼓室先天性畸形中,以听骨链畸形最为重要。但由于这些畸形复杂多态,故有各种不同的分类方法。国内王正敏院士将其分为6种类型:

1. 锤、砧骨上鼓室固定。

2. 镫骨底板固定。

3. 砧骨长脚过短或缺失(镫骨正常或轻度畸变,底板固定或可活动)。

4. 镫骨板上构造不全,底板固定或活动(砧骨长脚基本正常或缺失)。

5. 砧镫关节骨性融合,底板固定。

6. 前庭窗闭锁伴听骨发育不全。

此外,圆窗闭锁很少见,而面神经骨管缺失、横卧于前庭窗上而将镫骨底板遮盖者并不罕见。至于镫骨肌缺失则较为常见。

正常人在出生前,耳蜗已发育成熟。如内耳胚胎的正常发育受阻,发生畸形,即出现先天性感音神经性聋。应用高分辨率 CT 成像技术发现,约有20%先天性感音神经性聋患者骨迷路存在严重程度不等的畸形。

内耳骨迷路的畸形可见于一侧,也可双耳同时受累,且以双侧畸形较多,约占65%。内耳的先天畸形可为遗传性、母孕早期患某些感染性疾病,或受X线、微波、电磁辐射、药物中毒等伤害,致使内耳发育障碍。

(一) 分类

目前对内耳先天畸形的认识主要是从放射学检查和少量颞骨尸检报告中获得的,虽然通过高分辨率 CT 扫描和内耳膜迷路 MR 水成像及听神经三维成像等技术,可以观察到内耳骨迷路或膜迷路轮廓、听神经等的变异,但是对其细胞水平、分子水平的异常,目前还是无知或知之甚微的。因此,内耳畸形的分类法目前并不全面,有待进一步完善。

1. 传统分类法

(1) 米歇尔畸形(Michel dysplasia):是内耳发育畸形中最严重的一种,内耳可完全未发育。在某些病例,颞骨岩部亦未发育。属常染色体显性遗传。常伴有其他器官的畸形和智力发育障碍。颞骨 CT 图像上应与脑膜炎所致的骨化性迷路炎(labyrinthitis ossificans)相鉴别。

(2) 蒙底尼畸形(Mondini dysplasia):耳蜗底周已发育,但第2周及顶周发育不全;耳蜗水管及内淋巴管、前庭池可合并畸形,半规管亦可缺如或大小不一,以及两窗畸形等。在此基础上,有些病例可出现继发性迷路窗膜破裂。CT 图像上耳蜗扁平,除底周外,其余仅表现为一骨瘘样结构,为常染色体显性遗传,单耳或双耳受累。可伴发短颈畸形综合征、甲状腺耳聋综合征、额部白化、鼻根增宽、耳聋综合征，以及颌面部发育不全等。有残余听力者，可早期配戴助听器。

（3）宾-亚历山大畸形（Bing-Alexander dysplasia，又称 Bing-Siebenmann dysplasia）：骨迷路发育正常，蜗管分化不全，主要病变在底周 Corti 器及螺旋神经节。属常染色体显性遗传。患者高频听力损失严重，而低频残余听力尚可利用。

（4）赛贝畸形（Scheibe dysplasia）：为常染色体隐性遗传，是最轻的内耳畸形。本型骨性迷路及膜性迷路的上部结构，包括椭圆囊及半规管均发育正常，畸形仅限于蜗管和球囊，故又称耳蜗球囊畸形（cochleosaccular aplasia）。耳蜗 Corti 器常有分化不全，如盖膜卷缩，前庭膜塌陷，基底膜上仅由一堆未分化的细胞构成小丘状隆起，血管纹出现发育不全和细胞增生的交替区。球囊壁扁平，感觉上皮发育不全。可伴有其他器官的畸形。

2. Jackler 分类法（1987 年）

（1）耳蜗未发育或发育不全

1）内耳未发育（complete labyrinthine aplasia）：内耳（包括耳蜗和前庭终器）完全缺如（相当于 Michel 畸形）。

2）耳蜗未发育（cochlear aplasia）：耳蜗缺如，前庭和半规管正常或发育不全。

3）耳蜗发育不全（cochlear hypoplasia）：小耳蜗、前庭和半规管正常或发育不全。

4）耳蜗分隔不全（incomplete partition）：耳蜗小，耳蜗内的分隔部分或完全缺如；前庭和半规管正常或发育不全。

5）共同腔（common cavity）：又称囊状耳蜗，耳蜗和前庭形成一个共同的大腔，内部结构不全；半规管正常或发育不全。

（2）耳蜗正常

1）前庭-外半规管发育不全（vestibular-lateral semicircular canal dysplasia）：前庭扩大，外半规管短而宽，其余半规管正常。

2）大前庭水管（enlarged vestibular aqueduct）：前庭水管扩大，合并正常的半规管，前庭正常或扩大。

3. Sennaroglu 分类法（2002 年）

（1）耳蜗畸形

1）米歇尔畸形（Michel dysplasia）：耳蜗和前庭结构完全缺如。

2）耳蜗未发育（cochlear aplasia）：耳蜗完全未发育。

3）共同腔畸形（common cavity deformity）：耳蜗和前庭区仅出现一囊腔，前庭和耳蜗完全未分化。

4）耳蜗发育不全（cochlear hypoplasia）：前庭和耳蜗已分开，但其体积较正常者小，发育不全的耳蜗犹如从内耳道萌出的小芽。

5）Ⅰ型分隔不全（incomplete partition type Ⅰ，IPⅠ）：耳蜗内缺少完整的蜗轴和筛区，以致外形呈囊状。合并一大的囊状前庭。

6）Ⅱ型分隔不全（incomplete partition type Ⅱ，IPⅡ）（蒙底尼畸形，Mondini deformity）：耳蜗仅 1 周半，中周和顶周融合为一囊状的顶端。合并一扩大的前庭和大前庭水管。

（2）前庭畸形：前庭畸形分为米歇尔畸形、共同腔畸形、前庭未发育、前庭发育不全和前庭扩大。

（3）半规管畸形：半规管畸形分为半规管缺如、发育不全和扩大。

（4）内耳道畸形：内耳道畸形分为缺如，狭窄和扩大。

（5）前庭水管和蜗水管畸形：分为扩大和正常（注：该作者在其资料中未发现蜗水管畸形）。

Jackler 和 Sennaroglu 认为 Michel 畸形为妊娠第 3 周出现的胚胎发育障碍所致，第 3 周末的胚胎发育停滞，可出现耳蜗未发育。因听囊发育停止的共同腔畸形出现在第 4 周，发生于第 5 周的是Ⅰ型耳蜗分隔不全，到胚胎第 7 周时，耳蜗已发育了 1 周半，此时的发育停滞可导致经典的 Mondini 畸形——小耳蜗并蜗内间隔不全。但该作者认为，该理论可能尚待完善。

Jackle 分类中，还注意到内耳道的畸形。因为内耳道和耳蜗的胚胎发育是互相独立的，耳蜗畸形并不意味着内耳道亦有畸形；而耳蜗正常者，蜗神经也可能缺失。

内耳道畸形：内耳道畸形可分为狭窄、闭锁、扩大等，其中耳蜗神经管发育异常较多见。Mc Clay 等（2002 年）基于对 23 例内耳畸形的放射学分析，提出内耳道狭窄常常但并不一定都合并蜗神经缺失。内耳道直径 ≥8mm 为扩大，≤2mm 为狭窄。有认为耳蜗神经管可出现狭窄、闭锁、蜗轴缺失。蜗轴缺失时，内耳道与耳蜗直接相通。耳蜗神经管狭窄时，常合并蜗神经畸形。内耳道底蜗神经管发育不全常伴内耳发育障碍，如共同腔、Michel 畸形等。而轻度的内耳畸形，如 Mondini 畸形，耳蜗神经管大多正常。

（二）临床表现

1. 听力障碍　先天性内耳畸形大都患有较严

重的耳聋，多数于出生时即为极重度聋或重度聋。内耳或耳蜗未发育的Michel畸形，出生后听不到任何声响。共同腔和耳蜗发育不全者多为极重度聋。Mondini畸形因耳蜗底周已发育，可能保留部分高频听力。单纯型前庭水管扩大者出生时听力即差，亦可正常，正常者至幼年或青年时期可出现突聋或波动性耳聋。

2. 耳鸣　少见。

3. 眩晕　前庭器畸形时，可有眩晕和（或）平衡失调，但不多见。大前庭水管综合征患者受到强声刺激时，可出现眩晕和眼震（Tullio现象）。

4. 脑脊液耳漏或脑脊液耳鼻漏　某些内耳先天畸形如Mondini畸形、共同腔、前庭水管扩大等，在内耳和蛛网膜下腔之间、内耳和中耳之间有先天性瘘管存在，可发生脑脊液耳漏或脑脊液耳鼻漏，在人工耳蜗植入术中可出现井喷。

（三）检查

1. 听力检测。

2. 颞骨高分辨率CT　颞骨薄层CT扫描及三维重建可显示内耳骨迷路的多种畸形。耳蜗或包括耳蜗和前庭终器在内的整个内耳甚至岩骨均未发育者很少见。若耳蜗和前庭缺如，在该处出现一椭圆形空腔时，即为共同腔，共同腔内可能存在少量感觉上皮。Mondini畸形在CT扫描中的特点是耳蜗较小，呈扁平状，仅可见及底周或一周半。耳蜗畸形严重者耳蜗仅如一单曲小管或小囊。CT扫描中还可观察前庭水管是否扩大。

3. 膜迷路三维重建及水成像　可显示内耳膜迷路的全貌及其立体形态，鼓阶与前庭阶、中阶影像是否均匀、完整，以及蜗轴的发育、耳蜗内的液体体积，纤维化及骨化等。

4. 家系调查　家系调查应做到全面、真实并应对存活者进行必要而尽可能详细的检查，特别是听力学检查。调查后画出家系图。并尽可能作致聋基因的筛查。

（四）治疗

根据患者的听力水平，CT和（或）MRI所见，选配助听器或人工耳蜗植入术。

（汪吉宝）

第二节　先天性耳畸形的手术治疗

一、先天性耳畸形手术发展历程

最早关于耳廓再造术报道的是Susruta Samhita，用颊皮瓣重建耳垂。1597年，有一位意大利的外科医师Tagliacozzi描述了如何应用耳后的皮瓣修复耳廓上端和下端的畸形。1845年，德国的Dieffenbach描述了用推进皮瓣修复耳廓中部缺损的方法，直到现在有时还会用到。

当然，这些主要是针对外伤畸形的。直到19世纪末，手术才开始关注先天性耳畸形。真正意义上的小耳畸形耳再造术始于1920年，Gillies将雕刻的自体肋软骨埋于乳突皮下，然后转移颈部的皮瓣成形颅耳角。1930年，Pierce改进了这一术式，用游离皮瓣衬在再造耳廓的背面，并且将皮瓣卷起来重建对耳轮。20世纪50年代，Tanzer应用自体软骨取得重大的突破，利用整块软骨进行雕刻，支架轮廓清晰，可以保持多年不变。Tanzer于1959年在“整形及再造外科”（Plastic Reconstruction Surgery）上发表了第一篇关于应用自体肋软骨进行现代耳廓再造的论著。尽管Tanzer只做过大约40余例小耳畸形的耳廓重建手术，但由于他建立了一套成熟的耳畸形手术工作常规，因而在此领域享有较高的声誉。Brent在1974年发表了其关于耳廓再造工作的报道，至今仍是耳廓再造方面的权威著作。Aguilar在1996年提出了由整形外科医师和耳科医师共同完成的全耳重建步骤：首先进行耳廓再造术，因为皮瓣和软骨支架成活需要充足的血液供应；2个月之后行耳垂旋转移位术，再2个月之后行听力重建术；最后是耳屏重建以及立耳手术。这是许多国家耳畸形整形中心目前最常采用的方法。

小耳畸形外耳道闭锁听力修复手术的尝试相比耳廓重建出现的晚得多。1843年，Thomson开始了最早的关于外耳道闭锁听力重建的手术治疗尝试。他报道的3个患者中有2个因为闭锁板过厚而不得不放弃手术，第3个患者虽然最后仍然发生了外耳道闭锁，但手术还是成功地进行了鼓膜重建。1883年，Kiesselbach尝试打开一名儿童患者的闭锁板时发生了面瘫，从此之后就鲜有关于这方面手术尝试的报道。直到1947年，Pattee和Ombredonne分别报道了他们各自的工作，才出现了真正意义上的听力重建手术。Pattee报道了听骨链与闭锁板连接引起的镫骨固定是造成听力缺陷的原因，他手术取出了固定的砧骨，使镫骨重新活动；Ombredonne发明了经乳突径路半规管开窗径路重建听力，取得了比较好的效果。应用Wullstein和Zollner鼓室成形技术，Bellucci报道了在他的患者中50%可以获得30dB的提高。1967年，Shambaugh提出对于单侧畸形的患儿，只有能够确保患侧耳蜗神经正常，骨导听阈在25dB以内的患者才进行听力重建手术。后来Gill、Naumann和Schuknecht的研究报道了他们各自的经验，对于基本的经乳突径路进行了小的改进。1968年，Durlacky首先倡导应用体层X线片观察中耳结构，分析评估患者条件以把握手术适应证。随着影像学技术的发展，以及随后的CT扫描技术的发明，人们对于中耳和内耳结构有了更加细微的观察，可以更好地把握手术适应证，将耳畸形听力重建手术推上了一个新的台阶。1978年，Jahrsdoerfer报道了第一个应用直入式径路的大宗病例观察，直接经过再造外耳道进入中耳腔，而不是传统的经乳突径路。

二、耳廓再造术

1. 耳廓支架　最早使用的支架材料是自体的肋软骨（Gillies，1920年）。20世纪50年代，Tanzer应用自体软骨取得重大的突破，重掀应用自体肋软骨的热潮。他利用整块软骨进行雕刻，支架轮廓清晰，可以保持多年不变。多年以来，人们还在尝试各种材料制造的预制支架以减少创伤，消除术者间审美区别造成的差距。1948年，Young和Peer首先提出“预制支架”这个概念。他们独创性地以一个耳廓形状的多孔钴铬钼合金（vitallium）盒子作为模子，将自体肋软骨切成小丁状放入，埋植于患者腹壁内。5个月后，瘢痕组织从盒孔内长入，将软骨碎片连接在一起形成完整的支架，取出盒子就可以得到一个软骨组成的支架。但术后形态保持时间不长，可能是因为软骨岛周围纤维组织的挛缩，支架最终扭曲变形。

还有报道尝试使用自体软骨以外的材料。Cronin在1966年开始使用硅胶耳廓支架。但随后发现，硅胶作为一种无机植入体，组织相容性比较差，与周围组织无法结合成一体而只是单纯的囊性包裹，所以术后轮廓形态欠佳，而且非常容易排异而脱出。最初，Cronin尝试用软组织或者皮瓣包裹支架的边缘来减少排异，但后来他发现同种异体软骨也有排异脱出，于是就停止了使用这种材料。

Gillies在1937年还报道他曾经做过的30余例取患者母亲肋软骨重建耳廓的病例，发现术后软骨支架迅速吸收消失了。经过了一系列类似的同种异体材料研究失败，Steffensen（1952年）开始应用经过防腐处理的肋软骨，当时取得了很好的效果，但是3年后他又报道同样也存在迅速吸收的问题。特别是近年来又发现一般的防腐或辐照处理不能杀死人体免疫缺陷病毒（HIV）和克-雅病（Creutzfeldt-Jakob disease）的朊蛋白。尽管通过这个途径传播的危险性极低，但仍然表明需要找出更安全的方法。

近年来，又有一些新型人造材料的尝试。Medpor是产品化的医疗级高密度多孔聚乙烯，新生组织可以快速地长入其多孔结构内，形成性质稳定的复合物。其优点是不吸收变形，容易塑形加工，对于术者的雕刻技术和审美水平的要求比较低，不受患者肋骨发育条件的限制，并且可以减少切取肋骨的痛苦。缺点是本身质硬，无弹性，受力后会分层裂解成颗粒，引起慢性炎症反应，所以有一定的脱出排异率。目前一般采用颞浅筋膜瓣包裹支架，经过长期随访发现可以有效减小排异率。

最近，由于现代组织工程学的发展，对于预制支架的热情又在升温。目前研究的最新进展是将实验室内培养的软骨细胞种植到人工合成材料的耳廓模子上，然后植入小鼠皮下。但动物实验条件和人体耳廓重建的临床情况还是有很大差距的。实验中的再造耳廓是植入动物背部疏松的皮下组织内，但在人体，耳廓支架要植入到颞部发迹线下，此处的皮肤非常紧实，过于轻薄的支架就会被压扁变形。

综上所述，自体肋软骨仍然是目前最普遍应用的耳廓再造的支架材料，组织相容性好，相比其他取材部位，其特性与天然耳廓软骨最接近而且可供取材的量相对稳定。但缺点是支架的雕刻比较烦琐，受患者胸廓肋软骨发育情况和术者的审美和手术技艺水平的限制。但时至今日，自体肋软骨仍然是可靠性最高，并发症最小的植入材料。

2. 手术方法的变迁　经典的手术治疗是Tanzer-Brent法，是Brent在Tanzer法的基础上改良而成的，一共分四期。第一期取对侧的第5～8肋软骨，比对着对侧的正常耳廓（单侧畸形者）或者亲属的耳廓（双侧畸形者）制作肋软骨支架，埋到颞部皮下。第二期耳垂移位。Brent认为这样分期做耳垂移位安全而且容易定位，可以准确地接在再造耳廓的下方。第三期立耳，形成颅耳角。第四期做耳屏，并根据前三期手术的效果进行微调。Brent在耳畸形耳廓重建方面有25年的工作经验，手术1200余例，随访18年以验证他的手术径路的效果。最近的手术改进是应用激光去毛处理再造耳廓表面的头皮。

Brent法最大的问题是手术分期比较多，无论是时间还是金钱方面花销都比较大。因为没有耳轮降脚，耳甲腔、耳屏间切迹和对耳屏的形态不佳，需要额外手术来进一步优化耳甲腔的外形。多数医师手术之后的效果就是在颞部形成一个形态很差的厚厚的软组织块。由于皮瓣回缩耳后沟消失、颅耳角变小也是一个需要面对的问题。还有一个不利因素是需要取一块3cm×6cm的肋软骨块制作支架主体,一条9cm长的软骨条作耳轮。

Nagata法于1993年提出,一般分为两个步骤:第一期取同侧的第6~9肋软骨比照着正常耳廓制作一个包括对耳屏形态的更加立体化的软骨支架,埋植到患侧的颞部皮下,并且将耳垂接在耳廓下方。这一期基本上相当于Brent法的前三期步骤。而且取肋软骨时除了第6、7肋之间的连接部位,其余的软骨膜都保留在原位不随软骨一并切除,以减少并发症。耳垂后方应用W形切口实现耳垂旋转,二期从取肋骨处移植游离皮片立耳并用软骨支撑形成耳后沟。

Aguilar在1996年提出了全耳廓重建(integrated auricular reconstruction protocol,IARP);由整形外科医师和耳科医师共同完成的全耳重建,其步骤是:首先进行耳廓再造术,因为皮瓣和软骨支架成活需要充足的血液供应。2个月之后行耳垂旋转移位术,再2个月之后由耳科医师行听力重建术,最后是耳屏重建以及立耳手术。在这个提议中,作者提到了四点:首先倡导先天性外中耳畸形的患儿应尽早到整形外科医师和耳科医师处就诊。其次,制订治疗计划的过程中要考虑到外耳和中耳双方面的畸形,避免在某一畸形的矫正过程中影响其他部分。第三,强调家庭成员的集体参与意识,这在以往经常被忽视。最后,建议每个从事耳廓重建的整形科医师每年要至少做10例此类手术。

考虑到我国的国情,冷同嘉于1986年报道先天性小耳畸形患者的听力重建手术与耳廓再造手术同期完成,并取得满意的术后效果。全耳再造手术一般分两期:Ⅰ期为耳廓重建、外耳道重建和鼓室成形手术,由临床耳科医师和整形外科医师同台合作;Ⅱ期为立耳手术(图1-8-1,图1-8-2)。

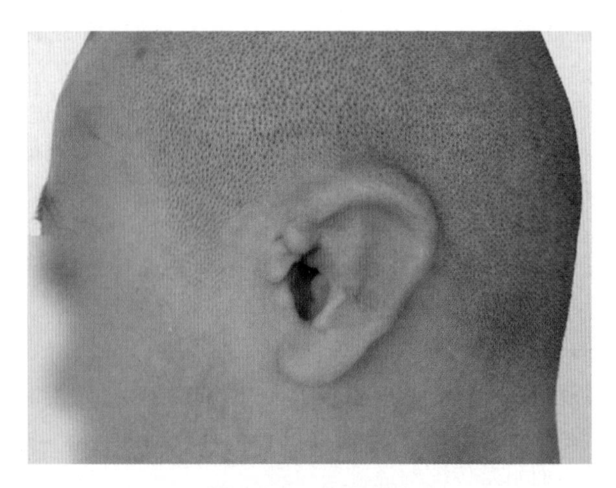

图1-8-1 Ⅰ期术后

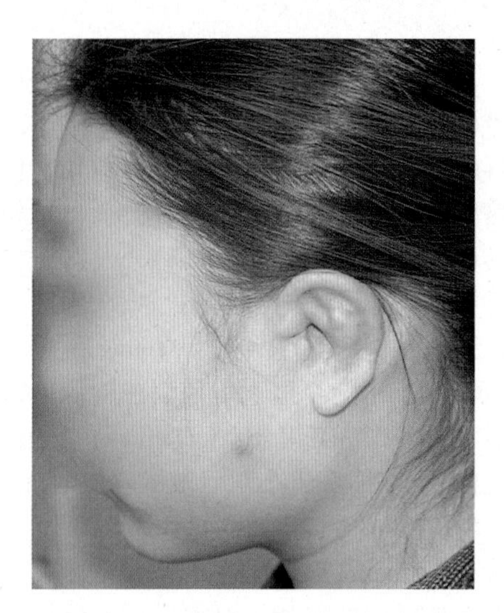

图1-8-2 Ⅱ期术后

3. 术后并发症

(1)表面皮瓣坏死,软骨外露:术后近期出现的表面皮瓣坏死多是因为术中过度结扎止血,损伤皮瓣供养血管造成了局部血运不良,也可能是因为皮瓣设计不当造成张力较大,或者术后引流不畅皮瓣下积液。术后远期皮瓣坏死多因耳廓外伤、受压造成表面皮肤缺血。

(2)耳廓支架材料导致的并发症:主要表现为支架吸收、变形或者患者对支架材料产生过敏反应或排斥反应。就肋软骨支架而言,尽量使用自体肋软骨支架,这样可减轻软骨支架被吸收,避免排斥反应。Medpor支架理化性质较稳定,选用之可避免支架变形。但是由于质地比较硬,会出现受压外露的情况。无论采用何种材料,一旦患者发生过敏反应或排斥反应,应及时取出耳支架。

(3)胸膜损伤、气胸:因切取肋软骨时损伤胸膜所致。严重者可出现血气胸。精确的气胸的发生率并不是很清楚,因为多数作者在胸壁常规放负压引流管,抽吸出了可能造成气胸的漏气。

(4)胸廓畸形:很多患者不可避免地会发生胸壁畸形,发生率高达9.9%~25%,而多数患者会因为头面部外形明显改善而忽略掉这个问题。Ohara等人的观察发现10岁以下的患者64%出现胸壁畸形,而大一些的孩子只有20%出现,因而建议尽量推迟此类肋软骨取材的手术。但是不做整形手术的孩子的心理和社交障碍的问题仍然是一个必须面对的事实。目前的对策主要是如同上文 Nagata 所倡导的那样,在取材的同时尽量保留肋背侧面的软骨膜。如果保留肋软骨膜,缝合创口时肌肉覆盖软骨断端,则可以减小胸廓的畸形。

三、外耳道再造与听力重建手术

先天性外中耳畸形的听力重建手术是非常富有挑战性的手术,由于颞骨解剖变异多,畸形情况复杂,经常伴有周围结构畸形和变异,所以目前仍然是少数耳显微外科学医师能够掌握的复杂技术。

1. 手术适应证　对于听力重建手术来说,最理想的适应证是镫骨完好,前庭窗清晰,中耳腔的体积接近正常,有锤砧骨融合体,砧镫关节连接完好,蜗窗明显,面神经轻度移位,乳突呈气化型。一般经过高分辨率 CT 检查会发现几乎一半的患者不适合行听力重建。1992 年 Jahrsdoerfer 等人报道了一个基于 CT 结果和外耳情况的评分系统,用于评价患者是否适合手术,并预测手术效果。具体的评价指标包括:镫骨完整(2 分),前庭窗无闭锁(1 分),中耳腔空间(1 分),面神经(1 分),锤砧骨融合体(1 分),乳突气化(1 分),砧镫关节连接(1 分),蜗窗(1 分),耳廓外形(1 分)。Jahrsdoerfer 等人认为 7 分以上的患者效果比较好。

2. 手术径路　小耳畸形外耳道骨性闭锁的手术从 Kiesselbach(1883 年)时代开始,直到 Pattee(1947 年)之后,有过多种手术径路,目前比较成熟且比较常用的有以下三种:直入式径路(anterior approach)、鼓窦径路(tympanic antrum approach)和经乳突径路(transmastoid approach)。

(1) 直入式径路:即通过闭锁板,直接到达听骨链。从颞骨筛区开始,直指向锤砧融合方向入路。如果颞骨表面无法辨认筛区,就从颞线水平,颞下颌关节窝后方开始,向前内侧方向入路,用切割钻配合金刚钻头。首先定位鼓室天盖,然后沿着天盖找到上鼓室,暴露畸形的听骨。

这种径路最大的好处就是重建的外耳道形态最接近正常状态。它可以最大限度地减少开放的气房数,减轻术后耳道清理的频次。这点对于气化良好的乳突尤为重要。但手术难度较大,特别是在闭锁板较厚的病例中,硬化的乳突内几乎没有任何解剖标志,很难定位。易伤及内耳和面神经,造成术后高频感音神经性耳聋及面瘫。另外,再造的外耳道容易过窄。

(2) 乳突径路:这一径路的手术方式与开放性乳突根治术类似。从颞线水平颞下颌关节后方乳突筛区开始,首先定位窦脑膜角,然后沿着找到鼓窦,最后定位外半规管和闭锁板。小心将听骨与闭锁板分离。乳突轮廓化,其余步骤同前。

乳突径路解剖标志清楚,容易定位闭锁板和面神经,可顺利找到听骨,明视下把听骨链与闭锁板分离,减少了内耳及面神经的损伤,易掌握,安全。但术后遗留大的乳突腔,特别是气化型乳突,气房不易全部切除,外耳道会非常宽大,术后不易干耳,且遗留的大乳突腔,易感染。

(3) 鼓窦径路:鼓窦径路,这一径路介乎上面两者之间,先定位鼓窦,然后开放鼓室。具体为:在颞下颌关节窝后缘,颞线下方,筛区前方进入,找到鼓窦,首先暴露砧骨短脚,其次在其外侧定位闭锁板。然后向前向下探查鼓室及听骨链。

鼓窦径路的优点就是:解剖标志清,易掌握,安全,省时,术中较易暴露听骨及断离听骨与闭锁板融合处,减少对内耳的损伤。同时因为开放了鼓窦入口及部分鼓窦,可以增加骨性耳道宽度,增加人工鼓膜振动面积,预防耳道狭窄及移植鼓膜外侧愈合,提高远期听力效果。乳突蜂房分泌物仍可通过鼓窦鼓室从咽鼓管引流,成形后的耳道是一个近乎正常生理的通道。术中不全部开放鼓窦,不开放乳突,术后不会遗留大的乳突腔,减少感染的机会。

近年来有报道应用影像导航技术在垂直径路手术时辅助定位听骨。作者都一致认为导航下手术,虽然不能缩短手术总时间,但可以补偿部分术者的经验欠缺,降低手术并发症。不过目前导航的精度多在毫米级,而畸形中耳中多数变异结构大小都在毫米级以下。所以导航只能作为辅助参考,不能替代术者的经验。

3. 术后并发症　先天性外耳道闭锁的听力重建手术的并发症可以分为术中并发症和术后并发症两类。术中并发症包括面神经损伤、感音神经聋和外淋巴瘘。术后并发症,也就是迟发并发症包括耳道狭窄持续流脓,特别是经乳突径路的患者。还有就是侧方愈合,两种径路都有可能发生。

(1) 面神经损伤:由于面神经发育和颞骨发育的密切相关性,50% 的小耳畸形患者都同时伴有面神经走行的异常或面神经本身的畸形(如面神经多分支畸形和面神经骨管缺如),术中容易损伤面神经。典型的面神经走行异常从第二膝开始,面神经乳突段的走行在正常人的前外侧,在圆窗水平穿过中耳,在颞下颌关节窝而不是茎乳孔穿出颞骨。在术中,面神经在闭锁板的下后方。面神经损伤是小耳畸形外耳道闭锁患者听力重建手术最令人望而却步的并发症，但对于经验丰富的医师来说，这个并发症的发生率一般都在1%以下，冷同嘉等报道的发生率为0.3%。

Jahrsdoerfer 和 Lambert 回顾性分析了1000例先天性耳闭锁(CAA)的患者，有10例发生了面神经损伤。他们认为耳廓位置低，外耳道闭锁和有胆脂瘤发生的患者比较容易发生面神经损伤。近年来随着影像技术的发展，特别是3D影像重建技术，在手术适应证和手术径路选择方面有了长足的进步，术中常规应用面神经监测进一步降低了术中风险，面神经损伤的发生率还在进一步下降。

(2) 术后听力下降：术后如果出现了高频感音神经聋，很有可能是术中机械传导或者声刺激造成的医源性内耳损伤。一般是由于术中电钻磨除闭锁板时的震动通过骨性桥连传导到听骨链，或者对于听骨链的手术操作比较粗暴。有作者建议术中首先探查听骨链，预防性断开砧镫关节，预防镫骨的过度晃动。近来，激光技术的应用又成为一个新的发展热点。术中应用 CO_2 激光或者氩气激光松解听骨与闭锁板的纤维粘连，可以减少应用电钻对内耳的声损伤，从而降低术后高频感音神经聋的发生。

如果出现的是传导性耳聋，可能还有术中没有发现的听骨链固定或者听骨链中断，或者是听骨再固定，人工听骨脱位，或者人工鼓膜外侧愈合。侧方愈合可能发生在各种听力重建径路，在再造耳道内磨出一个人造的鼓沟，可以减少外侧愈合的发生。也有报道应用硅橡胶耳塞放在人工鼓膜的外侧用来固定鼓膜位置。

(3) 外耳道狭窄或闭锁：耳道狭窄是外耳道骨性闭锁患者术后最常见的并发症，Shih 等报道耳道狭窄的发生率为33%～60%，赵守琴等报道耳道狭窄发生率为18.48%。新建的外耳道口是最容易发生狭窄的部位，通常都是因为外耳道口部分缺乏软骨支撑。如果不去掉此处多余的软组织，会更容易发生狭窄。骨性外耳道发生狭窄主要是因为成骨活动活跃，如果皮瓣不能完全覆盖新建外耳道的骨面，也容易发生狭窄。

(4) 再造耳道感染：Shih 等报道其发生率为31%，韩东一等报道发生率为18%，赵守琴等报道发生率不到1%。再造耳道感染最多见发生于经乳突径路的患者，乳突腔上皮化缓慢，术后护理不当，随访不及时，都容易发生感染。应用含局部抗生素药物的 Merocel 外耳道敷料可以封闭耳道，防止术后感染和肉芽形成。另外，外耳道内植入裂层皮片以加快上皮化愈合，同时积极清理术腔，也可以有效防止耳道感染的发生。

(5) 其他可能的并发症还有继发胆脂瘤形成和中耳感染。

4. 手术时机及单耳畸形的听力重建　小耳畸形的手术时机很重要。一般而言，听力重建术都会在耳廓重建术后进行，以免影响颞部皮瓣的血供和切口设计。目前应用最多的肋软骨支架耳廓重建手术一般选择在6～8岁进行，以保证有足够的肋软骨取材。整个耳廓重建手术大约需要1年的时间才能完成，所以耳廓重建手术的时间会直接影响听力重建术的手术年龄。在此之前，双侧畸形的儿童可能需要配戴骨导式助听器帮助言语发育。

Sharma 等人发现听觉系统可塑性最强的年龄阶段在3.5～7岁，一些复杂的听力发育可以延至10～12岁。另外，虽然儿童患者的乳突气化程度不及成年患者，但一般在2.5岁时就可以达到成人气化程度约60%的水平，一般来说，手术年龄不应小于5岁。所以也有学者主张尽早进行听力重建手术。尽管5岁的患儿已经可以行全耳廓再造术并且其目前被越来越多的人选择，但是对于听力重建术而言，年龄越小，耳道狭窄等并发症的发生率会越高。

双侧畸形的患者通常在幼儿期要配戴骨导助听器帮助言语发育，6岁左右进行全耳再造和听力重建手术以方便在学校学习。此时乳突气化发育完全，肋软骨发育也已经可以满足取材需要。对于单侧畸形对侧听力正常的患者，手术可以推迟到10岁以后或者成年以后，此时患者心智发育比较成熟，能够理解手术的重要性和必要性，以及手术对耳蜗、前庭及面神经损伤的风险，可以更好地配合手术及术后护理，同时术后耳道再狭窄的可能性也会小一些。

如果仅行耳廓重建并且应用异体材料或人工合成材料，如 Medpor，重建耳廓，理论上讲手术可以提前到3岁。有报道对31例平均年龄4.2岁的儿童进行听力重建术，术后效果满意，未见并发症。这一点虽然家长比较容易接受，但是此时患儿对侧耳的大小和位置还会继续变化，而且合成材料的耳廓显然不会像软骨再造耳廓那样继续生长，对于听力重建术而言，年龄越小，耳道狭窄等并发症的发生率会越高，而且围术期乃至术后远期的护理难度也会相应增加，所以对于这样一个择期手术是否应该选择这么小的孩子手术，现在仍有质疑。

但是出现以下情况需要尽快手术：先天性胆脂

瘤，闭锁耳道周围出现瘘管和窦道，或者急性面瘫。外耳道闭锁有盲道形成或者严重外耳道狭窄的患者，外耳道皮肤脱落的鳞状上皮碎屑不容易排出，很容易继发性胆脂瘤。一旦漏诊，可能一直会拖延到青少年期才出现症状，而此时胆脂瘤已经造成了广泛的耳部结构破坏。所以骨性外耳道直径小于2mm的患者是胆脂瘤形成的高危人群，这些患者需要密切随访，最迟6～12岁最好就要手术。

耳畸形患者的听力重建术是一项极具挑战性的技术，因考虑到面瘫、感音神经性聋等严重并发症，到目前为止，此项技术仍然只是由少数经验丰富的耳科医师完成。因此，也有作者认为，单侧外耳道闭锁患者不推荐手术治疗。但有研究表明，单侧听力下降的孩子在噪声环境（比如嘈杂的教室）下的言语辨别力较差，言语发育迟缓，注意力缺陷，影响学习成绩。同时研究发现听觉神经系统的可塑性比先前认为的要强，很多患者尽管经过很长时间的听觉剥夺，还是可以建立双耳听觉。尽管目前仍然缺乏长期研究，但目前的观察在手术适应证合适的患者中，2/3可以达到言语识别阈小于30dB。面神经损伤的风险对于熟练的术者来说几乎和胆脂瘤手术相同，感音神经性耳聋的风险和镫骨手术类似。所以对于手术适应证选择合适的患者来说，风险并不是很大。所以即使是单侧外耳道骨性闭锁，也不应放弃听力重建手术机会。

（赵守琴　韩德民）

第九章　耳内镜的临床应用

耳内镜（ear endoscope）是用于耳科领域检查、诊断和手术治疗的一项新技术，近年来发展较快，已成为耳显微、耳神经外科重要的诊疗手段之一。耳内镜在耳科领域的应用与发展有其必然性，除耳内镜本身的特点外，耳部复杂、精细的解剖结构；与颅底重要血管、神经的毗邻关系；耳科手术显微镜应用中的缺陷以及近年来快速发展的微创手术理念和技术的成熟，使耳内镜在耳显微、耳神经外科的应用有拓展及延伸的空间。

第一节　耳内镜发展历程

1967年，Mer首先报道了应用纤维内镜系统对两例鼓膜穿孔病例进行中耳详细检查，认为耳内镜对于中耳疾病的诊断和术前检查有很大的价值。这应该是耳内镜技术临床应用的最早报道。此后，陆续有相关的零星报道。如野村（1982年）应用针状耳内镜检查中耳；神崎仁（1983年）提出了耳内镜在检查中耳胆脂瘤中的作用。然而，很长的一段时间，耳内镜在耳科临床的应用仅限于中耳的检查，与同期出现的鼻内镜技术相比较，耳内镜无论是在理论层面还是技术层面都进展缓慢。

究其原因，主要有：①部分耳外科医师对耳内镜技术的认可及接受存在一定的误区，认为耳外科有显微镜无需耳内镜。这种理念上的差异，无疑会阻碍耳内镜技术的发展；②耳部解剖复杂，可操作空间小，骨质需用电钻磨除，这种组织结构及操作特点，使耳内镜应用于耳外科手术似乎困难重重；③耳外科手术有限的操作空间，对耳内镜本身提出了很高的要求，内镜的直径过细，成像效果差；直径过大，影响手术操作。这些因素基本决定了耳内镜技术较鼻内镜技术发展滞后的原因。

耳内镜能否作为一种新的技术用于耳显微、耳神经外科手术？有什么特点和优势？给患者能带来什么益处？针对这些问题，相关的研究陆续报道。1990年Tomassin详细介绍了耳内镜的手术方法并对其在耳显微外科手术的应用进行了初步的评价。1992年Guindy报道了应用耳内镜经耳道修复36例鼓膜中央型穿孔，并获得较好的疗效。其后，Poe和Oqawa等分别报道了用耳内镜检查及处置来自圆窗的外淋巴瘘。Rosenberg等（1994年）报道了内镜用于耳显微、耳神经外科的诊断性观察：包括术前外淋巴瘘、鼓室的胆脂瘤及听骨链的状态；术中可观察内听道残余肿瘤。1995年，Bottrill等对内镜耳外科进行综合评价：其特点包括较直接达到病变组织、不多切除正常的骨组织、切口小、暴露好、花费时间少。1999年，Friedland等在尸体头部上，将内镜用于不同手术径路的听觉脑干植入，包括乙状窦后径路、迷路径路、颅中窝径路。2001年，Karhuketo等连续报道了内镜下的鼓膜修补、先天性耳发育不良内镜与CT的比较以及应用内镜修补圆窗的外淋巴瘘。Tarabichi、Badr-el-Dine通过对大宗病例的回顾性分析认为，耳内镜具有微侵袭手术的特点，术中应用可以明显地降低胆脂瘤的复发率，提高手术的疗效。2002年，Badr-el-Dine、EL-Garem HF分别报道了耳内镜在乙状窦后径路面神经、三叉神经血管减压中的应用。Jalloueyan等认为应用耳内镜可以改善耳外科技术、降低胆脂瘤的复发率及提高术后的听力。

这些报道，初步确定了内镜在耳显微、耳神经外科领域的应用价值。1998年在第二届国际耳鼻咽喉颅底外科微创技术研讨会上，将耳内镜技术纳入微创手术领域。表明耳内镜技术已成为耳显微、耳神经外科微侵袭手术的重要组成部分。然而，有关耳内镜应用的争议仍在继续。包括耳内镜是否只作为一种光源，术中用于显微镜的补充，以弥补显微镜在耳科手术中的缺陷；能否单独用于耳部手术；能否形成独立地、标准化的手术体系；耳内镜在耳显微、耳神经外科微创手术应用的价值等。

第二节　耳内镜的临床应用

用于耳科手术的显微镜，一般都具有三维的调节功能，以方便从不同角度观察和处理病变。但显微镜的直视光，对于耳部复杂的解剖结构而言，仍有缺陷。如为方便术中观察，使用中不可避免地要过多地切除正常的组织结构。耳内镜用于耳部疾病的诊断和治疗，是由于其本身特点决定的。而这些特点能够克服显微镜使用中的缺陷。

一、耳内镜系统的基本组成

1. 耳内镜系统的基本构成　包括不同类型、直径、角度的内镜；数字型 CCD；自动 Xenon 灯冷光源；TV-adaptor C 型接口；监视器等。并需配置与内镜手术相应的手术器械。术者将内镜直接置于手术野，经 CD 转换将术野图像从监视器上显示，手术者通过观看监视器上显示的图像，一手持镜，一手操作。

2. 耳内镜的分类　耳内镜与外科其他领域应用的内镜在机制、组成上没有大的区别，可分为硬性耳内镜和纤维耳内镜两种。目前常用的硬性耳内镜按镜头视角不同可分为 0°、30°、45°、70°及 90°等，按其外周直径有 1.9mm、2.7mm 和 4.0mm。纤维耳内镜镜体外径规格各异，从 0.35～1.2mm 不等，主要用于咽鼓管、耳蜗开窗后鼓阶的检查。特殊的耳内镜有针状鼓室镜（直径 1.7mm）、母子型鼓室镜（母镜外径 6.8mm，子镜 2.7mm，有 30°、70°两种，子镜固定于母镜中，可转动视角）等，术者可根据术中的需要选择不同的内镜。由于耳显微、耳神经外科手术操作的空间相对较狭小，内镜的直径越细，越有利于手术的操作。但鉴于目前技术上的原因，内镜越细，成像效果越差，分辨率越低，这也是耳内镜用于耳外科手术亟待解决的问题之一（图 1-9-1，图 1-9-2）。

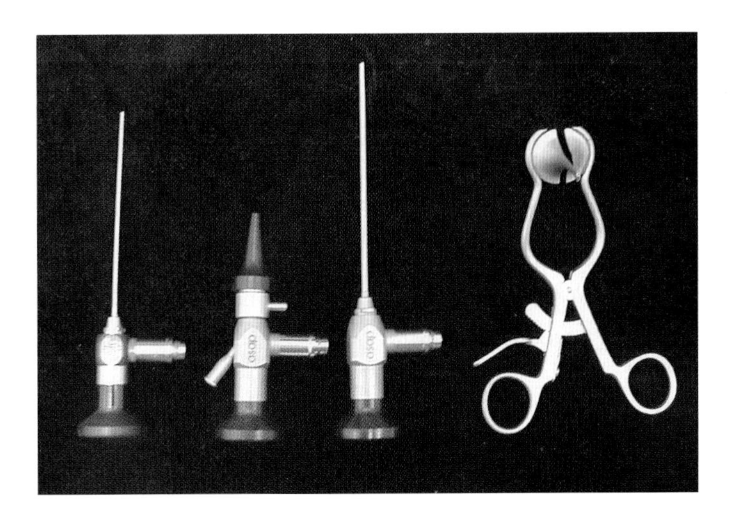

图 1-9-1　耳内镜

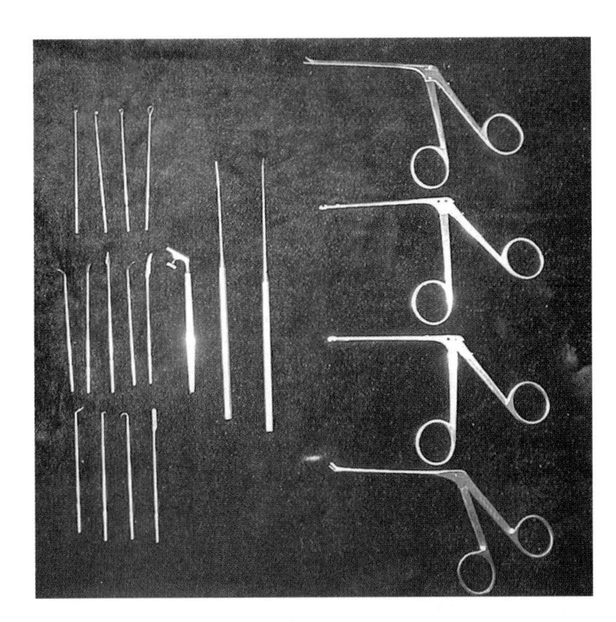

图 1-9-2　耳内镜手术器械

二、耳内镜在耳科领域的应用

1. 中耳检查 耳内镜置入的方式有三种：经原已存在的鼓膜穿孔；鼓膜造孔和咽鼓管途径。可根据不同的情况进行选择。

（1）通过穿孔的鼓膜：根据需要术前将不同角度的耳内镜经外耳道、穿孔的鼓膜置于中耳腔，一般可选择 70°内镜，其视野角度较大，可观察上鼓室、后鼓室、咽鼓管鼓口、面神经鼓室段骨管、听骨链、圆窗和前庭窗等结构。也可观察上述部位是否有胆脂瘤、肉芽等病变组织，为手术提供客观的依据。

（2）通过切开的鼓膜：用激光在鼓膜上切开 2mm 的切口，再使用硬质耳内镜检查中耳腔。此法属有创检查，除需受检者同意外，应根据需要适当选择。主要用于因听骨链病变引起的传导性耳聋、外伤所致的外淋巴瘘等。

（3）经咽鼓管途径：适用微型纤维内镜。经咽鼓管插入微型纤维内镜前，可在硬质内镜的引导下，在咽鼓管内预置 0.8～1.2mm 的引导管，再将微型纤维内镜插入导管内直至中耳腔，退出引导管。先检查中耳：可观察到鼓膜、听骨链、鼓室。退出内镜时可观察咽鼓管的情况。该技术目前存在的问题是成像效果较差。

2. 中耳手术中的应用

（1）在一期乳突根治术中应用内镜，可以减少胆脂瘤残留率和复发率。特别是在完壁式乳突根治术中，由于保留外耳道后壁，显微镜下，部分隐匿部位的胆脂瘤难以彻底清除。因此，术中使用耳内镜，对后、下鼓室等病变隐匿的部位进行检查，有利于彻底清除病变，降低胆脂瘤的复发率。

（2）对完壁式乳突根治手术患者，术后有条件应定期行高分辨 CT 检查，为复发病变的诊断及再探查手术提供依据。但 CT 扫描难以准确区别胆脂瘤和其他软组织影，当胆脂瘤较小时 CT 诊断的误差率较高。二期乳突探查术可结合 CT 的检查结果，选择合适的手术径路。可采用耳后经皮径路耳内镜下乳突探查术：在原切口重新作一 1cm 切口，大号针头穿刺并确认乳突腔后，沿穿刺针道扩大，导入内镜；用不同角度的内镜分别观察乳突、鼓窦、上鼓室、面神经隐窝、听骨链等部位，了解有无胆脂瘤复发。小的胆脂瘤可以在内镜下去除或根据需要行乳突探查。此种术式，创伤较小，可以避免过多地切除正常组织，术后恢复快，具有微创手术的效果。

（3）耳内镜下鼓膜成形术：单独应用耳内镜，可以施行鼓膜成形手术。手术与常规的手术方式相似，但能更方便观察鼓膜穿孔边缘、移植床制备以及移植物植入的情况。特别是耳内镜能在不做外耳道皮瓣的情况下，较好地观察中耳结构，显示中耳的病变特征，看清通常手术显微镜难以看到的听骨链、咽鼓管、圆窗膜以及面神经水平段骨管的情况，从而提高手术成功率，降低手术并发症。

3. 内镜在人工耳蜗植入手术中的应用 1996 年，第一届亚太地区人工耳蜗植入研讨会上，已有应用耳蜗内镜的报道，耳蜗微内镜的应用使术中耳蜗内诊断成为现实。如在耳蜗植入前，经耳蜗鼓阶开窗口插入 0.89mm 的纤维内镜或耳蜗微内镜，可了解耳蜗鼓阶的情况，观察鼓阶是否有纤维化或骨化；还可了解耳蜗畸形的情况，如 Mondini 畸形等。Wang（2000 年）报道在耳蜗微内镜的引导下，经鼓阶导入 CO_2 激光，利用激光的气化作用清除新生骨，使鼓阶再通，为耳蜗骨化的患者顺利植入人工耳蜗创造条件，提高该类患者的手术成功率。

4. 内镜技术在耳神经外科的应用 侧颅底及桥小脑角复杂、精细的解剖结构，重要的毗邻关系给临床手术治疗带来了诸多不便。尽管手术显微镜能提供良好的照明和高质量的放大图像，但术者只能沿物镜轴线观察正前方的组织结构，不利于对隐蔽部位病变组织的观察和手术操作，这些部位可能成为术腔的死角，或者需要人为破坏正常的结构而达到。这不仅增加患者的创伤，同时也会增加手术并发症的发生率，影响后期功能的恢复。近年来，内镜技术在耳神经外科领域的应用引人瞩目。内镜凭借其多角度多方位的成像能力，能提供手术显微镜不能达到的视野。应用耳内镜还可以根据病变的情况及手术的需要，选择合适的手术径路，达到切口小、术后反应轻、恢复时间快等微创手术的效果。

如内镜辅助下乙状窦后径路听神经瘤切除术，其主要优点：减少上半规管损伤的几率；易于清除侵入内听道外侧端的残余听神经瘤，降低复发率；减轻对小脑的牵拉（图 1-9-3）。

内镜辅助下桥小脑角区神经血管减压术，其主要优点：能清楚地辨认相关的责任血管；清晰地显示隐蔽的术野，并提供多角度、多方位的信息；可用于锁孔技术，减小颅骨、脑膜切开的范围，避免大范围的脑组织暴露，减轻对脑干及血管、神经的牵拉，降低术后并发症，缩短术后恢复时间等。

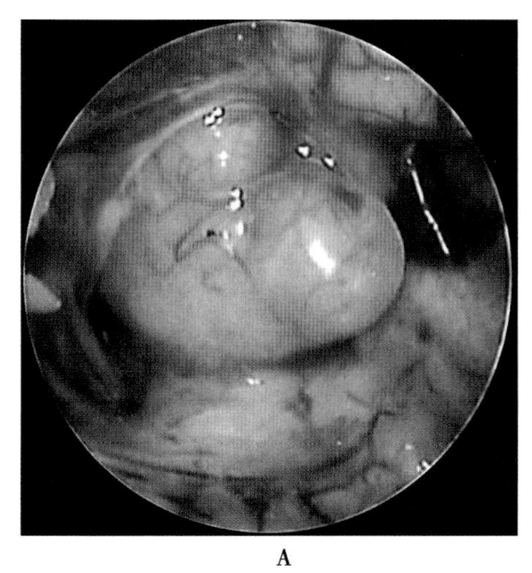
A

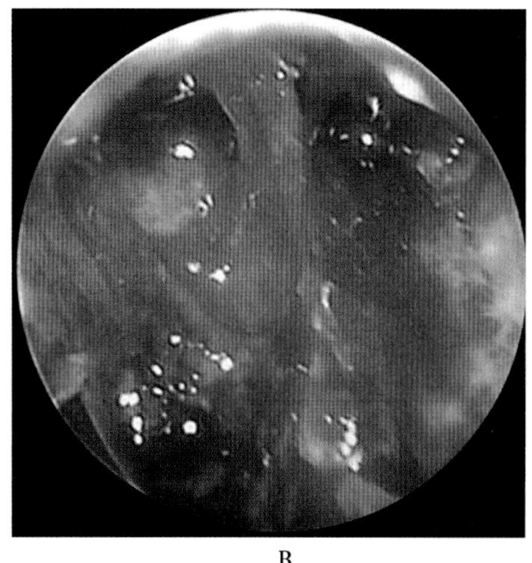
B

图 1-9-3 耳内镜辅助下听神经瘤切除
A. 术中内镜所见;B. 切除体后内镜所见

三、耳内镜手术的优势与局限

由于颞骨复杂的解剖结构,常规显微镜下手术时,为达到病变部位,常需切除较多的正常组织与结构。而耳内镜由于视野宽阔、光照明亮、清晰可随镜头不同角度而折射,任意聚焦,较易到达病变部位。术中无需调整患者头位,易发现显微镜难以发现的病变等。因此,具备尽可能少切除正常组织,尽量保留功能的微创手术的条件。Friendland等在尸体头部上采用耳内镜技术评价不同的手术径路,包括乙状窦后径路、颅中窝径路及迷路径路行脑干电极植入的特点,认为三条手术径路,耳内镜较手术显微镜能提供更好的视野。在乙状窦后径路桥小脑角手术中,显微镜下暴露此处区域,需更多地触动、压迫、牵拉、剥离组织,使小脑、听神经、面神经损伤的概率增加。内镜的使用避免过分牵拉组织、神经,减少并发症,同时可清晰地显示隐蔽的术野。应用耳内镜较常规的显微技术损伤组织要少。Wackym等也认为在听神经瘤手术,应用耳内镜不仅提供明亮的视野,更彻底地切除肿瘤,还可以减少术后脑脊液漏发生及肿瘤的复发率。

在耳显微外科手术方面,Tarabichi曾对165例应用耳内镜施行的中耳手术进行了总结,认为在鼓室成形术及胆脂瘤手术方面耳内镜占有很大的优势。并对耳内镜用于中耳手术的优缺点进行了客观的评价。

耳内镜在耳外科手术中的应用日趋广泛,几乎涉及耳显微外科、耳神经外科的所有领域,包括鼓室成形术、面神经减压术、岩尖胆脂瘤切除、人工耳蜗植入术、听神经瘤手术、听觉脑干植入、桥小脑角区血管减压及神经切除术、侧颅底区相关手术等。

耳内镜直视手术的主要优点:视野宽阔、清晰、光照明亮,具有良好的放大效应;光照可随镜头角度不同而折射;内镜可根据手术的进展和需要对病变部位进行检查、确认,可以观察到手术显微镜难以观察到的部位;无需变焦,术者观看监视器进行手术操作,具有良好的手术配合及教学效果。与显微镜相比,耳内镜也有明显的缺点,其主要缺点在于需单手持镜、单手操作,对术者内镜下操作的协调性要求较高,因此术者需要进行培训。同时,耳内镜下手术,要求有良好的视野,术野出血,易沾染镜面,影响内镜优点的发挥;反复擦拭镜面,不仅会使手术的时间延长,还使手术的连续性受到影响。特别是使用电钻时,由于术腔狭小,操作不慎易使内镜镜面磨损,影响内镜的使用寿命及图像质量。尽管目前内镜的配置趋于完善,如镜头接保护套以防镜面磨损;配备自动冲洗装置,便于术中自动清洗附于镜头前的血迹,维持术野的清晰;配备内镜固定装置,改单手操作为双手操作等,但目前都难以满足手术的要求。因此,一些学者认为耳内镜无法替代手术显微镜,而仅仅只能作为显微镜下手术的辅助手段。如何应用耳内镜达到微创手术的治疗目的,仍有许多问题亟待解决。

四、耳内镜下手术径路的选择

耳内镜手术作为一种新的耳显微、耳神经外科技术,因其独特的优势已引起耳科学界广泛的关注。尽管一些学者认为,耳内镜用于耳科手术主要作为显微镜的补充,但耳内镜可以单独用于耳显微、耳神经外科手术的答案是肯定的。这不仅有众多的文章报道，而且确实显示了耳内镜手术的优势。就前面的观点而言，其立足点是仅仅把耳内镜作为可变换角度的光源，用于检查术前、术中显微镜难以发现的病变。其实，在某种程度上，利用耳内镜的特点，可以优选手术径路，达到尽量少破坏正常组织，最大限度保护器官功能的微创手术的目的。

如上鼓室径路面神经减压术属于经典的面神经减压手术，可用于面神经水平段、锥段的面神经减压术。但由于显微镜角度及术野的限制，难以到达膝状神经节的位置。后逐渐被耳后切口，后鼓室径路面神经减压手术替代。后者尽管可完整地保留外耳道后壁，但由于距离面神经位置较远，术中切除的骨质较多，因此手术时间较长。若患者硬化型乳突、乙状窦前置、鼓窦狭小或脑膜低位，给此术式增加很大的难度。

应用耳内镜可以行经上鼓室径路面神经水平段、膝状神经节减压术。由于采用了耳内镜使该传统术式变得简单方便，接近面神经所费时间少，并能达膝状神经节及部分迷路段面神经，对正常组织损伤小。因仅磨除部分上鼓室外侧壁，多数情况下锤砧关节无需移位，可以基本保持听骨链的解剖结构，较好地维护术后的听觉功能。对乙状窦前置、硬化型乳突、鼓窦狭小及脑膜低位不适宜行后鼓室径路的患者尤为适用。

对施行乳突手术的患者，也可以根据病变情况选择不同的手术径路，如完壁式乳突手术，若胆脂瘤仅位于鼓窦、乳突，而中上后鼓室无病变，结构完整，术中可仅将鼓窦打开，稍扩大，即可将胆脂瘤清除，无需损伤更多正常的组织结构。这主要是由于耳内镜克服了显微镜受视角影响的限制，光照可直接达到病变部位，通过监视器显示，而使手术操作变得方便。

使用耳内镜技术，可使某些手术方式发生变化，提高手术质量及手术疗效。对于局限于上鼓室的胆脂瘤采用上鼓室径路胆脂瘤清除术，用不同角度的耳内镜检查术腔及鼓窦，根据需要决定是否需要打开鼓窦，以减少对正常组织的损伤，尽最大可能的保持正常的解剖结构。单纯鼓膜修补的患者，鼓膜留有残边者一般无需做耳内切口及翻转外耳道皮瓣。鼓膜穿孔较小的患者，可通过内镜对鼓室内的结构诸如咽鼓管鼓口进行检查，可摒除影响鼓膜愈合、复发穿孔及感染的某些因素，变被动的手术方式为主动，并可同时对听骨链进行探查。耳内镜辅助下的中耳手术较之常规的手术显微镜下操作可能具有更多的优势。

第三节 耳内镜的应用前景

耳内镜在耳科领域的应用，已取得了一定的临床经验，但并没有像鼻内镜技术一样形成规模。除上述原因外，没有形成成熟的理论体系、标准的手术方式可能也是重要原因。尽管耳内镜具有很多显微镜不具备的优点，但仅仅以一种可变换角度的光源作为显微镜的补充，难免使人觉得其应用前景黯淡。如何克服其本身的缺点，发挥耳内镜的优势，在理论和技术层面进一步的完善，使其成为耳显微、耳神经外科微创、功能手术的重要组成部分，是微创耳科手术应该关注的问题。

耳内镜在耳外科领域应用的前景主要应该聚焦以下几个方面：①目前，耳外科技术并没有达到至善至美的境界，在微创、功能、解剖结构重建、彻底清除病变、减少并发症、降低复发率等方面都有较大的关注空间。耳内镜独特的优势可以弥补显微镜的不足，其配合显微镜使用或单独使用，都有较大的价值；②耳内镜可以促使某些手术径路、手术方式发生改变，具备尽可能少破坏正常的组织结构；尽可能地保护器官的功能；尽量安全、准确、有效地去除病变；尽量减少术中创伤，使患者尽快康复的微创手术的潜力。因此，结合传统耳科手术的特点，融入微创手术理念，发挥耳内镜的优势，侧重结构与功能的保护，设计可行的、个性化的微创手术方案，将使耳内镜发挥更大的作用；③影像导航、神经监护、立体成像等技术的发展，为耳内镜在耳外科的应用，提供了有利的条件。目前，影像导航与耳内镜结合实施耳外科手术还鲜见报道，但影像导航与耳内镜相结合，将更好地发挥耳内镜的优势。

随着理论、理念、技术的不断进步，耳内镜将在耳显微、耳神经外科及侧颅底外科领域发挥更大的作用。

（邱建华）

参考文献

1. Adour KK, Diamond C. Decompression of the facial nerve in Bell's palsy: a historical review. Otolaryngol Head Neck Surg, 1982, 90:453-460.
2. Adour KK. Decompression for Bell's palsy: Why I don't do it. Eur Arch Otorhinolaryngol, 2002, 259:40-47.
3. Anthony PA. Partitioning the labyrinth for benign paroxysmal positional vertigo: clinical and histologic findings. Am J Otol, 1993, 14:334-342.
4. Ballance C, Duel AB. The operative treatment of facial palsy: By the introduction of nerve grafts into the fallopian canal and by other intratemporal methods. Arch Otolaryngol, 1932, 15:10-70.
5. Barrs DM. Intratympanic corticosteroid for Ménière's disease and vertigo. Otolaryngol Clin N Am, 2004, 37:955-972.
6. Bermingham NA, Hassan BA, Price SD, et al. Math1: an essential gene for the generation of inner ear hair cells. Science, 1999, 284:1837-1841.
7. Blakley BW. Clinical forum: a review of intratympanic therapy. Am J Otol, 1997, 18:520-526.
8. Burres S, Fisch U. The comparison of facial grading systems. Arch Otolaryngol Head Neck Surg, 1986, 112:755-758.
9. Cannon CR, Jahrsdoerfer RA. Temporal fracture: Review of 90 cases. Arch Otolaryngol, 1983, 109:285-288.
10. Cass SP, Bordello-France D, Furman JM. Functional outcomes of vestibular rehabilitation in patients with abnormal sensory-organization testing. Am J Otol, 1996, 17:581.
11. Chai R, Kuo B, Wang T, et al. Wnt signaling induces proliferation of sensory precursors in the postnatal mouse cochlea. USA: Proc Natl Acad Sci, 2012, 109 (21): 8167-8172.
12. Chen Y, Qiu J, Chen F, Liu S. Migration of neural precursor cells derived from olfactory bulb in cochlear nucleus exposed to an augmented acoustic environment. Hear Res, 2007, 228:3-10.
13. Chia SH, Gamst AC, Anderson JP, et al. Intratympanic gentamicin therapy for Ménière's disease. Otol Neurotol, 2004, 25:544-552.
14. Clark, GM. Electrical stimulation of the auditory nerve: the coding of frequency, the perception of pitch and the development of cochlear implant speech processing strategies for profoundly deaf people. Clin Exp Pharmacol Physiol, 1996, 23:766-776.
15. Clulson SE, Croxson GR. Assessing physiotherapy rehabilitation outcomes following facial nerve paralysis. Aust J Otolaryngol, 1995, 2(1):20-24.
16. Cohen H. Vestibular rehabilitation reduces functional disability. Otolaryngol Head Neck Surg, 1992, 106:175.
17. Committee on Hearing and Equilibrium guidelines for the diagnosis and evaluation of therapy in Ménière's disease. Otolaryngol Head Neck Surg, 1995, 113:181-185.
18. Committee on Hearing and Equilibrium. Ménière's disease: criteria for diagnosis and evaluation of therapy for reporting. Trans Amer Acad Ophth Otolaryngol, 1972, 76:1462-1464.
19. Committee on Hearing and Equilibrium. Ménière's disease: criteria for diagnosis and evaluation of therapy for reporting. AAO-HNS Bulletin, 1985, 5:6-7.
20. Devaiah AK, Ator GA. Clinical indicators useful in predicting response to the medical management of Ménière's disease. Laryngoscope, 2000, 110:1861-1865.
21. Donald HGilden. Bell's Palsy. N Engl J Med, 2004, 351:1323-1331.
22. Eun Woong Ryu, Ho Yun Lee, So Yoon Lee, et al. Clinical manifestations and prognosis of patients with Ramsay Hunt syndrome. Am J Otolaryngology, 2012, 33: 313-318.
23. Eyshold U. Die Behandelung des Tinnitus. Fortschr Med, 1990, 21:407-409.
24. Feldmann H. Tinnitus. New York: Georg Thieme Verlag Stuttgart, 1998.
25. Fisch U. Facial paralysis in fracture of the petrous bone. Laryngoscope, 1974, 84:2141-2154.
26. Fisch U. Prognostic value of electrical test in acute facial paralysis. Am JOtol, 1984, 5:494-498.
27. Fisch U. Surgery for Bell's palsy. Arch Otolaryngol, 1981, 107:1-11.
28. Fish U, Douglas Mattox. Microsurgery of the Skull Base. New York: Thieme Medical Publishers, Inc., 1988.
29. Gantz BJ, Rubinstein JT, Gidley P, et al. Surgical management of Bell's palsy. Laryngoscope, 1999, 109:1177-1188.
30. Gates GA, Green JD, Marcus DA, et al. Intermittent pressure therapy of intractable Ménière's disease using the meniett device: a preliminary report. Laryngoscope, 2002, 112:1489-1493.
31. Grogan PM, Gronseth GS. Practice parameter: steroids, acyclovir, and surgery for Bell's palsy (an evidence-based review): report of the Quality Standards Subcommittee of the American Academy of Neurology. Neurolo-

gy,2001,56:830-836.

32. Hamann K-J, Arnold W. Ménière's disease. //Buttner U. Vestibular dysfunction and its therapy. Adv Otorhinolaryngol. Basel:Karger,1999,55:137-168.
33. Harner SG,Driscoll CL,Facer GW,et al. Long-term follow-up of transtympanic gentamicin for Ménière's syndrome. Otol Neurotol,2001,22:210-214.
34. Hellstrom S,Odkvist L. Pharmacologic labyrinthectomy. Otolaryngol Clin N Am,1994,27:307-315.
35. Herdman SJ. Role of vestibular adaptation in vestibular rehabilitation. Otolaryngol Head Neck Surg,1998,119:149.
36. Herdman SJ. Vestibular rehabilitation. Philadelphia: F. D. Davis Company,2000.
37. Herdman ST,Clendaniel RA,Mattox DE,et al. Vestibular adaption exercises and recovery: Acute stage after acoustic neuroma resection. Otolaryngol Head Neck Surg,1995,13:77.
38. Hochedlinger K, Jaenisch R. Nuclear transplantation, embryonic stem cells,and the potential for cell therapy. N Engl J Med,2003,349:275-286.
39. Hoffer ME, Allen K, Kopke RD, et al. Transtympanic versus sustained-release administration of gentamicin:kinetics, morphology, and function. Laryngoscope,2001,111:1343-1357.
40. Hoffer ME, Balough BJ, Gottshall KR, et al. Sustained-release devices in inner ear medical therapy. Otolaryngol Clin N Am,2004,37:1053-1060.
41. Hoffer ME, Kopke RD, Weisskopf P, et al. Use of the round window microcatheter in the treatment of Ménière's disease. Laryngoscope,2001,111:2046-2049.
42. House JW, Brackmann DE. Facial nerve grading system. Otolaryngol Head Neck Surg,1985,93:146-147.
43. House JW. Facial nerve grading systems. Laryngoscope,1983,1056-1069.
44. Hughes GB. Surgical treatment of incapacitating peripheral vertigo. Criteria for the evaluation of surgical results. Otolaryngol Clin North Am,1994,27:301-305.
45. Hunt JR. On herpetic inflammations of the geniculate ganglion:a new syndrome and its complications. J Nerv Ment Dis,1907,24:73-96.
46. Iguchi F,Nakagawa T,Tateya I,et al. Trophic support of mouse inner ear by neural stem cell transplantation. Neuroreport,2003,14:77-80.
47. Ishimoto S,Kawamoto K,Kanzaki S,et al. Gene transfer into supporting cells of the organ of Corti. Hear Res,2002,173:187-197.
48. Jan TA,Chai R,Sayyid ZN,et al. Tympanic border cells are Wnt-responsive and can act as progenitors for postnatal mouse cochlear cells. Development,2013,140(6):1196-1206.
49. Jeon SJ,Fujioka M,Kim SC,et al. Notch signaling alters sensory or neuronal cell fate specification of inner ear stem cells. J Neurosci,2011, 31(23):8351-8358.
50. Jia S,Yang S,Guo W,et al. Fate of mammalian cochlear hair cells and stereocilia after loss of the stereocilia. J Neurosci,2009,29(48):15277-15285.
51. Kageyama R, Nakanishi S. Helix-loop-helix factor in growth and differentiation of vertebrate nervous system. Curr Opin Genet,1997,7:659-665.
52. Kahn JB,Gliklich RE,Boyev KP,et al. Validation of a patient-graded instrument for facial nerve paralysis: the FaCE scale. Laryngoscope,2001,111:387-398.
53. Kawamoto K,Ishimoto S,Minoda R,et al. Math 1 gene transfer generates new cochlear hair cells in mature guinea pigs in vivo. J Neurosci,2003,23:4395-4400.
54. Kaylie DM,Jackson CG,Gardner EK. Surgical management of Ménière's disease in the era of gentamicin. Otolaryngol Head Neck Surg,2005,132:443-450.
55. Kim HH,Wiet RJ,Battista RA. Trends in the diagnosis and the management of Ménière's disease: results of a survey. Otolaryngol Head Neck Surg, 2005,132:722-726.
56. Koehler KR,Mikosz AM,Molosh AI,et al. Generation of inner ear sensory epithelia from pluripotent stem cells in 3D culture. Nature,2013,500(7461):217-221.
57. Kotimäki J,Sorri M,Muhli A. Prognosis of hearing impairment in Ménière's disease. Acta Otolaryngol Suppl,2001,545:14-18.
58. Kreb DE,Gill-Body KM,Riley PO,et al. Double-blind, placebo controlled trial of rehabilitation for bilateral vestibular hypofunction: Preliminary report. Otolaryngol Head Neck Surg,1993,109:735.
59. Lanska DJ, Remler B. Benign paroxysmal positioning vertigo: classic descriptions, origins of the provocative positioning technique, and conceptual developments. Neurology,1997,48:1167-1177.
60. Lazarini P,Mitre E,Takatu E,et al. Graphic-visual adaptation of House-Brackmann facial nerve grading for peripheral facial palsy. Clinical Otolaryngology,2006,31:192-197.
61. Lenarz T. Epidemiologie. //Feldmann H, Hrsg. Tinnitus. Stuttgart:Thieme, 1998,77-83.
62. Lenarz T. Diagnosis and therapy of tinnitus. Laryngo Rhino Otol,1998, 77(1):54-60.
63. Li HW,Liu H,Heller S. Pluripotent stem cells from the adult mouse inner ear. Nat Med,2003,9:1293-1299.
64. Li HW,Roblin G,Liu H,et al. Generation of hair cells by stepwise differentiation of embryonic stem cells. USA:Proc Natl Acad Sci,2003,100:13495-13500.

65. Mark May, Barry M, Schaitkin. History of Facial Nerve Surgery. Facial Plast Surg, 2000, 16: 301-307.
66. Masahiko Izumikawa, Douglas E Brough, Yehoash Raphael, et al. Auditory hair cell replacement and hearing improvement by Atohl gene therapy in deaf mammals. Nat Med, 2005, 11: 271-276.
67. May M, Klein SR, Taylor FH. Idiopathic (Bell's) facial palsy: natural history defies steroid or surgical treatment. Laryngoscope, 1985, 95: 406-409.
68. McCormic DP. Herpes-simplex virus as cause of Bell's palsy. Lancet, 1972, 937-939.
69. Minor LB. Intratympanic gentamicin for control of vertigo in Ménière's disease: vestibular signs that specify completion of therapy. Am J Otol, 1999, 20: 209-219.
70. Moffat DA. Endolymphatic sac surgery: analysis of 100 operations. Clin Otolaryngol Allied Sci, 1994, 19: 261-266.
71. Monsell EM. New and revised reporting guidelines from the Committee on Hearing and Equilibrium. American Academy of Otolaryngology-Head and Neck Surgery Foundation, Inc. Otolaryngol Head Neck Surg, 1995, 113: 176-178.
72. Murty GE, Diver JP, Kelly PJ, et al. The Nottingham system: objective assessment of facial nerve function in the clinic. Otolaryngol Head Neck Surg, 1994, 110: 156-161.
73. Nadol JB, Mckenna MJ. Surgery of the ear and temporal bone. Philadelphia: Lippincott Williams and Wilkins Publisher, 2005, 435-451.
74. Naito Y, Nakamura T, Nakagawa T, et al. Transplantation of bone marrow stromal cells into the cochlea of chinchillas. Neuroreport, 2004, 15: 1-4.
75. Neely JG, Katie XW, Chelsa A, et al. Computerized objective measurement of facial motion: normal variation and test-retest reliability. Otology&Neurotology, 2010, 31: 1448-1492.
76. Norre ME. Rationale of rehabilitation treatment for vertigo. Am J Otolaryngol, 1987, 8: 31.
77. Oshima K, Shin K, Diensthuber M, et al. Mechanosensitive hair cell-like cells from embryonic and induced pluripotent stem cells. Cell, 2010, 141(4): 704-716.
78. Pappas DG Jr, Pappas DG Sr, Carmichael L, et al. Extratympanic electrocochleography: diagnostic and predictive value. Am J Otol, 2000, 21: 81-87.
79. Parnes LS. Update on posterior canal occlusion for benign paroxysmal positional vertigo. Otolaryngol Clin North Am, 1996, 29: 333-342.
80. Plontke S. Therapy of hearing disorders-conservative procedures. //Beleites E, Gudziol H. Restoring Methods of functional defects in head and neck. Current topics in otorhinolaryngology head and neck surgery, 2005, 4: 3-65.
81. Preyer S, Bootz F. Tinnitus modelle zur Verwendung bei der Tinnitus counseling therapie des chronischen Tinnitus. HNO, 1995, 43: 338-343.
82. Richenmann J, Claude J, Cerenko D. Comparative value of facial nerve grading systems. Otolaryngol Head Neck Surg, 1997, 117: 322-325.
83. Ross BG, Fradet G, Nedzelski JM. Development of a sensitive clinical facial grading system. Otolaryngol Head Neck Surg, 1996, 114: 380-386.
84. Ryan EA, Lakey JR, Paty BW, et al. Successful islet transplantation: continued insulin reserve provides long-term glycemic control. Diabetes, 2002, 51: 2148-2157.
85. Sajjadi H, Paparella MM. Ménière's disease. Lancet, 2008, 372: 406-414.
86. Sanna M, Mancini T, Russo A, et al. The facial nerve in temporal bone and lateral skull base microsurgery. New York: Thieme Medical Publishers, Inc., 2006.
87. Schuknecht HF. Ablation therapy for the relief of Ménière's disease. Laryngoscope, 1956, 66: 859-870.
88. Shea J. Perfusion of the inner ear with streptomycin. Am J Otol, 1989, 10: 150-155.
89. Shepard NT, et al. Vestibular and balance rehabilitation therapy. Ann Otol Rhinol Laryngol, 1993, 102: 198.
90. Sheppard WM, Wanamaker HH, Pack A, et al. Direct round window application of gentamicin with varying delivery vehicles: a comparison ototoxicity. Otolaryngol Head Neck Surg, 2004, 131: 890-896.
91. Shi F, Hu L, Edge AS. Generation of hair cells in neonatal mice by β-catenin overexpression in Lgr5-positive cochlear progenitors. USA: Proc Natl Acad Sci, 2013, 110(34): 13851-13856.
92. Shi F, Kempfle JS, Edge AS. Wnt-responsive Lgr5-expressing stem cells are hair cell progenitors in the cochlea. J Neurosci, 2012, 32(28): 9639-9648.
93. Shou J, Zheng JL, Gao WQ. Robust generation of new hair cells in the mature mammalian inner ear by adenoviral expression of Hath1. Mol Cell. Neurosci, 2003. 23: 169-179.
94. Shumway-Cook A, Horak FB. Rehabilitation strategies for patients with vestibular deficits. Neurol Clin, 1990, 8(2): 441-457.
95. Silverstein H, Arruda J, Rosenberg SI, et al. Direct round window membrane application of gentamicin in the treatment of Ménière's disease. Otolaryngol Head Neck Surg, 1999, 120: 649-655.
96. Silverstein H, Thompson J, Rosenerg SI. Silverstein MicroWick. Otolaryngol Clin N Am, 2004, 37: 1019-1034.
97. Stapleton E, Mills R. Clinical diagnosis of Ménière's

disease: how useful are the American Academy of Otolaryngology Head and Neck Surgery Committee on Hearing and Equilibrium guidelines? J Laryngol Otol, 2007, 12: 1-7.

98. Stokroos R, Olvink MK, Hendrice N, et al. Functional outcome of treatment of Ménière's disease with the Meniett pressure generator. Acta Otolaryngol, 2006, 126: 254-258.

99. Suarez H, Arocena M, Suarez A, et al. Changes in postural control parameters after vestibular rehabilitation in patients with central vestibular disorders. Acta Otolaryngol, 2003, 123: 143.

100. Telian SA, Shepard NT, Smith-Wheelock M, et al. Habituation therapy for chronic vestibular dysfunction: preliminary results. Otolaryngol Head Neck Surg, 1990, 103: 89.

101. Telian SA, Shepard NT. Update on vestibular rehabilitation therapy. Otolaryngol Clin North Am, 1996, 29: 359.

102. Thorp MA, Shehab ZP, Bance ML, et al. The AAO-HNS Committee on Hearing and Equilibrium guidelines for the diagnosis and evaluation of therapy in Ménière's disease: have they been applied in the published literature of the last decade? Clin Otolaryngol Allied Sci, 2003, 28: 173-176.

103. Vrabec JT, Backous DD, Djalilian HR, et al. Facial Nerve Disorders Committee. Facial Nerve Grading System 2.0. Otolaryngol Head Neck Surg, 2009, 140: 445-450.

104. Wang Z, Jiang H, Yan Y, et al. Characterization of proliferating cells from newborn mouse cochleae. NeuroReport, 2006, 17: 767-771.

105. Weber PC, Adkins WY Jr. The differential diagnosis of Ménière's disease. Otolaryngol Clin North Am, 1997, 30: 977-986.

106. Whitney SL, Rossi MM. Efficacy of vestibular rehabilitation. Otolaryngol Clin North Am, 2000, 33: 659.

107. Whitney SL, Wrisley DM, Marehetti GF, et al. The effect of age on vestibular rehabilitation outcomes. Laryngoscope, 2002, 102: 1785.

108. Woods C, Montcouquiol M, Kelley MW. Math1 regulates development of the sensory epithelium in the mammalian cochlea. Nat Neurosci, 2004, 7: 1310-1318.

109. Xiang M, Gan L, Li D, et al. Essential role of POU-domain factor Brn-3c in auditory and vestibular hair cell development. USA: Proc Natl Acad Sci, 1997, 94: 9445-9450.

110. Yang SM, Chen W, Guo WW, et al. Regeneration of stereocilia of hair cells by forced Atohl expression in the adult mammalian cochlea. PLoS One, 2012, 7(9): e46355.

111. Yen PT, Lin CC, Huang TS. A preliminary report on the correlation of vestibular Ménière's disease with electrocochleography and glycerol test. Acta Otolaryngol Suppl, 1995, 520: 241-246.

112. Yen TL, Driscoll CL, Kelly PJ, et al. The Nottingham System: objective assessment of facial nerve grading global score in the setting of differential facial nerve function. Otol Neurotol, 2003, 24: 118-122.

113. Youssef TF, Poe DS. Intratympanic gentamicin injection for the treatment of Ménière's disease. Am J Otol, 1998, 19: 435-442.

114. Zhao LD, Guo WW, Lin C, et al. Effects of DAPT and Atohl overexpression on hair cell production and hair bundle orientation in cultured Organ of Corti from neonatal rats. PLoS One, 2011, 6(10): e23729.

115. Zheng JL, Gao WQ. Overexpression of Math1 induces robust production of extra hair cells in postnatal rat inner ears. Nat. Neurosci, 2000, 3: 580-586.

116. 孔维佳,郝瑾. 耳鼻咽喉-头颈外科新进展. 北京:人民卫生出版社,2005.

117. 孔维佳,刘波,冷杨名. 眩晕疾病的个体化综合治疗. 临床耳鼻咽喉头颈外科杂志,2008,22:145-150.

118. 李阳,姜鸿,王棵,等. 中文版 FaCE 量表评价周围性面神经麻痹患者生存质量的初步研究. 中华耳鼻咽喉头颈外科杂志,2013,1:11-16.

119. 刘蓬,李明. 对耳鸣疗效评价的思考. 中华耳鼻咽喉头颈外科杂志,2008,43(9):710-713.

120. 王洪田. 耳鸣诊治新进展. 北京:人民卫生出版社,2004.

121. 王正敏. 耳显微外科学. 上海:上海科技教育出版社,2004.

122. 殷善开,沈平江,柯国欣. 后半规管阻塞治疗难治性位置性眩晕 1 例. 中华耳鼻咽喉科杂志,1999,34:126.

123. 余力生,王洪田. 耳鸣概论. 听力学与言语疾病杂志,2004,12:368-370.

124. 余力生. 耳鸣诊疗中的一些误区. 中华耳鼻咽喉头颈外科杂志,2012,47(9):713-715.

125. 余力生. 主观性耳鸣的诊疗常规. 中华耳科学杂志,2010,8(2):171-173.

126. 中国突发性聋多中心临床研究协作组. 中国突发性聋分型治疗的多中心临床研究. 中华耳鼻咽喉头颈外科杂志,2013,48(5):355-361.

127. 中华耳鼻咽喉头颈外科杂志编辑委员会,中华医学会耳鼻咽喉科学分会. 梅尼埃病诊断依据和疗效分级. 中华耳鼻咽喉头颈外科杂志,2007,42:163.

128. 中华医学会耳鼻咽喉科学会,中华耳鼻咽喉科杂志编辑委员会. 梅尼埃病诊断依据和疗效分级. 中华耳鼻咽喉科杂志,1997,32:71.
129. 刘瑞华. 耳科学. 北京:人民卫生出版社,1957:140-142.
130. 李宝实. 中国医学百科全书·耳鼻咽喉科学. 上海:科学技术出版社,1983.
131. 中华医学会耳鼻咽喉科分会,中华耳鼻咽喉头颈外科杂志编委会. 中耳炎的分类和分型(2004 年西安). 中华耳鼻咽喉头颈外科杂志,2005,40(1):5.
132. 黄德亮. 粘连性中耳炎临床观察. 中华耳鼻咽喉科杂志,1996,31:287.
133. 黄德亮. 粘连性中耳炎的颞骨组织病理学. 中华耳鼻咽喉科杂志,1996,31:287.
134. 陈文文. 中耳粘连手术治疗的疗效观察. 听力学及言语疾病杂志,1998,6:155-156.
135. 陈文文. 粘连性中耳炎手术疗效分析. 中华耳鼻咽喉头颈外科杂志,2005,40:14-17.
136. 姜泗长. 耳解剖学与颞骨组织病理学. 北京:人民军医出版社,2001.

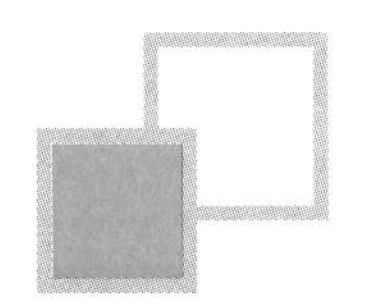

第二篇

鼻 科 学

第一章　鼻内镜手术解剖学

对于外科医师来说，了解或者研究鼻部解剖学的主要目的是为了手术。使用鼻内镜和特殊手术器械，在显示器监视下进行鼻腔和鼻窦外科手术是在20世纪70年代初期由奥地利Graz大学的Messerklinger教授开创的。目前，鼻内镜手术已经成为鼻外科的主导手术方式，几乎所有的鼻腔、鼻窦手术都可以经鼻内径路完成，并可经此径路进行某些颅底和眶周眶内的手术。为此，以鼻内镜手术为特征的手术解剖学、形态学、影像诊断学就成为当代鼻外科的基础。

一、鼻腔、鼻窦内镜手术解剖学

鼻腔鼻窦的手术包含多种类型，例如针对鼻腔通气障碍患者的鼻中隔和下鼻甲的手术、针对慢性鼻窦炎和鼻窦囊肿的鼻窦开放术、针对变应性真菌性鼻窦炎或伴有哮喘的鼻窦轮廓化手术、针对占位性病变的局部或大范围切除术等。根据手术的目标不同，手术的范围、累及的区域也不同。鼻腔鼻窦的手术解剖学特征有以下几点：①解剖结构、位置和形态均有不同的变异，正确辨认和处理这些结构需具备丰富的经验；②与颅、眶毗邻且间隔脆弱，手术中易误入眶内、颅内；③与重要血管、神经紧密毗邻，一旦损伤，后果严重（图2-1-1～图2-1-19）。

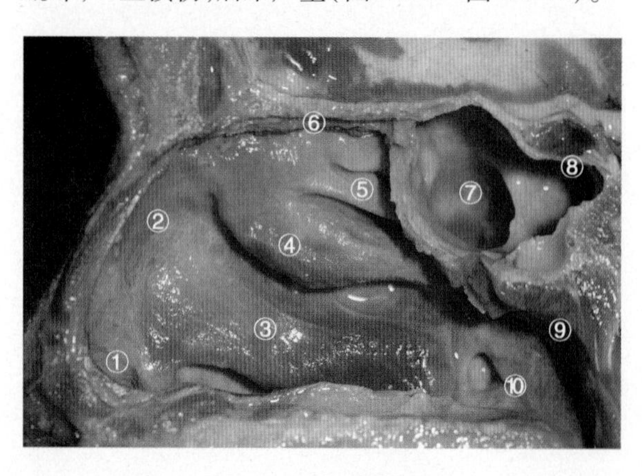

图2-1-1　鼻腔外侧壁

①鼻前庭；②鼻丘；③下鼻甲；④中鼻甲；⑤上鼻甲与最上鼻甲；⑥筛板；⑦蝶窦；⑧垂体；⑨鼻咽；⑩咽鼓管咽口

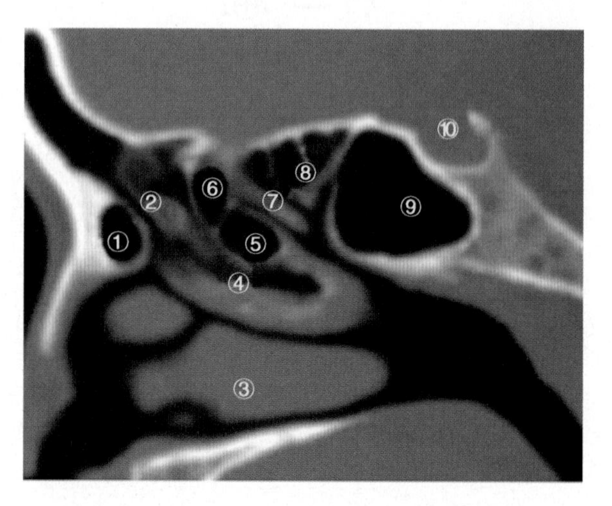

图2-1-2　鼻腔鼻窦矢状面结构

①鼻丘气房；②钩突；③下鼻甲；④中鼻甲；⑤筛泡；⑥筛泡上气房；⑦中鼻甲基板；⑧后组筛窦；⑨蝶窦；⑩垂体

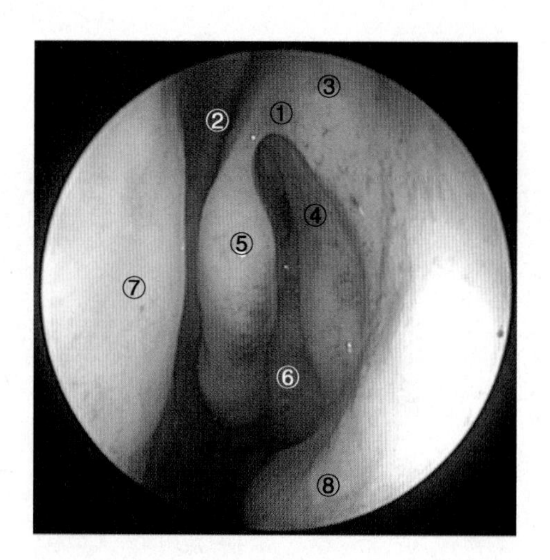

图2-1-3　超广角0°镜下正常鼻腔结构（窦口鼻道复合体——慢性鼻窦炎的钥匙区）

①中鼻甲根部附着部；②嗅裂；③鼻丘；④钩突；⑤中鼻甲；⑥筛泡；⑦鼻中隔；⑧下鼻甲

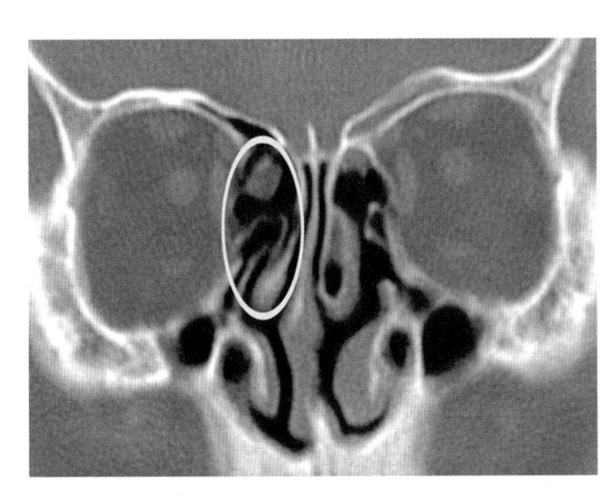

图 2-1-4 窦口鼻道复合体冠状面观

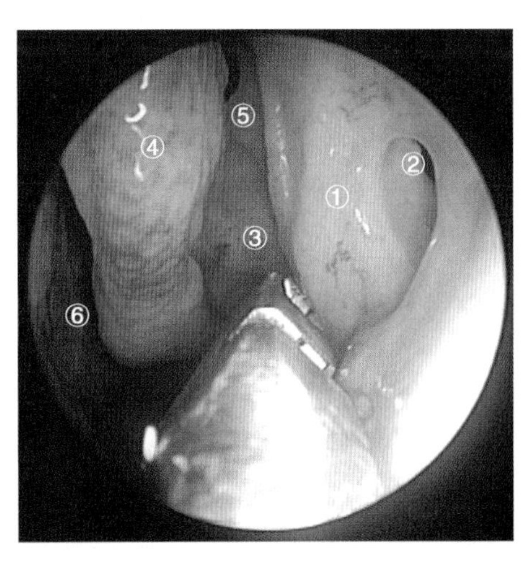

图 2-1-5 使用反向切钳切除钩突尾端

可暴露上颌窦自然开口，在上颌窦独立病变的情况下，通常采用这种方法而不必全部切除钩突。①钩突；②钩突发育内移形成裂隙通向上颌窦；③筛泡；④中鼻甲；⑤前组筛窦引流通道；⑥蝶筛隐窝

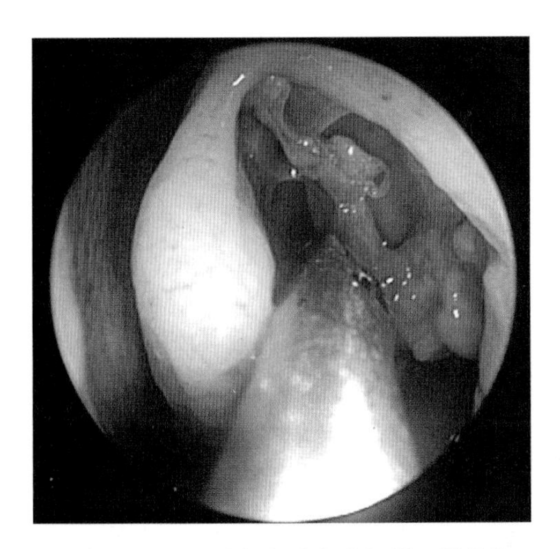

图 2-1-6 使用直切钳或角度切钳开放筛泡

可从筛泡与中鼻甲之间进入前筛顶区域，也可经筛泡顶或沿筛泡前壁（筛泡基板）向上直接到达前筛顶

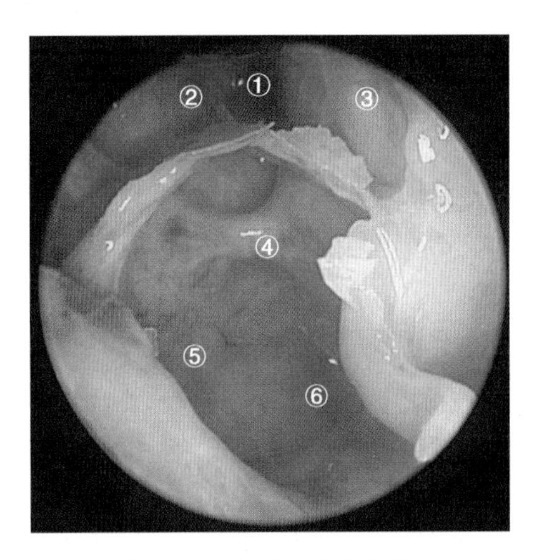

图 2-1-7 筛顶及毗邻结构

在筛顶前方可见一横越筛顶的骨管额突，其内有筛前动脉和筛前神经走行。额突是额隐窝和筛顶的分界线。①额窦；②筛凹内侧壁；③纸样板；④额突；⑤中鼻甲在前颅底的附着部；⑥筛顶-前颅底

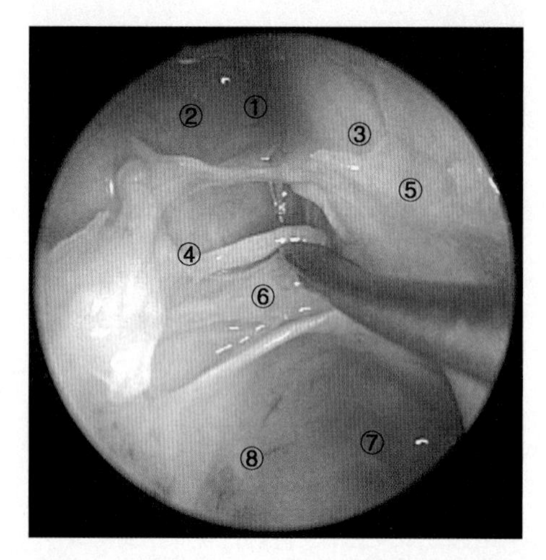

图 2-1-8 解剖筛前动脉

①额窦;②筛凹内侧壁;③纸样板;④筛前动脉;⑤纸样板;⑥额突骨管;⑦筛顶前颅底;⑧筛凹内侧壁。手术中最易进入颅内的位置,也是前颅底最薄弱的部位。筛凹实际上就是筛窦顶部的内侧壁,解剖学发育的差异比较大,通常分为三型:高台型、斜坡型、水平型,手术中以高台型发生损伤的几率比较大。在筛顶的不同部位其类型也有不同,例如,在前筛顶鸡冠处为高台型,逐渐向后渐次变为斜坡型,到后筛顶则成为水平型

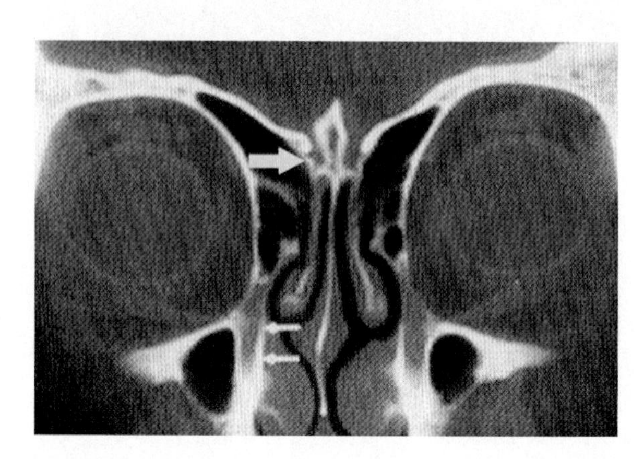

图 2-1-9 高台型筛顶

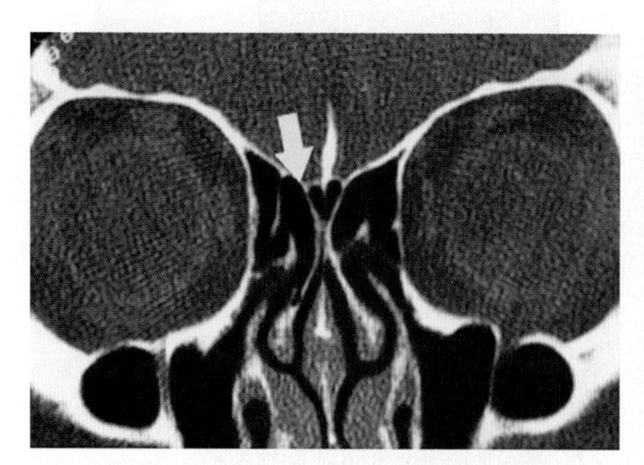

图 2-1-10 斜坡型筛顶

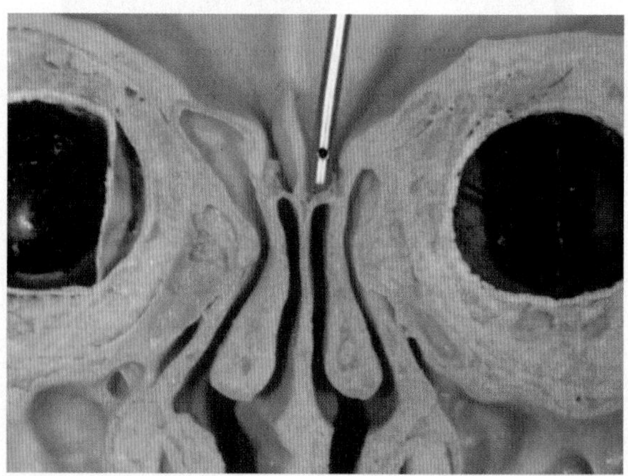

图 2-1-11 高台型筛板

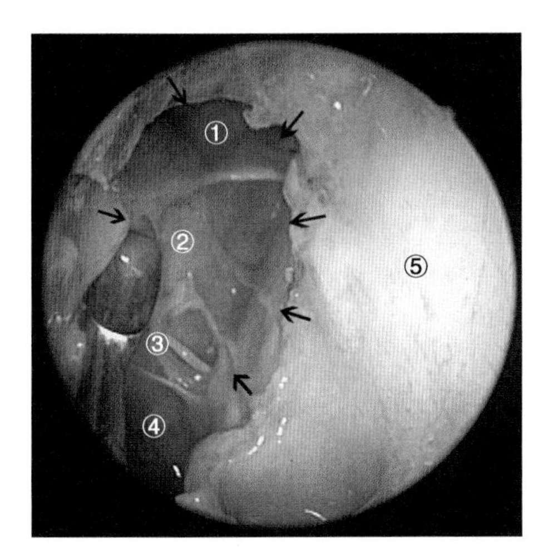

图 2-1-12 全面开放前筛顶和额隐窝

在此区域有众多重要结构：箭头所围区域为额隐窝。①额窦；②筛凹内侧壁；③额突；④筛顶前颅底；⑤纸样板

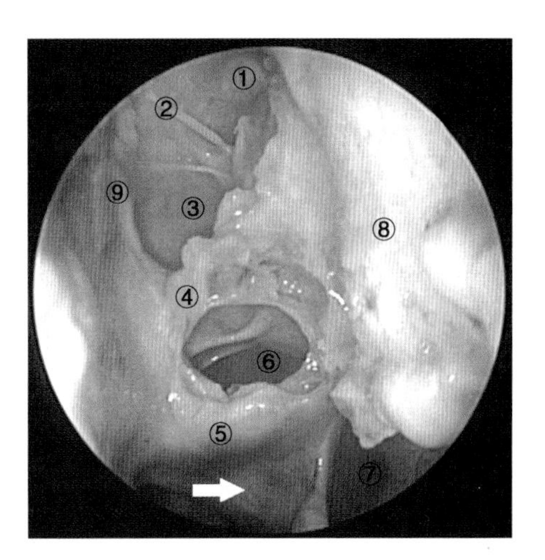

图 2-1-13 打开中鼻甲基板进入后组筛窦

可见横越后筛顶部的骨管，其内走行筛后动脉和筛后神经。箭头所指为蝶腭动脉主要分支处，在中鼻甲后端和后鼻孔外侧手术时容易损伤发生出血。①额窦；②筛前动脉；③前筛顶；④中鼻甲基板上方连接部；⑤中鼻甲基板下方连接部，保留此部可预防手术后中鼻甲外移；⑥后组筛窦腔；⑦上颌窦；⑧纸样板；⑨中鼻甲在颅底的附着部

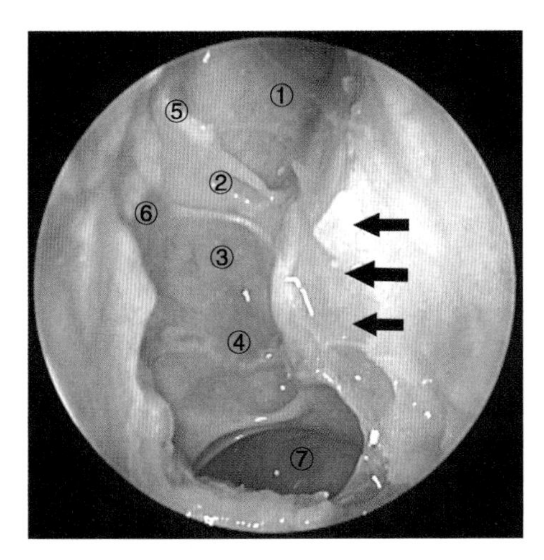

图 2-1-14 切除中鼻甲基板，贯通整个筛窦，暴露整个前颅底

箭头所指是手术中最常误入眶内、造成内直肌和视神经损伤的位置。①额窦后壁；②额突骨管；③筛顶前颅底；④筛后动脉；⑤筛前动脉入口；⑥筛凹内侧壁；⑦后组筛窦

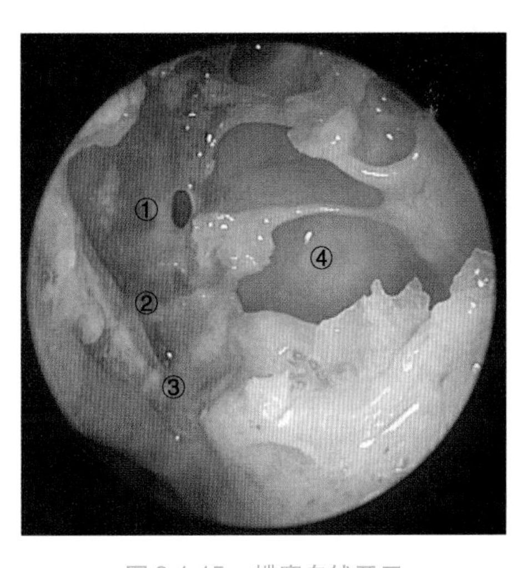

图 2-1-15 蝶窦自然开口

在后组筛窦区域贯穿中鼻甲后端—进入蝶筛隐窝—可见蝶窦自然开口。中鼻甲后端附着部是手术中判断和寻找蝶窦的重要标志。①蝶窦开口；②蝶窦前壁；③中鼻甲后端附着部；④Onodi 气房

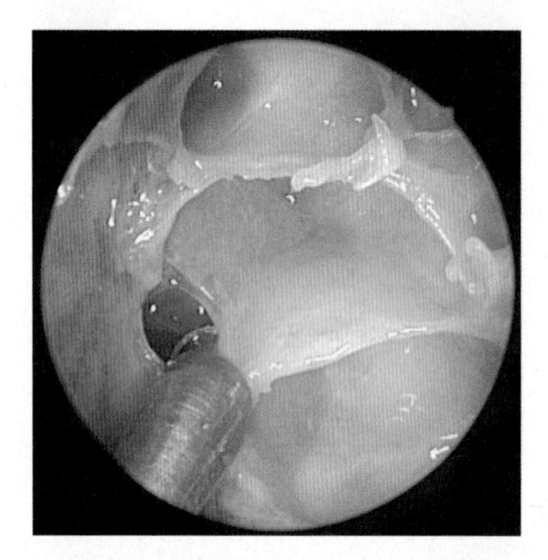

图 2-1-16 使用 Stammberger 环形切钳开放蝶窦自然开口

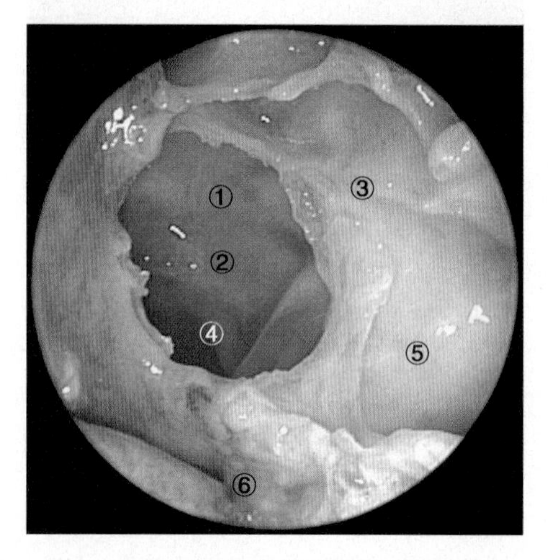

图 2-1-17 全面开放蝶窦前壁，显露蝶窦外侧壁解剖结构

①视神经压迹；②颈内动脉压迹；③视隆突；④蝶窦腔；⑤最后筛窦腔（Onodi 气房）；⑥中鼻甲后端附着部

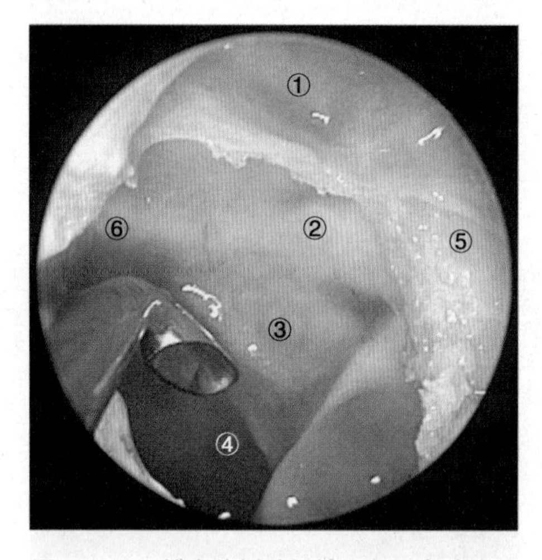

图 2-1-18 蝶窦外侧壁视神经和颈内动脉的关系

①海绵窦区域；②视神经压迹；③颈内动脉压迹；④蝶窦腔；⑤眶尖视隆突，即视神经眶口；⑥视神经颅口

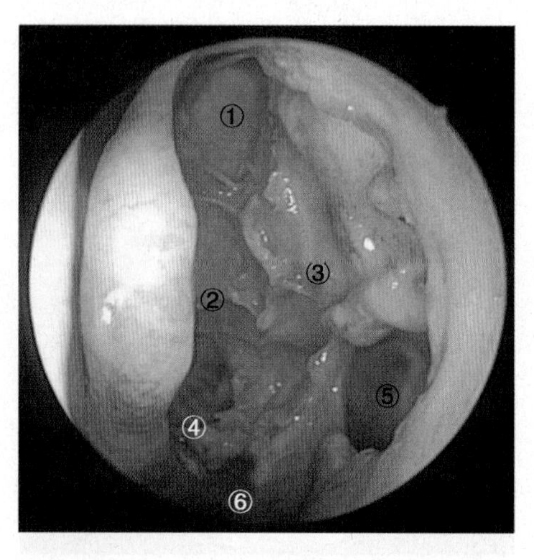

图 2-1-19 在超广角 0°镜下可直视全鼻窦开放后的整体术腔

①额窦；②筛窦与筛顶前颅底；③纸样板；④蝶窦；⑤上颌窦；⑥蝶腭动脉鼻内分支处

以下为鼻腔、鼻窦相关疾病的形态学特征内镜所示及影像学改变（图 2-1-20 ~ 图 2-1-35）：

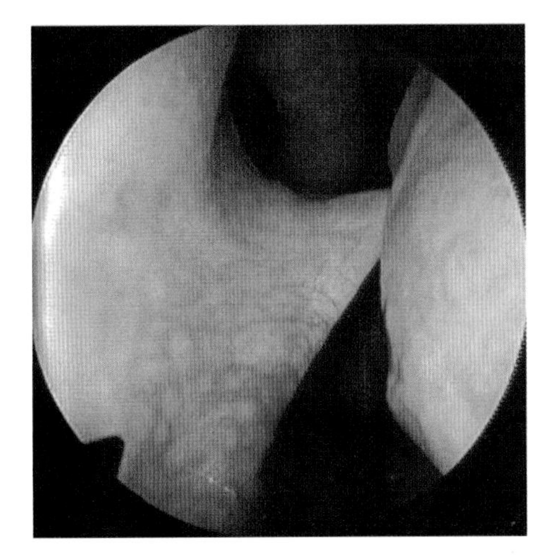

图 2-1-20　鼻中隔骨嵴

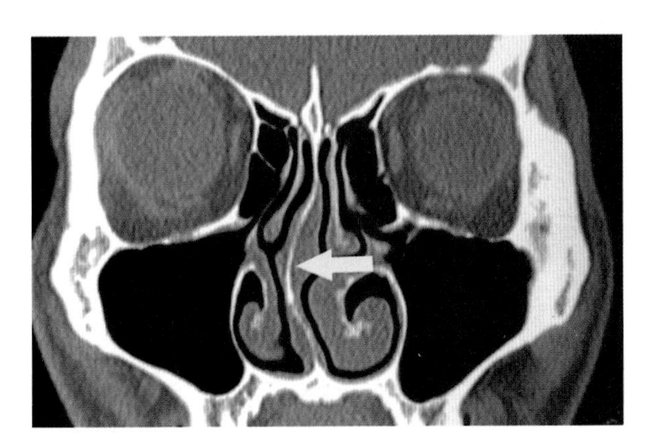

图 2-1-21　鼻中隔弯曲

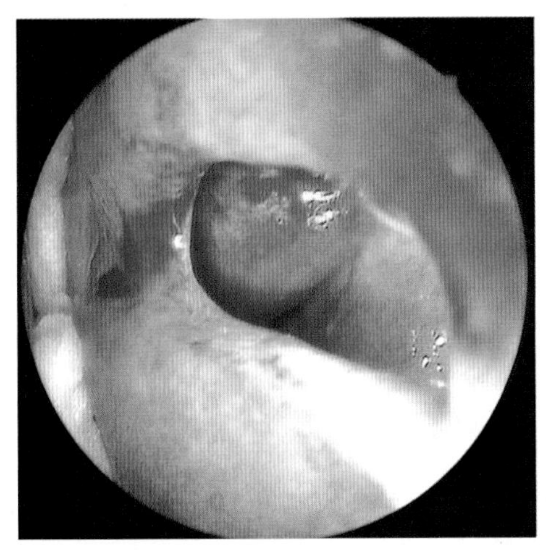

图 2-1-22　鼻中隔穿孔

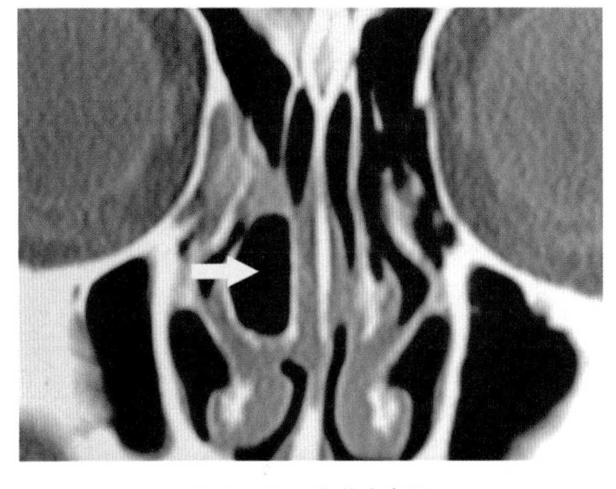

图 2-1-23　泡状中鼻甲

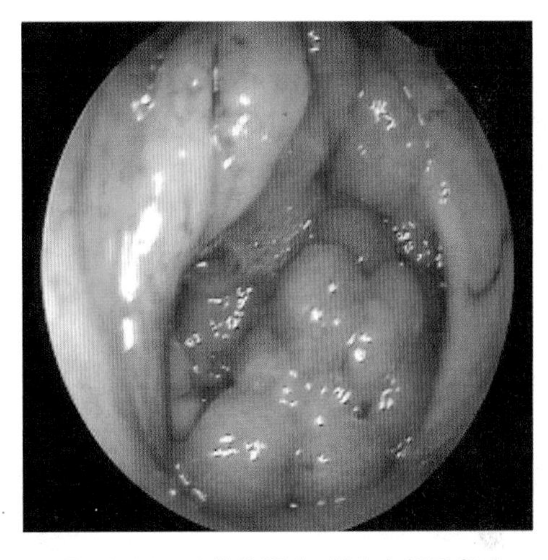

图 2-1-24　腺样体肥大，堵塞全部后鼻孔

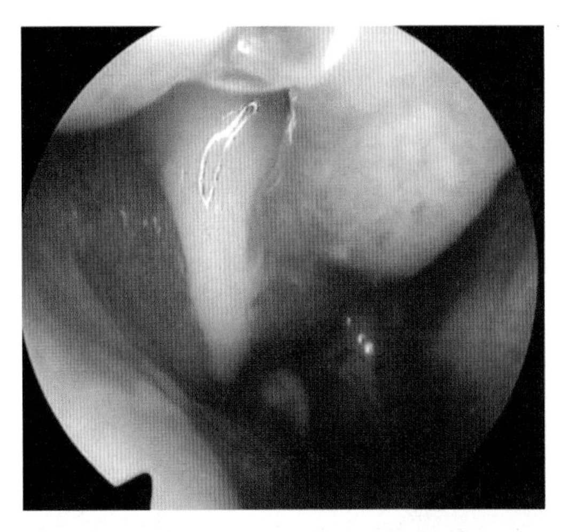

图 2-1-25　急性鼻窦炎
中鼻道脓性分泌物向鼻咽部引流

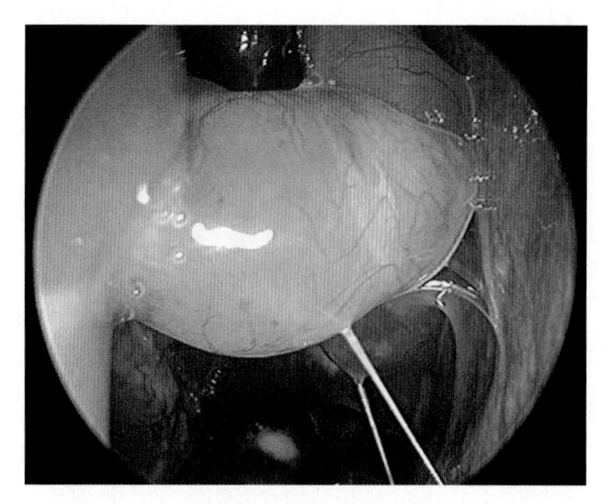

图 2-1-26 鼻息肉

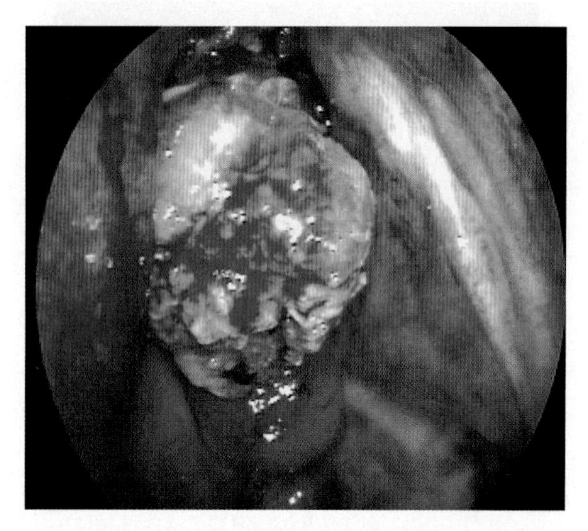

图 2-1-27 鼻腔内翻性乳头状瘤

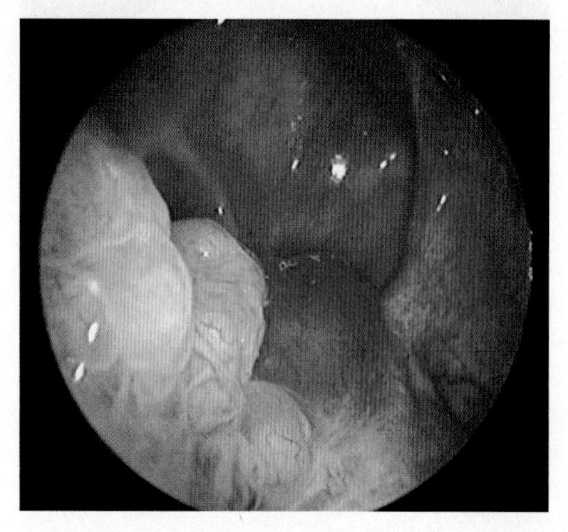

图 2-1-28 上颌窦内翻性乳头状瘤

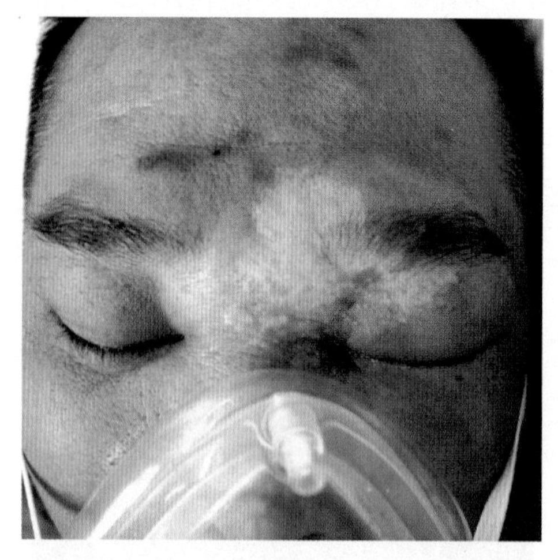

图 2-1-29 急性侵袭性鼻脑毛霉菌病

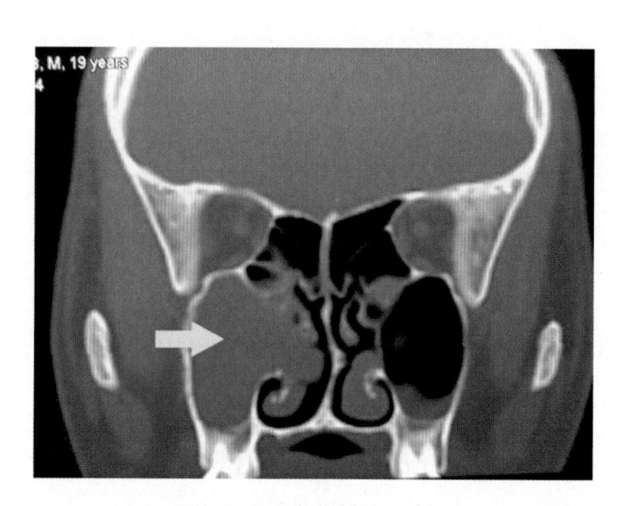

图 2-1-30 真菌性上颌窦炎

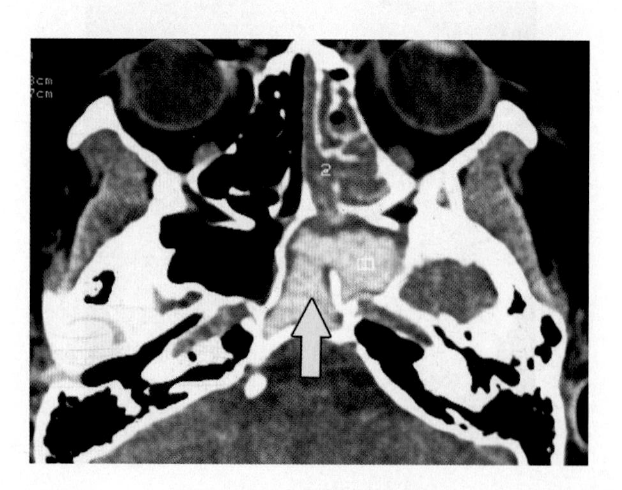

图 2-1-31 真菌性蝶窦炎

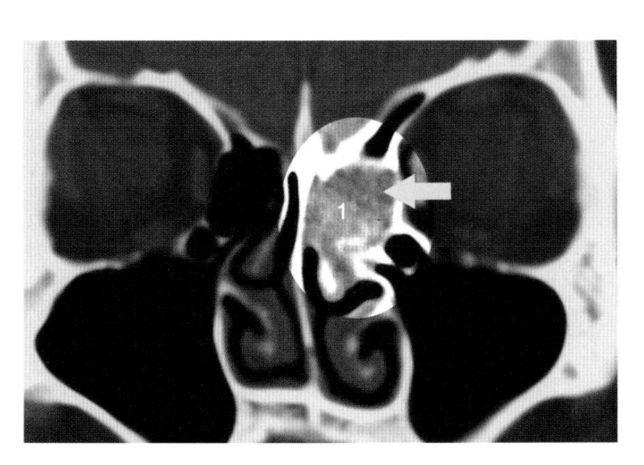

图 2-1-32　真菌性筛窦炎

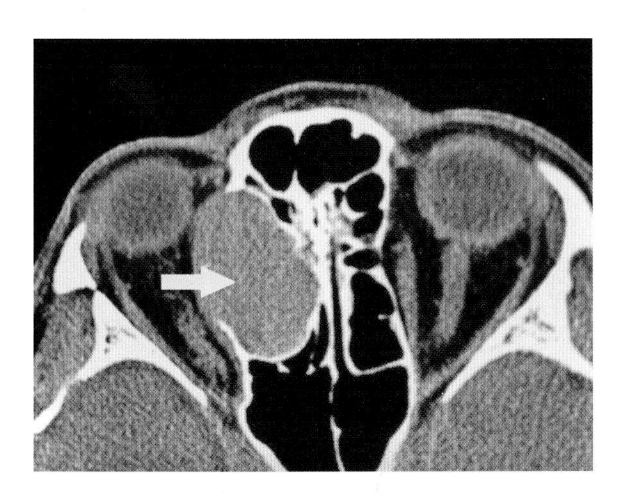

图 2-1-33　筛窦囊肿

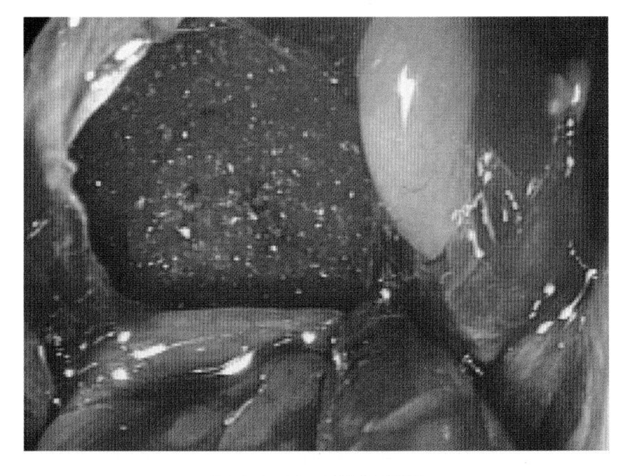

图 2-1-34　蝶窦囊肿

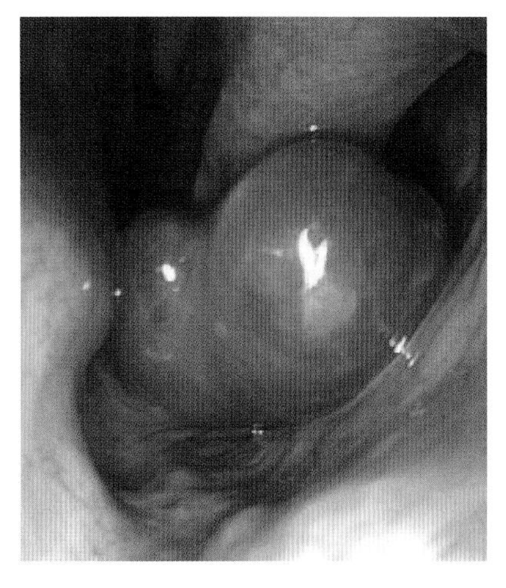

图 2-1-35　鼻腔血管瘤

二、鼻-眼相关内镜手术解剖学

卜国铉教授(我国鼻眼相关外科的创始人)作了这样的描述:“鼻眼相关外科学是以鼻科学为桥梁,以眼眶为纽带,通过鼻腔鼻窦的紧邻解剖学关系和径路,使用外科方法治疗眼科较难到达的眶区疾病”。鼻眼相关疾病可划分为:

1. 鼻眶感染性疾病　包括:鼻源性眶内并发症、海绵窦血栓性静脉炎、鼻窦眼眶瘘、急性球后视神经炎、鼻眶毛霉菌病、眶内炎性假瘤等。

2. 鼻眶外伤与医源性眶损伤　包括:筛纸板眼眶击出性与击入性骨折、上颌骨骨折(Le Fort 骨折)、额筛蝶复合体骨折(视神经管骨折)、医源性海绵窦动静脉瘘、脑脊液眶鼻漏或眼瘘(假性流泪)、鼻出血导致的眶压增高、鼻部手术导致的眶内血管-神经-肌肉损伤、外伤后眼球陷落、眶内异物等。

3. 鼻眶相关占位性病变　包括:侵入眶内的鼻部良性与恶性占位性病变、可经鼻内径路切除的原发眶内占位性病变。

4. 先天性与内分泌性眼病　包括眶距增宽综合征、鼻眶脑膜脑膨出、内分泌性突眼症。

内镜鼻眼相关手术起源于 20 世纪 80 年代末期,主要包括经鼻内镜的眶周和眶尖部位,以及部分眶内的手术,代表性的手术有四种:①眶减压术治疗恶性突眼;②鼻腔泪囊开放术治疗慢性泪囊炎;③视神经减压术治疗外伤性视神经损伤导致的失明;④眶内占位性病变切除或异物取出(图 2-1-36 ~ 图 2-1-43)。

(1) 泪囊鼻腔开放术手术解剖学要点:鼻丘外上方最隆起部位通常是泪囊位置,钩突附着缘为泪

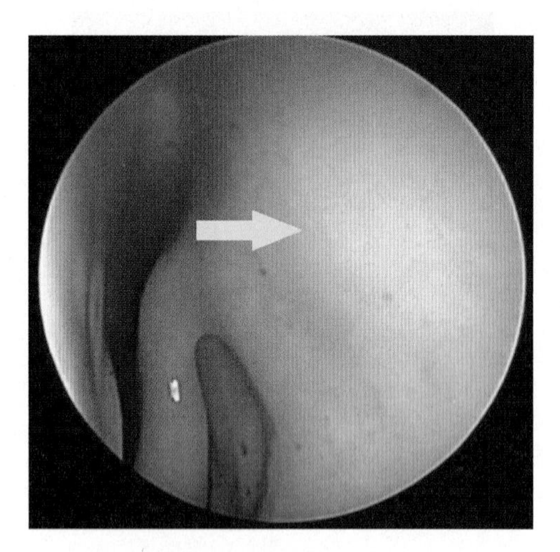

图 2-1-36 鼻丘

为鼻腔泪囊开放术的径路位置

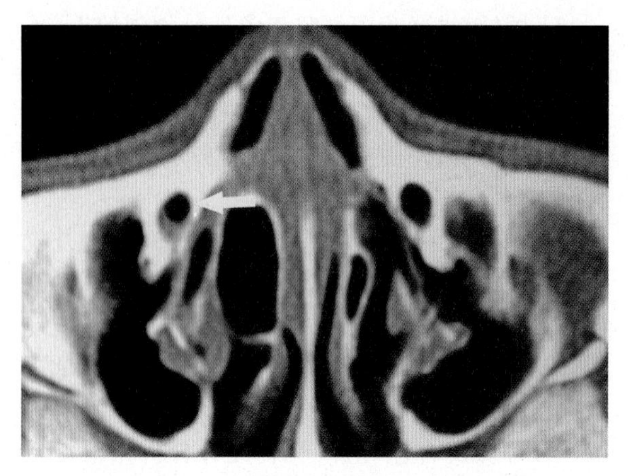

图 2-1-37 水平位 CT 扫描显示泪道

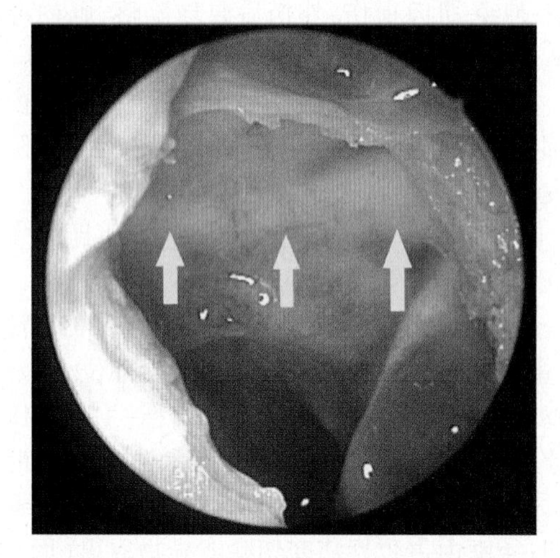

图 2-1-38 蝶窦外侧壁的视神经压迹

右侧为眶口，又称为视隆突，左侧为颅口。视神经减压的范围就是从眶口到颅口的全程开放

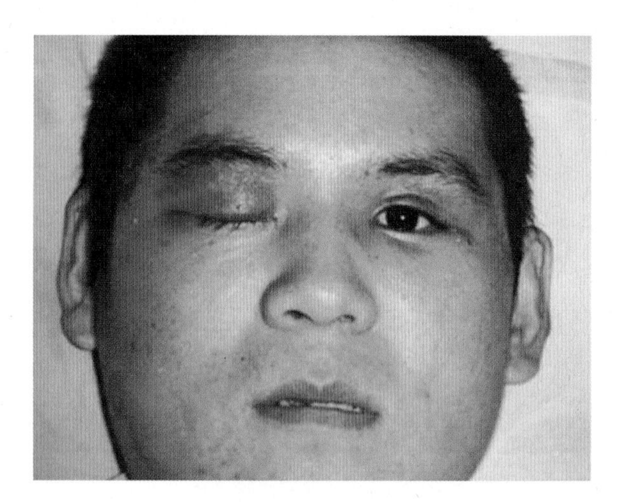

图 2-1-39 眶尖综合征

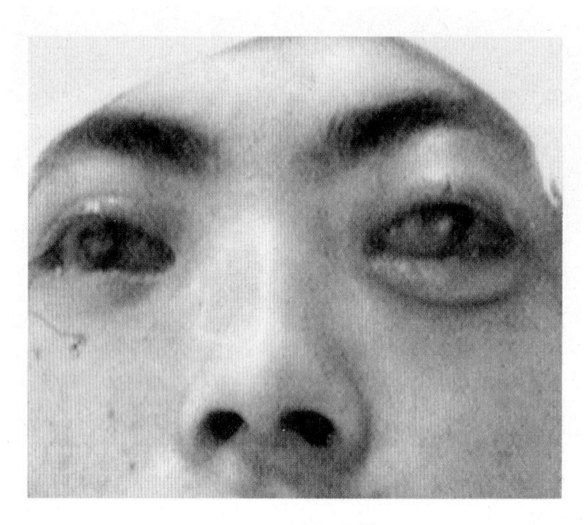

图 2-1-40 甲状腺性突眼

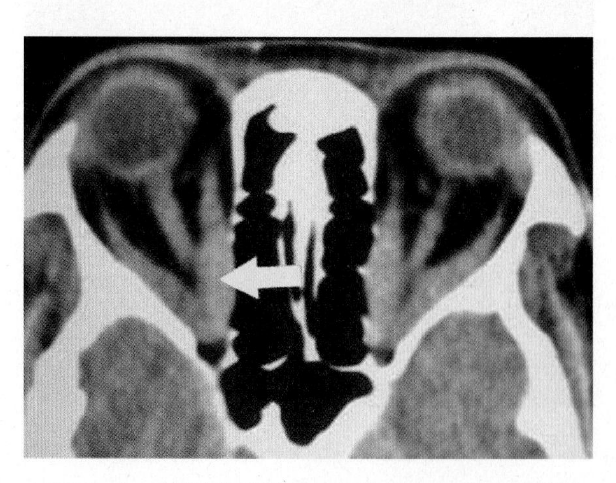

图 2-1-41 眼肌肥厚（造成甲状腺性突眼的主要原因）

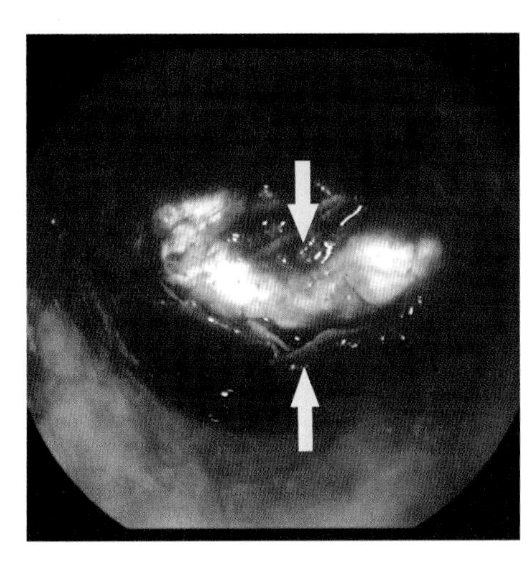

图 2-1-42 视神经管骨折压迫视神经

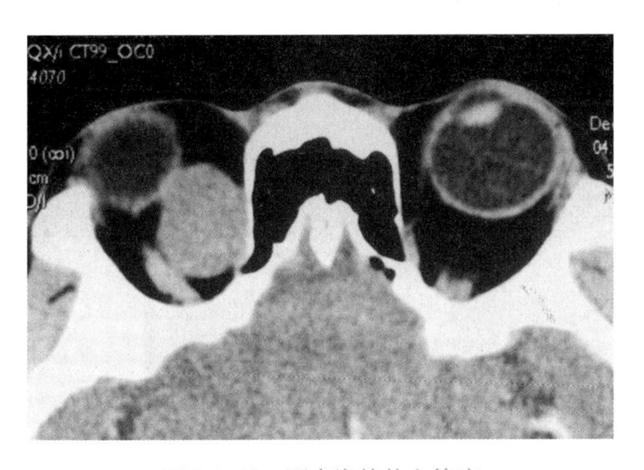

图 2-1-43 眶内海绵状血管瘤

道，泪囊内侧壁的内上方为鼻丘上气房（有时为蛋壳样鼻丘气房）。

（2）视神经减压术手术解剖学要点：最后筛气房（Onodi 气房）、眶尖纸板、视隆突、蝶窦前壁。蝶窦外侧壁系列重要标准包括视神经管、视交叉隆起、视神经至视交叉的转弯处（视神经管颅口）、蝶窦外侧隐窝、颈内动脉隆起。

（3）眶减压术手术解剖学要点：钩突、筛泡、中鼻甲基板、纸样板、眶下气房（Haller 气房）、上颌窦自然开口、眶底、眶筋膜。

三、鼻-颅底内镜手术解剖学

颅底外科始于 20 世纪 60 年代，1973 年由奥地利 Burian（第 10 届 IORLS）首次提出，1974 年由美国 Schramm 命名为颅底外科学。被誉为神经外科学世纪泰斗的 Yasagil MG 这样描述：“颅底外科是神经外科的尖端技术”。20 世纪 80 年代中期发展起来的经鼻内镜颅底手术则是微创外科领域内最具代表性的学科交叉技术。2010 年欧洲出版的鼻-颅底外科临床诊疗意见书，根据解剖部位和手术难易程度把鼻-颅底外科技术划分为五个等级。

鼻-颅底外科包括三大类疾病：①前颅底骨性疾病：相关鼻窦骨折（包括视神经管骨折）、脑脊液鼻漏、骨瘤、骨纤维增殖病、动脉瘤样骨囊肿；②侵入鼻部的颅内疾病：垂体瘤、脑膜脑膨出、神经胶质瘤、嗅沟脑膜瘤、脊索瘤、颅咽管瘤、颈内动脉假性动脉瘤；③侵入颅内的鼻部疾病：鼻源性颅内并发症、侵袭性鼻脑毛霉菌病、鼻窦囊肿、鼻咽纤维血管瘤、嗅母细胞瘤、乳头状瘤。

经鼻内径路完成颅底甚至颅内的某些手术，具有充分的解剖学依据。就像经鼻径路垂体和鞍区手术一样，是经过较长时间的认识、探索、总结的过程，最后终于得到了包括神经外科医师们的承认和采用。目前微创手术，或称之为“微侵袭外科”的概念已经成为现代外科的发展趋势。美国著名神经外科学家 Perneczky 指出：“未来的颅底、颅内手术，将会逐渐采用锁孔技术来减少创伤。”

随着手术设备的日臻完善（如高清监视设备、电动切割系统与新型电凝器）、相关学科技术进步（如影像、介入、导航技术）、新型修复材料的应用等，以及鼻科医师们基本明确了自己的可控范围，具备了处理意外和突发事件的能力，并具有鼻外径路颅面联合径路和鼻内镜手术的解剖学知识和经验，在鼻内镜下切除颅底肿瘤和进行较大范围的颅底缺损技术已经基本成熟。

大部分鼻-颅底手术是围绕着蝶窦和鞍区进行的，为此必须熟知这一区域的各种解剖结构位置以及相互间的毗邻关系和形态学特征，最重要的结构

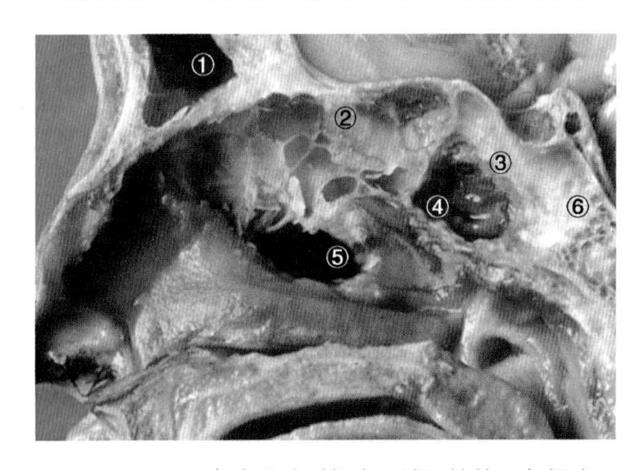

图 2-1-44 经鼻内进路对颅底区域可控的 6 条径路
①经 Lothlop 径路额窦后壁到颅前窝；②经筛顶到前颅底；③经蝶窦径路到达鞍区；④经蝶窦外侧壁到岩尖部；⑤经上颌窦后壁到翼腭窝和侧颅底；⑥经蝶窦后壁到斜坡和脑干区域

如位于蝶窦外侧壁的视神经管和颈内动脉的交叉与走行，向外成八字形；鞍底隆起的两侧纵行的颈内动脉、紧靠鞍底上方的视交叉隆起、海绵窦与颈内动脉相互间的关系等基本结构(图2-1-44~图2-1-53)。

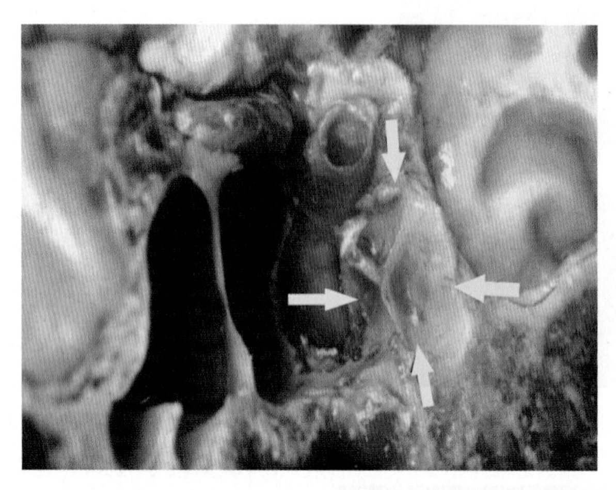

图2-1-45　颈内动脉在蝶窦外侧的走行

在颈内动脉前方有一$22cm^2$的区域，可由此进入鞍旁和岩尖部，通常采用此径路处理岩尖部胆脂瘤

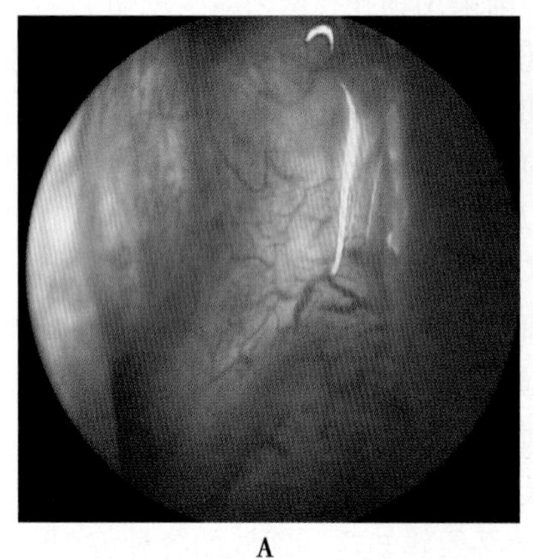

A

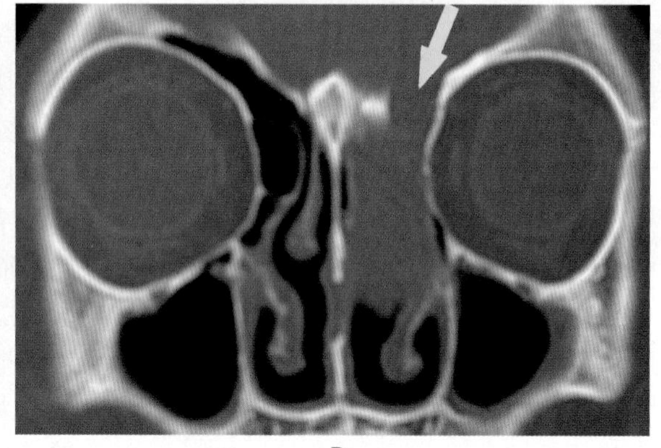

B

图2-1-46　脑脊液鼻漏

A. 内镜图；B. CT图

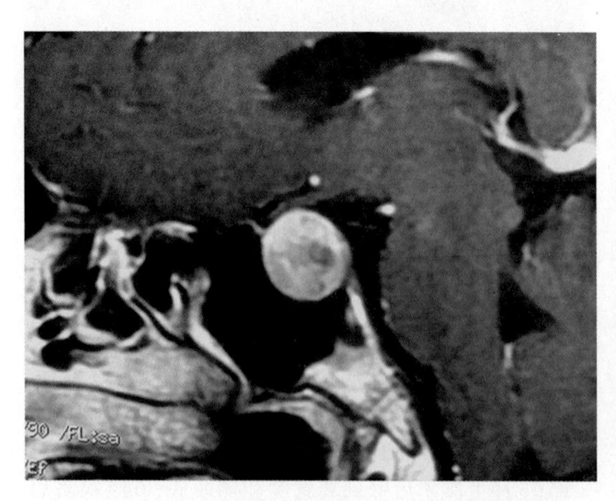

图2-1-47　鞍区占位性病变——垂体瘤

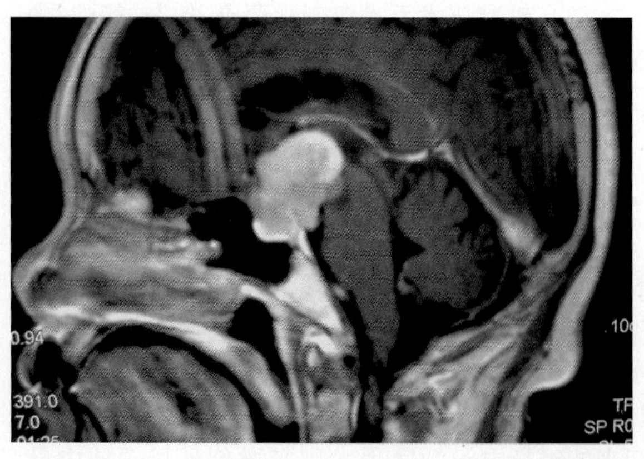

图2-1-48　鞍上区占位性病变——颅咽管瘤

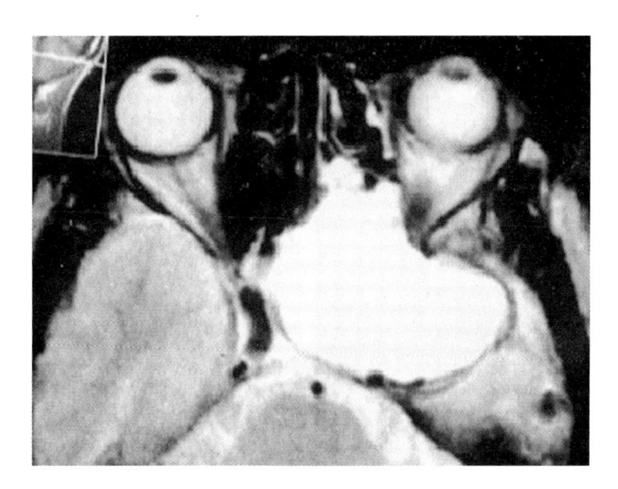

图 2-1-49 侵入颅内的筛蝶窦囊肿

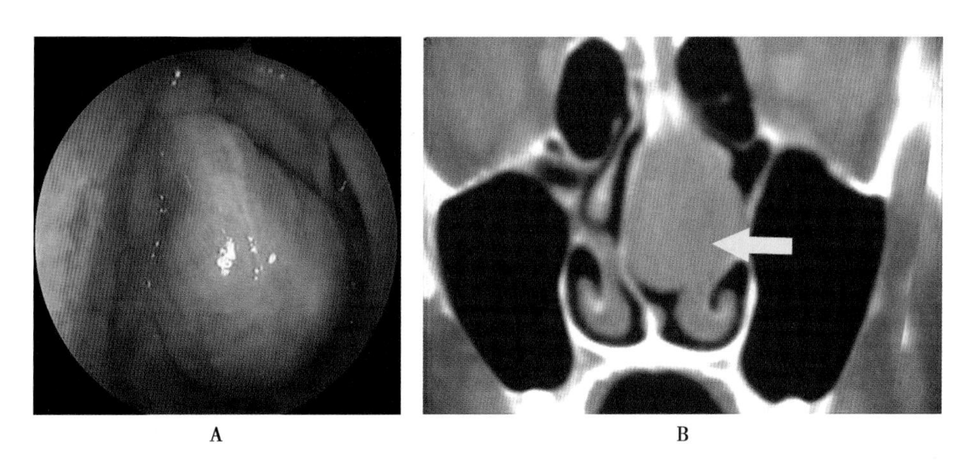

A B

图 2-1-50 鼻内型脑膜脑膨出
A. 内镜图;B. CT 图

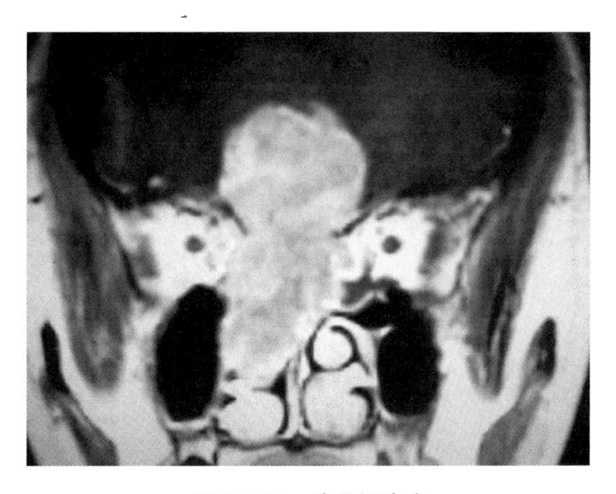

图 2-1-51 嗅母细胞瘤

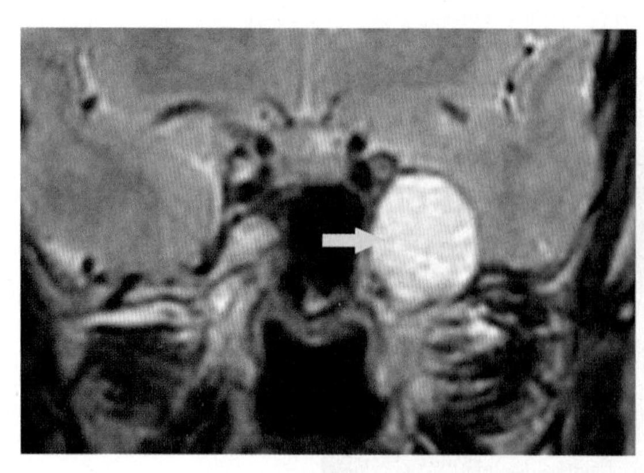

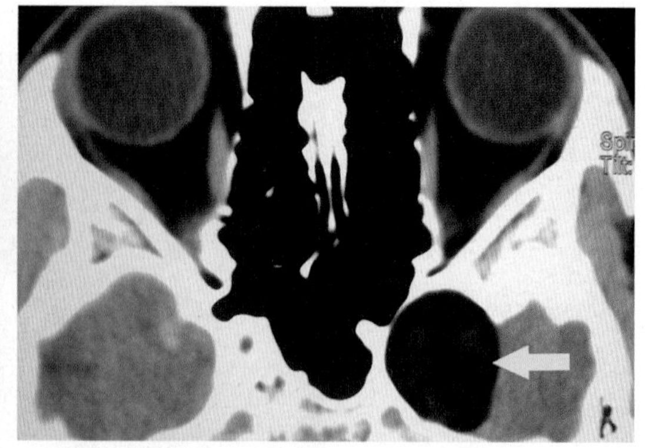

图 2-1-52 鞍旁、岩尖部胆脂瘤

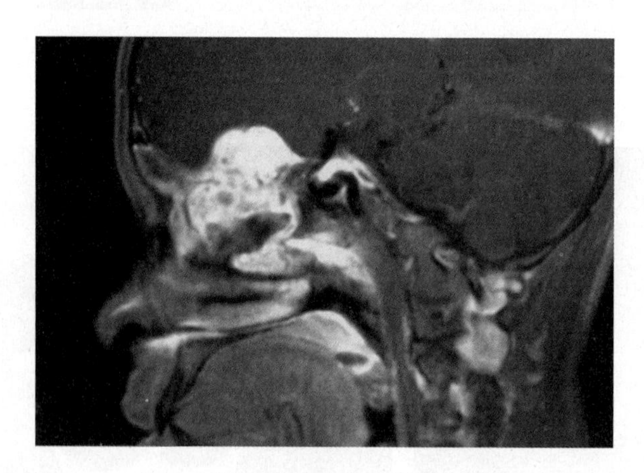

图 2-1-53 前颅底动脉瘤样骨囊肿

（许 庚）

第二章 嗅觉系统及嗅觉功能检查

嗅觉具有识别、报警、增进食欲、影响情绪等作用，与视觉和听觉一样是人类了解和认知自然界的重要感觉。一旦失去嗅觉，生活质量就有很大下降。曾有人做过这样的统计：主诉嗅觉障碍的患者中，做饭时有困难者73%，情绪改变者68%，食欲减退者56%，误食腐败食物者50%，很少闻到自身气味者41%，烧焦食物者30%，有工作中的问题者8%。可见，嗅觉与生活质量、品位调节、人的喜怒哀乐以及自身安全都有直接关系。

人类在进化过程中嗅觉出现了明显的退化，远不如低等动物那样重要和敏锐，而且嗅觉的解剖、生理和临床研究相对复杂，嗅觉的产生除嗅觉系统外，还有三叉神经、舌咽神经、迷走神经等脑神经参与，并与受试者的心理、精神、文化、阅历等诸多因素有密切关系，因此，嗅觉一直是最神秘，也是最滞后的领域。随着人们对生活质量的要求越来越高，嗅觉作为最原始的感觉功能之一，正受到了鼻科学、嗅觉/味觉生理与心理工作者以及神经科医师们的高度重视，嗅觉研究在近几年得到了较大发展。

第一节 嗅觉系统解剖和嗅觉形成的过程

2004年10月4日，瑞典卡罗林斯卡医学院宣布当年度诺贝尔生理学或医学奖颁发给美国科学家 Richard Axel 和 Linda B. Buck。在人们普遍更多关注与人的生死存亡更密切、更直接的领域（如肿瘤、心脑血管疾病、器官移植、艾滋病等）研究的今天，诺贝尔医学奖却颁发给了嗅觉研究，既令全世界的科学家惊喜，又令人深思。

一、Buck 和 Axel 在嗅觉研究中的贡献

对复杂的嗅觉形成机制和过程的研究一直处在探索阶段，嗅觉系统如何辨别10 000种以上气味的基本原理不能很好解释。人们推测在嗅觉感受神经元纤毛上一定有专门检测气味分子的蛋白质，也就是气味受体。受体蛋白是解答嗅觉系统怎样把上千种气味分子区分开来，大脑又怎样处理不同的嗅觉信息来识别不同的气味的关键，因此科学家们一直在寻找这些特殊的受体蛋白质。

两位获奖者 Buck 和 Axel 在研究中却没有直接针对受体蛋白，而是转向嗅觉细胞中决定蛋白质的基因。Buck 做了三个大胆的假设：①气味受体是属于受体蛋白超家族的成员，这些受体蛋白通过 GTP 结合蛋白诱发细胞内信号；②气味分子结构多样性表明气味受体本身存在显著的差异，因此必然有一个多基因家族进行编码；③气味受体的表达局限在嗅上皮，因此必然有一个多基因家族进行编码，Buck 主张锁定只对嗅觉细胞中出现的基因进行研究。Buck 的这三项假设使得他们能集中对一些可能专门为受体蛋白质而编码的基因进行研究，给这一领域带来了全新的进展。

Buck 和 Axel 联合研究的成果以《一个新的多基因家族可能编码气味受体：气味识别的分子基础》为题，发表在1991年4月5日出版的《细胞》杂志上。这篇论文第一次从分子水平和基因水平阐明了大鼠的嗅觉机制，被视为嗅觉机制研究的杰作。诺贝尔基金会的《新闻公报》特地指出了这篇论文的基础性意义："Axel 和 Buck 在1991年联名发表了一份基础性论文（Cell，1991年），该论文介绍了由大约1000个基因组成的一个家族来调控全部气味体"。并且还特别提及"此后 Axel 和 Buck 分别独立地进行研究，但是在若干重大研究成果（其中有些是平行进行和发表的）中，从分子水平到细胞组织层面阐明了嗅觉系统的工作原理"。

二、嗅觉系统解剖和嗅觉形成过程

嗅觉系统主要由嗅上皮、嗅球和嗅皮层三部分组成。

（一）嗅上皮

每侧鼻腔嗅上皮区域总面积约1～5cm^2，是由嗅觉感受神经元（olfactory receptor neurons，ORNs）、

支持细胞(supporting cell)、基底细胞(basal cell, BC)、Bowman 腺等四种主要细胞成分及少量微绒毛细胞所构成的一种特异性感觉上皮。在嗅上皮的表层覆盖着嗅黏液层,其最底层为固有层(lamina propria)。

1. 嗅觉感受神经元　是嗅觉传导通路的第一级神经元,为双极神经元,周围突伸向黏膜表面,末端形成有纤毛(10~30 根)的嗅泡;中枢突无髓鞘、无分支,是神经系统中最小的神经纤维,多个 ORNs 中枢突形成小的上皮内纤维束,穿过嗅上皮固有层并融合成嗅丝后穿过筛板进入颅内,约有 20 多束,统称为嗅神经,止于嗅球。ORNs 是能够更新的神经细胞,更新周期约为 1 个月。

2. 支持细胞　呈柱状,贯穿整个嗅上皮层,靠近基底膜逐渐变细。与 ORNs 一样,嗅上皮中的支持细胞也具有细胞极性,呈袖套样包绕 ORNs 的胞体、周围突和中枢突,并与 ORNs 之间形成多种连接。支持细胞可能具有神经胶质细胞的特性,即具有绝缘彼此相邻的 ORNs 电信号和调节细胞外液中的钾离子浓度。支持细胞还具有类似吞噬细胞的作用,能够对嗅上皮中死亡的细胞碎屑进行清除。

3. 基底细胞　嗅上皮中含有水平基底细胞(horizontal basal cell, HBC)和球形基底细胞(globose basal cell, GBC)。HBC 靠近基底膜,GBC 位于 HBC 的上方,动物实验研究显示一些 GBC 能够产生新的 ORNs,而 HBC 缓慢分裂对 GBC 进行补充。

4. Bowman 腺　人类的 Bowman 腺呈球形,具有多个短管,开口于嗅上皮表面,其分泌出的浆液性液体为嗅觉信号转导提供微环境。

5. 其他　除了上述嗅上皮中的几种主要细胞成分外,在嗅上皮中还存在少量的微绒毛细胞,它们可能具有调节电解质的浓度和机械-电转化受体的作用。

空气中的各种气味分子随呼吸气流经高而窄的鼻腔通道到达嗅区后,必须通过亲水的黏液层才能与嗅觉感受神经元发生作用。嗅黏膜内的可溶性气味结合蛋白(soluble odorant binding protein)有黏合和运输气味分子、增加气味分子的溶解度的作用,促进气味分子接近嗅觉感受器,并使 ORNs 周围的气味分子浓度比外周空气中的浓度提高数千倍。此外,在嗅黏膜内还具有高浓度的药物代谢酶,其中包括细胞色素 P450、谷胱甘肽及尿苷二磷酸转移酶,这些酶和可溶性气味结合蛋白具有将气味物质转化为代谢产物的能力。气味分子一旦溶解于黏膜,嗅觉转导即刻启动。

在嗅上皮内的 ORNs 周围突的纤毛膜表面上存在气味受体,作为配体的气味分子与其结合,进而启动嗅觉信号的转导过程。气味受体蛋白由一个巨大的多基因家族编码。1991 年,Buck 和 Axel 发现这一家族的跨膜蛋白都具有 7 个螺旋状跨膜结构,并含有和其他的 G 蛋白偶联受体相类似的氨基酸序列。他们克隆和鉴定了 18 个不同成员的非常大的基因家族,全都仅表达在嗅上皮,这些基因家族编码了不同的气味受体。同时,嗅觉蛋白可以分成几个不同的亚家族,它们在跨膜区有显著的序列差异。这一发现是对产生嗅觉的机制研究的重大突破。然而,ORNs 是如何选择表达其气味受体基因,现在还不明确。在哺乳动物,不同种类的嗅受体分布在 4 个不同的区域,每一区在鼻腔中都有其固定的空间位置。由于每一种受体是固定分布在一定的分区之中,因此每一种受体在鼻腔中,都有其固定的空间分布。嗅觉转导是通过嗅上皮的特异性 G 蛋白激活细胞内第二信使环磷酸腺苷(cyclic adenosine monophosphate, cAMP)和(或)三磷酸肌醇(inositol 1,4,5-triphosphate, IP_3),直接影响纤毛中的离子通道,使 ORNs 去极化,产生动作电位。由于嗅受体在鼻腔中有空间分布的差别,这种空间分布的信息可以通过传入神经纤维,反映在嗅球内。因此,推测嗅受体在鼻腔的这种分布特点,也可以看成是嗅觉信息在鼻腔中的初步空间编码。

鼻腔嗅上皮中的 ORNs 作为第一站神经元,将嗅觉神经冲动经嗅神经传递到嗅球,在嗅球的丝球小体中进行交换,将信息传到第二级神经元——帽状细胞,完成第一阶段嗅觉信息传递。

（二）嗅球

嗅球是嗅觉的低级中枢,呈扁卵圆形,位于颅前窝底筛板之上,大脑额叶前下方,是嗅觉通路的第一中转站,其后部条索状部分为嗅束。嗅球呈层状结构,由外向内依次为嗅神经层(olfactory nerve layer)、突触球层(synatic glomerular layer)、外丛状层(external plexiform layer)、僧帽细胞层(mitral cell layer)、颗粒细胞层(granule cell layer)和前嗅核层(anterior olfactory nucleus layer),其中颗粒细胞层亦称内丛状层(internal plexiform layer)。嗅球内分布的神经元有僧帽细胞(mitral cells)、丛状细胞(tufted cells)、球周细胞(periglomerular cells)、颗粒细胞(granule cells)和短轴突细胞(short axon cells)等。

1. 僧帽细胞　胞体直径 15~30μm,顶树突垂直穿过外丛状层，与突触球形成树形复合体，二级树突分深、浅两类，平行分布于外丛状层。

2. 丛状细胞 根据其位置分内丛状细胞、中丛状细胞和外丛状细胞。树突分布于突触球层，内、外丛状细胞和僧帽细胞的轴突一起参与嗅束的构成，而中丛状细胞的轴突则分叉后分布于颗粒细胞层。

3. 球周细胞 位于突触球周围，轴突参与球周局部神经元回路的形成。

4. 颗粒细胞 颗粒细胞无轴突，有大量树突嵴。浅层颗粒细胞的树突在外丛状层浅部与丛状细胞的二级树突形成突触回路，深层颗粒细胞则在外丛状层深部与僧帽细胞的二级树突形成局部突触回路。

嗅束主要由僧帽细胞、丛状细胞的轴突纤维及嗅皮质投射到嗅球颗粒细胞的纤维构成，还包括一些对侧嗅球与前嗅核的传出纤维，为嗅信息的传入与抑制性的传出通路。

嗅球是嗅觉信息向中枢传递的第二站，不仅接受和传递嗅觉信息，还负责对嗅觉信息进行加工和处理。有学者推测这一过程实际是嗅觉信息的空间和时间编码过程。近年研究发现，嗅球中颗粒细胞所介导的侧抑制或交互抑制对信息在嗅球中的加工和处理具有重要作用。此外，在丝球小体层中的短轴突细胞和球周细胞对信息的加工也很重要。丝球小体在嗅球中的分布是十分规律的。在功能上，每一种丝球小体只接收同一种受体传入神经的冲动，而且同一种受体传入神经只投射到同一侧嗅球的两个丝球小体之中。这种解剖和功能特性决定了每一种嗅受体的传入神经，有规律和固定地投射到对应部位的丝球小体。由于各个丝球小体的位置在嗅球内也是有规律且固定的。嗅觉信息在嗅球中的这种位置排列模式，形成了嗅球中的空间编码。嗅球中的信息不仅只有空间分布的特点，人们发现当使用电极记录嗅球帽状细胞的动作电位时，电位的变化有振荡的特点。有的振荡频率很慢和呼吸同步，有的则较快。以不同气味分子刺激鼻腔的嗅觉受体，呈现不同的振荡模式，说明这些振荡具有一定的生理学意义。由于任何振荡都是周期性的，因此，嗅球中的嗅觉信息包含有时间这一要素，被称为时间编码。空间编码和时间编码从两个相位上更加完整和全面地显示气味分子的各种特性。对嗅觉编码的研究，是自16年前嗅觉受体克隆成功后的又一大进展。

（三）嗅皮层

对于深层嗅觉中枢的解剖结构，目前尚无定论。大多数学者认为：嗅束在接近前穿质处形成嗅三角，其底部两侧发出两条灰质带，即外侧嗅回和内侧嗅回。前者移行于梨状叶，其内侧缘的纤维束（外侧嗅纹）至岛回，终止于杏仁核周区；后者移行于大脑半球内侧面隔区，通过内侧嗅纹中的纤维束连接终板旁回、胼胝体下回和前海马残体，部分内侧嗅纹经前连合与对侧嗅球联系。

嗅皮质为嗅觉高级中枢，分为初级嗅皮质和次级嗅皮质。前者包括前梨状区和杏仁周区，直接接受来自嗅球和前嗅核的纤维；后者指内嗅区，接受来自初级嗅皮质的纤维，而不直接接受嗅球或嗅束来的纤维，发出纤维主要投射到海马。嗅觉的较高级中枢受两侧皮质支配。

有人发现人类两侧大脑的嗅觉能力不一样，多数认为右侧为优势侧。因为观察到在左侧中枢、周边及后脑切除的患者仍保持嗅觉识别能力，而右侧顶、额、颞叶损害的患者出现单侧气味识别障碍。功能磁共振研究显示右利手受试者醋酸异戊酯刺激后嗅觉的中枢活化区位于：梨状皮质、双侧眶额回、杏仁体、前扣带回、中、下额回、颞回、基底核、丘脑和岛回；右侧额回活化比左侧明显，左侧眶额回活化比右侧明显。以梨状皮层和眶额回为感兴趣区，男性和女性在这两个部位的活化强度无显著差异。

嗅觉信息在嗅球中经过修饰和处理，这些空间和时间编码信息由帽状细胞传出纤维组成外侧嗅束传送到嗅皮层，同时嗅皮层中的锥状细胞也发出纤维向下传到嗅球，形成皮层-嗅球间的反馈通路，修饰嗅球中的信息。在功能上，嗅球中每一个帽状细胞所携带的信息，来自同一种嗅觉受体。在皮层内存在交叉投射，一种锥状细胞可能接受多种帽状细胞的纤维联系，或多种嗅受体传来的信息可以投向同一个锥状细胞，这就产生会聚作用。嗅皮层中的锥状细胞还可接受一些其他脑区传来的非嗅觉的信息。嗅皮层中的锥状细胞也与眶额皮层发生横向联系，眶额皮层也接受丘脑背内侧核传来的纤维。此外，嗅球中的嗅觉信息也传到邻近脑区，例如杏仁核、海马、下丘脑、内嗅皮质区等。因此，嗅觉信息传到中枢后，不仅在皮层产生嗅感觉，它还与学习、记忆、行为、情绪等活动有关，这些功能的实现，需要皮层和其他脑区共同完成。

人能识别1万多种不同的气味，但人只有约350个气味受体。由嗅神经传入的这些基本信息，通过在嗅球中形成的编码,最后传到皮层形成不同的气味感觉。但是由嗅球中产生的空间和时间编码信息,究竟如何在皮层中解码,最终完成对嗅觉的感受,还有很多问题有待解决。

第二节 嗅觉功能检查

嗅觉是人体的重要感觉,嗅觉与生活质量、品位的调节和人的喜怒哀乐都有直接关系。人的自身安全也与嗅觉有关系。如发生毒气渗漏、煤气泄漏时,首先为嗅觉系统发现,提醒人们尽早采取安全防范措施。嗅觉研究还影响到整个社会安全防范(包括对缉毒、反恐)的各个方面。为此,嗅觉功能测试成为又一个重要的研究课题。

一、嗅觉障碍分类

人的嗅感觉障碍一般有三种形式,一种是感受气味强度改变,表现为嗅觉敏感性降低或过强,包括嗅觉减退、嗅觉缺失和嗅觉过敏。另两种是感受气味性质改变的嗅觉畸变:其一是吸入的气味与记忆的不同,称为刺激性嗅觉畸变或嗅觉畸变(troposmia);另一种是环境里并没有气味而有气味的感受,称为嗅幻觉(phantosmia,hallucination)。嗅觉障碍分类的方法和听觉障碍的分类方法有相似之处,主要有下列方法:

1. 根据嗅觉受损部位分类 分为外周性、中枢性和混合性。

(1) 外周性:鼻腔的病理改变导致嗅气味的传导障碍和嗅上皮的病变引起的嗅觉感受障碍。

(2) 中枢性:嗅觉中枢通路受损所致,如Alzheimer病、Parkinson病、Huntington病、精神分裂症、先天性失嗅、颅脑外伤、颅内肿瘤等。

(3) 混合性:由上述两种因素引起的嗅觉障碍。

2. 根据嗅觉受损性质分类 分为器质性嗅觉障碍和精神性嗅觉异常两类。

(1) 器质性嗅觉障碍

1) 传导性(又称呼吸性):病变多发生于鼻腔,由于含有嗅素的气流受阻或改变方向不能到达嗅区,致使不能感受嗅素的气味或者嗅觉敏感度下降。如鼻腔和鼻窦的炎症、新生物、创伤和发育障碍、腺样体肥大、喉切除术后等。

2) 感觉神经性:嗅上皮和嗅神经系统等感觉和中枢结构损伤引起的嗅觉障碍。虽然有气流到达嗅区,但不能感受或者敏感度降低。包括病毒感染、头外伤、颅内肿瘤、挥发性的化学或污染物质暴露、癫痫、心理障碍、神经变性性疾病、遗传性病变、神经外科手术干扰、鼻及鼻中隔整形术损伤、放射治疗、药物及血液透析等。

3) 混合性:上述两种成分都有的嗅觉障碍。

(2) 精神性嗅觉异常(嗅神经症):即嗅觉传导、感受系统正常,由于各种精神性因素造成的嗅觉障碍。

1) 嗅觉过敏:对嗅素刺激特别敏感。

2) 嗅觉倒错:吸入的嗅素与记忆中这种嗅素的气味不同,是主观歪曲气味的一种症状。

3) 幻嗅:指在环境中没有气味分子刺激时,能闻到气味的一种现象。

3. 根据受损程度分类 分为嗅觉缺失和嗅觉减退。

(1) 嗅觉缺失(anosmia)

1) 全部嗅觉缺失:不能察觉任何气味的嗅觉感。

2) 部分嗅觉缺失:可察觉部分气味的嗅觉感。

3) 特殊嗅觉缺失:部分缺失的一种,仅一种或有限的几种气味不被感觉。

(2) 嗅觉减退(hyposmia)

1) 全部嗅觉减退:对所有气味感觉减退。

2) 部分嗅觉减退:对一些气味感觉减退。

3) 特殊嗅觉减退:部分嗅觉减退的一种,仅对一种或很有限的几种气味感觉减退。

二、嗅觉功能的临床评估

包括心理物理测试和嗅觉诱发电位,以及其他电生理检查和影像学检查。

(一) 嗅觉心理物理测试

嗅觉心理物理测试是嗅觉的基本测试,是对嗅觉感受功能的定性和定量的主观测试,需要受试者对刺激做出语言或有意识的明确反应。嗅觉测试的方法不少,测试的基本原理和方法相似,具体内容因文化背景不同而有差异。

嗅觉心理物理测试的分类 嗅觉心理物理测试的分类包括:嗅觉察觉阈测试(detection threshold test)、辨别阈测试(difference threshold test)、嗅觉强度评分测试(odor intensity rating test)、性质辨别测试(quality discrimination test)、性质识别测试(quality recognition test)、性质鉴别测试(quality identification test)、嗅觉记忆测试(olfactory memory test)和嗅觉舒适度测试(odor pleasantness rating test)。临床应用最多的是嗅觉察觉阈测试和性质

鉴别测试。

嗅觉察觉阈测试，即绝对阈值，是最常用的嗅觉心理物理测试之一，是受试者能够可靠感知的最低嗅素浓度。分为有限单升法（single ascending method of limits procedure）和单阶梯法（single staircase procedure）。

性质鉴别测试是应用最广泛的嗅觉测试，测试方法分为命名测试（naming test）、肯定/否定鉴别测试和多选鉴别测试三类，分别要求受试者给刺激命名、回答测试者提出的测试问题和从给出的名称或图片中选出嗅素。

（1）T&T 嗅觉计测试：该嗅觉仪以 Toyota 和 Takagi 命名，故为 T&T 嗅觉仪。在日本广泛应用，可同时检测嗅觉察觉阈和嗅觉识别阈。在 T&T 嗅觉仪中，测试液浓度分为 8 种浓度，分别用 5、4、3、2、1、0、-1、-2 表示。0 为正常嗅觉的阈值浓度。5 为浓度最高，依次减弱，-2 为浓度最低。测试结果可以做出嗅觉图，图中以○表示感受阈，以×表示识别阈。根据测试得到的识别阈均值，嗅觉功能分为 6 级：均值小于-1 为嗅觉亢进；-1 ~ +1 为嗅觉正常；1.1 ~ 2.5 为嗅觉正常或轻微下降；2.6 ~ 4.0 为中度嗅觉减退；4.1 ~ 5.5 为嗅觉严重减退；5.6 以上为失嗅。

（2）UPSIT 测试（University of Pennsylvania smell identification test）：由 Doty 等（1984 年）研制的方法，称宾夕法尼亚大学嗅觉识别试验。测试选用 40 种嗅素，将这些嗅素分别置于 10 ~ 50μm 塑料囊内，再分装在按不同气味编排的小册子内，每 10 种嗅素装订成 1 册，共 4 册。每页有一种嗅物，有 4 个候选答案，受试者用铅笔划破胶囊，嗅闻后必须选一个答案。因此该法又称为刮吸法（"scratch and sniff" test）。通过该测试可以将个体的嗅觉功能分为：嗅觉正常、轻度嗅觉下降、中度嗅觉下降、重度嗅觉下降、失嗅和可能是诈失嗅六类。为了缩短测试时间，并使 UPSIT 能在更大文化范围内使用，Doty（1996 年）在 UPSIT 基础上研制出 CCSIT，也称为 BSIT（brief smell identification test）。测试的项目是各种文化都比较熟悉的 12 种嗅物，含有 12 项测试内容，能在 5 分钟内测完。

（3）嗅觉阈值测试（smell threshold test，STT）：由 Doty 等（1987 年）研制，是典型的单阶梯法。测试使用的嗅素是有玫瑰味的苯乙醇，测试共有 7 个阶梯，最后 4 个阶梯的反向点的均数为阈值。

（4）CCCRC 测试（Connecticut chemosensory clinical research center test）：由美国康涅狄格化学感觉临床研究中心的 Cain 等（1989 年）研制，该测试包含阈值测试和鉴别测试。阈值测试是典型的有限单升法，采用正丁醇为嗅素。阈值测试完毕后，进行识别测试。测试所用嗅物为婴儿粉、巧克力、Vicks 雾化吸入剂等八种嗅素。要求全部测试在 15 分钟内完成。上述两项测试的得分相加即为总分。该测试的灵敏度和特异度分别为 76% 和 94%。

（5）五味试嗅液测试：是孙安纳、柳端今等（1992 年）研制的方法。选用乙酸、乙酸戊酯、薄荷醇、丁香酚、3-甲基吲哚作为基准测嗅液，分别标以 A、B、C、D、E，代表酸味、香蕉味、清凉油或薄荷味、花香味、粪臭或口臭五种气味。对北京地区 468 名正常男女青年（18 ~ 25 岁）调查结果显示识别阈高于察觉阈一个数量级浓度。

（6）Sniffin' Sticks 嗅觉测试：由德国的 Kobal 和 Hummel 研制，1995 年由 Burghart 公司生产。现在中欧推广应用。该测试有 3 项子测试，分别测试气味阈值（odor threshold）、气味辨别（odor discrimination）和气味鉴别（odor identification）。具有较好的稳定性。通过该测试与 CCCRC 测试进行比较，证实该测试的真实性较好。

（7）斯堪的纳维亚嗅觉鉴别测试（Scandinavian odor-identification test，SOIT）：该测试适用于斯堪的纳维亚人，特点是能够评估嗅觉的总体功能，分别测试嗅觉和三叉神经功能，对认知要求不高，特异性和灵敏度好，有正常值范围。根据嗅素的可识别度、熟悉程度、刺激强度和舒适度，从 30 种嗅素中选择了杏仁、氨水、茴芹等 16 种嗅素。该测试与 UPSIT 和 CCCRC 测试的相关系数分别为 0.76 和 0.60。

（8）嗅觉心理物理测试的稳定性：临床嗅觉心理物理测试需要将阈值测试和嗅味鉴别测试结合起来综合评价嗅觉功能。嗅觉心理物理测试的关键是测试的稳定性，稳定性的指标包括重复测试的稳定性和半分稳定性。嗅觉心理物理测试方法的临床应用需要有测试稳定性的相关指标。嗅素的性质、浓度以及测试方法（单升法、单阶梯法）是影响嗅觉阈值测试稳定性的主要因素。嗅味鉴别测试中嗅素的选择需要遵循一些基本的原则，而且嗅素的种类要足够多。嗅觉心理物理测试受一些受试者的主观因素的影响。

（二）嗅觉功能的客观测试——嗅觉诱发电位研究

1. 嗅觉事件相关电位（olfactory event-related potentials，OERP）的定义及研究历史 嗅觉事件

相关电位系由气味剂刺激嗅黏膜，应用计算机叠加技术，在头皮特定部位记录到的气味剂刺激诱发的特异性脑电位，是一种嗅觉功能的客观测试方法。

与听觉和视觉诱发电位相比，嗅觉诱发电位的研究要缓慢得多，因为生理的嗅觉刺激是嗅气味刺激，刺激的选择和气体释放的控制难，定量难，引起嗅神经同步反应对刺激释放的严格要求难以达到；嗅觉容易疲劳；嗅觉可接受多种气味的刺激；鼻腔内同时有三叉神经的支配，要求提供的刺激不能引起对三叉神经的化学刺激，不对三叉神经有温、触、痛的物理刺激；嗅觉诱发电位测试要求严格，包括对温度和湿度的要求，环境残气的清除和噪声的控制；嗅觉中枢通路尚待揭示，电位各波的产生源还不十分清楚；客观的嗅觉评估除定量、定位以外，还应包括定性；人能识别1万多种不同的气味；还有精神性嗅觉障碍等。以上各因素均增加了客观定性研究的难度，因而影响了嗅觉诱发电位的研究进程。

第一台诱发电位叠加装置是在1950年由Dawson开始研制的，这台较原始的叠加器是由机械转鼓与许多电容器组成，共124个计数器，利用电容器的充电原理进行叠加。自从数字平均器(digital averager)研制成功以来，可以将这些微弱的诱发电位经过成百上千次的重复叠加而清晰地呈现出来。1966年小型医用电子计算机问世，从而加速了这方面的研究步伐。Finkenzeller等用气味剂香草醛(vanillin)刺激人类嗅黏膜，在头皮特定部位记录到了OERP。这是人类第一次在人类自身记录到OERP。但当时所用刺激装置极其简陋，刺激时不能排除刺激气流对鼻腔内的触压觉和温度觉的影响。直到1978年，Kobal等研制了一种嗅觉刺激装置，在刺激嗅区黏膜的同时不会引起呼吸区黏膜的温度和体感变化。其后又有众多学者对这一装置进行了改进。同时，随着人们对能兴奋嗅觉系统和(或)三叉神经系统的化学刺激剂的认识的进一步深入，OERP的相关研究得到了更快的发展。北京协和医院和北京为尔福电子公司等单位联合研制了国产的嗅觉诱发电位仪，并初步探讨了这种嗅觉诱发电位仪临床应用前景。

2. OERP的测试方法与技术

(1) 测试前准备：在进行测试之前，先了解病史，有无与嗅觉相关疾患、头部外伤、抽烟、饮酒、特殊用药史。

(2) 测试环境：OERP测试在隔声屏蔽室内进行。屏蔽室内要保持通风，空气洁净，温度和湿度恒定。嗅觉相对于其他感觉系统的一个显著特点是嗅觉容易适应或疲劳。只有屏蔽室保持通风，才能最大程度地减少环境中的刺激剂残留。保持空气洁净无异味，以防止异味刺激诱发相应电位造成对OERP的污染。

(3) 受试者：测试前，应先向受试者(及其家属)说明测试目的和意义。测试时让受试者闭目，尽可能地放松颈部和肩部肌肉，舒适地躺在测试台上或坐在测试椅上。减少眨眼、转头、吞咽等动作。受试者平静自然呼吸，或闭合鼻咽经口呼吸。这要根据所用仪器而定。

多数学者要求受试者在测试过程中尽量保持头脑清醒及集中注意力。Kobal等要求受检者通过计算机执行“跟踪任务”(tracking task)，以使其集中注意力。但也有学者认为此举对于OERP的记录没有显著意义。

另外，受试者在测试前应清理鼻腔分泌物，以利于刺激剂顺利到达嗅区。

(4) 刺激及记录参数的选择

1) 选择合适的刺激剂：确定刺激剂的浓度和流量，并在刺激过程中保持刺激剂的浓度和流量的恒定。

2) 确定适当的刺激间隔(interstimulus interval，ISI)：ISI太长，会延长测试时间，受试者易于疲劳，并产生嗅觉适应；ISI太短，影响电位的幅值。

3) 选择适当的滤波频带：使需要的嗅觉诱发电位通过，减少背景噪声。一般选择带通滤波范围为0.1~40Hz或0.1~100Hz。

(5) 电极设置：一般将记录电极置于Fz、Cz或Pz等处，在乳突或耳垂处放置参考电极，在前额处放置地极。OERP各波振幅在Cz和Pz处最大。极间电阻小于5kΩ。

(6) 伪迹的排除：生理性伪迹主要为肌电位，主要由眨眼、皱眉、吞咽、咬牙及颈部肌肉活动所致。做好解释工作，使受试者避免紧张情绪，配合测试。测试过程中要注意电极本身状况及连接。听觉伪迹是指环境噪声或设备本身噪声引起的听性脑干诱发电位。一般用白噪声掩蔽背景噪声的干扰。生活电干扰通过屏蔽克服。测试仪器还要接好地线，远离干扰源，以排除电磁干扰。

(7) OERP各波的命名：OERP各波根据其正负极性和出现顺序分别命名为P_1、N_1、P_2、N_2、P_3。P_1和P_3波不常出现。

(8) OERP的中枢来源：OERP的确切来源尚

待认识。可能是皮层诱发电位,也可能是皮层下诱发电位,或者是两者兼有。具体说,它可能由嗅觉系统的皮层神经元、皮层下的相关神经元产生的突触后电位、皮层下的传导束产生的动作电位构成。也有研究认为,OERP 来源于颞叶、岛回、下丘脑等处。

随着脑地形图、事件相关脑磁图、功能磁共振成像与 OERP 的结合应用,OERP 的皮层信号产生源将逐步得以阐明。

也有学者认为 N_1 和 P_2 主要与外源性嗅感觉有关,而 P_3 则主要反映内源性嗅觉处理。

(9) OERP 的影响因素:OERP 各波的振幅和潜伏期与受检者的年龄、性别及气味剂的种类、浓度等因素有关。

(三) 嗅电图

迄今,在人类鼻腔黏膜上记录嗅电图(electro-olfactogram,EOG)仍然很困难。首先电极放入困难,因为外源的物体进入鼻腔常容易引起喷嚏,并且导致过度的黏液排出。局部麻醉又会影响嗅纤维,可能会导致暂时的失嗅。因此嗅电图研究成果很少。当气体作用于鼻腔时,在嗅黏膜上可以记录到负性的电位,其大小可以受气流率,刺激强度等影响。EOG 的记录结果常用来分析嗅上皮的分布情况。

现有的观点认为嗅上皮主要位于鼻腔的高处,鼻中隔上部和上鼻甲。对一些鼻腔堵塞的患者进行检测之后发现,即使是嗅裂被肿胀的黏膜、息肉、黏液或者肿瘤全部堵塞,仍然能够闻到气味。一个可能的原因是在鼻腔前端正常的结构中存在功能性嗅觉神经上皮。基于 EOG 记录到的解剖学位置及对活检标本的组织和免疫细胞化学评估,有报道嗅觉的神经上皮延伸到嗅裂前端至少 1 ~ 2cm 的位置。另外一项采集嗅觉感受神经元的研究报道嗅神经上皮甚至可以延伸到中鼻甲的前中部。尚需要更多的研究工作以使 EOG 的记录可以应用于临床检测。

(四) 功能磁共振成像

功能磁共振成像(functional magnetic resonance imaging,fMRI)是在高分辨率的结构磁共振的基础上建立起来的,最基本的 fMRI 技术是血氧水平依赖(blood oxygen level dependent,BOLD)fMRI。BOLD-fMRI 成像基础是根据神经元活动对局部氧耗量和脑血流影响程度的不同,改变了局部去氧-氧合血红蛋白的相对含量,引起磁场性质改变,导致磁共振信号改变。与脑电图、脑磁图、单光子发射计算机断层、正电子发射断层等其他的功能影像系统相比,fMRI 具有很高的空间分辨率(1mm)、较好的时间分辨率(3 ~ 5s)和完全无创的优点。这些特点使得 fMRI 成为功能影像中发展最为迅速的系统。BOLD-fMRI 用于人感觉处理的研究始于 1992 年,用于嗅觉研究始于 1994 年。北京协和医院对 10 名正常年轻人行 fMRI 测试观察嗅觉刺激后脑功能活化区,发现嗅刺激后能引起脑功能活化区为:梨状皮质、双侧眶额回、杏仁体、前扣带回、中额回、下额回、颞回、基底核、丘脑和岛回。这种活化有不对称性。嗅觉事件相关 fMRI 是能直接反映嗅皮质活化的客观嗅功能测试,具有临床应用价值,对于解释嗅觉中枢处理可能有重要价值。

(五) 嗅觉电磁成像

使用电磁成像(magnetic source imaging,MSI)的主要目的是对头皮表面测量到的磁性区域的发电元进行定位。这些发电元可能就是大脑神经元(带电的)在同一时间活化的总数。与正电子发射断层成像(PET)和功能性磁共振成像术(fMRI)不同,MSI 可以对感觉信息过程中有关的神经元的活性进行直接的评估。从大部分的记录技术来看,结果的准确度主要取决于测量数据的信噪比,偶极在大脑中的位置越深,精确度就越低。结合磁性定义的当量电流偶极和由 MRI 提供的解剖数据,很有可能预见研究对象在大脑活性区域的位置并可以从解剖学和生理学方面对其进行检验。通过对整个大脑进行神经磁性测量,研究发现在使用香草醛,苯乙醇和硫化氢作用大约 700ms 可以发生双侧颞叶活化。并且在给予刺激后不同的时间里可以记录到不同的当量电流偶极。

三、嗅觉障碍的诊断程序

1. 病史采集 了解嗅觉障碍的诱因、程度和发生的时间,包括有无味觉障碍。

2. 物理检查 包括标准的头颈部检查;用纤维内镜或鼻内镜作鼻腔检查,记录黏膜的颜色、肿胀程度和潮湿度;耳部检查要注意鼓索神经;舌、口腔黏膜和咽部检查、头颈部神经检查和脑神经检查。

3. 实验室检查 鼻压力计了解鼻腔压力的改变。

4. 嗅觉功能检查 包括心理物理测试和嗅觉诱发电位检查。

5. 影像学检查　CT和MRI可发现鼻腔的畸形、外伤、炎症、息肉、颅内外肿瘤、估计嗅觉中枢结构的异常等。CT应成为嗅觉障碍的常规诊断方法，因为嗅觉障碍可以是某些疾病的唯一或首要表现。有报道用CT观察上、中鼻甲的形态及与鼻中隔的关系，发现上、中鼻甲发育的形态异常及与鼻中隔之间的关系可导致嗅裂或嗅区不同程度闭锁。北京协和医院已用MRI行嗅通路薄层扫描观察嗅球、嗅束和嗅沟的形态改变，用fMRI了解气味刺激嗅觉中枢的激活情况。

（倪道凤）

第三章　慢性鼻-鼻窦炎

慢性鼻-鼻窦炎(chronic rhinosinusitis，CRS)是发生在鼻、鼻窦黏膜的慢性炎症，是常见的上呼吸道慢性炎性疾病，以慢性鼻塞、流涕、嗅觉减退、头面部不适为临床特点。它对生活质量影响的评估显示，其影响程度包括社会活动、工作效率、学习能力和心理状态等均超过慢性充血性心力衰竭、高血压病和糖尿病等。由于流行病学调查时纳入标准较为粗糙，目前尚缺乏较为精确的发病率。但据已发表的资料，其大概发病率在美国约占其总人口的15%。与其他呼吸道慢性病(哮喘、慢性阻塞型肺病、变应性鼻炎)一样，CRS的发病率在近30年也增加迅速，造成这种趋势的原因尚不明确，更为困惑的是CRS的发病机制至今尚有许多未知。虽然随着影像手段的进步和内镜外科技术的提高，多数患者经过外科治疗短期之内感觉疗效很好，但这些病例均是在很好的药物治疗配合下取得的，况且仍有近一半患者其鼻黏膜仍存在无症状的持续性炎症，形成了治疗后炎症复发的潜在危险因素，这提示外科治疗的局限性。因此，关于CRS的发病原因及机制、临床表型及分类、宿主易感性和环境因素的关系等是近30年来主要研究的领域，其中存在许多争论。不过一致认为CRS是一种机制复杂的异质性慢性炎症，是宿主和环境之间作用的结果。

第一节　慢性鼻-鼻窦炎病因学

一个健康的鼻窦应该有通畅的引流、良好纤毛摆动和合理的鼻黏液组分，而影响这三个因素的原因是目前仍在争论的主要内容之一，也反映出CRS在病因上的异质性。主要有以下几个方面：

一、鼻-鼻窦炎的局部因素

1. 鼻腔外侧壁结构　如前所述，鼻腔和鼻窦在解剖上是连接一体的复杂结构，而鼻腔外侧壁包括额隐窝、筛漏斗和窦口形成的鼻窦窦前室(pre-chamber)在内的窦口鼻道复合体(OMC)结构更为复杂，腔隙十分狭窄。鼻窦的引流和通气均通过各自在OMC内的窦口与鼻腔相通。从生物进化角度看，我们所观察到的结构对保证鼻窦腔的清洁、引流和通气都有重要作用。中鼻甲、钩突和筛泡共同组成上、下半月裂和筛漏斗的屏障，以防止不洁空气直接经窦口进入鼻窦。而各个鼻窦适宜大小的窦口则可提供吸气时在窦口产生足够的吸力，以有利于窦内气体和黏液的排出。EPOS(2012年)认为至今尚无明确证据证实鼻内各个结构的解剖变异与CRS发病有关，对这一结论至今仍有不同意见。因为狭细的腔隙内黏膜一旦发生炎症，使本来十分狭窄的区域更加狭窄，以致该处相对应的黏膜互相接触，或使窦口更小，纤毛活动减弱，致使引流停滞，有利于炎症刺激物在该处停留，病菌滋生，使该处炎症进一步加剧，结果炎症向窦内蔓延。此外，多数鼻息肉发生于钩突外侧、上半月裂或筛泡，提示该处微环境的特殊性对息肉的发生可能有促进作用。因此该处的解剖结构发育异常，如钩突外翻或高度气化(2%)、泡性鼻甲(30%)、反向中鼻甲(3%)、增大的眶下Haller气房(6%)以及鼻中隔偏曲可能参与CRS发病而不是始动因素。

2. 黏液纤毛传输功能　鼻及鼻窦的内衬为呼吸黏膜上皮，上皮表面有由两层黏液组成的黏液毯(mucus blanket)覆盖，黏液毯表层为黏度较高的凝胶层(gel layer)，主要由杯状细胞分泌；下层则为稍稀薄的溶胶层(sol layer)，多由上皮下层的腺体分泌，形成了纤毛周围液。黏液的黏稠度主要决定于黏液中的相关黏蛋白(mucin)的含量。纤毛和黏液毯共同组成一个功能单位，即黏液纤毛传输系统(mucociliary transporting system)或称黏液纤毛自清系统(mucociliary self-cleaning system)。通常情况下，每个纤毛细胞有25～30个纤毛，纤毛约为5～7μm长。纤毛摆动频率约为1000次/分，依赖纤毛的摆动，推动黏液毯表层的凝胶层移动，以使得黏附在表层的吸入性颗粒物质以3～25mm/分的速度排至鼻咽部。黏液毯正常的移动对维护呼吸道为环境的清洁、预防呼吸道炎症十分重要。

早在20世纪60年代，鼻内镜外科的先驱者

Messerklinger 利用当时的上颌窦内镜观察了上颌窦内黏液的流动。他发现鼻窦内黏液流动的路线不是随意的，而是有特定方向的，即不管窦内任何位置，或者由于病理原因使其流动受干扰，黏液都采取直接或螺旋回流式流向鼻窦的自然窦口。即便在上颌窦内壁囟门存在 1、2 个副口或者在下鼻道行上颌窦开窗，黏液仍经自然窦口流出。这可能是下鼻道开窗术治疗上颌窦炎疗效不佳原因之一。现在利用各种角度内镜观察窦内手术时窦内血黏液流动路线也证实了 Messerklinger 的观察结果。黏液流至窦口后，还需通过十分狭窄和复杂的裂隙，即包括窦口、筛漏斗、半月裂在内的所谓窦口鼻道复合体（ostiomeatal complex，OMC）然后才能进入鼻腔（图 2-3-1）。黏液的流动动力除了经鼻吸气在半月裂及筛漏斗处形成的吸力外，主要还得益于黏膜表面纤毛的摆动。由上看出，鼻窦黏液引流和通气取决于窦内正常的纤毛摆动、开放的窦口和筛漏斗半月裂的通畅，而后者则与鼻腔黏膜状态有关。如果鼻黏膜存在严重的慢性炎症，则 OMC 区域黏膜肿胀，使该处更加狭窄，甚可使相对的黏膜互相接触，结果导致 OMC 的纤毛摆动变慢，黏液易积存，窦口引流不畅，最终导致鼻窦炎症的发生。

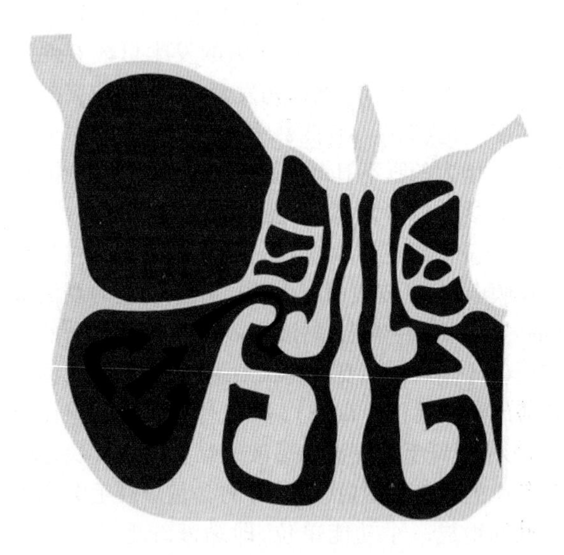

图 2-3-1 鼻内镜下观察窦内黏液的流动方向

一些研究已经证实，鼻窦炎症时，纤毛摆动减慢，黏液流动受阻，杯状细胞和黏膜下层腺体增生，伴有大量黏稠黏液产生。

某些先天性疾病如原发性纤毛不动症（primary ciliary dyskinesia）、Kartagener 综合征（内脏反位、呼吸道反复感染、支气管扩张症）、病毒感染、炎症等都可使纤毛摆动受限。Kennedy 等曾将实验动物上颌窦开窗直接与外界相通，发现窦内纤毛摆动停止。Messerklinger 通过鼻内镜的观察认为，鼻窦内的炎症大部分都由鼻腔和窦前室黏膜炎症引起。所以，从内科治疗角度来说，慢性鼻-鼻窦炎首先就是中鼻道的炎症。

上述观察提示，鼻窦的自然开口和鼻腔外侧壁狭窄裂隙所形成的引流通道对于引流的通畅十分重要。这个引流通道是先天形成的，其通畅程度在很大程度上决定于该区域的黏膜状态和黏液性质。由于造成黏膜状态和黏液性质改变的最常见原因是炎症，因此，有人认为鼻窦炎初始状态就是中鼻道或 OMC 的炎症，应尽早以药物控制该处炎症，而以外科手段扩展通道的通畅性不应是第一选择。

3. 鼻黏膜黏液分泌特性　鼻窦内黏液主要来源于黏膜上皮中的杯状细胞和黏膜下腺体，主要成分为黏蛋白，直接决定黏液的弹性（黏稠度）并对维护纤毛的正常摆动十分重要。迄今为止，已鉴定出 21 种黏蛋白基因。其中主要基因有 5 种，包括 MUC2、MUC5AC、MUC5B、MUC6、MUC19。在黏蛋白产生的调控方面，已鉴定出两个细胞因子介导黏液生成的信号转导通路。一个是表皮生长因子受体（EGFR）参与的信号通路，另一个是依赖 IL-13 和 STAT6 的信号通路。气道损伤后释放的各种配体如表皮生长因子（EGF）、肿瘤坏死因子-α（TNF-α）和活性氧基团等，激活纤毛细胞表面存在宿主 EGFR，在同时存在的 IL-13 作用下，与纤毛细胞表面 IL-13 受体（IL-13R）结合，再通过 STAT6 的信号转导，使纤毛细胞开始产生黏蛋白（包括 *MUC5AC* 基因编码产生的黏蛋白），并逐渐丢失其表面的纤毛，最终表现发生了杯状细胞的化生，增加了黏蛋白的产生。此外，在炎症、感染和组织损伤时，体内迅速产生 TNF-α，还可激活核因子 NF-κB 通路而最终导致黏蛋白合成增加。

慢性鼻窦炎时，在各种炎症性介质的作用下，MUC5AC 和 MUC5B 表达上调。MUC5AC 的上调与 MUC2 的下调相关，并且这种反相关在鼻息肉中更为明显。在慢性鼻窦炎时，不但 MUC5B 分泌上调，而且其黏液的黏性和黏蛋白的含量的线性关系消失。筛窦黏膜中表达的黏蛋白基因有 MUC4、MUC5AC、MUC5B、MUC7、MUC8，在慢性鼻窦炎时其表达均上调。

由以上看出无论是变应性炎症还是非变应性炎症，均可通过杯状细胞化生和黏蛋白的表达异常使黏液的流变学发生改变，继而损害黏液纤毛清除系统，导致黏液的滞留和炎症状态的持续进展。通过于扰导致黏液分泌异常的各种细胞特异性元件如各种受体、激酶和离子通道等以及使用等渗或高渗盐水冲洗鼻腔也是改善鼻黏液流变学的措施之一。

4. 黏膜上皮屏障

（1）物理性屏障：鼻黏膜上皮细胞以其细胞生长特性和细胞之间的紧密联系构成在内外环境之间的精致、完整的物理性屏障。依赖多种功能性蛋白包括紧密连接（tight junction，TJ）、黏着连接（adherens junction）和细胞桥粒（desmosome）维持着上皮的完整性。这些连接蛋白的动态变化在调节细胞应答、抑制增殖以促进上皮分化方面和维持上皮稳定、通透性屏障起着关键作用。黏膜上皮细胞表面存在蛋白酶激活受体（protease-activated receptors，PARs），现已克隆出4种PARs。某常见的变应原、病原微生物通过其自身蛋白酶可激活PARs，诱导天然的炎症应答而释放促炎症细胞因子、趋化因子，导致免疫细胞迁移汇集，进而启动获得性免疫应答。正常情况下，呼吸道上皮细胞存在蛋白酶活性抑制因子，其中SPINK5（serine peptidase inhibitor kazal type 5）编码LEKT1蛋白，对多种蛋白酶抑制以维持上皮的完整性。SPINK5可保护上皮连接免受微生物和变应原释放的蛋白酶的破坏和降低外源性蛋白酶对PARs的作用。在CRS，已发现TJ、SPINK5编码的LEKT1蛋白减少而离子通透性增强，结果可导致上皮细胞对内生性和外源性蛋白酶活性的易感性增加，其后果是外源性蛋白更易侵犯黏膜使得炎症进一步扩大。总之，上述发现提示黏膜上皮的完整性与外援蛋白酶（变应原、病原微生物和污染物）和抗蛋白酶蛋白之间的复杂作用在CRS的发生过程中有突出作用。

（2）免疫性屏障：以往认为鼻黏膜上皮对外界刺激只是一个机械性屏障，但近十年的基础研究证实，鼻黏膜上皮细胞以其活跃的免疫学活性构成先天性免疫屏障，并成为启动获得性免疫的前哨器官。鼻黏膜上皮的免疫屏障系统包括天然免疫和获得性免疫。

1）天然免疫：天然免疫主要有两部分：可溶性蛋白和受体蛋白。

可溶性蛋白，如补体、免疫球蛋白（IgG、IgA）、表面活性蛋白、Clara细胞蛋白-10kDa，和PLUNCs（palate，lung，and nasal epithelium clones）均为天然免疫的有效成分。PLUNCs与LPS-结合蛋白在结构上同源，是抵御G^-细菌的重要介质。其他抗菌成分包括防御素（defensin）、抗菌肽（cathelicidins）、溶菌酶、转铁蛋白、分泌性磷脂酶A_2、分泌性白细胞蛋白酶抑制因子和S100蛋白等。

Clara细胞-10kDa蛋白（CC10）属分泌性球蛋白家族，结构性地表达在包括呼吸道在内的所有与外环境相同的器官内衬的上皮细胞。CC10是一种类固醇诱导的多功能分泌性蛋白，具有抗炎和免疫调节作用，抑制磷酸二酯酶的活性、一些促炎症细胞因子（proinflammatory cytokines）的表达，减低炎症细胞的趋化活性，下调Th2细胞的分化，以及阻滞前列腺素D_2受体介导的核因子-jB激活。一些研究已证实，CRSwNP或CRSsNP患者鼻窦黏膜均有CC10蛋白水平显著减少，并与病情程度及CT影像呈显著负相关。

S100蛋白由20种以上的低分子蛋白组成的多基因家族，其功能多样，包括影响细胞分化和转化、上皮屏障和抗微生物作用。已经发现S100在变应性鼻炎鼻黏膜中减少，在慢性鼻窦炎（伴息肉或不伴息肉者）其钩突黏膜内也显著减少。由此推断，S100蛋白减少可导致对细菌的易感性增强；降低白细胞跨上皮的迁移能力和降低上皮的修复和增殖能力。

一氧化氮（nitrogen oxides，NO）是呼吸道又一天然免疫物质，有强大的抗菌、抗病毒、抗真菌功能。呼吸道呼出气体内存在着NO，并不是在肺泡内气体交换产生的，而是呼吸道黏膜本身合成分泌的。呼吸道上皮细胞存在一氧化氮合成酶，在一氧化氮合成酶的作用下，上皮细胞合成和分泌NO。已经证实，NO在上呼吸道的浓度显著高于下呼吸道，进一步的研究发现，上颌窦则是呼吸道产生NO的主要部位，通过吸气将在鼻窦内产生的NO吸入下呼吸道以保持下呼吸道和肺泡的清洁无菌。在患有慢性鼻-鼻窦炎或下呼吸道感染患者的呼吸道呼出气体中，NO水平明显下降，纤毛摆动也受到明显影响，故NO在维护呼吸道的清洁状态上有重要作用。

受体蛋白已经被证实是上皮细胞表面或细胞内表达模式识别受体（pattern recognition receptors，PRRs），在诸多PRRs中以Toll样受体（Toll-like receptors，TLRs）居多。已知TLR2、TLR3、TLR4和TLR9在呼吸道黏膜上皮有表达，它们识别病原微生物固有的病原相关分子模式（pathogen-associated molecular patterns，PAMPs）。当TLRs与其配体PAMPs结合后，激活上皮细胞内的核转录因子如（NF-κB，AP-1和IRF3），产生多种促炎症细胞因子。已经发现，TLR2和TLR9 mRNA在CRSwNP样本中减少，而TLR2在CRSsNP则增加。但另有报道结果与此不一，提示TLRs在CRS病理过程中作用仍有许多环节有待进一步研究。启动上皮细胞天然免疫另一重要诱导因子是IL-22，它由Th17和Th1细胞分泌，通过上皮细胞的IL-22受体（IL22R）激活上皮细胞。已发现CRSwNP的黏膜上皮的IL22R明显减少。

综上，在CRS发病过程中，天然免疫及其调节机制可能受到损害，以致影响到对病原菌的清除、共生菌的过度生长。上述相关基因的改变和分子网络功能的失调都可至少在理论上提示发生CRS的个体易感性。

2）获得性免疫：机体的获得性免疫应答主要为Th1和Th2两类。Th1应答主要针对侵入细胞内的病原菌，产生IL-2、INF-γ，常导致机体较强的炎症反应；Th2则针对多细胞的寄生虫感染，但常伴随IgE合成增多和IL-4、IL-5的产生导致变态反应性炎症。树突状细胞根据其摄入的抗原种类和上皮细胞传导的信号分子来决定辅助性T细胞（Th）反应的种类，Th1亦或Th2。而调节性T细胞（Treg）在平衡这两类免疫应答中发挥重要作用。

上皮细胞可通过多种机制作为重振和激活获得性免疫的一个重要媒介，它通过细胞表面分子介导环境因素与免疫系统的沟通以激活和调节T淋巴细胞。在外来因子作用下上皮细胞产生强有力的细胞因子如B细胞激活因子（B cell-activating factor of the TNF family，BAFF）、胸腺基质淋巴生成素（thymic stromal lymphopoietin，TSLP）和干扰素-γ（interferon-γ，IFN-γ），它们分别激活B细胞、树突状细胞和T细胞。上皮细胞还可产生多种趋化因子，以吸引获得性免疫系统的细胞迁移。因此，在对外来刺激的免疫应答和细胞之间交互影响中，鼻-鼻窦上皮细胞处于一个中心地位，上皮细胞与免疫系统细胞之间作用的失调对CRS的发生具有重要作用。其中上皮细胞最重要的靶细胞应是鼻上皮组织中较多的树突状细胞。树突状细胞将来自外环境的抗原经处理后形成的抗原肽类提呈给T细胞和B细胞。来自上皮细胞的重要分子蛋白TSLP激发树突状细胞介导Th进一步分化为Th2，而LEKT1的缺乏可增加TSLP的产生。但在CRSwNP中尚未证实TSLP在蛋白水平上的增加，因此，值得进一步研究CRS上皮表面蛋白酶活性与Th2应答之间的关系。此外，上皮细胞产生的BAFF刺激B细胞分化为浆细胞，CRSwNP组织内BAFF明显增加，可解释息肉内IgA水平增加，后者可刺激嗜酸性粒细胞脱颗粒加重息肉的嗜酸性炎症。

在CRS组织中T细胞和活化的T细胞总数增加，尤其在CRSwNP组织中。通过应用独特的T细胞亚群转录因子检测，发现在CRSwNP组织中调节性T细胞（Treg）数量、其转录因子FOXP3的表达及其分泌的TGF-β均减少，而较多嗜酸性粒细胞浸润的鼻息肉有较高水平的Th2特异性转录因子GATA-3的表达，但在中性粒细胞浸润占优势的鼻息肉内却显示Th1转录因子T-bet水平增高。T细胞群在病变黏膜中的激活和汇聚机制仍有待研究，但上皮细胞释放的多种促炎症细胞因子和趋化因子对Th1/Th2免疫应答的转换无疑起到了导向作用。许多研究通过对CRS病变组织及外周血中的多种标志物的检查提示，CRSsNP发生的炎症反应以Th1应答占优势，而CRSwNP则以Th2应答为明显。

Th17是近年又证实的ThCD4$^+$的一类亚群，多在Th1免疫应答时经INF-γ激活，分泌IL-17。IL-17是强有力的中性粒细胞的趋化因子。最近一些研究发现，在CRSsNP的免疫应答中有Th1/Th17激活，在局部有较多中性粒细胞浸润。同时，在一部分CRSwNP中也见有IL-17的分泌，这往往是Th1/Th2/Th17免疫应答叠加的结果，这种状态提示临床治疗可能有更大的困难。

二、鼻-鼻窦炎的全身因素

1. 个体易感性　一些系列有关染色体连锁分析和单核苷酸多态研究提示个体易感性是CRS发病的重要原因之一。个体易感性的产生一方面来源于遗传，另一方面又由于环境因素对遗传基因产生的表观遗传调控。基因研究可发现某些与CRS发病的相关基因，这些研究方法包括候选基因研究、连锁分析和全基因组关联分析（genome-wide association studies，GWAS），其中GWAS以其综合和准确的特点，通过与对照比较基因变异出现的几率提供有关基因信息。

已经发现CRSwNP有一定的家族遗传倾向。Alexiou等研究了100例鼻息肉患者并与102名正常人群对照，发现13.3%鼻息肉患者有家族史。Rugina等调查了224例CRSwNP患者，结果52%有家族史。但对单卵双生的研究尚未发现这种遗传特点，提示环境对遗传的影响。

利用DNA pool-based GWA的方法分析，通过对210个CRS患者和189个对照者的比较，在445个基因中识别出600个与CRS有关的单核苷酸基因多态性（single nucleotide polymorphisms，SNPs）。

这些SNPs涉及上皮细胞表面分子、免疫调节、T、B细胞的分化、成熟、细胞因子、趋化因子、细胞表面受体等。运用先进的基因为矩阵检测，有上万个已知基因和新发现的基因谱被检测出来。最近一个研究显示，在NP组织中，192个基因上调2倍，而156个基因下调至少50%。而另有研究结果与此不尽相同，检查了NP组织免疫相关的491个基因，结果显示87个基因差异表达。上述研究结果不一致在一个侧面也反映了CRSwNP炎症反应的异质性。此外，基因产物的表达在不同水平经受调节，如转录、mRNA处理、翻译、磷酸化和降解。因此，对已检测到的异常表达基因的功能意义仍有待确定，而现有的资料仍是较为散乱。进一步研究发生CRSwNP的重要基因以及环境对相关基因的影响十分必要，因为这对该病的预防、诊断和治疗将开辟一新途径。然而对一个病因病理十分复杂的异质性慢性炎症，欲明确与CRS有关的独特基因很难做到。只有当把CRS表型(phenotypes)中的内在型(endotypes)明确后才有希望确定关键性基因。

尽管遗传学研究发现许多相关基因的异常表达和SNPs，但这些现象往往也存在健康个体，而且呼吸道炎症发病率的上升与环境污染的加重呈正相关关系，由此人们想到环境因素对基因的影响。表观遗传学研究发现，哮喘患者相关基因在其DNA序列不变的情况下在CPG岛发生甲基化，结果影响了下游相关蛋白的转录和翻译，导致患者对致病因素的易感性明显增强。但有关CRS表观遗传研究尚刚刚起步，环境对上皮屏障相关蛋白的影响应是今后重点研究的领域。

2. 先天性免疫缺陷 有不超过10%的CRS患者，鼻窦炎反复发作，常规药物和手术治疗效果均不满意，应高度考虑其中的免疫缺陷者。免疫缺陷性鼻窦炎患者常有持续性感染，对足量的抗生素治疗反应不佳，伴有其他部位的感染、鼻窦内可查出不常见的病原微生物，可有家族史。感染类型对判定免疫缺陷有帮助。复发性或持续性细菌感染往往是抗体缺陷，真菌、病毒以及原虫感染往往是T细胞缺陷，革兰氏阴性菌感染与补体缺陷有关。慢性复发性鼻窦炎最常见的免疫缺陷是IgG亚类缺陷。细菌蛋白抗原引起IgG1反应，细菌多糖引起IgG2反应，病毒、莫拉卡他菌和化脓性链球菌的M成分引起IgG3反应。其中IgG3缺陷较为常见。因此对慢性难治性鼻窦炎应建立的免疫学检查常规。

3. 变态反应 多个流行病学和临床调查显示，诊断为CRS的患者，有较高的变应原皮试阳性率(>50%)。Lin等(2012年)在他的一组资料中发现，变应性鼻炎(allergic rhinitis，AR)除在CRS患者有较高发病率(CRS:65% vs 对照:18%)外，通过症状评分、生活质量表SF-36、鼻-鼻窦残疾指数(rhinosinusitis disability index，RSDI)以及鼻-鼻窦结果测试(sinonasal outcome test，SNOT-20)等评估，证实变态反应可使得CRS病情加重。

许多研究发现，引起CRS患者过敏的变应原多为尘螨和真菌。值得注意的是，CRSwNP患者变应原皮试显示较高的食物变应原阳性率，这些食物包括牛奶、小麦、马铃薯、番茄、洋葱、燕麦、柚子、李子、荞麦和苹果等。这研究所用的皮试方法既有皮肤点刺，也有皮内注射，由于后者敏感性高于前者，且在所有患者均无实物过敏史，并且也无一个试验证实，食物皮试阳性者解除该食物时其鼻部症状、CT扫描评分和术后结果发生，因此，食物皮试阳性与鼻息肉发生之间的关联应值得深入观察和研究。

最近Contreras Ji(2013年)对发表于1985—2012年期间的、有关变态反应与CRS关系的1775篇文献进行了回顾分析。按照纳入标准(符合循证依据水平的前瞻性研究，在英文杂志公开发表)，共筛选出37篇，其中支持变态反应与CRS有密切关系的有21篇。这21篇报道中，有1个为前瞻性队列研究(证据水平2b)，16个病例对照研究(证据水平3b)，4个病系列研究(证据水平4b)。在前瞻性队列研究中，对CRS儿童患者在外科手术前给予包括免疫疗法在内的鼻喷糖皮质激素、口服H_1抗组胺药，以及对25%患者的免疫疗法，结果在术后随访1年，发现可使64%~84%的患者手术效果明显提升。上述研究报道认为，术前给予积极地抗变态反应治疗将有助于提升治疗效果。但这些作者对变态反应的评估和CRS的诊断方法却不尽一致，因此，对上述研究结果的可信度(validation)产生一定影响。

在余下的16个研究中，包括6个队列研究、2个病例对照研究和8个病例系列研究，均没有显示变态反应与CRSwNP或CRSsNP之间在术后随访症状的改善有任何关联。一些研究设计存在粗糙，检测指标也不够严谨。如不注重可靠指标(总IgE水平、特异性IgE，IL-4、IL-5、IL-6水平，局部嗜酸性粒细胞计数)的筛选，而只采用未经可信度检验的问卷、症状评分，或CT影像等。因此这些研究的结论仍值得怀疑。从理论上说，变态反应与CRS均是鼻部的慢性炎症，在病理改变上两者又有部分相似，认为变应性鼻炎的鼻黏膜慢性炎症造成的水肿，一方面对黏液纤毛功能产生影响,一方面缘于水中的黏膜使得窦口狭小而阻碍了鼻窦引流和通气。但上述资料显示,变态反应与CRS发病的关系一直处于争论。其主要原因在于缺乏多中心的前瞻性研究和研究对象的纳入标准、临床检测手段的同一性及结果分析方法的一致性。

4. 病原微生物慢性感染

(1) 病毒:据估计,儿童每年可有6~8次、成人平均3次的上呼吸道感染,其中0.5%~5%病毒感染可引起急性鼻窦炎,但是否是CRS的诱发因素尚不能确定。不过有3种假说解释病毒感染对CRS发病的影响:①病毒是黏膜炎症的慢性来源;②病毒激发了CRS发病前的初次损害;③病毒可引起CRS的症状急性加重。

有关病毒作为鼻窦慢性炎症来源的证据不多。病毒有进入宿主细胞与DNA整合的能力,因此理论上可造成上呼吸道黏膜慢性感染的状态。有研究证实,在21%的CRS患者下鼻甲黏膜上皮细胞检测到鼻病毒,而正常对照则为0%,但随后的另一研究却未能证实此点。虽然这个假说仍缺乏足够证据,但儿童早期的病毒感染与后来哮喘的发生则有密切相关。这种机制虽然不清楚,但可能与病毒经常诱导的宿主呼吸黏膜功能的表观遗传改变有关。病毒的上呼吸道感染可引起哮喘和慢性阻塞性肺病的病情急性发作,关于CRS的研究报道称,病毒感染和纸烟雾能加速鼻黏膜上皮细胞的激活而促进CRS的症状急性加重。近年有学者证实,由于鼻病毒对上皮细胞的感染,才使得金黄色葡萄球菌肠毒素进入鼻黏膜,激发Th2途径的免疫应答。综上,尽管病毒感染与CRS的关系尚未明确,但病毒对上皮屏障的破坏应是作用机制之一。

(2) 细菌:病毒和细菌感染可引起急性鼻-鼻窦炎,而后仅有不到2%继发急性细菌性鼻-鼻窦炎。CRS是多种原因导致的鼻-鼻窦黏膜慢性炎症,细菌对CRS发病的影响仍存在争论。之所以有争论,是因为临床上有较多应用抗生素治疗CRS的报道。事实上,这些报道多是CRS病程中出现短时间的病情加重,脓性鼻涕增多的病例,应属复发性急性鼻-鼻窦炎,显然与细菌急性感染有关。

由于鼻腔外侧壁的结构和呼吸气体流体动力学特点,鼻窦又是产生一氧化氮(NO)的重要场所(NO是天然免疫中重要的抗微生物物质),因此理论上认为,窦内正常情况下应该是无菌的。但许多研究发现,即便在无鼻部症状健康的鼻窦腔也可检出细菌。因为上呼吸道是与外环境直接接触的最密切的部位,故细菌极易随吸入气体定植于鼻窦。定植是指细菌黏附于黏膜表面依赖黏膜提供营养而生存的非感染状态。而感染则是指细菌侵入组织繁殖释放毒素使组织遭受损伤。细菌在局部黏膜的定植机制十分复杂,一方面取决于细菌的黏附力,另一方面也取决于黏膜状态。具有正常天然免疫和完整性的上皮显然不利于细菌定植,只有黏膜上皮完整性或细胞先天免疫功能失调时具有较强黏附力的细菌才能定植(colonization)。一般情况下定植不引起感染,多种类细菌的定植尚对维持局部微环境的稳定有一定作用,但也有可能以其他途径激发宿主免疫反应,这显然有别于针对感染的反应。细菌感染多发生在免疫缺陷个体或病毒感染后细菌的侵入,细菌感染在CRS病理过程中的地位仍需进一步研究。

Niederfuhr A(2009年)为了能更准确地揭示细菌在CRS中的作用,针对以往采样技术的不足,通过鼻内镜对CRSwNP和CRSsNP患者的筛窦前筛气房内分泌物进行细菌分析。之所以定位于前筛房,作者认为该处是窦口鼻道复合体的一部分,其状态如何是CRS发病的关键因素之一。结果发现,CRSwNP(31例)和CRSsNP(13例)患者以及对照(21例)在细菌检出率统计学上无明显差异,认为细菌对CRS发病没有明显影响,一般的抗生素治疗值得商榷。最近Boase S等(2013年)运用高敏感和特异性强的具有生物传感效应的多种分子检测方法,包括PCR偶联离子化电喷雾质谱分析(polymerase chain reaction coupled with electrospray ionization time-of-flight mass spectrometry)和荧光原位杂交,(fluorescence in situ hybridization)对38例CRS患者(其中CRSwNP 66%)的前筛房黏膜和6例健康对照的后筛窦及蝶窦黏膜进行检测,结果包括对照组在内的所有样本均检出细菌,且细菌种类高达33种,但CRS的细菌种类明显多于对照,并与临床病情相关。CRS患者鼻窦中最常见的细菌是金黄色葡萄球菌、凝固酶阴性的葡萄球菌以及以铜绿假单胞菌为代表的革兰氏阴性杆菌。这与急性鼻-鼻窦炎(acute rhinosinusitis,ARS)明显不同,ARS中最常见的菌种为肺炎链球菌、卡他莫拉菌和流感嗜血杆菌。

由上可以推测,细菌在CRS发生发展过程中的作用有两种方式:直接和间接。直接方式就是细菌的急性感染引起复发性急性鼻-鼻窦炎。间接方式则较为复杂,现在已知的有细菌生物膜和细菌超抗原两种方式,这也是近十年得到关注的研究领域。

直接作用：在 CRS 病程中常有病情的反复加重，实际上是病原菌直接作用引发的复发性急性鼻-鼻窦炎。许多研究已经检测出与 CRS 有关的细菌病原体。CRS 与急性细菌性鼻-鼻窦炎（acute bacterial rhinosinusitis，ABRS）相比，其存在的细菌病原体并不相同。在 ABRS 中，主要存在的是肺炎链球菌、流感嗜血杆菌和莫拉卡他菌，而在 CRS 中则主要是金黄色葡萄球菌、凝血酶阴性葡萄球菌和厌氧菌与革兰氏阴性细菌。

细菌生物膜（bacterialbiofilm）：是细菌在不利于其生长的环境中通过产生外部多糖被膜多聚物（exopolysaccharide glycocalyx polyers），使细菌相互粘连形成的膜状物。实验性鼻窦炎和慢性鼻窦炎的鼻窦内都已证实细菌生物膜的存在。如 Foreman A 等（2011 年）收集了 2004—2009 年发布的有关 CRS 患者鼻窦检查的 11 篇报道，在所有 CRS 患者中的鼻窦均检出生物膜（25% ~100%）。而在对照组只有 2 篇报道检出生物膜（2/5、3/3）。据此推测生物膜一旦形成，即对抗生素产生极强的抵抗力，并通过间断性地释放出浮游菌而导致鼻窦炎的间歇性发作。膜内细菌代谢低，生长缓慢，对体内抗微生物因子不敏感和对抗生素有较强的耐受性，并可逃避宿主免疫监视。故首先证实细菌生物膜的 Costerton 等（1998 年）指出，细菌生物膜是持续性感染的最常见原因。

但也有报道指出，细菌生物膜也可存在于健康鼻窦以及中耳腔。最有代表性的是 Mladina R 等人（2010 年）的报道。他在 48 例经蝶窦行脑垂体瘤切除术的患者的蝶窦黏膜（94%）和 17 例由于 Graves 病突眼症而行眶减压术的筛窦黏膜均发现细菌生物膜的存在（100%）。患者均无鼻窦慢性炎症改变。现在已经清楚，细菌生物膜有两种存在方式，一是存在能发生感染的生物个体组织表面，一是发生于非生物表面（金属吸管、下水管道、医用引流管等），后者显然无感染可言。形成生物膜的细菌处于类似冬眠状态，其代谢和氧消耗都明显降低。现在还不十分清楚，在一个慢性炎症的组织生物膜的作用是什么？也许是对已感染的继续，而不是疾病的原因。但鼻窦内生物膜如何导致鼻窦慢性炎症目前仍不完全清楚。因为在形成生物膜过程中细菌自身特性都发生了变化。此外，黏膜上皮具备先天免疫功能和黏液纤毛自洁系统，上皮细胞发生哪些变化才能使细菌定植或形成生物膜，这些问题的阐明对建立新的治疗方法十分重要。

细菌超抗原（bacterial superantigen）：在疾病发生过程中的作用已经逐渐受到重视。细菌超抗原是细菌外毒素，不需要抗原提呈细胞（APC）处理，以完整的蛋白质分子形式与 APC 上的 MHC Ⅱ类分子和 T 细胞上的 T 细胞受体（TCR）同时结合，忽略经典的抗原特异性，引起 APC 诱导的 T 细胞活化。其之所以称为超抗原是因为它能活化的 T 细胞数是普通抗原的数千倍至数万倍。超抗原与 MHC Ⅱ类分子结合的区域在 α 链外，远离抗原特异性结合区；与 TCR 结合的区域通常也远离抗原特异性结合区，在 TCR Vβ 区外。而且超抗原也可以作为经典抗原继而产生抗-超抗原抗体，包括 IgE 同型抗体。最常见的细菌超抗原包括金黄色葡萄球菌肠毒素（staphylococcal enterotoxins，SEs），如 SEA、SEB、毒性休克综合征毒素 1（toxic shock syndrome toxin 1，TSST1）。

金黄色葡萄球菌（*Staphylococcus aureus*，*S. aureus*）：是鼻腔内最常见的定植率最高的细菌（>30%），已经发现，S. aureus 检出率在 CRSwNP 明显高于对照和 CRSsNP。一般认为 S. aureus 是细胞外病原菌。但通过分子探针、聚焦荧光显微镜等证实，S. aureus 有侵入非吞噬性真核细胞的能力，如角质细胞和呼吸道上皮细胞。鼻息肉标本显示，细胞内的 S. aureus 显著增加，尤其在阿司匹林敏感患者和合并哮喘患者鼻息肉内，而在 CRSsNP 中则未发现。Bachert（2001 年）检测出鼻息肉组织中针对葡萄球菌超抗原 SEA、SEB 的特异的 IgE 抗体，息肉组织中有大量嗜酸性粒细胞浸润，在以后的研究中陆续证实，SEs 上调上皮细胞产生 TNF-α、IL-1β、IL-4 和 IL-5 等，表现为 CRSwNP 的以 Th2 免疫应答占优势的病理特点。据此提出 CRSwNP 病理的超抗原学说。但我国学者发现，国人的鼻息肉内有较多中性粒细胞浸润，细胞因子类型与欧美患者不同，如 INF-γ、IL-17、IL-6、IL-8 等，其免疫应答表现为 Th1 优势。

Schurbert（2001 年）认为细菌超抗原在慢性鼻-鼻窦炎病理过程中有重要作用。细菌在体内的定植和克隆，细菌超抗原的产生和宿主 T 淋巴细胞介导的免疫应答是各种常见的慢性嗜酸性粒细胞-淋巴细胞性呼吸道黏膜炎症发生所需的共有基本因素。在这些基本要素的框架内，包含多种免疫应答：Ⅰ型超敏反应、细菌特异性免疫应答和超抗原激活的 T 细胞反应。虽然急性和慢性鼻窦炎时常可在鼻内分离出 S. aureus，但对 CRS 的作用仍未明确，超抗原可能只是 CRSwNP 的促发因素而不是病因。

（3）真菌：首先由Ponikau在20世纪末提出真菌链格孢属（*Alternaria*）引起CRS的真菌假说（fungal hypothesis），并在2002年美国鼻科学会网站上撰文称CRS是机体免疫系统对真菌的战争（the war of the immune system against fungi），在最近的第26届国际鼻部感染和变态反应学会上（吉隆坡，马来西亚，2007年），该作者又以大量的实验研究和系统的临床证据再次重点强调了真菌在CRS发病过程中的作用。

真菌性鼻-鼻窦炎（fungal rhinosinusitis）被分为两大类，侵袭性或非侵袭性。侵袭性真菌性鼻-鼻窦炎又被分为急性和慢性，特征是真菌丝位于黏膜内和真菌球（足分支菌）。非侵袭性分为变应性真菌性鼻-鼻窦炎（allergic fungal rhinosinusitis，AFRS）特征是真菌丝位于黏膜上；嗜酸性粒细胞性真菌性鼻-鼻窦炎（eosinophic fungal rhinosinusitis，EFRS），倾向于表现为Th2细胞对真菌克隆的敏感。

AFRS是非侵袭性的、由IgE介导，占所有CRS病例的5%～10%。根据最近的研究结果，可以推测AFRS发病的6个步骤：①宿主被真菌抗原致敏；②真菌孢子被捕获于鼻腔或鼻窦腔内的黏液中然后发芽成长为活菌丝；③大量的真菌抗原引发局部免疫反应，这可以解释疾病的局限性；④嗜酸性粒细胞攻击真菌菌丝然后脱颗粒；⑤嗜酸性粒细胞炎症过程释放大量的细胞因子和生长因子，可能有助于黏膜组织重塑（remodeling）和鼻息肉形成；⑥黏膜发生损害，有助于细菌穿透黏膜而导致细菌感染和进一步延长炎症过程。

Ponikau等的研究提示真菌在CRS发展过程中可通过非IgE介导机制对真菌克隆过敏。这种致敏作用可导致局部嗜酸性粒细胞趋化性、炎症和组织损伤，即嗜酸性粒细胞性真菌性鼻-鼻窦炎（EFRS）。这种EFRS占CRS患者的大多数。因为不管是否有变态反应、鼻息肉或其他AFRS的特征，93% CRS的患者中都能找到与窦腔内黏液嗜酸性粒细胞脱颗粒相关的真菌菌丝。CRS患者中特征性的嗜酸性粒细胞炎症归因于一些细胞因子的产生，如IL-13，可以诱导黏附分子表达，这对嗜酸性粒细胞从血管内迁移到黏膜非常必要；IL-5，对嗜酸性粒细胞的趋化、活化、存活至关重要。而且两者在CRS患者和不依赖于变态反应状态的患者组织中均表达增高，这可能解释为什么变应性和非变应性CRS患者嗜酸性粒细胞浸润到组织和黏膜层的程度没有区别。Shin和Kita的研究发现支持这一观点，当CRS患者暴露于某种真菌抗原时，外周血单核细胞包括淋巴细胞产生大量的IL-5和IL-13，而健康对照患者则没有。因此，鼻腔和鼻窦内的真菌在不依赖于变态反应的情况下，可以激活致敏的CRS患者的免疫系统，诱导产生细胞因子以补充和激活嗜酸性粒细胞。此外，由于真菌如*Alternaria*有内源性蛋白酶，可非特异性激活黏膜上皮的蛋白酶活化受体（PARs），进而诱导黏膜上皮释放多种天然免疫物质和促炎症细胞因子、趋化因子，促发黏膜炎症。但这种学说至今仍不能缺乏足够的体外和体内（in vitro vs in vivo）研究证据支持，特别是有关抗真菌药物在CRS治疗效果的报道以无效居多。

5. 慢性骨炎　CRS患者CT扫描常见鼻窦骨质增厚、骨质密度增高区域，提示有慢性部炎的存在。Kennedy（1998年）对CRS患者手术时取下的钩突骨质标本进行研究发现，骨质存在慢性骨炎，其改变与细菌性慢性骨髓炎类似。骨质慢性炎症释放出的多种促炎症细胞因子（proinflammatory cytokines），且炎症可循哈弗斯管（Haversian canal）蔓延，致使鼻窦黏膜慢性炎症持续性、慢性化。因此，外科手术时须去除病变骨质，但由于骨质暴露，又使局部修复期延长。故有人提出钩突切除后的局部重建的构想。

三、鼻-鼻窦炎病因病理上的主要争论

以往所称“鼻窦炎”（sinusitis）现改为鼻-鼻窦炎（rhinosinusitis），我国即将发布的疾病名称修订也将采用这一名词。名词的改变意味着人们对该病病理机制认识的加深或飞跃。之所以称为鼻-鼻窦炎，是因为在没有鼻炎的情况下，鼻窦极为罕见的单独发生窦内炎症，而且鼻腔与鼻窦是共同分享同一来源血管和神经支配的相连接的解剖结构。因此“鼻-鼻窦炎”这一称谓在一定意义上提示，鼻腔炎症在鼻窦炎发病过程中的重要作用，糖皮质激素鼻喷治疗CRS显示的疗效也可间接证明此点。但有作者仍采用“鼻窦炎”这一称呼，理由是鼻窦炎的发生是多因素的，“鼻-鼻窦炎”容易使人过度强调鼻腔窦口的作用（Payne SC等，2011年）而扩大外科手术适应证。

目前存在的争论之一是关于CRS的分类方法。虽然近十年来各国发布的CRS诊治指南根据是否伴发鼻息肉这一临床表型（phenotype）大体上分为伴发鼻息肉的CRSwNP（chronic rhinosinusitis with nasal polyps）和无鼻息肉的CRSsNP（chronic rhinosinusitis without nasal polyps）两类大的临床表型，但

这种粗略地分类并不能很好地揭示 CRS 发病的不同细胞和分子机制。实际上 CRS 在临床上可有不同表型,有的首诊主诉是嗅觉减退,有的则是头面部不适、头晕乏力,有的甚以咳嗽为主诉;即便典型的临床症状(鼻塞、黏性鼻涕)也常与客观检查结果不符。一些患者对某种治疗的反应治疗较好,而另外一些则需外科干预,更有上述患者虽经各种治疗仍然反复发作。这些临床现象提示 CRS 是由不同原因引起、并有各自病理组织学特点,以及基因和蛋白表达方式的一类异质性疾病,而 CRS 现有分类既不能反映出 CRS 的异质性特点,也不利于促进临床治疗的进步。CRS 应该还存在多种生物性亚型或称内在型(endotypes)。每种内在型有各自独特的病理生理机制、生物标志和对治疗的不同应答。现行的已发布的国内外诊治指南仍没有很好的考虑 CRS 多种复杂的内在型的存在,往往采用“一刀切”(one size fits all)的措施。由于对亚型的认识不足或缺乏正确的诊断标准,以致个性化治疗成为空话。

CRSwNP 和 CRSsNP 究竟是同一疾病的不同阶段还是有各自病理特点的独立疾病也一直在争论。鼻息肉常与某些全身性疾病有关,最为常见的是阿司匹林耐受不良三联症(哮喘、鼻息肉和阿司匹林耐受不良),其特点是外周血和息肉组织内嗜酸性粒细胞显著增多。此外,遗传性黏液纤毛功能低下疾病(Kartagener 综合征、Young 综合征、Churg-Strauss 综合征、囊性纤维化)均有息肉的发生。而慢性鼻-鼻窦炎可单独发病,也可多窦受累。

最近 Crombruggen(2011 年)等从细胞浸润类型(嗜酸性粒细胞或中性粒细胞)、激活的 T 细胞应答(Th1/Th2/Th17)和组织形态(重塑或间质水肿)等对两者进行分析,认为 CRSsNP 主要以 Th1/Th17 免疫反应为主,表现为中性粒细胞和单核细胞浸润、组织表现为一定程度上的重塑(基底膜增厚、杯状细胞化生以及间质纤维素沉着),与此相关的 TGF-β、MMP-9 蛋白浓度增加;而 CRSwNP 主要以 Th2 反应占优势,组织中大量嗜酸性粒细胞浸润,间质水肿。但我国多位学者发现 CRSwNP 也存在 Th1/Th17 反应优势。而调节性 T 细胞(Treg)活化程度在两者表达也不尽相同,CRSwNP 组织中 Treg 明显减少,而 CRSsNP 则无大变化。

30 年前认为,CRS 是鼻窦急性感染迁延不愈形成的慢性感染性炎症,显然这里对感染和炎症在概念上未予澄清,因而导致 CRS 的治疗策略较为单一,即主要以抗生素治疗和外科引流为主。随着对 CRS 的病理研究加深和临床实践的总结,认识到 CRS 是多种原因和复杂机制导致的慢性炎症,因此,多国在制定 CRS 诊治指南时认为有必要重申感染和炎症的基本概念。感染只是病原微生物侵入组织并在局部繁殖分裂以其释放的毒素导致组织损伤,而炎症则是机体组织在外来刺激作用下,组织发生的以血管反应、细胞浸润和介质释放为中心的应答反应,免疫应答是炎症反应的主要内容。

已知获得性免疫应答主要有两类,辅助性 T 淋巴细胞介导的 Th1 反应和 Th2 反应,两类反应所表现出的基本特征截然不同。在 CRSwNP 和 CRSsNP 的免疫病理学研究中,一些作者发现,Th2 免疫应答的特征(炎性组织中嗜酸性粒细胞增多,IL-5、IL-13 水平升高)在 CRSwNP 较 CRSsNP 更为明显,而 CRSsNP 则属 Th1 反应,炎性组织中除嗜酸性粒细胞外,中性粒细胞增多,TGF-β、IL-6、IL-17 水平增高。但是另有研究发现,CRSwNP 并不完全是 Th2 反应,且有证据表明在 CRS 两种表型中 Th1 和 Th2 常可重叠发生。此外,按照组织学分类则更为复杂,往往发现细胞浸润类型变异程度较大。目前为止,一个最能反映各个 CRS 亚型细胞和分子机制的分类仍在不断讨论中,这种讨论的最终目的是寻找更为恰当的治疗方法,其原因还是在复杂的病因本身,以至于至今没有一个得到广泛公认的动物模型。而现有的大量研究都是集中在已经发生 CRSwNP 或 CRSsNP 的患者的鼻分泌物、鼻黏膜、手术样本(息肉、窦内黏膜及分泌物)和外周血,这些研究只能揭示已“成熟”(growth)病变的病理,而如何发生(onset)仍不能确定。此外,某些亚型分类的不确定性、队列研究和环境对宿主的影响研究的缺乏都是 CRS 研究目前还十分薄弱的领域。

近来应用 DNA 微矩阵(DNA microarrays)及相关蛋白表达有关鼻窦炎基因的研究已逐渐引起重视,但对 CRS 发病的分子病理学仍缺乏了解。主要问题仍如前所说,研究样本都是 CRS 病情发展至需手术干预的阶段,研究结果很难判断出疾病的诱发基因和环境在疾病起始阶段的影响,也不能以此结果预测哪类患者将发生 CRS。

四、中国慢性鼻-鼻窦炎患者临床表型的特殊性

最近十年来,CRS 的研究特别是病因方面的研究取得了很大的进展,直接导致了治疗策略的改进和临床疗效的提升。大量的研究证实,鼻黏膜先天免疫的改变、微生物(如细菌、病毒、真菌等)的定植

和刺激能够影响适应性免疫、T 细胞反应、炎症细胞浸润和组织重塑，可能在 CRS 的发生、发展中发挥了关键作用。但是，迄今为止 CRS 的很多相关问题如发病机制、最合适的治疗手段等仍然不很清楚，其中主要的一个原因与 CRS 自身的高度异质性有关。

所谓 CRS 的高度异质性，就是在免疫病理机制和临床表型上存在显著的差异，这种异质性的形成原因尚未明了，一般认为与遗传和环境因素的交互作用有关。众所周知，CRS 涵盖了一组临床表型（如包含或不包含鼻息肉）和免疫病理特征（如嗜酸性粒细胞浸润或中性粒细胞浸润）各异的疾病实体，尚缺乏统一的、国际公认的分类指征。而且，CRS 和鼻息肉之间的关系仍然存在一些争议，尚不明确鼻息肉是不是 CRS 发生、发展过程中产生的必然病理结果。一些学者根据相关的免疫病理指标的检测证实，鼻息肉是一种 Th2 反应主导的、组织高度嗜酸性粒细胞化的炎性病变，而 CRS 患者的鼻窦黏膜则呈现 Th1 主导的中性粒细胞主导的慢性炎症，CRS 和鼻息肉之间存在显著不同的炎性表型和临床特征。根据这些研究发现，很多学者主张将 CRS 和鼻息肉列为 2 个独立的疾病实体。这种思路被逐渐接受的结果是，为了临床和科学研究的方便，最近几年发布的国际指南均根据合并鼻息肉与否将 CRS 分为伴随鼻息肉的 CRS（CRSwNP）或不伴鼻息肉的 CRS（CRSsNP）两个亚型，并据此制定相应的诊疗策略。但是，严格来说，CRSwNP 和 CRSsNP 的亚型分类只是临床现象的表达，并非真正意义上的分类或分型，据此制定的诊疗策略因此存在明显的缺陷：治疗建议涵盖的范围过于广泛，带来疗效不够特异的必然结果。例如，EPOS 推荐治疗 CRS 的治疗手段中，相关的普适性治疗方案推荐局部激素类药物治疗 CRSsNP 和 CRSwNP（A 类），但局部激素对中性粒细胞浸润的患者疗效很差；而长期、低剂量大环内酯类药物虽然被 EPOS 指南推荐，且临床发现对部分中性粒细胞性炎症主导的炎症有效（A 类），但已经被证实不适用于 IgE 水平高、合并变态反应因素的患者。

由此可见，CRSwNP 和 CRSsNP 的亚型分类虽然是目前较为普遍的模式，但这个分类系统过于简单，并没有非常准确的反映 CRS 复杂多样的免疫病理特点和高度异质性，不能对建立合理的临床诊疗策略提供理想的支持。因此，国际上很多学者提出在制定诊疗策略时不要参照 CRSsNP 和 CRSwNP 的亚型分类，而主张重视 CRS 的免疫病理学特征。根据这种观点，CRSsNP 和 CRSwNP 被认为是相互承接的一组疾病实体，CRSsNP 偏向于形成组织非嗜酸性粒细胞化性炎症，与之相反 CRSwNP 偏向于形成组织嗜酸性粒细胞化和鼻息肉，CRSsNP 和 CRSwNP 之间的关系模式如下所示：

$$\text{CRSsNP} \underset{\text{非嗜酸性炎症}}{\overset{\text{嗜酸性炎症}}{\rightleftarrows}} \text{CRSwNP}$$

另外，尽管组织嗜酸性粒细胞浸润似乎更多的与鼻息肉的发生相关联，但是鼻息肉组织中是否存在嗜酸性粒细胞浸润以及浸润的程度却迥然不同，甚至不少特发性 CRSwNP 患者的鼻息肉组织中没有显著的嗜酸性粒细胞浸润。这些观察到的临床现象提示，尽管 CRS 中的某些亚类可能更容易形成鼻息肉，但鼻息肉可以作为 CRS 的一种合并症发生于任何一种类型的 CRS。如果考虑到 CRSsNP 和 CRSwNP 之间存在延续性，将存在鼻息肉与否作为排他性诊断和治疗方案的参考指标其实是不合适的。基于这些发现，可以说 CRS 是一类具有高度异质性的疾病实体，包括免疫病理学改变（中性粒细胞还是嗜酸性粒细胞浸润）、局部代谢通路（花生四烯酸代谢通路异常与否）、T 细胞反应（Th1/Th2/Th17 亚群）、合并的全身反应（是否合并全身和局部过敏反应、局部感染、哮喘、阿司匹林不耐受、原发性免疫缺陷及纤毛功能障碍等）等都可能存在差异，这些复杂的因素导致基于 CRSsNP/CRSwNP 二分类体系建立的诊疗指南不能更有效的指导临床治疗。

最近，Payen 等根据临床表型将 CRS 进行了如下的分类：①囊性纤维化伴发的 CRS（常合并鼻息肉）；②感染性 CRS，由原发性免疫缺陷或特发性因素所致；③非嗜酸性粒细胞性 CRS，由慢性鼻炎、解剖学异常以及特发性因素所导致的 CRS；④嗜酸性粒细胞性 CRS（常合并鼻息肉），包括慢性增生性嗜酸性粒细胞性 CRS（即嗜酸性粒细胞性鼻息肉）、阿司匹林加重性呼吸道病变（aspirin-exacerbated respiratory disease，AERD）和变应性真菌性鼻窦炎（allergic fungal rhinosinusitis，AFRS）。应该来说，这是一个比较合理和完整的分类体系，对于建立合适的临床治疗策略有比较直接的治疗意义。比如，嗜酸性粒细胞性 CRS，包括嗜酸性粒细胞性鼻息肉、AERD 和 AFRS，组织中都存在显著的嗜酸性粒细胞浸润，通常对于激素治疗比较敏感；而囊性纤维化伴发的 CRS 等其他几类病变，组织中具有明显的中性粒细胞浸润，通常对于激素治疗不敏感，需要考虑其他的治疗策略。特别是囊性纤维化伴发的CRS,此类患者多见于白种人群,在东方的黄色人种中非常罕见,同时合并存在囊性纤维化、肺部感染等全身病变,组织学改变却以中性粒细胞浸润为主,发病过程上有独特的特征,需要使用抗生素治疗。另外,合并哮喘、阿司匹林不耐受等的AERD与普通CRS也有很大差异,主要由于存在花生四烯酸代谢通路的异常,临床治疗过程中需要考虑加用白三烯拮抗剂。

我国CRS临床表型的特殊性是最近几年提出的一个很有意思的课题。早期国内CRS的诊疗方案基本是参照国际主流观点的。随着与国外学者交流互访的增多,很多学者逐渐注意到东、西方CRSwNP患者存在一些很有意思的临床差异:西方患者鼻息肉通常范围比较局限,以水肿为主,合并变态反应因素和哮喘多见,合并AERD多见,合并囊性纤维化多见,对糖皮质激素治疗较敏感,手术治疗难度低;相对而言,中国患者尤其是边远地区患者合并感染更为常见,鼻息肉的范围通常比较广泛(经济条件差或医学知识欠缺),甚至有时可见鼻息肉性“蛙鼻”,息肉组织存在广泛的纤维化且常伴筛窦骨质增生硬化,合并变态反应因素、哮喘和AERD相对少见,合并囊性纤维化和肺部感染十分罕见,手术治疗难度相对较高。基于这些经验性的临床观察,一些学者提出中国的CRS患者可能存在相对独特的免疫病理学特征。但是,由于缺少西方病例的对照研究,一直没有得出比较明确的结论。

最近由Bachert课题组完成的两项重要的中、西方CRSwNP患者的比较性研究,佐证了中国学者的上述假设。在第一项小样本的比较性CRSwNP研究(比利时根特21例vs中国广东中山29例;鼻息肉大小和CT评分无显著性差异)中,该课题组发现尽管两组样本都表现出显著的T细胞活化,但根特的CRSwNP患者存在显著的Th2优势,而中山的CRSwNP患者存在显著的Th1/Th17优势,提示中国CRSwNP患者有更为显著的中性化(中性粒细胞化)浸润。在另一项大样本的比较性CRSwNP研究(比利时根特87例vs中国广东中山和成都93例;息肉大小和CT评分无显著性差异)中,该课题组发现中国CRSwNP患者伴发哮喘的比例(8%)显著低于比利时CRSwNP患者伴发哮喘的比例(34%),同时息肉组织IL-5的表达水平(间接提示Th2反应和嗜酸性粒细胞化程度)也存在显著差异。为证实中、西方CRSwNP患者之间可能存在不同的免疫病理学和临床特征提供了初步的证据。以此为起点,国内学者近几年完成的一系列研究,初步总结了中国和西方CRSwNP患者一些表型特征差异:①除了西方患者所具有的典型的、增强的Th2反应外,中国CRSwNP患者存在显著的Th1/Th17反应,呈现一种混合的Th1/Th2/Th17反应,因此鼻息肉组织中Th2反应相对减弱;②除了西方患者所具有的典型的嗜酸性粒细胞浸润外,中国CRSwNP患者存在显著的中性粒细胞浸润,因此,鼻息肉组织中Th2反应嗜酸性粒细胞化相对减弱;③中国CRSwNP患者合并变态反应、哮喘和AERD的比率较低,可能与息肉组织中Th2反应和嗜酸性粒细胞化的减弱有关;④Th17优势分化和中性粒细胞浸润增强导致鼻息肉对糖皮质激素的敏感性降低;⑤大环内酯类药物对于合并变态反应和嗜酸性粒细胞广泛浸润的患者疗效较差,但对中性化反应主导的CRS具有特别的治疗价值,可望作为糖皮质激素治疗中国CRS患者的辅助手段,提升临床疗效。

上述这些初步的研究结果,为我们下一步设计科学、合理的科研课题和收集循证医学证据提供了新的思路。但是,CRS是一种遗传和环境因素交互作用所致的、高异质性慢性炎性病变,其发病机制和诊疗上未知的事情仍然很多,目前对于我国CRS患者免疫病理学表型的特殊性的认识还处于一种浅层面的感性认识,需要更多的临床依据证实我们的观点。

值得关注的一个重要事实是,日益严重的大气污染导致包括鼻-鼻窦炎在内的呼吸道炎性疾病发病率显著增加。雾霾空气中的微粒吸入鼻腔不仅影响纤毛的正常摆动,微粒携带的多种化学物质可对呼吸道黏膜包括免疫应答在内的各种保护功能相关蛋白发生表观遗传调控,使得黏膜屏障功能受到损害,这种由外环境导致黏膜屏障表观遗传改变是近十年呼吸道炎性疾病防治的研究热点之一,但有关对鼻-鼻窦炎发病的影响才刚刚开始。因此,CRS病因病理学的研究的确需要一个新思路、新途径和新方法。

（董　震）

第二节 《慢性鼻-鼻窦炎诊疗指南》解读

近30年来,随着现代医学的发展,对疾病的诊断和治疗已不再由临床医师的个人经验决定,而是需有经过正确评价的科学证据的支持,为此循证医学(evidence-based medicine)应运而生。循证医学就是认真、明确地利用现有最好的证据针对患者个体作出诊治决策，循证医学的实践就是整合来自系统研究中各个最好的证据。整合过程需要对现有证据进行可信性和实用性进行评估，对证据根据其来源方式进行了水平分级，然后确定临床推荐强度。证据水平分级如下(表2-3-1)：

表2-3-1　循证证据分类表

证据分类		推荐力度	
Ⅰ		A	根据Ⅰ级证据的直接结论
Ⅰa	证据(资料)来自随机对照试验的meta分析		
Ⅰb	证据来自至少一个随机对照试验		
Ⅱa	证据来自至少一个对照研究但无随机分组	B	Ⅱ级证据的直接结论或Ⅰ、Ⅱ级证据的推论
Ⅱb	来自至少一个另外的类似研究		
Ⅲ	由非试验性的描述性研究得出的结论研究，如对比研究、相关性研究和病例对照	C	Ⅲ级证据的直接结论或Ⅰ、Ⅱ级证据的推论
Ⅳ	证据来自专家委员会的报告或意见或权威作者的临床经验或两者兼而有之	D	Ⅳ级证据的直接结论或Ⅰ、Ⅱ或Ⅲ级证据的推论

根据临床医学实践需要，各学科以循证医学为依据相继制定了相关疾病近百种治疗指南或带有指南性质的立场文件(position paper)或称意见书。其中有关呼吸道炎性疾病的、有全球意义的当属“哮喘全球行动”(Global Initiative for Asthma, GINA)、“慢阻肺全球行动”(Global Initiative for chronic Obstructive Lung Disease, GOLD)和“变应性鼻炎及其对哮喘的影响”(Allergic Rhinitis and its Impact on Asthma, ARIA)。由于慢性鼻-鼻窦炎发病率增加，而临床表型不一，故临床处理对临床医师仍是一巨大挑战。为此近几年欧美相关学会对鼻-鼻窦炎的诊断和治疗发布了5种版本的指南性文件，包括：①美国临床免疫和耳鼻咽喉头颈外科等5个相关学会发布的：Rhinosinusitis: establishing definitions for clinical research and patient care(2004年); The diagnosis and management of sinusitis: a practice parameter update(2005年); Clinical practice guideline: adult sinusitis(2007年)；②英国变态反应和临床免疫学会发布的：BSACI guidelines for the management of rhi-nosinusitis and nasal polyposis(2008年)；③欧洲变态反应和临床免疫学会发布的：European Position Paper on Rhinosinusitis and Nasal Polyps, EP^{3}OS (2005年，2007年，2012年)。尤其EP^{3}OS修订更新3次。上述这些指南的制定均以循证医学为原则，除了阐述鼻-鼻窦炎流行病学和病因病理学研究的最新进展外，对诊断和处理意见均根据证据水平提出不同强度的推荐意见。上述国外指南对CRS的临床定义均认为是鼻-鼻窦黏膜的慢性炎症，表现为一组临床症状。临床分类大体分为无鼻息肉(CRSsNP)和有鼻息肉(CRSwNP)两类。但这种分类至今仍有不同意见，如在文献上仍可看到增生性慢性鼻-鼻窦炎(chronic hyperplastic rhinosinusitis)、嗜酸性粒细胞性慢性鼻-鼻窦炎。

一般临床指南有如下特点：①反映了许多专家在各种无争议或有争议领域的一致意见。专家们经过对大量文献的分析，对有争议或者无争议的临床结论经过充分讨论、分析，取其证据水平较高的临床研究结果，最后得出一致性意见，将最好的诊治原则和医疗行为推荐给临床医师，作为临床处理疾病的原则和方向。②指南所反映出的意见均有较高水平的循证依据，大多数经过随机对照研究(RCT)，专家们对已有文献均作了详细分析研究，其中许多为前瞻性研究，研究结果证实其有实用性。因此提出的指南性意见是可靠的。③由于以近年文献为依据，故指南也需定期更新，所以指南所提出的诊治意见体现出它的先进性。但指南也有它的不足。指南所提出的意见是共性的，适合大多数人群；如何体现个性化治疗没有也不可能详细推荐；指南所强烈推荐的意见大都基于严格随机对照研究的证据(Ⅰa，Ⅰb)，其所选择的患者均为经过严格筛选的“标准”研究对象；指南将推荐意见分为不同等级，其依据是循证水平的高低(RCT为最高，其次为对照、无对照和专家个人意见)。但是对照研究和无对照研究并不一定不可靠，因为某些临床观察研究涉及伦理学限制，这种情况下“结果”似更为重要，尤其来自众多专家(专家共识)的意见应引起重视。临床经验就是实践的积累，经验治疗在临床治疗中仍占有重要地位。因为真正达到双盲随机对照研究要求得到的结论往往不占多数,而临床实践中经常会遇到非“标准”患者。如果完全采用RCT的证据,其结论的外延性应用受到限制。正确看待“指南”,临床指南是现有临床资料的全面总结,但企图通过指南解决所有临床问题是不切实际的。在重视由群体共性总结出来的指南的同时,应该注意治疗对象的个体差异。换言之,指南不能代替临床思维,应该对具体患者的自身情况进行具体分析。指南不能包罗万象,只能提出对疾病诊治的大体原则和应注意的问题,更不能把指南作为“法规”或法律依据看待,其内容并非金科玉律不容违反。此外,指南的内容是有时限性的,必须经常更新。还应考虑到发布的指南有否利益冲突,比如某些公司可能在先期投入大量经费研究某种药物的临床作用,将其经过验证的结果写入指南。欧洲呼吸病学者们近年发现,哮喘的GINA指南面对临床的真实世界,并不适用于全体哮喘患者,因而提倡加强临床真实世界的研究。我们在临床真实世界所面对的大多是“非标准”CRS患者,这些患者虽然症状相同,但CRS病理的异质性,其主观症状和客观检查不尽完全相符,因此一成不变的套用“指南”而忽视个体差异往往事倍功半。EPOS首席作者Fokken教授曾指出,EPOS是在循证医学基础上制定的,它不是告诉你要做什么,而是要在大量证据的基础上,对患者进行审慎分析,选择对其的最有利的治疗方法。

我国鼻科学者根据自己的临床实践并结合国情,早在1997年制定了第一部有关CRS病变范围的分期和分级的“海口标准”,目的主要是为了适应当时国内正在兴起的鼻内镜手术,根据病变的范围指导判断病变程度、选择麻醉和手术方式,并不是真正意义的病因学分类。以后随着对CRS病理本质认识的加深,强调综合治疗的重要性,遂于2008年发布中国“慢性鼻-鼻窦炎诊断和治疗指南”,并于2012年进行第二次修订,简称CPOS2012(Chinese Position Paper on Chronic Rhinosinusitis 2012)。

本节将结合EP^3OS指南,对CPOS有关部分简要解读,以便读者更便于理解和运用指南。

（一）CRS定义

“定义”一般是用最简洁文字描述事物的本质。CRS的临床定义是:鼻-鼻窦黏膜的慢性炎症,2种或更多鼻部症状持续或反复存在3个月以上。

（二）分类

由于CRS病因复杂,临床表型和病理机制均存在异质性,一些学者出于研究目的,按相关病因、炎症细胞浸润类型、病理组织特点、免疫应答等将CRS分类细化。这种分类接近endotypes分类,有助于对CRS不同表型的认识,对探索临床治疗策略有一定意义。但为便于实际操作,大部分指南仍倾向于分为伴有鼻息肉(CRSwNP)和不伴鼻息肉(CRSsNP)两大类,这种分类并不意味着两者之间是疾病发展的不同阶段或病理过程的必然联系,因为两者在免疫应答、组织改变以及某些生物标志等诸方面都有所不同,但也有部分表现为重叠,提示CRS的复杂性。

（三）诊断

CRS的诊断主要基于主观症状、客观检查,诊断内容包括病情程度、病变范围和相关因素的评估。

1. 主观症状及评估　患者对自己病情的自身评估是制订个性化治疗方案的依据之一。目前常用的方法是“视觉模拟评分法”(vasual analogue scale,VAS)(图2-3-2)。

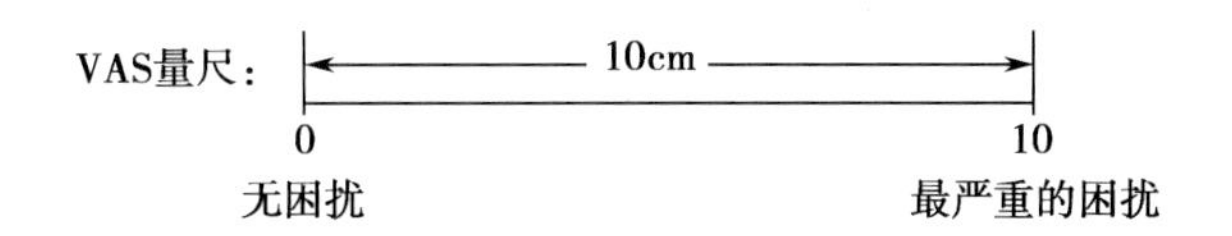

图2-3-2　视觉模拟量尺

让患者在上一量尺上依据其个人对病情的感受在相应部位打分。VAS法的优点是实用方便,可不受教育程度的限制,并可根据分值的变化观察某种治疗的疗效。一般将0~3视为轻度;>3~7为中度;>7者为重度。此外,尚有其他关于CRS患者生活质量评估,但因CRS的常见症状是鼻塞或鼻内胀满感、黏(脓)性流涕(经前鼻孔或后鼻孔);头痛或面部紧压(胀痛)感、嗅觉减退或消失。须具备上述2个或2个以上症状,但鼻塞和流涕必须具备其中之一。Tomassen等(2011年)对342名鼻窦炎患者主诉症状与鼻内镜检查结果进行了相关性分析,结果发现主诉症状的61.7%其鼻内镜见有中鼻道脓性分泌物、黏膜水肿;而38.0%无鼻部症状者内镜检查有中鼻道炎症。在全部鼻内镜检查病例中,内镜所见正常的83.9%无鼻部症状。但来自患者本人的主诉变异较大,仅以症状为依据诊断CRS仍显不足,故需客观检查的结果予以支持。

2. 客观检查　包括鼻内镜检查及影像学检查。

(1) 鼻内镜检查:对CRS的诊断十分重要。通过鼻内镜检查,可发现鼻内解剖变异,如鼻中隔高位偏曲、肥大的筛泡和钩突；可观察中鼻甲黏膜充血、水肿；来自中鼻道的息肉和黏脓性分泌物。欧美指南强调内镜检查对诊断的重要性。因为症状对CRS而言并不是完全特异的，如鼻中隔偏曲引起的鼻塞及伴有鼻分泌物的增加往往是非变应性鼻炎的症状。Tomassen等(2011年)报道将症状与内镜检查结合使CRS诊断准确率达到95%。内镜检查结果量化评估是为了判断病情和治疗效果，一般采用Lund-Kennedy的内镜评估表(图2-3-3)。

特征	侧别	基线	3个月	6个月	1年
息肉	左				
	右				
水肿	左				
	右				
鼻漏	左				
	右				
瘢痕	左				
	右				
结痂	左				
	右				
总分					

评分标准：①息肉：0=无息肉，1=息肉仅在中鼻道，2=息肉超出中鼻道；②水肿：0=无，1=轻度，2=严重；③鼻漏：0=无，1=清亮、稀薄鼻漏，2=黏稠、脓性鼻漏；④瘢痕：0=无，1=轻，2=重（仅用于手术疗效评定）；⑤结痂：0=无，1=轻，2=重（仅用于手术疗效评定）；⑥每侧0~10，总分0~20

图2-3-3 Lund-Kennedy的内镜评估表

(2) 影像学检查：X线平片已不提倡，原因在于诊断价值不高。鼻窦计算机横断扫描(CT)对显示鼻部骨性解剖、各个鼻窦形态、鼻窦黏膜增厚及窦内积液等均能很好成像，能很好地显示病变范围。但一般不作为诊断的第一选择，只有在症状与内镜检查仍难以确诊，或者发生CRS眶内或颅内并发症，或者需要手术术前评估时采用CT检查。但美国几个版本指南则十分强调CT检查对诊断的重要性。值得注意的是，20%的无CRS症状"正常人"可有CT异常，此外，要考虑到反复CT检查时的射线损伤，尤其对未成年人更应注意。CT显示的病变范围通用Lund-Mackay表评分(图2-3-4)。

鼻窦系统	左侧	右侧
上颌窦		
前组筛窦		
后组筛窦		
蝶窦		
额窦		
窦口鼻道复合体		
每侧总分		

评估标准：①鼻窦：0=无异常，1=部分浑浊，2=全部浑浊；②窦口鼻道复合体：0=无阻塞，2=阻塞；③每侧0~12，总分0~24

图2-3-4 鼻窦Lund-Mackay评估表

在临床应用中，选择鼻内镜检查和影像学检查其中任何一项均可。但应特别强调在12岁以下儿童中，除非特别需要，不建议使用CT检查。

总之，CRS的初次诊断应主要依赖症状和鼻内镜所见，CT主要用于疑似病例和术前评估。要重视患者主观评估，根据VAS评分判断患者的病情程度。因为CT评分约有15%~20%与患者主观感受不一致，因此制订治疗策略时要充分考虑这一点。

(四) 治疗

CRS的治疗主要为药物治疗和外科手术。两者如何选择应视患者病情而定，一般情况下应首选药物治疗。药物治疗的目的是减轻鼻腔、鼻窦黏膜炎症，进而改善鼻气道通气状态，提高患者生活质量。对需要手术干预者，经过充分的药物治疗也可使术中出血明显减少，促进术后黏膜的恢复正常。

1. 糖皮质激素　诸多文献和多种版本诊疗指南都是在循证依据的基础上提出的，糖皮质激素是治疗慢性鼻-鼻窦炎（合并鼻息肉或无鼻息肉，CRSwNP或CRSsNP）的第一选择，这种重要地位的确定是由鼻-鼻窦炎的病理性质和糖皮质激素的药理机制决定的。

CRS尽管其发病因素诸多，病理机制复杂，但其实质就是鼻腔、鼻窦黏膜的慢性炎症，而产生临床症状。外源性病原性物质进入呼吸道，鼻黏膜无疑首当其冲，然后累及鼻窦黏膜，不适当或过度的免疫应答，发生细胞汇聚、炎性浸润。在炎症发生过程中，涉及黏膜上皮细胞、树突状细胞、Th细胞、Treg细胞、Th17在内的多种免疫活性细胞，释放多种细胞因子、趋化因子，激活中性粒细胞和嗜酸性粒细胞以及肥大细胞进而导致炎性介质的释放。

糖皮质激素以其抗炎机制减轻严症反应，如减少促炎基因或增强抗炎基因的转录，减少诸如嗜酸性粒细胞、T淋巴细胞、肥大细胞和树突状细胞的呼吸道炎症细胞和免疫活性细胞的浸润和激活，抑制炎性介质、细胞趋化因子和黏附分子的产生。糖皮质激素上述作用是通过细胞内糖皮质激素受体（glucocorticoid receptor，GR）的激活继而关闭编码炎性蛋白的基因转换来完成的。静止状态下，GR以一种与两个热休克蛋白90结合形成伴侣蛋白的胞质蛋白复合物的形式存在。当糖皮质激素进入细胞后，作为配体的激素分子与GR结合引起该复合物构象发生改变，激素-GR复合物与伴侣蛋白分离。激素-GR复合物作为同源二聚体，这种激活的配体-受体复合物迁移至细胞核内，与在核内糖皮质激素应答基因（糖皮质激素应答单位，glucocorticoid response elements，GREs）的DNA启动子区域特异性序列相结合，继而导致基因转录的改变，减少促炎基因或增强抗炎基因的转录。作为单二聚体，GR也可通过与转录因子如AP-1（activator protein 1）和核转录因子（nuclear factor-κB，NF-κB）的直接作用调节抗炎相关基因的表达。

在人类，GR有两种亚型，即GRα和GRβ。GRα广泛地分布在多种细胞和组织，并有多种辅助因子参与靶基因的诱导和表达。GRβ则对GRα介导的超激活和超抑制发挥其显性负向抑制效应。尽管GRβ也表达在多种细胞和组织中，但与GRα比较，其表达水平仍然很低。如果GRβ表达水平增高，则在某些慢性炎性疾病的治疗中表现为对糖皮质激素耐药而致疗效不佳。虽然有报道称经糖皮质激素治疗后GRα表达下调可能导致继发性糖皮质激素耐药，但最近对鼻息肉的研究显示在人体内可能不会发生类似情况。

糖皮质激素治疗CRS有两种给药方式：口服（全身给药）和鼻内给药。

（1）口服给药：口服制剂有：泼尼松（prednisone）、泼尼松龙（prednisolone）和甲基泼尼松龙（methylprednisolone）。泼尼松是泼尼松龙的前体，经肝脏中的11β-羟类固醇脱氢酶（11β-hydroxysteroid dehydrogenase）活化成为泼尼松龙，后者比前者更易被吸收，抗炎能力可能更强；两者的剂量换算公式为：泼尼松龙4mg＝泼尼松5mg。口服用药时均采用短程给药，一般为2周。给药剂量多为每日1次，每次30～50mg，均在7时～8时服用。有作者采用连服4～7日，然后每日减量5mg，以尽量减少全身副作用。

1）CRSsNP：Lal和Hwang（2011年）关于口服糖皮质激素治疗CRSsNP的系统性评价显示，已有的27篇治疗文献证据水平不高，多数为专家意见，仅有1篇前瞻性研究和2篇回顾性研究，其余均为综述和指南类文献。因此，在多个CRS指南类文献中推荐强度均较弱。与CRSwNP相比，CRSsNP患者对鼻部症状的感受较轻，故需要全身服用者不多。对部分CRS嗅觉减退者口服糖皮质激素比鼻内局部给药有效。

2）CRSwNP：一些对照研究证实，口服糖皮质激素可使息肉体积变小，疗程为14天左右，均采用每日1次给药，给药方法以个人经验有所不同。如Hissaria（2006年）建议泼尼松50mg/d，连服14天；Alobid（2006年）则建议30mg/d，连服4天，然后每2天减5mg。而Van Zele（2010年）建议甲强龙32mg/d，共5天；16mg/d，共5天；8mg/d，共10天。Kirtsreesakul（2011年）建议泼尼松龙50mg/d，共14天。这些研究均未报道明显的下丘脑-垂体肾上腺轴功能紊乱，只有少数患者出现失眠或胃肠不适，停药后即消失。但上述效果一旦激素停用，息肉体积也可逐渐恢复，因此需要鼻内局部应用以维持疗效。值得提出的是，由于鼻息肉部分患者往往伴有全身性嗜酸性粒细胞性炎症，如阿司匹林敏感三联症（aspirin intolerance triad syndrome）即Widal三联症（鼻息肉、哮喘和阿司匹林敏感），对这类患者口服皮质激素应是首选。

（2）鼻内给药：鼻内给药的制剂有两种：喷剂和滴剂。

糖皮质激素的局部应用已经改善了上呼吸道炎性疾病的治疗，鼻内给药已成为治疗CRS的首选方法。

1）CRSsNP：对轻度和中-重度的CRSsNP患者作为一线治疗首选。近年已有许多报道表明，鼻内皮质激素可显著改善鼻部症状，主要是鼻塞减轻和鼻分泌物减少。最近人们已注意到，鼻内用药的疗效也受几种因素的影响。如药物的释放装置、释放压力、患者鼻内解剖特点以及外科手术后的鼻内状态。正常情况下，鼻内给药（喷雾、滴用、盥洗）很难进入结构完整的鼻窦窦腔，何况CRS状态下鼻腔和筛漏斗、窦口黏膜均处于肿胀状态。有人证实鼻内冲洗仅有不到总量的2%进入窦腔，采用喷雾也不到总量的3%。由此提示，鼻内给药治疗CRSsNP实际上是治疗同时存在的鼻炎，其症状改善也使鼻腔炎症得到控制，黏膜肿胀减轻，有利于鼻窦换气和引流。这也从另一侧面说明将“慢性鼻窦炎”改称为“慢性鼻-鼻窦炎”是恰当的。鼻内镜外科手术将钩突切除,筛泡及其他鼻窦气房打开,则使药物易进入鼻窦窦腔。不过最近有报道使用脉冲式喷雾装置可提高进入鼻窦的药量。

2) CRSwNP:自1975年以来就有一系列安慰剂对照的临床报道称,伴有鼻息肉的慢性鼻-鼻窦炎经鼻内给予糖皮质激素取得较好疗效。如今已有足够循证依据证实鼻内糖皮质激素对减小息肉体积、改善鼻腔通气和控制鼻部症状确实有效。但某些研究报道,鼻部症状改善但息肉大小无明显改变。此外,即便鼻部症状对鼻内糖皮质激素反应较好,但对嗅觉的改善报道不一。也有报道称糖皮质激素的滴剂效果优于喷剂,原因在于滴药时的体位有助于药液进入窦口鼻道复合体。对长期应用鼻内或口服糖皮质激素症状仍未改善者则可选择手术治疗,鼻内镜手术后应用鼻内糖皮质激素可改善鼻部症状和减少息肉的复发率。

按照VAS评分,慢性鼻-鼻窦炎病情程度分为轻度(VAS<3分)、中度(VAS为3~7分)和重度(VAS>7分)。依据循证水平(Ⅰb)和推荐强度(A),鼻内糖皮质激素在轻度、中-重度不伴鼻息肉(CRSsNP)的慢性鼻-鼻窦炎治疗中都作为第一线药物。而对慢性鼻-鼻窦炎伴鼻息肉(CRSwNP)患者的治疗,鼻内糖皮质激素同样也给予A级推荐意见。对于轻度者,给予喷剂,而中度则建议给予滴剂。一般使用糖皮质激素2周后复查,症状如得到控制或部分控制,应继续用药2周,此后可规律性减少次数(隔日用药~隔2日用药)至病情控制。如病情未改善,则需要重新评估病情并调整治疗方案。

安全性:尽管一般情况下鼻内糖皮质激素是非常安全的,但并不能完全避免全身和局部的不良反应。一些因素诸如糖皮质激素种类的分子特性、给予的剂量和方式以及病变的严重程度都可影响糖皮质激素的全身吸收。鼻内糖皮质激素的全身生物利用度从莫米松、氟替卡松等新制剂的小于1%到布地奈德、曲安奈德有产生全身不良反应风险的40%~50%。但目前尚无明确证据在推荐剂量下的鼻内糖皮质激素对骨矿物质代谢、白内障和青光眼的发生有何影响。有的糖皮质激素的推荐剂量可能发生肾上腺功能抑制,但与临床的相关性仍不清楚。过量应用糖皮质激素可导致肾上腺功能不足和降低骨的矿物质密度。

大量研究尚未发现持续性使用鼻内糖皮质激素会对下丘脑-脑垂体肾上腺轴的显著影响。只有一个报道按推荐用量应用倍氯米松1年后对儿童生长有轻度抑制作用。然而,在使用生物利用度低的鼻内皮质激素的前瞻性研究中尚未发现这种作用,鼻黏膜活体组织研究也没发现结构上的损伤。只在较少患者中有极轻的鼻出血,可能与糖皮质激素分子血管收缩活性有关,局部血供减少以致黏膜脆弱易损。

对儿童以及由于哮喘而经气管吸入较多糖皮质激素者鼻内给药时应予注意,否则可超过正常用量而产生不良反应。目前仍然不推荐鼻内局部注射糖皮质激素,因其可有致盲可能。

对于妊娠期慢性鼻-鼻窦炎患者,尚无应用鼻内糖皮质激素的研究。不过对妊娠哮喘患者吸入糖皮质激素(倍氯米松、曲安奈德)的研究显示,吸入糖皮质激素与产前子痫、早产儿体重等无关。妊娠期鼻炎在妊娠期前3个月后应用丙酸氟替卡松8周也未发现母体皮质醇水平的变化,胎儿生长也无任何异常。目前尚无有关丙酸氟替卡松、糠酸莫米松在妊娠期慢性鼻-鼻窦炎患者应用的流行病学研究。尚未发现吸入性糖皮质激素与胎儿的先天性异常有关,据此推测,妊娠期慢性鼻-鼻窦炎患者应用鼻内糖皮质激素可与上述研究结果类似,故其循证水平为Ⅳ级。美国食品药品管理局关于妊娠期药物的规定,将鼻内糖皮质激素列为C类(动物实验证实对胎仔有损害,但缺乏临床对照资料;对孕妇益处大于对胎儿的危害),而布地奈德对早期妊娠者则升格为B类(动物实验未发现对胎仔损害,缺乏临床对照,未见临床对照;或动物繁殖研究中发现药物有副作用,但这些副作用并未在设对照的妊娠妇女中得到证实。)

2. 抗生素　抗生素在CRS的应用有短程(<4周)和长期(>8~12周)两种。

(1) CRS与病原微生物:确定CRS是否与细菌感染直接相关,或者说CRS的炎症状态是否正处在细菌感染的状态下,与是否在治疗中使用抗菌药物直接相关,因此受到高度重视。

CRS的细菌学特征不同于急性鼻窦炎(ARS)那么明确,既往文献中报道CRS主要的常见病原菌包括:金黄色葡萄球菌、肠杆菌属、假单胞菌;不常见病原菌有:肺炎链球菌、流感嗜血杆菌、乙型溶血性链球菌、凝固酶阴性葡萄球菌(CNS)。有研究显示50%接受内镜鼻窦手术患者的培养物中找到细菌,但也有双盲对照研究表明CRS患者的鼻分泌物细菌培养结果与正常对照组没有差异。理论上不否认某些CRS是由于细菌感染造成的ARS转化和迁延而致，但是就 CRS 本身而言，则是一种非急性细菌感染的鼻-鼻窦黏膜持续性炎症状态。为此目前还没有Ⅰ级循证医学证据表明在 CRS 的治疗中应使用抗生素。美国食品与药品监督管理局（FDA）也没有批准任何一种抗生素用于 CRS 的治疗，因此，以往在临床上治疗 CRS 时使用抗生素只是经验性用药，而不是源于临床试验研究证据的支持。

虽然 CRS 是处于非细菌急性感染的炎症状态，但是并非与细菌感染没有关联。目前人们能够接受的两个病因学概念均与细菌感染密切相关，即：①细菌超抗原：金黄色葡萄球菌通过超抗原驱动机制激活局部黏膜免疫系统 Toll 样受体（Toll like receptor，TLR）诱导炎症发生；②细菌生物膜：不仅能够对抗机体自身防御机制和抵御抗生素的抑菌作用（至今为止尚未发现任何一种抗生素可将其破坏），而且作为一种持续性炎症刺激因素，成为 CRS 长期存在、反复发作和难治性的重要原因，有研究表明 90% 以上的难治性 CRS 与细菌生物膜有关。

（2）CRS 治疗中抗生素的选择：根据上述病因学资料的结果与分析，我们可以理解为：如果在 CRS 治疗中使用抗生素，其主要目标并不是用于治疗感染，而是为了控制因前期细菌感染而带来的持续性或迁延性慢性炎症，因此这类抗生素又称为抗炎药物。目前同时具有抗菌、抗炎、抑制细菌生物膜，并同时具有免疫调节作用的抗生素就是十四圆环大环内酯类药物。EPOS-2007 推荐的小剂量、长期给予的治疗方法也称之为 CRS 的抗炎治疗，其机制、适应证与使用方法详见其他解读资料。Lund 曾建议鼻用激素联合小剂量、长期大环内酯药物治疗 CRS，被称为加强药物治疗（maximal medical therapy）。目前还没有临床及循证医学研究显示短期使用其他种类抗生素（如头孢、阿莫西林类）对治疗 CRS 有确切效果，对伴有息肉的 CRS 短期抗生素也不能有效减轻症状和使息肉缩小，为此通常不推荐全身给其他种类的抗生素，也不推荐在局部使用抗生素。

局部应用抗生素治疗 CRS 也是值得探讨的问题。文献中的结果显示：疗效有限或没有疗效，雾化吸入抗生素也与对照组没有差别，因此 EPOS-2012 的结果是不予推荐。其实在传统的临床经验中，使用抗生素作鼻窦冲洗对治疗 CRS 是有一定疗效的（例如通过上颌窦穿刺术向上颌窦内灌注抗生素），FESS 问世后也有在鼻腔盥洗液中加入抗生素作鼻腔盥洗，通常能够见到对术腔、特别是脓性分泌物较多的术腔炎症具有较好的控制作用，只是我们还没有这方面的循证医学证据来证实其有效性。我们建议针对这样的临床问题进行深入的前瞻性研究和认真的临床效果观察，而不能轻易地下“不推荐”的结论。为此我们的指南不对鼻腔使用含有抗生素的盐水盥洗进行限制。

（3）CRS 伴急性感染的抗生素选择：CRS 可在某些特定条件下（如身体抵抗力下降、呼吸道感染）发生急性细菌感染，临床表现为伴有急性感染的全身症状、血白细胞升高、局部疼痛、鼻腔黏膜急性充血肿胀并伴有较多浆液性或脓性分泌物。此时抗菌治疗与控制感染就成为主要矛盾，推荐首选抗生素为阿莫西林/克拉维酸钾、二代头孢类抗生素，也可以选择大环内酯类或喹诺酮类。剂量为常规抗菌剂量，治疗时间一般在 2～3 周。波兰的一个试验小组对 206 名 CRS 急性感染的患者进行 14 天常规剂量治疗的随机对照研究，比较阿莫西林/克拉维酸和头孢呋辛酯这两种药物的疗效，结果表明：阿莫西林/克拉维酸的临床治愈率为 95%，头孢呋辛酯组为 88%，病原体的清除率分别有 65 和 68%。临床复发率头孢呋辛酯明显较高 8%，而阿莫西林/克拉维酸组为 0%。EPOS-2012 也在文献中列举了其他一些类似的临床报道，表明在 CRS 伴急性感染时，短期口服抗生素对于其症状的改善有明显的疗效。

小剂量、长期大环内酯药物用于 CRS 治疗：日本工藤（1987 年）使用小剂量、长期（3 个月以上）大环内酯药物作为抗炎药物治疗呼吸道黏膜慢性炎症性疾病（弥漫性泛细支气管炎，DBP）获得疗效后，菊地茂（1991 年）将这种方法应用于慢性鼻窦炎（CRS）的治疗，此后 1993—1996 年，日本文献较多的报道了这种治疗方法的临床有效性。1998 年由名古屋市大耳鼻咽喉科羽柴基之牵头的、五所日本大学参与的专家组制定了慢性鼻窦炎临床指导方案。2001 年 Mac Leod 发表首篇英文报道称该方法有效，2004 年美国医学杂志发表了大环内酯类药物治疗 CRS 的临床观察报道，2007 年 Fokkens 等将其作为 A 类推荐列入欧洲慢性鼻窦炎诊疗意见书（EPOS-2007），2008 年小剂量、长期十四圆环大环内酯类抗生素治疗列入中国慢性鼻窦炎临床诊疗指南（CPOS-2008）。目前国内外文献报道的有效率在 60%～90% 之间。

国内也已经有了关于大环内酯药物治疗 CRS 的一些临床观察和相关研究，例如，李华斌（2011 年）报道大环内酯药物对 IL-8 浓度高的 CRS 患者更加有效。许庚(2011年)对13例难治性鼻窦炎使用大环内酯药物治疗3～7个月,获得较好疗效。

大环内酯类药物作用机制包括:

1) 抗炎作用:①抑制NF B(炎性反应中枢,核转录子)活性;②抑制前炎症细胞因子(IL-1,IL-6,IL-8……)及趋化因子的产生及活性;③抑制白细胞和(或)巨噬细胞产生氧自由基,调整中性粒细胞的聚集及功能,抑制中性细胞脱颗粒;④减少细胞黏附分子表达;⑤减少呼吸道内基质金属蛋白酶(MMPs)表达和黏结蛋白聚糖1的脱落;⑥通过对氯离子通道的抑制,减少黏液分泌;⑦对纤毛活动的刺激作用。

2) 抗细菌生物膜:①作用于细菌生物膜生成期所需的重要物质(藻酸盐)以抑制其形成:②通过作用于细菌生物膜的Ⅰ基因区,导致细菌间沟通失败。

3) 免疫调节:部分文献认为它的免疫调节作用比抗菌更为重要。

自从CPOS2008问世以后,在4年的临床应用中也暴露了一些问题,各级医院和医师曾对这种治疗理念提出一些质疑,综合简述如下:

1) 无论是EPOS-2007还是CPOS-2008对这种治疗方法的适应证没有严格界定,似乎对全部CRS患者都可以使用这种方法,也没有考虑到CRS病因的复杂性与病情的多变性,临床使用过于宽泛。

2) 患者对长期使用的依从性较差、医疗费用增加、偶见转氨酶升高,特别是国产克拉霉素、红霉素胃肠道副作用较大等原因成为推广中的实际问题。

3) 使用药物治疗CRS与FESS后的治疗过程并不完全一致,通常非手术的CRS药物使用比较稳定,FESS后的治疗则比较复杂和多变,药物的种类、剂量、时间的变化和加减应根据不同病因、手术后不同时间、不同的术腔黏膜状态以及是否有急性感染而有所不同,所以大环内酯类药物的使用应根据患者的实际情况更加细化和个体化。

在2012年新版的欧洲CRS诊疗意见书(EPOS-2012)也注意到了上述这些问题,为此对大环内酯药物给予了降级推荐,首先将推荐力度A降为C。然后在具体使用方面作了说明:IgE不增高的患者、非鼻息肉患者效果可能较好,而对伴有过敏因素、IgE与嗜酸性粒细胞高的鼻息肉患者效果较差。其实早在1998年日本的CRS临床指导方案已经提到了这个问题:"通常,大环内酯类抗生素对于合并过敏性鼻炎的成人或儿童的治疗效果不佳,特别是合并Ⅰ型过敏性炎症。"只是这个提议未得到应有的注意。

EPOS-2012与CPOS-2012均再次强调CRS是一种复杂疾病,病情具多样性,治疗难度差别很大,所以应该根据不同患者的实际情况进行更为个体化的治疗、并根据病情变化适时进行药物种类和剂量的增减似乎更为恰当。同时对非手术治疗和FESS后的抗生素使用也应有所区别。为此我们初步建议如下:

1) 小剂量、长期大环内酯药物[成人250mg/d,儿童4mg/(kg·d),>12周]主要选择十四圆环类,应用于以感染为主、不伴鼻息肉、嗜酸性粒细胞和IgE值正常的非过敏患者,特别是脓性分泌物较多的CRS。有时可以考虑作免疫学检查,包括血嗜酸性粒细胞、SIgE、皮肤点刺试验。考虑副作用的因素,推荐选择顺序为:克拉霉素、罗红霉素、红霉素。

2) 对有比较明确的阻塞性因素致病,如严重的鼻中隔偏曲压迫中鼻甲致中鼻甲息肉样变、钩突肥大和泡状中鼻甲影响窦口鼻道复合体引流、上鼻甲或中鼻甲尾端息肉样变阻塞蝶筛隐窝、额隐窝气房发育异常阻塞额窦开口(如蛋壳样鼻丘气房)等,可以考虑以手术解决为主,手术后也可不考虑使用大环内酯类药物。

3) FESS后2～4周内不必使用任何种类的抗生素治疗,如果鼻-鼻窦黏膜持续充血肿胀并伴有黏脓性分泌物,可以考虑使用,同时适用于难治性鼻窦炎。

4) 如果需要同时联合使用全身抗组胺药,应选择二代新型抗组胺药(地氯雷他定或左西替利嗪)。

5) 不推荐孕妇使用。

3. 抗过敏药物 抗过敏药物主要包括H_1抗组胺药和白三烯受体拮抗剂,是目前临床上治疗呼吸道变态反应疾病的常用药物。对于慢性鼻窦炎伴有变应性鼻炎,可给予口服或鼻内H_1抗组胺药,疗程不少于2周。口服H_1抗组胺药推荐使用第二代无镇静作用、无心脏毒性的药物,以避免发生严重不良反应。尤其值得注意的是,通过肝脏代谢的口服H_1抗组胺药与大环内酯类抗生素、咪唑类抗真菌药联合使用增加了心脏毒性作用的风险,可能导致QT间期延长和心律失常。对于慢性鼻窦炎伴有支气管哮喘,推荐口服白三烯受体拮抗剂,疗程不少于4周。慢性鼻窦炎患者如无变态反应因素,则不推荐使用抗过敏药物。

（1）抗组胺药：当 CRS 患者伴有明确的变应性因素，例如具有变应性鼻炎症状、体征并查到过敏证据时，变应性真菌性鼻窦炎、与过敏相关的鼻息肉和 CRSwNP 手术后在短期（2 周）口服糖皮质激素后，应考虑在使用鼻用激素的同时使用常规剂量的抗组胺药，维持时间 12 周以上或视病情控制程度而定。应用时还要注意：

1）强调合理用药，不超量服用，不与细胞色素 P450 酶（cytochrome P450，CYP）依赖性药物合用，特别是二代抗组胺药不宜与大环内酯类药物、咪唑类抗真菌药联合使用。需与大环内酯药物联合应用时推荐使用新型抗组胺药，如地氯雷他定或左西替利嗪。

2）有心脏病者，尤其是心律失常者宜不用或慎用；有电解质紊乱者，应谨慎使用。肝肾功能不全者慎用或减量服用。

3）对于高风险患者，在需要应用第二代口服 H_1 抗组胺药治疗时，应该先进行心电图检查，了解患者有无 QT 间期延长。临床上如果能够做到合理用药，针对每一患者认真分析药物适应证、禁忌证和药物相互作用，口服 H_1 抗组胺药所引起的严重心律失常是可以避免的。

（2）抗白三烯药：推荐在 CRS 伴哮喘的患者中使用。

（3）抗白细胞介素-5：抗 IL-5 单克隆抗体是新颖的治疗方法，具有良好的应用前景。

（4）抗 IgE 治疗：不推荐使用。

（5）免疫增强剂：不推荐使用。

（6）阿司匹林减敏治疗：不推荐使用。

（7）免疫学治疗（脱敏）：CRS 同时伴有药物治疗无效的变应性鼻炎或哮喘患者，可以采用脱敏治疗。

4. 鼻腔盥洗　无论是 EPOS 还是 CPOS，鼻腔盥洗都成为慢性鼻窦炎（CRS）治疗中的 A 类推荐。大量的临床观察与研究资料都显示，鼻腔盥洗对 CRS 具有重要的辅助治疗和改善症状的作用。鼻腔盥洗大致有三种方法，一是鼻腔滴液，二是鼻腔喷雾，三是鼻腔冲洗；盥洗液也分为生理盐水、高渗盐水、天然深海水。在不同的应用前提下可以选择不同的盥洗方式和盥洗液，通常在盥洗液中不加入其他药物成分。鼻腔盥洗还有益于保持鼻卫生，促进局部药物（特别是鼻用激素）的渗透，增进药物疗效的作用。

（1）鼻腔盥洗的历史概况：一百多年来，鼻部炎症性疾病的治疗一直介于药物治疗和（或）外科治疗之间，此消彼长。鼻腔盥洗的方法源于上颌窦穿刺冲洗术，直到功能性内镜鼻窦手术（FESS）问世以后，考虑到鼻腔或者手术腔结痂和黏液分泌物需要清除，鼻腔盥洗才被在临床上采用，随之推出了各种类型的冲洗器和冲洗液。人们开始认为鼻腔盥洗具有对鼻黏膜炎症性疾病的辅助治疗作用，欧洲慢性鼻窦炎、鼻息肉临床诊疗意见书（EPOS-2007）也把鼻腔盥洗视为可以改善症状的辅助治疗手段加以推荐，盥洗液有 0.9% 生理盐水、缓冲生理盐水等。到了 EPOS-2012，这种所谓的“辅助治疗手段”改为具有直接治疗效果的“重要的治疗手段”。这种从辅助治疗到直接治疗理念的转变，就是从 2.3% 高渗盐水和深海水鼻腔盥洗液开始的。

（2）鼻腔盥洗液的种类：最初的鼻腔盥洗都使用 0.9% 生理盐水，主要目的是清洗鼻腔的脓性分泌物、痂皮等，特别是在内镜鼻窦手术之后使用更为有效，但建议不超过 12 周，原因是 0.9% 的生理盐水与鼻腔黏液毯渗透压及酸碱度有差别，鼻腔的局部酸碱度为偏碱性。较长时间使用生理盐水做鼻腔盥洗也有可能改变鼻黏液毯的保护成分，甚至影响鼻腔局部微环境，并可能诱发感染。

1990 年源于印度瑜伽和草药学的高渗盐水鼻腔盥洗（HSNI）开始在临床应用，一些随机对照研究结果显示高渗盐水（2% ~3.5%）可以刺激和改善 CRS 患者鼻腔黏膜纤毛清除功能、碱性环境不利细菌生长、局部高渗状态有利于减轻鼻黏膜水肿和改善鼻腔通畅度等多重作用，而且高渗盐水对减轻结痂最为有效，因此效果优于等渗的生理盐水。文献报道这种盥洗液不仅改变了 CRS 患者的生活质量评分，还能改善多个其他测量指标。在 4 个月的治疗期内，9% 出现鼻内灼热感，但只有不到 2% 的患者调低了浓度，其他均未停止使用，最令人感兴趣的是患者在治疗期内由于症状的好转而减少了其他鼻用药物的使用。但最近有研究指出，2.3% 以上的高渗盐水有可能诱发神经反应，引起局部血管改变，最终导致黏膜肿胀和鼻阻塞，因此，盥洗液的浓度不宜太高，建议使用浓度 2.3% 为宜。

近年来深海水作为一种鼻腔盥洗液在临床上获得广泛应用，深海水也属于一种高渗盐水，浓度为 2.3%。2009 年的一项前瞻性随机对照研究比较了 2.3% 深海水、0.9 缓冲生理盐水、0.9 非缓冲生理盐水对鼻黏膜纤毛活性和缓解鼻通气的效果，结果表明：在应用到第 5 天时，三种溶液的纤毛活性与鼻通气改善均无差异，但是到了第 20 天，2.3% 的深海水的效果明显超过缓冲和非缓冲生理盐水，而且并未引起明显的鼻腔灼热感。

其他可加入鼻腔盥洗液中的药物还有：

根据EPOS-2012年的资料，木糖醇（xylitol）可以改变呼吸道表面液体（airway surface liquid，ASL）的离子浓度，增强对细菌的杀伤力（体外实验结果），应用木糖醇盐水溶液做鼻腔冲洗，对于慢性鼻-鼻窦炎有改善作用，推荐等级为“A”；次氯酸钠（sodium hypochlorite，NaOCl）是一种漂白和消毒剂，对许多微生物有抑制作用，包括金黄色葡萄球菌和铜绿假单胞菌。应用0.05%次氯酸钠/盐水溶液做鼻腔冲洗，对于金黄色葡萄球菌阳性的慢性鼻-鼻窦炎患者的治疗效果比单纯应用盐水的效果好，推荐等级为“B”。不推荐应用婴儿洗发剂冲洗鼻腔，推荐等级为“C”。

应用抗生素鼻腔冲洗对慢性鼻-鼻窦炎的治疗也有一定的效果（低级别证据）。在细菌培养导向下应用抗生素比非细菌培养导向的效果好。还有人观察，对于金黄色葡萄球菌阳性的手术后难治性鼻-鼻窦炎，应用0.05%莫匹罗星（mupirocin）溶液鼻腔冲洗（2次/日，连续3周），有明显的治疗效果，绝大多数研究不支持应用抗真菌药物作鼻腔冲洗。

2012年，Portela等采用在线调查（the online-based survey）的方法，通过E-mail，给美国859位对鼻科学感兴趣的医师发送调查表，回复率为32%。答复如下：93.2%的应答者手术后应用盐水冲洗；86.8%的耳鼻咽喉科医师在手术后早期应用抗生素；87.9%的医师在门诊，在内镜下做鼻腔清理术。这一调查结果提示，功能性内镜鼻窦手术之后，鼻腔冲洗是手术后常用的处理方法之一。表面活性剂和抗IL-5单克隆抗体是新颖的治疗方法，显示了良好的应用前景。

（3）2.3%缓冲高渗海水的临床应用：这是目前在临床中应用最广泛的盥洗液。在2.3%高渗缓冲海水的临床研究和探索中逐渐发现，其主要优势如下：

纤毛输送功能：Suslu N（2009年）对比了0.9%非缓冲生理盐水、0.9%缓冲等渗盐水和2.3%缓冲高渗海水对鼻腔功能的影响，三种冲洗液的pH分别为5.5、7.4、8.8。结果表明：2.3%高渗海水对鼻黏膜纤毛清除系统的功能改善最为明显，而两种生理盐水组均出现纤毛活动减慢的现象。表明微碱性环境对纤毛活动有积极影响。

鼻腔通气功能：Keojiampa KB（2004年）使用鼻阻力计测定几种盥洗液对鼻腔最小截面积的影响，结果表明2.3%高渗海水组的改善最为明显，表明具有减轻黏膜水肿的作用。

鼻腔烧灼感：Friedman M（2006年）的观察提示，3.5%高渗盐水可导致明显的鼻腔灼热感或烧灼感，原因是高渗溶液可引起P物质释放和腺体分泌，由此刺激痛觉神经元。Sulus N的观察结果是：2.3%缓冲高渗海水对鼻腔黏膜的刺激和烧灼感与生理盐水没有显著差别，因此他认为只要使用2.3%的海水，不会引起明显的烧灼感。

慢性鼻窦炎治疗：源于印度瑜伽和草药学的高渗盐水鼻腔盥洗（HSNI）是治疗CRS的重要方法，随机对照研究结果显示，VAS、SNOT-20以及QOL计分都能获得有效改善，还能改善其他几项测量指标。David R（2005年）的观察还显示可以减少抗生素的使用量，鼻窦炎的发作次数和严重程度都明显改善。

5. 黏液调节剂 在临床上，可以影响呼吸道黏液性质和促进分泌物清除的药物统称为黏液活性药（mucoactive medications），其中包括祛痰剂、黏液溶解剂（mucolytics）、黏液调节剂（mucoregulators）和黏液促动剂（mucokinetic drugs）。在鼻科领域，特别是针对急性或慢性鼻-鼻窦炎的治疗，主要应用的是黏液溶解剂（或称为黏液促排剂），其主要生物学效应和药理作用包括：①碱化黏液，降低和稀释黏液的黏稠度；②调节分泌，维持黏液毯的适度比例；③拟交感效应，刺激纤毛摆动，改善纤毛活性。临床应用目的是借此促进鼻-鼻窦黏液排出和有助于鼻窦生理功能的恢复。

黏液溶解剂（桃金娘油）：国内通常称为黏液稀化剂、稀化粘素或黏液促排剂，但是在国外，没有这两个名称相对应的英文名词。为了兼顾国内、外的异同，在制定2012年指南时，我们将这类药物称之为黏液溶解促排剂，但是，正确的名词还应当是黏液溶解剂。黏液溶解剂与一般的植物油（愈创甘油醚或溴已新）还有不同，后者以稀释黏液和祛痰为主，黏液促排剂有促纤毛活性的作用。

据国外文献报道，黏液促排剂可以作为治疗急性鼻-鼻窦炎的辅助药物，有助于减轻鼻窦分泌物的黏稠性。1997年的一项330例ARS的RCT临床研究提示，疗效优于安慰剂组，总体症状计分和分类症状计分都获得有效改善。使用另外两种植物油——愈创甘油醚和溴已新治疗成人和儿童ARS和CRS的RCT，临床观察结果表明：症状改善程度比安慰剂好20%以上，一项45名ARS和CRS患者的混合队列研究提示，在抗生素基础上附加黏液溶解剂可缩短治疗时间。在另外一组 ARS 患者的 RCT 研究中证实,黏液促排剂治疗急性鼻窦炎的效果优于其他植物油,但是无论是黏液促排剂还是植物油的疗效都优于安慰剂组,同时提示,给予黏液促排剂治疗后,只有 23% ARS 患者需加用抗生素,而安慰剂组为 40%。

但是到目前为止,针对 CRS,无论是植物油还是黏液促排剂都缺少大样本、双盲、安慰剂对照的研究资料,为此 EPOS-2007 和 EPOS-2012 都给了黏液促排剂较低级别的推荐"C",CPOS-2012 专家组认为:黏液促排剂在稀化黏液、促进纤毛活动的机制是可靠的,在治疗 ARS 的临床观察中也获得了较好的疗效,只是还没有在 CRS 治疗中获得循证级别较高的研究证据,为此并不影响在 CRS 的治疗中使用。今后,应当深入开展针对黏液溶解剂的基础与临床研究。

6. 外科手术　EPOS-2012 文件中,收集了大量有关鼻窦手术疗效的文献报道。这些文献报道皆称经过药物治疗失败的患者接受手术后鼻塞、面部疼痛比鼻后流涕和嗅觉得到更明显改善。如 Terris 和 Davidson(1994 年)分析了 10 组系统性病例回顾,以患者自己描述来判定手术后的感觉。结果在 1713 名患者中,感觉很好的占 63%,好的 28%,而不好的 9%。12% 的患者需再次手术。Lund(2001 年)回顾了 12 组系统性病例回顾,术后成功率为 70% ~90%,需再手术的为 7% ~10%。Smith 等(2005 年)最近对 54 篇文献进行了 Meta 分析以及 Khalil 等(2006 年)对 Cochrane 数据库相关文献的分析,结论是鼻内镜手术可使大部分患者症状明显改善。EPOS 指出,由于受到医学伦理的限制,这些报道不可能来自最高依据水平(随机对照)的研究,但所有文献的结论大都在循证的Ⅳ水平上。EPOS(2012 年)利用循证证据库(the Cochrane collaboration)在 2009 年搜索了外科治疗 CRS 的证据,在 2323 个研究中,仅发现 6 个属随机对照研究(RCT);经过严格的方法学评价指标,又排除 3 个研究,结果仅剩 3 个 RCT 研究。头两个或由于样本太少(Fairleyy,1993 年)或因其对比参数比较简单(Hartog,1977 年)影响其意义,较为有意义的第 3 个(Ragab,2004 年),该研究包括 90 个随机选择的 CRSwNP 或 CRSsNP 患者,比较内镜手术和药物治疗的效果。比较参数包括内镜评分、呼出一氧化氮、鼻气道呼出气流峰值、黏液纤毛清除率和患者自身感觉评分以及生活质量量表(SF36、SNOT20)。结果表明两者总体疗效无大差别,但手术在改善鼻通气上更为明显,且手术组术后只服用 2 周红霉素而药物组则需服用 3 周。国内许庚(2013 年)在一组多中心前瞻性对照研究中证实,对 90 例 CRS 患者随机分为药物治疗和手术加药物治疗两组,随访 3 ~6 个月。结果表明两组患者总体疗效无明显差别,但手术加药物组症状改善所需时间较快,认为对于经过药物治疗的中-重度患者应及早接受手术。

在 2000 年,英国皇家外科学院进行了一项 CRS 外科手术临床疗效的前瞻性研究,包括总数 3128 个 CRS 患者,其中 2176 个为 CRSwNP,多并发哮喘和阿司匹林敏感。手术治疗后随访 3 个月、12 个月和 36 个月,以生活质量量表 SNOT-22 为主要结果评价参数。结果表明,手术后患者感觉良好,尤其患有息肉者。近一半患者达到 5 年随访,其间有 19% 需再次手术。

EP^3OS 文件收集的近年有关这两种方法料的对比资料,结论是大多数患者经过合理的药物治疗,其疗效与外科手术相似;外科手术适用于药物治疗不满意者。这个结论的循证水平是Ⅰb,因此,对患者采取何种治疗取决于患者的病情和患者的意愿,这就需要与患者很好的沟通,使其了解治疗的依据所在,最后与患者取得一致意见。

至于外科手术的程度和范围一直是争论的焦点。手术范围的变化可从只切除钩突到伴有中鼻甲切除的蝶筛窦的完全开放。一些指南中收集的资料主要对比了中鼻甲切除、中鼻道窦口扩大、钩突切除和蝶筛窦根治术等随访的效果。这些研究的结果存在差异,如有的研究认为切除中鼻甲一方面可减轻术后鼻腔粘连,一方面可减轻哮喘的发生;但另有研究认为诱使哮喘加重的可能;也有研究认为过大范围的手术,增加了细菌、变应原及其他污染物进入开放的鼻窦内的机会而使病情复发。如 Nayak(2001 年)对 40 位慢性鼻-鼻窦炎患者分别施行了保留钩突和不保留钩突的内镜手术。术后 15 天将患者鼻内冲洗干净后用亚甲蓝喷入鼻腔,结果发现,保留钩突者黏膜着色区大部分在钩突表面,只有很少部分进入筛窦和上颌窦,而切除钩突的对照组染液着色则大部分在窦腔。Nayak 由此推论切除钩突后,可使含有变应原或不洁空气直接进入鼻窦,是术后局部炎症迁延不愈或复发的原因之一。另一些报道提示应根据病情确定手术范围。各种范围和方式的鼻内镜手术适应证将在本章第四节作详细介绍。

以往认为通过鼻内镜外科去除"不可逆病变

黏膜”的概念现已不再适用,一是“不可逆病变”的判定无严格标准,二是去除黏膜使骨质直接暴露可极大地延长受创伤的愈合,去除黏膜的骨质仍直接暴露月6个月以上,而纤毛密度也不能恢复到正常。因此,特别强调鼻窦手术期间仍应最大程度的保留黏膜。Kennedy主张对长期病变黏膜下的骨质应予切除,以防止慢性骨炎导致炎症的复发。但是这种去除骨炎骨质的提法,在手术中却难以操作。

综上分析,外科手术在慢性鼻-鼻窦炎的治疗策略中虽占有重要地位,但不是主导地位。何时给予外科干预取决于药物治疗措施的效果、鼻内黏膜状态、鼻内及中鼻道结构对引流的影响、有无并发症的发生等。对于我国鼻科学者,慢性鼻-鼻窦炎的临床诊治虽然是个老题目,但随着对鼻腔生理、病理和免疫学认识的加深,又面临着许多新的挑战,鼻内镜手术是否可以完全取代所有CRS的传统手术至今还有不同意见。至少我们已具备了科学的临床技术和研究手段,迎接这些新的挑战则更需要我们开创性的思维。

7. 关于疗效评定

(1) CRS的发病机制及炎症病理学特征决定疗效评定的基本定义:对CRS疗效的评定,20世纪90年代前后使用的是:治愈、好转、未愈;21世纪初改为:非常好、比较好、不太好;一直到EPOS-2012改为:症状完全控制、部分控制、未控制。可以看出对CRS疗效的评定概念经历了较长的认识过程,而且这个过程还会随着人们对CRS的深入认识而继续发展。

鼻-鼻窦炎症性疾病最大的临床特征是波动性、间歇性、反复发病,这是由于CRS炎症本身的特性决定的。第一,鼻腔是一个开放的器官,不间断地受到外界物理的、化学的、生物的、变应性的等各种有害因素攻击,甚至空气温度、湿度的变化都会给鼻腔黏膜带来激惹性反应,黏膜对这种攻击基本是以炎性应答反应来表达和出现。第二,鼻黏膜炎症(无论是变应性炎症还是感染性炎症)的发病方式都是呈波浪式,即发病-缓解-再发病-再缓解-再发病……这种模式出现的,而不是一旦发病就永不缓解,或者一旦缓解永不再发。临床治疗的总目标是缩短发作持续时间,控制或减轻发作时的症状严重程度,延长症状缓解的时间。在症状缓解时,可以完全没有症状或者只有非常轻的、不影响生活质量的,甚至不需要任何治疗的轻微症状,但是在这个时期内鼻黏膜的病理学炎症却依然存在,称为最低炎症持续状态。有研究表明,FESS手术后临床症状完全消退的CRS,鼻窦黏膜中的IL-1、IL-6、IL-8依然存在,只是数量比治疗前有所减少,就像经免疫学治疗的变应性鼻炎,症状虽然得到有效控制,但局部IgE数量并不一定减少一样。这种“最低炎症持续状态”可在某些特定条件下(如身体抵抗力下降或者致病因素攻击)再次激惹发病。所以从病理学角度认识鼻黏膜的炎症,不存在“完全治愈”的概念,因此使用“治愈”来评价显得不十分准确。这个概念也为我们深刻理解CRS的长期性、反复性以及需要持续治疗提供了理论依据。

(2) 如何准确、客观地描述CRS的治疗效果:EPOS-2007认为,对CRS疗效的评价最好以症状评分为基本依据(VAS),1996年美国鼻窦炎专家委员会也曾提议使用这种方法,而不太主张同时使用CT,因为治疗后的症状改善常常与CT检查结果有分离现象,CT扫描多作为临床研究的内在标准,而不作为临床治疗效果的评价。1997年我国“海口标准”采用的是“治愈、好转、未愈”三个等级指标,这个标准主要是根据形态学对FESS手术后的疗效评价,类似Lund-Kennedy法,但是不能定量。EPOS-2012使用了“症状控制、部分控制、未控制”这种新的描述方法,理由是认为CRS的治疗效果应该主要以患者的症状改善为依据,不过多地考虑鼻内镜和(或)CT扫描的结果。我们在一些权威文献中看到关于鼻窦炎治疗的临床研究,基本上都是使用VAS评价,包括总体症状和分类症状的治疗前后得分的对比,更详细的研究还包括生活质量的调查(SNOT-20或SF-36),均未采用鼻内镜和(或)CT扫描检查作为评价指标。

专家组认为,中国的具体情况和人们理解问题的方式与国外发达国家有些不同,例如:①在诊断CRS时除了患者的症状以外,还有鼻内镜检查(中鼻道或嗅裂有黏性或脓性分泌物)和(或)CT检查(鼻窦、窦口鼻道复合体有密度增高),那么在进行治疗效果评价时应该有相应的改善才具有说服力,即诊断与疗效评估时采用的的方法学应该前后对应,也体现了科学上的严谨;②目前中国的医疗环境的确出现一些非学术的问题,例如实际上患者的病情已经消退或改善,但是患者执意认为没有任何治疗效果,并以此对医师或医疗机构发难,这是我们不希望涉及但又不得不面对的事实。这就是为什么发达国家可以把患者的症状作为主体评价意见而我们不敢这样做的重要原因。因此,有必要使用一些客观检查的方法来证实或解释治疗效果的存在,借此保护医师的权益。从临床角度而言,CRS经过至少3个月以上的治疗或者作了FESS手术,给患者做一次鼻内镜检查也是需要的,而且并不困难。

基于以上考虑,CPOS-2012中推荐的疗效评定方法包括两个内容:症状评估(VAS)与鼻内镜检查和(或)CT扫描,得到的结论显然不能单独使用"症状控制"来表述,专家组经讨论后认为可以使用"病情控制"这个词,因为"病情"可以涵盖症状和体征两方面的含义。

(3) 疗效评价的定量:CPOS-2012在评价"症状完全控制、部分控制、未控制"三个不同的治疗效果时设计了定量指标,如对药物治疗的CRS患者:"病情完全控制"限定VAS计分为0,Lund-Kennedy计分和(或)Lund-Mackey计分均不超过1分;"病情部分控制"限定VAS计分为3分以下,即表示属于轻度症状,Lund-Kennedy计分和(或)Lund-Mackey计分均相应减少1分以上;"病情未控制"指VAS计分减少不足3分。对经过FESS手术的患者,加强了鼻内镜检查的效果评价,在这里我们采用了海口标准的指标。

需要说明的是,指南只是作了诊疗评定方法的推荐和建议,在临床实际应用当中,无论使用"症状控制"还是"病情控制"应该都被认可。特别是在一些级别较高的科学研究中,为了观察某以特定目标还可采用更详尽的主客观评价方法,例如为观察鼻腔通气程度的改善使用鼻阻力检查;为了观察纤毛活性或纤毛输送功能的改善情况作各种纤毛活性检测;为了观察嗅觉改善的情况作系列嗅觉检测,为了观察生活质量的改善情况做SNOT-20或SF-36的问卷调查等。CPOS-2012推荐的症状+体征(或者说主观+客观)联合评定的"病情控制"方法,能更全面反映CRS治疗后改善的整体状态,也更适合国情的需要。上述这些评价方法和定量指标在国外的指南中是没有的,这也是CPOS-2012具有创新性的内容。但是许庚(2013年)在最近发表的临床研究报道中提出患者的影像学、内镜检查结果经常与主观症状脱离,给疗效判定带来很大困难,CPOS-2012的疗效评定方法虽然在形式上看来比较全面,但是应用起来非常复杂而且难于判定,为此他建议仍应采用只针对症状的疗效评估,不需要影像学或鼻内镜检查的参与。

(董震 许庚)

第三节 鼻窦外科学的发展与演变

把外科手术作为治疗慢性鼻窦炎、鼻息肉的一种手段已经有120年的历史。由于人类的四组鼻窦均位于颅面骨的深部,径路狭窄和视觉方面的问题给手术带来很多困难。20世纪70年代以前,通常采用鼻外径路和鼻内径路两种手术途径。20世纪70年代以后,鼻内镜手术问世,才形成以鼻内径路为主要途径的手术,手术方式也从所谓的"根治性手术"逐渐演变为以恢复鼻腔、鼻窦功能为主要目标的"功能性手术"。现在人们通常把鼻内镜问世以前的鼻窦手术称为传统鼻窦手术,把采用鼻内镜的鼻窦手术称为内镜鼻窦手术,以此把两者从概念上区分开来。事实上传统鼻窦手术与内镜鼻窦手术有很多相通之处。除手术方式以外,在手术原则上(特别是20世纪50~60年代提出的指导手术的理论方面)与20世纪80年代提出的功能性内镜鼻窦手术的概念和原理非常接近,因此很难用简单的公式化格式将两者明确区分。因此说,经鼻内镜鼻窦手术是在传统鼻窦手术的基础上发展起来的,但是比传统鼻窦手术更科学、更精细、更具有恢复功能的特点。

一、传统鼻窦手术概况及其评价

(一) 额窦手术

额隐窝区域狭窄、解剖变异多、容易误入颅内,因此是鼻内镜手术中最复杂、最难处理的部位。1884年Ogston首次采用鼻外径路的额窦引流术治疗额窦炎;1887年Jurasz做了鼻内径路鼻额管探查术;1899年Lothrop报道了鼻内径路额窦底开放术。

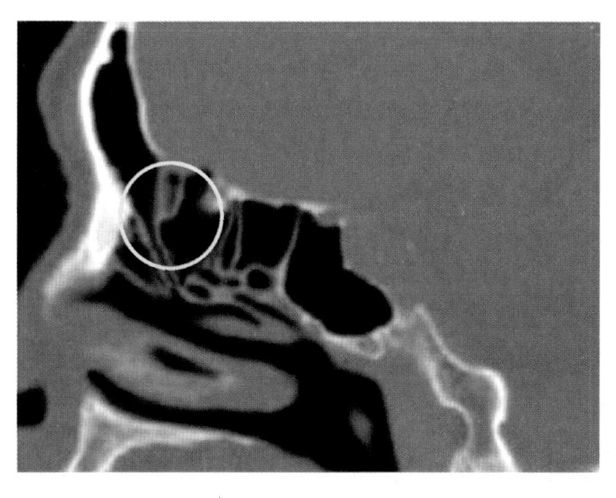

图2-3-5 CT矢状位显示额隐窝范围

以往的观点认为:由于鼻内额窦底开放术是在盲视下手术,危险性较大,病变难于清理,又容易损伤前颅底,所以治疗额窦炎的鼻内径路手术一直受到限制,常采用鼻外径路。1977 年国内出版的《鼻科学》中将额窦手术分为鼻内手术、鼻外手术、封闭手术三类(图 2-3-5 ~ 图 2-3-9)。

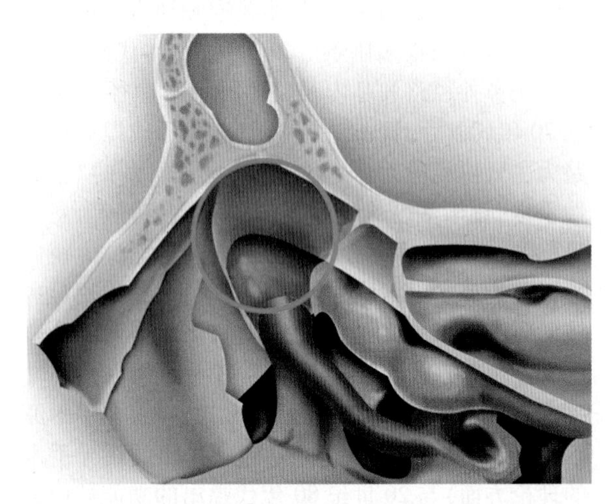

图 2-3-6 模式图显示额隐窝范围

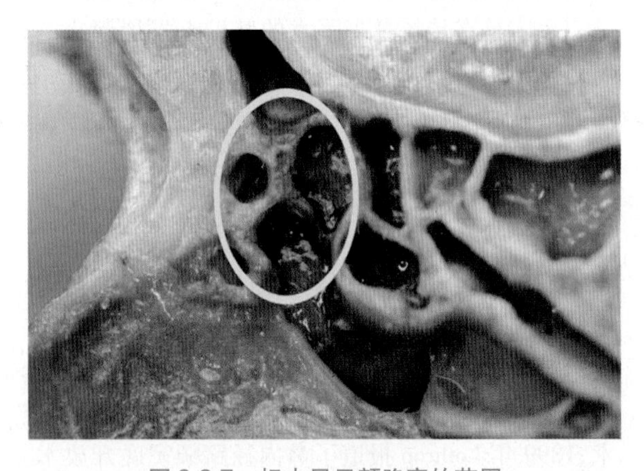

图 2-3-7 标本显示额隐窝的范围

1. 鼻内额窦开放术 1914 年由 Lothlop 首次把三种类型的鼻内额窦手术归纳统一,包括切除中鼻甲前端、开放筛泡、刮除病变气房、清理前筛房病灶、扩大鼻额管。

2. 鼻外额窦手术 也称鼻外额窦凿开引流术,作内眦眶缘弧形切口,于眶上缘内侧凿开额窦底壁并扩大,扩大鼻额管并清理部分前筛气房,插入引流管作鼻腔引流。

3. 额窦封闭手术 传统观点认为:额窦与筛窦接近,鼻额管又与鼻腔相通,手术之后由于筛窦腔开放,仍有感染复发机会。故手术时如将额窦腔填塞,可以防止复发感染,这就是额窦封闭手术。

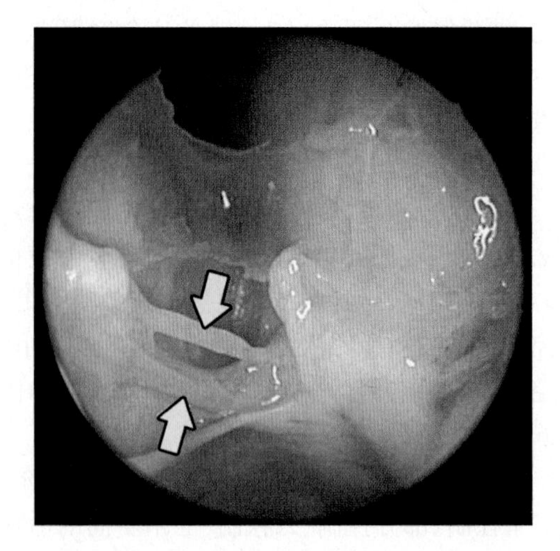

图 2-3-8 额隐窝及附近结构

上箭头标志为筛前动脉,下箭头标志为筛前动脉骨管,其前方的区域都属于额隐窝范围

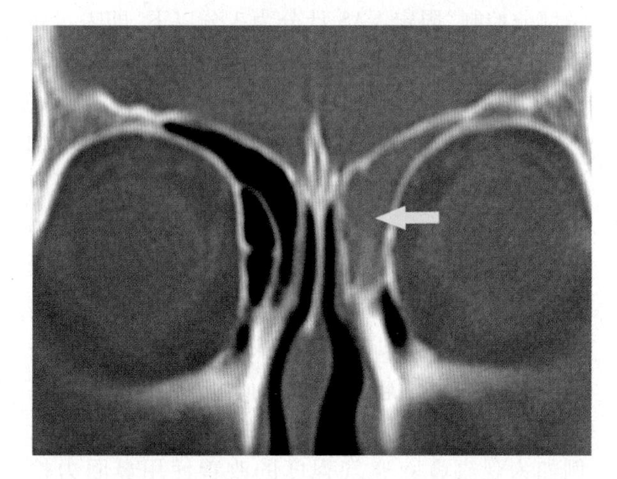

图 2-3-9 鼻窦冠状位扫描显示左额窦密度增高

填塞物常采用额部皮瓣压入额窦内的方式,也有采用脂肪、软骨、骨、塑料等。以当代观点和内镜下额窦开放术的疗效来看,这种填塞和封闭手术在理论上和实践上都是不恰当的。

(二)上颌窦手术

Haller A 在 17 世纪中期发现上颌窦口后面,紧连纸板存在一个独立的气房,即眶下气房,被后人命名为 Haller 气房。Haller 气房在鼻内镜手术中也具有重要价值:①是指示眶纸板和视神经眶口的解剖学标志;②手术中常把发育较大的 Haller 气房当成上颌窦,以为已经开放了上颌窦;③有时则藏在上颌窦口后外侧,较难寻找而未能开放,手术后可能仍然会遗留后鼻孔引流(图 2-3-10)。

1887 年,Miculicz 采用经下鼻道穿刺冲洗的方法治疗慢性上颌窦炎;1893 年,美国的 George Caldwell 报道了著名的经唇龈切口尖牙窝径路的上颌

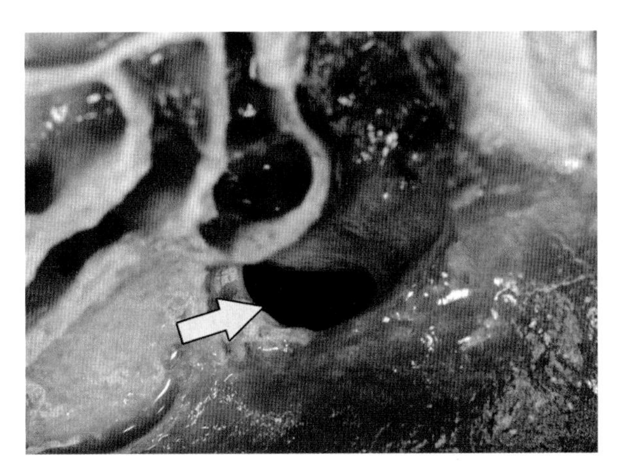

图 2-3-10　上颌窦自然开口隐藏于钩突尾端的外后方，筛泡前鼻的前外下方

窦手术；1897 年法国的 Henri Luc 介绍了同样的方法。后人将这种手术命名为：Caldwell-Luc 手术，即上颌窦根治术，我国称之为柯-陆手术。这种手术后来成为 20 世纪 70 年代以前治疗慢性上颌窦炎的主要手段，也是多种鼻窦手术的主要径路。

那时人们普遍认为上颌窦炎是最常见的鼻窦炎。因为从解剖学分析，上颌窦自然开口位于上颌窦的上方，不利于引流，所以这种手术常在上颌窦内侧壁向下鼻道开窗，试图通过这种方式改善上颌窦的引流。现在我们知道这种愿望并不能完全实现，因为上颌窦内的纤毛运动方向都是向着自然开口的，即使在下鼻道开窗，分泌物仍然从自然开口引流。但是在上颌窦内黏膜被完全清除的情况下，下鼻道的开窗就显得很必要，同时又可改善上颌窦内的通气。由于内镜鼻窦手术已经很少清除窦内黏膜，手术后大部分患者的窦内黏膜形态和功能都可恢复正常，所以就不必在下鼻道开窗。

1977 年国内出版的《鼻科学》中对上颌窦黏膜的处理已经有了比较明确的论述："如窦内黏膜肉眼观察正常，或病变属可逆，亦可保留，以便黏膜再生覆盖窦腔。否则黏膜完全去除后，则窦内为新生纤维组织充满，仍将继续发炎"。

关于上颌窦手术后黏膜再生问题，前人也做过观察。某些动物实验结果表明，手术剥离窦内黏膜 2～3 个月后，即有正常黏膜再生。但另外一些报道的结果则恰恰相反。例如刮除狗上颌窦黏膜后，4 个月内未见到窦内黏膜再生，而且还发现窦腔缩小，窦内被纤维组织充填并伴有新骨生成等。研究者认为前述实验结果系因手术不彻底，窦腔遗留黏膜小岛所致。后者的观察结果应该是正确的，因为至今为止还没有足够的证据证明鼻黏膜缺失之后能够再生。

1960 年国内王锡万对 41 例上颌窦手术后患者进行了观察，这是我国耳鼻咽喉科医师第一次对上颌窦手术后转归所做的重要临床观察。其中 11 例保留上颌窦黏膜者，在术后 2～3 个月可见黏膜充血、水肿、黏膜下出血、浅小溃疡和肉芽生长，经治疗后可以好转或消退，窦口和对孔无缩窄，黏膜活检为复层纤毛柱状上皮，窦腔保持原状。而其他 30 例刮除黏膜者，术后 1 个月上颌窦内为疏松红色软组织，淡红色，表面光滑，但渐变坚硬，窦腔常被软组织充满，对孔缩小，黏膜活检多数为纤维结缔组织，固有层系纤维肉芽组织，整个窦腔缩小。这一结果与功能性内镜鼻窦手术机制研究中得到的临床观察结果完全一致。因此，《鼻科学》一书在 1977 年就已经提出："在上颌窦手术中，如果窦内黏膜病变不重，应尽量保留为佳，而手术成功的关键，不是完全决定于窦腔黏膜是否全部刮除，而是决定于永久的通畅引流。"

1. Denker 手术　又名邓寇手术，手术方法与柯-陆手术大致相同，区别在于去除尖牙窝内侧及梨状孔下部骨壁，将鼻腔与上颌窦完全打通，可充分暴露窦腔。但容易损伤眶下神经和前上牙槽神经。

2. Ballenger-Canfield 手术　又名巴肯手术，是从鼻内下鼻甲前方经梨状孔凿开上颌窦，可从鼻内直视上颌窦病变。但遇到梨状孔骨质较厚时，给操作带来困难。

（三）筛窦手术

传统的筛窦手术有三种手术方式：

1. 鼻内筛窦手术　源于 18 世纪末期，Grunwald 在 1912 年等使用这种方法引流筛窦化脓性炎症，临床主要应用于慢性筛窦炎、筛窦息肉、原发并局限于筛窦内的囊肿、良性肿瘤等。其主要缺点之一是常常因为术野狭窄而损伤中鼻甲，或为了获得较满意的视野而主动切除中鼻甲；之二是以筛窦刮匙作为主要手术器械，压碎筛房并进行刮除，常常刮的骨壁"咔咔"作响，这样往往对黏膜损伤较大；之三是在后组筛窦区域视野不清，容易误伤周围重要结构，发生严重并发症；之四是有过这种手术经验的医师都知道，当某些患者出现较多量出血时，手术基本在血泊中摸索进行，大大增加了并发症发生的机会，同时多量的出血从前鼻孔和鼻咽部流出，患者常常剧烈呛咳。

2. 鼻外筛窦手术　鼻外径路筛窦手术是在 1933 年由 Ferris Smith 最早介绍，这种术式主要用于：①急性鼻窦炎伴发眶内或颅内并发症，需对筛窦进行全面开放；②切除较大范围的鼻腔和筛窦肿瘤，特别是当筛窦肿瘤已累及其他鼻窦者。

3. Lima 手术 经上颌窦柯-陆径路的筛窦手术被称为 Lima 手术，主要优点是可以保留中鼻甲并可以同时处理筛窦、上颌窦甚至蝶窦的病变，常用于多鼻窦炎的手术治疗。

（四）蝶窦手术

Carpi JB 在 15 世纪初期最早描述了蝶窦。卜国铉等在 1961 年根据 100 具尸头的研究，把蝶窦分成 10 种类型，这种分型方法对指导我国蝶窦手术以及经蝶窦垂体手术都起到重要作用。

在传统手术方法中，以下几种方法可以到达蝶窦进行诊断或治疗：

1. 经鼻内蝶窦穿刺冲洗术 进针方法是先把针尖抵在后鼻孔上缘正中部，然后向上方移动 1～1.5cm 成 35°进行穿刺，这种方法有一定的盲目性和危险性。早年笔者曾遇 1 例患者，因穿刺用力过度，针尖刺入过深，患者在穿刺后短时间内发生昏倒和深昏迷，经抢救一星期之久方告脱险，可能伤及了蝶鞍和垂体或发生了蛛网膜下腔出血。

2. 经鼻内径路窦口扩大术和前壁凿开术 适用于孤立性蝶窦炎的治疗，但是手术必须切除中鼻甲。

3. 经上颌窦 Lima 手术径路的蝶窦开放术 适用于同时伴有上颌窦和筛窦炎的病例。

4. 经鼻外筛窦径路。

5. 经鼻中隔径路 适用于双侧蝶窦炎患者或者鞍区垂体手术。

（五）多鼻窦炎和全鼻窦炎的手术

在慢性鼻窦炎的患者中，多鼻窦炎和全鼻窦炎所占比例的临床调查，国内的资料很少。据刘君谦（1958 年，广州市第一人民医院）对 660 例鼻窦炎的观察，多鼻窦炎和全鼻窦炎占 71.3%，国外报道的资料为 60% 左右。由此看来，以往手术治疗的大部分患者属于多或全鼻窦炎，因此，多鼻窦手术一直是临床重点关注的问题。这些患者的临床特征是：病变时间较长、范围广、常伴有多发性息肉和中鼻甲的病变，因此在手术中切除中鼻甲并刮除窦内黏膜（特别是上颌窦和筛窦）的根治性术式是很常见的。相关的手术有：鼻内经中鼻道径路、鼻外经眶内侧径路、经上颌窦径路等多种。无论哪种径路，这些手术非常强调彻底刮除所有前后组筛房，并尽量扩大上颌窦内侧壁及扩大蝶窦前壁，使几个鼻窦形成一个以筛窦为中心的、相互连通的大腔洞。人们也常常称其为轮廓化手术。

（六）对传统鼻窦手术的评价

传统鼻窦手术在临床上以筛窦、上颌窦手术最多，额窦手术次之，蝶窦手术最少。额窦和蝶窦手术多数以局限性开放为主，很少作根治性术式，其原因与视野受限、相邻危险结构较多、易出现并发症有关。上颌窦手术多以全部刮除窦内黏膜的根治术为主，并同时在下鼻道造口以建立窦通气和缺乏黏液纤毛输送功能状态下的窦腔引流。筛窦手术虽主张开放术，但在手术过程中使用各种刮匙清除病变已成为常规操作，对筛窦黏膜损伤面积过大，手术也显得粗糙。同时较多医师习惯在手术中首先切除中鼻甲，然后将筛窦轮廓化，使鼻腔、上颌窦、筛窦成为一个融合的大腔。大面积黏膜缺失的结果使筛窦、上颌窦骨质暴露，瘢痕增生并继之逐渐导致纤维组织增生、骨质增生，窦腔缩窄，鼻腔、鼻窦防御功能降低甚至完全丧失。因此用现代的观点看，这种传统的鼻窦根治性手术（特别是多窦手术和全鼻窦手术）多为破坏性手术。

据文献记载，传统手术治疗慢性鼻窦炎的治愈率约为 25%～83%，差别很大。事实上这些治愈率不一定完全准确，因为 20 世纪 70 年代以前，国内外均未确定慢性鼻窦炎治愈的临床标准，有些治愈的临床指标在今天看来显得过于粗糙或缺乏客观性。如果用当代标准衡量，传统手术对各种类型慢性鼻窦炎的总体治愈率应在 30% 以下，同时鼻黏膜炎症性疾病本身并不存在“治愈”概念，而是使用了更符合疾病特征描述方式，即症状是否被控制。当然，20 世纪 70 年代以前，手术前后的综合治疗措施及连续的局部处理还未被重视，可供临床选择的药物（如大环内酯类药物、局部糖皮质激素、纤毛活性促进剂和黏液促排剂、生理盐水或高渗海水等）也没有像今天这样丰富，这些都是造成传统手术治愈率较低的原因。

二、经鼻内镜鼻窦手术的创建及技术延伸

光导、影像技术和手术设备制造技术的进步是内镜鼻窦手术发展的实践前提。目前，无论是治疗鼻息肉、慢性鼻窦炎，还是良性肿瘤，都可以在鼻内镜引导下经鼻内完成，而且手术还延伸到鼻窦以外的颅底和眶的范围，甚至用于部分恶性肿瘤的手术或拯救。21 世纪的现在，对鼻窦炎、鼻息肉、鼻窦囊肿、鼻腔鼻窦良性占位性病变的手术治疗，鼻外径路的传统手术已经成为历史。

（一）鼻内镜的原始起源

早在1901年，Hirschman使用改良的膀胱镜通过尖牙窝径路观察上颌窦。1902年，一种原始（非纤维导光系统）的鼻内镜诞生。1903年，Hirschman曾经在切除中鼻甲之后用这种鼻内镜观察筛窦并清除筛窦病灶。1904年，Binder应用鼻内镜通过尖牙窝取出了上颌窦异物。1925年，Maltz把这种观察方法命名为鼻窦镜检查。但是由于当时还没有纤维导光系统、亮度不够和光线不能折射、图像无法进行光学放大等技术和设备的影响，限制了其发展。

（二）现代鼻内镜手术的诞生

20世纪70年代初期，随着鼻内镜和手术器械问世。1970年，奥地利鼻科学者Messerklinger在他的导师Hofer的指导下开展鼻腔鼻窦手术解剖学、上呼吸道生理学和病理生理学的研究，开始了内镜下尸体头部解剖学研究与训练，并很快应用于临床鼻腔、鼻窦检查和鼻窦手术。1978年出版《鼻内镜手术》专著，为此鼻内镜外科技术又被称为Messerklinger技术。

1. Messerklinger径路　从前向后的手术径路（顺序为：钩突-筛泡-上颌窦-额窦-后组筛窦-蝶窦）。与手术技术有重要关联的理论性研究有以下几个方面：

（1）窦口鼻道复合体概念：窦口鼻道复合体不是独立的解剖学结构，而是指以额筛上颌窦引流为中心的解剖区域。它包括钩突、半月裂、中鼻甲和中鼻道前段、前组和中组筛房、额隐窝和额窦开口、上颌窦开口等一系列结构。此区域的通气和引流障碍是鼻窦炎发生的关键，此区手术后粘连与闭塞，也是鼻窦炎病变复发的根源，因此被称为鼻窦炎的“钥匙区”。

（2）中鼻甲在鼻腔中所处的位置及其本身的生理学功能：中鼻甲处于鼻腔正中部，它不仅仅是鼻腔黏液分泌的主要区域，也是构成对各鼻窦开口的天然保护屏障。中鼻甲的缺失将严重影响鼻腔鼻窦功能，手术中要注意保护。

（3）鼻腔、鼻窦的黏液纤毛系统输送功能：与鼻窦炎的发生和转归有重要关联，鼻腔内任何部位的黏膜接触，都可能造成相关区域的纤毛输送功能紊乱，特别是在窦口鼻道复合体区域表现得更为明显。同时，解除鼻腔和窦口阻塞，改善鼻腔和鼻窦气流、机械性气压和氧分压，可以促使黏液纤毛输送功能恢复。功能性内镜鼻窦手术的主要论据之一就是改善鼻黏膜纤毛输送系统的形态和功能。

（4）鼻腔解剖学异常是鼻窦炎、鼻息肉发生的重要因素：关于这一点，以往并未引起临床的足够重视，这是Stammberger的一个重要贡献。他分析了多种与慢性鼻窦炎发生有关的解剖学异常，最主要的包括：重度鼻中隔偏曲、影响中鼻道引流的泡状中鼻甲和钩突肥大、额隐窝的各种气房发育异常等。纠正解剖学异常已经成为功能性内镜鼻窦手术中非常重要的步骤（图2-3-11～图2-3-16）。虽然EPOS-2012（欧洲慢性鼻窦炎临床诊疗意见书）认为解剖学异常作为慢性鼻窦炎病因的依据不足，但是大多数外科医师至今都把处理鼻腔、鼻窦解剖学异常作为手术中的重点。

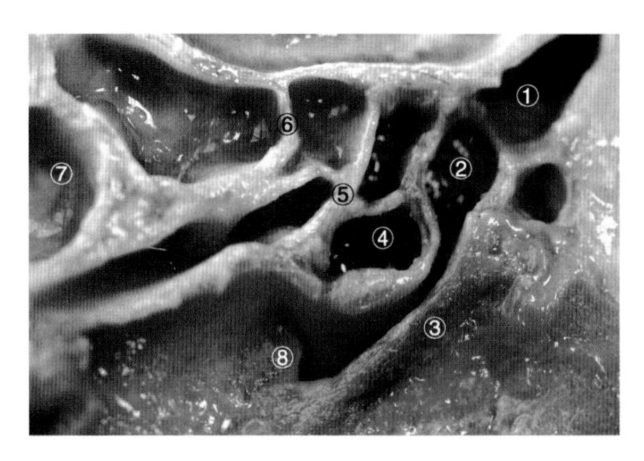

图2-3-11　鼻窦的位置及标志

①额窦；②额隐窝；③钩突；④筛泡气房；⑤中鼻甲基板；⑥后组筛窦；⑦蝶窦；⑧上颌窦自然开口

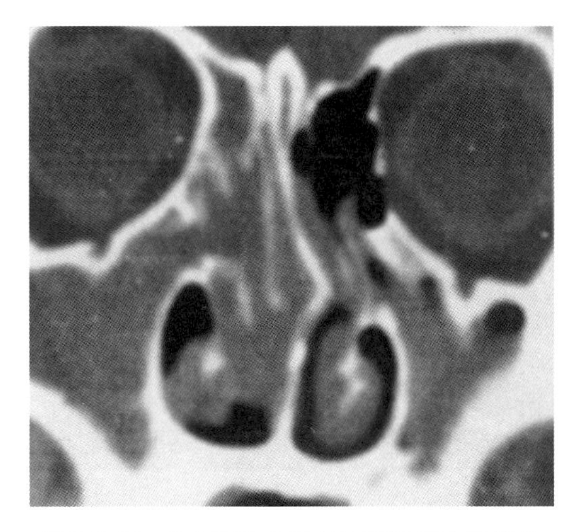

图2-3-12　鼻中隔弯曲引起的双侧阻塞性慢性鼻窦炎

鼻腔狭窄侧由于中鼻甲被鼻中隔压迫可发生水肿或息肉样改变，进一步导致窦口鼻道复合体阻塞。对侧过分宽敞的鼻腔则会发生中鼻甲的增生或息肉样改变，久之可造成该侧中鼻道狭窄和阻塞并诱发该侧鼻窦炎

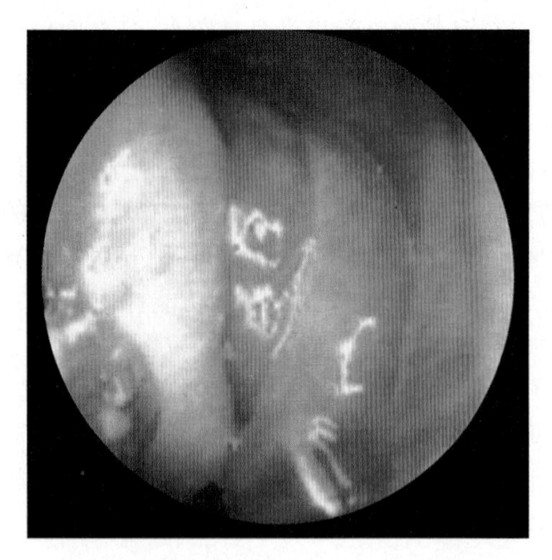

图 2-3-13　鼻中隔弯曲压迫中鼻甲导致息肉样改变

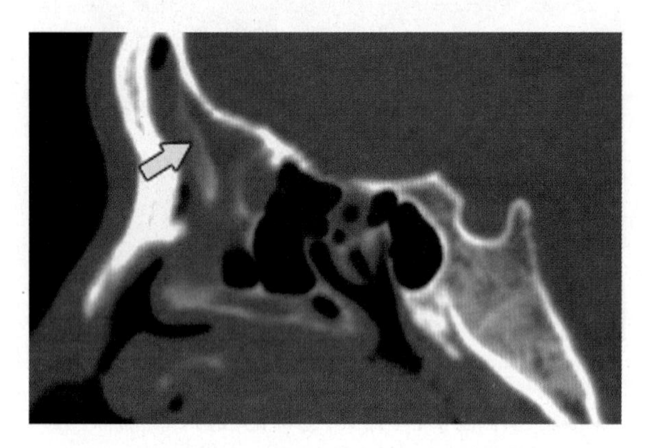

图 2-3-14　钩突发育异常阻塞额窦引流导致阻塞性额窦炎

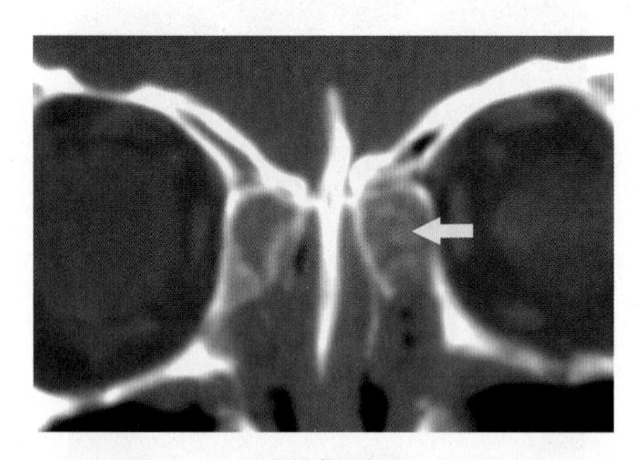

图 2-3-15　蛋壳样鼻丘气房阻塞额隐窝

（5）鼻腔、鼻窦炎性病变黏膜良性转归的可能性和规律：鼻腔、鼻窦的通气和引流改善以后 3～6 个月内，炎性水肿甚至轻度息肉样变的中鼻甲和鼻窦黏膜都有可能恢复正常形态或上皮化（注："上皮化"是根据 epithelialization 直接翻译而来，后来我们在临床中逐渐感觉到这个词用的并不恰当，上皮化

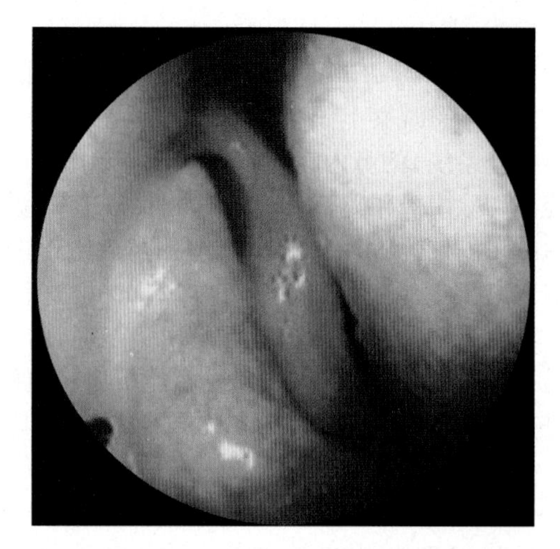

图 2-3-16　钩突肥大影响中鼻道引流

通常是指丢失黏膜的骨质表面又被新生上皮覆盖，这层覆盖的上皮不是假复层柱状纤毛上皮，而多数属于复层瘢痕或增生的结缔组织。鼻窦开放术的一个重要原则之一就是保留全部黏膜，在整个术腔都应有黏膜覆盖，不能有骨质暴露。因此不存在新生上皮再覆盖的问题，而是病变的黏膜向正常的黏膜转化的过程，为此已经很少再使用"上皮化"这个词来表达术腔黏膜恢复的情况了）。

2. Wigand 径路　从后向前的手术方式，即首先在蝶筛隐窝开放蝶窦，然后从蝶窦向外依次开放后组筛窦、前组筛窦、上颌窦、额窦。这种术式是有由 Wigand 在 1978 年提出的，这种手术径路常需要先切除中鼻甲后端，然后才能进入蝶窦，在处理孤立性蝶窦病变时常常采用。

3. Draf 三型额窦手术　Draf 把额窦的手术分成三种类型，第一型手术属于额隐窝手术，第二种手术属于需要开放额窦开口的手术，而比较引人关注的是第三型手术，实际上就是改良的 Lothlop 手术。第三型手术是采用切除鼻中隔上端的前部，然后把双侧额隐窝贯通，将双侧额窦通过同一个广泛的通道引流入鼻腔。这种手术采用者极少，特别是在我国，许多医师不接受这种手术理念，认为手术创伤太大，违背了微创手术的原则。但是对于复发性难治性额窦炎和额窦占位性病变切除仍有实际应用价值。

4. Wormald 径路　Wormald PJ 应该属于鼻内镜外科领域里的后起之秀，他的主要贡献是在额隐窝的手术方面：①用手术前"搭积木"三维重建方式确定额隐窝狭窄类型和部位；②鼻丘径路的额窦开放术：额隐窝由于解剖变异多，区域狭窄，毗邻颅底的骨质薄弱，手术中必须使用带角度的内镜和手术器械等一系列原因,使额隐窝手术成为内镜鼻窦手术中的难点,或者说最难处理的区域。Wormald 摸索出一条直接进入额隐窝,并可以基本在0°镜下完成手术的径路,这条径路后来被称为 Wormald 径路。简单来说,就是先去除鼻丘气房前壁,然后从鼻丘气房径路直接到达额隐窝。我们在临床中觉得这条径路比较适合那些已经多次做过鼻窦手术,中鼻甲丢失,鼻腔内没有进入额隐窝的可参考标志时使用,一般的额窦开放手术不必采用。

5. 导管球囊鼻窦自然开口扩张术　最早是在X线观察下,将一条前端带有球囊的导管经导丝伸入到额窦内,球囊的前后端设有不透光标记物,标示着球囊的大小。当球囊到达鼻窦开口时,即可使用以特殊的加压装置向球囊内高压注射水剂,压力为8kPa、10kPa、12kPa、16kPa 导致球囊膨胀,将窦口周围的气房或薄骨片向周围挤压,窦口因此被扩大。在2006年 Brown 和 Bolger 首先介绍了这项技术,又被称之为 Balloon Technique。后来将导丝改为纤维光源,取消了X线下操作,手术也从手术室的全身麻醉手术改为在门诊就可以进行的局部麻醉手术,使手术更加方便和安全,为此得到迅速的推广。2年以上的临床随访表明,窦口保持通畅者在90%以上。从此这项技术引起鼻外科医师广泛的关注,并扩展到蝶窦自然开口扩张治疗孤立性蝶窦炎。到2010年,美国每年进行这类门诊手术超过5万例。Kennedy 曾在2009年国际鼻科年会上称这项技术为:功能性内镜鼻窦手术问世以来,鼻外科领域最重要技术进步。

国内的这项技术刚刚起步,主要借助于球囊扩张技术作为鼻窦开放术的辅助技术,原因是:①FESS手术中的额窦、蝶窦开放都是比较难的技术。例如额隐窝比较狭窄、解剖学变异较大,在清除额周气房时常造成黏膜损伤或丢失、骨质暴露,这都成为手术后额隐窝再度狭窄或者囊泡、息肉生长的主要原因;②在蝶筛隐窝开放蝶窦时,由于附近有视神经眶口和颈内动脉,一些医师在此区域难免有恐惧感。导管球囊技术可以明显降低手术难度,手术时间明显缩短,手术质量明显提高,手术也变得更加安全(图2-3-17)。

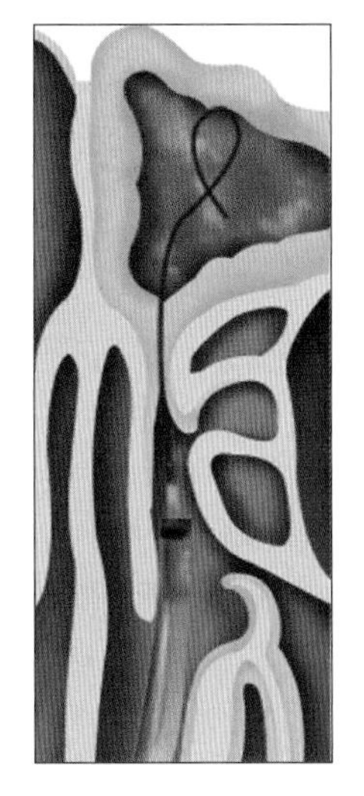
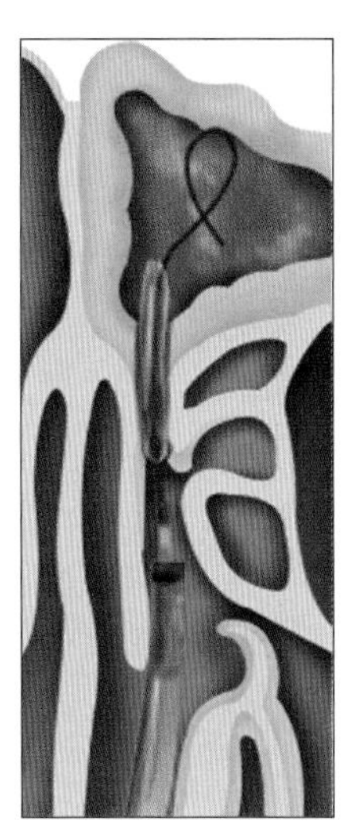
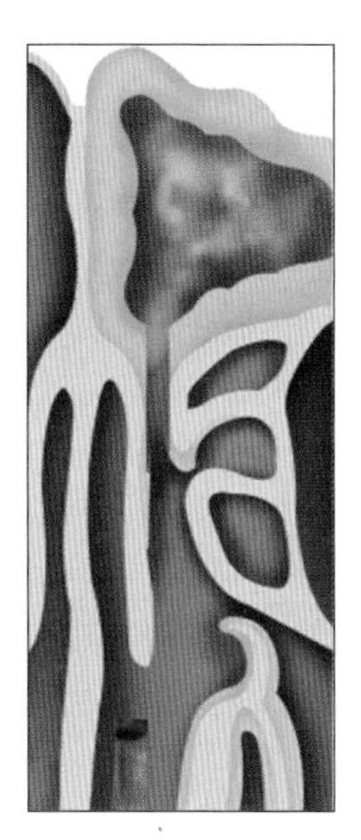

图2-3-17　介入导管额窦自然开口扩张术

6. 鼻窦影像学诊断新方法的建立　1976年,美国放射学家 Zinrich 与 Kennedy 教授合作,发明了一种专门为鼻窦外科设置的CT扫描位置,即今天在临床广泛采用的全鼻窦冠状位。不仅如此,根据解剖学和形态学研究的新内容,还提出了许多新的影像学标志和名词,这种扫描位置和评价方法能够为鼻窦精细手术提供更多的影像学信息。后来在国内外流行的慢性鼻窦炎诊疗评定方法的大多数资料中,都认为"没有任何手段能够比CT扫描提供的信息更能反映鼻窦炎的严重性。"此后,冠状位扫描成为鼻窦CT扫描的常规诊断手段。也有些学者把CT扫描作为治疗前后的对比进行了分类和分级,但是多数学者认为CT扫描应该主要用于诊断而不是评定疗效,在国际指南中也未把影像学检查列入疗效评定方法。

在上述崭新的理论与技术指导下,人们开始在鼻窦外科中广泛采用在鼻内镜引导下以纠正解剖学异常、准确彻底清除病灶、尽可能保留鼻腔生理结构,并以解决鼻腔、鼻窦通气和引流障碍为主要目的(特别是窦口鼻道复合体的阻塞)的手术。1985 年,美国著名鼻科学者 Kennedy 将这类手术命名为功能性内镜鼻窦手术(functional endoscopic sinus surgery,FESS)。美国医学会杂志 *JAMA* 在 1990 年作了如下的评论:"正如 20 世纪 50 年代手术显微镜的使用彻底改革了耳外科手术一样,功能性内镜鼻窦外科技术和理论把临床鼻窦外科学推向了全新阶段,这是 20 世纪鼻窦外科学领域内革命性的进步。"这项新技术和这些新理论推动了鼻科学整体的发展。

（三）鼻内镜手术技术的扩展和延伸

凭借鼻科医师对相邻区域解剖学的熟悉、对手术技术的不断精湛、手术设备的不断更新,他们开始把手术向鼻腔、鼻窦、鼻咽、鼻眶、鼻-颅底等区域的多种疾病延伸,代表性的手术类型主要集中在以下几个方面:

1. 鼻窦囊肿切除　1978 年,Nativig 报道了经鼻内镜上颌窦囊肿切除术。同年,Canalis 报道了经鼻内镜筛窦囊肿切除术。1983 年,Colse 报道了经鼻内镜蝶窦囊肿切除术。

2. 阿司匹林哮喘鼻息肉综合征　1987 年,Falliers 对阿司匹林哮喘鼻息肉综合征同时伴有慢性鼻窦炎、鼻息肉的患者采用经鼻内镜鼻窦手术的方法,收到较好的效果。在鼻窦炎、鼻息肉被治愈的同时,哮喘的发作明显减轻或完全消失。之后逐渐发展成为鼻科医师对上下呼吸道炎症性疾病相关性的兴趣点。进入 21 世纪,这个观点已经被呼吸科、儿科、鼻科共同接受。内镜鼻窦手术成为协助治疗顽固性哮喘的一个重要手段。但是国内一些研究表明,治疗慢性鼻窦炎不改善哮喘症状,同时患有哮喘的患者,鼻窦黏膜炎症很难完全控制,鼻息肉的再发也比较常见。

3. 鼻内翻性乳头状瘤　1983 年 Stammberger 首先开始了经鼻内镜切除鼻腔鼻窦内翻性乳头状瘤的探索,随访复发率低于传统的鼻外径路手术。1990 年 Kennedy 也报道了相同的临床结果。1992 年,Waitz 报道鼻腔鼻窦内翻性乳头状瘤手术,鼻外径路手术复发率 19%;经鼻内镜手术复发率 17%,再次证明经鼻内镜手术切除鼻腔鼻窦内翻性乳头状瘤的可行性。随着手术设备的不断完善,目前,内镜下彻底切除鼻腔鼻窦内翻性乳头状瘤对技术成熟的医师已经不再是新鲜事,尽管肿瘤可能侵犯翼腭窝、颅内或者侧颅底。

4. 内镜激光手术　1989 年,Levins 将 KTP/532 激光首先应用于鼻内镜手术,开创了内镜激光手术的先河。他介绍的主要方法是泡状中甲的纵行部分切除和钩突切除,而在鼻窦内的手术中就很少使用,原因是激光一般都有一定范围的透射深度,在筛蝶窦深部容易造成周围重要血管神经的损伤。同时激光内镜鼻窦手术需时较长,对黏膜损伤也比较大,所以至今采用者不多。

5. 鼻眼相关手术　1985 年,Stammberger 在他的著作中介绍了经鼻内镜筛蝶窦径路视神经减压术治疗外伤性视神经损伤导致的失明。1989 年,McDonogh 报道了经鼻内镜泪囊鼻腔开放术治疗阻塞性慢性泪囊炎,疗效与鼻外径路的泪囊鼻腔吻合术一致。1992 年,Kennedy 报道了经鼻内镜眶减压术治疗恶性突眼,疗效优于鼻外径路。上述三种手术成为内镜鼻眶手术的代表作。

6. 鼻-颅底手术　内镜鼻-颅底手术的种类繁多,总的来说大概分成两个方面,一是占位性病变的切除,二是对颅底缺损的修补。手术是从前颅底比较简单的手术为起点,再逐步深入扩展到颅内。

(1) 脑脊液鼻漏修补术:Stammberger(1989 年)和 Wigand(1981 年)描述在内镜下修补脑脊液鼻漏,都是在鼻窦手术中发生颅底损伤的同时进行修补成功。有目的的在内镜下修补脑脊液鼻漏者应首推 Papay(1988 年),目前这种手术成功率极高,整体疗效优于开颅手术和传统鼻内、鼻外径路手术。

(2) 侵犯颅底或进入颅内的肿瘤切除:例如嗅母细胞瘤等。

(3) 鞍区占位性病变切除(垂体瘤、垂体囊肿、颅咽管瘤、脊索瘤等)。

(4) 鼻内型脑膜脑膨出。

(5) 侧颅底占位性病变切除。

(6) 脑干肿瘤切除:经鼻内镜脑干肿瘤切除手术采用蝶窦后壁和斜坡径路,是进入 21 世纪以后才开始尝试的。

（四）手术并发症

并发症的分类按照发生的部位可以分为鼻腔、眶、颅并发症。最初认为,有了鼻内镜良好的术野照明和图像放大,可以有效的防止并发症的发生,而事实并非如此。1979—1989 年,先后有 Freedman、Stankiwicz、Vleming、Maniglia 报道了手术并发症及其预防和处理办法,证明内镜鼻窦手术的并发症并不少于传统鼻窦手术,发生率大约在 4.2% ~ 29%,这种差距较大的原因是对并发症的定义和认定不一致,如出血、术后粘连等是否应作为并发症来计算,至今仍无定论。其中较为严重的并发症有颅内损伤、颅内感染、脑膜炎、颅内血肿、硬膜下血肿、颈内动脉或海绵窦损伤、视神经损伤、内直肌损伤等。有一点是可以肯定的,即并发症的发生率与手术技术的熟练程度密切相关。Janvoski 列举了他的手术经验,表明最初开展的 500 例手术并发症较多,而技术熟练以后的 500 例手术,并发症明显减少。Stammberger 曾报道 2000 例手术,并发症为零。从文献报道中也可以看到,在 20 世纪 80 年代报道的手术并发症的文献较多,种类也比较复杂。20 世纪 90 年代以后,这类临床报道逐渐减少。为此减少并发症最重要的措施是提高手术的技术水平。

我国鼻内镜手术始于 1989 年,代表性技术可以达到国际发达国家水平,积累了大量的经验,获得了适合国人病情特殊性和就医特殊性的许多宝贵的资料和经验。但是发展不平衡、基层地区缺少规范化培训、严重并发症日益增多是需要解决的主要问题。

(许 庚)

第四节 额隐窝解剖特征及额窦手术策略

在鼻内镜鼻窦手术中,额窦手术被认为最具有挑战性。针对额窦手术相关解剖研究仍未止步,其核心是围绕手术方式展开。经鼻额窦开放手术的关键是准确判断额隐窝中额窦口的引流位置。但额隐窝解剖异常或变异、额窦内广泛病变及额窦内肿瘤等,虽经鼻开放额窦口,仍无法彻底清除病灶;术后复发或外伤后致额隐窝解剖紊乱、瘢痕狭窄或闭锁,更无法经鼻顺利开放额窦口。因此,重视和熟练掌握额隐窝及其毗邻结构与额窦引流通道的解剖关系、熟识影像解剖和内镜下的额隐窝解剖特征是成功开展鼻内镜额窦手术的基本保证,临床对于不同额窦病变,应结合局部解剖复杂程度,选择相应的经鼻内镜下额窦手术方式。

一、额隐窝解剖

额隐窝的基本概念:狭义的额窦口指额窦内口,额窦内口以上的部分为额漏斗(frontal infundibulum),是额窦下部朝向额窦内口底的狭窄管道;额窦内口以下的部分渐宽形成额隐窝(frontal recess),是一个复杂的三维空间结构。在矢状面上,额隐窝和额漏斗对叠呈沙漏状(hourglass-shaped)。额隐窝的解剖边界见表 2-3-2。周围毗邻气房包括鼻丘气房、额气房、上筛泡气房、眶上气房及窦中隔气房等。

表 2-3-2 额隐窝解剖界限

方位	标志结构
前上	额骨和上颌骨额突
前	鼻骨或鼻丘
后	筛泡板(第二基板)
内	中鼻甲前端外侧面
外	眶内壁(纸样板)

二、额窦引流通道的影像学检查

额隐窝影像检查的主要目的和手术方式相关,其一是了解钩突上端与其周围的解剖结构关系,主要参考冠状位 CT 扫描,根据断层上显示的钩突上端附着方式判断额窦引流方式;其二是了解额窦引流通道周围的气房特征,尤其是鼻丘气房。通常参

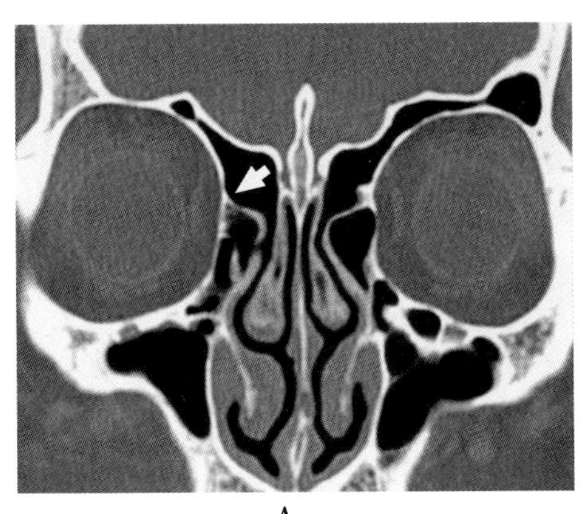

A

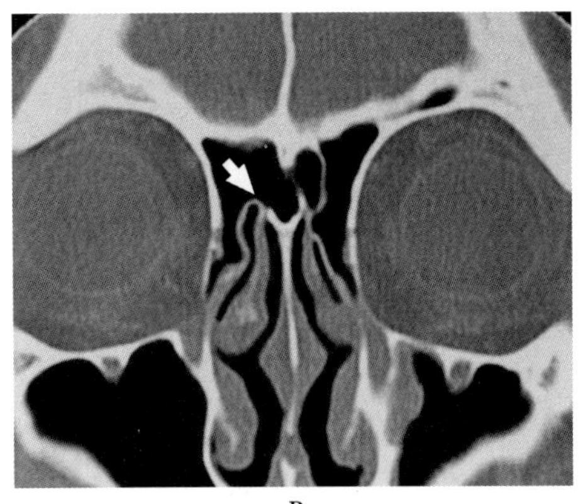

B

图 2-3-18 钩突上端附着方式

A. 箭头指示钩突附着眶纸板;B. 箭头指示钩突附着中鼻甲根部

考冠状位和轴位 CT 扫描,目前通过螺旋 CT 扫描,比较容易获得重建的矢状位,矢状位显示鼻丘及额隐窝周围气房更有优势。

周兵(2001 年)及 Friedman 等(2004 年)分别提出在鼻窦 CT 扫描断层影像中可观察到 4 种和 6 种钩突上端附着方式,就额窦引流方式而言则只有两类(图 2-3-18),即当钩突上部附着在眶纸板(箭头所示),额窦直接引流至中鼻道;当钩突附着于颅底或中鼻甲,或上端分叉等(箭头所示),额窦引流到筛漏斗或上颌窦,然后出半月裂到中鼻道。

三、额窦手术解剖参考标志

(一) 术中判断额窦引流口标志及鼻内镜下额隐窝气房特征

1. 钩突 前述钩突上端附着部位与额窦引流方式相关,所以术中切开钩突时,保留其上端作为解剖参考标志,应用成角度镜观察,根据钩突垂直部上端附着于眶纸板,或附着于中鼻甲根部或颅底等特点,在钩突的内侧或外侧判断额窦开口。以钩突为参考标志,也形成鼻内镜下额隐窝的气房分布特征(表 2-3-3,图 2-3-19)。

另据 Kim 和 Yoon 等根据解剖研究发现,钩突上部与筛泡上部交汇在矢状面上形成一个与鼻中隔平行的板状结构,即上筛漏斗板(suprainfundibular plate,SIP),前上附着额骨和额窦底板,上附着颅底。实际上,该结构是钩突上端呈扇形向后上附着筛泡板上部的部分,围成半月裂口的上缘。该学者依此为标志进入额窦,与利用钩突上部作为标志的作用同出一辙。

表 2-3-3 鼻内镜下额隐窝气房分型(冠状位 CT 扫描提示钩突上端附着部位)

分型	特征
Ⅰ型	钩突上部附着眶纸板,额窦直接引流到中鼻道,钩突内侧与中鼻甲之间的气房口为额窦开口,额窦经钩突内侧引流到鼻腔
Ⅱ型	钩突上部附着在中鼻甲根部、颅底或上端分叉,额窦经筛漏斗引流到中鼻道,在镜下所见钩突外侧与眶纸板之间的气房口为额窦开口,额窦经钩突外侧经筛漏斗出半月裂引流到鼻腔

2. 鼻丘 鼻丘是筛骨最前端在鼻腔外侧壁上的隆起,位于钩突的前部、中鼻甲与鼻腔外侧壁附着缘前端的前上部。鼻丘外侧是鼻骨和泪骨(前外侧为鼻骨,下外侧为泪骨);前方为上颌骨额突;上方是额隐窝和额窦;下内侧为钩突;后方是额隐窝和筛漏斗,向后外侧与纸样板相接。文献报道鼻丘气房出现率为 70% ~90%,由于鼻丘气房构成额窦底前份,因此,Wormald 认为鼻丘是研究和理解额窦解剖的关键标志,去除鼻丘顶壁(额窦底)可进入额窦。

(二) 影响额窦口判断的(气房)结构

1. 鼻丘气房 鼻丘气房位于筛漏斗前方、额嵴(frontal beak)水平以下,气化较好的情况下,形成向上隆起的穹窿(dome),0°镜下易被误为额窦,真正的额窦口在其后方。

2. 终末气房 为筛漏斗最顶端的气房,常位于鼻丘后方,较鼻丘位置偏外上。气化较好时,同样会误以为进入额窦,尤其是在 0°或 30°镜下容易

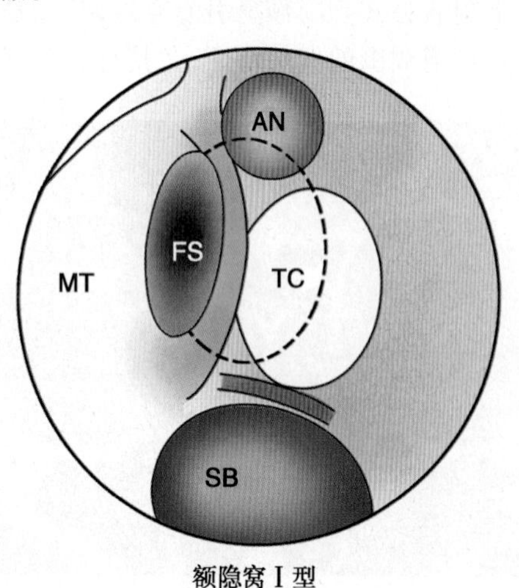

额隐窝Ⅰ型

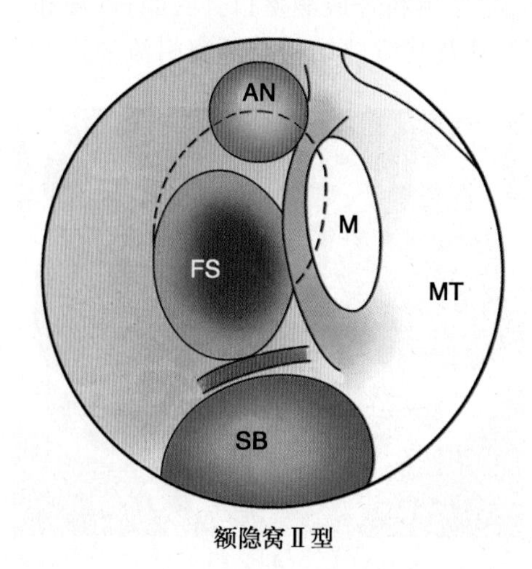

额隐窝Ⅱ型

图 2-3-19 额隐窝气房分型

蓝色为钩突残端,红色为筛前动脉;虚线示可切除范围。FS:额窦;AN:鼻丘气房;SB:上筛泡气房

混淆。

3. 眶上筛房　该气房起源于泡上气房或上筛泡隐窝，出现率约为15%。判断的准则是向上外气化超过眶纸板（矢状）投影以外的位置。气化程度明显的气房在镜下所见开口于额窦口的后外方，有深在的感觉，应根据CT扫描鉴别和判断。

4. 额气房　Kuhn将出现在额隐窝的筛气房根据其位置分为4种类型，所有额气房均位于鼻丘气房上方的一个或多个（K1和K2型），与鼻丘气房相似，它们的后、上壁都在额隐窝内。如果气房超过额嵴水平，则为K3型。K4型位于鼻丘气房上，在额窦内显示单独的气房；在冠状位CT上显示一个"气泡"，并超过额窦上下经线的50%。其中，K3或K4型气房可导致额隐窝狭窄，并影响对额窦口的判断。

应该指出，文献中对额隐窝气房的分类，主要以出现的位置为依据，其本质都是来源于前组筛窦的筛气房，因此，若从气房开口的角度看，有些气房其实是同类，只是由于气化程度差异导致位置不同罢了。有术者对上述气房的术中采用弯吸引器能够深入就判断为额窦是不准确的，即容易与上述气房混淆，尤其是当这些气房气化比较好的时候，仔细阅片并熟悉额隐窝周围结构解剖关系是重要基础。

四、鼻内镜下额窦开放手术方式及其适应证

（一）额窦手术方式

针对额窦不同解剖复杂程度和病变程度，有多种手术方式，依据病变程度、术者经验和技术水平、手术器械水平等，选择相应的手术方法，经鼻内镜手术方式则分为以下两大类：

1. 常规或经典经鼻内镜额窦手术　Messerklinger创立鼻内镜手术技术后，经Stammberger、Kennedy等推广普及。传统的鼻内镜额窦手术，主要是指额隐窝的手术，即以开放额隐窝气房，重建额窦的通气引流通道为主。操作方式分别是以0°镜或70°镜为主，近年来，Storz公司专门为欧洲医师开发用于额隐窝手术的45°镜。

（1）0°镜技术：以Wormald为代表，术中在0°鼻内镜下操作方法，以鼻丘为主要参考标志。特征是以鼻丘为标志切除额隐窝前壁进入额窦，用中鼻甲根部黏膜瓣修复额隐窝前壁裸露骨面。目前，处理鼻丘时也参考钩突位置（鼻丘内壁），沿鼻丘后内向前切除鼻丘的厚壁和顶壁，进入额窦。

（2）70°镜技术：术中切开钩突后，用微型剪剪断钩突上部，用作定位额窦口的参考标志，亦可保留筛泡前壁最上部分，以SIP为标志，同时参考CT扫描提示的钩突上端附着部位，在钩突的内侧或外侧寻找和确认额窦开口后，清除周围额窦底气房结构，开放额窦。

解剖上，筛前动脉只有45.9%穿行额窦口后下缘，因此，术中不能把筛前动脉作为定位额窦口的决定性标志，但通常是颅底的确认标志；当额窦气房非常明显的时候，额窦气房在前颅底由前向后延伸，此时筛前动脉可以穿行额窦底壁，但非颅底。

2. 复杂额窦疾病经鼻内镜手术方式　所谓复杂额窦病变，主要包括：额窦口前后径小和（或）内鼻嵴发育不良、前期内镜手术失败需要再手术者、广泛额窦鼻息肉、额窦外伤、额窦肿瘤等，以及额窦骨成形并脂肪填充手术失败的病例。既往多选择鼻外径路手术方法。

Lothrop（1914年）手术为经鼻外Lynch切口切除额窦底内侧、鼻中隔上部及窦间隔后，经鼻行单侧或双侧前筛窦切除，手术后形成大而永久性鼻-额通道，有利于通气引流，且易于术后随访观察。由于当时无内镜，且技术上存在一定难度，手术存在面部塌陷的并发症，该术式少有人问津。CT扫描、鼻内镜外科技术及高速电钻设备迅速发展后，Lothrop术式重新得到审视并加以变通，目的在于形成一种完全经鼻和保留骨性外侧壁，防止眶内容疝入的手术技术。Draf（1991年）介绍的三种在显微镜下扩大额窦口，保留额窦黏膜的手术方法，称之为DrafⅠ～Ⅲ型术式（表2-3-4），其中，DrafⅢ与Lothrop术式类同，只是后者经鼻外手术。1995年，Gross及Becker等在鼻内镜下完成DrafⅢ手术，称为改良经鼻内镜Lothrop术式（modified transnasal endoscopic Lothrop procedure，MTELP）或"drill-out"手术。这种改良，将鼻内镜额窦外科技术推进了一步。

表2-3-4　鼻内额窦手术Draf分型

Draf分型	手术方式
DrafⅠ	去除位于额窦口下方阻塞额窦引流的前筛气房，保证额窦口引流通畅
DrafⅡA	去除突入额窦的筛房，在中鼻甲和纸样板间扩大额窦口
DrafⅡB	去除单侧鼻中隔和眶内壁间的额窦底壁，扩大额窦口
DrafⅢ	去除双侧额窦底壁以及相邻的鼻中隔，建立双侧贯通的额窦引流通道

（1）手术适应证：按阶梯原则，改良经鼻内镜Lothrop适用于复杂额窦病变的手术。手术主要在0°镜下进行，对额窦顶及外侧，可以在45°或70°镜下进行。单纯在70°镜下手术，容易产生窦口已充分开放的错觉。

（2）手术器械：应有具有4万～8万转的鼻-颅底高速电钻，以及55°、60°或70°弯切割或磨削钻及相应角度咬切和组织钳（图2-3-20）。

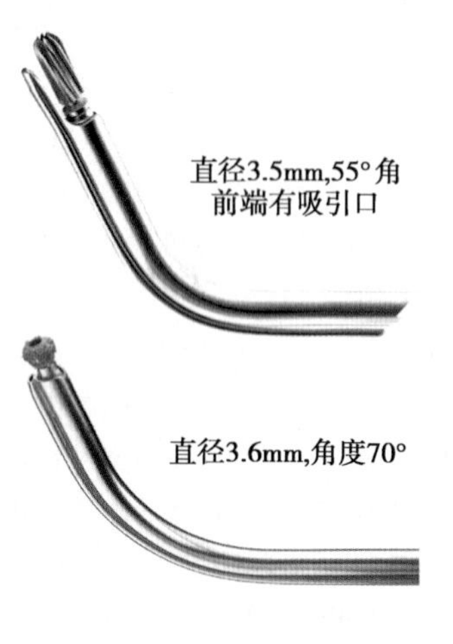

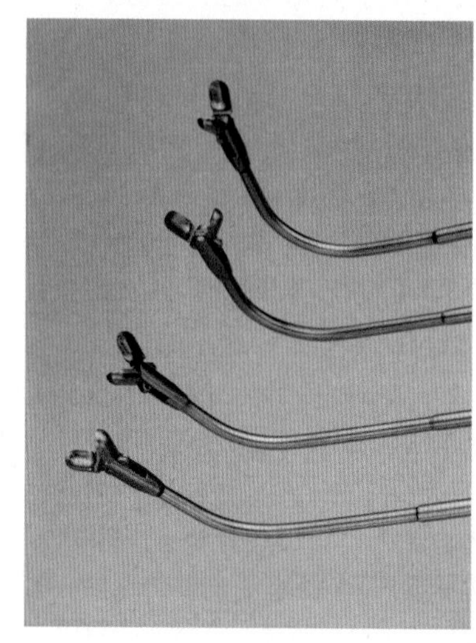

图2-3-20 额窦手术器械

（3）手术方法：根据Gross（1995年，2001年）和Wormald（2003年）报道手术方法，经部分改良，归纳手术步骤如下：常规经鼻清除一侧额隐窝气房后，开放额窦自然口。通常选择额隐窝正常一侧手术；对双侧病变，选择额隐窝较宽侧先行额窦开放手术。咬除中鼻甲前端附着处至额窦口后缘水平，以额窦口后缘（额窦后壁）为安全界，向前切除对应的鼻中隔前上部分，形成前为鼻骨后面、后为额窦口后缘约1.5～2cm的鼻中隔窗。鼻中隔上端颅底附着缘对应额窦底板。由一侧上颌骨额突磨削骨质，外侧到泪囊后，向前上继续磨削额鼻嵴至鼻根部皮下软组织；或沿一侧已开放额窦内壁（额中隔）为标志和指引（中线原则），电钻磨削额鼻嵴至鼻根部皮下。进入额窦后，以额窦前壁为标志，分别磨除额鼻嵴及上颌骨额突骨质，切除大部分额窦中隔，充分扩大额窦底，将两侧额窦融为较大贯通开口（图2-3-21）。

（4）手术要点和结果：①安全界：手术的风险主要在外侧的眶纸板和后方的颅底，因此，术中首先开放额窦，即使在复发额窦疾病，额窦口无法顺利打开时，仍以额隐窝后缘为标志。所有的操作，包括鼻中隔和中鼻甲的部分切除都在此以前。换

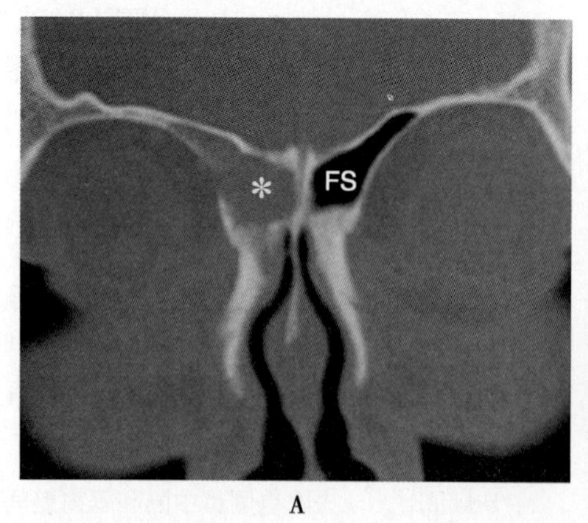

A

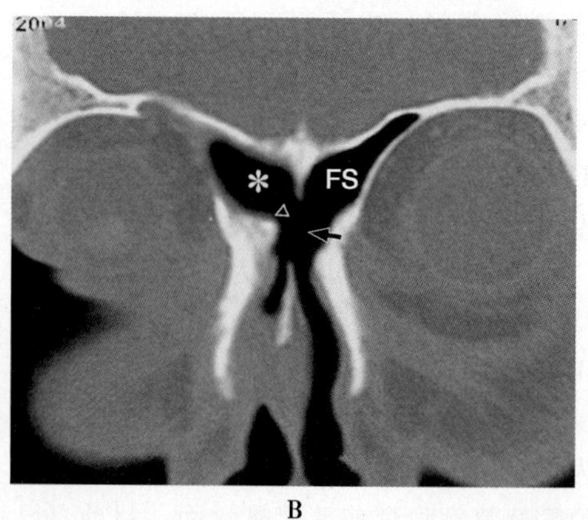

B

图2-3-21 额窦手术前后CT影像

A. 术前CT冠状位；B. 术后CT冠状位：显示额窦融合，右侧额窦经两侧融合额窦底开口引流；*：右侧外伤性额窦黏液囊肿；FS：额窦，箭头示额窦底融合开口；△：患侧额窦引流口

言之，在额窦口后缘向前的范围，皆为额窦底区域，通常也是安全的。对外侧眶纸板的识别则需要在手术操作过程中谨慎为之。②上颌骨额突和额鼻嵴磨除的程度：外侧到泪囊壁，前或前外则以鼻根部皮下软组织为标志，但中线需保留部分骨壳作为形态支架，避免术后鼻根部塌陷。③手术经验与手术器械：经验和技术无疑是基础，应有熟练应用45°或70°镜的经验及开放额窦的经验和技术。高速鼻-颅底电钻和55°、60°或70°弯切割或磨削钻和相应角度咬切和组织钳应该必备（图2-3-20）。④额隐窝黏膜维护和随访处理：虽然额隐窝前壁不可避免要切除黏膜和磨除较多骨质，但仍应尽可能减少黏膜损伤，保留额隐窝后部和后外侧黏膜完整，避免因黏膜缺失致骨面裸露过多，引起术后骨质增生、黏膜瘢痕增生及窦口闭锁。有作者在手术开始切除上颌骨额突黏膜时，保留切除下来的黏膜，用于手术结束后贴覆裸露骨面，不失为一种防止骨质增生和瘢痕闭锁的有效方法。

同样，由于术中较多磨除局部骨质，需要修复的裸露骨面面积大，修复过程中出现肉芽和骨质增生及瘢痕的趋势也明显，因此，手术后的局部清洁处理和维护，局部和全身激素的应用必不可少，才能保证术腔顺利上皮化（图2-3-22）。

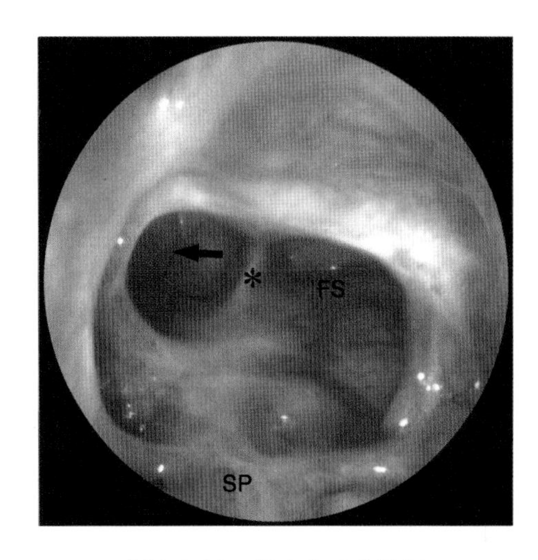

图2-3-22 额窦术后内镜图
70°镜见额窦底上皮化良好，两侧额窦融合引流通畅
箭头：患侧额窦；FS：健侧额窦；SP：鼻中隔；*：额中隔

（二）不同额窦手术方式及选择策略

1. 选择额窦手术方式的决策依据

（1）病史：包括前期手术史，鼻外径路手术和鼻内镜手术都有可能改变额隐窝局部解剖结构，对再手术造成困难。

（2）影像学检查：包括鼻窦CT扫描和MRI。冠状位、轴位和矢状位鼻窦CT扫描可以很清晰显示额窦病变及其周围结构特征；复发额窦炎性病变或肿瘤，或有前期手术，包括鼻外侧径路手术，额隐窝病变比较复杂，应采用鼻窦MRI，有助于鉴别诊断，并对制订手术策略，有重要参考意义（图2-3-23，图2-3-24）。

综上归纳影像检查和观察的要点：①通过冠状位CT了解钩突上端附着点，判断额窦引流方式；冠状位、轴位和矢状位CT结合，有助于了解额隐窝的解剖结构和变异；②窗位选择应根据病变特点，骨窗和软组织窗结合，有利于判断病变性质和范围，以及骨质和软组织的关系；③MRI，包括增强扫描，有助于判断病变的范围和性质，尤其是肿瘤病变。同时可了解肿瘤与周围结构的关系，包括是否存在肿瘤侵犯。

2. 额窦病变特征与手术方法 目前额窦的手术方法有多种，选择手术方法的主要依据是额窦的

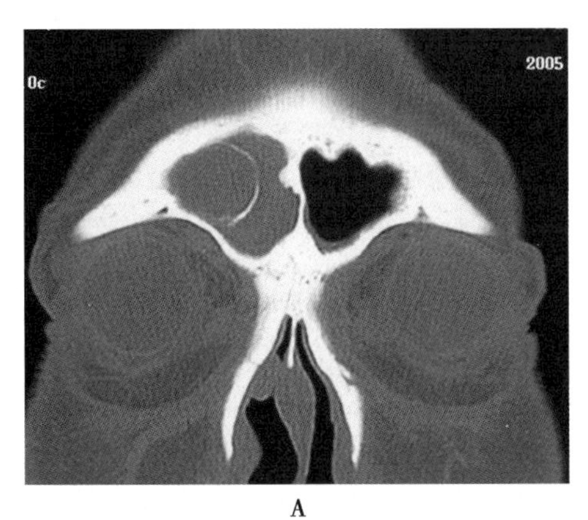

A

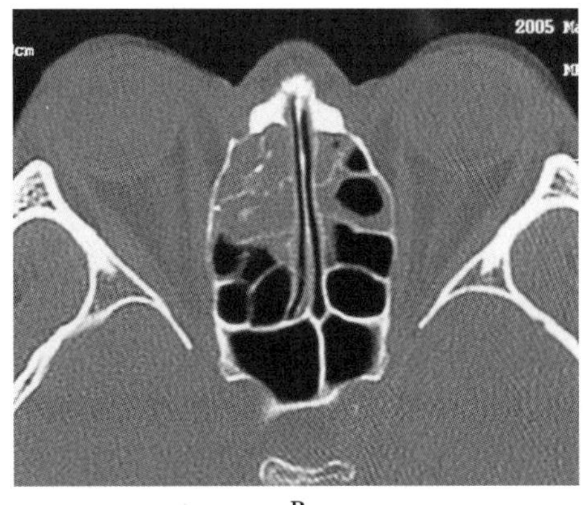

B

图2-3-23 右侧额窦复发性内翻性乳头状瘤CT影像
A. 冠状位：示额窦内软组织影，不含气，外上有气房；B. 轴位：示额隐窝为软组织占据，骨质轻度增生

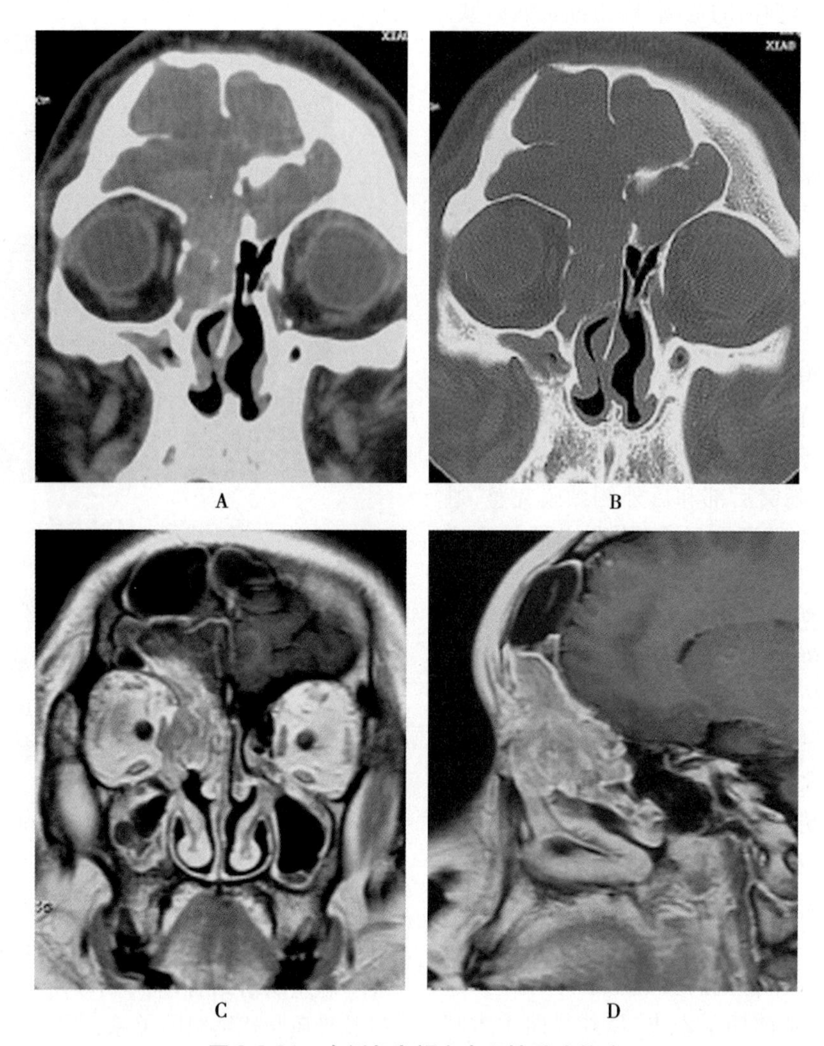

图 2-3-24 右侧复发额窦内翻性乳头状瘤

A. CT 示额隐窝及额窦软组织影，额窦发育很大，肿瘤范围不清楚；B. CT骨窗示骨质轻度受压吸收，肿瘤范围仍不清楚；C、D. MRI 示肿瘤主要在额隐窝和额窦腔下 1/2，上方为积液，右侧眼眶受压但未进入

病变。额窦病变依据病史和影像学检查可以分为：

（1）单纯性（孤立性额窦炎）：病变主要表现为额窦黏膜肥厚或额隐窝小息肉，或额隐窝局部黏膜轻度水肿等，筛泡以后筛房基本正常。手术方法主要采用开放额隐窝气房，手术操作的范围主要在筛泡基板以前。额窦本身通常不需要开放。

Landsberg 等（2006 年）报道针对孤立或单纯额窦炎，可采用切除钩突及额隐窝病灶，开放额窦的微创手术方法，保留筛泡板的完整。术中借助切割吸引器，切除钩突上端并开放鼻丘，达到开放额窦引流通道的作用。但对额隐窝气化比较好的病例，则要部分切除筛泡板。

（2）慢性鼻窦炎鼻息肉合并额窦炎：手术方式选择根据病史和影像学检查，除额隐窝骨质增生和其他解剖畸形影响额窦手术因素外，按照经典鼻内镜手术方式，顺序开放筛窦、上颌窦和蝶窦后，按照前述方法，依据钩突上端附着方式，定位和开放额窦。必要时清除所有影响额窦引流的额隐窝气房。

（3）复杂额窦病变：前述所谓复杂额窦病变的分类，有解剖基础，又有病变基础。但同时，也还应该包括经验、技术和设备等方面的基础。所以，术者面对复杂额窦病变选择相应手术方式的时候，应因地制宜、因时制宜、因人而异。对应的手术方式为 Draf Ⅱa、b 和 Draf Ⅲ（即改良经鼻内镜下 Lothrop 手术）。对气化较好且病变位于额窦外侧病例，应对上述手术方式进行变通，即采用额窦钻孔的联合径路，可以彻底切除额窦内的病灶。

对于颅内外交通病变，如额窦侵入颅内病灶或较广泛经额窦后壁进入额窦的颅底脑膜脑膨出，需要在影像检查的基础上，建议采用颅面联合径路手术。

综上，额窦病变的治疗，包括手术方式的选择，仍然遵循基本的原则，即根据病史、鼻内镜检查和影像检查确定。额窦病变，特别是普通炎症，首先考虑的是药物治疗，只有药物治疗无效时，才考虑手术治疗。术式的选择总体上遵循阶梯式治疗方案（图 2-3-25）。

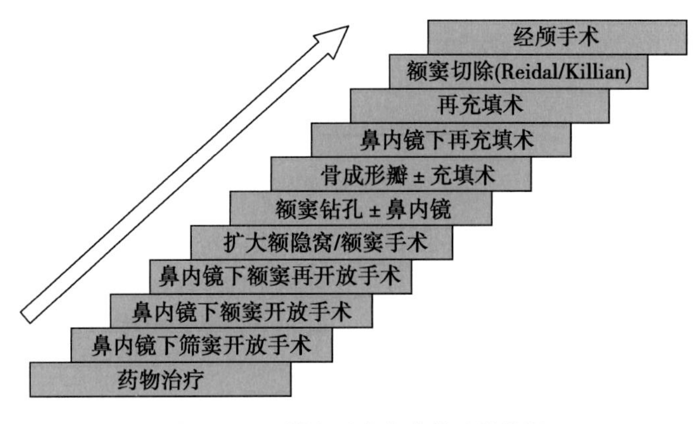

图 2-3-25　额窦手术方式的阶梯选择

（周　兵）

第四章 真菌引起和参与发病的慢性鼻-鼻窦炎

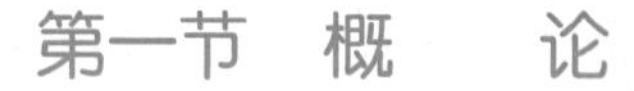

第一节 概 论

真菌引起和参与发病的慢性鼻-鼻窦炎(chronicrhinosinusitis,CRS)的基础和临床研究取得了明显进展,对临床诊断和治疗产生了重大的影响。

一、临床疾病种类

根据不同的发病机制,真菌引起和参与发病的CRS大致可以分为两类4种疾病(图2-4-1)。一类可归于“感染”,但又不同于传统意义上的细菌感染。第二类是免疫学发病机制。

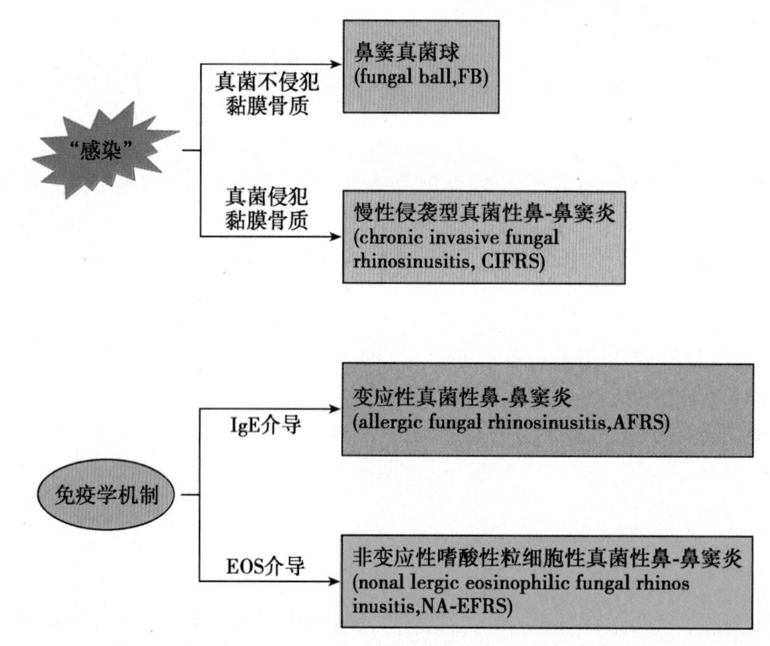

图2-4-1 真菌引起或参与发病的CRS临床疾病种类

注:EOS为嗜酸性粒细胞

其中,真菌球(FB)是临床最早发现和最多见的疾病种类(150余年)。发病机制、诊断、治疗均已明确,且预后好。FB是病原真菌在鼻窦腔内大量繁衍所致,但不侵犯窦黏膜。主要病原真菌是烟曲菌和黄曲菌。多单窦起病,多见于上颌窦,其次蝶窦和筛窦,罕见额窦。主要见于成人,女性略多。FB起病隐匿,发展慢,临床表现为单侧脓涕或血涕、鼻塞。一些患者可表现患侧面或头痛。约18%者无任何症状,仅在鼻窦影像学检查时偶然发现。鼻内镜下通常可见中鼻道或嗅沟有脓性分泌物,甚至淡绿、暗褐、灰黑色污秽碎屑状干酪样物。少数可见小息肉生长。当真菌繁衍充满窦腔时,则可压迫鼻窦骨壁膨出或骨质吸收。例如上颌窦发病者表现鼻腔外侧壁骨质消失,软组织结构向鼻腔膨隆。FB的最终诊断依据病理:窦腔内褐色、黑色,或者绿色、黄色的干酪样块,其内见大量真菌菌丝聚集,并缠绕成团,但窦黏膜内不见真菌。手术(经鼻内镜手术)彻底清除病变鼻窦腔内真菌是本病主要的治疗手段,无需抗真菌药治疗。一次手术治愈率在90%以上,所余10%者经再次手术亦均可获愈不复发。

慢性侵袭型真菌性鼻-鼻窦炎(CIFRS)、变应性真菌性鼻-鼻窦炎(AFRS)和非变应性嗜酸性粒细胞性真菌性鼻-鼻窦炎(NA-EFRS)分别是在20世纪下叶和21世纪初逐渐被认识和研究，并取得明显进展。本章下面将另辟章节着重叙述。

二、真菌病原组织病理学检查和检测

真菌病原学证据是诊断真菌引起或参与发病的CRS的金标准。传统的方法如组织病理学检查、真菌涂片和培养。近年建立了免疫学检测和分子生物学检测等新方法。

（一）组织病理学检查

1. HE染色法 由于真菌孢子胞质着品红色（壁不着色），近似于黏膜组织细胞等着色，不能显示真菌孢子，因此不能作为真菌侵犯组织（CIFRS）的诊断依据。临床通常用于诊断鼻窦腔内真菌（FB）。

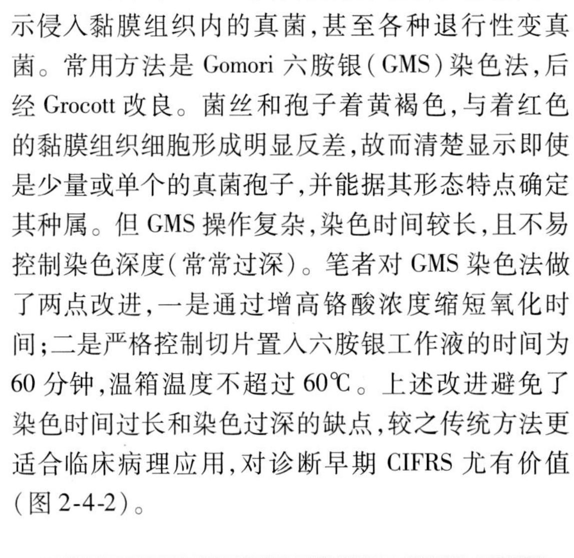

2. 嗜银染色法 真菌特殊染色法。能清楚显示侵入黏膜组织内的真菌，甚至各种退行性变真菌。常用方法是Gomori六胺银（GMS）染色法，后经Grocott改良。菌丝和孢子着黄褐色，与着红色的黏膜组织细胞形成明显反差，故而清楚显示即使是少量或单个的真菌孢子，并能据其形态特点确定其种属。但GMS操作复杂，染色时间较长，且不易控制染色深度（常常过深）。笔者对GMS染色法做了两点改进，一是通过增高铬酸浓度缩短氧化时间；二是严格控制切片置入六胺银工作液的时间为60分钟，温箱温度不超过60℃。上述改进避免了染色时间过长和染色过深的缺点，较之传统方法更适合临床病理应用，对诊断早期CIFRS尤有价值（图2-4-2）。

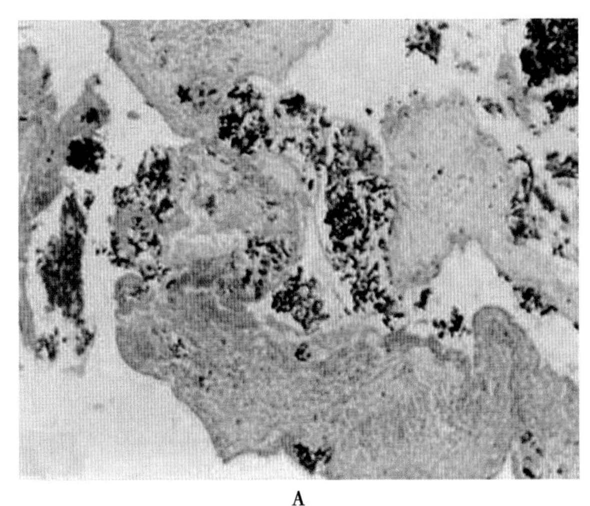

A

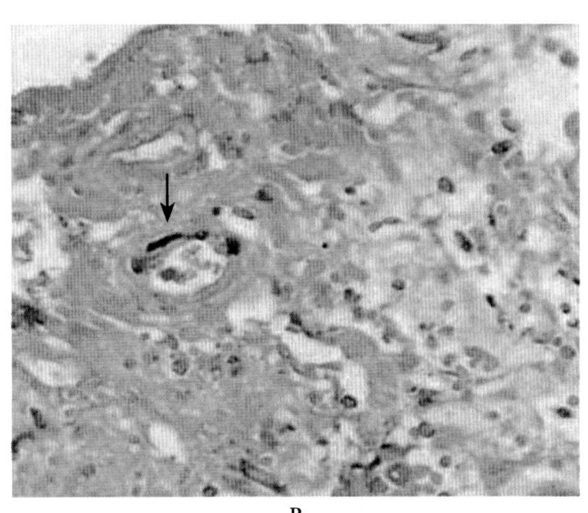

B

图2-4-2

A. 鼻窦黏膜组织内成堆的真菌菌丝。菌丝和孢子被染成明显的黄褐色，窦黏膜组织细胞核呈红色；B. CIFRS黏膜内小血管管壁见单个真菌菌丝侵入（↓）（GMS染色 ×400）

3. 阿尔新蓝染色 黏液素染色法。快速、价廉，可鉴别真菌种属和显示宿主组织反应。对新型隐球菌的多糖荚膜、皮炎芽生菌和鼻孢子菌等的染色特别有优势，是诊断鼻孢子菌的唯一方法。但其结果易受选取标本部位、染色技术，以及技术人员的经验等方面影响。

4. 其他特殊染色法 有PAS法、Fontana-Masson法和免疫荧光法等。实验程序和技术均颇为复杂，多在科学研究中采用。

（二）真菌检测

传统方法有直接涂片镜检和分离培养。但阳性率均较低，尤其后者通常需要较长时间。近年，真菌免疫学检测和分子生物学检测提高了真菌检测阳性率，且方法快捷简便，对侵袭型者的早期诊断和治疗尤有价值。

1. 直接涂片镜检 低倍光镜下寻找菌丝和孢子，高倍镜下观察菌丝和孢子的形态、特征、位置、大小和排列。但仅可识别少数真菌如新型隐球菌和念珠菌属（且可提示其致病活性）。不能判定大多数真菌种属，且可能有假阴性。因此见不到真菌不能判定没有真菌感染。

2. 分离培养 标本直接接种在沙氏琼脂（Sabouraud's B dextrose agar，SDA）培养基。接种后每周至少检查2次，注意菌落形态、颜色，进而观察镜下结构。分离培养不仅可以观察真菌的形态、镜下结构、生理特点和生化特性，从而判定其种属，也可进行药物敏感性试验，以指导临床用药。除鼻孢子菌和链状芽生菌等少数真菌外，目前大多数真菌都可以分离培养。缺点是:①真菌生长缓慢,浅部真菌至少培养 2 周,深部真菌则需 4 周以上才能判定其阳或阴性;②阳性率较低,文献资料提示<50%。美国学者 Ponikau 等改良了鼻黏液标本收集和处理技术,提高了阳性率。其一是采用动力微清除器(microdebrider)收集黏液,其二用二硫苏糖醇溶液处理黏液(保护黏蛋白成分,断裂黏液的二硫化物桥,致真菌孢子游离,使之有利于与培养基充分接触),其三是强调严格控制培养条件。

3. 免疫学检测　检测真菌抗体和抗原。前者观察抗体滴度动态变化以判定是否存在真菌,常用方法有补体结合试验、凝集试验和沉淀试验,对诊断曲霉菌、念珠菌、组织胞浆菌有一定作用。后者如曲霉菌的甘露糖半乳糖抗原、新型隐球菌的荚膜多糖抗原、念珠菌的甘露糖及葡聚糖抗原等。如半乳甘露聚糖(GM)法检测曲霉菌抗原(诊断侵袭型曲霉菌病),用单克隆抗体和夹心 ELISA 可提高检测敏感性。乳胶凝集试验检测隐球菌荚膜多糖抗原的敏感性和特异性可高达 90%(诊断隐球菌性脑膜炎)。缺点是存在交叉免疫反应,特异性不高,可能出现假阳性或假阴性。

4. 分子生物学检测　目前有限制性酶切片段多态性分析、DNA 探针技术及 DNA 体外扩增多聚酶链反应(PCR)、随机扩增多态性 DNA(RAPD)等方法。PCR 方法可直接检测血液和其他体液中存在的极少量的真菌 DNA,灵敏度高和特异性强。可早期检测真菌,尽早抗真菌治疗和提高患者生存机会。但 PCR 方法不能除外真菌污染造成的假阳性,且缺乏标准化,限制了临床广泛应用。

三、综合治疗

(一) 综合治疗的内容

手术治疗是首选,也是核心。其次是根据不同的发病机制(或疾病种类)辅以药物和免疫治疗,后者对于 CIFRS、AFRS 和 NA-EFRS 尤为重要(图 2-4-3)。

(二) 经鼻内镜手术及意义

经鼻内镜手术是在最小创伤的前提下完成鼻窦开放术、清创术和根治术。对 FB,仅需开放鼻窦和彻底清除真菌块即可。对 CIFRS,则需行清创术。对 AFRS 和 NA-EFRS,则行根治性切除术,首次手术后,特别是接受了药物治疗仍然复发者可选择修正性手术,但需慎重。累及额窦者,选择改良经鼻内镜 Lothrop 手术(即 Draf ⅡA 或 ⅡB 手术)。对发育极好的额窦,如经鼻内器械不能抵达,可联合额窦外径路。晚期 CIFRS,经鼻内镜清创术虽不能达到彻底切除的目的,但可减轻病变负荷,并为病变和坏死组织建立引流途径,仍不失为十分必要和有意义的手段。

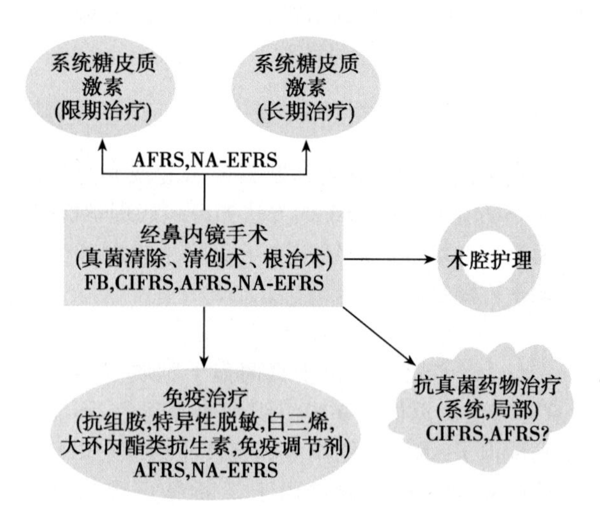

图 2-4-3　真菌引起或参与发病的 CRS 综合治疗内容

英国著名鼻内镜外科专家 Lund 教授曾作过如下精辟论述:"作为一个治疗手段,经鼻内镜手术在真菌引起和真菌参与发病的 CRS 外科治疗中值得大力推荐。然而,当病变的范围使得鼻内镜技术不能成为最好的治疗手段时,应该随时意识到术者自身的局限性和技术的局限性。"Lund 教授的意见对是否选择经鼻内镜手术具有极为重要的指导意义。

(三) 药物和免疫治疗及意义

AFRS、NA-EFRS 和 CIFRS 单纯手术,仍然不免复发。术后辅以药物和免疫治疗可有效控制复发和改善预后。

1. 糖皮质激素治疗　对 AFRS 和 NA-EFRS 术前后的糖皮质激素治疗可有效控制疾病的复发或发展。术后口服泼尼松初始剂量为每天 40 ~ 60mg,数周和数月后逐渐减量,一般认为维持剂量不能低于每天 15mg,否则复发。系统糖皮质激素治疗的短期副作用是失眠、性格改变、糖尿病、精神病和胃溃疡加重等,长期副作用是骨质疏松、髋骨缺血性坏死、白内障、青光眼和高血压。儿童风险是生长发育迟缓和潜在的不可逆性骨生长停止,因此儿童患者推荐每天每千克体重剂量低于 0.5 ~ 1mg。鼻腔局部糖皮质激素治疗是比较理想的方法,由于全身生物利用度低,故可用于长期治疗。

2. 抗真菌治疗　CIFRS 术后抗真菌治疗可减少复发或进一步侵犯。对 NA-EFRS 的抗真菌治疗尚有争议。早期 CIFRS 者口服伊曲康唑,每次

100mg,bid,15～30 天。每周一次鼻内镜下两性霉素 B 50mg+100ml 注射用水(或蒸馏水)术腔盥洗 30 分钟,一般 6～8 次。全身抗真菌治疗对晚期 CIFRS 者尤为必要,一般 3～6 个月,至少 6 周。可选择两性霉素 B(amphotericin B)或副作用小的两性霉素 B 脂质体。伊曲康唑对曲霉菌敏感,副作用小,但抗真菌作用不如两性霉素 B。

3. 免疫治疗　AFRS 和 NA-EFRS,或者合并其他变应性疾病者(变应性鼻炎或阿司匹林耐受不良),选择抗过敏或脱敏治疗,同时可以辅以其他抗炎治疗如白三烯受体拮抗剂、大环内酯类抗生素。对存在体液免疫缺陷者(如 IgG、IgA 降低)可辅以免疫调节剂,对提高生活质量有一定疗效。目前尚缺乏有效的真菌特异性脱敏治疗证据。

第二节　慢性侵袭型真菌性鼻-鼻窦炎

1997 年 deShazo 等首先报道并命名,2000 年 Stringer 等首次论述其基本概念。2003 年笔者提出早期慢性侵袭型真菌性鼻-鼻窦炎(CIFRS)的概念。CIFRS 不同于缓慢进展的真菌球(FB),真菌侵入鼻窦黏膜和骨质并破坏之;也不同于进展迅猛的暴发型真菌性鼻-鼻窦炎(fulminate fungal rhinosinusitis, FFRS),真菌破坏黏膜和骨质的过程是缓慢的。致病菌主要是曲霉菌属,其次为毛霉菌属。

(一)发病相关因素

1. 机体免疫功能低下被认为是发病的主要因素。如糖尿病、白血病和器官移植术后长期应用免疫抑制剂和大剂量糖皮质激素药物等,使机体易于被真菌侵犯。然而不乏一些患者的免疫功能在正常范围之内。

2. 真菌的特殊毒性如体外实验发现曲霉菌可产生弹性蛋白酶。推测其在体内具有和毛霉菌相似的侵犯组织和血管壁的倾向。但不能解释曲霉菌属为什么多见于引起 FB,而非 CIFRS。

3. 其他因素如炎热、湿热的气候,以及鼻炎、鼻息肉和鼻窦炎等可能有利真菌生长的环境。

(二)临床表现

1. 病史和病程　起病于单窦,缓慢进行性组织侵犯,病程较长,数周以上,甚至数月和数年。先侵犯邻近鼻窦和鼻腔,进而扩大到颅底颅内或眼眶。早期表现单侧脓涕,或伴或不伴头痛,酷似真菌球(FB),差异是 CIFRS 脓血涕较 FB 多见。鼻内镜所见亦近似于 FB,但 CIFRS 多见鼻腔外侧壁破坏、上颌窦内侧壁向内膨隆移位阻塞总鼻道,进而侵犯中鼻甲和鼻中隔,此时脓性分泌物和真菌块可能出现在嗅沟,中鼻道则消失且无脓性分泌物引流。晚期病变广泛侵犯鼻腔、眼眶或颅内,临床表现近似于暴发型(FFRS):①侵犯眼眶:眶周肿胀、突眼、眼眶疼痛、视力下降和失明;②侵犯上颌窦底:腭部溃烂缺损;③侵犯筛窦顶:头痛、癫痫、意识模糊甚或偏瘫;④侵犯蝶窦外侧壁:眶尖综合征或海绵窦综合征;⑤侵犯翼腭窝:出现相应的脑神经麻痹。晚期可出现严重并发症如真菌性动脉瘤、颈内动脉破裂和海绵窦血栓等。鼻内镜下鼻腔鼻窦失去正常结构和形态,代之为充满焦痂样的坏死物质和黏稠的脓性分泌物。

2. 影像学特征　早期特征与 FB 相似。病变以上颌窦最多见,其次为蝶窦。病变鼻窦 CT 表现为全部或大部密度不均匀的不透光阴影,阴影中存在高密度钙化斑(点),CT 值为 80～160Hu。但侵犯邻窦和鼻窦骨壁破坏较 FB 广泛,起病于上颌窦者可能同时破坏底壁牙槽骨。晚期累及同侧全组鼻窦、对侧鼻窦,甚至眼眶及颅内。MRI 表现视病变组织的成分和性质而定。一般而言,T_1WI 为低信号或等信号,T_2WI 多信号不定,病程较长和明显病变组织纤维组织增生者多呈低信号和数量及形态不一的高信号,增强后明显强化。

3. 伴有糖尿病或白血病,或长期全身应用糖皮质激素。

(三)诊断依据

必备依据:①进行性组织侵犯,病程至少 4 周以上;②CT 显示多窦受累,或包括中鼻甲、鼻中隔在内的较广泛的鼻窦骨质破坏,甚或累及眼眶或颅内;③组织病理学:deShzo 等提出肉眼下表现为肉芽肿型和非肉芽肿型。前者镜下表现中央为嗜酸性组织,周围被真菌菌丝、巨细胞、各种淋巴细胞和血浆细胞等包围。后者表现大片的组织细胞坏死、轻度炎症细胞浸润和大量真菌菌丝聚集,类似真菌球样肿物,真菌菌丝可突破黏膜屏障侵犯血管或仅引起轻微血管炎。镜下组织病理学证据是诊断的金标准。笔者的研究提示早期 CIFRS 窦内病变肉眼特征呈褐色糊状泥石样物,伴大量脓性分泌物;窦黏膜为暗红色、水肿、增厚、质脆、易出血、表面颗粒样增生,或者表现为黑色、脱落等坏死性改变。

参考依据:①易复发性;②糖尿病或白血病,或长期全身应用糖皮质激素个体。

若在 CIFRS 发病的早期获得诊断和治疗,将明显提高预后。

(四) 治疗

1. 经鼻内镜彻底的清创术 根治性切除窦内和鼻腔的真菌病变，以及鼻腔、鼻窦病变的黏膜和坏死的骨质，直至安全边缘，即显露正常组织为止。

2. 抗真菌治疗 CIFRS 易复发，尤其是晚期广泛侵犯者。

3. 术腔护理 术后 7～10 天清理术腔中陈血和分泌物结痂，以后根据术腔恢复情况每 10 天或 2 周复查。笔者的研究表明术腔护理用两性霉素 B 50mg 溶解于 100ml 注射用水(或蒸馏水)的溶液进行术腔盥洗有助于术腔上皮化，每次盥洗 30 分钟，一般需要 6～8 次。均在鼻内镜下进行。

(五) 预后

晚期出现广泛鼻腔、眼眶和颅内侵犯时，预后较差。国外文献报道晚期者，尽管得到相应的治疗，死亡率仍高达 50%。早期诊断和合理治疗可使多数患者获得治愈。

第三节 变应性真菌性鼻-鼻窦炎

变应性真菌性鼻-鼻窦炎(AFRS)，正式记载是 1983 年美国医师 Katzenstein 的报道，由于病原真菌是曲霉菌，故称为变应性曲霉菌性鼻-鼻窦炎(allergic aspergillus sinusitis，AAS)。以后证明，多种真菌均可引起本病，遂更名为 AFRS。

(一) 发病机制

核心机制是 IgE 介导的对真菌的Ⅰ型变态反应。证据：①吸入特应性：真菌激发的Ⅰ型速发型高敏反应和皮肤试验阳性；②真菌抗原总 IgE、SIgE 反应：血清总 IgE、血清和黏蛋白的真菌抗原 SIgE 均升高，且与疾病的持续或复发正相关；③强烈的嗜酸性粒细胞炎症(eosinophilic inflammation)：组织学证实大量嗜酸性粒细胞黏蛋白(eosinophilic mucin，EOSM)和脱颗粒的嗜酸性粒细胞(eosinophils，EOS)。

由于非真菌性嗜酸性粒细胞黏蛋白性鼻-鼻窦炎(nonfungal eosinophilic mucin rhinosinusitis，NF-EMRS)和 AFRS 有相似的组织学和免疫学特征，但不存在真菌，亦无真菌 SIgE 升高，故认为 AFRS 发病可能还存在其他免疫学机制，如：①遗传易感性：与主要组织相容性复合体Ⅱ类(major histocompatibility complex-Ⅱ，MHC-Ⅱ)基因有关；②真菌蛋白酶(fungal proteases)：通过 EOS 介导(非 IgE)，引起非变应性嗜酸性粒细胞性真菌性鼻-鼻窦炎(nonallergic eosinophilic fungal rhinosinusitis，NA-EFRS)；③金黄色葡萄球菌超抗原：即金黄色葡萄球菌肠毒素(staphylococcus aureus enterotoxins，SEs)，存在 SEs 的 SIgE，且与血清总 IgE 水平相关。

(二) AAS 与变应性支气管肺曲菌病

变应性支气管肺曲菌病(allergic bronchopulmonary aspergillosis，ABPA)是人体肺泡、肺间质和支气管对曲霉菌(主要是烟曲霉菌)发生超敏反应的一种变应性疾病。1968 年首次报道，临床表现为慢性支气管哮喘、复发性肺部浸润和支气管扩张。临床发现，ABPA 多伴有双侧慢性鼻-鼻窦炎/鼻息肉(CRSwNP)，虽经手术多不能控制，但在系统糖皮质激素治疗 ABPA 的同时，CRSwNP 亦得以控制。倘若再次复发 CRSwNP，ABPA 也必同步复发，再次系统糖皮质激素治疗后，鼻、肺疾病均获控制。以后的深入研究发现，伴发的 CRSwNP 和 ABPA 具有相似的组织病理学和免疫学特征，不同于传统的 CRSwNP，这是发现 AAS 的由来。因此，现在认为 AAS 和 ABPA 实际上是发生在呼吸道两个不同部位的同一疾病。

(三) 临床表现

多累及一侧数个鼻窦，最常累及筛窦，其次额窦和上颌窦。发病隐匿，进展缓慢。临床表现与 CRSwNP 极其相似，多伴有呼吸道鼻变态反应病，多经历一次或多次鼻窦和鼻息肉手术。典型表现是规律性排出棕色样鼻栓(引起鼻阻塞和面部疼痛)。少见头痛，若有，提示合并感染。有时类似"鼻窦肿物"起病，酷似鼻窦黏液囊肿、黏液脓囊肿或恶性肿瘤。病变膨胀性发展致鼻窦增大，甚至扩张至颅内和眶内。表现为眼眶、鼻侧或颌面部缓慢进展性隆起。隆起无痛、固定、质硬和呈不规则形。压迫泪道致间歇性溢泪。若持续向眼眶扩张，则推挤眼球外移、前突，进而活动受限、复视和上睑下垂等。严重者损伤视神经致失明。

(四) 鼻窦影像学

1. CT 病变鼻窦扩张、骨壁重塑和变薄。病变中央呈高密度影(EOSM 所致)，CT 值 100～125Hu。由于 EOSM 中积蓄着多量的重金属(如铁和锰)以及沉淀的钙盐，因此高密度影常表现 3 个特征(骨窗更明显)：①星状分布的钙化点；②较均匀的毛玻璃状；③极不规则的线状或匐行状影。病变周围呈低密度影(增厚的黏膜和息肉组织所致)。双侧病变者多表现骨腐蚀(19%～64%)，病变向鼻腔，甚至眼眶和颅底扩展，CT 似恶性肿瘤表现。

2. MRI 可区别 EOSM(高蛋白低水)和黏膜

及息肉(水为主)。表现为中央低强度 T_1 信号和 T_2 空信号或极低信号(黏蛋白中钙、铁和锰所致),周围 T_1/T_2 增强信号。上述特征为本病特有,是与其他类型真菌性鼻-鼻窦炎和恶性肿瘤的主要鉴别点。

（五）实验室检查

1. 真菌抗原皮肤试验(点刺或皮内注射)　多呈强烈的Ⅰ型速发型反应,一些患者还同时有迟发相反应。多数患者可能同时对其他多种吸入变应原呈阳性皮肤反应。

2. 血清免疫球蛋白检测　总 IgE 水平和特异性 IgE 水平通常是升高的。多数患者涉嫌真菌的特异性 IgGs 沉淀试验阳性。

3. 黏蛋白真菌染色　采用嗜银染色。按照 Ponikau 等介绍的方法收集和处理黏蛋白标本的技术有助于提高真菌染色成功率(见前述内容)。

4. 黏蛋白真菌培养　鉴别真菌种类。术中获取黏液进行培养。通常培养出暗色菌或曲菌,前者如双极菌属或弯孢菌属,后者如烟曲霉、黑曲霉、黄曲霉。真菌培养阳性结果差异很大,大约在 64% ~ 100%。

（六）黏蛋白组织病理学

肉眼特征稠厚胶状,淡黄褐色、棕褐色或深绿色,状似"花生酱油"和"车轴润滑油"。HE 染色光镜低倍镜下呈现淡嗜酸性或淡嗜碱性无定形基质,分布大量的 EOS 和夏-莱晶体。EOS 或散在分布,或聚集成大小不等的簇。散在的 EOS 常呈破裂状颗粒,然仍围绕着核。聚集成簇者通常呈退变状态(胞质深橙色核固缩状)。夏-莱晶体大小不一,淡橙色,横切面呈六角形,纵切面则呈角锥形或纺锤形,分布于退变的 EOS 簇之间,多靠近较大的簇,被认为是 EOS 脱出的颗粒聚集而成。

（七）诊断依据

1994 年 Bent 和 Kuhn 提出诊断的 2 个主要和 2 个次要依据。主要依据:①EOSM,无真菌黏膜侵犯;②病史、皮肤试验、血清学支持;③鼻息肉;④特征性影像学;⑤黏蛋白真菌染色或培养阳性。次要依据:①支气管哮喘;②双侧鼻息肉;③外周血涂片 EOS 增多;④夏-莱结晶;⑤骨质腐蚀。1995 年,deShazo 等提出的诊断标准并经会议统一:①CRSwNP;②鼻窦内 EOSM 含真菌菌丝;③免疫活性;④真菌变态反应。认为影像学不是主要依据。

一般认为具备 EOSM 并含真菌可诊断 AFRS(可除外 NF-EMRS)。由于 EOSM 的真菌染色或培养阴性极为常见,因此,有意见认为如符合 EOSM 和真菌变态反应证据两个条件者可考虑为"候选 AFRS"(尽管真菌染色和培养均为阴性)。另外,倘若真菌或吸入特应性阴性,即使存在 EOSM,也不能诊断 AFRS(有可能是 NF-EMRS)。若合并 Samter 三联症者,则可以除外 AFRS(可能是 NF-EMRS)。

（八）综合治疗

1. 综合治疗内容　包括:①经鼻内镜鼻窦根治性手术,彻底清除 EOSM,切除全部病变黏膜及息肉;②系统糖皮质激素治疗;③针对相关真菌变应原的免疫治疗;④局部糖皮质激素治疗和系统抗组胺药、抗白三烯药物治疗。是否使用抗真菌药物尚有争议。

2. 各种治疗方法疗效情况　①明确有效:系统和局部糖皮质激素,手术,术后鼻腔冲洗;②可能有效:免疫治疗,口服抗真菌药和抗 IgE(证明对 ABPA 有效);③无效或不清楚:局部用两性霉素 B,白三烯调节剂,钙依赖磷酸酶抑制剂。

（九）预后

较易复发,迅速复发可在数月内,数年后复发为缓慢复发。复发率很大程度决定于随访时间长短和术后是否进行综合治疗。多见停用系统糖皮质激素后复发。鼻内镜复发早于临床症状,因此,长期随访特别是鼻内镜检查十分是必要的。有研究表明术后口服糖皮质激素 1 年者复发率为 35%,未接受者为 55%。术后免疫治疗也不能杜绝复发。复发者应先选择系统糖皮质激素治疗,如若无效再次手术是必需的。至少 2 年不复发方可认为是痊愈。

第四节　非变应性嗜酸性粒细胞性真菌性鼻-鼻窦炎

（一）真菌作用的机制和证据

非变应性嗜酸性粒细胞性真菌性鼻-鼻窦炎(NA-EFRS)是真菌引起的以 EOS 炎症为组织病理学特征的 CRS,其可能机制及争论点包括:

1. 真菌激发的 EOS 炎症,非 IgE 介导。不同意见认为真菌并非致病因素,可能只是次要因素,或仅是伴随现象。

2. EOSM 组织病理学(HE 染色、Gomori 六胺银染色和真菌壳质素免疫荧光法染色)证实黏蛋白中或 EOS 聚集区附近较多真菌,真菌被脱颗粒的大量的 EOS 簇包围。

3. 体外试验研究证实,CRS 和健康对照者外周血单核细胞(PBMCs)分别暴露于支链孢属真菌提取液后，前者产生大量IL-13，后者则无，IL-13是EOS炎症的细胞因子。另一研究将CRS离体PB-MCs分别和支链孢属、分支孢子菌属、曲霉菌属真菌提取液孵化后，IL-5均不同程度增加，健康对照者则无一例增加。IL-5是调控EOS存活、分化和凋亡的主要细胞因子，推论CRS离体PBMCs和某些真菌提取液孵化后IL-5表达增强并促进EOS炎症。最新的研究发现健康人群血液EOS和支链孢属及青霉菌属抗原孵化后，释放EOS来源的神经毒素（EOS脱颗粒标记物）远多于健康人，证明真菌是引起EOS脱颗粒的原因，但不能解释其他真菌属（如曲霉菌属、分支孢子菌属和念珠菌属等）的抗原为什么不能产生上述效应。

（二）临床表现

双侧全组鼻窦黏膜高度水肿、弥漫性息肉样变和（或）多发性息肉，并累及骨质。手术后创面顽固性水肿、迁延性多发性囊泡和息肉形成和（或）纤维化以及持续分泌物潴留，上皮化困难。极易复发，虽多经数次手术仍不痊愈。多见特应性体质，或伴有变应性鼻炎、哮喘。高加索人和美国白种人或合并先天免疫异常疾病如阿司匹林不耐受、囊性纤维化病、原发性纤毛不动和Young综合征等。组织病理学表现上皮固有层大量EOS浸润、杯状细胞和上皮下腺体增生以及基底膜增厚和胶原纤维沉着（图2-4-4）。对系统糖皮质激素敏感，适时足量的系统糖皮质激素治疗可有效控制疾病的发展。

（三）综合治疗

经内镜鼻窦手术是首选，根治性切除鼻腔侧壁和筛窦的病变黏膜（含息肉）及炎性骨质。充分的药物抗炎治疗贯穿整个治疗过程。包括术前对伴发的疾病如变应性鼻炎、哮喘以及先天性疾病和感染等进行控制，术后则长期抗炎治疗和术腔护理，直至炎症被控制或治愈。此外，合理的抑制特应性和控制环境将有助于获得良好的疗效（图2-4-5）。

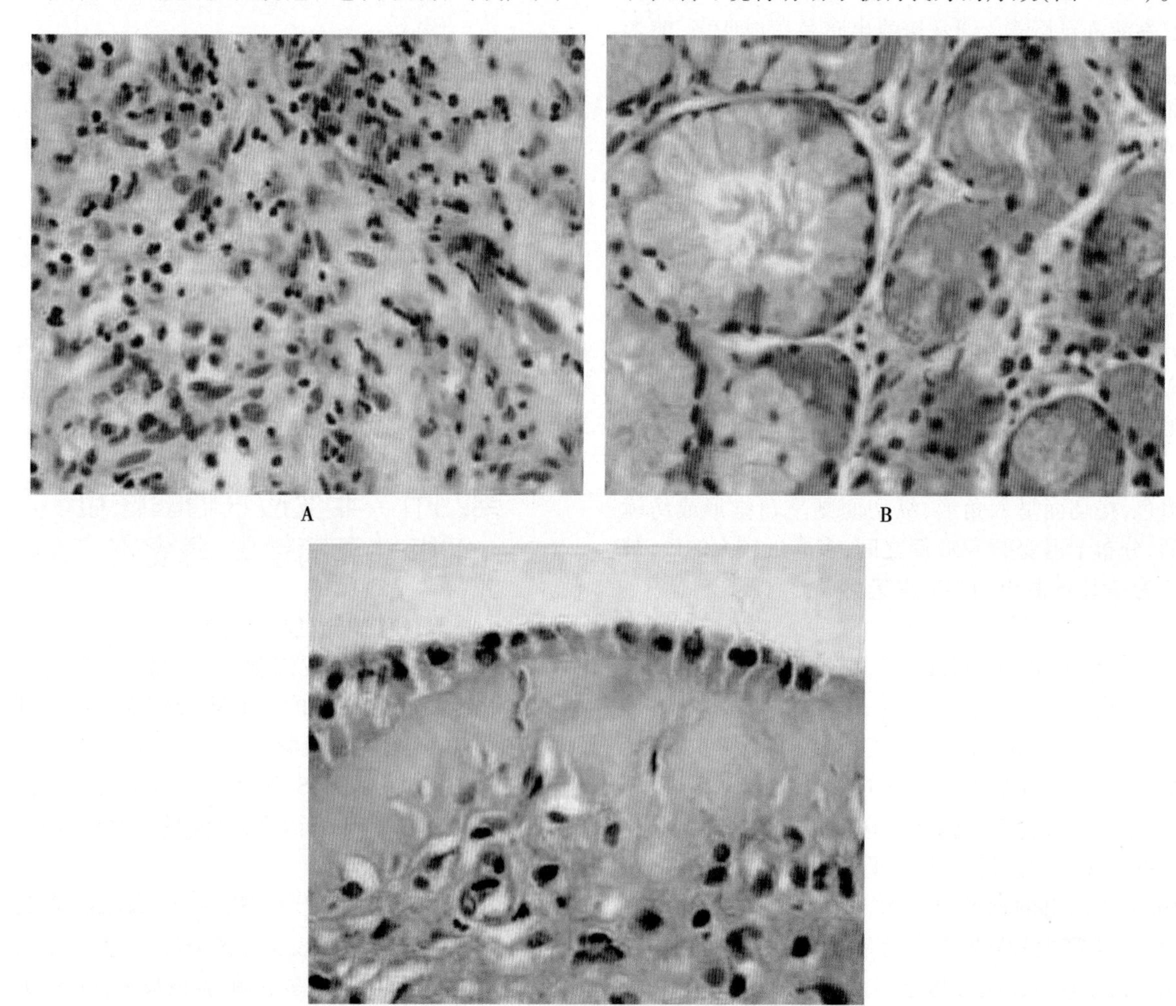

图2-4-4　息肉组织病理学特征

A. 上皮固有层大量嗜酸粒细胞浸润；B. 上皮层杯状细胞和上皮下腺体增生；C. 基底膜增厚和胶原纤维沉着

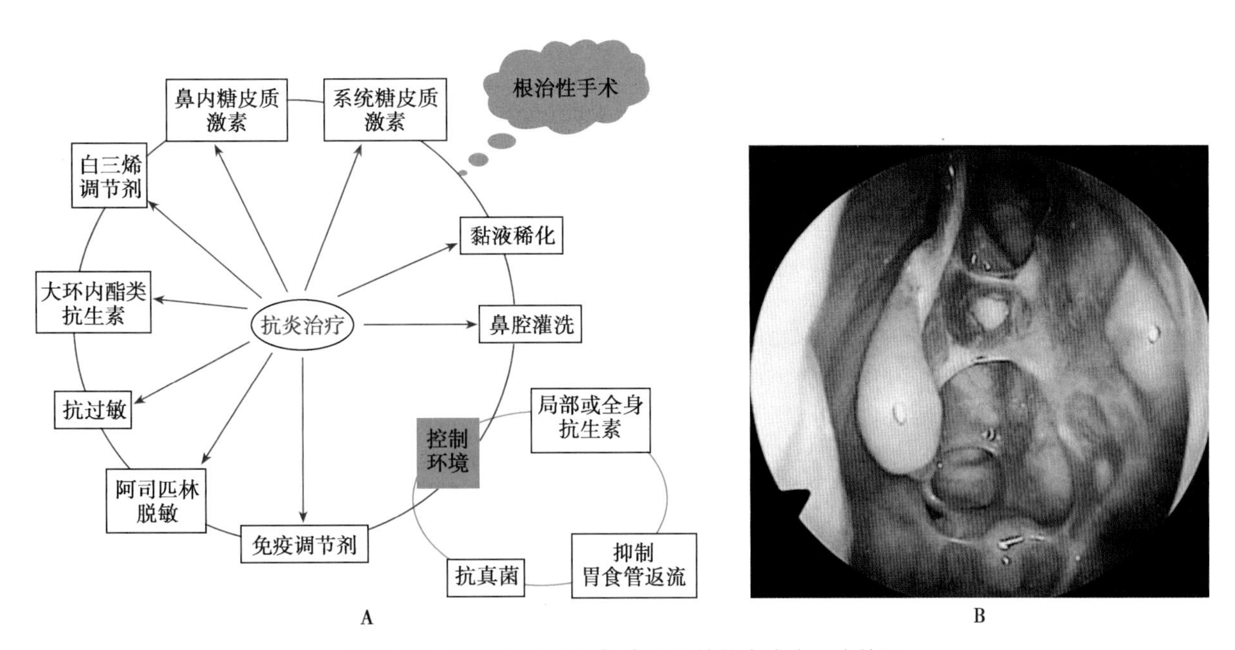

图 2-4-5　变应性真菌性鼻-鼻窦炎的综合治疗及疗效图

A. 以鼻窦根治性手术为基础的药物及环境控制治疗思路；B. 经过细致的术腔护理、充分药物治疗和控制环境，术腔最终获得完全上皮化并保持(4 年)

（李　源）

第五章　变态反应性鼻炎

变态反应性鼻炎(allergic rhinitis,AR)又称变应性鼻炎,以频繁的发作性喷嚏、清水样鼻涕和鼻塞为临床特征。因其流行率和发病率在世界各地快速上升,早在2001年世界卫生组织(World Health Organism,WHO)组织了流行病学、呼吸病学、变态反应临床免疫学、临床药理学和耳鼻咽喉科学有关专家就变态反应性鼻炎的流行病学、定义、诊断、治疗和预防以及患者教育等诸方面进行讨论,发布了具有指南性质的文件:变应性鼻炎及其对哮喘的影响(Allergic Rhinitis and its Impact on Asthma,ARIA),该文件指出,由于发病率显著上升及其对哮喘发生的促进作用,变应性鼻炎已成为影响人类的全球性健康问题。此后ARIA经过两次更新(ARIA 2008,ARIA 2010)再次强调了该病对人类生活质量的影响不可忽视。世界变态反应组织(World Allergy Organism,WAO)发布的WAO 2012白皮书同样指出上述观点。近10余年对变应性鼻炎的发病学进行了大量研究,这些研究成果对变应性鼻炎的预防、诊断和治疗提供了理论和实践依据,在很大程度上改善了临床治疗,并促进人们对新疗法的不断探索,产生了一些有潜在应用前景的研究成果。

第一节　变应性鼻炎的病因及相关发病因素

一、变应性鼻炎的病因

1. 变应原　能够诱导机体产生特异性IgE并与之反应的抗原物质称为变应原。自从18世纪60年代Charles Blackley发现花粉可引起变应性疾病以来,已被证实的变应原很多。这些变应原主要来自动物、昆虫、植物和真菌,大都是与人类生活密切接触。此外,尚有存在于空气中的小分子化学物质以及蛋白或糖蛋白颗粒物等。由于变应原种类甚多,一般有50%以上的患者经检测有相关变应原特异性IgE时,此类变应原称为主要变应原。变应性鼻炎主要由吸入性变应原引起。这些变应原包括屋尘螨(Der p)和粉尘螨(Der f)、风媒花粉、动物(宠物)皮屑和真菌。昆虫类主要是蟑螂。食物变应原多引起皮肤、消化道过敏,此时可有鼻部症状,而单纯引起鼻炎者少见。

转基因食品能否引起过敏是近年人们关心的问题,有待认真评估。值得注意的是,某些蔬菜、水果中的变应原与植物花粉存在交叉反应性。

通过分子生物化学技术,在主要变应原鉴定、分子克隆和表达上有了较深了解。由于变应原的cDNA已被鉴定和测序,使得人们有可能根据变应原结构特点,重组变应原性较低的变应原或DNA疫苗,而发现新的特异性免疫治疗方式。已经发现,多数变应原具有酶活性,这种活性在很大程度上决定了该种变应原的变应原性和免疫原性。前者通过IgE介导,后者则直接影响靶细胞。

2. 遗传因素　变应性鼻炎是复杂的多基因遗传病。1916年Cooke和Van der Veer调查了504个拥有各种表现型的变态反应性个体,并通过与76个正常个体作对照,发现变态反应性疾病患者将近一半有家族性遗传性病史,应该认为这是较早提出该类疾病可能是遗传性疾病的报道。随着遗传学的研究进展,越来越多的学者认为,变应性鼻炎的多种表现型都处于较强的遗传控制之下,是一种具有多基因遗传倾向的疾病。该病是基于多个基因表达水平的差异,多基因的遗传特性不呈现经典的孟德尔遗传模式,而是以更复杂的情形出现,且与环境因素有极大的相关性。

变应性鼻炎作为复杂的多基因遗传性疾病,目前还未有明确的致病基因报道。但是近年来,通过分子遗传学的研究,尤其利用一些遗传学研究手段,已发现多个基因及相关的转录因子参与发病过程。其中包括炎症细胞因子,重要的转录因子以及T细胞表面抗原等,这些都是变应性鼻炎的候选致病基因。

在BT2-BALB/c交叉繁殖的小鼠中对一些

诸如气道高反应、炎性因子等与变应性鼻炎相关的定量性状的全基因扫描鉴定了5个潜在连锁位点，与人变应性鼻炎相关性状连锁染色体基因区域也是相一致的。这其中包括人类第5号染色体上的细胞因子簇、染色体上的MHC及TNF基因等，以及17号染色体上的细胞因子及趋化因子簇等。

（1）IgE相关的候选基因：在变应性鼻炎的病因学研究中，Meyer在42个核心家系中选了278个阳性个体作研究，认为IgE遗传模式存在一个主要的明显的IgE调控基因，并通过常染色体隐性遗传。IgE调控基因可能受一个单基因或多个基因相互影响，并受到种族或环境的影响。从目前来看，特应症的高水平IgE基因定位研究主要关注在11q13相关区域。由于存在突变或其他原因影响患者的IgE水平，在一定的环境下可使患者对抗原产生过敏。英国和日本也进行了遗传学的群体调查，并确定了这种连锁，定位相关基因于该染色体上高亲和力的IgE受体β链（FcεRⅠ-β）。但目前有关相应特应性IgE候选基因的定位研究仍有较大出入。

（2）细胞因子基因簇：现认为第5号染色体和第12号染色体上有聚集的细胞因子集落基因，第5号染色体含有一些内皮细胞表达的细胞因子如IL-1、IL-4、IL-5、IL-6、IL-8、IL-11、IL-15及CSF、集落刺激因子（G-CSF、M-CSF、GM-CSF），以及相应的趋化因子、单核细胞趋化吸附蛋白MCP-1、嗜酸性粒细胞趋化因子RANTES等。

（3）HLA相关的多态位点：人白细胞抗原（human leukocyte antigen，HLA）系统在免疫应答中的功能是识别抗原并把它们呈递给T淋巴细胞和B淋巴细胞，HLA上的基因改变可以引起抗原识别或呈递过程的变化。已有鼻炎与HLA位点相关性的研究，如国内林尚泽对常年性变应性鼻炎HLA的A和B位点抗原检测的研究，邢志敏对蒿属花粉过敏变应性鼻炎与HLA-DQAl及DQBl基因，以及HLA-DRB位点的研究，均提示有阳性发现。国外也有类似的报道，HLA位点与疾病，特别是自身免疫性疾病有很大关联，并且与地理人种不同而有差异，在变应性鼻炎的研究中提示HLA的改变影响了变应性鼻炎的免疫过程，但其作用机制有待研究。

另外，可能的候选基因还包括免疫应答调节基因，如MHCⅠ和MHCⅡ等位基因及T细胞抗原受体基因，MHC复合体决定免疫应答的发展和程度，特异的MHC等位基因已提示与特应症的表现型相关，但具体的分子调节机制尚不清楚。T细胞抗原受体TCR基因位于14q11-13。TCR可诱导T细胞活化和发挥免疫效应，与特异性IgE反应有关。与T细胞的发育成熟以及T细胞在胸腺中的克隆排除有关，还与某些自身免疫病和肿瘤有关，但目前TCR基因研究的不多，而其与特应症的相关性逐步受到重视。

变应性鼻炎的分子遗传学显示，变应性鼻炎是有多基因参与的遗传性疾病，因而不可能按单基因遗传病的方式进行单基因治疗。目前研究显示，变应性鼻炎可能与FcεRⅠ-β基因、β肾上腺素受体基因及IL-4基因启动子等基因突变或多态性有关。若这些结果得到证实，这些基因位点应该是基因治疗的靶目标，就可以通过对这些基因进行修复或替换而达到治疗变应性鼻炎症状的目的。抑制炎症细胞因子或炎性介质的基因表达，也是变应性鼻炎基因治疗的一个有效途径。

3. 环境因素与表观遗传学　环境污染是变应性鼻炎发病另一重要原因。因为流行病学调查资料显示，近20年来呼吸道变应性疾病发病率急剧增加，显然以该病的遗传倾向并不能完全解释这种现象。20世纪70～80年代，蒿属花粉是我国北方花粉症患者主要变应原，而后随着豚草在北方蔓延生长，对原为北美地区主要变应原的豚草花粉过敏的我国患者则日渐增多，这并非遗传因素而可能源于环境因素对基因表达的影响，因此学者们开始注意环境因素对基因表观遗传调节（epigenetics）的作用。表观遗传就是基因序列（密码）不变而基因表达了可遗传的变化，其机制之一就是DNA甲基化。在DNA甲基化转移酶（DNMTs）的作用下，在基因组CpG二核苷酸的胞嘧啶5碳位共价键结合一个甲基基团，基因启动子区以及某些其他远端的调控元件区的DNA甲基化，能阻断转录因子复合物与DNA的结合，从而直接抑制了基因的表达，使基因原有功能发生表观改变。其他机制还有组蛋白修饰、染色质重排等。表观遗传具有遗传特性，可使个体对某一刺激易感性增强并将易感性遗传至子孙代。

雾霾天气对我国大部地区的影响再一次唤起了人们对环境与健康的极大关注。流行病学资料证实，空气污染程度与呼吸道疾病发病率明显相关，其中以空气中飘浮的颗粒物（particulate matter，PM）对人体的危害最为显著。PM按气体动力学直径微米分为粗粒（PM_{10}）、细粒（$PM_{2.5}$）和超细粒

($PM_{0.1}$)三种。PM成分十分复杂,其中大部分来源于燃油产生废气颗粒物质(diesel exhaust particles,DEP)。DEP多属$PM_{2.5}$和$PM_{0.1}$颗粒,每个颗粒物有一个碳核,其外周为表面积较大的凸凹不平表面,成为其他污染物的载体。其上吸附大量的生物性、化学性和金属性物质。生物性包括各类变应原蛋白、细菌毒素,化学成分包括无机成分、有机成分、微量重金属元素、元素碳等。无机部分主要包含硫酸盐、硝酸盐、氨盐等;有机成分包括多环芳烃(PAHs)等;微量重金属如铬、锰、铜、锌、铅、镍等。

已有大量研究证实,DEP对变态反应炎症的发生和强度有重要影响。

(1) 大气污染流行病学资料显示,工业化进程中随着$PM_{2.5}$的增加,呼吸道变应性炎症也随之增加。研究发现,DEP可加重变应性应答,不仅可使花粉中变应原含量增加,DEP还可触发花粉颗粒释放变应原。最近一个对2000个新生儿前瞻性队列研究证实,PM增加了变应性疾病的风险(Morgenstern,2008年)。对尘螨过敏者给予变应原和DEP合并鼻内激发,其鼻内组胺释放水平是仅以尘满激发的3倍,且所用变应原剂量只是正常引出鼻部症状的20%。DEP除可促进特异性IgE的增加外,还可激活多种细胞,包括T/B淋巴细胞、树突状细胞、嗜酸性粒细胞和上皮细胞。与DEP暴露的树突状细胞可诱导T细胞向Th2分化。但个体之间对DEP的应答反应有较大差异,一般认为与遗传基因有关。对DEP的应答过程中可发现编码某些氧应激酶类如谷胱甘肽s-转移酶mu 1(glutathione S-transferase mu 1,GSTM1)、GSTP1(glutathione S-transferase pi 1)的基因多态性存在于变应性个体中。美国学者对Cincinnati地区在同一时期内出生的570名儿童进行研究,发现婴儿期暴露于EDP的携带GSTP1 Val105(rs947894)基因者发生喘鸣的风险最高。

已有的研究显示,许多AR相关的候选基因或基因多态性也可存在于健康个体,且近30年变应性疾病发病率的快速增长仅以经典遗传学孟德尔定律(Mendelian law)也无法解释。环境污染的日益加重则提示易感个体基因可能由于污染物的调节作用而使其在功能上发生改变,由此表观遗传学(epigenetics)就成了变态反应领域中新的研究热点。研究结果提示,环境污染对变应性鼻炎发病有重要作用。

调节性T细胞(regulatory T cell,Treg)具有抑制变应性疾病的重要作用,Foxp3(forkhead box transcription factor 3)是T淋巴细胞分化Treg细胞的重要转录因子。如何诱导Treg细胞活性,使变应性个体产生免疫耐受进而达到控制变应性炎症是近十年研究最为集中的领域之一。但表观遗传学研究发现在Foxp3基因转录上游位点发生高强度甲基化,结果抑制Treg细胞分化,进而使免疫调节功能极大受损,促进了变态反应的发生。最近Nadeau(2010年)等对美国加州的空气高污染区Fresno的哮喘患儿和无哮喘儿童,以及低污染区Stanford的哮喘和无哮喘儿童进行表观遗传学研究,以观察大气污染物对Foxp3基因甲基化的影响。结果证实大气污染物可使Foxp3基因高度甲基化,致使Treg细胞趋化性和功能受到明显抑制。许多临床资料也证实,变应性鼻炎患者鼻黏膜、外周血Treg细胞均减少,功能降低。

事实上,表观遗传机制加重变应性鼻炎的发生,不只是大气污染,人类生活方式诸多方面造成的外在影响,如吸烟、饮食(食物添加剂)、室内污染(家居装修)等。已有报道证实,孕期母亲吸烟可使胎儿基因甲基化而增加变态反应的风险。Shimada等对亚洲国家室内PM2.5暴露的研究中发现,中国室内暴露浓度最高,烹饪时可以高达427.5μg/m^3。研究发现,西方饮食中多价不饱和脂肪酸(polyunsaturated fatty acid,PUFA)中的n-6PUFA亚油酸含量很高,该物质是花生四烯酸的前体物,是炎性介质白细胞三烯、前列腺素的合成原料。因此大量摄取含有丰富PUFA的食物可能增加变应性疾病的发生。

表观遗传学的重要意义在于表观遗传修饰是可逆的,这是表观遗传改变与传统遗传改变的区别之处,这种可逆性修饰说明人体基因作用具有可塑性,从而为疾病的治疗和预防提供了可能性。通过表观遗传学的研究,我们比较容易理解为什么不同的人会在不同的生命时期发生变应性鼻炎,没有遗传背景的患者为什么也会发生变应性鼻炎。有关变应性鼻炎表观遗传学的研究目前仅处于起步阶段,很多问题尚不清楚,例如哪些以及哪种程度的环境暴露可以影响表观遗传学,基因的表观遗传学改变能否作为变应性鼻炎发病或转归的预测指标,表观遗传学如何改变免疫调节功能,而这种改变又如何影响子代,通过哪些治疗手段能够预防或逆转这些表观遗传学的改变等,这都是我们未来需要探索的问题,而这些问题的揭示可能使我们对变应性鼻炎的认识和防治进入一个新的领域。

二、变应性鼻炎的发病机制

变应性鼻炎是主要由IgE介导的呼吸道黏膜

变态反应性慢性炎症。

变应性鼻炎的发病始于变应原先行致敏。在易患个体，初次接触变应原导致特异性 IgE 分子产生的过程称为致敏。变应原经位于鼻黏膜的抗原提呈细胞（树突状细胞）处理后形成的抗原肽提呈给 T 辅助细胞（Th2），Th2 引起 B 淋巴细胞分化（同种型转换）为可产生 IgE 的浆细胞，此过程涉及 Th2 细胞因子（IL-4 和 IL-13）和辅助分子如分化抗原簇分子 40（CD40）。变应原特异性 IgE 被浆细胞分泌出来，与位于肥大细胞、嗜碱性粒细胞、血小板、活化的嗜酸性粒细胞的高亲和力的受体（FcεRⅠ）结合，还与位于多种细胞包括 B 细胞、吞噬细胞、单核细胞、滤泡树突状细胞和嗜酸性粒细胞表面的低亲和力受体（FcεRⅡ/CD23）结合。肥大细胞表面的高亲和力 IgE 受体介导最初的变态反应，低亲和力的受体被认为在抗原提呈给 T 细胞和 B 细胞分化过程中起作用。

如上所述，变应性鼻炎的病理过程中涉及多种免疫活性细胞、组织细胞，在变应原或细胞因子的作用下发生细胞应答，包括：细胞的跨内皮移行、趋化和选择性集聚；浸润细胞在黏膜不同部位的定位；细胞的激活和分化以及凋亡抑制；活化的细胞释放介质等。这些作用又借着多种细胞因子、趋化因子联系，形成复杂的炎症反应网络。

1. 早发相反应（early phase）　在致敏个体第二次遇到同样的变应原，即发生流涕、鼻塞、打喷嚏和鼻痒为特点的速发相（早期）反应。变应原进入鼻腔后几秒钟内，在肥大细胞表面与两个相邻的 IgE 分子发生交联反应，触发一系列的细胞内反应最终导致肥大细胞脱颗粒。释放已经形成的介质（组胺和蛋白酶，糜蛋白酶和纤溶酶），随后是新合成的介质诸如前列腺素（PGEs）、半胱氨酸白细胞三烯（CysLTs）、血小板活化因子（PFA）、缓激肽（bradykinin）、白细胞介素（IL）、肿瘤坏死因子（TNF）、粒细胞-巨噬细胞集落刺激因子（GM-CSF）。这些炎性介质导致鼻黏膜水肿和肿胀。这种渗出物还会促使其他的一些介质和酶类出现在鼻分泌物中，如激肽类、白蛋白、促炎症反应介质和活化的补体片段。早期反应还包括上皮细胞的激活和神经肽如 P 物质（SP）的释放。

为证实某种介质在变应性鼻炎病理过程的重要性，必须满足 3 个原则：①此介质必须存在于变态反应过程中；②将介质滴入鼻腔应该能够部分模拟疾病的病生理或症状；③介质的拮抗剂至少能部分减弱疾病症状。为了明确不同介质在变应性鼻炎中的重要性，研究者们试图满足上述原则中的一项或多项。例如组胺激发后可以通过刺激位于感觉神经和血管上的受体而出现流涕、充血、瘙痒、打喷嚏症状。明确介质重要性的意义在于寻找拮抗剂，而 H_1 抗组胺药临床效果证实了这种炎症介质的重要性。

虽然肥大细胞脱颗粒和炎性介质的释放可以模拟过敏性疾病的大部分症状，但与这个短暂的过程相对应持续的临床症状，提示在临床疾病中还有其他的介质参与。而且，单一的机制不能解释持续过敏原暴露后出现的反应性增加和黏膜血管变化。这就是变态反应与细胞浸润有关的晚发相反应。

2. 晚发相反应（Late Phase）　早发相出现症状和介质水平的增加，随后恢复到基线水平，4～6 小时后症状会再现，在约 50% 的患者中会伴随着炎症介质水平升高，称为晚发相反应或迟发相反应。患者再次出现打喷嚏、流涕和鼻塞，但以鼻塞为主要表现。

晚发相反应病理的显著特征是速发相反应释放的介质导致炎症细胞的发生、成熟和浸润。鼻腔鼻分泌物中可发现嗜碱性粒细胞、嗜酸性粒细胞、中性粒细胞和单核细胞。鼻腔局部过敏原激发 24 小时后鼻黏膜组织活检标本显示炎症细胞数量增加，且单核细胞为主，这与鼻分泌物以嗜酸性粒细胞和中性粒细胞为主不同。大多数 Th 细胞为 $CD4^+CD25^+$。这些 T 淋巴细胞表达 Th2 型细胞因子的 mRNA。

研究发现，以变应原激发后与疾病季节期时鼻细胞学变化相似。鼻分泌物的细胞成分来源于黏膜最表层，有学者应用活检和细胞学印迹的方法研究桦木花粉季节鼻黏膜细胞组分变化，发现在 4 天或 5 天花粉暴露后，鼻黏膜表层出现肥大细胞数量季节性增加。在上皮层下可以见到高密度的肥大细胞，而其相似物——嗜碱性粒细胞则循环在血流中。大多数研究结果一致认为，无论是实验还是在自然状态下，变应性个体暴露于变应原后，嗜碱性粒细胞在鼻分泌中占主导地位，而肥大细胞在黏膜上皮层和固有层中数量更多。将花粉症患者活检标本同季节前活检标本或非变应性对照受试者标本相比，发现其黏膜下层中出现明显的总主要碱性蛋白 MBP^+ 和活化嗜酸性粒细胞（$EG2^+$）季节性增加。

晚发相反应中还伴随着一些（但不是全部）早期反应中的炎性介质增加，同时出现一些早期反应中未曾出现的介质。晚发相反应中鼻分泌物出现的介质有组胺、CysLTs 如白细胞三烯 C_4、嗜酸性粒细胞衍生介质如嗜酸性粒细胞阳离子蛋白(ECP)和激肽类。目前还不完全清楚在迟发相反应中细胞因子和趋化因子以及促炎症介质如何参与炎症细胞的募集和活化过程。

（一）炎症细胞

在变态反应病理过程中，肥大细胞(嗜碱性粒细胞)和嗜酸性粒细胞是造成组织病理改变的主要介质细胞。

1. 肥大细胞(mast cells) Irani 等人(1986 年)根据该细胞表达中性蛋白酶的类型，将肥大细胞分为表型不同的两种肥大细胞，即只含有类胰蛋白酶(tryptase)的 MC(T)和含有胃促胰酶(chymase)、组织蛋白酶 G(cathepsin G)、碳氧肽酶(carboxypeptidase)和类胰蛋白酶(tryptase)的肥大细胞。肥大细胞来源于 $CD34^+$造血祖细胞，然后迁移至外周组织并在局部成熟。表达在肥大细胞表面的酪氨酸激酶受体(tyrosine kinase receptor c-kit)和它们的前体以及 c-kit 配体—干细胞因子(stem cell factor, SCF)的相互作用对于肥大细胞的正常发育和存活是必须的。SCF 表达于多种结构性细胞的浆膜，如成纤维细胞、血管内皮细胞和上皮细胞。

IgE 依赖性或非依赖性激活肥大细胞时，肥大细胞通过脱颗粒释放组胺和诸如类胰蛋白酶(tryptase)的多种颗粒蛋白、膜磷脂活化释放的花生四烯酸代谢产物如白三烯和多种细胞因子。

细胞因子以预先合成的介质存在于肥大细胞中。当高亲和力 IgE 受体(FcεRⅠβ)激活肥大细胞时，一系列细胞因子很快释放出来，其释放速度快于 T 细胞，因为这些细胞因子在 T 细胞内不能预先合成。释放的细胞因子包括 Th2 类细胞因子如 IL-4、IL-5、和 IL-13。此外，还有促炎症细胞因子，如 IL-6、IL-8、IL-10 和 TNF-α。肥大细胞还释放如粒细胞单核细胞克隆刺激因子(granulocyte, monocyte, colony stimulating factor, GM-CSF)和 CC-趋化因子。还发现 MC(T)肥大细胞主要表达 IL-5、IL-6、IL-7，而 MC(TC)表达 IL-4。由肥大细胞释放的上述细胞因子对调解 IgE 免疫应答具有重要作用。IL-4 促进肥大细胞分化和成熟，IL-4 和 IL-13 协同促使 B 细胞转化为合成、分泌 IgE 的浆细胞，并建立免疫记忆，即有能力在变应原二次刺激时迅速合成更多的变应原特异性 IgE。另一重要的细胞因子 IL-5，在刺激嗜酸性粒细胞活化和成熟、延长嗜酸性粒细胞生存时间(抗凋亡)上起着核心作用，是参与迟发相变态反应的一个重要因子。

2. 嗜碱性粒细胞(basophils) 来源于多能性 $CD34^+$造血祖细胞，通常在骨髓内分化和成熟，然后进入血液循环。IL-3 是嗜碱性粒细胞重要的生长因子。该细胞常和嗜酸性粒细胞一起在免疫应答或炎症时浸润至局部，激活的嗜碱性粒细胞主要在迟发相释放组胺。IL-3 可促进嗜碱性粒细胞释放 IL-4 和 IL-13。

3. 嗜酸性粒细胞(eosinophils) 现在已清楚地了解到嗜酸性粒细胞的促炎性功能(pro-inflammatory functions)和它们在慢性变态反应性疾病中的重要作用，已成为变态反应基础和临床的主要研究靶点。

嗜酸性粒细胞来源于骨髓的 $CD34^+$祖细胞。后者也可在季节性变应性鼻炎和鼻息肉的鼻黏膜中查到。嗜酸性粒细胞趋化素(eotaxin)对于嗜酸性粒细胞的成熟和从骨髓的释放有重要作用。在周围血中，其半衰期为 8～18 小时，但在通过由细胞因子和趋化因子参与的机制所产生的信号作用下可迁移至组织。IL-5 和 GM-CSF 可增强嗜酸性粒细胞在组织的集聚、成熟和黏附分子的表达。RANTES 和 eotaxin 对嗜酸性粒细胞的集聚和活化也有显著作用。组织内嗜酸性粒细胞成熟和存活需要数天甚至数周，这要取决于来自周围环境抵御凋亡的存活信号。对调解凋亡的细胞因子、表面受体和细胞内信号转导途径已有了较多了解，为嗜酸性粒细胞性疾病治疗的研究开辟了新的研究领域。

嗜酸性粒细胞在鼻变态反应中的作用主要分为两种：对局部组织的细胞毒性作用和对免疫反应的调节作用。这两种作用皆通过嗜酸性粒细胞释放的细胞毒物质和细胞因子来实施的。

（1）细胞毒物质：嗜酸性粒细胞含有大量颗粒物质，其内含有主要碱性蛋白(major basic protein, MBP)、嗜酸性粒细胞阳离子蛋白(eosinophil cationic protein, ECP)、嗜酸性粒细胞释放神经毒素(eosinophil-derived neurotoxin, EDN)、嗜酸性粒细胞过氧化酶(eosinophil peroxidase, EP)等。

（2）细胞因子：嗜酸性粒细胞合成和释放的细胞因子有 IL-3、IL-5、GM-CSF 和促炎症细胞因子。趋化因子有 RANTES、IL-8 和 TGF-β1 等。嗜酸性粒细胞的激活依赖于嗜酸性粒细胞表面表达的 IgG、IgA、IgE 较多受体和黏附分子配体以及细胞因子、脂性介质的受体等。激活后嗜酸性粒细胞释放出的细胞因子参与局部炎症的调解，细胞毒性物质则可引起局部上皮细胞的损伤,进一步加重组织炎症。

（二）炎症介质

1. 组胺 组胺首先由 Dale 和 Laidlaw 于 1910 年发现,而在 1932 年确定是过敏反应(anaphylactic reaction)的主要介质。广泛存在于生物体内,在生理功能调节、炎症和变态反应等病理过程中均具有重要作用,是重要的生物活性物质,它不同于递质,不是由特定的神经组织释放,也不同于激素,不需由血液循环运送到远处的靶器官发挥作用。

组胺属生物胺类,经含有组氨酸脱氢酶的磷酸吡哆醛(pyridoxal phosphate)的作用,由组氨酸合成而来。组胺可在人类各种细胞,尤其是嗜碱性粒细胞、肥大细胞、血小板、淋巴细胞、组胺能神经元和肠嗜铬细胞合成和释放,细胞合成后储藏在细胞内囊泡或颗粒中。组胺是多种生理反应的强有力的介质,其生物效应是通过靶细胞上的组胺受体来实现的。现已发现组胺受体有 4 种亚型,即 H_1R、H_2R、H_3R 和 H_4R。组胺激活 H_1 受体,通过 IP_3、DAG 等信号分子介导,产生毛细血管扩张,毛细血管通透性增加,局部水肿,同时可使支气管和胃肠道平滑肌收缩致相应症状。激活 H_2受体,由 cAMP 介导产生腺体分泌、部分血管扩张和心率加快。H_3受体参与组胺合成与释放的负反馈调节。H_4受体参与肥大细胞、嗜酸性粒细胞的趋化作用和 T 淋巴细胞细胞因子的产生。组胺还具有促炎和免疫调节性质。已经证实,在接触变应原后数分钟组胺增加血管中白细胞贴壁滚动、黏附的时间和数量。还可增加由 TNF-α 诱导的 E-选择素(E-selectin)、细胞间黏附分子 1(ICAM-1)和白细胞功能抗原 1(LFA-1)在血管内皮细胞的表达。组胺可增加 IL-6 和 IL-8 在血管内皮细胞的产生。事实上,抗组胺药能抑制由组胺诱导的细胞因子和黏附分子在血管内皮的产生。最近又证实,组胺可诱导上皮细胞表达 ICAM-1。临床上 H_1抗组胺药具有一定抗炎作用即基于组胺的促炎作用。变态反应所引起的速发型病理变化皆与组胺作用有关。如瘙痒、血管通透性增加、充血、气道平滑肌痉挛、迷走神经刺激性咳嗽等。组胺的上述作用均通过细胞表面胺受体实施。组胺受体是一个七螺旋的跨膜分子,通过 G 蛋白将细胞外信号传递给细胞内第二信使系统,刺激肌醇磷脂的信号通路形成肌醇 1,4,5 三磷酸($InsP_3$)和甘油二脂(DAG),导致细胞内钙的增加,激活磷脂酶 D、磷脂酶 A,以及近来证实的核转录因子(NF-κB)通路,导致组胺和炎性介质的释放,其中 H_1R 在变应性鼻炎早发相反应其主要作用。

2. 半胱氨酰白细胞三烯 半胱氨酰白细胞三烯(Cysteinyl Leukotrienes,CysLTs)在速发相反应中由肥大细胞合成,在迟发相反应中由嗜酸性粒细胞、嗜碱性粒细胞和巨噬细胞合成。分别经细胞膜磷脂代谢的两种途径产生:环氧合酶途径和脂氧合酶途径。

(1) 环氧化酶途径:环氧化酶(cyclooxygenases,COX)通过对花生四烯酸的环化作用产生前列腺素类(prostaglandins,PGs)的 PGE_2、PGD_2 和血栓素 A_2(thromboxane,TXA_2)。以 PGD_2激发鼻腔可引起显著的鼻阻塞,这种作用是组胺的 10 倍。PGE_2可引起血管扩张和黏膜水肿,但在鼻腔却引起血管收缩。

COX 是普遍存在的细胞色素 b 家族的高氯铁血蛋白类(heminic proteins),位于内质网和核膜。现在已知 COX 有两种:结构性 COX1 和诱导性 COX2。COX1 参与生理条件下的生物活性调节,可被阿司匹林抑制,但不受糖皮质激素的影响。COX2 与炎症有关。正常情况下,鼻黏膜仅有少量 COX2 表达,但脂多糖(LPS)、细胞因子或生长因子皆可快速诱导 COX2 的表达,糖皮质激素可抑制 COX2 的表达。

(2) 脂氧合酶途径:脂氧合酶(lipoxygenase,LO)存在于胞质,是钙依赖性的,激活后定位于核膜。现已纯化、克隆和表达出三种 LO,即 5-LO、12-LO 和 15-LO,其中 5-LO 和 15-LO 在变应性鼻炎中期发挥主要作用。该途径主要产生白细胞三烯类(leukotrienes,LTs),有 LTB4、LTC4 等。LTs 诱导鼻黏膜血管通透性增加,腺体分泌增多,并引起嗜酸性粒细胞局部汇聚,LTB4 还可引起中性粒细胞的浸润。CysLTs 包括 LTC4、LTD4 和 LTE4。CysLTs 合成和释放所需的酶已经存在于炎症细胞中,而不像细胞因子需要转录和合成。CysLTs 能够刺激黏膜腺体分泌导致流涕,同时能够增加微血管通透性和血流而致组织水肿。除了局部作用外,CysLTs 参与针对抗原的全身免疫反应,因而成为上下呼吸道变应性炎症互为影响的重要炎性介质。细胞白三烯受体拮抗剂的作用已经在哮喘中得到广泛确认,对某些伴有下呼吸道症状表型的变应性鼻炎也是有效方法之一。

3. 细胞因子和趋化因子 除了炎性介质的作用外,细胞因子也是重要的变应性炎症介质,因为它们表现出显著的促炎症作用。促炎症细胞因子(proinflammatory cytokinins)包括 IL-1、TNF、IL-6 和

IL-18。这些细胞因子参与炎症细胞的集聚、诱导E-选择蛋白的表达、T淋巴细胞和B淋巴细胞的活化以及花生四烯酸机制的诱导。Th2相关细胞因子包括IL-3、IL-4、IL-5、IL-10和IL-13。IL-4和IL-13诱导IgE与IgG4的合成,以及B淋巴细胞表面抗原的表达。IL-5是造成迟发相反应中嗜酸性粒细胞增多的重要因素。

趋化因子在白细胞与内皮黏附分子的功能表达过程中发挥重要作用。目前已发现大约50种趋化因子,其中包括RANTES(调节活化、正常T表达和分泌趋化因子-5,即CCL5)、嗜酸性粒细胞活化趋化因子(CCL11)和单核细胞趋化蛋白-4(CCL13)及其受体在变应性患者中高表达。除炎症细胞外,趋化因子来源于上皮细胞。豚草过敏患者的鼻黏膜下层的上皮细胞和炎症细胞均表达嗜酸性粒细胞活化趋化因子mRNA和蛋白。趋化因子CCR3在嗜酸性粒细胞、Th2淋巴细胞、嗜碱性粒细胞和肥大细胞表面表达,同嗜酸性粒细胞活化趋化因子家族一样,在鼻腔抗原激发后表达水平上调。以趋化因子或其受体为靶标的治疗方法目前仍在探讨,有可能成为变应性鼻炎和哮喘新的治疗方法。

4. 黏附因子　细胞黏附分子的重要作用是将外周循环的粒细胞募集到炎症部位的血管内皮组织。研究表明在鼻腔过敏原激发24小时后,鼻黏膜活检标本中内皮黏附分子(即血管细胞黏附分子-1,VCAM-1)含量增多。这种分子表达于血管内皮细胞表面,能够与一种反配子和很晚期抗原-4(VLA-4)相互作用,这种很晚期抗原存在于几种粒细胞表面,包括淋巴细胞、单核细胞、嗜酸性粒细胞和嗜碱性粒细胞,但不存在于中性粒细胞。VLA-4/VCAM-1黏附途径被认为是特异性嗜酸性粒细胞(相对中性粒细胞而言)从循环中迁移至变应性炎症部位的发生机制。然而在哮喘患者,研究发现吸入VLA拮抗剂并没有起到对抗原诱导的气道反应的保护作用。

其他的黏附分子被认为在炎症细胞由血管内募集到变应性炎症组织部位的过程中发挥重要作用,包括表达于鼻黏膜的细胞间黏附分子-1(ICAM-1)和鼻部变应原激发24小时后中度上调的E-选择蛋白。ICAM-1是β整合分子CD11a/CD18(粒细胞功能辅助抗原-1)和CD11b/CD18(Mac-1)的配基,存在于粒细胞表面,能够介导各级粒细胞吸附于内皮细胞。E-选择蛋白表达于粒细胞表面。在局部过敏原激发后24小时,黏附分子VCAM-1和E-选择蛋白表达增加。与之相似,ICAM-1和粒细胞功能辅助抗原-1在变应性鼻炎患者鼻黏膜上皮细胞含量增加。近来研究表明黏附因子表达与气道疾病的严重程度有关。ICAM-1表达可以被H1抗组胺类药物和局部糖皮质激素所抑制。

5. 神经递质　神经递质也参与变应性鼻炎的病理机制。例如,打喷嚏和鼻痒明显与神经系统有关。以组胺刺激鼻炎患者的一侧鼻腔后,可导致双侧鼻腔出现分泌物,这提示神经反射的存在。在变应性鼻炎患者应用变应原进行单侧鼻内激发后,在激发侧鼻腔出现打喷嚏、流涕,鼻腔阻力增加,鼻腔分泌物中的组胺、和PGD_2增多;而在非激发侧,流涕和鼻腔分泌物总量和PGD明显增多。这种反应可被抗胆碱能药物阿托品所抑制,这说明反射的传出支是胆碱能介导的。在人鼻黏膜介导乙酰胆碱反应的毒蕈碱受体是M_1和M_3亚型受体,这些受体以较高的密度共存于黏膜下腺体。

在鼻黏膜中除了交感和副交感神经及其递质外,还存在神经肽类。如速激肽、降钙素基因相关肽(calcitonin gene-related peptide,GGRP)、神经激肽A(neurokinin A,NA)、胃泌素释放肽(gastrin-releasing peptide,GRP)由无髓鞘痛觉神经C纤维分泌,血管活性肠肽(vasoactive intestinal peptide,VIP)、组氨酸蛋氨酸肽(peptide histidine methionine)和神经肽Y(neuropeptide Y,NY)分别由副交感神经末梢交感神经末梢分泌。其中P物质(substance P,SP)是速激肽家族中的成员,它是神经激肽A和降钙素基因相关肽的共同递质。SP高密度的存在于动脉、腺泡和鼻黏膜上皮,有时在静脉也有分布。在变应性鼻炎患者,变应原激发后SP、GGRP和血管活性肠肽水平出现迅速的、显著升高,在延迟反应中SP出现明显的中度升高。

因此,一些实验结果表明神经反射及肽类介质在变态反应中的重要性。这些重要性包括鼻腔激发后出现的鼻-鼻反射、鼻部组织中存在神经肽以及鼻腔激发后鼻分泌物中出现神经肽、神经肽能够产生同抗体激发类似的症状和炎症反应、辣椒辣素耗竭这些物质后出现的临床有效性。

在变态反应的启动过程中,鼻黏膜上皮细胞、鼻黏膜存在的树突状细胞、Th细胞及调节性T细胞(regulation T cells,Treg)发挥重要的关键作用。正是对这些免疫活性细胞认识的深入,使得人们对变应性鼻炎的发生机制产生了新的认识。

（三）Th1/Th2失衡和卫生假说(hygiene hypothesis)

当代免疫学研究证实,抗原经抗原提呈细胞处理后导致T淋巴细胞分化为辅助性T细胞(Th),继而启动获得性免疫应答:Ⅰ型免疫反应主要通过Th1、Th17、细胞毒性T细胞和IgM、IgA以及IgG针对病毒、细菌和真菌的感染。Th1细胞分泌Th1类细胞因子,这包括IL-2、IFN-γ、TNF-β,Th17分泌IL-17,启动细胞免疫反应,以杀死病原微生物。Ⅱ型免疫反应原本针对寄生虫感染,通过天然屏障以及IgG1、IgE抗体或肥大细胞、嗜酸性粒细胞的细胞毒素杀灭或抵御寄生虫感染。但至今尚不清楚为什么外周环境中许多与寄生虫抗原毫不相干、且无相同分子结构的物质如花粉、尘螨、真菌能激发体内产生变态反应。Palm(2012年)在*Nature*上撰文将这种现象称为免疫反应的"错靶应答"(mistargeted response),并认为变态反应实际上是人体的防御机制之一,其意义在于提醒敏感个体避免接触某些敏感物质,否则将造成伤害。这种观点是否正确仍有待于商榷。

正常情况下,Th1和Th2细胞在数量上处于相对平衡状态,以维持正常的免疫状态。这种对内外抗原刺激产生的免疫耐受主要依赖调节性T细胞(Treg)。但当变应原接触敏感个体,在组织相容性复合物(major histocompatibility complex,MHC-Ⅱ)参与下,变应原经由APC处理后,将抗原肽(antigenic peptide)信号呈递给T细胞,使Th初始细胞的分化发生偏移,即由Th1反应偏向Th2反应,成为Th2>Th1反应。许多研究证实,以Th2反应为主的变性鼻炎患者,其外周血和鼻黏膜Th2型免疫应答的细胞因子产物明显增多,而T淋巴细胞$CD4^+CD25^+Foxp3^+$比例减少,IL-10水平明显下降,表明Treg细胞分化受到抑制。临床上经过特异性变应原免疫治疗有效的患者,其外周血IL-10水平显著升高,表明Treg细胞在变应性鼻炎发病过程中的重要作用。

调节性T细胞依据其发生来源、表面标记抗原和分泌细胞因子的不同,Treg细胞主要分为$CD4^+CD25^+$Treg细胞、1型调节性T细胞(T regulatory cell type 1,Tr1)、Th3细胞、自然杀伤T细胞(natural killer T cell,NKT cell)四大类。动物实验证实,通过基因敲除缺乏Treg细胞,动物即发生严重的自身免疫病或Ⅰ型超敏反应性疾病即速发型变态反应。在人类的自身免疫病和变态反应性疾病患者可发现Treg的生物标志表达下降。Treg细胞诱导免疫耐受机制尚未完全清楚,不过已有的研究提示,Th3主要通过释放TGF-β介导口服抗原的免疫耐受;Tr1通过释放IL-10介导免疫耐受;NKT则依赖释放大量Th1型细胞因子如IFN-γ、TNF,但其也释放Th2型细胞因子;$CD4^+CD25^+$Treg细胞主要依赖细胞之间的接触连接,但连接介导的抑制机制仍不清楚。如何在不同水平(细胞-分子-DNA)诱导分化调节性T细胞介导免疫耐受、抑制Th2反应的这种功能已成为治疗变应性疾病新的研究领域。

正是基于变应性疾病存在Th1/Th2的失衡,一些学者提出"卫生假说"(hygiene hypothesis)以解释变应性疾病发病率迅速增加的原因。他们根据流行病学研究结果认为,由于生活条件的改善,病原微生物感染机会显著减少,使得Th1免疫应答减弱而Th2反应机会增加。但与这种观点矛盾的事实是以Th1反应为主的自身免疫病发病率却显著增加。这表明辅助性T细胞、Treg细胞在控制变应性炎症中的作用机制仍有许多研究空间。

三、变应性鼻炎的非经典途径

临床上发现,有42%的无免疫学证据(血清中特异性IgE水平正常、变应原皮肤试验阴性)的非变应性鼻炎患者中经抗变态反应治疗(H_1抗组胺药、糖皮质激素)可显著控制病情,因此,推测这类鼻炎患者可能存在其他变应性发病的非经典途径。

1. "entopy"局部变态反应　Huggins和Borstoff于1975年在著名杂志*Lancet*首次报道外周血IgE检测和变应原皮肤点刺皆为阴性的鼻炎患者,当以尘螨抗原鼻黏膜激发时诱导出典型的变应性鼻炎症状,鼻黏膜病理改变也与变应性炎症相同。随后一系列研究证实,尽管无全身系统性变态反应标志,但鼻黏膜局部确实存在有IgE介导的Th2型变态反应。鼻黏膜局部可产生变应原特异性IgE,局部浸润的淋巴细胞表型($CD3^+$和$CD4^+$)和炎症细胞与典型变应性炎症相同,均发现有嗜酸性粒细胞、嗜碱性粒细胞和肥大细胞增加,且鼻黏膜和鼻分泌物中tryptase、ECP水平无明显差别。Powe(2003年)根据上述事实首次提出"entopy"这一概念用以描述缺乏系统性变态反应特征的局部变态反应。最近Rondon(2013年)较为系统地阐述了局部变态反应的概念,认为在非变应性鼻炎患者中约30%为局部变态反应性鼻炎(local allergic rhinitis,LAR),但这种局部变态反应发生机制以及与全身系统性反应的关系至今尚不清楚,有推测可能是变态反应进程(allergic march)中的一个环节。变态反应进程是指有产生特异性IgE倾向的特应性(atopy)个体在生命早期发生消化不良性腹泻-特应性皮炎,继之数年后发生变应性鼻炎乃至哮喘。

2. “黏膜上皮屏障病变”(epithelial barrier disease) 呼吸道与外界直接相通,对各种外界刺激首当其冲。鼻黏膜上皮细胞构成了抵御外来刺激的第一道屏障,按功能分为物理性屏障和免疫学屏障。前者依据上皮细胞的紧密连接,后者则依赖其活跃的免疫特性。

(1) 物理性屏障:物理性屏障的精致、完整性是由上皮细胞生长特性和细胞之间的紧密联系决定的。上皮细胞均表现为方向一致的生长,且细胞之间缝隙是由大分子蛋白复合物密封并与肌动蛋白细胞骨架连接,形成了连贯的细胞层,即便其在调节通透能力时也保持上皮的完整性。这种形成的上皮层其渗透能力取决于细胞与细胞连接复合物的多种功能性蛋白之间的协调。这些功能性蛋白主要是紧密连接(tight junction,TJ)、黏着连接(adherens junction)和细胞桥粒(desmosome)。

呼吸黏膜上皮细胞表面存在蛋白酶激活受体(protease-activated receptors,PARs),该受体的激活可使上皮完整性破坏。已经证实,主要吸入性变应原均带有内源性蛋白酶活性,通过激活上皮细胞的PARs破坏上皮的紧密连接,增强变应原的跨上皮能力。最近 Mattila(2011 年)等人发现,桦树变应原 Bet v 1 对桦树花粉过敏者其通过眼结膜上皮能力远远超过对照者。Gangkl(2009 年)证实,纸烟烟雾也可破坏上皮屏障有利于变应原穿过上皮。现在尚缺乏足够资料证实大气污染通过表观遗传途径导致上皮屏障相关蛋白的改变,但流行病学提供的有关资料提示大气污染使得变应性疾病增加可能表观遗传机制有关。

(2) 免疫性屏障:最近的研究所提供的许多证据提示,呼吸道上皮细胞活跃的免疫活性在启动 Th2 优势反应中起到重要作用,尤其激活局部的树突状细胞。上皮细胞在变应原刺激下,可释放促进 Th2 反应的多种细胞因子和趋化因子。此外,气传变应原刺激上皮细胞使其产生并释放 IL-25、IL-33 以及胸腺基质淋巴生成素(thymic stromal lymphopoietin,TSLP),通过激活树突状细胞启动 Th2 免疫应答。最近证实,尘螨变应原抗原中,带有半胱氨酸酶活性的 Der p 1 激活 PAR2,诱导上皮细胞钙离子流出和 IL-6 表达,经 TLR4 诱导 Th2 炎症反应(Turi,2011 年),带有丝氨酸蛋白酶活性的 Der p3 和 Der p9 激活 PAR2 并诱导 PAR2 介导的粒细胞巨噬细胞克隆刺激因子(GM-CSF)和嗜酸性粒细胞趋化因子(eotaxin)的释放。根据最近提供的证据,Mattila(2011 年)将呼吸道变态反应称之为“黏膜上皮屏障病变”(epithelial barrier disease)。

3. 免疫球蛋白游离轻链(immunoglobulin free light chain,IgFLC) 免疫球蛋白在其合成过程中,有大量剩余的 IgFLC 存在于外周循环、脑脊液、尿液、关节液以及呼吸道分泌液中。Redegeld(2002 年)首次在 *Nature* 报道,以某一半抗原免疫动物产生的抗原特异性 IgFLC 转移至另一动物体内,再以相同半抗原激发被转移动物可使其发生速发型超敏样反应。Redegeld(2003 年)又进一步证实 IgFLC 介导超敏反应主要是激活肥大细胞释放组胺和细胞因子等炎性介质,但因为 IgFLC 没有 Fc 结合区,故这种分子机制尚不清楚。此后 Thio(2007 年)证实肥大细胞表面分子 DAP12(DNA X-activating protein of molecular mass 12 kilodalton)是 IgFLC 激活肥大细胞的受体。

许多研究报道证实,在哮喘患者的外周血及痰液中 IgFLC 与对照比水平显著增高,而 Powe(2010 年)首次报道,IgFLC 水平在变应性鼻炎和血管运动性鼻炎患者外周血、鼻黏膜中都显著增高。我国孟粹达等(2012 年)证实,鼻分泌物中 FLC 水平与肥大细胞激活标志物类胰酶(tryptase)显著相关。因此多位学者指出 IgFLC 可能成为治疗变应性疾病的新靶点。

四、最轻持续性炎症反应

多年来认为变态反应就是一个速发性临床现象,即与变应原接触后立即产生临床症状,并在几小时内很快消失。但从病理生理学角度看,变态反应是由肥大细胞释放的组胺引起局部炎症的结果。随后在 4~6 小时内发生了以炎症细胞(嗜酸性粒细胞、中性粒细胞、淋巴细胞和单核细胞)浸润为特征的局部炎症反应,并持续 24 小时以上。此种反应称为“晚发相反应”(late-phase reaction)。值得注意的是,这种晚发相反应可以是无症状的,但鼻黏膜却存在高反应性(hyperreactivity)。如果经常持续的与变应原接触,虽无临床症状但黏膜炎症仍然存在,这种情况即为“最轻持续性炎症反应”(minimal persistent inflammation,MPI)。这一概念首先由 Ciprandi 等(1997 年)提出,并通过一系列临床观察和动物模型得到证实。MPI 的特征是在无症状的变应性个体中,鼻黏膜有中度的嗜酸性粒细胞浸润和在上皮细胞有较弱的 ICAM-1 的表达。MPI 仅特异性的存在于正在活动的变应性疾病。在变应性鼻炎的病程过程中,可见局部有较多嗜酸性粒细胞浸润,且通过检测鼻分泌物中的介质可以证实其处于活化状态。同样,ICAM-1 的表达也只存在于变应性鼻炎患者。但对花粉过敏而无症状者,ICAM-1 的表达可能为阴性。

因此,变态反应并不是一个短暂表型,而是一个炎性应答的动态过程,MPI 则是变态反应炎症复杂过程中的另一个重要方面。由于 MPI 的存在,临床症状不再作为变态反应存在的可靠标志。对尘螨、花粉过敏者均发现即便无症状也均存在 MPI。对这些患者以最低剂量的变应原激发,即便无症状出现,在鼻黏膜也可发现炎症反应的持续存在。总之,过敏原的持续存在,哪怕是低剂量(症状出现的阈值以下),仍是 MPI 存在的必要条件;鼻黏膜高反应性是其临床特征;鼻黏膜及分泌物嗜酸性粒细胞的存在和 ICAM-1 在上皮细胞的表达是其病理标志之一。

上述已知的发病过程和关键环节为变应性鼻炎的治疗提供了干预靶点,也为合理的选择药物和研制新药提供依据。但在上述环节中,信号分子及传递途径至今仍有许多尚待研究的领域,如 Th 细胞分化的信号控制、IgE 合成的信号诱导、骨髓反应的信号传递、趋化因子的信号途径等。这些问题的解决无疑将对产生变应性鼻炎新疗法有重大推动作用。

(董　震)

第二节　变应性鼻炎的系统性反应

就其发病部位而言,变应性鼻炎属上呼吸道慢性炎症。但由于上下呼吸道的解剖连续性、组织结构的相同点和免疫应答的内在联系,使得变应性鼻炎具有系统性免疫反应的表现形式,其显著表现就是与哮喘发病的关系。

一、变应性鼻炎的流行病学

在 20 世纪 90 年代前后,由于北美和西欧变态反应性疾病患者显著增加,于是欧美国家率先开展了流行病学调查。结果发现,哮喘和变应性鼻炎已成为最常见的呼吸道疾病,在美国的流行率分别是 10% 和 20%。尤其哮喘的发病率和死亡率的增加更使人震惊。1982—1992 年的一项调查结果表明,哮喘自报经年龄校正的流行率每年增加 2%,死亡率增加 40%。值得注意的是,这两种疾病的发病率同时逐年增加,且给患病儿童和成人在学习、工作等生活质量带来明显影响,严重者使其健康状况每况愈下,并显著地加重患者的经济负担。大量调查显示,哮喘和变应性鼻炎常常合并存在。60% ~ 78% 的哮喘患者同时患有变应性鼻炎;20% 和 38% 的变应性鼻炎患者合并哮喘。儿童哮喘患者的变应性鼻炎流行率是无哮喘儿童的 7 倍。我国最近的一项流行病学调查显示,变应性鼻炎的国人发病率约在 12%,儿童为 38%。在上述的流行病学研究中,已经注意到,上呼吸道感染能激发下呼吸道高敏感性。鼻病毒感染后对吸入性组胺或甲酰胆碱的反应性异常增高可持续数周到数月。此外,许多哮喘患者并无鼻部症状的主诉,但发现其鼻黏膜有炎症表现。研究发现,其中变应性鼻炎患者哮喘的流行率是无鼻炎症状患者的 3 倍。特应性疾病(湿疹性皮炎)在 6 岁前发病在日后易发生哮喘,但如果在成人发生就易发生鼻炎。Lombardi 等随访了 99 位变应性患者(44 名变应性鼻炎、12 名哮喘、43 名鼻炎伴哮喘)10 年以观察其疾病的变化。10 年后,31.8% 鼻炎患者发展为哮喘,50% 的哮喘患者发生鼻炎,65% 患者发生对新的变应原过敏。Gustafsson 等另对 94 名特应性皮炎的儿童随访 7 年,其中 82 名儿童皮炎得到改善,但 43% 的儿童发展为哮喘,45% 发展为鼻炎。此外,临床观察发现,鼻炎患者伴有支气管高反应性;上呼吸道感染常可使哮喘加重;上下呼吸道炎症反应有相同病理机制;以及鼻窦炎对哮喘发作也有重要影响。

上述调查结果是人们认识到变应性鼻炎和支气管哮喘确有密切关系,提示变应性鼻炎或哮喘是整个呼吸道的变应性疾病,在临床上或者表现为鼻炎,或者哮喘,或者两种并存,而不应该看作是两种限制在特定部位的分别独立的疾病。因此,"变应性鼻支气管炎(allergic rhinobronchitis)"、"同一个气道,同一种疾病(one airway, one disease)"和"联合性呼吸道病(united airway disease)"等新的名词术语不断见诸文献中。

事实上,早在公元 2 世纪,Galen 就注意到鼻部症状和哮喘的关系,他提出清除鼻孔分泌物以改善下呼吸道阻塞,但这种历史性观察在之后的几百年均未引起重视。直到 20 世纪,Kratchmer(1928 年)和 Dixon(1903 年)分别发现当刺激实验动物的鼻腔时可引起支气管收缩才又引起学者们的兴趣。Sluder(1919 年)首先提出鼻支气管反射(sino-nasal bronchial reflex)假说,认为刺激鼻腔的三叉神经末梢经迷走神经引起反射性支气管收缩。Kaufman 等(1970 年)发现,5 例下呼吸道阻力原本增加的患者在切除单侧三叉神经后,下呼吸道阻力明显减少,更进一步证实鼻支气管反射的存在。但同时的一些研究对是否存在这一反射弧意见不一。根据他们自己的观察和实验研究,认为不存在这种反射。但仔细分析上述作者结论不一的报道,发现有一个显著差别存在,即没引起气管反应者均无鼻部症状,而有鼻部症状者鼻内激发时则有气管反应。虽然这种差别所包含的病理生理意义尚不得而知,但我们可以推论,引起下呼吸道反应的鼻部刺激可能存在一个严格的阈值。Hoehne 和 Reed 在他们的研究中有一个有趣的发现:只有把变应原放在舌根才能引起下呼吸道阻力增加,认为这种反射弧的感觉支起源于口咽部而非鼻内。也有作者提出,鼻内感染性分泌物的下流至呼吸道是引起哮喘发病的原因,但 Bardin 等将同位素锝标记物注入上颌窦窦腔内,24 小时后监测标记物所在位置,结果下呼吸道未见标记物,而只在消化道内发现少许。但临床上有时咳嗽常见于一些变应性鼻炎和慢性鼻-鼻窦炎患者,尤其儿童患者可为首发症状,可能与含有炎性介质的分泌物刺激咽喉感受器所致。

根据上述材料,变应性鼻炎是诱发哮喘发作的最危险因素之一,这一观点已成为多数学者的共识。2001 年 WHO 发布的 ARIA 文件也明确表明上述观点。ARIA 文件是 WHO 鉴于变应性鼻炎流行率的快速增加和对人类健康的潜在危险而组织 34 位专家,参考 2773 篇文献,经过认真讨论而撰写的变应性鼻炎诊疗指导性文件《Allergic Rhinitis and its Impact on asthma,ARIA》。最近 ARIA 工作组部分专家检索文献数据库——Medline 2000—2005 年期间发表的 1489 篇文献,经过循证分析(evidence-base)再次强调变应性鼻炎是哮喘的危险因素这一基本观点。但许多临床医师,甚至对呼吸系统疾病有专长的某些医师,没有认识到鼻气道是整个呼吸道的组成部分,忽视了鼻炎与下呼吸道炎性疾病,特别是变应性鼻炎与哮喘之间的密切关系。这种关系主要表现为两个方面:①鼻炎和哮喘是呼吸道一个综合征在两个部位的表现;②鼻气道和胸内气道互为影响。因此,鼻炎和哮喘是相互依赖、互为影响的。了解此点不仅对临床治疗策略产生重大影响,且对呼吸道疾病病理机制的单一理论也是一个挑战。

二、鼻腔对下呼吸道的保护作用

就发病部位而言,变应性鼻炎属上呼吸道慢性炎症。它对下呼吸道的影响有其病理生理学基础。

1. 维持肺内正常的气体交换　在中世纪,认为呼吸的主要目的就是使体内血液不致过热。因此,呼吸道只是空气进入肺内和呼出的管道。直到 1829 年 Magendie 首先提出鼻腔对吸入的空气有加温加湿作用,其后的一些研究陆续提出鼻腔对吸入空气有预处理功能,因为肺泡内气体交换要求气体有适宜的温度和湿度,鼻黏膜丰富的腺体和血流分布可满足这种生理条件。令人信服的研究是 Ingelstedt(1956 年)通过环甲膜置入微型温度计和湿度计测量声门下气体所得到的结果,其测量数据一直引用至今。

据测量,当吸入鼻腔的空气湿度为 40% 时,经鼻腔吸至咽部的湿度已提高到 75%,到达声门下区时其湿度已升达 98%,这极其有利于呼吸道的纤毛运动。温度的调节作用多赖于鼻腔广大而迂曲的黏膜面和丰富的血液供应所维持。一个理论认为热交换的功效与蝶腭动脉的位置有关。蝶腭动脉在鼻腔内经各个鼻甲向前分布,血液由后向前流动,而气流向后移动进行相互交换。这样,两个相对运动构成了一更有效的热交换过程。然而,这种过程并不完美,大约有 10% 的热能消耗。据估算,人体总血流量的 1/3 流经鼻腔,对每天经鼻呼吸的 1.2 万 L 的气体加温。当冷空气进入鼻腔,引起刺激,即可通过三叉神经反射使鼻黏膜发生动脉性充血,即使鼻腔空间变小,鼻阻力增加,限制吸入空气的流量,又可提高血运速度,增加供热量。当外界气温在-8℃ ~ +40℃时,正常的鼻黏膜可将吸入空气的温度调节到 32 ~ 34℃。当气温低至-20℃时,鼻腔后段温度也能达到 31℃;气温高达 50℃时,则降至 37℃。总之,外界环境气温虽可冷热变化不定,有时相差甚多,但经过正常鼻腔的加温作用后,到达鼻腔后段和喉入口时已达 31℃左右,相差一般不大于 1℃。

肺泡的充分扩张依赖于呼吸道阻力,其 50% 来源于鼻腔,鼻阻力产生的部位主要在前鼻孔后 1.5cm 的鼻瓣区。但鼻塞导致的鼻阻力过大又可影响通气量。

2. 维持下呼吸道的清洁状态　吸入的空气经宽大的鼻前庭到最狭窄的鼻瓣区,再到宽大的鼻腔时,空气的流动力学发生了变化。吸入的空气在鼻瓣区受到阻力后便分为两股气流,即层流(laminar flow)和紊流(turbulent flow)。紊流的存在使气流中的颗粒物沉降在鼻黏膜表面。鼻黏膜表面存在的黏液将沉积在表面的颗粒物质(粉尘、细菌、变应原物质等)黏附,依靠纤毛的摆动将黏附物推至咽部排出,此谓鼻内黏液纤毛传输系统。纤毛的正常功能依赖于纤毛周围液的量和黏液表层的黏度。变应性炎症时，由于浆液性分泌物大量分泌，纤毛肿胀，使传输速度减慢，延长了变应原物质与鼻黏膜接触的时间。感染性炎症时，由于决定黏液黏稠性的黏蛋白分泌过多、黏液中 Na^{+} 进入细胞内，使得纤毛周围液减少，纤毛摆动明显变慢或不能，致病因子在黏膜表面滞留时间延长，致使炎症加重。

鼻黏膜上皮细胞对外界刺激（病原微生物、变应原物质、物理化学因子）首当其冲，故在漫长的生物进化过程中，鼻黏膜上皮细胞不仅保留了最原始的先天性免疫功能，也具备了较完善的获得性免疫功能。已经证实，鼻黏膜上皮细胞表达 Toll 样受体（toll-like receptors，TLRs），通过识别多种微生物的病原相关分子模式（pathogen associated molecule patterns，PAMPs），启动先天性免疫和获得性免疫，产生抗微生物多肽类和特异性抗体。呼吸道中的 NO 是强力的抗病原微生物化学因子，而鼻窦黏膜是产生 NO 的主要部位。呼吸过程中鼻窦在气体交换时将窦内的 NO 被动排出窦外进入呼吸道发挥其杀菌功能。这样，通过鼻腔的气体在到达下呼吸道之前基本无菌且温湿适宜，有效地保护了下呼吸道。但鼻内炎症可使上述功能受到损害，进而使下呼吸道受到影响。

为进一步证实，鼻腔对吸入空气的预处理功能，一些作者观察经口呼吸对下呼吸道的影响。Strohl 等（1988 年）在研究运动性哮喘时发现，运动员在运动时吸入干冷空气后呼吸道阻力增加 84%，而后吸入温湿空气则无改变。同样，Shturman-Ellstein 等也发现经口呼吸诱发的支气管收缩反应较经鼻呼吸显著。有人观察到从事冬季运动的人易患哮喘。Wilber 等在 1998 年冬季奥林匹克运动会期间，观察到美国运动员支气管痉挛的发生率为 23%，而在越野滑雪运动员发生率高达 50%。另一作者也发现，滑雪运动员有气管基底膜增厚和炎症细胞浸润。上述发现正与 2000 年夏季奥林匹克运动会相反，意大利运动员哮喘发生率为 15%。虽然运动诱发哮喘的机制较为复杂，但上述结果均与运动时张口呼吸大量吸入气体未经鼻腔预处理有关。由上看出，鼻腔功能对保护下呼吸道十分重要，鼻与下呼吸道存在着密切的病理生理联系。

三、上下呼吸道炎症反应的相同性

为证实变应性鼻炎和支气管哮喘均属呼吸黏膜的慢性炎症状态。可用内镜技术对上下呼吸道黏膜炎症进行临床和实验研究。支气管镜通常用于气管内活体组织检查、气管黏膜表面刷取物或气管肺泡灌洗液的收取，但在病情严重、体弱患者及小儿应用受限。相比之下，用于细胞学检查的鼻黏膜表面刮取物或鼻腔灌洗液的收集，鼻黏膜活体组织的夹取在鼻（内）镜下要相对容易得多。收集到的分泌物（痰液、鼻分泌物）用于黏膜表面的细胞学检查（肥大细胞、嗜酸性粒细胞和中性粒细胞），依此作为判定变应性炎症或感染性炎症。较为详细的研究或临床观察应是变应原激发前后细胞学的改变可为了解炎症变化进程提供信息。活体组织多用于病理观察（上皮损伤、炎症细胞浸润、腺体增生以及血管改变等）或免疫组织化学染色观察促炎症细胞（proinflammatory cells）活化、促炎症细胞因子（proinflammatory cytokines）、黏附因子的表达、组织重塑特征等。此外，外周血嗜酸性粒细胞的计数常用于判断局部变态反应的系统性炎症。

1. 组织结构的相同性　显微镜下可看到正常鼻黏膜和支气管黏膜相同，上皮可见由杯状细胞隔开的柱状纤毛细胞，上皮由基底膜将其与黏膜下层分开。小血管、成纤维细胞、神经纤维及末梢、黏液腺和免疫细胞（树突状细胞、淋巴细胞）等分布在黏膜下层。但鼻黏膜黏膜下层有丰富的血管网和静脉窦，而气管黏膜则有与气管软骨环平行的环形平滑肌。上下呼吸道如上诸多相似之处表明其对过敏原等刺激因子的炎症反应过程也可有相同之处。

2. 炎症反应　鼻黏膜与气管黏膜均属黏膜相关淋巴组织，具有相同的免疫活性细胞和炎症细胞，对外来刺激的免疫应答相同。上皮细胞均可产生多种促炎症细胞因子（proinflammatory cytokines）和针对中性粒细胞、嗜酸性粒细胞、单核细胞的趋化因子（chemotaxis）和黏附因子，黏膜内均有树突状细胞、单核巨噬细胞、淋巴细胞及其亚群以及肥大细胞等。因此，不管发生在鼻黏膜还是支气管黏膜，其炎症反应都是相同的，有相同的炎性介质，Th2 细胞释放的细胞因子和黏附因子，但反应程度可能有所差别。一般情况下，哮喘患者的气管黏膜嗜酸性粒细胞浸润更明显，但在鼻黏膜内也有嗜酸性粒细胞性炎症而不管其有否鼻部症状。多项研究认为哮喘的气管黏膜组织重塑明显而鼻部少有重塑，但最近许多作者通过对实验动物和临床病理研究，认为变应性鼻炎鼻黏膜也存在重塑。

鼻黏膜和气管黏膜炎症特征，归纳如表 2-5-1：

表 2-5-1 变应原诱导的上下呼吸道炎症改变

变化指标	鼻黏膜	气管黏膜
嗜酸性粒细胞	增加	增加
肥大细胞	增加	增加
嗜碱性粒细胞	存在	缺乏
Th2 细胞因子	增加	增加
血管床	增加	轻度
基底膜	无变化	明显增厚
上皮损伤	不明显	明显
平滑肌增加	无	明显
气道高反应性	有	有

四、鼻部炎症刺激的系统性反应

如前所述，鼻部功能对下呼吸道有重要影响，且上下呼吸道在组织学、免疫应答上有诸多相同之处，那么变应性鼻炎鼻黏膜炎症对下呼吸道的影响自然引起许多作者的研究兴趣，这一问题的阐明将会使变应性鼻炎传统治疗策略发生重大改变。早在 20 世纪 90 年代前后，许多作者通过临床和实验研究发现，对变应性鼻炎患者行变应原鼻内激发，肺通气功能显著减弱。最近 McCusker 等(2002 年)给小鼠模型鼻内激发，发现在鼻黏膜和气管黏膜上的炎症表现，并在气管肺脾气盥洗液中有嗜酸性粒细胞计数和 IL-5 含量增加。Braunstahl 等(2001年)对季节性鼻炎患者在非法并季节性鼻内激发试验，在激发前和激发后 24 小时取鼻和气管黏膜。结果发现激发后鼻黏膜和气管黏膜嗜酸性粒细胞显著增加，并与黏附分子的表达显著相关，同时血液循环中嗜酸性粒细胞计数和 IL-5 均显著增加。Beeh 等(2003 年)进行同样的研究证实，花粉变应原鼻内激发后，患者痰中的嗜酸性粒细胞阳离子蛋白(eosinophil cationic protein，ECP)和细胞间黏附分子(intercellular adhesion molecules，ICAM)在痰中均显著增加，并与血清中的 IL-5 水平增高相关。

临床上发现，多数变应性鼻炎患者不伴有哮喘，但通过气管镜技术证实，他们的下呼吸道已有炎症，表明这类患者整个呼吸道已受累，只不过症状发生在鼻气道，这意味着这类患者整个呼吸道变应性炎症程度较轻因而下呼吸道炎症没有产生临床症状。之所以首先变为鼻部症状是因为吸入性变应原颗粒大多数都沉积在鼻气道中了。而在有症状的哮喘和特应性患者，几乎均存在鼻黏膜炎症，意味着这类患者有较严重的呼吸道变态反应性炎症综合征。换句话说，下呼吸道症状的发生表明整个呼吸道炎症呈进行性加重，已到了更晚期阶段。事实上，这类患者多以鼻炎为首发疾病或与哮喘同时。

早在 von Pirquet 最初提出 allergy(变态反应)的概念时，就曾指出变态反应是机体为保护自身而发生的“变化了的反应”。这就意味着变态反应是全身系统性疾病，发生在呼吸道任何部位的变态反应并不只是局部的过敏反应。长时间以来均证实，呼吸道变应性反应一旦发生，不管是在鼻腔，还是在下呼吸道，外周血中的嗜酸性粒细胞和其他系统性细胞因子都发生改变。呼吸道局部炎症反应在同一部位发生的白细胞浸润表明，这种反应的系统性因素直接反馈到外周靶器官。有两个作者对变态反应的系统性应答做了令人信服的研究。一个是 Denburg 等人在 20 世纪 90 年代中期证明，骨髓参与了呼吸道变态反应的系统性应答。

Denburg 等认为嗜酸性粒细胞/嗜碱性粒细胞在骨髓中的祖细胞分化进程加速，是由变应原刺激诱导的系统性应答机制之一。他们发现变应性鼻炎、鼻息肉或哮喘患者的外周血中，嗜酸性粒细胞-嗜碱性粒细胞(Eo/B)的先祖细胞增加，花粉症患者在花粉季节中这一增加更为明显。这些细胞均为 IgE 受体阳性细胞。那么联系呼吸道和骨髓反应的机制又是什么？虽然这种联系的具体通路尚不清楚，但学者们通过分析外周血中先祖细胞的表型发现，$CD34^+$ 骨髓细胞表达丰富的 IL-5Rα，并证实 IL-5 是上调 IL-5Rα 的有利因素。另一位作者是 GJ Braunstahl。Braunstahl 等(2001 年)证实，系统性变态反应的最终靶点是整个呼吸道而不仅仅是发生反应的初始部位。他的经典实验是在观察鼻部刺激能引起气管黏膜炎性应答的同时，又以内镜技术对无哮喘临床症状的变应性鼻炎患者的某一节段支气管行变应原激发。结果发现血液循环中的嗜酸性粒细胞增加，鼻黏膜和气管黏膜中嗜酸性粒细胞和嗜碱性粒细胞均有明显浸润，且两处黏膜均发现有对嗜酸性粒细胞强烈趋化作用的黏附分子的显著表达。这一结果再次证实，上下呼吸道之间的联系可通过炎性介质介导。对在更广阔范围内研究变态反应的系统性应答具有重要意义，因为它不仅为人类呼吸道从鼻到肺的同一性这一概念提供新的证据，也提出一些新的问题。若在 Braunstahl 的研究中，在行气管节段性变应原激发后，同时研究对象的皮下或肠黏膜，发现这些组织中的嗜碱性粒细胞和嗜酸性粒细胞是否也增多？是否呼吸道产生的系统性变应性应答的靶向特异性就限制在呼吸道？针对这些问题，有作者观察到，哮喘患者也存在唾液腺和肠道的无症状炎症。流行病学的调查也发现，有吸入性变应原引起呼吸道和眼部症状之前，经常发生特应性皮炎和食物变态反应。这些问题的解释不仅使“呼吸道的同一性”(airway oneness)这一概念将更加明确，也为深入研究鼻-肺病理生理的交互影响机制提供一更好的研究体系。

总之，上下呼吸道双向性互为影响，呼吸道的一端的变应原接触可引起其他部位呼吸黏膜的炎症反应，把上下呼吸道视为一个功能性整体单位。尽管生理学研究提供证据表明上下呼吸道的联系是通过鼻腔的生理作用和鼻-气管反射，但近年提供的大量证据证实，呼吸道某一局部炎症刺激产生的分子信号(细胞因子、黏附分子)通过外周血液循环和骨髓反应在系统性免疫应答上应起主要作用。变应性鼻炎和哮喘是“同一个呼吸道，同一种疾病”(One airway，One disease)的概念的提出不仅仅阐述了上下呼吸道之间病理生理联系，更重要的是进一步揭示变应性鼻炎是全身系统性变态反应在鼻部的表现这一病理本质。

综上所述，对变应性鼻炎从“鼻部炎症”到“系统性炎症反应性疾病在鼻部的表现”的认识大体从如下几个方面：①流行病学调查结果；②对鼻腔生理功能的回顾；③炎性因子的体液径路和骨髓反应。基于这种上下呼吸道相互联系的认识，从治疗方法或治疗效果的角度，必须应从新审视多年已确立的治疗模式：对鼻炎是主要以局部治疗好还是全身系统性治疗更好？回顾上述认识历程，给我们一个重要启示，就是应把鼻炎或哮喘作为炎性呼吸道综合征来制订治疗策略。许多文献都已证实，对变应性鼻炎或鼻-鼻窦炎的治疗可显著改善下呼吸道症状；反之，哮喘控制后鼻炎也得到改善，虽然这种联系至今尚有争议，但这种上下呼吸道之间的相互影响仍具有重要临床意义。已进行的系统性治疗，如及早开始的特异性免疫治疗、第二代抗组胺药和白三烯受体拮抗剂的应用以及抗 IgE 单克隆抗体的临床报道已显出这种治疗策略的正确性。

(董　震)

第三节　《变应性鼻炎诊断和治疗指南》解读

中华医学会耳鼻咽喉头颈外科学分会和《中华耳鼻咽喉科头颈外科杂志》编委会从 1990 年开始，分别于 1990 年、2004 年、2007 年和 2009 年，在乌鲁木齐、海口、兰州和武夷山四次制定了关于变应性鼻炎的临床诊断和治疗指南类文件，2010 年，还联合《中华儿科杂志》编委会制定了《儿童变应性鼻炎诊断和治疗指南》。本节主要对 2009 年和 2010 年发布的《变应性鼻炎诊断和治疗指南》和《儿童变应性鼻炎诊断和治疗指南》中的相关重点问题进行解读。

一、《变应性鼻炎诊断和治疗指南》(2009 年，武夷山)

(一) 临床定义

变应性鼻炎(allergic rhinitis，AR)，即过敏性鼻炎，是机体接触变应原后主要由 IgE 介导的鼻黏膜非感染性炎性疾病。

(二) 分类与分度

根据症状持续时间分为间歇性变应性鼻炎和持续性变应性鼻炎。间歇性变应性鼻炎：症状<4 天/周，或<连续 4 周；持续性变应性鼻炎：症状≥4 天/周，且≥连续 4 周。

根据患者症状的严重程度，以及是否影响患者生活质量(包括睡眠、日常生活、工作和学习)，将变应性鼻炎分为轻度变应性鼻炎和中-重度变应性鼻炎。轻度变应性鼻炎：症状较轻，对生活质量尚未产生影响；中-重度变应性鼻炎：症状明显或严重，对生活质量产生影响。

(三) 诊断

1. 临床症状　喷嚏、清水样涕、鼻塞、鼻痒等症状出现 2 项以上(含 2 项)，每天症状持续或累计在 1 小时以上。可伴有眼痒、结膜充血等眼部症状。

2. 体征　常见鼻黏膜苍白、水肿，鼻腔水样分泌物。酌情行鼻内镜和鼻窦 CT 等检查。

3. 皮肤点刺试验(skin prick teat，SPT)　使用标准化变应原试剂，在前臂掌侧皮肤点刺，20 分钟后观察结果。每次试验均应进行阳性和阴性对照，阳性对照采用组胺。阴性对照采用变应原溶媒。按相应的标准化变应原试剂说明书判定结果。皮肤点刺试验应在停用抗组胺药物至少 7 天后进行。

4. 血清特异性 IgE 检测　可作为变应性鼻炎诊断的实验室指标之一。

确诊变应性鼻炎需临床表现与皮肤点刺试验或血清特异性 IgE 检测结果相符。

(四) 治疗

1. 避免接触变应原。

2. 药物治疗

(1) 抗组胺药:推荐口服或鼻用第二代或新型 H_1 抗组胺药,可有效缓解鼻痒、喷嚏和流涕等症状。疗程一般不少于2周。适用于轻度间歇性和轻度持续性变应性鼻炎,与鼻用糖皮质激素联合治疗中-重度变应性鼻炎。

(2) 糖皮质激素:推荐鼻用糖皮质激素。可有效缓解鼻塞、流涕和喷嚏等症状。对中-重度持续性患者疗程不少于4周。对其他药物治疗无反应或不能耐受鼻用药物的重症患者可采用口服糖皮质激素进行短期治疗。不推荐鼻内、肌肉及静脉注射。

(3) 抗白三烯药:对变应性鼻炎和哮喘有效。

(4) 色酮类药:对缓解鼻部症状有一定效果,滴眼液对缓解眼部症状有效。

(5) 鼻内减充血剂:对鼻充血引起的鼻塞症状有缓解作用,疗程应控制在7天以内。

(6) 鼻内抗胆碱能药物:可有效抑制流涕。

(7) 中药:部分中药对缓解症状有效。

儿童和老年人的治疗原则与成人相同,但应特别注意避免药物的不良反应。妊娠期患者应慎用各种药物。

3. 免疫治疗 变应原特异性免疫治疗常用皮下注射和舌下含服。疗程分为剂量累加阶段和剂量维持阶段,总疗程不少于2年。应采用标准化变应原疫苗,由具备资质的人员进行操作。

适应证:主要用于常规药物治疗无效的成人和儿童(5岁以上)、由尘螨导致的变应性鼻炎。禁忌证:①合并持续性哮喘;②患者正使用B受体阻断剂;③合并其他免疫性疾病;④5岁以下儿童;⑤妊娠期妇女;⑥患者无法理解治疗的风险性和局限性。

不良反应可分为局部反应和全身反应。全身反应症状程度分级及处理措施见表2-5-2。

表2-5-2 变应原特异性免疫治疗全身不良反应分级和处理

级别	名称	症　状	处　理
0级		无症状或症状与免疫治疗无关	
1级	轻度全身反应	局部荨麻疹、鼻炎或轻度哮喘(最大呼气流速较基线下降程度在20%以内)	口服 H_1 抗组胺药或吸入β2受体激动剂
2级	中度全身反应	发生缓慢(>15min),出现全身荨麻疹和(或)中度哮喘(最大呼气流速较基线下降程度在40%以内)	H_1 抗组胺药、激素和(或)雾化吸入β2受体激动剂(不使用肾上腺素)
3级	严重(非致命)全身反应	发生迅速(<15min),出现全身荨麻疹、血管性水肿或严重哮喘(最大呼气流速较基线下降程度超过40%)	全身使用激素、胃肠外给予 H_1 抗组胺药及β2受体激动剂(可能要使用肾上腺素)
4级	过敏性休克	迅速出现瘙痒、潮红、红斑、全身性荨麻疹、喘鸣(血管性水肿)、哮喘发作、低血压等	肾上腺素、按重症抢救原则处理

4. 外科治疗 适应证:①经药物或免疫治疗鼻塞症状无改善,有明显体征,影响生活质量;②鼻腔有明显的解剖学变异,伴有功能障碍;③合并慢性鼻-鼻窦炎、鼻息肉,药物治疗无效。

(五) 疗效评定

采用视觉模拟量表(visual analogue scale,VAS)对治疗前后的总体症状和鼻部分类症状分别进行临床疗效评定。免疫治疗的远期疗效评定应在疗程结束2年后进行。

二、《儿童变应性鼻炎诊断和治疗指南》(2010年,重庆)

(一) 定义和分类

1. 定义 儿童变应性鼻炎是指易感患儿接触变应原后主要由特异性IgE介导的鼻黏膜非感染性炎性疾病。

2. 分类 根据症状持续时间分为间歇性变应性鼻炎和持续性变应性鼻炎两类。间歇性变应性鼻炎:症状表现<4天/周,或<连续4周;持续性变应性鼻炎:症状表现>4天/周,且≥连续4周。

3. 病情分度 依据症状的严重程度和对生活质量的影响分为轻度和中-重度:轻度:症状较轻,对学习、文体活动和睡眠无明显影响;中-重度:症状明显,对学习、文体活动和睡眠造成影响。

(二) 诊断

1. 症状 清水样涕、鼻痒、鼻塞、喷嚏等症状出现2项以上(含2项),每天症状持续或累计约1小时以上。可伴有眼痒、结膜充血等眼部症状。症状严重的患儿可有所谓的"变应性敬礼"(allergic salute)动作,即为减轻鼻痒和使鼻腔通畅而用手掌或手指向上揉鼻。

2. 体征　常见鼻黏膜苍白、水肿,鼻腔水样分泌物。症状严重的患儿可出现:①变应性黑眼圈(allergic shiner):由于下眼睑肿胀而出现的下睑暗影;②变应性皱褶(allergic crease):由于经常向上揉搓鼻尖而在鼻部皮肤表面出现横行皱纹。

3. 皮肤点刺试验(skin prick test,SPT)　在停用抗组胺药物至少 7 天后进行。使用标准化变应原试剂,在前臂掌侧皮肤点刺,20 分钟后观察结果。每次试验均应进行阳性和阴性对照,阳性对照采用组胺,阴性对照变应原溶媒。按相应的标准化变应原试剂说明书判定结果。

4. 血清特异性 IgE 检测　适用于任何年龄,是诊断儿童变应性鼻炎重要的实验室指标之一。

具有上述临床表现(症状、体征),并同时具备皮肤点刺试验或血清特异性 IgE 检测两项中任何一项的阳性结果,方能确诊儿童变应性鼻炎。

（三）药物治疗

1. 抗组胺药物　推荐口服或鼻用第二代或新型 H_1 抗组胺药,可有效缓解鼻痒、喷嚏和流涕等症状,是轻度间歇性和轻度持续性变应性鼻炎的首选治疗药物。口服 H_1 抗组胺药对缓解眼部症状也有效。疗程一般不少于 2 周,5 岁以下推荐使用糖浆制剂,5 岁以上可口服片剂,剂量按年龄和体重计算。

2. 鼻用糖皮质激素　是治疗中-重度持续性变应性鼻炎的首选药物,也可应用于轻度患者,对改善鼻塞、流涕、喷嚏及鼻痒等症状均有作用,疗程至少 4 周。对不同年龄段的儿童应按照各类药物说明书推荐的方法使用。

3. 抗白三烯药物　是中-重度变应性鼻炎治疗的重要药物,特别适用于伴有下呼吸道症状的患儿(如同时合并气道高反应性、支气管哮喘等),常与鼻喷或吸入糖皮质激素联合使用。如合并支气管哮喘,应与儿科医师协同治疗。

4. 色酮类药物　对缓解鼻部症状有一定效果,但起效较慢。也可用于对花粉过敏者的花粉播散季节前预防用药。滴眼液对缓解眼部症状有效。

上述各类药物在足够疗程、症状得到基本控制后,可根据病情程度减少剂量或使用次数。

5. 减充血剂　鼻塞严重时可适当应用低浓度的鼻用减充血剂,连续应用不超过 7 天。推荐使用羟甲唑啉类、赛洛唑啉类儿童制剂,禁用含有萘甲唑啉的制剂。

6. 鼻腔盐水冲洗　是改善症状、清洁鼻腔、恢复鼻黏膜功能的辅助治疗方法,推荐使用生理盐水或 1% ~2% 高渗盐水。

（四）免疫治疗

通过应用逐渐增加剂量的特异性变应原疫苗,减轻由于变应原暴露引发的症状,使患儿实现临床和免疫耐受,具备远期疗效,可提高患儿的生活质量,阻止变应性疾病的进展,是目前唯一有可能通过免疫调节机制改变疾病自然进程的治疗方式。应采用标准化变应原疫苗。

1. 适应证　5 岁以上、对常规药物治疗无效、主要由尘螨过敏导致的变应性鼻炎。诊断明确,合并其他变应原数量少(1 ~2 个),患儿家长理解治疗的风险性和局限性。

2. 禁忌证　患儿出现下列情况之一:①变应性鼻炎合并持续性支气管哮喘同时发作;②正在使用 β 受体阻断剂;③合并有其他免疫性疾病;④5 岁以下儿童;⑤患儿家长无法理解治疗的风险性和局限性,或无法接受治疗方案。

3. 不良反应　免疫治疗的不良反应可分为局部反应和全身反应。全身反应分为速发性全身反应(注射后 30 分钟内发生)和迟发性全身反应(注射后 30 分钟后发生)。全身不良反应的分级和处理原则参照《变应性鼻炎诊断和治疗指南》(2009 年,武夷山)。

（五）疗效评定

根据儿童合作和理解的程度,尽可能采用视觉模拟量表(visual analogue scale,VAS)对治疗前后的总体症状和鼻部分类症状分别进行临床疗效评定。

免疫治疗的远期疗效评定应在疗程结束 2 年后进行。

（六）预防和教育

做好与患儿及家长的沟通,让家长了解该病的慢性和反复发作的特点,以及对生活质量、学习能力和下呼吸道的影响(尤其是可诱发支气管哮喘),以提高治疗的依从性。

尽量避免接触已知的变应原,如宠物、羽毛、花粉等;做好室内环境控制,如经常通风、被褥衣物保持干燥,不使用地毯等。

对季节性发病的患儿,需提示家长在季节前 2 ~3 周预防性用药。

（七）伴发疾病

1. 支气管哮喘　变应性鼻炎是支气管哮喘的发病危险因素。变应性鼻炎的治疗可以改善支气管哮喘的症状,因此,在制订支气管哮喘的治疗计划时应该考虑两者共同治疗。

当同时使用鼻喷和吸入糖皮质激素时,初始治疗应使用针对各自疾病的常规推荐剂量,注意联合用药可能带来的不良反应。应根据患儿临床症状的改善情况及时调整剂量。

2. 上气道咳嗽综合征　鼻部炎性疾病引起鼻腔分泌物倒流至鼻后和咽喉等部位,直接或间接刺激咳嗽感受器,可以导致以咳嗽为主要临床表现的综合征,称为上气道咳嗽综合征(upper airway cough syndrome,UACS),是儿童慢性咳嗽的常见病因之一。治疗时应注意控制鼻部症状。

3. 分泌性中耳炎　变应性鼻炎可能是儿童分泌性中耳炎的发病原因之一。如伴发分泌性中耳炎,可参照《儿童中耳炎诊断和治疗指南(草案)》进行治疗。

4. 睡眠呼吸障碍　变应性鼻炎与儿童睡眠呼吸障碍有一定关联。治疗时应综合考虑。

三、变应性鼻炎诊疗指南解读

(一)国际诊疗指南概况

目前全球在变态反应科学领域最具学术水平及影响力国家和地区是美国和欧洲,代表性的学术团体分别为美国变态反应科学、哮喘和免疫学学会(American Academy of Allergy,Asthma and Immunology,AAAAI)和欧洲变态反应科学和临床免疫学学会(European Academy of Allergy and Clinical Immunology,EAACI)。两个学会的官方刊物分别为《变态反应科学和临床免疫学杂志》(Journal of Allergy and Clinical Immunology,JACI)和《变态反应科学》(Allergy)。

2001年,以Bousquet等欧洲学者为代表的全球37位学者,在*JACI*发表了指导AR诊治工作的指南性文献——《变应性鼻炎及其对哮喘的影响》(Allergic Rhinitis and its Impact on Asthma,ARIA)。2008年,Bousquet等全球61位学者在*Allergy*发表了全面更新的第2版"ARIA",2010年,"ARIA"中的防治部分又做了更新调整。

在美国,与哮喘、AR、严重过敏反应等各类变态反应性疾病诊治相关的指南性文件从20世纪90年代中期开始问世。与"ARIA"向对应的由美国学者完成的新版《鼻炎诊治指南》,于2008年在*JACI*发表,同样是指导AR诊疗的重要指南性文献。

除上述两大指南外,英国也分别制订了针对专科和全科医师的AR诊疗指南。2011年Greiner等在《柳叶刀》全面介绍AR的诊疗现状。

(二)药物评价

"ARIA"和《鼻炎诊治指南》对治疗AR的各类药物基本评价相近(表2-5-3)。

表2-5-3　各类药物对AR症状和炎症的疗效

	喷嚏	鼻痒	鼻塞	流涕	眼部症状	鼻部炎症
鼻用糖皮质激素	++	++	++	++	+	++
口服抗组胺药	++	++	+/-	++	+	+
鼻用抗组胺药	++	++	+	++	+/-	+
白三烯受体拮抗剂	+/-	+/-	-	+/-	+/-	+
色甘酸钠	+	+	-	+	+	+

注:++:强效;+:有效;+/-:弱效或无效

Benninger等系统分析了文献数据库中自1966年以来54项有关AR药物治疗的随机安慰剂对照研究(疗程2周以上),包括成人AR患者14 000例(季节性11 980例,常年性3800),儿童AR患者1580例(季节性946例,常年性366例),以治疗前后鼻部症状总分(total nasal symptom score,TNSS)的下降百分比评价药物的疗效(表2-5-4)。总体而言,鼻用糖皮质激素是短期治疗(2周)季节性AR最有效的药物,而口服抗组胺药物和鼻用糖皮质激素是长期治疗(4~6周)常年性AR最有效的药物,前者可能比后者效果更好(表2-5-4)。从短期(2周)控制季节性AR各症状的能力来看,鼻用糖皮质激素控制鼻塞和喷嚏的能力最强,鼻用糖皮质激素和口服抗组胺药在控制鼻痒和流涕方面的能力基本等效(表2-5-5),但对于口服抗组胺药物的疗效还需进一步确证。

(三)鼻用糖皮质激素

鼻用糖皮质激素是控制AR症状最有效的药物。截至2011年,美国临床应用的鼻用糖皮质激素产品有8个(表2-5-6)。

表 2-5-4 药物治疗对 AR 鼻部症状的总体疗效

	疗程	治疗前后 TNSS 的下降百分比			
		鼻用糖皮质激素	口服抗组胺药	鼻用抗组胺药	安慰剂
季节性 AR	2 周	40.7%	23.5%	22.2%	15.0%
常年性 AR	4～6 周	37.3%	51.4%	—	24.8%

表 2-5-5 药物治疗 2 周对季节性 AR 各鼻部症状的疗效

	治疗前后 TNSS 的下降百分比(中位数)			
	鼻用糖皮质激素	口服抗组胺药	鼻用抗组胺药	安慰剂
鼻塞	39.9%	22.7%	18.6%	13.4%
鼻痒	34.7%	38.9%	23.4%	13.8%
喷嚏	46.6%	—	27.7%	14.1%
流涕	43.9%	46%	20.6%	14.8%

表 2-5-6 美国临床应用的鼻用糖皮质激素产品

成分名	英文商品名	中文商品名(容量)	剂量(美国)	剂量(中国)	说明书适应证(中国)
丙酸倍氯米松	Beconase AQ®	伯克纳(50μg/喷,200 喷)	成人和 12 岁以上儿童：1～2 喷(42～84μg)/(侧·次),2 次(168～336μg)/天 6～12 岁儿童：1 喷(42μg)/(侧·次),2 次(168μg)/天，或 2 喷(84μg)/(侧·次),2 次(336μg)/天	成人：2 喷(100μg)/(侧·次),2 次(400μg)/天,或 1 喷(50μg)/(侧·次),3～4 次(300～400μg)/天 儿童(特别是 6 岁以下)慎用	常年性和季节性过敏性鼻炎,血管舒缩性鼻炎
布地奈德	Rhinocort Aqua®	雷诺考特(64μg/喷,60 或 120 喷)	成人和 12 岁以上儿童：1 喷(32μg)/(侧·次),1 次(64μg)/天,最高 256μg/天 6～12 岁儿童：1 喷(32μg)/(侧·次),1 次(64μg)/天,最高 128μg/天	成人和 6 岁以上儿童：4 喷(256μg)/天,可于早晨 1 次应用或早晚分 2 次应用	常年性和季节性过敏性鼻炎、常年性非过敏性鼻炎、预防鼻息肉切除后再生,对症治疗鼻息肉
丙酸氟替卡松	Flonase®	辅舒良(50μg/喷,120 喷)	成人:1 喷(50μg)/(侧·次),2 次(200μg)/天;或 2 喷(100μg)/(侧·次),1 次(200μg)/天 4 岁以上儿童和青少年:1 喷(50μg)/(侧·次),1 次(100μg)/天,不超过 2 喷(100μg)/(侧·次),1 次(200μg)/天	成人和 12 岁以上儿童:2 喷(100μg)/(侧·次),1 次(200μg)/天,早晨用药为好。某些患者需 2 喷(100μg)/(侧·次),2 次(400μg)/天 维持剂量:1 喷(50μg)/(侧·次),1 次(100μg)/天。最大剂量:4 喷(200μg)/(侧·天)。如无症状改善,用药应不超过 3 周	预防和治疗常年性和季节性过敏性鼻炎

续表

成分名	英文商品名	中文商品名（容量）	剂量（美国）	剂量（中国）	说明书适应证（中国）
糠酸莫米松	Nasonex®	内舒拿（50μg/喷，60 或 140 喷）	成人:2 喷(100μg)/(侧·次),1 次(200μg)/天 2～11 岁:1 喷(50μg)/(侧·次),1 次(100μg)/天	成人：2 喷（100μg）/(侧·次),1 次(200μg)/天。可减至 1 喷(50μg)/(侧·次),或增至 4 喷(200μg)/(侧·次) 3～11 岁儿童：1 喷(50μg)/(侧·次),1 次(100μg)/天	常年性和季节性鼻炎
糠酸氟替卡松	Veramyst®	文适（27.5μg/喷,120 喷）	成人和 12 岁以上儿童:2 喷(55μg)/(侧·次),1 次(110μg)/天 2～11 岁儿童：1 喷(27.5μg)/(侧·次),1 次(55μg)/天,不超过 2 喷(55μg)/(侧·次),1 次(110μg)/天	成人和 12 岁以上儿童首剂量:2 喷(55μg)/(侧·次),1 次(110μg)/天 6～11 岁儿童：1 喷(27.5μg)/(侧·天),1 次(55μg)/天 维持剂量：1 喷(27.5μg)/(侧·次),1 次(55μg)/天	变应性鼻炎
环索奈德	Omnaris®	无	成人和 12 岁以上儿童:2 喷(100μg)/(侧·次),1 次(200μg)/天	—	—
氟尼缩松	Nasarel®	无	成人:2 喷(58μg)/(侧·次),2 次(232μg)/天,不超过 8 喷(464μg)/(侧·天) 6～14 岁儿童:1 喷(29μg)/(侧·次),3 次(174μg)/天,或 2 喷(58μg)/(侧·次),2 次(232μg)/天,不超过 4 喷(232μg)/(侧·天)	—	—
曲安奈德	Nasacort AQ®	国产产品	成人和 12 岁以上儿童:2 喷(110μg)/(侧·次),1 次(220μg)/天 6～12 岁儿童:1 喷(55μg)/(侧·次)或 110μg/次,1 次(110μg)/天,不超过 2 喷(110μg)/(侧·次)或 220μg/次,1 次(220μg)/天	国产产品	国产产品

一般认为,鼻用糖皮质激素的起效时间通常在 12 小时以上。Salapatek 等在以往通过主观症状评估药物疗效的基础上,加入鼻声反射测量和(花粉)环境暴露试验室(experimental exposure chamber, EEC)评估方法,采用随机双盲安慰剂对照研究显示,鼻用糠酸莫米松治疗 310 例成人豚草花粉导致的季节性 AR 时,单剂(200μg)应用 6 小时后,药物治疗组的鼻声反射测量指标(鼻腔最小截面积)明显高于安慰剂对照组,连续用药 7 天后,当患者暴露于花粉环境时,其症状明显减轻,鼻声反射测量指标也优于安慰剂组。表明鼻用糖皮质激素可快速起效(6 小时),疗效可维持 24 小时以上。Berkowitz 等的双盲随机安慰剂对照研究也得到相近的结果,单剂鼻用糠酸莫米松(200μg)在治疗

235 例季节性 AR 时，用药后 7 小时显示鼻部症状明显缓解，而对鼻部和眼部综合征状的疗效在用药后 5 小时即可体现。Meltzer 等分析了 22 项随机双盲安慰剂对照研究有关鼻用丙酸氟替卡松起效时间的临床研究（药物治疗组有鼻炎患者 3605 例，安慰剂组有 2271 例），多数研究显示，首次应用药物后 12 小时内起效（成人 200μg，儿童 100μg），个别研究显示药物在 2～4 小时后起效。

长期使用鼻用糖皮质激素的安全性问题一直是临床关注的热点问题。Emin 等报道 230 例 7～11 岁常年性 AR 患儿，在 3 年内间断使用鼻用布地奈德，平均每日剂量为 73.5μg，治疗组患儿的骨密度检测、血清骨钙、碱性磷酸酶、甲状旁腺激素和骨钙素等各项骨代谢评估指标未受到显著影响。Schenkel 等在为期 1 年的随机双盲安慰剂对照研究中，观察糠酸莫米松 100μg 对 3～9 岁儿童常年性 AR 的安全性，结果显示：治疗未对儿童的生长发育速度和 HPA 轴功能产生显著影响。Baena-Cagnani 和 Patel 采用随机双盲安慰剂对照 4 周+非盲研究 6 个月，观察每天使用糠酸莫米松 100μg，治疗 357 例常年性 AR，药物不良反应为总发生率（15%），与安慰剂未见差异，鼻出血最常见（10%）。

未来治疗药物包括：①环索奈德（ciclesonide）：可在局部代谢，经酯化酶作用转变为活性产物，较原型产物与糖皮质激素受体的亲和力提高 100 倍，99% 与蛋白结合并被肝脏氧化酶代谢，全身生物利用度低；②奥洛他定（olopatadine）：第二代非镇静抗组胺药，具有明显的抗炎作用。美国已有眼用剂型，口服和鼻用剂型正在注册中；③抗 IgE 治疗：使用重组人单克隆 IgE 抗体，与肥大细胞和嗜碱性粒细胞表面的高亲和力 IgE 受体相结合，阻止炎性介质释放，与免疫治疗联合应用，可能取得更好效果；④舌下免疫治疗。

（张　罗）

第四节　变应性鼻炎的局部及系统性治疗策略

一、变应性鼻炎的局部药物治疗策略

2008 年，*Allergy*（增刊）发表了由全球 61 位学者共同完成的新版《变应性鼻炎及其对哮喘的影响》（Allergic Rhinitis and its Impact on Asthma，ARIA）一文中，AR 的治疗体系由患者教育、药物治疗和变应原特异性免疫治疗三部分构成（图 2-5-1）。手术治疗对部分患者可作为辅助治疗手段，而

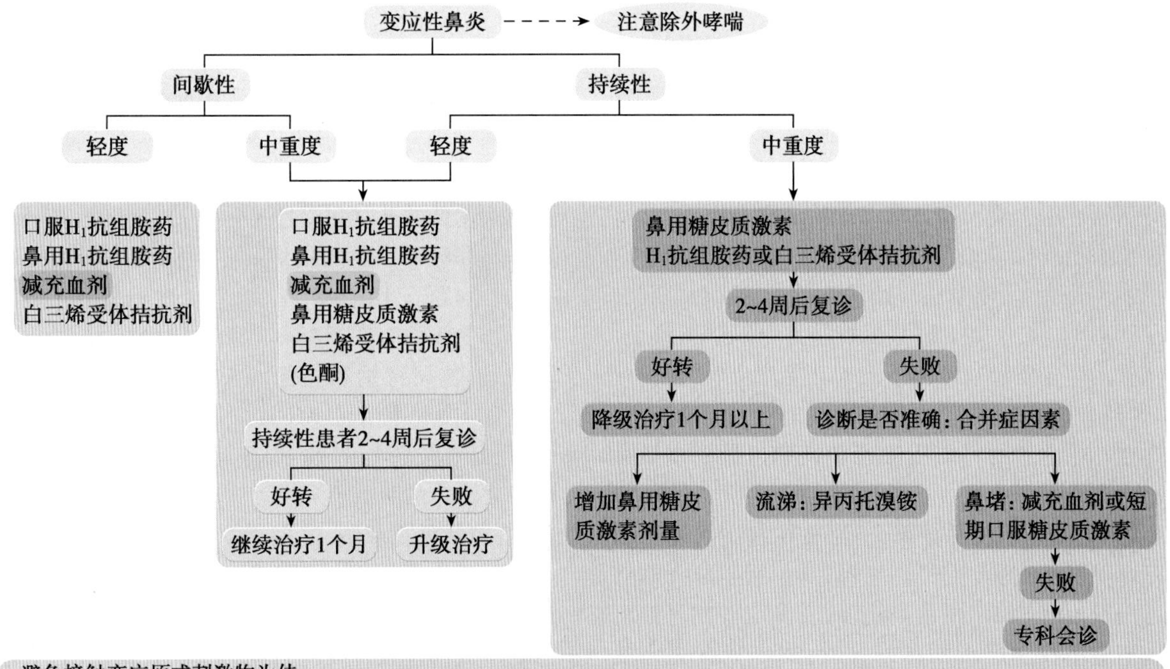

图 2-5-1　AR 治疗方案

环境控制的意义仍存争议。

（一）环境控制

1. 要点 ①多数针对单一室内变应原的防控手段未对哮喘和AR产生临床疗效；②针对哮喘和AR进行的室内变应原三级预防基本流程，尚未达到公共健康推荐的水平；③接触动物皮毛即产生症状的过敏患者应避免接触变应原；④污染物（以及变应原）浓度较高的低收入单位，多方面的干预手段可能有效；⑤对致敏患者应进行全面的职业防护；⑥当无法完成全面职业防护时，控制职业性致病因素可能有效。

2. 预防水平 一级预防：保护个体和全社会免受疾病困扰的措施，例如，保持良好的营养条件、健身、情绪调节、针对感染性疾病的免疫措施和环境安全。针对变态反应的一级预防指当尚未出现针对变应原的致敏反应时，针对有致敏可能性的高危人群采取相应措施。二级预防：指早期发现并及时有效干预影响个体和全社会健康的相关因素。针对变态反应的二级预防指针对已出现致敏反应，但尚无临床表现的群体所采取的相应措施。三级预防：针对患者所采取的缩短疾病的长期影响、最大程度减小痛苦的措施，针对无法治疗的疾病，尽量调整患者的整体状况。针对变态反应的三级预防指针对AR或哮喘的治疗预防策略。多数现有工作属三级预防。

（二）药物治疗

1. 要点 药物治疗的目的是控制症状，其疗效在停药后难以维持，对于PER患者需长期治疗。药物治疗的要点有：①口服或鼻用第二代H_1抗组胺药物适用于成人和儿童AR和结膜炎患者；②出于药物安全性方面的考虑，当可以获得第二代H_1抗组胺药物时，不建议应用第一代H_1抗组胺药物；③局部H_1抗组胺药物可用于治疗AR和结膜炎；④鼻用糖皮质激素可用于成人和儿童患者，是治疗AR最有效的药物；⑤出于药物安全性方面的考虑，不推荐肌内注射糖皮质激素和长期口服糖皮质激素治疗成人和儿童AR；⑥局部色酮可用于治疗AR和结膜炎，但疗效不显著；⑦孟鲁司特钠可用于治疗6岁以上的季节性AR患者；⑧鼻用异丙托溴铵可用于治疗与AR相关的流涕；⑨鼻用减充血剂可短期应用控制严重的鼻塞症状；⑩口服减充血剂（及其与H_1抗组胺药物合剂）可用于治疗成人AR，但副作用常见；⑪AR的治疗应考虑疾病的严重程度、病程的长短、患者的意愿、药物的疗效、药物是否容易获得，以及药物价格等因素；⑫根据AR的严重程度和病程长短提出阶梯治疗方案；⑬医师应根据每名患者的病情制订个体化治疗方案；⑭部分中-重度AR患者药物治疗的疗效不佳。

2. 药物种类、适应证和副作用 治疗AR的主要药物包括以下类别：①口服H_1抗组胺药物：通过阻断H_1受体发挥药理作用而快速缓解鼻部和眼部症状（1小时内），对鼻塞的改善中等。第二代H_1抗组胺药包括阿伐斯汀、氮䓬斯汀、西替利嗪、地氯雷他定、依巴斯汀、弗克芬德、左旋西替利嗪、氯雷他定、甲喹吩嗪、咪唑斯汀、卢帕他定等；第一代H_1抗组胺药包括氯苯那敏、氯马斯汀、马来酸二甲茚定、羟嗪、酮替芬和苯咪唑嗪（奥沙米特）等。第二代药物中的阿伐斯汀仍有镇静作用；甲喹吩嗪有抗胆碱作用；氮䓬斯汀可能有镇静作用和一点苦味。阿斯咪唑和特非那定由于其心脏毒性的副作用已较少应用。第二代H_1抗组胺药物与第一代相比，中枢镇静作用很少，且无抗胆碱作用。部分药物具备抗变态反应炎症作用，其临床意义仍不明朗。目前尚无第三代产品。②局部（鼻用和眼用）H_1抗组胺药物：控制鼻部或眼部症状起效快速（30分钟内），包括氮䓬斯汀、左旋卡巴斯汀和奥洛他定。局部副作用少见。③鼻用糖皮质激素：通过降低鼻黏膜炎症水平和高反应性而控制包括鼻塞和嗅觉障碍在内的鼻部症状，包括二丙酸倍氯米松、布地奈德、环索奈德、氟尼缩松、丙酸氟替卡松、糠酸氟替卡松、糠酸莫米松和曲安奈德等。药物疗效通常在12小时后出现，也有患者感觉用药2小时后即有效果，实现最大疗效可能需用药2周左右。局部副作用轻微，不同药物的全身性副作用差别较大，患者对生物利用度低的药物耐受性更佳，当儿童患者联合应用鼻用和吸入二丙酸倍氯米松时需考虑轻微抑制生长的问题。④白三烯拮抗剂：通过阻断半光氨酰白三烯受体而有效控制鼻部和眼部症状，包括普仑司特、孟鲁司特钠和扎鲁司特，适用于治疗AR和哮喘，在控制季节性AR方面，白三烯拮抗剂与口服H_1抗组胺药物等效，但不及鼻用糖皮质激素。患者对治疗的耐受性很好。⑤局部（鼻用和眼用）色酮：包括色甘酸钠、尼多克罗和N-乙酰冬氨酰谷氨酸。药物的作用机制不明，安全性很好。其中，眼用色酮（色甘酸钠和尼多克罗）疗效明显，而鼻用色酮疗效稍差且持续时间短。⑥口服减充血剂：包括麻黄素、去氧肾上腺素碱、苯丙醇胺、伪麻黄碱、H_1抗组胺药物和减充血剂合剂等，属于拟交感神经类药物，用于治疗鼻塞，可引起高血压、心悸、烦躁、兴奋、震颤、失眠、头痛、黏膜干燥、尿潴留、诱发青光眼和甲亢等副作用。对有心脏疾患的患者慎用，奥林匹克运动会禁用伪麻黄碱。尽管口服 H_1 抗组胺药物和减充血剂合剂的疗效强于单独用药，但会出现两种药物的副作用，不推荐用于治疗 AR。⑦鼻用减充血剂：包括羟甲唑啉和赛洛唑啉，用药治疗鼻塞，产生疗效比口服减充血剂快，副作用与口服减充血剂相似，但较轻。对鼻痒、流涕和喷嚏无效，长期应用（超过 10 天）可导致药物性鼻炎，因此疗程应在 10 天内。⑧口服或肌注糖皮质激素：包括地塞米松、氢化可的松、甲基泼尼松龙、泼尼松龙、泼尼松和曲安西龙。可有效降低鼻黏膜炎症水平和高反应性，对中重度 AR，其他药物疗效不佳且不能耐受鼻用糖皮质激素时，可短期口服糖皮质激素。全身性副作用常见，特别是肌注糖皮质激素，还可出现局部组织萎缩，因而应尽量以鼻用糖皮质激素治疗代替口服或肌注。⑨鼻用抗胆碱药：异丙托溴铵通过强效抗胆碱作用而控制流涕症状，但对鼻塞或喷嚏无效。局部副作用轻微且无全身抗胆碱作用。适用于治疗 AR 和非变应性鼻炎患者的流涕症状。

3. 联合用药　不同类别的药物联合应用，特别是口服 H_1 抗组胺药物与鼻用糖皮质激素联合应用的疗效尚无定论。联合口服 H_1 抗组胺药物和白三烯拮抗剂并未超过单独应用 H_1 抗组胺药物或白三烯拮抗剂的疗效，同时，疗效不及鼻用糖皮质激素。联合应用鼻用异丙托溴铵和二丙酸倍氯米松治疗流涕的效果由于单独用药。

二、变应性鼻炎的全身免疫治疗策略

（一）概述

特异性变应原（过敏原）免疫治疗（allergen-specific immunotherapy，SIT）主要用于治疗变应性（过敏性）鼻炎（allergic rhinitis，AR）、哮喘和昆虫（蜂毒）过敏症，也可应用于吸入性变应原导致的特应性皮炎，通过应用逐渐增加剂量的过敏原产物，减轻或消除过敏原引发的临床症状，实现临床和免疫耐受适用于药物治疗或避免接触变应原无法取得满意疗效，或者药物治疗出现无法承受的不良反应，以及希望减少长期用药的患者。SIT 有时与脱敏治疗（desensitisation）或减敏治疗（hyposensitisation）混用，两者的区别在于：脱敏（或减敏）治疗与 SIT 的方法有相似之处，也是通过应用逐渐增加剂量的过敏原产物，使效应细胞失去反应（脱敏）或降低其反应程度（减敏），但治疗过程并未改变免疫反应过程，因而无法产生持久的免疫耐受，例如：对青霉素过敏患者的脱敏注射。而 SIT 过程中，机体通过免疫调节而改变免疫反应，包括对特异性 B 细胞和 T 细胞的调节、对炎性反应通路的调节、诱导免疫偏离或免疫耐受等，是目前唯一通过免疫调节机制治疗过敏性疾病的方法。

（二）分类

SIT 的途径包括皮下、舌下、口服、鼻用和吸入等，其中，常用的治疗途径是皮下免疫治疗（subcutaneous immunotherapy，SCIT）和舌下免疫治疗，前者应用范围广泛，是免疫治疗的主要方式，后者具备良好的应用前景，但尚未普及。SCIT 疗程一般在 3 年左右，分为剂量累加（提升）阶段和剂量维持两个阶段，保证疗效的主要吸入性变应原最佳维持剂量为 5～20μg，但患者个体的反应性不同，最佳维持剂量可酌情调整。影响 SCIT 推广的两个关键因素是治疗的便捷性和安全性，前者是患者无法坚持 SCIT 的主要原因。根据剂量累加阶段的不同，可将 SCIT 分为常规或加速免疫治疗，后者又有集群免疫治疗（cluster immunotherapy）和冲击免疫治疗之分。常规 SCIT 在剂量累加阶段一般每周治疗 1 次，每次 1 针。集群 SCIT 是一种通过减少患者来诊次数、缩短剂量累加阶段而加速免疫治疗的方法，每周治疗 1 次，每次2～3 针，通常经过 4～8 周可达到剂量维持阶段；冲击 SCIT 一般每 1～3 小时注射 1 针，甚至可每15～60 分钟注射1 针，在1～3 天内达到维持剂量。现有最快的加速 SCIT 方案是在 4 小时内，给患者注射 7 次混合变应原，患者需预服多种药物，38% 的患者出现全身不良反应。

（三）集群 SCIT

过去 25 年间，SCIT 领域的核心问题之一是治疗的安全性问题。1986 年，英国药物安全委员会特别就 SCIT 的安全性问题撰文，随后，美国的 3 项大样本回顾性调查肯定了 SCIT 的安全性。SCIT 必须在抢救设施完备的医疗中心进行，患者脱落的最常见原因是治疗不够便捷快速，特别是在剂量累加阶段，患者需要多次就诊，如果治疗间隔延长，或在治疗间隔期间罹患急性感染等，则可能需要调整剂量而使剂量累加阶段延长。因此，如果能够缩短剂量累加阶段的时间而迅速进入剂量维持阶段，则会提高 SCIT 的便捷性，从而增加患者对治疗的依从性。

加速免疫治疗的方法由 SCIT 的开创者 Freeman 于 1930 年首先报道。1981 年，首个采用集群 SCIT 方案治疗豚草 AR 的对照研究问世，由于注射间隔过长（3 周），导致不良反应增加，从而限制了推广应用。最近 30 年，一系列有关集群 SCIT 治疗

AR 的研究显示其临床疗效可靠。Tabar 等采用随机双盲安慰剂对照的方法,对比集群和常规 SCIT 治疗尘螨过敏 AR 和哮喘的疗效,前者显示疗效更快,集群 SCIT 缩短剂量累加时间达 46%。张罗等 2008 年报道 154 例成人和儿童变应性鼻炎患者经过 1 年集群免疫治疗的疗效,其中合并轻度哮喘者 21 例,以治疗前后鼻部症状评分减少 30% 以上为疗效评估标准,治疗有效率为 86%。AR 儿童(平均年龄 8.5 岁)经过 1 年集群免疫治疗也取得良好疗效,症状评分和药物评分均显著下降。张罗等对比集群和常规 SCIT 治疗尘螨 AR 中,剂量累加阶段的时间分别为 6 周和 14 周,集群 SCIT 比常规 SCIT 缩短 57%,患者就诊次数减少 53%。同时,集群 SCIT 在 6 周时的症状评分明显优于常规 SCIT,表明前者显效更快,两者在 14 周和 52 周时疗效未见区别。临床疗效与免疫调节相关,采用猫毛变应原集群 SCIT 的双盲随机安慰剂对照研究显示,治疗 5 周时患者血清中的变应原特异性 IgG4 显著升高,且在治疗 1 年时仍维持高水平。集群 SCIT 无疑可缩短剂量累加阶段的长度,治疗的安全性就成为其能否推广的核心因素。

(四) 免疫治疗的安全性

1. 总体情况 评价 SCIT 安全性的主要指标是治疗不良反应在患者群体和注射针数中的发生率。可分为局部反应和全身反应(systemic reactions, SR),前者指注射部位出现发红、瘙痒和肿胀;后者指发生在非注射部位其他特定器官的不良反应,分为速发性(注射后 30 分钟内发生)和迟发性(注射后 30 分钟后发生),速发性 SR 常见。1986 年,英国药物安全委员会报道 13 个生产变应原疫苗的机构在 10 余年左右的时间内,出现死亡病例 26 例,死亡率从 1∶8000 到 1∶321 750,其中多数为哮喘患者(62%),AR 患者仅 1 例。美国进行的 3 项关于 SCIT 安全性回顾性调查显示,北美地区在 1945—2001 年间,共发生死亡病例 76 例,死亡率约为 1/250 万,平均每年死亡 3.4 人。2010 年,前瞻性研究显示,美国在 2008 年发生 8502 例 SR,占注射针数的 0.1%,其中 74% 为轻度症状(皮肤或上呼吸道症状),23% 为中度症状(哮喘伴肺功能下降),3% 为严重过敏反应(发生率 1/10 万),无 1 例死亡病例出现,而 2001—2007 年,有 6 例死亡病例。表明 SCIT 的安全性进一步提高。

2. 集群 SCIT 影响 SCIT 安全性的因素可包括:变应原的种类、来源、注射方案、是否预服药物、所治疗疾病等多方面因素,难以直接比较不同注射方案的安全性。一般而言,集群 SCIT 在治疗尘螨或花粉导致的 AR 或哮喘方面,多数研究显示其安全性与常规 SCIT 无显著差别,个别报道集群 SCIT 的 SR 略高于常规 SCIT。Pfaar 等分析 2004—2010 年间 9 项研究,采用集群 SCIT 治疗螨虫或花粉 AR2990 例,SR 占注射针数的 0% ~3.5%。Cox 等分析了 30 年间(1976—2006 年)集群 SCIT 的 SR 占患者数的 0 ~79%。张罗等对比集群和常规 SIT 治疗螨虫 AR 患者,局部反应在剂量累加阶段的发生率分别为注射针数的 1.7% 和 1.4%、患者人数的 13.3% 和 11.4%;SR 在剂量累加阶段的发生率分别为注射针数的 1.0% 和 0.9%、患者人数的 6.7% 和 6.8%,均为 1 级或 2 级轻度反应,两种方法未见差异。Tabar 等采用随机双盲安慰剂对照研究结果同样显示,集群和常规 SCIT 治疗尘螨 AR 和哮喘,SR 均占注射针数的 0.15%,且为 1 级或 2 级轻度反应。Serrano 等在 1 项多中心回顾性研究中报道 1147 例患者,集群 SCIT 的 SR 发生率未见高于常规方案,值得注意的是,该组患者中,AR 合并哮喘患者占多数(61%),单纯 AR 患者占 37%,单纯哮喘患者仅占 2%。

患者对集群 SCIT 的耐受情况与下列因素有关:①预服抗组胺药物;②使用缓释剂型药物;③每次注射不超过 4 针;④集群数量为 4 ~6 次;⑤每周治疗1 ~2 次。

考虑到其便捷优势,集群 SCIT 在未来的临床实践中可能成为 SCIT 的重要方式。

3. 预服药物 有关预服药物(premedication)对 SCIT 作用的研究不多,且多观察对蜂毒冲击 SCIT 的影响,目前罕见双盲安慰剂对照研究观察预服药物对常规 SCIT 的作用。在一项多中心开放式常规 SCIT 治疗花粉或螨虫 AR 的研究中,注射前 2 小时口服非索非那定 60mg 患者,在严重 SR 发生率、达到维持剂量的人数和时间等各项指标方面均明显优于未预服药物患者。集群 SCIT 的预服药物多用抗组胺药物,而冲击 SCIT 的预服药物包括(H_1 和 H_2)抗组胺药物和口服糖皮质激素(表 2-5-7)。

表 2-5-7 不同治疗方案的预服药物

治疗方案	预服药物
常规 SCIT	无常规推荐
集群 SCIT	提前 2 小时应用抗组胺药物
冲击 SCIT	H_1 抗组胺药物和糖皮质激素,可加用 H_2 抗组胺药物、白三烯受体拮抗剂、茶碱和酮替芬

关于应用预服药物的主要争论是药物可能掩盖轻微的SR,而在后续的治疗过程中发生严重的SR,现有的观察结果并未对上述观点提供有力支持。在冲击SCIT中,预服药物可降低SR的发生率。双盲安慰剂对照研究证实,在蜂毒冲击SCIT前1～1.5小时前口服特非那丁片120mg,或联合应用雷尼替丁300mg(H_2抗组胺药物),可显著减少局部反应和SR;豚草AR患者预服9周单克隆抗IgE抗体(omalizumab)后,接受1天的冲击SCIT治疗,发生严重过敏反应的几率较对照组患者下降5倍。而在集群SCIT中,预服药物也可能降低局部反应和SR的发生率。在一项花粉集群SCIT的研究中,注射首剂前2小时口服氯雷他定10mg与安慰剂比较,SR分别占患者的33%和79%,但也有研究显示,无预服药物的集群SCIT的安全性与常规SCIT相当,因此,对集群SCIT是否应用预服药物的问题尚无结论,需进一步深入研究。

(五)治疗安全性和疗效评估

1. 安全性评估　SCIT安全性的主要评价指标是注射后发生局部反应和全身反应(SR)的情况。世界过敏反应科学组织(WAO)于2010年发布了新的SR分级标准,依据SR累及的器官(皮肤、结膜、上呼吸道、下呼吸道、胃肠道、心血管等)和症状严重程度进行分级。总的原则是:症状或体征累及1个器官(皮肤、结膜、上呼吸道),未出现哮喘、胃肠道或心血管系统症状诊断为1级;症状或体征累及1个以上器官,或出现哮喘、胃肠道或心血管系统症状诊断为2级或3级;呼吸衰竭或低血压(可伴意识丧失)诊断为4级;死亡为5级(表2-5-8)。严重SR一般指出现4级或5级反应。SR中引起高度重视的是严重过敏反应(anaphylaxis),即发作迅速的全身性过敏反应,甚至可导致死亡,诊断标准为表中3个条件中的任何1条即可(表2-5-9)。

表2-5-8　SCIT的全身反应分级系统

分级	判定标准
1级	症状累及一个器官(具备①～④之一):①皮肤:广泛的瘙痒、荨麻疹、潮红或热感,或血管性水肿(不含喉部、舌和悬雍垂);或②上呼吸道:鼻炎(喷嚏、流涕、鼻痒伴/不伴鼻塞)或清咳(喉痒)或由于上呼吸道原因导致的咳嗽(不含肺、气管或喉部);或③眼结膜:发红、瘙痒或流泪;或④其他:恶心、金属味觉或头痛
2级	症状累及一个以上器官或具备①～③之一:①下呼吸道:咳嗽、哮鸣、气短等哮喘症状(PEF或FEV_1下降不超过40%,吸入支气管扩张药治疗有效);或②胃肠道:腹部痛性痉挛、呕吐或腹泻;或③其他:子宫痛性痉挛
3级	①下呼吸道:哮喘(PEF或FEV_1下降40%,吸入支气管扩张药无效);或②上呼吸道:喉部、悬雍垂和舌体水肿伴或不伴喘鸣
4级	①上或下呼吸道:呼吸衰竭伴或不伴意识丧失;或②心血管:低血压伴或不伴意识丧失
5级	死亡

注:PEF(peak expiratory flow rate)是最大呼气峰流速,FEV_1(forced expiratory volume in 1 second)是一秒钟用力呼气量

表2-5-9　严重过敏反应的诊断标准

条件1:急性发作(数分钟～数小时),累及皮肤和(或)黏膜(广泛荨麻疹、瘙痒或发红,唇、舌、悬雍垂肿胀),同时满足右列1条	1	呼吸损害(如呼吸困难、喘息支气管痉挛、喘鸣、PEF下降或低氧血症)
	2	血压下降或相关器官功能障碍症状(瘫倒、晕厥、尿失禁)
条件2:暴露于过敏原后(数分钟～数小时)迅速出现右列症状中的2个以上	1	皮肤黏膜症状(广泛荨麻疹、瘙痒或发红,唇、舌、悬雍垂肿胀)
	2	呼吸损害(如呼吸困难、喘息支气管痉挛、喘鸣、PEF下降或低氧血症)
	3	低血压或相关症状(瘫倒、晕厥、尿失禁)
	4	持续胃肠道症状(痉挛性腹痛、呕吐)
条件3:暴露于过敏原后(数分钟～数小时)血压下降	1	婴儿和儿童:收缩压低或下降幅度超过30%
	2	成人:收缩压低于90mmHg或低于该患者基础值30%以上

注:0～28天:<60mmHg;1～12月:<70mmHg;1～10岁:<70+(2×年龄)mmHg;10岁以上:<90mmHg

诊断要点：①出现SR的患者可有濒死感，特别是第2～4级的患者，而儿童很少出现，而常出现行为改变（如非常安静、易激惹或行为怪僻）；②注射后第1分钟即出现症状可能预示严重过敏反应，初期的轻微症状可能快速进展为严重过敏反应甚至死亡。

记录内容：最终应在诊治过程结束后进行，评估报道应包括以下内容，①SR分级；②以字母后缀表明是否应用肾上腺素以及在症状出现后多久使用（a≤5分钟；5分钟<b≤10分钟；10分钟<c≤20分钟；d>20分钟；z为未使用肾上腺素）；③最先出现的症状；④首个症状出现的时间。例如：2a级-鼻炎-10分钟，表明注射疫苗10分钟后首先出现鼻炎症状，此后5分钟内注射肾上腺素，最终为2级SR。

2. 疗效评估 评价SCIT疗效的常用指标包括鼻部症状评分、药物用量评分和生活质量评分等。鼻部症状评分主要采用向患者发放日记卡、周记卡和月记卡的形式，患者定期对鼻堵、鼻痒、喷嚏和鼻涕四项等主观症状进行评分，每项0～3分，评分标准为：0分=无症状；1分=症状轻微无困扰；2分=中度症状有困扰但可忍受；3分=症状严重难以忍受，总分最高为12分。治疗有效的标准为治疗前后评分的改善超过30%以上。

药物用量评分与症状评分类似，患者定期记录相关药物使用情况，评分标准为：口服抗组胺药物（氯雷他定10mg/片，西替利嗪5mg/片，地氯雷他定5mg/片，左旋西替利嗪5mg/片）1片=1分；吸入糖皮质激素（布地奈德、氟替卡松、倍氯米松）1喷=1分；吸入β2受体激动剂1喷=1分；鼻用糖皮质激素1喷=0.75分；鼻用抗组胺药1喷=0.25分；吸入激素+β2受体激动剂（沙美特罗+丙酸氟替卡松、福莫特罗+布地奈德）1喷=2分。

生活质量评估可采用鼻结膜炎生活质量调查问卷评估患者的总体生活质量、活动、睡眠、非花粉症症状、行为、鼻部症状、眼部症状、情感等8个方面。

（六）不良反应的处理

1. 常用药物 肾上腺素（1∶1000）是治疗严重过敏反应的首要药物，成人剂量为0.2～0.5ml（mg），儿童为0.01ml（mg）/kg，无效可在5～10分钟后重复注射。大腿股外侧肌注射肾上腺素所得的药物血浆峰值，明显高于且快于上臂皮下注射或三角肌注射，表明可取代以往的常规皮下注射。肾上腺素应早期应用，死亡病例常与延迟应用肾上腺素、合并严重呼吸和心血管系统并发症有关，当临床怀疑出现严重过敏反应时即应果断应用，例如，仅有皮肤1个器官受累时，尚不足以确诊严重过敏反应，也应迅速应用。当患者对肌肉或皮下注射反应不佳，出现疗效不佳的心衰或呼衰，且具备动态血液监测条件，且不具备急诊转运条件时，应酌情静脉应用肾上腺素，目前尚无统一的剂量，可用1∶100 000肾上腺素［0.1mg（1ml，1∶1000肾上腺素）溶入100ml盐水］，静滴速度为30～100ml/小时（5～15μg/分钟），快慢取决于患者的反应和药物的毒性作用。

抗组胺药物是治疗严重过敏反应的二线药物，用于出现皮肤和心血管系统症状的患者，常在应用肾上腺素后使用，可肌注或静脉应用苯海拉明，成人剂量为25～50mg，儿童剂量为1mg/kg（不超过50mg）。

2. 局部反应的治疗 注射部位可出现红晕、肿胀、硬结或坏死等，硬结常见，特别是使用铝缓释剂的产品。面积较大的为大局部反应（large local reaction，LLR），目前对LLR的定义不同，例如：面积超过患者手掌大小或直径超过25mm、10cm、12cm等。一般而言，对局部反应应酌情局部冷敷和口服抗组胺药物，当速发性局部反应超过12cm，应给予口服抗组胺药物并留观至少1小时。

3. SR救治 应针对不同器官系统出现的病症，迅速诊断并给予相应处理，同时请相关科室紧急会诊，尽早救治。鼻炎的主要治疗措施包括：①口服抗组胺药物；②留观至少1小时；③复查峰流速。轻度荨麻疹的主要治疗措施是口服抗组胺药物并留观至少1小时。哮喘的主要治疗措施包括：①吸入β2受体激动剂（万托林，喘乐宁）；②静脉注射或应用β2受体激动剂；③糖皮质激素（静脉注射泼尼松龙50mg或甲泼尼龙40mg）；④吸氧；⑤可住院治疗。出现广泛荨麻疹和血管神经性水肿等SR时，主要治疗措施包括：①肾上腺素（1mg/ml）0.3～0.5mg深部肌内注射；②建立静脉通道（盐水）；③监测血压脉搏；④肌注抗组胺药物氯马斯汀（1mg/ml）1～2ml（1～2mg）；⑤静脉注射糖皮质激素（泼尼松龙50mg或甲泼尼龙40mg）；⑥可住院治疗。

严重过敏性反应和过敏性休克救治中的关键因素是早期及时应用肾上腺素和保证氧气供应。一般而言，依临床重要性从高到低对相关因素进行排序如下：肾上腺素的应用、患者体位、供氧、静脉补液、雾化治疗、血管升压药物、抗组胺药物、糖皮质激素和其他药物。过敏性休克的主要抢救措施包括：①深部肌内注射肾上腺素0.5～0.8ml（1mg/ml）或稀释后缓慢静脉注射3～5ml（0.1mg/ml），10～20分钟后可重复；②建立静脉通道（盐水）；③患者仰卧、吸氧，保持呼吸道通畅，在上臂近端扎止血带；④监测血压、脉搏和氧饱和度；⑤静脉注射抗组胺药物氯马斯汀1～2ml（1mg/ml）；⑥静脉注射甲泼尼龙80mg；⑦住院。

儿童患者的药物剂量应相应调整：①深部肌内注射肾上腺素（1mg/ml）0.01mg/kg（0.01ml/kg），如需要可稀释静脉注射（0.1mg/ml）；②肌注抗组胺药物氯马斯汀（1mg/ml）0.0125～0.025mg/kg；③静脉注射甲泼尼龙2mg/kg。

SCIT是治疗AR的重要方法，在我国耳鼻咽喉头颈外科领域日益受到重视。进入SCIT的第2个百年开端，随着对集群SCIT安全性认识的不断深入，集群SCIT治疗可能成为SCIT的“常规”方案。

（张 罗）

第六章　鼻部恶性肿瘤

鼻和鼻窦的恶性肿瘤(sinonasal malignancies，SNM)较少见，占全身恶性肿瘤的1%，占上呼吸道恶性肿瘤的3%，占头颈部恶性肿瘤3%~5%。在我国有较高的发病率，占全身恶性肿瘤的2.05%~3.66%，是耳鼻咽喉头颈外科的常见肿瘤。鼻部恶性肿瘤具有以下特点：①多为原发肿瘤，生物学行为恶性程度高，预后差；②肿瘤病理类型复杂繁多，包括上皮源性(表皮样、非表皮样和神经外胚层)、间质源性(脉管、肌肉、骨、软骨和淋巴组织)；③相关解剖部位结构复杂、狭小、重要，与眼部、前中颅底、颈内动脉及颅内相邻，手术难度大，肿瘤不易整块切除；④鼻部恶性肿瘤临床表现缺乏特异性，早期多无症状，难以发现，发现时多为晚期；⑤多需行综合治疗方案；⑥随着肿瘤侵犯范围的扩大，可出现多组症状，对患者的生存质量影响大。

鼻部恶性肿瘤需根据肿瘤的病理类型及TNM分型来制订方案，而综合治疗的理念应始终贯穿于治疗方案的制订，其中手术治疗是鼻部恶性肿瘤治疗方案的重要组成部分，手术包括微创外科(内镜手术)及开放式手术，以及局部组织缺损的Ⅰ期修复(如颅底缺损、面部皮损的修复)等。随着内镜手术技术的提高，内镜下可提供良好的视野及角度，四手操作技术使微创外科手术在鼻部恶性肿瘤的治疗中起到重要的作用，已完成了许多的高难度病例，取得满意的疗效，而传统术式更能体现肿瘤整块切除的原则，方便对术中出现的意外情况及时处理。临床医师根据肿瘤的病理类型决定治疗方案，对需手术治疗病例，根据肿瘤的情况，如肿瘤的病理类型、生长部位、侵及范围。患者的情况，如全身重要脏器的功能状态、患者本人对疾病治疗的要求及手术医师对手术方式的掌握来确定手术方案。其中焦点问题在于：①如何在确定治疗方案中体现综合治疗的理念：需建立由耳鼻咽喉头颈外科、肿瘤化学药物治疗科及放射治疗科专家参加的治疗方案协调组，必要时需请放射诊断科、神经外科和病理科专家来参加讨论，共同制订整体治疗方案；②明确内镜手术的适应证与禁忌证。随着内镜技术的不断完善，国内外众多的学者在镜下开展了大量的临床工作，并取得了满意的临床疗效，但尚缺乏充足的资料来明确内镜手术在鼻部恶性肿瘤手术治疗中的适应证及禁忌证。总的概念，内镜手术要遵循肿瘤外科治疗的基本原则，可以根据鼻腔、鼻窦局部解剖生理的特点充分利用内镜外科技术的优势，达到与开放式手术同样，甚至优于开放式手术肿瘤的切除效果。同时强调结合放、化疗制订合理的综合治疗方案，但不能因为有放射治疗(简称放疗)和化学药物治疗(简称化疗)等的综合治疗，而放弃肿瘤外科手术治疗的原则，尤其不能随意选择肿瘤减容手术，不强调肿瘤切除的彻底性和不注意肿瘤的安全切缘问题。就以上问题我国专家学者提出了国内镜手术在治疗鼻部恶性肿瘤的适应证与禁忌证，其中适应证依肿瘤的部位、病理类型、临床分期及内镜技术条件等制订手术适应证，建议：

1. 单纯经鼻镜手术(限于临床早期、部分中期病例)　①局限于鼻中隔、鼻腔外侧壁；②局限于筛窦；③蝶窦；④上颌窦内壁、后壁；⑤侵及翼腭窝。

2. 经鼻内镜手术或联合其他开放式手术径路　①额窦；②上颌窦后壁、上壁，或原发部位不明时；③肿瘤侵犯前颅底或颅中窝等颅内区域；④肿瘤侵犯眶内。

3. 扩大鼻内镜径路(该径路仅适合具有精湛内镜外科技术的耳鼻咽喉科医师与神经外科医师的合作团队)　能够在内镜下切除的腹侧颅底恶性肿瘤。目前的扩大鼻内镜径路手术可以切除前界为额窦，后界为第二颈椎，两侧达海绵窦、岩尖、翼腭窝及部分颞下窝的颅底区域肿瘤。

4. 不宜主选内镜手术，有必要结合开放播放主路　①肿瘤侵犯上颌窦的前壁骨质及皮下组织，或侵犯上颌窦下壁骨质或牙槽骨；②肿瘤侵犯额窦后壁、额部皮肤、眼眶。

参考医师及患者的状况确定手术适应证：①手术者的个人技术能力、医院设备和支撑能力可胜任内镜颅底恶性肿瘤手术，包括手术者的知识基础、培训经历、外科技巧、心理素质和应变能力，以及颅底手术团队的配合能力，医院手术设备、围术期监护水平、辅助科室的专业水平和协同配合状况等；②患者的身体状况能耐受手术。

禁忌证：①因病变性质和范围无法经内镜下完成满意切除；②病变累及颈静脉孔区域或侵犯颞下窝（累及岩骨段颈内动脉和颈静脉孔），内镜下难以处理；③颅内外沟通肿瘤；④病变广泛侵犯颅底，切除后颅底重建困难。

手术处理原则：

（1）建立肿瘤外科理念，尽可能连续整块切除，手术由远及近，尽量避免对肿瘤的挤压，尽量锐性分离以及保护安全边界。

（2）术中应将肿瘤的四周边缘组织送冰冻病理检查，当肿瘤切除后其深面有可疑肿瘤残存时应同时送冰冻病理检查，术毕应有手术切缘的病理诊断。

（3）双侧暴露、双侧鼻腔径路扩大了操作空间，有利于两人三手或四手操作。扩大鼻腔通道有利于暴露关键解剖标志，防止器械拥挤，减少镜头污染，并有助于术野清晰。

（4）经内镜切除肿瘤是一种可视化技术。包膜剥离，包膜外神经血管结构剥离，凝固和去除包膜等操作可以使用双手技术连续地进行，使得切除术过程中的触觉有深度感。根据肿瘤质地，应用各处不同的切除技术，包括双手吸除、超声吸引、咬切钳逐块切除。对于恶性肿瘤是否分块切除要以肿瘤所在部位、范围和病理性质来决定。

但仍存在有众多的分歧，尤其肿瘤外科医师与鼻科医师之间仍存在有许多不同的观点，肿瘤外科强调肿瘤整块切除的原则，内镜下如何实现肿瘤安全缘问题，而鼻科生认为大部分的鼻部恶性肿瘤因解剖学特点即使开放式手术也无法实现肿瘤的整块切除，仅个别部位可实现。如何正确选择各类手术及主要的手术方法是本章节重点讨论的问题，分以下几部分：①鼻腔、筛窦肿瘤及前颅底的外科治疗；②上颌窦、翼腭窝及颞下窝的外科治疗；③蝶窦及中颅底肿瘤的外科治疗进行讨论。

鼻腔、鼻窦的恶性肿瘤其综合治疗方法的内容不尽相同，但手术过程是类同的，常规术前准备包括患者全身健康状况的评估、病变范围及性质的评估，对手术方案的确定均有直接的指导意义。术前影像学检查包括鼻部CT、MRI、颈部影像学的检查，可明确病变的范围与周围组织结构的关系，指导术前的准备，术前内镜检查也十分重要，对术区条件形成直观的了解并可完成病理活检，根据病变的性质及范围准备相应的手术设备，如内镜手术器械，最好可配套术中导航系统，减少严重并发症的发生，对于局部皮肤受损病例拟行开放式手术，需准备相应的修复手段，如各种皮瓣的准备，有时可采用内镜手术+局限开放式手术则需行内镜手术准备与开放手术的准备。

第一节　鼻腔、筛窦及前颅底肿瘤的外科治疗

一、筛窦解剖毗邻关系

筛窦位于鼻腔外侧壁的上方，上方与前颅底相邻，外侧以纸样板与眼眶相隔，下方为鼻腔及上颌窦，后方借蝶筛板与蝶窦相邻（图2-6-1，图2-6-2）。按AJCC 2002 TNM分类分期 T_1 ~ T_2病变临床症状隐匿，T_3 ~ T_4病变据肿瘤侵蚀的范围将出现鼻部、眼部、颅底等复杂的临床表现，常见鼻塞、鼻出血、疼痛、鼻窦炎、眼球突出、复视、视力下降和眼球运动受限、牙齿松动、牙龈肿胀、张口受限等症状可出现。同时肿瘤病变范围的大小、病理类型是我们选择不同手术术式的主要依据。

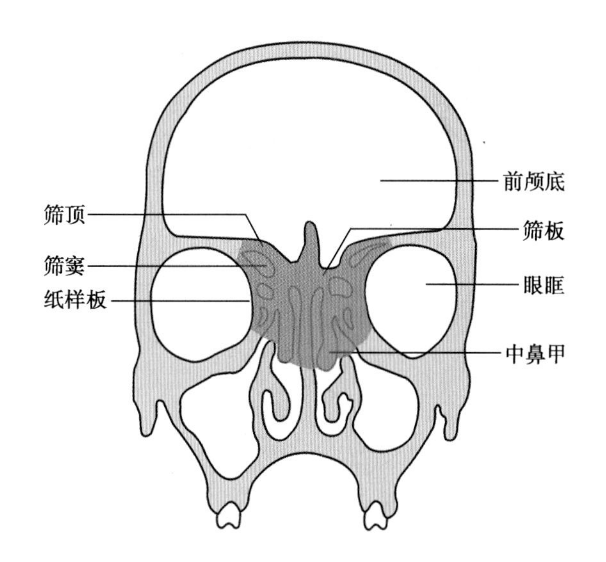

图2-6-1　筛窦解剖毗邻（冠状位）

二、鼻腔及筛窦恶性肿瘤 T_1 ~ T_2病变的外科治疗

（一）开放式手术治疗

针对 T_1 ~ T_2病变，病变范围较为局限，如采用开放式手术治疗则鼻侧切筛窦整块切除术是理想

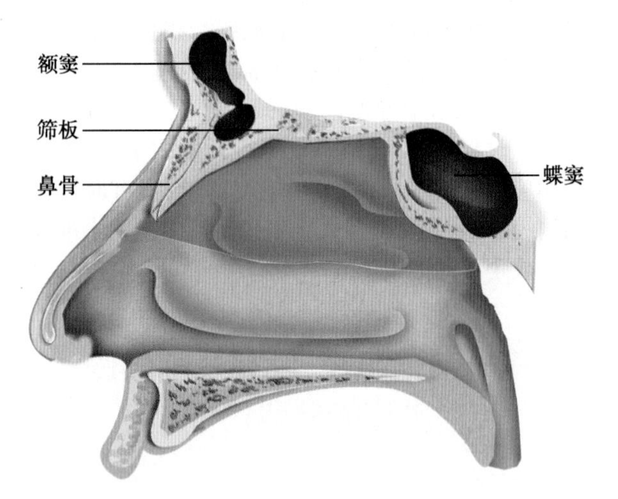

图 2-6-2 筛窦解剖毗邻(矢状位)

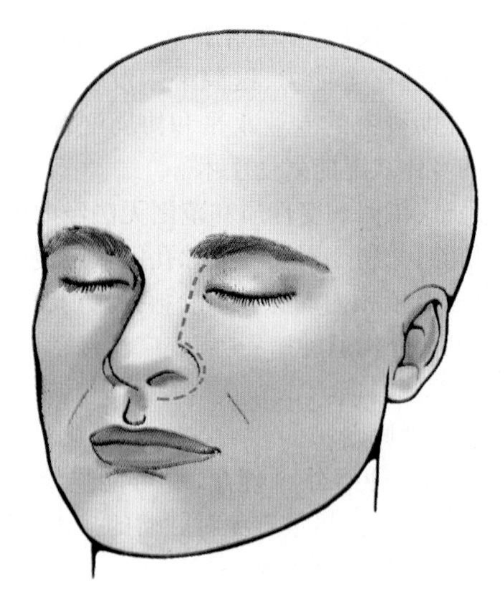
图 2-6-4 切口设计Ⅰ

的基本术式,肿瘤外科的治疗原则要求术中采用"无瘤操作"原则,手术应在正常组织内进行,并且应保留一定的安全界,如前所述,鼻腔及鼻窦解剖空间狭小,常规手术难以将肿瘤整块切除,而多以分次切除肿瘤,术中易发生肿瘤的残存或种植,鼻侧筛窦整块切除术在一定的程度上较为"严格"地遵守了无瘤操作的原则,已被较为广泛地应用鼻腔及筛窦恶性肿瘤 T_1 ~ T_2病变的手术治疗中(图 2-6-3)。

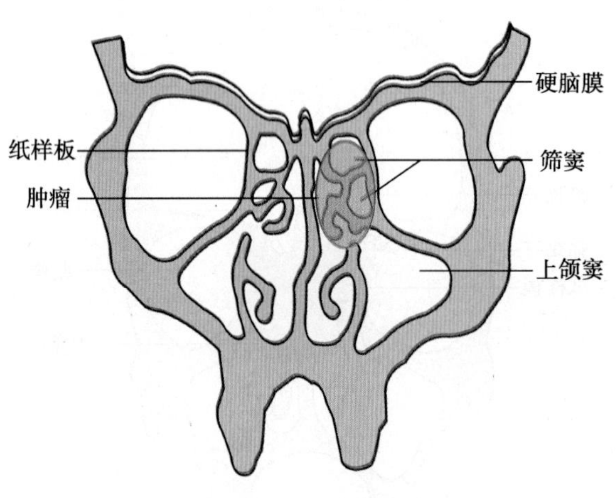

图 2-6-3 筛窦肿瘤Ⅰ

手术方式及技术要点:

手术在全麻下进行,经口插入麻醉插管,常规鼻侧切开术切口或牙龈沟切口(该切口避免了面部切口,但术中暴露解剖标志有一定的困难,适合于年轻患者)(图 2-6-4)。在切口制作的过程中注意勿损伤大翼软骨,需暴露的解剖标志有:鼻骨、上颌骨额突、眶下孔以内的上颌窦前壁、眼眶内下缘及梨状孔边缘。

沿眶下缘骨面和纸样板眶面,分离眶骨膜,将眶骨膜与纸样板分离,在泪囊窝切断泪囊,眶骨膜分离的范围:上至眶顶内侧,下至眶下孔平面,后至眶尖部,暴露眼眶内侧壁纸样板和部分眶顶、眶下缘内侧骨壁,为手术提供较为充足的操作空间。

沿梨状孔缘切开鼻腔黏膜进入鼻腔,再沿鼻骨与上颌骨额突之间的骨缝,连同黏膜一起向上凿至内眦水平。

在内眦水平用咬骨钳咬除部分上颌骨额突骨板,在内眦水平使用骨刀指向眶尖部,在手指引导下,慢慢凿断纸样板上缘,直达眶尖部,使标本上端与筛板分离。

紧贴眶下孔内侧,由眶下缘至鼻底水平,凿开上颌窦前壁;在手指引导下,在眶下孔平面由眶下缘向后纵向凿至眶尖部,使上颌窦内侧壁与上颌骨外侧部分离。

鼻腔内由鼻后孔向前切开鼻侧壁与鼻底交界处的黏膜,再由前向后紧贴鼻底凿断鼻侧壁底部骨板,直达翼板之前。

最后用长弯剪刀,剪断鼻后孔外侧黏膜及软组织及上颌骨内侧壁后端的薄骨板,将鼻侧壁及筛窦及肿物整块切除。

清理术腔后,碘仿纱条填充术腔,切口采用多层对位缝合,减少手术切口对面容的影响。

该术式是一较为局限的手术,适用于病变范围较小的 T_1 ~ T_2病变肿瘤的手术切除,如已侵及眶内容、鼻底或鼻中隔、上颌窦时,可行相应部位的切除,达到彻底切除肿瘤的目的。

(二)内镜手术治疗

随着鼻内镜技术的日益成熟,内镜下也可以完成该术式，切除范围相同，但标本为分块切除，尚无大样本资料证实，单纯肿瘤控制率受到影响。认为内镜手术应尽可能遵循肿瘤外科原则，整块切除确有困难者，分块切除也是可以的，关键是从肿瘤周围的安全界向肿瘤的中心进行切除，筛窦局部病变内镜下是可以安全切除肿瘤，其基本手术方法类同于鼻内镜常规手术，手术范围外侧可切除纸样板与眶筋膜，内侧可切除中鼻甲、鼻中隔。上界可切除筛顶及筛板，完整切除筛窦及肿瘤。

手术方法参阅相关鼻内镜手术学。

三、鼻腔、筛窦恶性肿瘤 T_3～T_4病变的外科治疗

（一）开放式手术治疗

T_3～T_4病变侵及范围广泛，常达前颅底、眼眶、上颌窦等结构，因肿瘤涉及多个解剖区域，相应在临床形成多种手术术式：如鼻外侧壁+上颌骨切除或部分切除术，鼻外侧壁切除+眶内容切除术；鼻外侧壁切除+前颅底切除；鼻外侧壁+眶内容+前颅底、鼻外侧壁+前颅底+上颌骨+硬脑膜+额叶脑组织部分切除术（颅面联合手术）等多种术式，部分侵及面部皮肤病例需行相应部位的切除，颅底的缺损多采用帽状腱膜颅骨骨瓣修复、面部皮肤的缺损可使用局部瓣甚至胸大肌皮瓣进行修复，手术切口设计也包括多种，总体原则需充分暴露肿瘤及周围重要组织结构，利于安全切除肿瘤，同时兼顾美容及生理功能，提高患者的生存率与生存质量。

以1例T_4筛窦鳞状细胞癌为例介绍手术方法及要点，CT及MRI显示，肿瘤已侵及一侧筛窦及同侧纸样板，中鼻道受侵，肿瘤上界侵及硬脑膜，鼻中隔受侵，拟行放射治疗+手术综合治疗，手术切口面部采用改良的Weber-Ferguson切口，头部取冠状切口，如图所示拟行筛骨+鼻腔内容物+鼻中隔+前颅底及硬脑膜切除+前颅底成形及硬脑膜修补术（图2-6-5，图2-6-6），手术主要步骤及要点如下：

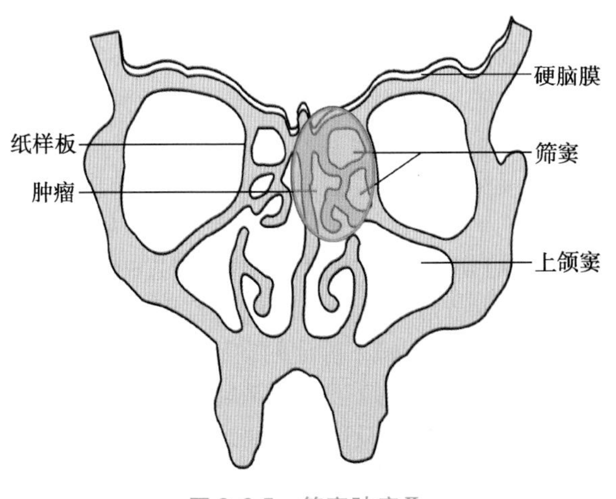

图2-6-5　筛窦肿瘤Ⅱ

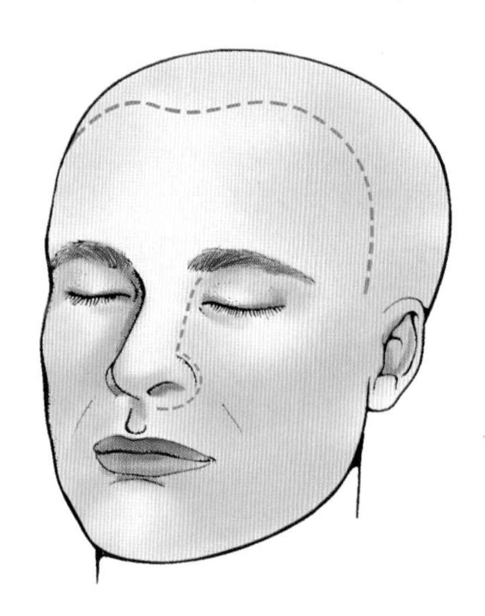
图2-6-6　切口设计Ⅱ

1. 行面部切口暴露鼻骨、梨状孔等解剖结构，找出内眦韧带，切断并标引，以便缝合伤口时固定内眦韧带，将鼻泪管自泪囊窝分离出，进一步分离眶腔内侧半眶骨膜，暴露筛前、筛后血管，双极电凝凝固，进一步分离面瓣及眶腔下壁眶骨膜，注意保护眶下神经。

2. 切开上颌骨鼻突、泪囊窝及眶纸板前份（使用摆动锯）骨凿于鼻腔底部尽量向后断开上颌骨的内侧壁，切开鼻中隔，注意据肿瘤一定的边界尽量保留鼻中隔。

3. 前颅底手术可由神经外科协助和头颈外科医师共同完成，切开头皮后，根据手术前颅底可能缺损的大小，制备帽状腱膜-颅骨骨膜瓣，多为矩形瓣。由于其血供来源于眶上血管和滑车上血管，因此分离颅骨骨膜在接近眶上孔时一定要十分小心，并在眶上孔周围将骨质凿开，将血管一并向下分离，暴露鼻骨上部及双侧眶上缘。

4. 翻额骨骨瓣，咬除额窦中隔，清除额窦内黏膜，封闭额窦。

5. 术中给予甘露醇降颅压，将附着在鸡冠上的硬脑膜锐性分离，分别切断结扎两侧包绕嗅神经的袖状硬脑膜结构，切断嗅神经，掀起硬脑膜，暴露筛板、筛顶等前颅底结构，根据肿瘤侵犯情况，硬脑膜有肿瘤侵犯可将受侵硬脑膜标本一并切除。如未受侵则尽量予以保留，如有撕裂，术中应仔细缝合，并取颅骨骨膜或其他筋膜组织，使用耳脑胶黏

附,以防脑脊液鼻漏形成。此时的手术术野应暴露筛顶、筛板及蝶窦前缘,切开患侧眶顶,沿患侧纸样板外侧,向后切达蝶筛板,健侧沿眶纸样板的内侧切开,将上下切口标本周围小的骨性或软组织连结分离,完整切除标本。

6. 清理术腔,彻底止血,检查硬脑膜有无破损,将已制备好的帽状腱膜-颅骨骨膜瓣修复于前颅底骨质缺损处,如骨质缺损面积较大,超过 $2.5cm^2$(前颅底骨质缺损必须修复的最小面积有较大争议),经鼻腔前颅底缺损区放置人工硬脑膜,粘贴后放置吸收性明胶海绵,碘仿纱条填塞鼻腔。

7. 手术切口逐层缝合,尤其面部切口要多层缝合,最大可能减少手术切口对患者面容的影响。

根据肿瘤侵犯的范围以及术者的习惯,手术的术式可以多种多样,同时也是有待于我们思考的问题,但其总原则或目的在于最大可能地彻底切除肿瘤,同时兼顾患者鼻及脑神经等的正常生理功能及面容,使其有一良好的肿瘤控制率和生存质量。

(二) 内镜外科手术治疗

对于晚期鼻腔及筛窦的恶性肿瘤,尤其是侵及某些重要结构,如包绕颈内动脉、视神经,甚至侵及海绵窦,无论是开放式手术还是内镜手术,均无法实现理想的整块切除,肿瘤的切除现能做到的是在显微镜下或鼻内镜完成镜下彻底切除,同时保留相应的解剖结构,并可在内镜下完成颅底组织缺损的修复。目前颅底修复应用最多的 Hadad-Bassagasteguy 瓣(HBF)是由鼻中隔黏软骨膜和黏骨膜组成的,并由鼻中隔的血管、鼻中隔动脉的分支来供血,皮瓣的大小可根据颅底重建或肿瘤切除的需要设计,皮瓣的蒂留于鼻腔的后端,皮瓣足以修复前颅底、筛板、鞍区或者斜坡的缺损,但侵犯鼻中隔、翼腭窝或者蝶嘴的肿瘤限制了 HBF 的使用。

具体手术方法如下:术前需有详细的影像学检查与病理学诊断,鼻窦冠状位、水平位、矢状位 CT,对颅内受侵或怀疑脑脊液鼻漏者需行头颅 MRI 的检查。术前鼻内镜检查中行病理学活检,术前需行视力等常规检查,需准备完善的手术器械,包括多种角度镜、各种鼻内镜钳、动力系统及高速电钻等设备,利用内镜下的高清图像及良好照明可对组织结构辨认和保护,术中尽可能大块切除肿瘤,对肿瘤边缘包括骨质完全暴露到正常的组织,彻底切除病变,并对重要组织予以保护,如视神经、内直肌、颈内动脉、海绵窦等结构,受侵的颅底组织可使用 HBF 予以修复,必要时可辅助外切口径路,这种情况,内镜手术的切除范围与开放式手术相同,甚至大于开放式手术,对重要解剖结构保护好,手术创伤小,术后恢复迅速,患者术后可在较短时间内(<4 周)开始行后续治疗,可保证综合治疗疗效。相关资料显示鼻腔、鼻窦恶性肿瘤并没有因为采用扩大根治性手术而改变预后不良;同时鼻内镜下手术也并没有降低肿瘤的控制率,但患者的生存质量有了明显改善,对于晚期病变似乎"根治性"手术失去了传统意义的重要性,又被很窄的安全缘范围内的精细手术所替代。

四、颈部转移癌的治疗

鼻及鼻窦恶性肿瘤可沿鼻腔黏膜下淋巴组织引流,发生颈淋巴结的转移,鼻腔筛窦的恶性肿瘤可经其淋巴引流至下颌下、颈深淋巴结上组(Ⅱ区)淋巴结,但其转移几率较低,少数病理类型如恶性黑色素瘤、低分化鳞癌、未分化癌易发生颈淋巴结转移,筛窦癌发生颈淋巴结转移病例预后极差,并可出现远处的转移,常见部位有肝、肺、骨等处,因而对于鼻腔筛窦癌患者 cN0 病例一般不做选择性颈淋巴结清扫术,放射治疗可控制颈淋巴结的隐转移。

五、内镜在鼻部恶性肿瘤外科治疗中的应用

主要内容已在前面提及。鼻内镜手术因技术的不断完善,包括经严格培训并已完成大量内镜手术的医师对该项技术的掌握及探索,如四手操作技术等,使得鼻部内镜手术在狭小的空间里术者与助手也可以很好的配合,改变了内镜手术几乎单人操作的状况,有利于大范围手术的顺畅操作,为彻底切除肿瘤创造了条件。另外,不断改进的内镜设备,如高速电钻、导航系统、吸切钳、专用的双极电刀等多种设备,也为大范围切除病变组织,并保护重要解剖学结构创造了条件。如前所述,因鼻腔、鼻窦及颅底局部解剖空间狭小,重要结构密集,许多病例几乎无法实现"整块切除"的根治性手术。当肿瘤侵及颈内动脉、视神经、海绵窦等结构,传统的开放式手术不仅创伤大,对患者的生存质量影响大,对肿瘤切除的彻底性,并不能超过内镜手术。而内镜手术依靠放大的高清图像可以明视解剖结构并保护,可实现镜下肿瘤的彻底切除。综合治疗及多学科合作为内镜下鼻及鼻窦恶性肿瘤手术的疗效提供了支持。但目前尚缺乏大样本的资料来证实,内镜手术与开放式手术对恶性肿瘤的控制率之间的差异,尤其是不同病理类型恶性肿瘤之间术

式的选择，但有资料提示鼻内镜手术并没有降低肿瘤的控制率，显而易见的是微创手术提高了患者的生存质量，这也是目前内镜手术越来越多应用于鼻及鼻窦恶性肿瘤的重要原因之一。

第二节　上颌窦、翼腭窝及颞下窝肿瘤的外科治疗

上颌窦良、恶性肿瘤在中后期主要由局部扩展向邻近器官侵犯，容易破坏其后外壁，侵入翼腭窝，进而可能破坏翼腭窝顶，或侵入颞下窝而侵犯颅中窝，同时，常侵入鼻咽、眼眶、腭部，甚至颅底、颅内。翼腭窝是从鼻腔进入侧颅底的门户，而颞下窝位于颧骨平面以下，是由上颌骨体和颧骨后方组成的不规则凹窝，前部由内侧经翼上颌裂与翼腭窝相通。该区域部位深在，贯穿着由颈部、咽旁间隙入颅的重要神经血管，一旦手术损伤，将发生严重并发症，其外科治疗是临床研究的重点与难点。随着整形修复技术、显微外科技术和影像诊断学的进步，对颅底解剖认识的提高和各种手术径路、方法的日趋完善，上颌窦、翼腭窝及颞下窝肿瘤的手术治疗也有迅速提高和发展。

一、翼腭窝应用解剖

1. 翼腭窝　位于头中部的三角形间隙，由蝶骨翼突侧板和腭骨垂直板所构成，内含支配面部中1/3的血管和神经。

前壁：为上颌窦的后壁。

后壁：由翼突内侧板和蝶骨大翼组成，有圆孔及翼管神经孔，此两孔间有一骨嵴，是手术的重要标志。

外侧壁：经翼颌裂隙而进入颞下窝，呈镰刀状，与眶下裂相联系。

内侧壁：即鼻腔外侧壁。

顶壁：经过眶下裂进入眶尖。

下壁：向下呈漏斗形，由上颌窦后壁和蝶骨翼突下部相互连接而成腭大管，此管末端在硬腭部即为腭大孔（图2-6-7～图2-6-9）。

窝内容分两层，前层含有血管，后层含有神经。此结构对手术甚重要，操作中将血管推开或将血管分离，可避免损伤神经。

2. 腭骨　腭骨为L形的片状骨，位于鼻外侧壁后部，由水平板及垂直板组成。垂直板末端向上形成两个突，即前面的眶突和后面的蝶突，此两突与蝶骨体形成一个关节面，为蝶腭孔（图2-6-10）。

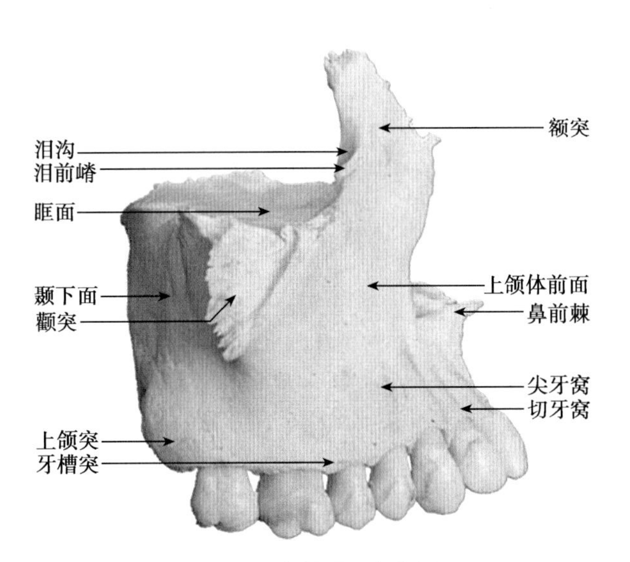

图2-6-7　右侧翼腭窝外侧面

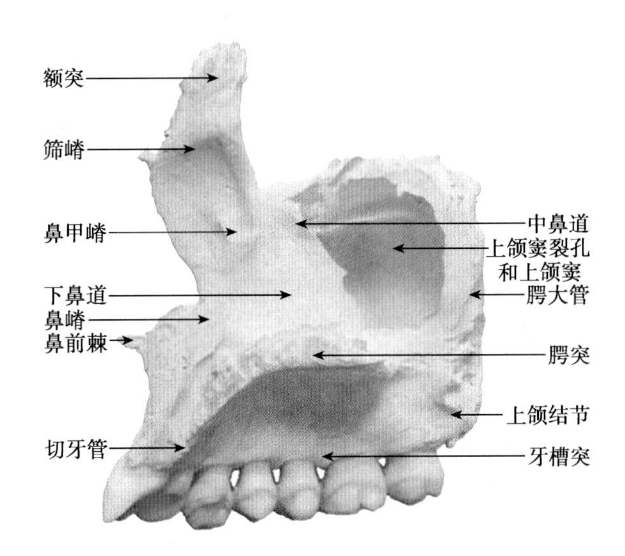

图2-6-8　右侧翼腭窝内侧面

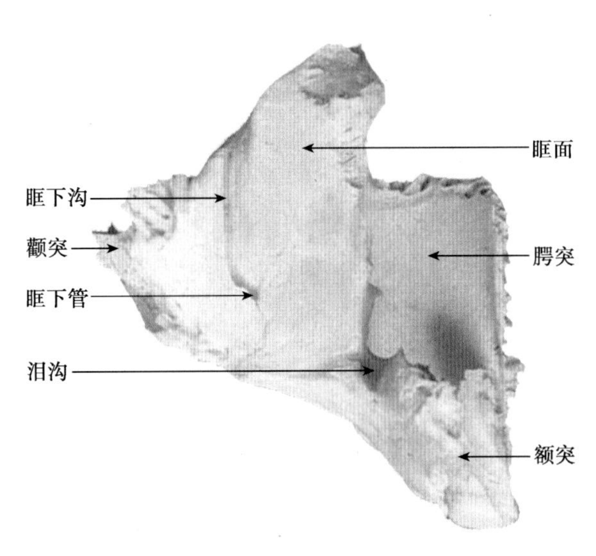

图2-6-9　腭突

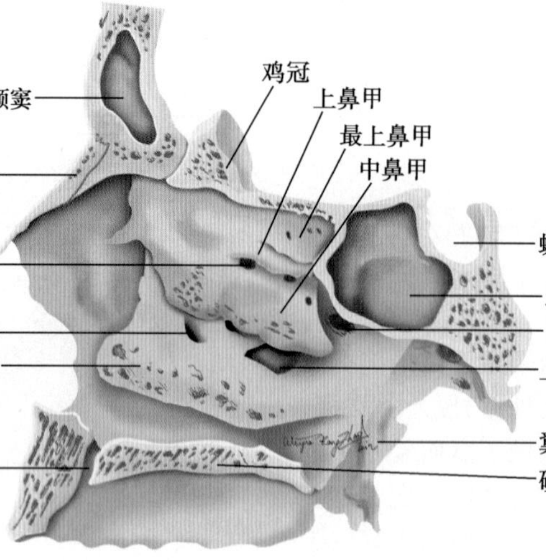

图 2-6-10 腭骨与蝶腭孔

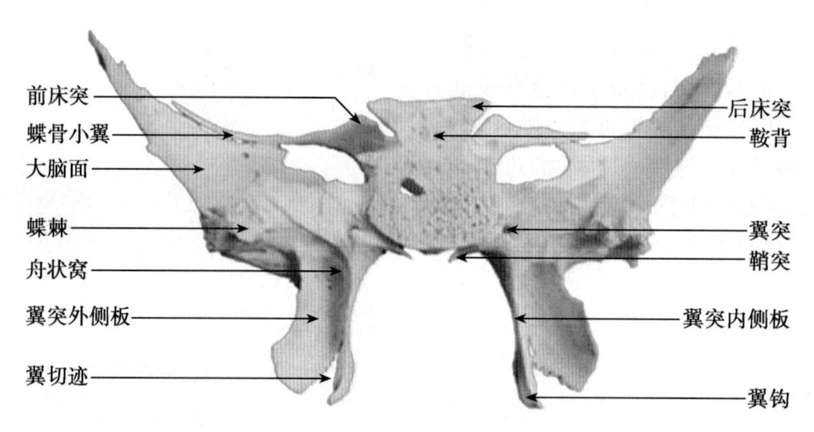

图 2-6-11 蝶骨的前面

蝶腭孔横径约为 0. 625cm，呈半圆形，鼻腔的主要血管及神经均由此通过。

眶突位于上颌窦的内上角处，骨质较硬，是翼腭窝手术最重要的标志，必须将其去除。手术时用刮匙除去上颌窦后壁骨质时，如遇抵抗，即示已达到相当的高度和内侧部，已肯定到蝶腭孔处。

3. 翼腭窝与四周结构的联系　翼腭窝与四周结构相通的开口有 5 个（图 2-6-11）：

（1）圆孔，有来自颅中窝的上颌神经通过。

（2）翼管口，有翼管神经通过。

（3）蝶腭孔。

（4）眶下裂及眼眶。

（5）腭大管及口腔。

4. 翼管神经　系由副交感神经纤维和交感神经纤维束组成。交感神经纤维起始于脊髓的上胸段内，到达颈交感神经链后，进入颈部交感神经节，此神经节的分支即为岩深神经，此神经进入翼部或翼管，向前到达翼腭窝。副交感神经纤维起始于延髓的上涎核，随着面神经离开脑干，然后在膝状神经节处向前行，即为岩浅大神经，此神经与交感神经性纤维的岩深神经共同经过翼管，则称为翼管神经（图 2-6-12）。

翼管神经内副交感系统占优势，此神经位于蝶骨体前面，从一个漏斗状的孔处出现，并进入翼腭窝，尚有神经纤维进入蝶腭神经节，此神经节恰好悬挂在翼管神经孔的前面。

二、颞下窝应用解剖

与耳前颞下窝径路有关的手术解剖主要有两部分：腮腺区和翼状间隙。

1. 腮腺区　腮腺外包筋膜（腮腺周围筋膜）：此层筋膜将腮腺悬在颧骨根部，并与咬肌和胸锁乳突肌的筋膜连续。腮腺后界外耳道软骨段、茎乳窝和部分鼓骨，前为下颌骨升支和部分咬肌（图 2-6-13）。

腮腺被面神经及其分支所组成的平面分为内、

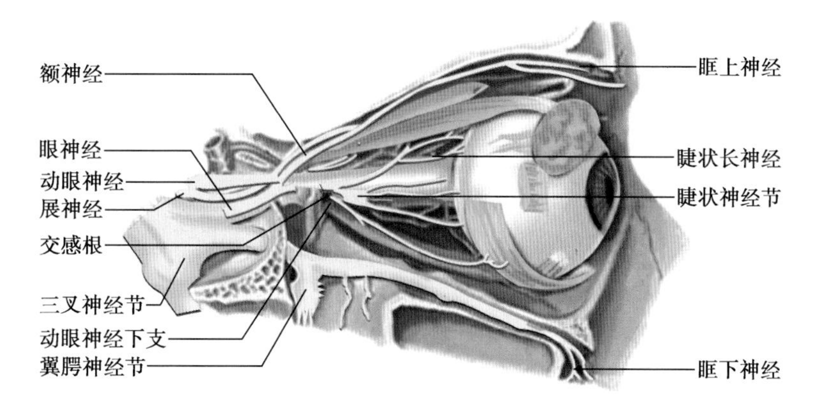

图 2-6-12 翼管神经与蝶腭神经节

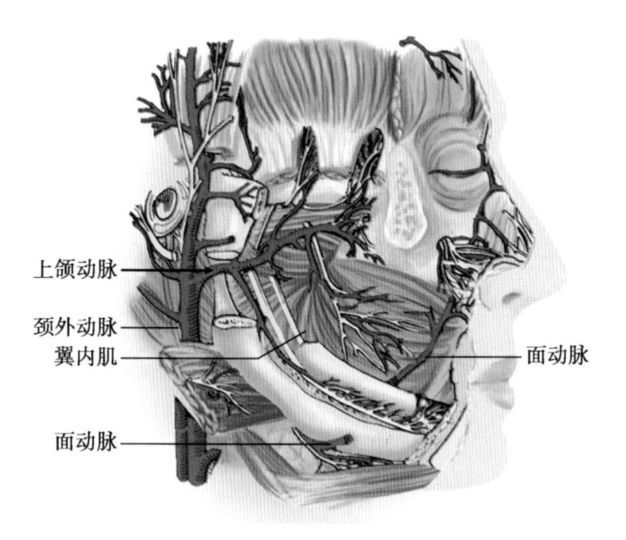

图 2-6-13 腮腺区

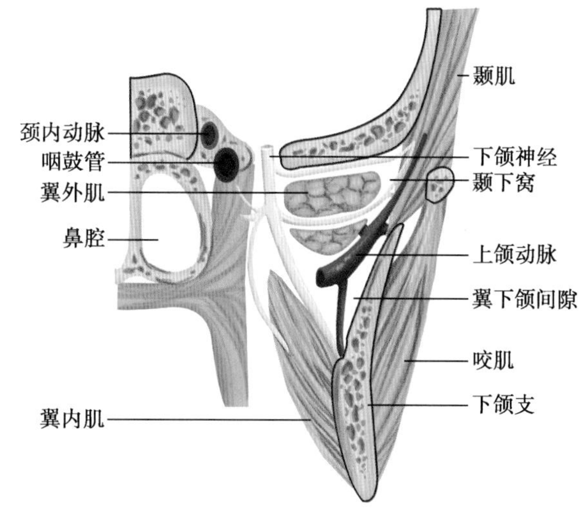

图 2-6-14 翼状间隙

外两部。在腮腺内有伴面神经而过的面后静脉。腮腺深叶尖部突入茎突和茎突下颌韧带外侧面，称腮腺茎突下颌部。

颈内动脉在腮腺茎突下颌部后内侧。颈内动脉一部分受茎突保护。颈内动脉在颞下颌关节的关节盂窝内侧进入颅底。颈外动脉在越过茎突舌骨肌表面后发出耳后动脉。

颞浅静脉、面横静脉、下颌后静脉和上颌静脉互相连接，均位于面神经分支的深面。这些静脉回流至面后静脉。面后静脉在腮腺尾部深面而出，其走向与胸锁乳突肌表面的耳大神经平行。

2. 翼状间隙（图 2-6-14） 是指以下述邻居为界限的空间：以鼻咽和口咽外侧壁为内界，下颌骨升支、腮腺深叶和茎突下颌韧带为外壁，颅中窝底壁和其前的蝶骨大翼为顶面，后及颈动脉、颈内静脉和颈椎横突，前达翼腭窝和上颌骨后外面，下有二腹肌后腹和颌下腺。间隙内有翼肌、三叉神经的上颌和下颌神经、上颌动脉、茎突（及其韧带和肌肉）和面神经。

颞下窝（图 2-6-15）是翼状间隙的一部分。颞下窝内侧为翼外板，外侧为颞下嵴和下颌骨升支，前为上颌窦后外壁和颊肌。前上可经眶下裂与眼眶和翼腭窝交通。颞下窝后界是腭帆张肌、腭帆提肌和蝶下颌韧带。下界是翼内肌，顶部是颅中窝底（主要是蝶骨大翼）。

颞下窝内有翼外肌、翼静脉丛、上颌动脉分支和下颌神经。

与翼状间隙有重要关系的是岩骨尖部和海绵窦。岩骨尖部有颈内动脉岩段，并与蝶枕骨接合区毗连。岩骨尖部前缘组成破裂孔的后一半、蝶骨底部组成破裂孔的前一半，颈内动脉在破裂孔的前外侧，前床韧带内侧进入海绵窦。第Ⅲ、Ⅳ、Ⅴ、Ⅵ对脑神经均在颈内动脉海绵窦段的外侧，向前经眶上裂进入眼眶。在海绵窦内，颈内动脉和脑神经被静

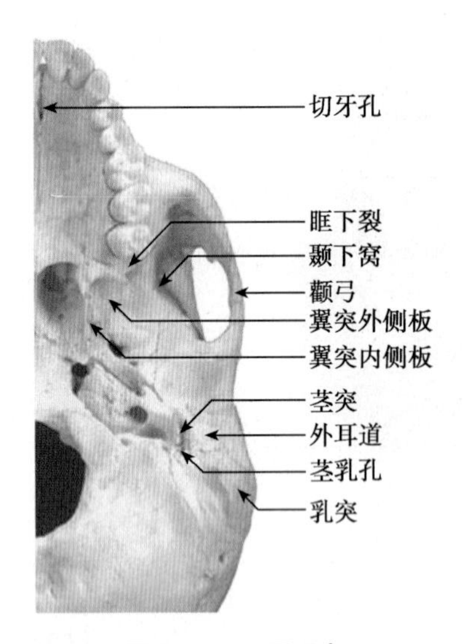

图 2-6-15 颞下窝

脉丛包围。这些静脉丛左右相连并与岩窦交通。间隙内的恶性肿瘤可循颈内动脉进入颞骨岩部和海绵窦。

三、上颌窦、翼腭窝及颞下窝肿瘤手术的适应证与禁忌证

(一) 手术适应证

1. 上颌窦良、恶性肿瘤侵犯翼腭窝、颞下窝者。

2. 上颌窦良、恶性肿瘤侵犯筛窦前颅底骨质者。

3. 上颌窦、筛窦肿瘤侵袭蝶窦及翼腭窝、颞下窝者,如血管纤维瘤等。

4. 侵犯翼腭窝和颞下窝,有翼板破坏,三叉神经第2、3支受累及的晚期上颌窦癌。

5. 晚期上颌窦癌向上达到或侵犯颅前窝底,同时向后侵犯翼腭窝和颞下窝,有翼板破坏,三叉神经第2、3支受累者。

6. 累及颞下窝外侧区域的鼻侧颅底交通性肿瘤,如侵犯鼻腔鼻窦且瘤体较大的翼腭窝肿瘤或广泛侵犯到颞下窝的鼻腔、鼻咽肿瘤。

(二) 手术禁忌证

癌肿向后侵犯及前床突、视交叉、双侧视神经者;穿透硬脑膜累及较多脑实质者;有蝶窦顶、后壁及蝶骨小翼骨破坏者;椎前间隙受侵犯者等作为相对禁忌证。

四、上颌窦、翼腭窝及颞下窝肿瘤手术的术前评估

1. 必须充分估计患者全身情况能否耐受手术创伤,肿瘤范围是否有可能完全切除,术后患者能否有生存3年以上的可能。

2. 详细向患者家属说明手术效果,术后可能造成的畸形和功能障碍,取得家属和患者的主动配合。

3. 术前应行全面的影像学检查,如CT、MRI与DSA等检查,估计肿瘤侵犯范围,尤其是颅底的侵犯情况。CT片可显示翼状间隙和颞下窝区病变,MRI则有助于识别血管、肌肉位置,判定病变与血管的关系。

4. 全面神经系统检查以判定脑组织是否受到侵犯。

5. 由神经外科和耳鼻咽喉头颈外科两组医师,必要时请整形外科医师共同完成手术。

6. 术前必要时可行单侧肿瘤供血动脉支血管栓塞,以减少术中出血。

7. 于术前3天及术中应用抗生素。

8. 对伴有颅内压增高者,应先用20%甘露醇、地塞米松,脱水降颅压,改善患者对手术的耐受性。

五、上颌窦、翼腭窝及颞下窝肿瘤手术径路及术式选择

沿眶下裂和岩枕裂各作一延长线,向内交角于鼻咽顶,向外分别指向颧骨和乳突后缘,两线之间的三角区域称为侧颅底。侧颅底主要由蝶骨大翼、颞下窝和颞骨构成,与鼻窦、眼眶、翼腭窝、颞下窝及斜坡相毗邻。翼腭窝是侧颅底重要的解剖结构,与颅内、眼眶、鼻腔、口腔及颞下窝等多个腔隙相通,是感染和肿瘤扩散的重要通道。发生或累及翼腭窝和颞下窝的肿瘤占头颈部肿瘤的0.5%,因多数肿瘤放射治疗和化学药物治疗效果差,治疗以手术为主。然而,侧颅底因其位置深、解剖复杂、周围有重要的血管与神经,因此,该区域的手术是耳鼻咽喉科、神经外科与颌面外科的难点。

影像学检查所示特征可评估肿瘤的位置范围和性质,并在很大程度上提高疾病诊断的精确性,有助寻找或选择最佳手术径路。手术径路及术式的选择主要依据病变性质、生物学特性、侵犯的具体部位及范围而定。根据肿瘤性质、大小、侵袭翼腭窝、颞下窝及其他部位范围,确定适合该病例的最佳手术径路。常用的术式有:前颅底-颌面联合手术,中颅底-颌面联合手术等。此外,多年以来随着鼻内镜的广泛应用,也有人对部分较为局限累及前颅底的鼻腔、鼻窦肿瘤病变,应用内镜经鼻切除,做了一定的临床尝试。鼻内镜手术所有并发症中

相对多见的是纸样板损伤与大出血，经鼻内镜翼腭窝和颞下窝手术面临的困难和危险主要是损伤动脉导致的致命性出血和误入颅底引起的神经系统并发症，尤其是在术野出血、结构辨认不清以及正常结构由于病变的侵犯而变形、变异时，掌握重要的标志清楚的解剖结构和相关的距离是定位关键。

1. 麻醉　患者平卧，头及躯干抬高30°，使颅前窝底与手术台面（水平面）相垂直。一般行气管内插管全身麻醉，经由气管导管行控制性呼吸的全身麻醉。由神经外科组先行开颅术，暴露并游离颅底部分肿瘤后，再由耳鼻咽喉头颈外科医师经颌面部切口行肿瘤整块切除。

2. 前颅底-颌面联合手术　皮肤切口由开颅切口和面部切口两部分组成。切口的选择视肿瘤部位、范围、颅骨瓣的设计等而定。切开皮肤前先沿切口向皮下或帽状腱膜下注射加肾上腺素的0.5%利多卡因溶液，以减少切口出血并使帽状腱膜易被游离。开颅术切口有眉弓弧形切口、眉间弧形切口、Dandy切口、发际内发线后1～2cm（颞浅动脉后）的双冠状切口、额部纵行切口、S形切口、Y形切口等；颌面部切口常用者为Lynch切口、Moure切口、Weber-Fergusson切口、鼻根部T形切口等。开颅术切口和颌面部切口可以互不相连或相互连接。眉弓弧形切口和鼻根部T形切口主要适用于体积较小的额、筛窦肿瘤，可通过切除额窦后壁进入颅前底。Dandy切口所做成的带肌蒂骨膜瓣较小，适于较局限的一侧颅底病变。双冠状切口虽损伤较大，但骨瓣大，颅前底暴露清楚，尤适用于范围较广泛的病变。

Sasaki（1990年）首次报道采用近似一侧上颌骨水平切除后再复位的方法，治疗数例前颅底、中颅底肿瘤患者。而面中部揭翻术则适用于鼻窦双侧病变累及颅底的手术。王斌全在国内将Sasaki等手术方法进行了改进，Sasaki等手术方法是一侧上颌骨大部断离切除后再对位，存在没有血供的缺陷，而容易发生骨不连结、骨坏死或感染等并发症。而上颌骨掀翻复位术是做成面颊上颌骨-面颊肌皮瓣，有良好的血供，无上述并发症发生（图2-6-16，图2-6-17）。按照肿瘤的原发部位及侵及前、中颅底的范围设计前额开颅、额颞开颅、颞开颅等径路手术方式，可形成额骨瓣、额颞骨瓣、颞肌骨瓣等。

上颌骨掀翻复位术联同颅面联合径路手术，可用于鼻腔、鼻窦侵及颅底的手术（图2-6-18），尤其适合前、中颅底的手术；同时还可显露眶腔、颞下窝、翼腭窝和鼻咽部等部位的病变。

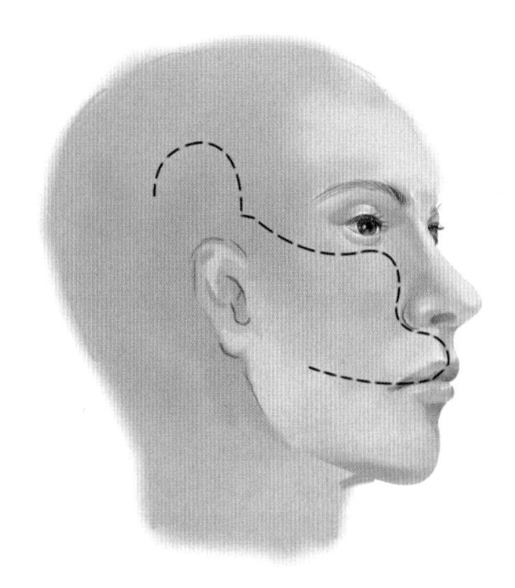

图2-6-16　切口示意图

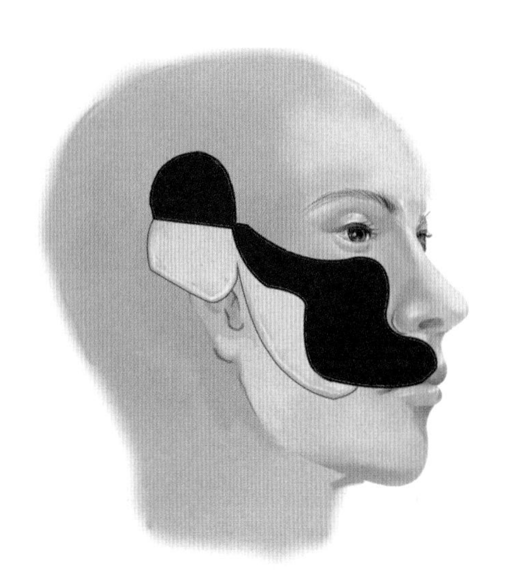

图2-6-17　上颌骨面颊肌皮瓣示意图

颅内部的手术结束后，可将复合骨瓣及肌皮瓣暂时复归原位，转而行颌面部切口，行颅外部分的肿瘤切除。然后凿除颅底骨质并通过颅前窝底的骨创将肿瘤的颅内部分连同颅外部分一起，自面部术野内整块或分块切除。修复颅底后逐层缝合伤口，结束手术。

3. 中颅底-颌面联合手术　于耳轮脚前1cm处行长约5cm的垂直皮肤切口，使其下端低于颧弓约1cm。牵开切口，暴露颞肌，将附着于颞线上的颞肌切断并连同骨膜自骨面上向下分离，形成蒂在颧弓深面的肌骨膜瓣。

在颞骨鳞部用电钻及线锯做3cm×5cm骨窗，其下缘须平颧弓上缘，仔细将骨窗的骨板分离后取下，浸于生理盐水内备用。亦可按暴露三叉神经半月节的颞下开颅术式，将头皮瓣翻起后，行颞骨鳞

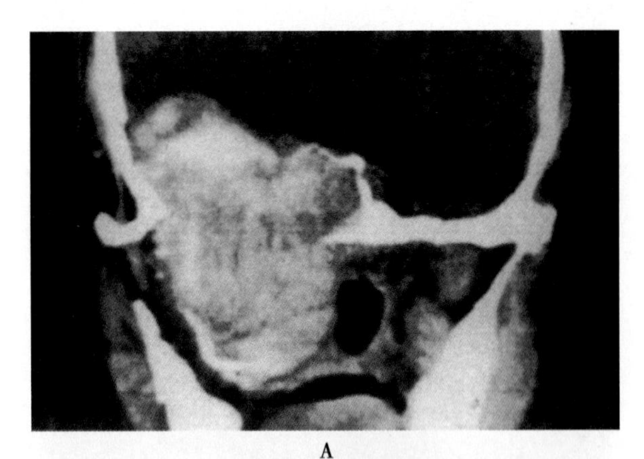

A

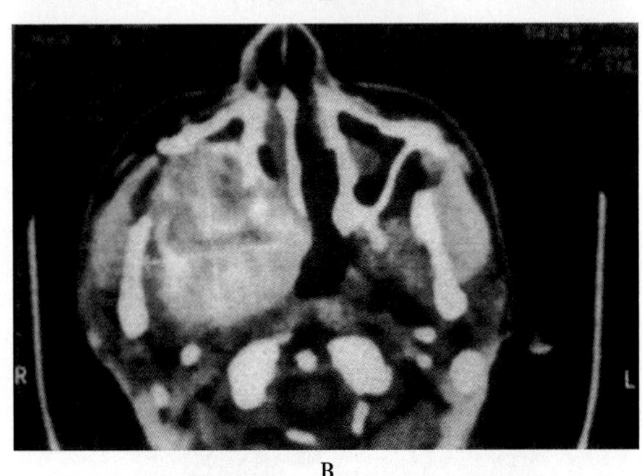

B

图 2-6-18 右上颌窦区、右翼腭窝及颅中窝肿瘤
右上颌窦区、右翼腭窝及颅中窝可见软组织肿块影，并有片状钙化影，蝶骨有骨质破坏

部钻孔并以线锯相连，形成带蒂的附有颞肌的骨瓣，翻转后暴露颅中窝硬脑膜。

静脉内快速滴注 20% 甘露醇 250～500ml，使脑膜张力减低，自外向内将硬脑膜自颅中窝底骨面上仔细分离并上抬，暴露脑膜中动脉并循之找到棘孔，将棘孔堵塞后由此向前找到卵圆孔，探查肿瘤范围大小，尽量保留三叉神经分支，若已侵及三叉神经，则应切断三叉神经下颌支，再向前在圆孔处切断三叉神经上颌支。如须切除眶内容者，需要暴露眶上裂并切除三叉神经眼支和第Ⅱ、Ⅲ、Ⅳ、Ⅺ对脑神经，结扎眼动脉；如保留眶内容者，则手术到圆孔为止。不再向前。

然后进行颌面部手术，游离肿瘤至仅与颅中窝底相连后，再开始用电钻或小平凿自上向下，沿棘孔-卵圆孔-圆孔连线切除颅中窝底骨板，并将侵入颅中窝底的肿瘤上极由颌面部创口整块取除。

4. 耳前颞下窝手术 颞下窝径路是指进入翼状间隙、岩枕区和海绵窦区的手术。House（1976 年）提出耳蜗径路至颞下窝，Fisch（1977 年）介绍其耳后经颞达颞下窝的径路。这些手术径路以后，被利用来切除原发颞下窝和斜坡肿瘤、向蝶鞍旁和蝶骨生长的颅内外肿瘤。Fisch 是颞骨和颅底肿瘤手术治疗的先驱。Forey（1969 年）使用颅面径路达翼腭窝切除该窝肿瘤。Friedman（1981 年）采取茎钩（茎突-翼突钩）径路达翼腭窝切除肿瘤。

手术切口自额正中发际线后 1～2cm 开始，越颞线，沿耳轮脚、耳屏、绕耳垂根部至耳后乳突尖下 1～1.5cm，靠下颌骨角后缘，相当于胸锁乳突肌前缘达上颈部。若同时要做颈淋巴廓清，则切口下端可延长到锁骨上缘。在腮腺筋膜表面向前分离皮下组织，达腮腺前缘，保留颧弓表面的脂肪结缔组织（其内有面神经额支和颧颞支分支）。松解这层组织，显露眼眶外侧缘。

颈部皮瓣自颈阔肌表面分离，确认面神经颈支后，再断离颈阔肌。将胸锁乳突肌向后牵拉，显露颈内静脉、颈内外动脉和第Ⅸ、Ⅹ、Ⅺ、Ⅻ对脑神经，向上接近颅底。二腹肌后腹可予以切断，以便确认茎突（下颌骨内侧）并可定位茎乳孔下方的面神经。

分离颞浅动脉和静脉，并追踪至腮腺深面。

在颞浅动脉上方切开骨膜，将颞肌自颞鳞部表面剥离。沿眶上、外侧缘松解颞肌，直至颧弓后根。

将颞弓前后端断离，连同颞肌一并提起翻转向下。若准备要深达斜坡和岩尖，就必须切除颧弓和眶外侧缘。

将颞下颌关节囊自关节窝剥起，其深面可见脑膜中动脉及相邻组织内的静脉丛。切断蝶下颌韧带，翼下颌间韧带时，先用电凝止血。松解下颌骨髁突后，可用特制颞下窝拉钩或长甲状腺拉钩牵升下颌骨及其下软组织，以获较宽阔的操作空间。

根据肿瘤位置和性质进行颞下窝区操作。倘若上述显露范围已可满足肿瘤切除操作的需要，可先磨薄颞下窝底的骨壁，以获得肿瘤与颅底之间的界面。若需松解岩部颈内动脉，切除侵入颅中窝的肿瘤，需作低位颧骨切除术（前达颅中窝底，后至颞下颌关节窝或外耳道上壁）。

下颌神经（卵圆孔区）如已被肿瘤侵犯，可予切除。但如只是与良性肿瘤粘连，应予分离保留。

向前内方切去上颌骨后方的翼板可充分显露鼻咽部（前界后鼻孔，上达鼻咽窟窿，下至软腭背侧和蝶窦外侧壁）。若肿瘤侵及颅底，应同时清扫颞下窝部分（上达眶下裂，内达鼻咽顶甚至对侧鼻咽侧壁），还应切除邻近颅底才可能满足要求。倘若要进入筛、上颌、额窦区应另取径路（鼻侧切开、额骨切开）联合进行。

5. 经鼻内镜翼腭窝与颞下窝的侧颅底手术 1991年Wigand等开始尝试将鼻内镜技术应用于鼻窦直接毗邻的前颅底病变的治疗；1996年Jho和Cappabianca等将鼻中隔径路垂体瘤手术改进为经鼻内镜进行，至今已完成数百例垂体腺瘤患者的外科治疗。在成功经历了经蝶窦垂体腺瘤切除术、脑脊液鼻漏修补术、巨大鼻窦黏液囊肿切除术及视神经管减压术后，经鼻内镜技术应用于鼻前颅良性肿瘤、斜坡脊索瘤、海绵窦神经鞘瘤的手术切除展示了经鼻内镜颅底手术的微创优势与良好应用前景，随着经鼻内镜颅底手术的日趋成熟，经鼻内镜颅底手术正向内侧底区域延伸。

翼腭窝是通向侧颅底区域的重要门户，亦是经鼻内镜侧颅底手术的必经之路。1994年Klossek等报道了1例经鼻内镜翼腭窝内神经鞘瘤切除术，并提出鼻内镜技术可作为翼腭窝内某些良性肿瘤活检和切除的一种微创技术。1996年Kamel报道1例应用鼻内镜切除累及翼腭窝的鼻咽血管纤维瘤，认为经鼻内镜切除自鼻腔、鼻窦累及翼腭窝的鼻咽血管纤维瘤可避免传统经颞下窝径路、经面径路以及上颌骨拆装手术中面神经损伤风险、深部解剖显露不良，以及术后并发症等诸多不利因素。随后相继有作者报道经鼻内镜切除累及翼腭窝和颞下窝的鼻咽血管纤维瘤的病例，切除范围也从翼腭窝局部，扩展到颞下窝、眶尖等部位；其中Pryor等报道19例经鼻内镜切除同时累及翼腭窝和部分颞下窝的鼻咽血管纤维瘤，并将这和手术方式与传统手术进行对比，认为经鼻内镜手术具有副损伤小、术中出血少、患者平均住院日短、复发率低等优势。2002年Pasquini等报道3例经鼻内镜切除翼腭窝良性神经鞘瘤，其中1例通过眶下裂部分累及海绵窦，认为经鼻内镜处理翼腭窝良性肿瘤疗效可靠安全；2003年Al-nasher等采用经鼻内镜翼腭窝蝶窦外侧隐窝病变的外科治疗。自2005年开始张秋航等报道了经鼻内镜斜坡、岩骨、颅中窝、颞下窝、颈静脉球窝等病变的手术切除方式与疗效。

手术方式由传统向微创，鼻内镜技术由鼻腔鼻窦向颅底区域的拓展，体现出鼻内镜技术作为一种微创外科技术在侧颅底手术的应用有着良好的发展前景。

翼腭窝和颞下窝直接毗邻，经鼻内镜翼腭窝和颞下窝的手术优势在于利用上颌窦这一天然解剖通道，因此，简化了经外侧径路、上颌骨翻转、下颌骨拆装等径路进入翼腭窝和颞下窝的手术途径。2003年Alfieri等进行了经鼻内镜翼腭窝的解剖研究，提出了三种暴露翼腭窝的方式及鼻内镜可暴露的范围，分别为：①鼻内镜经中鼻道-腭-翼腭窝径路，可显露翼腭窝内侧结构；②经下鼻道-上颌窦-翼腭窝径路，可显露全貌；③经下鼻甲-上颌窦-翼腭窝径路，显露范围可扩大至与翼上颌裂外侧颞下窝结构。2005年Cavallo等研究认为虽然下鼻甲切除后可显露与翼上颌裂外侧的颞下窝结构，但下鼻甲的切除对于鼻腔生理功能的影响较大，提出扩大开放中鼻道对应的上颌窦内侧壁，以增加显露翼腭窝和颞下窝的视角，并可在鼻内镜下观察位于圆枕外上方的眶下裂的解剖结构。2008年Felipe等将鼻内镜翼腭窝解剖显露范围进一步延伸，提出经上颌窦后壁、开放翼腭窝后，去除蝶骨翼突根部、蝶骨体基底和蝶骨外侧壁，显露与翼腭窝后上方颅中窝的颈内动脉、视神经、海绵窦等结构，认为在鼻内镜下可通过翼腭窝暴露颞下窝、颅中窝的解剖结构。

六、颅底组织缺损的修复

颅前底手术所遗骨缺损的修补，必须达到以下目的：隔断鼻腔、上呼吸道和颅腔，对脑组织起支撑作用，防止术后脑脊液漏、脑疝、气脑、脑膜炎等并发症出现的可能。对骨质小于2cm的小缺损可不必特殊修复，只要保护好硬脑膜，在其对向鼻腔顶面植以中厚游离皮片，鼻腔内用碘仿纱条堵塞5～7天，以达到支撑目的。目前可用颅底骨缺损的修复材料很多，主要有以下几种。

1. 自体带血管蒂组织 是成功率最高的理想材料，因血供好、柔韧、强劲、无排异表现且容易取材。如：①以眶上和(或)滑车上血管(蒂在前额近中线处)或颞浅血管(蒂在侧方)为主要血供来源的额骨骨膜(具有成纤维细胞和成骨细胞，可成为新骨形成的策源地)铺入颅前底骨缺损处，在其对向鼻顶面应事先植以中厚皮片，将骨膜瓣与其周围的硬脑膜粘贴，颅骨骨膜是最常被使用的修复材料，简便、安全，适用于近中线的直径2～4cm的中型骨缺损。如考虑单用骨膜瓣还不够坚固，则可再加用带蒂帽状腱膜或额肌瓣翻贴前颅底，与骨膜瓣重合，形成双重瓣修补加固，但双重瓣必须铺贴平整、无皱褶，可用纤维蛋白黏合剂黏合双重瓣及硬脑膜，并将骨膜瓣和肌瓣的侧缘与眶顶骨膜缝合固定。②带眶上血管(正中蒂)或颞浅血管(侧方蒂)蒂的额肌瓣或肌皮瓣，因血供充足、组织坚厚、易存活，适用于直径4～6cm的较大缺损的修复。③带颞浅血管蒂的颞肌复合组织瓣，适用于颅前底的大型骨缺损修复。④胸大肌、背阔肌或斜方肌复合组织瓣：优点为血供丰富，有利于大面积缺损的修复。⑤额骨板外层岛状骨瓣。

2. 显微血管吻合的自体游离组织移植　如大网膜、腹直肌瓣、阔筋膜、髂骨、肋骨等。

3. 异体组织　如同种异体硬脑膜、骨形态发生蛋白（bone morphogenetic protein，BMP）等。

4. 金属材料　如钛网、硅酮片。

5. 生物医学材料　如有机玻璃板、聚四氟乙烯板、骨水泥、人工骨（羟基磷灰石）、珊瑚人工骨等。

七、术后并发症和预防措施

（一）术后处理

除按全身麻醉后的常规处理外，术后应鼻饲高热量流质或要素饮食，直至能自行进食时止，时间长短视吞咽功能而定；术后半坐位、减轻脑水肿；术后5～7天拆除伤口缝线；术后继续应用易通过血-脑屏障的抗生素1周；严密观察可能出现的并发症，及时采取措施。

（二）并发症

1. 脑脊液鼻漏　较常见，占10%～30%。主要系硬脑膜创口关闭不良所致，故凡硬脑膜裂伤和创缘较宽，直接缝合张力较大时，应行颞肌膜或阔筋膜加移植皮片修补。一旦术后出现脑脊液漏，应将床头抬高20°～30°静卧休息，必要时每日给甘露醇快速静脉滴注或行腰穿降低颅内压，一般多可于7～21天后自行愈合，无需特殊处理。

2. 颅内感染　发生率为7%～15%。如术后硬脑膜外（下）脓肿、脑膜炎、脑脓肿等。术前、术后应用大量广谱抗生素、术中注意无菌操作等措施可预防严重颅内感染的发生。

3. 上颌骨瓣骨髓炎　发生率为7%～25%，如抗生素无法控制时，可考虑行局部切除。

4. 脑水肿　主要由术中对脑组织牵拉过重、时间过长所致。

5. 其他　颅底修复组织瓣坏死、硬脑膜外血肿、颅内积气、鼻顶部脑膜脑膨出、急性肾上腺皮质功能不全等。

Terz等（1980年）报道用颅面联合手术治疗23例T_3、T_4期上颌窦癌患者，手术死亡率高达10.7%，主要死因为肺栓塞、纵隔炎、脑水肿。

八、上颌窦、翼腭窝及颞下窝肿瘤的预后

Ketcham等用颅前底-颌面联合手术治疗54例晚期鼻窦恶性肿瘤，3年生存率52%、5年生存率49%，疗效明显优于经鼻侧切开切口、由下向上咬除颅前底的术式。Sisson用颅前底-颌面联合手术治疗8例复发的T_3期鼻窦癌，其中3例已分别存活8年、4年和2年，优于常规上颌骨切除术。Terz等（1980年）用颅前及颅中窝底和颌面联合手术，治疗23例晚期上颌窦癌，3年无瘤生存率高达72%。袁友文等（1992年）为30例筛窦恶性肿瘤行颅面联合切除术后，3年生存率达50%（高于传统经鼻侧切开行肿瘤切除术的10%～30%）。1995年袁友文等报道用眉间弧形切口加鼻侧切开或Weber-Fergusson切口、鼻锥翻转径路，治疗62例累及前和（或）颅中窝底的鼻及鼻窦肿瘤，其中12例良性肿瘤、50例恶性肿瘤，恶性肿瘤患者术后的3年生存率达61.7%、5年生存率为44%。由上可见，颅面联合手术的应用，扩大了晚期鼻窦癌的手术切除机会，明显提高了患者的治愈率，降低了并发症的发生率。

第三节　蝶窦及中颅底肿瘤的外科治疗

原发于蝶窦的恶性肿瘤罕见，目前国内外文献尚无大宗病例报道。蝶窦位置隐蔽深在，位于鼻腔后上方，颅中窝底，毗邻关系复杂，与视神经、颈内动脉、海绵窦、垂体等颅底重要结构有密切关系。因此，对于蝶窦肿瘤的诊断及治疗方法存在许多争议。近20年来，由于影像技术的巨大进步，以及鼻腔鼻窦生理功能的深入研究与鼻窦内镜技术的开展与完善，人们对蝶窦肿瘤有了进一步的认识。由于蝶窦原发肿瘤发病率很低，仅约占鼻腔鼻窦肿瘤的1%，因此确立规范化的蝶窦肿瘤的诊断与治疗，不仅需要熟悉蝶窦肿瘤的病理类型及蝶窦解剖毗邻关系外，尚需要积累总结较多的病例资料以获得循证依据。

一、蝶窦的解剖毗邻关系

（一）蝶窦与后筛房及视神经的解剖关系

视神经管同蝶窦和筛窦外侧壁关系密切，90%以上的视神经管内侧壁同蝶、筛窦外侧壁毗邻，视神经管可向蝶窦和后筛窦内突出形成隆起，骨壁很薄，这一解剖特征增加了后筛窦及蝶窦手术时直接损伤视神经的危险，掌握视神经管同蝶窦、筛窦外侧壁的毗邻关系及变异特征，对防止蝶窦、筛窦手术时视神经的损伤有非常重要的意义。

视神经管内侧壁多数与蝶窦相邻，大多数视神经管全部或大部隶属蝶窦外侧壁，位于颈内动脉鞍前段的前上方，两者之间有一骨性间隔。蝶窦外侧壁与视神经管的毗邻关系取决于后筛房的气化程度。有时，视神经管在最后筛房的外侧壁上形成向窦内凸出的隆起，称为视神经结节，具有视神经结节的最后筛房被称为 Onodi 气房。视神经结节是重要的解剖标志，其骨壁厚度与视神经受伤的机会也有较大的关系，后筛房发育越好，视神经结节出现率越高。后筛窦如向后气化侵入蝶窦上方，形成蝶上筛房，有时可直抵蝶鞍。蝶上筛房的存在，完全改变了后筛房与蝶窦的关系，鼻神经外科手术时注意勿将蝶上筛房误认作蝶窦而损伤视神经及鞍区重要结构。

（二）蝶窦与颈内动脉的解剖关系

颈内动脉于岩尖出颈内动脉管口进入颅内，经破裂孔向上进入海绵窦，在海绵窦内前行，于前床突水平向上穿出海绵窦顶，然后转向前床突内侧上行。在上述行程中经蝶窦外侧壁时，形成一条凸向窦内的压迹。蝶窦内的颈内动脉压迹骨壁厚约 1.0mm，4% ~8% 的骨壁自然缺损，颈内动脉直接裸露于蝶窦腔内。蝶窦内颈内动脉压迹出现率为 53% ~ 77%，压迹在窦内凸起的高度在 0.2 ~ 3.5mm，半数以上低于 1mm；压迹骨壁厚度在 0.2 ~ 4.1mm，多半在 1.0mm 以内。未出现压迹的骨壁都较厚，多数在 1.0mm 以上，最厚者达 8.0mm。此外，左右两侧颈内动脉之间的距离对手术的安全性也有参考意义。

鼻窦手术中，直接损伤颈内动脉很少见，但偶有报道。由于颈内动脉损伤通常是最危险的颅内并发症，患者会因出血而致死，必须引起高度重视。颈内动脉向蝶窦内突出形成隆起，以及毗邻关系变异通常是导致蝶窦手术时发生颅内大出血的解剖学因素。研究表明，2.6% 的标本颈内动脉在蝶窦内形成管型隆起，其骨壁极薄，蝶窦及蝶鞍区手术时易造成颈内动脉损伤。因此，蝶窦及蝶鞍区手术时，蝶窦外侧壁操作应特别慎重，否则，将有引起大出血的危险。此外，尚存在双侧颈内动脉向一侧蝶窦内突出的情况，如遇此情况，术中操作不当，一侧蝶窦内手术操作同样有损伤对侧颈内动脉的危险。

颈内动脉通常毗邻蝶窦外侧壁下部，但在蝶鞍型的后组筛窦，最后筛房外壁常常紧邻颈内动脉的鞍前段。此时，颈内动脉向最后筛房内形成压迹，位于视神经结节之下。凡压迹明显者，骨壁较薄，压迹不明显者，骨壁较厚。因此，手术前应进行蝶筛区域的 CT 扫描检查，了解蝶窦最后筛房外侧壁解剖变异和病理状况以及两侧颈内动脉的间距等，对于指导鼻窦手术及视神经管减压术等均具有重要价值。

（三）蝶窦与海绵窦的解剖关系

海绵窦是由硬脑膜构成的静脉窦，左右各一，分别位于蝶窦和蝶鞍两侧，借前、后海绵窦间窦相互交通形成环绕蝶窦的环状窦。颈内动脉、动眼神经、滑车神经、三叉神经和展神经在窦内通过。蝶窦外侧壁先天缺损或病理性破坏时，海绵窦可突入窦腔，术中损伤可导致难以控制的出血。

（四）蝶窦与垂体的解剖关系

垂体位于蝶窦后上方蝶鞍的垂体窝内，蝶窦与垂体的关系取决于蝶窦的气化程度（图 2-6-19 ~ 图 2-6-21），蝶窦气化越好，两者之间的关系越密切。到目前为止，国内外学者对蝶窦气化程度的分型尚无统一标准。

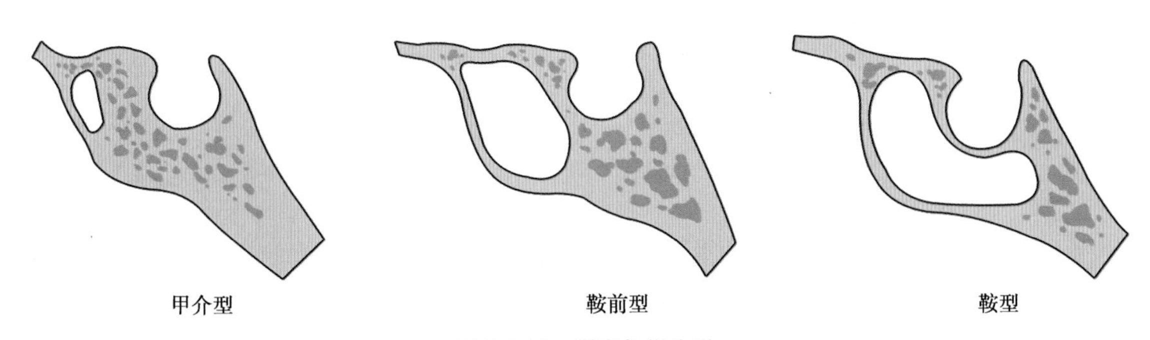

图 2-6-19 蝶窦气化分型

二、蝶窦肿瘤病理类型

蝶窦肿瘤有良性肿瘤与恶性肿瘤。文献报道原发于蝶窦的良性肿瘤有骨瘤、囊肿、颅咽管瘤、嗜酸性细胞瘤及骨巨细胞瘤等。

蝶窦恶性肿瘤可为原发性者，亦可由邻近鼻咽、鼻窦（尤其是后筛窦）、鼻腔、垂体等恶性肿瘤的扩展侵入，偶尔可有来自远处器官的转移。就诊较

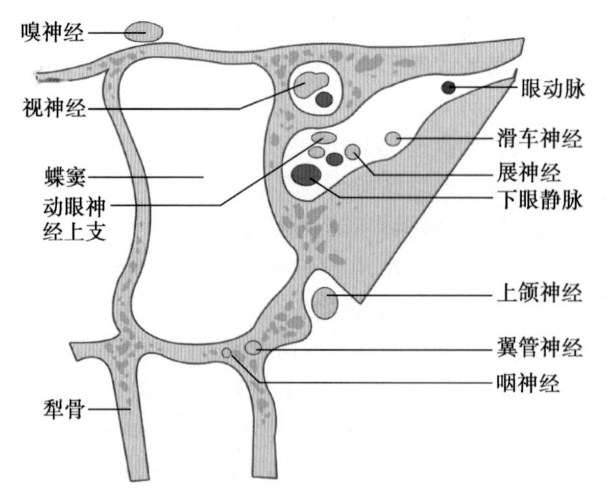

图 2-6-20 蝶窦前部冠状切面

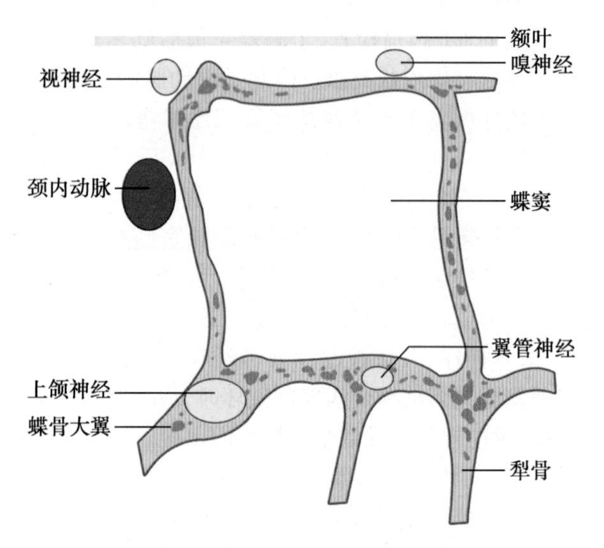

图 2-6-21 蝶窦中部冠状切面

晚患者常已难于明确其原发部位。原发性于蝶窦的恶性肿瘤以癌肿多见,肉瘤较少。癌肿中常见者为鳞状细胞癌,此外,还有腺癌、低分化癌、移行细胞癌、腺样囊性癌、黏液癌、恶性神经鞘膜瘤、淋巴瘤、淋巴肉瘤、浆细胞肉瘤、软骨肉瘤、恶性纤维组织细胞瘤及纤维性骨发育不良的恶性变等。

三、蝶窦肿瘤的症状

患者以男性较多,发病年龄较其他组鼻窦恶性肿瘤为年轻,大多在 25～45 岁或 50 岁以下。由于蝶窦的解剖特征,蝶窦肿瘤早期常无明显症状,随着肿瘤进展,肿瘤破溃或癌肿侵及窦腔外,累及邻近组织时可以出现非特异性的一些症状,故患者多先就诊于眼科或神经科。其主要症状有:

1. 鼻部症状　有带血性涕、反复鼻出血、鼻塞、失嗅等症状。检查可在患侧嗅沟内见到易出血的息肉样新生物,积脓,鼻中隔后上份饱满、膨突,有时可见鼻咽顶部隆起,黏膜下有癌肿浸润,甚至癌肿可侵入翼腭窝内。

2. 顽固性头痛　早期常仅有颅顶、眼眶深部或枕部的顽固性深在头痛,常向颈后部放散。

3. 眼部症状　蝶窦侧壁紧邻由岩蝶韧带和蝶骨小翼围成的 Dorello 管,有第Ⅵ对脑神经通过,两者间所隔骨壁很薄,当肿瘤破坏窦侧壁,侵入颅中窝后,易累及位于颞骨岩尖部 Dorello 管内的第Ⅵ对脑神经,出现单侧眼球外展瘫痪、复视。因此,凡患者出现难以解释的第Ⅵ对脑神经瘫痪,经治疗 3 个月以上仍难恢复者,应怀疑有蝶窦恶性肿瘤可能。继第Ⅵ对脑神经之后,同侧第Ⅲ、Ⅳ对脑神经亦可相继出现瘫痪,形成全眼肌瘫痪、眼球固定及上睑下垂。偶尔癌肿可侵及双侧颅中窝,以致双侧眼运动神经瘫痪。当肿瘤侵及眶尖时,可出现"眶尖综合征",但突眼不明显。晚期患者常有视力和视野改变。

四、蝶窦肿瘤的诊断

早期诊断困难,起病隐匿,且易与炎症、良性肿瘤相混淆。晚期则与颅内或眶内病变不易鉴别。蝶窦肿瘤的诊断应依次明确是否为蝶窦肿瘤,是原发还是继发,肿瘤的具体位置、大小及侵及毗邻的范围;与颈内动脉、视神经、海绵窦及颅内的关系、病理类型。根据病史、症状进行相应的 CT、MRI 及鼻内镜检查及活检结果,才能对蝶窦肿瘤进行规范的、正确的治疗。

1. CT 扫描　CT 是鼻窦病变的首选常规检查方法,常用以鉴别鼻窦炎症、良性肿瘤和恶性肿瘤及判断病变累及范围。恶性肿瘤则显示为不规则的肿块影,CT 骨窗早期即有窦壁的破坏。通过 CT 值的测量可确定病变是囊性、脂肪性或实性。CT 能显示组织密度的微细差别,描绘出正常和异常的解剖关系,可精确显示出肿瘤病变的部位及累及范围,为治疗设计提供有价值的参考资料(图 2-6-22)。CT 检查时应注意以下几个方面:①肿瘤与视神经的关系;②与颈动脉的关系;③是否累及鼻咽;④是否累及海绵窦;⑤眼眶和眶内肌群有无侵犯;⑥颅底有无骨破坏,颅内有无肿瘤;⑦筛窦有无骨破坏;⑧术后观察手术残留组织及有无复发;⑨翼板、翼腭窝有无骨质破坏;⑩颈部淋巴结有无肿大。

2. 磁共振成像(MRI)　MRI 可直接多平面成像并具有良好的软组织分辨力,能准确显示病变的范围,通过增强扫描还可对一些病变作出鉴别,特

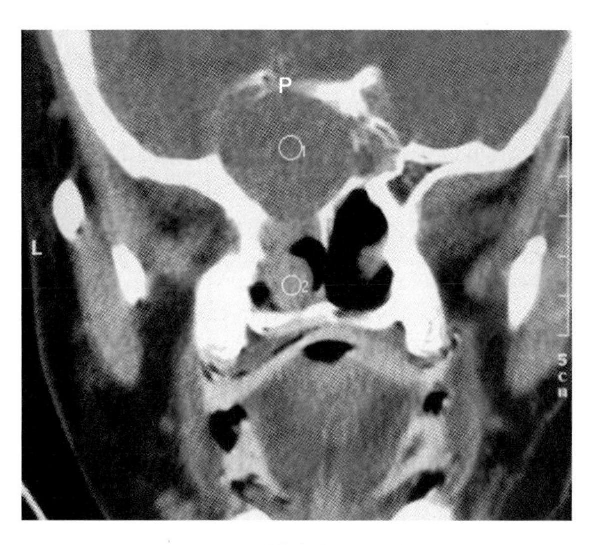

图 2-6-22　左侧蝶窦占位(冠状位 CT)

别是肿瘤和炎症。CT 对恶性肿瘤和常见良性病变的鉴别主要是根据有无骨破坏，MRI 则可以在骨破坏出现之前，根据病变信号的特征提示恶性病变的存在。由于直接多平面成像，MRI 可以准确地显示肿瘤向周围延伸的范围，对肿瘤分期和手术或放射治疗计划的制订很有帮助。鼻窦内的实性肿瘤虽为分泌物所包绕，MRI 仍能清楚显示。骨壁的侵蚀表现为正常无信号的骨壁断裂。

3. 鼻内镜检查及组织活检　鼻窦肿瘤的最终确诊需要活体组织检查。鼻内镜检查可以经嗅裂观察到蝶窦开口，可以大体了解肿瘤表面的特征，以及肿瘤对鼻腔、筛窦、鼻咽侵袭程度，同时可以便利地进行活检，以确定肿瘤的病理类型。

五、蝶窦肿瘤的治疗

蝶窦邻近有许多重要结构，随着蝶窦恶性肿瘤的进展，易侵入其周围邻近部位，淋巴结及远处转移率较低，常于出现临床转移之前，已死于广泛的颅底和颅内侵犯。因蝶窦部位深，且邻近有重要的器官，手术往往不能彻底切除肿瘤，放射线外照射也难获得有效组织量，目前大多主张采用综合疗法。鼻内镜技术的改进、影像导航在术中的应用，蝶窦及中颅底区域的病变目前主要在鼻内镜下完成手术，即使侵及海绵窦、颈内动脉等区域的大部分病变也可在内镜下实现"镜下"切除肿瘤，成为整体治疗方案的重要组成部分。对于蝶窦侵及周围组织，如侵入颅内、颈内动脉及视神经的恶性肿瘤，应与神经外科、眼科医师协商，设计合理手术方案，共同完成手术。

1. 蝶窦良性肿瘤　其他部位的良性肿瘤一般呈膨胀性生长，有完整的包膜，不破坏骨质，一般为压迫性吸收。但发生于蝶窦的良性肿瘤往往没有以上这些特征，如乳头状瘤、脊索瘤、颅咽管瘤等。骨巨细胞瘤可以表现低度恶性肿瘤的特征。目前鼻内镜鼻窦外科技术日益完善，依靠不断创新的、科学的鼻内镜手术器械及熟练的手术技巧，可以完整切除绝大多数的蝶窦良性肿瘤。对于累及骨质的比较局限的一些肿瘤如乳头状瘤、脊索瘤、骨巨细胞瘤，联合使用动力系统等器械，可以完成手术。对于与颈内动脉、视神经关系密切的蝶窦良性肿瘤，扎实的内镜手术技术可予以理想切除。

2. 蝶窦的恶性肿瘤　原发于蝶窦的恶性肿瘤罕见。蝶窦解剖位置深在，毗邻关系复杂，蝶窦的恶性肿瘤不易有安全界，手术往往很难彻底切除，既往以放射治疗为主。近十余年来，随着鼻内镜鼻窦外科及颅底外科学的发展，以及三维适形放射治疗技术的开展，为蝶窦恶性肿瘤合理规范的治疗成为可能。目前认为，蝶窦的恶性肿瘤应以综合治疗为主。由于蝶窦恶性肿瘤发病率极低，以及蝶窦特殊的解剖毗邻，目前，尚无公认的规范性外科治疗方式。也正是因为这些因素，为临床学者创造性地设计合理的蝶窦恶性肿瘤外科治疗方案提供了机会，同样，鼻内镜技术近年也很好地应用于蝶窦恶性肿瘤的治疗，并取得满意疗效，但尚缺乏大样本资料。

（一）放射治疗

蝶窦由于其特殊的解剖部位，肿瘤不易早期发现，手术不易有安全界，风险大，因此，放射治疗在蝶窦恶性肿瘤的治疗中占有很重要的地位。

蝶窦低分化鳞癌与未分化癌就诊时多为晚期，手术治疗效果差，但对放射治疗敏感，单纯放射治疗可获得较为满意的疗效，目前三维适形调强技术可以使疗效提高的同时，减少了周围组织的放射损伤。因此，蝶窦恶性肿瘤可以首选放射治疗。

对于蝶窦高分化的鳞癌，因为发病率低，文献报道较少，借鉴鼻腔、筛窦、上颌窦癌的治疗模式，可以行放射治疗结合手术治疗的综合治疗。

（二）手术治疗

1. 鼻内镜手术径路　鼻内镜鼻窦手术从发展到普及已有数十年的历史，鼻内镜应用于鼻-颅底肿瘤约有近 20 余年的历史。随着鼻内镜手术技巧的提高，医疗新技术如影像学技术、导航技术等的开展应用，以及对鼻窦及其毗邻颅底解剖结构的进一步认识，鼻内镜颅底手术有了长足的发展。尽管对于鼻内镜手术治疗鼻腔、鼻窦、颅底的恶性肿瘤存在并将继续存在诸多争议，许多鼻科专家在鼻内镜下行蝶窦恶性肿瘤、鼻咽癌放射治疗失败后挽救、脊索瘤等肿瘤的手术进行了有益的大胆的探索。鼻内镜下切除筛窦及鼻中隔后方，暴露切除蝶窦前壁，在鼻内镜导航系统的辅助下，辨认蝶窦外侧壁的视神经、颈内动脉，加以保护，可以镜下切除早期较为局限的蝶窦恶性肿瘤，具体手术方法请参阅鼻-颅底手术。术后辅以放射治疗。对于晚期患者，可以在鼻内镜下行肿瘤减负，术后进行放射治疗。

2. 鼻侧切开径路　鼻侧壁切除术是经典的治疗鼻腔外侧壁、鼻中隔恶性肿瘤的方法。切除范围包括上颌骨部分额突、上颌窦内侧壁及前壁内侧、筛窦、下鼻甲、鼻中隔等。切除这些结构后可以暴露蝶窦前壁，然后进行蝶窦肿瘤的手术。由于蝶窦解剖位置深在，鼻侧切开径路术野受限，暴露差，对大多数蝶窦恶性肿瘤不能彻底切除，术后应配合放射治疗。

3. 上颌骨掀翻径路　该手术径路是近年发展起来的用于切除鼻咽部肿瘤的手术方式。蝶窦肿瘤侵及海绵窦、颅内时，应与神经外科医师合作，完成手术。上颌骨外掀翻开后，暴露鼻咽部、翼突根部、筛窦，进行筛窦切除，这样可以在蝶窦及蝶窦外侧前方，可以进行视神经、颈内动脉周围的解剖，病灶切除比较彻底，但出血较多。对于颈内动脉受侵的患者，也有学者在探索动脉切除、移植大隐静脉或人工血管，但手术风险大，疗效需要进一步证实。

4. 颈淋巴结清除术　有淋巴结转移的蝶窦肿瘤报道罕见，根据淋巴引流途径，蝶窦恶性肿瘤的淋巴结可以转移到咽后淋巴结及颈深淋巴结，前者应行放射治疗，后者可以行颈淋巴结清扫术。

总之，由于蝶窦周围解剖关系复杂，颈内动脉、视神经、海绵窦在肿瘤周围，甚至在瘤内穿行，手术操作复杂，容易造成不良后果。往往关系到手术成败。因为每个患者肿瘤涉及范围不同，手术时需要根据具体情况灵活设计手术方案，对于头颈外科医师来说，目前，手术切除侵及周围结构的蝶窦恶性肿瘤，仍是一项极具挑战性的任务。

（王斌全）

第七章 鼻部修复重建术

鼻整形手术是最古老的整形外科手术之一，早在距今2600余年的公元前7世纪～公元前6世纪，印度人就开始应用额部皮瓣进行鼻再造；16世纪，意大利人采用前臂带蒂皮瓣进行鼻再造，首创远位皮瓣进行鼻整形术的先例。近一个世纪以来，由于新兴材料的出现和显微外科手术的应用，鼻整形外科得到了较快的发展，逐步发展为以强调颜面美容效果的鼻美容整形手术（aesthetic rhinoplasty）和侧重创面修复的鼻修复重建手术（reconstructive rhinoplasty）；前者的目的在于对原有外鼻进行改造，以达到更好的美容效果，后者则侧重修复由于外伤、肿瘤等原因造成的缺损，恢复鼻面部外形和功能。在我国，由于临床专业划分以及各家医院实际情况的不同，整形外科、耳鼻咽喉头颈外科、颌面外科和皮肤科等学科的医师均在开展鼻部整形手术。在耳鼻咽喉头颈外科领域，临床实际工作中经常会涉及鼻部肿瘤的切除、缺损创面的修复与重建等问题，耳鼻咽喉头颈外科医师应学习并掌握鼻部修复与重建术的原则和方法。

第一节 鼻部修复重建术的原则

鼻由外鼻、鼻腔和鼻窦组成，外鼻位于面部中央，呈三角形锥体状，由骨和软骨构成支架，表面覆盖皮肤、皮下组织、肌肉和筋膜，内面为鼻腔黏膜。鼻的外部形态与种族和个体特征密切相关，鼻部分或全部缺损不仅会产生容貌改变，还可导致生理心理变化，明显影响患者日常生活和社交。鼻部修复与重建手术的目的首先在于修复创面和恢复功能，同时也要尽可能恢复鼻的外部形态、保持原有的个体特征。根据鼻面部形态要求和手术目的，鼻部病变切除、修复与重建应遵循下列原则。

一、病变切除应遵循彻底干净、兼顾美容的原则

鼻部需要手术切除的病变包括瘢痕、良性和恶性肿瘤等。病变可以只限于皮肤表面，也可以深达骨质或者肿瘤从鼻腔鼻窦向外生长累及皮肤表面；其范围可以是鼻的部分受累，也可以累及整个外鼻，甚至鼻腔和鼻窦。手术切除依病变性质和范围不同而有区别。瘢痕或良性肿瘤为非浸润性生长的病变，与正常组织有明显界限，沿病变边缘即可将瘢痕或肿瘤完整切除。切除前应设计好切口走向、切除范围以及修复的方法，达到既切除干净，又能满足美容的需要。鼻部恶性肿瘤的切除应在保证将肿瘤切除干净并保留有足够安全边缘的基础上，再考虑修复重建的方法。一般而言，对未曾接受治疗的早期病变，肿瘤切除后的安全边缘应在3mm以上；对病程长、肿块较大者，安全边缘最好在5mm以上；对复发性肿瘤切除的广度还需酌情扩大、切除深度视侵袭情况而定。切除标本应常规送病理检查，以明确肿瘤类型、分化程度以及切缘是否残留病变组织；有条件的单位最好按照Mohs外科显微手术要求，进行手术中冷冻切片检查，即时了解切缘是否有残留的肿瘤组织。对切缘有肿瘤残留的患者应追加扩大手术，以保证彻底切除肿瘤，避免复发。

二、创面修复应遵循先易后难、先简后繁的原则

同一鼻部缺损的修复和重建可有多种方法，选择时首先要遵循先易后难、先简后繁、先局部后远位的原则，同时也要考虑对供区皮肤组织损伤程度的影响，然后再根据医院的条件和手术者的经验来确定。创面修复的方法由简到繁依次有直接缝合、植皮、局部皮瓣、远位皮瓣和游离皮瓣等。鼻部皮肤松动性较小，尤其是鼻尖、鼻翼部位，鼻部皮肤软组织肿瘤切除后，直接缝合封闭创面的机会并不多，故常需采用植皮、皮瓣转移等方法覆盖创面。修复鼻部创面应考虑供区皮肤组织的色泽、质地及结构特征，要与创面周围皮肤匹配和协调，植皮多只用于临时创面封闭或对美容要求不高的人群，大部分的鼻部缺损往往需要使用皮瓣进行修复与重

建。若能正确选用局部皮瓣，不仅操作简单，其外观也能与远位皮瓣和吻合血管的游离皮瓣相媲美。总之，创面修复要达到简单、安全、有效的目的。

三、手术选择应遵循告知患者、知情同意的原则

鼻部位于面部中央，立体感突出。鼻部缺损创面的修复重建效果直接影响面部形态结构和美容效果，患者都有较高的期望和要求，这也是手术医师面临的挑战性难题。鼻面部整形手术历来是容易引起医患纠纷的手术之一。因此，在决定进行鼻部修复重建手术时，与其他手术相比，更应强调知情同意，术前要与患者及其家属进行充分的沟通，让患者了解手术的目的、方法（包括分期手术方案）、手术后预期效果以及可能出现的并发症，特别是对美容效果要求高以及病变范围广、修复重建后仍会发生较大容貌改变的病例，要充分说明手术的必要性，取得患者及其家属的配合。手术前中后都应进行照相，留下资料以供定期随访对比，观察近期和远期效果。

第二节　鼻部修复重建手术

经过几十年的发展，鼻部修复重建术已从简单覆盖创面发展到既能保持鼻部外形，又能重建鼻功能为首要目标。鼻缺损的情况复杂多变，修复方法也很多，虽然大多数情况下缺损的范围不大，但由于其特殊的解剖位置和组织结构，使修复后的美学效果往往很难令人满意。所以寻求理想的鼻修复重建的方法是手术医师一直追求的目标。在施行鼻整形手术时，应以美学的观点进行形态塑造、改善畸形，尽量达到理想的修复效果。

早期有人认为鼻为单一的美学单位，在修复鼻部缺损时用皮瓣重建一个完整的鼻优于部分修复。随着人们对鼻美学单位的细分，认为修复鼻中等程度以下缺损时，遵循鼻美学亚单位（aesthetic subunits）原则远比重建一个完整的鼻更能达到美学效果。Burge提出的鼻部美学分区法以皮肤自然皱褶或轮廓线为边界，将整个鼻部分为鼻背、鼻侧壁、鼻尖、鼻翼、鼻小柱及鼻软三角等亚单位；Yotsuyanagi等根据东方人的特点，将外鼻分区分为鼻根、鼻背、鼻尖和鼻翼四个美学单位（图2-7-1）；还有人将鼻亚单位进一步细分为更多的亚单位。按照鼻亚单位的美学原则，采用分区修复的方法可以使手术瘢痕隐蔽，获得最佳的美容效果。这一理论和方法得

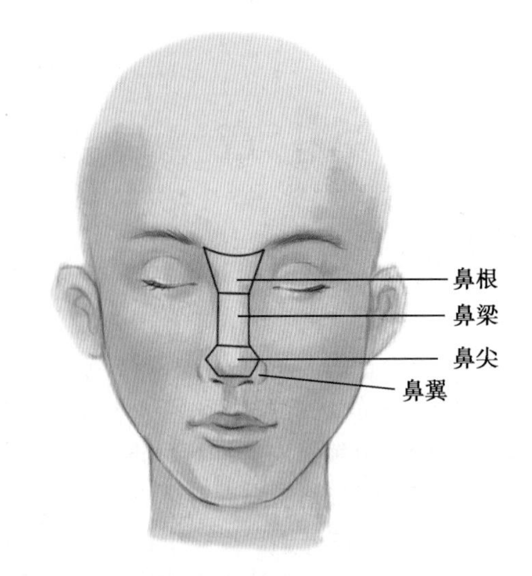

图2-7-1　鼻部美学分区

到大多数学者的肯定和接受。

一般认为，影响鼻部缺损创面修复后的功能和美学效果的因素有：①鼻的两侧对称性；②鼻与周围面部器官的对比协调性；③视觉印象下瘢痕的明显程度；④修复创面组织的颜色、质地及轮廓等与周围皮肤的匹配性。基于上述因素，皮片移植、复合组织块（如耳廓组织、耳屏前组织）移植及远位皮瓣移植修复鼻部缺损后，难以达到较理想的功能和美学效果，故一般不作首先考虑的修复方法。而与创面周围邻近的鼻部皮肤，其类型、质地、色泽及光化性损害程度与受区相同或接近，常被选用。设计皮瓣时，切口缝合线应尽量放在鼻亚单位的两侧或沿自然轮廓线及皱褶线（鼻唇沟、鼻翼沟、颌鼻缝及眉间皱纹）等处，这样不致对鼻的外形轮廓有较明显影响，并可最大程度隐藏供区切口线。

在临床实际中，应根据具体患者组织缺损的部位、大小、深度及供区组织可利用情况来设计修复重建的方法。在满足美学原则的基础上，能够一次完成的就不用分次手术，能够用单一组织进行修复的就不用复合组织，能够用局部皮瓣的就不用远位皮瓣和游离皮瓣。现将鼻部修复重建手术中常用的“V-Y”推进皮瓣、菱形皮瓣、双叶皮瓣、鼻唇沟皮瓣、鼻额皮瓣和额部皮瓣的设计、方法和适用范围分述如下。

一、局部“V-Y”推进皮瓣、菱形皮瓣、双叶皮瓣修复鼻部分缺损

局部皮瓣（local skin flap）又称邻接皮瓣或邻近皮瓣（adjacent skin flap），是利用缺损区周围皮肤及软组织的弹性、松动性或可移动性，在一定的条

件下重新安排局部皮肤的位置,以达到修复组织缺损的目的。因局部皮瓣在色泽、厚度、柔软度方面均与受区近似,修复的效果一般都比较理想,因而是极为常用的方法。

局部皮瓣的血液供应主要依赖于皮瓣的蒂部,皮瓣被掀起和转移至新的部位,在血管和淋巴管尚未从受区长入以前,皮瓣的血液供给只有通过蒂部获得。因此,在设计局部皮瓣时,必须充分考虑到皮瓣蒂部有足够的动脉血供应以及足够的静脉回流。皮瓣蒂部的宽度以及在其中走行的血管网数量是影响皮瓣成活的关键因素。在鼻部及其周围组织中,血管丰富且相互形成吻合,蒂部的宽度以及长宽比可以比较灵活,长宽比最大可达4∶1～5∶1,利用起来非常方便,是鼻部分缺损修复的主要供区材料。

修复鼻部缺损通常使用的局部皮瓣有推进皮瓣(advancement flap)和旋转皮瓣(rotation flap)。推进皮瓣利用缺损创面周围皮肤的弹性和可移动性,在缺损区的一侧或两侧设计皮瓣,经切开和游离后,向缺损区滑行延伸以直接缝合封闭创面。旋转皮瓣是在缺损处的外缘形成一局部皮瓣,按顺时针或逆时针方向旋转皮瓣一定角度后,转移至缺损部分覆盖创面。在鼻修复重建中,使用的推进皮瓣有V-Y皮瓣(V-Y advancement flap);旋转皮瓣主要有菱形皮瓣(rhombic flap)或双叶皮瓣(bilobe flap)。

1. V-Y推进皮瓣(V-Y advancement flap) 即临床常用的V-Y成形术(图2-7-2)。从鼻尖到鼻背中部,缺损直径在1.5cm以内的创面均可使用此皮瓣。首先将肿瘤或瘢痕切除并修整为梭形,然后,设计自眉间经鼻两侧至鼻唇沟上段的倒V形切口,切开皮肤直达骨膜表面,沿骨膜表面钝性加锐性剥离皮下组织,直至鼻部下端创缘,形成以鼻背肌为蒂的肌皮瓣。将皮瓣向下推进覆盖缺损部,然后再游离V形切口周围的皮下组织并缝合成倒Y形,构成V-Y推进皮瓣。

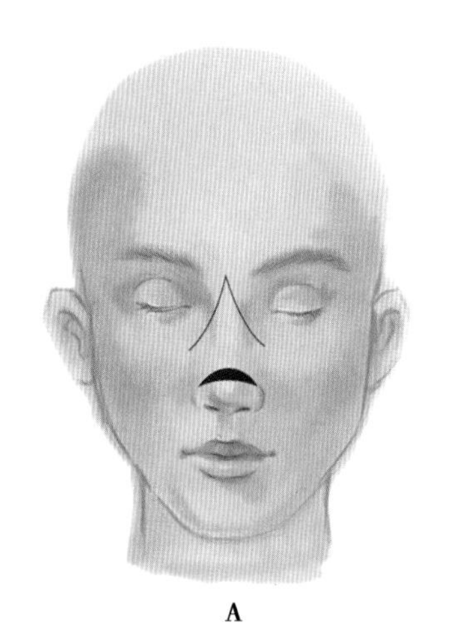
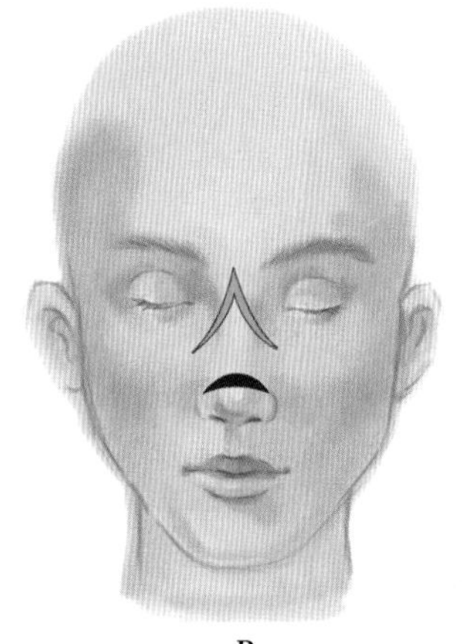
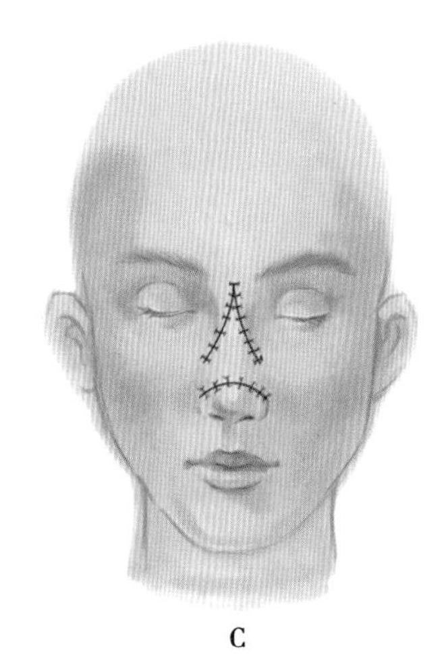

A　B　C

图2-7-2　V-Y瓣

A. 切口位置;B. 分离皮瓣;C. 缝合

2. 菱形皮瓣(Rhombic flap) 是在菱形缺损的一边设计一菱形的皮瓣以修复创面。经典的菱形皮瓣(Limberg flap)以两个60°角和两个120°角来设计(图2-7-3)。自菱形创面短对角线向一侧作等长的延长切口,再作与邻边等长的平行切口,经皮下剥离形成等大的菱形皮瓣,将皮瓣旋转覆盖创面,切口直接缝合。这个皮瓣的优点是,供区的张力横过缝合部位,所以皮瓣的缝合部或前端部发生血运障碍的可能性小。在修复鼻部分缺损时,还可用各种改良的菱形皮瓣和Z形皮瓣。鼻面部任何形状的手术缺损,都可转换成菱形,因此,菱形皮瓣是鼻面部局部皮瓣中最常用的类型之一。

3. 双叶皮瓣(bilobe flap) 即在圆形缺损区附近设计两个叶形皮瓣,第一个皮瓣靠近缺损区,大小与其创面大致一样或稍小,第二个皮瓣又较第一个皮瓣稍小。将第一个皮瓣掀起后转移至缺损区,再将第二个皮瓣旋转覆盖第一个皮瓣供区,第二个皮瓣形成的创面通过游离周围组织后直接缝合,形成皮瓣接力式连接修复创面(图2-7-4)。在设计双叶皮瓣时,应将两个叶形皮瓣的旋转中心点合二为一,且两个叶形皮瓣加起来的旋转角度最好控制在90°～100°以内。如果超过这个角度,会形成一个大的"狗耳",引起鼻变形。双叶皮瓣多用于鼻背部和鼻翼直径小于1.5cm的缺损区的修复。

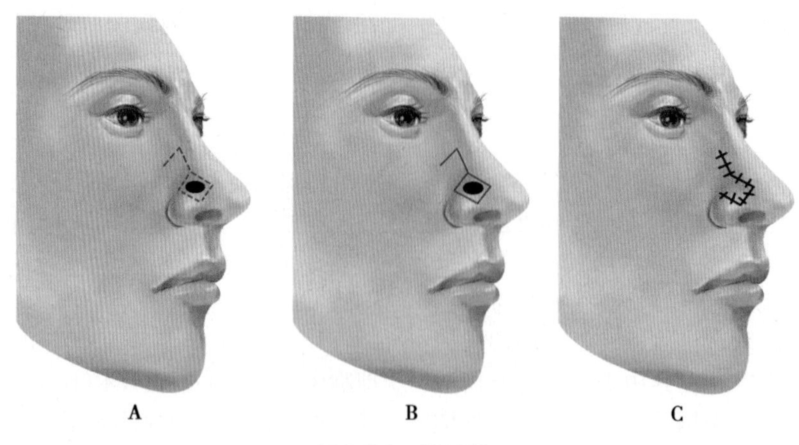

图 2-7-3 菱形瓣

A. 设计切口;B. 切开分离皮瓣;C. 缝合

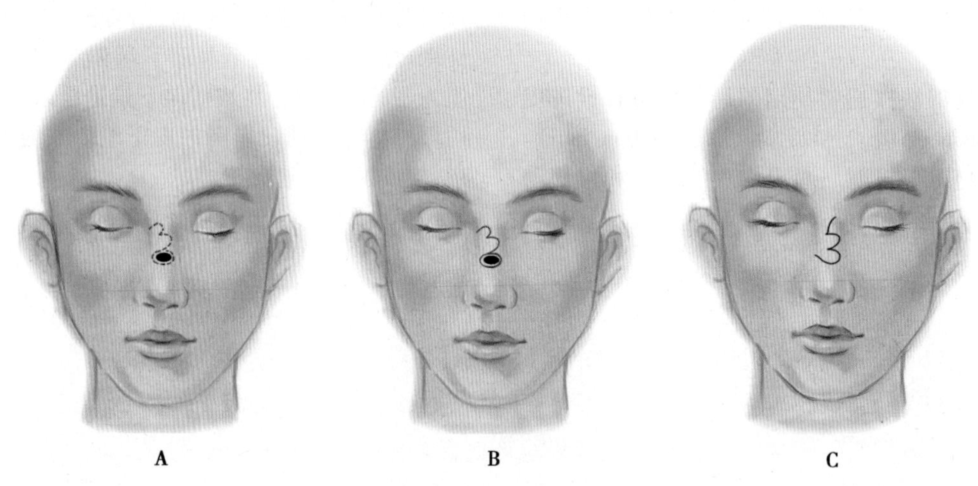

图 2-7-4 双叶瓣

A. 设计切口;B. 分离皮瓣;C. 缝合

二、鼻唇沟皮瓣修复鼻翼部缺损

1. 鼻唇沟皮瓣(nasolabial groove flap)的应用解剖 鼻唇沟区皮肤血供主要来自面动脉及其分支,眶下动脉、面横动脉、内眦动脉也有丰富分支分布。由面动脉进入鼻唇沟区的血供占3/4,其他来源的血供占1/4。上述动脉由深层入浅筋膜形成皮下动脉网,再由皮下动脉网发出分支入浅层形成真皮下动脉网,该动脉网吻合丰富,且吻合口径小,形成"筛网"状的主体结构。位于鼻唇沟深部的面动脉及其主要分支与其他血管分支吻合,既为其表面的皮肤提供了丰富的血运,也为真皮下动脉网提供了足够的灌注压,是鼻唇沟随意型皮瓣赖以成活的解剖生理学基础。因此,鼻唇沟区既可制作成以相应动脉血管为蒂的轴型皮瓣,也可制作成包含真皮下血管网的随意型皮瓣。鼻唇沟随意型皮瓣的蒂可以设计在内、外、上、下方,是鼻翼部、鼻尖及鼻背下部组织缺损一期修复的首要选择。

2. 皮瓣设计 从解剖上讲,鼻唇沟区任何一处均可制成带血管的随意型皮瓣,无需刻意将知名血管包含于其中,但设计皮瓣时应遵循以下原则:①皮瓣的蒂部以不小于1cm、适当留宽取1.5～3.0cm为宜,长宽比一般不超过2:1～4:1。皮瓣的血供依赖蒂部,特别是在早期,皮瓣的成活与蒂部血供关系密切,适当留宽蒂部,可以借此增加蒂部的小动静脉穿支,相应增加皮瓣的血流量及静脉回流。皮瓣血供无需靠连续的皮肤来维持,因此只要蒂部的脂肪结缔组织充分,皮瓣可以设计成岛状以满足修复需要。②皮瓣蒂部的位置和皮瓣的方向性。在鼻部修复时,多将皮瓣的蒂部设计在下方或上方。蒂部在下方的鼻唇沟皮瓣,因鼻根部的皮肤接近内眦,活动度差,不利于供区皮肤的缝合,皮瓣的长度受到限制(图2-7-5)。蒂部在上方的鼻唇沟皮瓣,皮瓣的长度可从内眦下0.5cm到平口角外侧

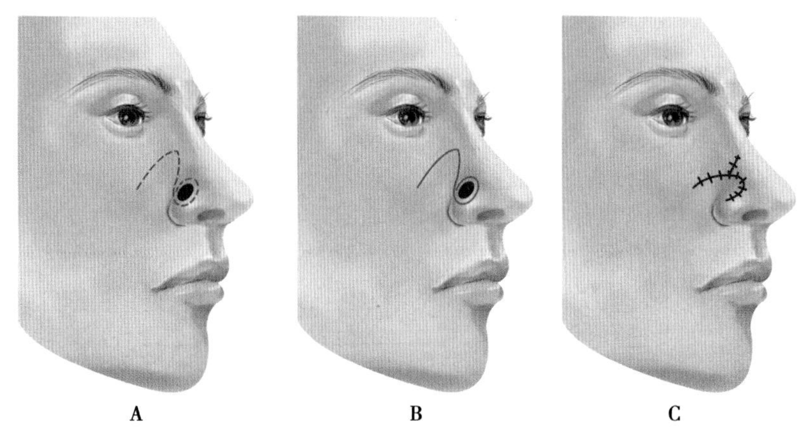

图 2-7-5　蒂部在下方的鼻唇沟瓣
A. 设计切口;B. 切开分离皮瓣;C. 缝合

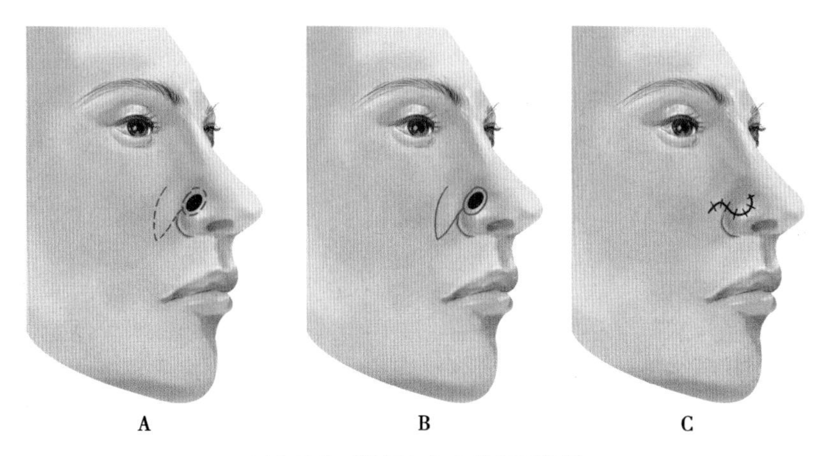

图 2-7-6　蒂部在上方的鼻唇沟瓣
A. 设计切口;B. 分离皮瓣;C. 缝合

0.5cm 的位置,最长可达 5cm,适合鼻翼部全层缺损、需要内翻衬里的病例。针对全层缺损该瓣还可设计成近蒂端的皮下转移瓣覆盖表面,以及远蒂端岛状瓣翻转后作为衬里。③为提高皮瓣转移长度及避免面部"猫耳"畸形,可将皮瓣设计为皮下蒂(图 2-7-6)。④皮瓣应设计成沿鼻唇沟走行的梭形瓣,便于供区皮肤直接缝合。

3. 手术方法和技巧　沿设计线切开皮肤全层,蒂部在上方的皮瓣自下往上在表情肌浅面分离,掀起皮瓣,注意将皮下脂肪保留于皮瓣上。皮瓣彻底分离后,旋转至缺损区,按缺损实际大小修整皮瓣,然后分两层缝合,皮下、皮内组织用 4-0 的可吸收线间断缝合,皮肤用 6-0 尼龙线间断缝合(图 2-7-7)。在缝合供区缺损前,于周围组织皮下

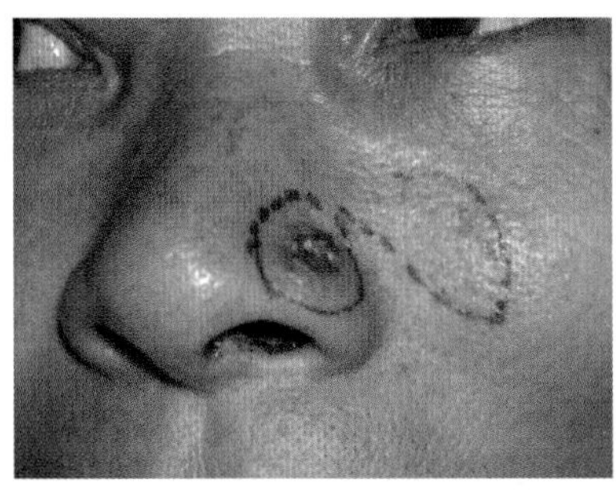

术前

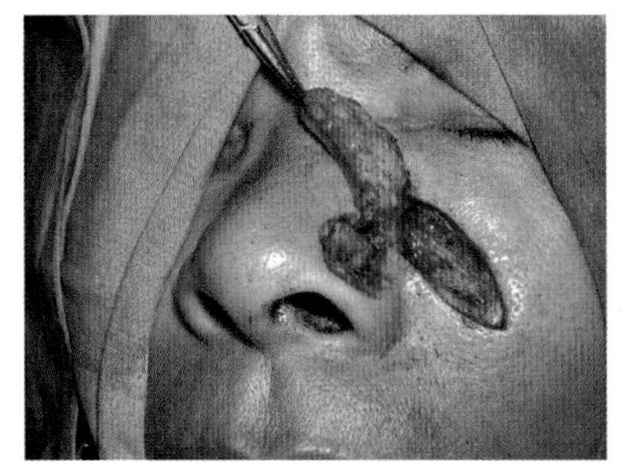

术中

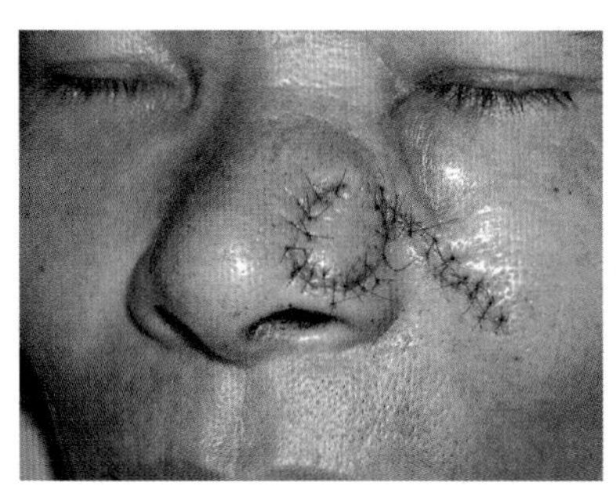

术后

图 2-7-7　鼻唇沟皮瓣修复鼻翼缺损

特别是颊侧做广泛的分离、松解，以保证颊侧皮肤无张力，防止鼻翼外脚移位。

为了保证皮瓣的血运，在手术中应注意几点：①皮瓣的蒂部尽可能靠近较大血管，以保证皮瓣有足够的灌注压；②术中进行皮瓣分离时，应注意保留2～4mm厚度的皮下脂肪组织，以保留完整的真皮下血管网。若设计岛状瓣则需保留更厚的皮下组织并尽量保留蒂部周围经行小血管；③尽可能避免将皮瓣蒂部做90°旋转，如要进行90°旋转时，应在蒂部上外侧进行分离，以减少张力，保证皮瓣的血液供应。

三、眉间皮瓣修复鼻根部缺损

1. 眉间皮瓣（glabellar flap）的应用解剖　眉间部皮下组织松弛、皮肤移动性好，Gillies最早报道利用眉间部皮瓣修复眉间及鼻根部缺损。在眉间及其附近区域具有丰富的血管，有来自颈内动脉系统的眼动脉分支滑车上动脉、眶上动脉和鼻背动脉，以及来自颈外动脉系统的面动脉分支眼角动脉。动脉间有丰富侧支吻合，血运丰富。眉间皮瓣主要的营养血管为滑车上动脉。

2. 皮瓣设计　根据眉间及鼻根部皮肤缺损区的位置和大小，将皮瓣蒂部设计在缺损区对侧的眉间至鼻根部，其蒂部包含滑车上动脉，切口形状呈倒V形。采用旋转皮瓣的方法覆盖创面（图2-7-8）。根据皮瓣移动的距离，利用眉间皮肤良好的移动性和丰富的血管，还可设计为鼻外侧皮瓣（lateral nasal skin flap）（图2-7-9）或鼻额皮瓣（frontonasal flap），修复鼻尖部缺损。

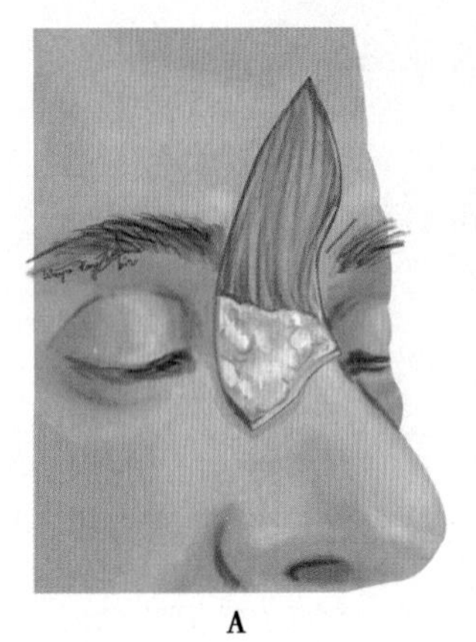
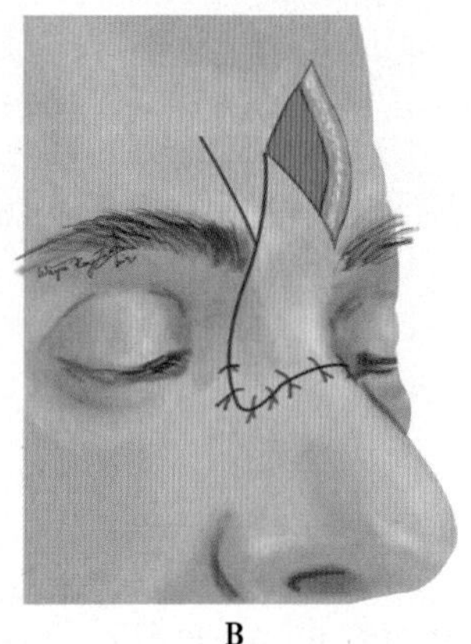
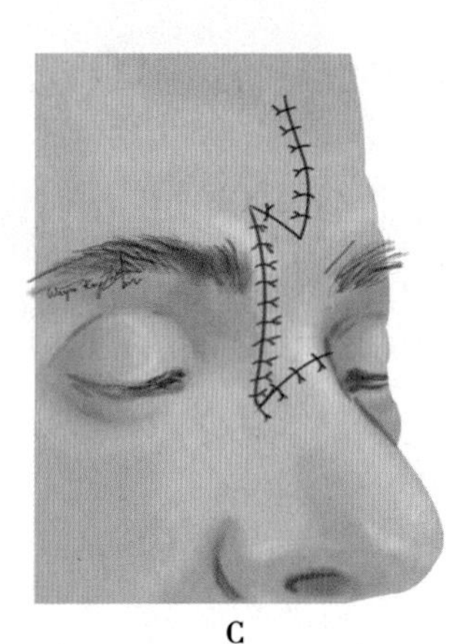

A　B　C

图2-7-8　眉间皮瓣

A. 分离皮瓣；B. 修补缺损；C. 拉拢缝合

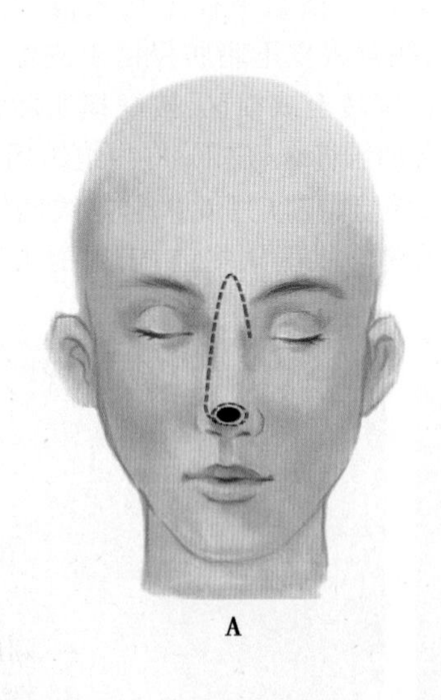
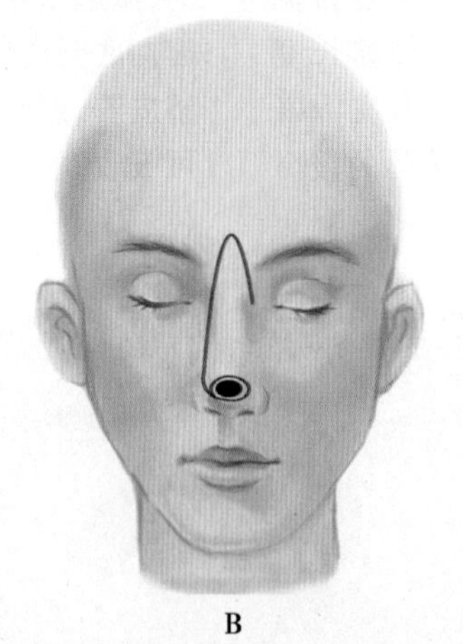
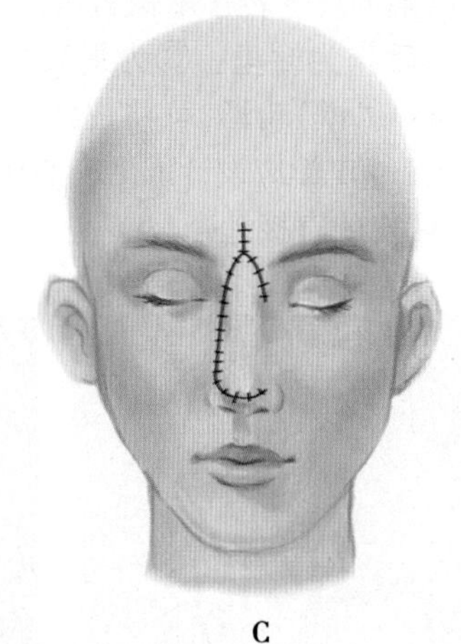

A　B　C

图2-7-9　鼻外侧瓣

A. 设计切口；B. 分离皮瓣；C. 缝合

3. 手术方法和技巧 沿设计标记线切开皮肤,直达骨膜表面,由远及近游离、掀起皮瓣,在靠近皮瓣蒂部,触及并保护好皮瓣下面的滑车上动脉,小心分离掀起,直至眶缘。随后将皮瓣旋转,修复手术缺损。供区手术缺损的皮肤,可以直接进行V-Y缝合,或Z成形术。皮瓣旋转后,旋转支点会出现"狗耳"状皮肤皱褶现象,应将其修剪,但如有伤及滑车上动脉的危险时,则可暂时保留,以后再作修整。此皮瓣最适于鼻根部或鼻额部手术缺损的修复。

四、前额正中皮瓣修复鼻尖缺损

1. 额部正中皮瓣(median forehead flap)应用解剖 虽然额部的血供主要来源于颈外动脉的颞浅动脉额支,但在眉间至前额正中部,皮肤的血供来源主要为颈内动脉系统,由眼动脉的分支——滑车上动脉、眶上动脉和鼻背动脉供给,滑车上动脉由眼眶内上角穿过眶隔向上走行于额肌内,后分支浅出到皮下。眶上动脉历经眶上孔分深浅两支分布于额部。鼻背动脉源于滑车下动脉。上述动脉均有相应同名静脉伴行。颞浅动脉额支与滑车上动脉、眶上动脉间有丰富侧支吻合,血运丰富,故不论以前者或后者为血管蒂均可形成轴型瓣。当鼻部或鼻尖部组织缺损,可设计以滑车上动脉为蒂的前额正中皮瓣或复合瓣。

2. 皮瓣设计 发际较高、额部宽阔的患者,可以直接设计为包含滑车上动脉在内的额部正中皮瓣;若发际低、额部较窄者可设计成包含滑车上动脉和眶上动脉在内的斜行弯曲额瓣,或者将蒂部向下移至鼻根部,尽量延长皮瓣长度(图2-7-10)。在皮瓣设计时应注意下列几点:①在修复鼻尖或鼻下部缺损时,皮瓣需要向下旋转180°,在向下方旋转时,要占用皮瓣的长度,设计时应充分考虑这一点,以免切取皮瓣后,其长度不够,导致手术不成功;②皮瓣的宽度要适当,一般在修复鼻尖部缺损时,以2~2.5cm为宜;③额瓣用作鼻尖、鼻翼缺损的整复时,可以在鼻背部至缺损部间设计一皮下隧道,皮瓣通过皮下隧道移位一期修复缺损部。

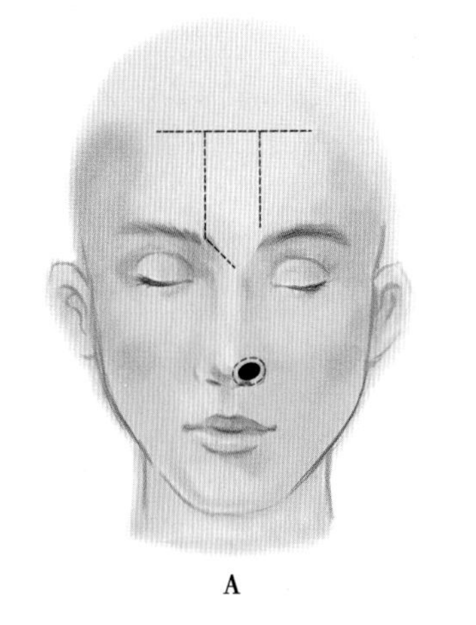
A

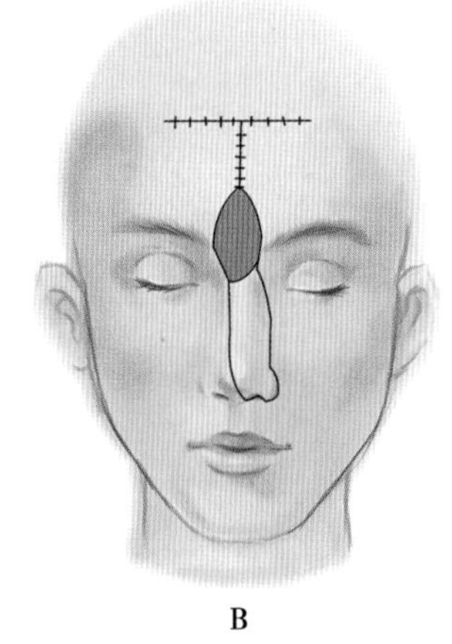
B

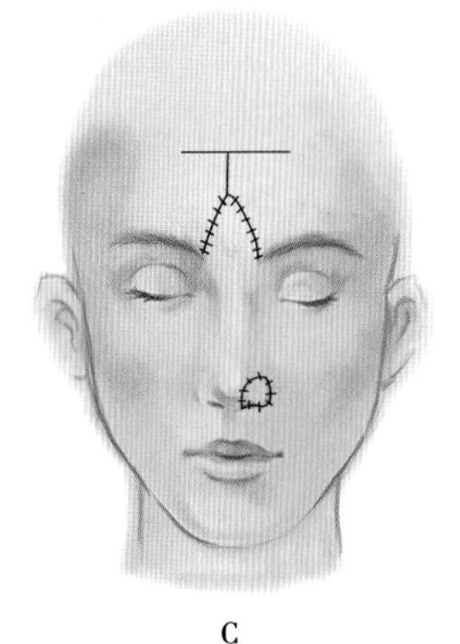
C

图2-7-10 额部正中瓣

A. 设计皮瓣;B. 皮瓣修补缺损;C. 修复后离断皮瓣并拉拢缝合

3. 手术方法和技巧 首先修整缺损部,陈旧瘢痕应切除制备成新鲜创面。按照缺损部大小,在额部正中设计皮瓣形状。于额瓣设计线外进针,在骨膜浅面疏松结缔组织中注射含有小量肾上腺素的生理盐水,使皮瓣底面易于分离,且可减少出血。切开皮肤、皮下组织及额肌,皮瓣蒂部仅切开皮肤表层,切勿损伤皮下组织和其中的营养血管。由皮瓣远端之额肌与骨膜平面分离直达蒂部。额瓣周缘充分止血。将皮瓣旋转180°,到达要修复的创面。皮瓣远端设计成合适的形状和大小分两层缝合完成鼻成形,皮瓣蒂部皮肤不缝合,以抗生素软膏纱布包裹,待2周后Ⅱ期手术时,断蒂修整皮瓣时缝合。皮瓣也可通过鼻背部的皮下隧道到达创面,但形成的皮下隧道应宽大;并削去经过隧道部分皮瓣的皮肤,应注意不能损伤皮下血管网,这样可以Ⅰ期完成手术。额部供区彻底止血,从发际向下直接拉拢缝合;若不能直接缝合时,可用自体全厚皮片游离移植修复。

手术时注意事项:①皮瓣通过皮下隧道修复鼻尖部缺损,可以Ⅰ期完成手术,但易在鼻背部形成隆起,影响美容。因此,多用于鼻背皮肤较松弛的中老年人;②到达缺损部用于修复的皮瓣,都不应有较大张力，以免影响血供；③修复鼻尖部缺损时，应将皮瓣前端进行修整，使之与正常皮肤组织的厚度一致。

五、额部皮瓣修复鼻面部广泛缺损

1. 额部皮瓣（forehead flap）应用解剖 额部的血供主要来源于颈外动脉的颞浅动脉额支，颈内动脉来的滑车上动脉和眶上动脉亦参与其中，故血供丰富。颞浅动脉额支十分恒定，出现率为100%。额支于耳屏前分出后，斜向前上行，与水平面约呈40°夹角，经眶外上角的后上方进入额部，约在本侧眉毛中部平面转向上进入发际，走向颅顶。颞浅静脉与动脉伴行，通常位于动脉后方。颞浅动脉及其分支分别走行于皮肤与颞筋膜、额肌之间，因位置表浅可触其搏动以了解其走行部位，也可用多普勒超声探测仪探出其行程。颈内动脉分出的耳后动脉，在乳突平面沿二腹肌后腹的浅缘上行，经外耳后面和上方的头皮与颞浅动脉交叉吻合。根据上述血供特点，可以设计为包含一侧颞浅动脉的一侧额瓣、2/3额瓣和全额瓣。前两者可仅用颞浅动脉形成轴型瓣，而对全额皮瓣为了保证皮瓣血供，则应包括耳后动脉的分支，即将额瓣上切口向后，在耳廓根部以上4cm平面直达耳后。

2. 皮瓣设计 根据鼻面部缺损区的位置和大小，确定额瓣的设计。修复鼻面部广泛缺损常用蒂部在一侧颞部以颞浅动脉为轴型血管的单侧全额肌皮瓣（图2-7-11）。设计皮瓣时，先标明颞浅动脉主干及额支的走行方向，在颧弓上方颞浅动脉主干处，与鼻面部缺损边缘作一连线，此连线的长度，即为额部皮瓣的长度。可能情况下应尽量使蒂略长于移动距离，以防因皮瓣转移致蒂部扭转影响血供。根据鼻面部缺损区的大小，在前额发际下，设计略大于鼻面部缺损区的额部皮瓣。因鼻面部缺损区与额瓣的蒂部相距较远，常设计为额部岛状皮瓣。

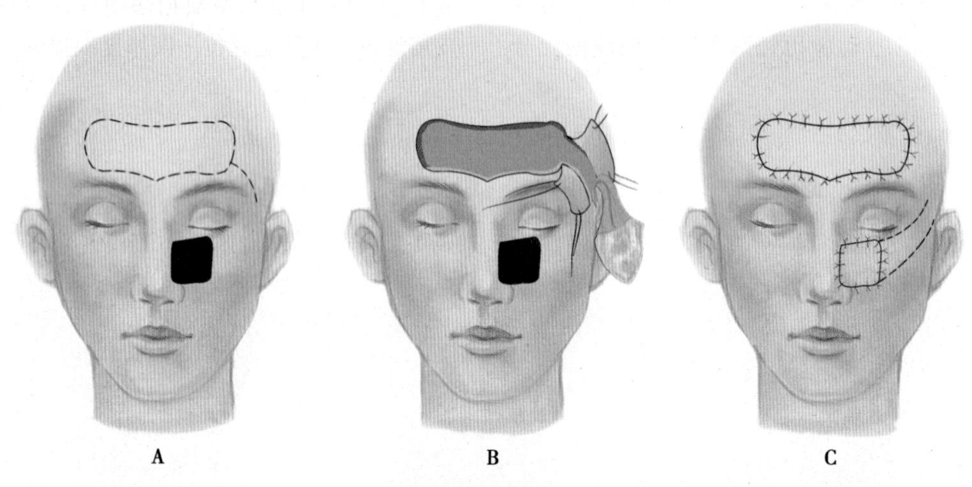

图2-7-11 全额瓣
A. 设计皮瓣；B. 分离皮瓣；C. 修补缺损，额部植皮缝合

3. 手术方法和技巧 根据皮瓣设计，先在耳颞部沿颞浅动脉走行方向，将皮瓣蒂部的皮肤切开（仅切开真皮层），分离及翻开皮肤，暴露皮下组织，找到颞浅动、静脉，然后沿血管两侧将保留与皮瓣等宽的皮下组织切开，连同颞浅动、静脉及其周围组织，从颞筋膜浅面游离，作为血管蒂（如为全额皮瓣应包括耳后动脉在内）。根据设计的额瓣大小，先将额瓣上、下及其远端切开，直至骨膜上。由额瓣远端向近端分离，再在额瓣近端与瓣蒂相交处切开皮肤，保留皮下组织，注意额支，切忌损伤。将额瓣连同蒂部一起游离提起。而后在皮瓣蒂的根部、颧弓上制作隧道，直达需要修复的鼻面部缺损边缘，将皮瓣通过隧道导入缺损区覆盖创面。耳颞皮肤缝合，前额缺损区植皮，手术Ⅰ期完成（图2-7-12）。

手术时注意事项：①手术中应注意保护血管蒂，在皮瓣制备时，应确认血管，在颞浅动脉额支、静脉两侧保留有足够宽度的皮下组织；②在颧弓浅面制备形成隧道时，因蒂部位于皮下与颧弓之间，容易受压而影响血供，隧道应宽广；③如为鼻腔洞穿性缺损，鼻腔面应利用局部组织或皮瓣进行修复。

六、扩张后额部皮瓣法行全鼻再造术

额部皮瓣因其外观色泽和质地与鼻部相近，被公认为修复全鼻缺损的理想供区材料，但供区遗留

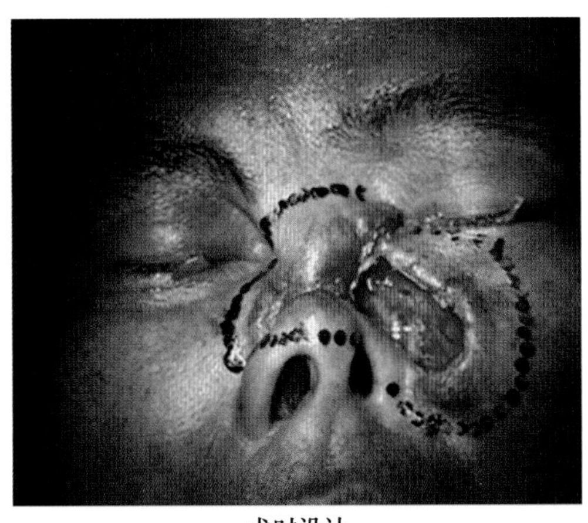
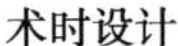
术时设计

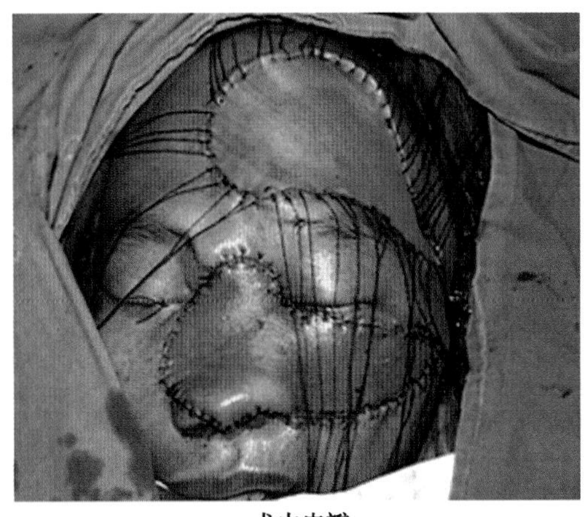
术中皮瓣

图 2-7-12　额瓣

的皮片移植凹陷畸形和明显瘢痕却不尽人意。皮肤软组织扩张器(tissue expander)通过预先扩张额部皮瓣为鼻部修复重建提供"额外"的皮源,解决了采取额部皮瓣后供区皮肤缺损的美容问题,扩大了额部皮瓣修复鼻部缺损的应用范围。

皮肤软组织扩张器为医用硅胶材料制成,由扩张囊、注射壶和导管三部分组成:①扩张囊为扩张器的主体部分,有圆形、肾形、长方形、椭圆形等不同形状,容量也有不同大小,可供选用;②注射壶也称注射阀门,由此注入扩张液,外形呈乳头状,其基底为一金属平板,直径约 1.5~2.0cm。以防注射针头穿透。内有特制的瓣膜系统,故注入溶液后,能自行封闭,不致从针孔处外溢;③导管连接注射壶与扩张囊。导管剪断后还可用一连接杆将导管连接。使用时将扩张器全部埋植于皮下或肌肉下,注射壶则需放在皮下易触摸处,定期经皮肤向注射壶内注入灭菌生理盐水,经导管流入扩张囊,使其膨胀。

使用额部皮瓣扩张器应首先根据患者的具体情况考虑额部扩张器的容量和埋置的位置与深度,若为全鼻再造,宜选用较大容量(100~170ml)的长方形扩张器。Ⅰ期手术时,切开皮肤后,在帽状腱膜下作潜行分离,使之形成一腔隙。其大小宜略大于扩张囊的基底。在切口的另一侧与扩张囊相距 4~6cm 的适当位置作一小腔隙埋植注射壶,注意导管不要有锐角皱叠。术中可按扩张器容量的 20% 注射灭菌生理盐水。分层缝合切口,为防止术后血肿,常规放置负压吸引管,扩张器埋置术后 5~7 天,常规注水扩张,每次可按扩张器容量的10%~20% 注水,间隔 5~7 天,不宜过快或过量,以免引起局部红肿及毛细血管扩张。一般经 6~8 周注水扩张后,可达需要的"额外"皮肤量,当皮肤软组织扩张达到要求时,则可择期进行第二次手术。Ⅱ期手术时,经原切口取出扩张器,先找出导管,剪断放出扩张器中的液体后取出扩张器。一般再造鼻的宽度为 7.0~7.5cm,长度为 10~14cm,按此大小设计皮瓣。因为扩张的额部皮瓣转移后有一定程度的回缩率,故设计时应稍大于实际面积 30%。皮瓣供区应尽量选择在无发区。根据原设计形成以滑车上动脉为蒂的皮瓣,翻转修复鼻部缺损区,供瓣区可直接拉拢缝合(图 2-7-13)。

额部皮瓣扩张术虽然要分期手术、多次注射生理盐水以及在扩张期间局部膨隆有碍外容等不足,但额部皮瓣能为鼻部修复重建提供"额外"的皮源,克服了供区遗留较大面积瘢痕的缺点,同时扩张后的皮瓣具有血运好、易塑形的特点,因此越来越受到青睐,被认为是鼻再造术的首选。

七、修复鼻部缺损选择皮瓣注意事项

鼻部皮肤松动性较小,尤其是鼻尖、鼻翼部位,鼻部皮肤软组织肿瘤切除后,创面往往不能直接缝合封闭,常需采用皮瓣移植等方法覆盖缺损创面,必要时采取耳廓软骨并植入软组织瓣内以改善鼻外形。在皮瓣的选择上,要根据创面的部位、大小、深度及供区组织可利用情况来决定。无论选择何种皮瓣,均应注意下列原则:①选择质地、色泽、感觉、结构及功能等与受区最接近的皮瓣;②选择血液循环最丰富的皮瓣;③选择血管蒂较长,便于旋转移位或进行血管吻合的部位;④选择较隐蔽部位的皮瓣修复较暴露的部位;⑤皮瓣切取后,不致造成供区外形及功能障碍。

在鼻部修复重建中,根据缺损的部分以及可利

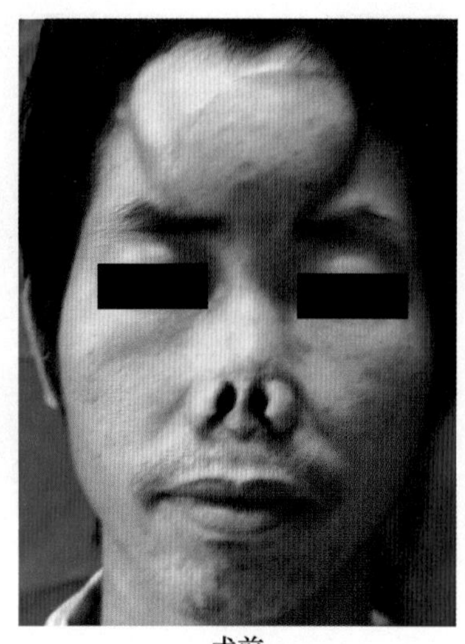

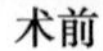

术前

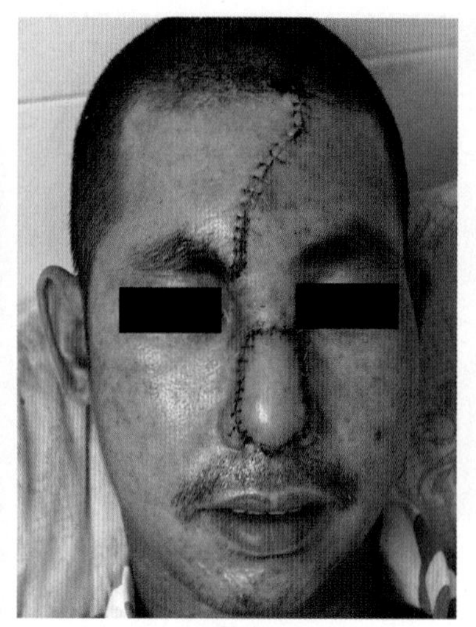

术后

图 2-7-13 额部皮瓣扩张术

用的皮瓣情况决定使用何种皮瓣。下列皮瓣选择方法可供参考：在鼻背及鼻侧壁，创面缺损小于 1.5cm 时，可选用改良菱形皮瓣和双叶皮瓣修复缺损；创面大于 1.5cm 时，可选用鼻额皮瓣及鼻唇沟皮瓣覆盖创面。在鼻中下 1/3，特别是鼻尖和鼻翼部，创面缺损在 1.5cm 以内时，可选用改良菱形皮瓣、鼻背 V-Y 推进皮瓣和鼻唇沟皮瓣；创面缺损大于 1.5cm 时，可选用前额正中皮瓣、全额皮瓣及扩张后额部皮瓣。

此外，针对鼻部洞穿全层缺损，需同时考虑表面覆盖瓣和腔内衬里瓣的设计。前额正中皮瓣等可以通过远端返折完成鼻翼等部位的全层修复；鼻唇沟岛状瓣非常适合充当鼻腔衬里，但瓣组织肥厚臃肿，需二期手术修整；除皮瓣外，蒂在鼻背侧的鼻中隔黏膜瓣与受区天然组织同质、血供可靠且不臃肿，是优良的衬里组织，通过类似鼻中隔矫正术的黏膜剥离可获得相当大面积的黏膜，书页式翻起即可无张力覆盖鼻腔内缺损，其缺点是需较长时间上皮化覆盖鼻中隔软骨暴露面或需切除鼻中隔软骨。

第三节 对鼻部修复重建术的思考

Mohs 显微外科技术、鼻美学亚单位原则和游离皮瓣在鼻部修复重建中的应用是鼻部整形外科发展历程中的重要事件，分别为鼻面部皮肤肿瘤切除、缺损的修复与重建以及供区的选择提供了最佳方案，为尽可能达到恢复颜面美观的目的作出了努力。这些技术的发明及应用过程也为我们开展科学研究提供重要启迪。

一、Mohs 显微外科手术与应用

在耳鼻咽喉头颈外科领域，鼻部恶性肿瘤切除后遗留的创面是鼻部缺损的重要原因之一。如何做到既能彻底切除肿瘤，又尽可能多地保留鼻面部正常皮肤组织，这种两难局面的抉择，促使发明了 Mohs 显微外科技术（Mohs' surgery）。所谓 Mohs 显微外科手术诞生于 20 世纪 30 年代，历经数十年的改革发展，日趋完善。Mohs 技术的基本要点是将切下的肿瘤组织按部位进行明确标记，冷冻组织切片，显微镜下观察切除的组织边缘是否残留肿瘤细胞，如某部位有阳性组织就在相应的部位再次切除部分组织，最终达到切缘无瘤状态。有人做过比较，应用 Mohs 显微外科手术切除鼻部肿瘤的范围往往大于常规手术方式切除的范围，这样的结果提示常规手术切除所谓安全边缘是没有保障的。如果为了保障切缘无肿瘤残留，就可能盲目扩大切除范围，给修复和重建带来困难。利用 Mohs 显微外科手术，可以实时观察手术标本，不仅能保证一次手术彻底切除肿瘤，而且能最大限度减少皮肤缺损面积，为第二步的缝合、修复重建打下良好基础。

国外有人根据文献所做的荟萃分析显示，原发性基底细胞癌的患者在实施 Mohs 显微外科手术后 5 年生存率能够达到 99%，而其他方法（手术切除、放射治疗、冷冻、刮除、电灼）只能达到 90% ~93%。对于复发性基底细胞癌的患者，行 Mohs 显微外科手术后的 5 年生存率能够达到 94.4%，而其他方法只有 80.1%。

实施Mohs显微外科手术虽然要有一套经过专门训练的手术医师和病理医师配合完成,比较费时费力,但对于切除具有高危复发因素的皮肤恶性肿瘤(如复发的肿瘤),或者切除要最大限度保留周围正常组织的部位(如眼睑、鼻背等部位)的肿瘤,为能最大限度的减少手术缺损面积,同时又能在直视下保证肿瘤被完整彻底地切除,Mohs显微外科技术的优势是显而易见的。国外在切除鼻面部恶性肿瘤时多已采用此项技术,国内能够开展的单位尚不多,但对于上述鼻面部特定的恶性肿瘤,Mohs显微外科技术应值得推广应用。

二、外鼻美学亚单位的划分与应用

外鼻呈三棱锥形,居面部正中,位置显要,且高耸而凸出,其独特的形状与位置决定了整个容貌的均衡性和对称性。鼻与额部、眼眶、颧部、口唇相延续,在面部起着承上启下、联系左右的重要作用,维系着面部曲线的自然美。从侧面看,鼻子的轮廓显得更为重要,鼻额角、鼻背、鼻尖、鼻唇角直接构成面部的轮廓。鼻缺损的修复对外观的要求较高,不仅需要供区皮肤的色泽、质地及厚度等尽可能接近受区,而且还要维持鼻的三维立体形态,从美容学角度看,外鼻主要表现为静态美和立体美,但也不能忽视鼻的通气功能,修复时要兼顾形态与功能的统一。鼻缺损的情况复杂多变,修复方法也很多,有时虽然缺损的范围不大,但由于其特殊的解剖位置和组织结构,使修复后的美学效果往往很难令人满意。采用鼻美学亚单位分区修复的方法,进行鼻缺损修复,如超过50%亚单位缺损,可考虑切除整个亚单位,将切口线设计在亚单位的边缘,能最大程度隐藏瘢痕,这种理论和方法得到大多数学者的肯定和接受。

提出鼻亚单位美学原则,为鼻修复重建提供了重要思路,促使开发出新的皮瓣和手术方法,并获得了满意的效果。考虑东方人种与西方人种的差别以及鼻整形手术实际经验,在遵循鼻亚单位美学原则的基础上,手术医师进行了大量探索,将鼻美学亚单位进行细分,达到既能尽可能保留正常组织,又能达到较为理想的美学效果的目的。总之,随着临床应用和经验的积累,对鼻美学亚单位的认识将会越来越深入。

三、游离皮瓣在鼻部修复重建中的应用

显微血管吻合技术的发展,使游离的带血管蒂的轴型皮瓣通过与受区附近的血管吻合,重新获得血运,皮瓣得以进行远处移植用于缺损组织的修复与重建。显微外科技术以及各种游离皮瓣、肌皮瓣或复合组织瓣的应用,为鼻或鼻面部缺损的修复与重建提供了新的选择。国内有人应用颞浅血管供血的游离耳前和耳廓复合组织瓣,并以旋股外侧血管搭桥与面动静脉吻合技术重建鼻部分组织缺损,显示出我国整形外科医师具有高超的显微外科技术。选用游离的前臂皮瓣及腹直肌皮瓣修复鼻面部广泛缺损,使过去由于肿瘤切除范围广泛而难以完成的修复与重建手术成为可能,扩大了手术切除的范围。晚期鼻-鼻窦的恶性肿瘤侵犯眼部和前颅底,肿瘤切除后,组织缺损广泛,常常需要较大组织量,此时选用以腹壁下动脉为营养血管的腹直肌皮瓣,通过与面动静脉吻合,能够完成对鼻面部缺损的修复与重建,解决了由于无法修复而放弃手术的难题。相信由于各种游离皮瓣、肌皮瓣或复合组织瓣的应用,会为手术切除鼻-鼻窦肿瘤带来更多的机会。

总之,开展鼻修复重建手术涉及不同的技术和不同学科。在鼻部解剖、肿瘤切除方面,耳鼻咽喉头颈外科医师有丰富的经验;而在灵活应用各种皮瓣、鼻部整形方面,整形外科医师则有独到的技术。为了更好地完成鼻部修复重建手术,需要有关学科通力协作,互相学习,共同参与,取长补短,才能达到既将肿瘤彻底切除、提高生存率,又能完成创面修复、保持良好外形、恢复功能的目的。

(唐安洲)

参考文献

1. Sierra-Vargas MP, Teran LM. Air pollution: Impact and prevention. Respirology, 2012, 17:1031-1038.
2. A practall document of the European Academy of Allergy and Clinical Immunology and the American Academy of Allergy, Asthma & Immunology. J Allergy Clin Immunol, 2013, 131:1479-1490.
3. Agua-Doce A, Graca L. Regulatory T cells and the control of the allergic response. Journal of Allergy, 2012, 948901-948909.
4. A kdis CA, Bachert C, Cingi C, et al. Endotypes and phe-

notypes of chronic rhinosinusitis: a practall document of the european academy of allergy and clinical immunology and the american academy of allergy, asthma & immunology. J Allergy Clin Immunol, 2013, 131(6): 1479-1490.

5. Alvarez-Cuesta E. Standards for practical allergen-specific immunotherapy. Allergy, 2006, 61(Suppl 82): 1-20.
6. Angier E. Management of allergic and non-allergic rhinitis: a primary care summary of the BSACI guideline. Prim Care Respir J, 2010, 19(3): 217-222.
7. Baena-Cagnani CE, P Patel. Efficacy and long-term safety of mometasone furoate nasal spray in children with perennial allergic rhinitis. Curr Med Res Opin, 2010, 26(9): 2047-2055.
8. Benninger M. Evaluating approved medications to treat allergic rhinitis in the United States: an evidence-based review of efficacy for nasal symptoms by class. Ann Allergy Asthma Immunol, 2010, 104(1): 13-29.
9. Berkowitz RB. Mometasone furoate nasal spray is rapidly effective in the treatment of seasonal allergic rhinitis in an outdoor (park), acute exposure setting. Allergy Asthma Proc, 1999, 20(3): 167-172.
10. Bernstein DI. Surveillance of systemic reactions to subcutaneous immunotherapy injections: year 1 outcomes of the ACAAI and AAAAI collaborative study. Ann Allergy Asthma Immunol, 2010, 104(6): 530-535.
11. Bernstein DI. Twelve-year survey of fatal reactions to allergen injections and skin testing: 1990-2001. J Allergy Clin Immunol, 2004, 113(6): 1129-1136.
12. Bhattacharyya N. Clinical and symptom criteria for the accurate diagnosis of chronic rhinosinusitis. Laryngoscope, 2006, 116(Suppl 110): 1-22.
13. Boase S, Foreman A, Cleland E, et al. The microbiome of chronic rhinosinusitis: culture, molecular diagnostics and biofilm detection. BMC Infectious Diseases, 2013, 13: 210.
14. Bousquet J, Khaltaev N, Cruz AA, et al. Allergic rhinitis and its impact on asthma (ARIA) 2008 update (in collaboration with the World Health Organization, GA(2)LEN and AllerGen). Allergy, 2008, 63(Suppl 86): 8-160.
15. Bousquet J, Schunemann HJ, Samolinski B, et al. Allergic Rhinitis and its Impact on Asthma (ARIA): AChievements in 10 years and future needs. J Allergy Clin Immunol, 2012.
16. Bousquet J. Allergic Rhinitis and its Impact on Asthma (ARIA) 2008. Allergy, 2008, 63(Suppl 86): 8-160.
17. Bousquet J. Allergic Rhinitis and its Impact on Asthma (ARIA) 2008 update (in collaboration with the World Health Organization, GA(2)LEN and AllerGen). Allergy, 2008, 63(Suppl 86): 8-160.
18. Bousquet J. Allergic rhinitis and its impact on asthma. J Allergy Clin Immunol, 2001, 108(5 Suppl): 147-334.
19. Bousquet J. Immunotherapy with a standardized Dermatophagoides pteronyssinus extract. Systemic reactions during the rush protocol in patients suffering from asthma. J Allergy Clin Immunol, 1989, 83(4): 797-802.
20. Brockow K. Efficacy of antihistamine pretreatment in the prevention of adverse reactions to Hymenoptera immunotherapy: a prospective, randomized, placebo-controlled trial. J Allergy Clin Immunol, 1997, 100(4): 458-463.
21. Casale TB. Omalizumab pretreatment decreases acute reactions after rush immunotherapy for ragweed-induced seasonal allergic rhinitis. J Allergy Clin Immunol, 2006, 117(1): 134-140.
22. Chana Y, Kuhnb FA. An update on the classifications, diagnosis, and treatment of rhinosinusitis. Curr Opin Otolaryngol Head Neck Surg, 2009, 17: 204-208.
23. Chawes BLK. Upper and lower airway pathology in young children with allergic and nonallergic rhinitis. Dan Med Bull, 2011, 58(5): 4278.
24. Colas C. Double-blind, placebo-controlled study with a modified therapeutic vaccine of Salsola kali (Russian thistle) administered through use of a cluster schedule. J Allergy Clin Immunol, 2006, 117(4): 810-816.
25. Committee on Safety of Medicines update: desensitising vaccines. BMJ, 1986, 293: 948.
26. Cox L. Accelerated immunotherapy schedules: review of efficacy and safety. Ann Allergy Asthma Immunol, 2006, 97(2): 126-137.
27. Cox L. Advantages and disadvantages of accelerated immunotherapy schedules. J Allergy Clin Immunol, 2008, 122(2): 432-434.
28. Cox L. Allergen immunotherapy: a practice parameter third update. J Allergy Clin Immunol, 2011, 127(1 Suppl): 1-55.
29. Cox L. Speaking the same language: The World Allergy Organization Subcutaneous Immunotherapy Systemic Reaction Grading System. J Allergy Clin Immunol, 2010, 125(3): 569-574.
30. Cox LS. Shooting for a faster approach to the immunotherapy target: will cluster become conventional? Ann Allergy Asthma Immunol, 2009, 102(3): 177-178.
31. Das S, Maeso PA, Kountakis SE. Revision surgery for allergic fungal sinusitis. //Kountakis SE, Jacobs JB, Gosepath J, eds. Revision Sinus Surgery. New York: Springer-Verlag, 2008, 153-157.
32. Derendorf H, Meltzer EO. Molecular and clinical pharmacology of intranasal corticosteroids: clinical and therapeutic implications. Allergy, 2008, 63: 1292-1300.
33. deShazo RD, O'BrienM, Chap in K, et al. A new classification and diagnostic criteria for invasive fungal sinusi-

tis. Arch Otolaryngol Head Neck Surgery, 1997, 123: 1181-1188.

34. Emin O. Lack of bone metabolism side effects after 3 years of nasal topical steroids in children with allergic rhinitis. J Bone Miner Metab,2011,29:582-587.
35. Pawankar. Allergy frontiers: therapy and prevention. Berlin: Springer,2010.
36. Fokkens WJ, Braunstahl GJ. One airway, one disease? Clin Exp All Rev,2005,5:16-20.
37. Foreman A, Jervis-Bardy J, Wormald PJ. Do biofilms contribute to the initiation and recalcitrance of chronic rhinosinusitis? Laryngoscope,2011,121:1085-1091.
38. Fuertes E, Brauer M, MacIntyre E, et al. Childhood allergic rhinitis, traffic-related air pollution, and variability in the GSTP1, TNF, TLR2, and TLR4 genes: Results from the TAG Study. J Allergy Clin Immunol,2013,132:342-352.
39. Greiner AN. Allergic rhinitis. Lancet,2011,378:2112-2122.
40. Guilemany JM, Angrill J, Alobid I, et al. United airways again: high prevalence of rhinosinusitis and nasal polyps in bronchiectasis. Allergy,2009,64:790-797.
41. Harsha H, Kariyawasam, Giuseppina Rotiroti. Allergic rhinitis, chronic rhinosinusitis and asthma: unravelling a complex relationship. Curr Opin Otolaryngol Head Neck Surg,2013,21:79-86.
42. Harvey SM. Safety of rush immunotherapy to multiple aeroallergens in an adult population. Ann Allergy Asthma Immunol,2004,92(4):414-419.
43. Bousquet J, Schunemann HJ, Samolinski B, et al. Allergic Rhinitis and its Impact on Asthma(ARIA): achievements in 10 years and future needs. J Allergy Clin Immunol,2012,13:1049-1062.
44. Jeffery PK, Haahtela T. Allergic rhinitis and asthma: inflammation in a one-airway condition. BMC Pulmonary Medicine,2006,6(Suppl 1):5.
45. Jinming L, Ballaney M, Al-alem U, et al. Combined inhaled diesel exhaust particles and allergen exposure alter methylation of T helper genes and IgE production *In Vivo*. Toxicol Sci,2008,102(1):76-81.
46. Juniper EF, GH Guyatt. Development and testing of a new measure of health status for clinical trials in rhinoconjunctivitis. Clin Exp Allergy,1991,21(1):77-83.
47. Kokkens WJ. European position paper on rhinosinusitis and nasal polyps 2012. Rhinology,2012,50(Suppl 23): 1-298.
48. Lieberman P. The diagnosis and management of anaphylaxis practice parameter: 2010 Update. J Allergy Clin Immunol,2010,126(3):477-480.
49. Lockey RF. Fatalities from immunotherapy (IT) and skin testing (ST). J Allergy Clin Immunol, 1987, 79 (4):660-677.
50. Malling HJ. Immunotherapy as an effective tool in allergy treatment. Allergy,1998,53(5):461-472.
51. Marco Thio, Bart R Blokhuis, Frans P. Free immunoglobulin light chains: a novel target in the therapy of inflammatory diseases. Trends in Pharmacological Sciences, 2008,29(4):170-174.
52. Marple BF. Keys to successful management of patients with allergic rhinitis: focus on patient confidence, compliance, and satisfaction. Otolaryngol Head Neck Surg, 2007,136(6 Suppl):S107-S124.
53. Meltzer EO. Onset of therapeutic effect of fluticasone propionate aqueous nasal spray. Ann Allergy Asthma Immunol,2001,86(3):286-291.
54. Meltzer EO. The role of nasal corticosteroids in the treatment of rhinitis. Immunol Allergy Clin North Am,2011, 31(3):545-560.
55. Nanda A. Dose dependence and time course of the immunologic response to administration of standardized cat allergen extract. J Allergy Clin Immunol,2004,114(6): 1339-1344.
56. Niedzwiecki M, Zhu H, Corson L, et al. Prenatal exposure to allergen, DNA methylation, and allergy in grandoffspring mice. Allergy,2012,67:904-910.
57. Nielsen L. Antihistamine premedication in specific cluster immunotherapy: a double-blind, placebo-controlled study. J Allergy Clin Immunol, 1996, 97 (6): 1207-1213.
58. Ohashi Y, Y Nakai, K. Murata. Effect of pretreatment with fexofenadine on the safety of immunotherapy in patients with allergic rhinitis. Ann Allergy Asthma Immunol,2006,96(4):600-605.
59. Allergic rhinitis and its impact on asthma (ARIA): achievements in 10 years and future needs. J Allergy Clin Immunol,2012,130(5):1049-1062.
60. Palm NW, Rosenstein RK, Medzhitov R. Allergic host defences. Nature,2012,26(484):465-472.
61. Payne SC, Borish L, Steinke JW. Genetics and phenotyping in chronic sinusitis. J Allergy Clin Immunol,2011, 128:710-720.
62. Pfaar O. Cluster protocols in SCIT: enough evidence for practical use? Curr Opinion in Allergy and Clin Immunol,2010,10(3):188-193.
63. Powe DG, Jagger C. Entopy: localized mucosal allergic disease in the absence of systemic responses for atopy. Clin Exp Allergy,2003,33:1374-1379.
64. Powe PG, Kormelink TG, Sisson M, et al. Evidence for the involvement of free light chain immunoglobulins in allergic and nonallergic rhinitis. J Allergy Clin Immunol,

2010,125:139-145.
65. Redegeld FA, Nijkamp FP. Immunoglobulin free light chains and mast cells: pivotal role in T-cell-mediated immune reactions? Trends in Immunology, 2003, 24 (4): 181-185.
66. Redegeld FA, Van der Heijden MW, Kool M, et al. Immunoglobulin-free light chains elicit immediate hypersensitivity-like responses. Nature Med, 2002, 8: 694-701.
67. Reid MJ. Survey of fatalities from skin testing and immunotherapy 1985-1989. J Allergy Clin Immunol, 1993, 92 (1 Pt 1):6-15.
68. Ricca V, Landi M, Ferrero E, et al. Minimal persistent inflammation is also present in patients with pollen allergy. J Allergy Clin Immunol, 2000, 105:54-63.
69. Rondon C, Campo P, Togias A. Local allergic rhinitis: Concept, pathophysiology, and management. J Allergy Clin Immunol, 2012, 129:1460-1467.
70. Salapatek AM. Mometasone furoate nasal spray provides early, continuing relief of nasal congestion and improves nasal patency in allergic patients. Am J Rhinol Allergy, 2010, 24(6):433-438.
71. Scadding GK. BSACI guidelines for the management of allergic and non-allergic rhinitis. Clin Exp Allergy, 2008, 38(1):19-42.
72. Schenkel EJ. Absence of growth retardation in children with perennial allergic rhinitis after one year of treatment with mometasone furoate aqueous nasal spray. Pediatrics, 2000, 105(2):E22.
73. Serrano P. Systemic tolerability of specific subcutaneous immunotherapy with index-of-reactivity-standardized allergen extracts administered using clustered regimens: a retrospective, observational, multicenter study. Ann Allergy Asthma Immunol, 2009, 102(3):247-252.
74. Simons FE. Anaphylaxis. J Allergy Clin Immunol, 2010, 125(Suppl 2):161-181.
75. Simons, FE, X Gu, and KJ Simons. Epinephrine absorption in adults: intramuscular versus subcutaneous injection. J Allergy Clin Immunol, 2001, 108(5):871-873.
76. Tabar, A. I, et al. Double-blind comparative study of cluster and conventional immunotherapy schedules with Dermatophagoides pteronyssinus. J Allergy Clin Immunol, 2005, 116(1):109-118.
77. Thio M, Blokhuis BR, Nijkamp FP, Redegeld FA. Free immunoglobulin light chains: a novel target in the therapy of inflammatory diseases. Trends Pharmacol Sci. 2008, 29(4): 170-174.
78. Van Crombruggen K, Van Bruaene N, Holtappels G, et al. Chronic sinusitis and rhinitis: Clinical terminology chronic rhinosinusitis further supported. Rhinology, 2010, 48(1):54-58.
79. Van Crombruggen K, Zhang N, Gevaert P, et al. Pathogenesis of chronic rhinosinusitis: Inflammation. The Journal of allergy and clinical immunology, 2011, 128(4): 728-732.
80. Wallace DV. The diagnosis and management of rhinitis: an updated practice parameter. J Allergy Clin Immunol, 2008, 122(2 Suppl):1-84.
81. Zhang L. Comparative study of cluster and conventional immunotherapy schedules with dermatophagoides pteronyssinus in the treatment of persistent allergic rhinitis. Int Arch Allergy Immunol, 2009, 148(2):161-169.
82. 程雷,张罗. 变应性鼻炎及其对哮喘的影响(ARIA)2010年修订版解读. 中华耳鼻咽喉科杂志,2011,46(5):437-440.
83. 顾之燕,李源. 耳鼻咽喉头颈部变态反应病学. 北京:人民卫生出版社,2012.
84. 李源. 实用鼻内镜外科学技术及应用. 北京:人民卫生出版社,2009.
85. 张罗,韩德民. 解读2008年新版变应性鼻炎及其对哮喘的影响. 中华耳鼻咽喉头颈外科杂志,2008,43(7):552-557.
86. 张罗,王成硕,王向东,等. 变应性鼻炎集群免疫治疗的疗效和安全性临床分析. 中华耳鼻咽喉头颈外科杂志,2008,43(3):187-191.
87. 中华耳鼻咽喉头颈外科杂志编辑委员会鼻科组,中华医学会耳鼻咽喉头颈外科学分会鼻科学组和小儿学组,中华儿科杂志编辑委员会. 儿童变应性鼻炎诊断和治疗指南(2010年,重庆). 中华耳鼻咽喉头颈外科杂志,2011,46(1):7-8.
88. 中华耳鼻咽喉头颈外科杂志编委会鼻科组,中华医学会耳鼻咽喉头颈外科学分会鼻科学组. 变应性鼻炎诊断和治疗指南(2009年,武夷山). 中华耳鼻咽喉头颈外科杂志,2009,44(12):977-978.

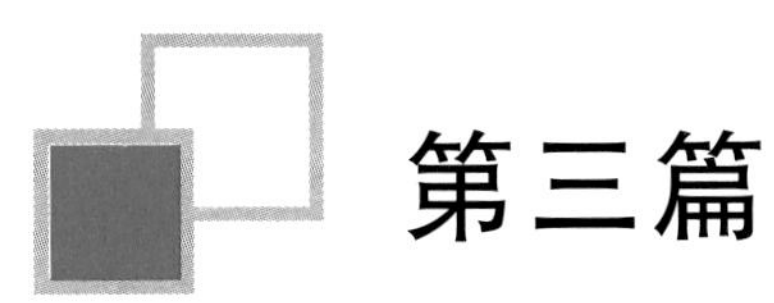

第三篇

咽　科　学

第一章　阻塞性睡眠呼吸暂停低通气综合征

第一节　阻塞性睡眠呼吸暂停低通气综合征病因学

阻塞性睡眠呼吸暂停低通气综合征(obstructive sleep apnea hypopnea syndrome,OSAHS)病因复杂且存在很强的个体性,发病机制牵涉结构异常、功能紊乱等诸多因素,这决定了其病因学研究多学科、多角度联合深入的需要以及临床检测技术多样化的特点。对OSAHS病因学研究的深入及其检查项目的发展不断推动着OSAHS临床诊治水平的提高,促进了睡眠医学学科的发展。

一、阻塞性睡眠呼吸暂停低通气综合征认识及发展历程

由于睡眠疾病本身的特殊性,对睡眠呼吸障碍性疾病这一领域系统性的研究兴起于近50年前,1952—1969年是对睡眠呼吸障碍进行症状描述和机制研究的最初阶段;1952年对不同睡眠分期的发现和认识之后,早期睡眠相关研究的焦点更多被集中在睡眠分期、觉醒维持机制等神经、精神科学领域。由于早期的睡眠检查多限于神经科学家对脑电图而非呼吸的观察,所以,当时学者们对睡眠呼吸障碍患者特征和相应症状的理解更多与"肥胖、通气不足和肺功能"相混淆,并且对嗜睡症状的产生曾一度试图以高CO_2血症解释。直到1965年,由欧洲的两组学者Gastaut等和Jung、Kuhlo等同时分别证实了真正意义上睡眠时的呼吸暂停现象。正是由于认识到患者睡眠时上气道的暂时性阻塞这一病理生理本质,气管切开术作为一有效但不被大多数患者所接受的气道旁路手术,被Kuhlo首次应用于OSAHS的治疗。

1970年夏,美国STANFORD大学开设睡眠障碍诊疗门诊,正式将临床医学实践延伸至睡眠领域,以此为标志睡眠医学进入成形和扩展阶段。至1979年的十年间,睡眠呼吸障碍的多个关键性概念被确立,多导睡眠监测技术得到应用。1972年,Guilleminault将心率和呼吸监测列于睡眠监测项目中,2年后Holland以"多导睡眠图"(polysomnography,PSG)命名。多导睡眠监测技术逐渐成为睡眠疾病研究的最主要手段,极大地推动了睡眠呼吸障碍概念的建立。1973年Guilleminault等首先正式提出了阻塞性睡眠呼吸暂停(obstructive sleep apnoea,OSA)的概念,并于1976年公布了诊断标准。后续研究逐渐认识到通气量的不足与气道阻塞也具有类似的危害,继而建立了低通气的概念。

之后的十年期间,围绕睡眠呼吸障碍病因—病理生理机制和局部—全身的继发病理损害这两条平行主线的研究蓬勃展开,为睡眠呼吸障碍诊疗和认知水平的进一步提高奠定了基础,睡眠呼吸障碍的诊断、治疗体系初步形成。

上气道解剖结构异常和神经-气道扩张肌张力调控功能紊乱在睡眠呼吸障碍发病机制中的作用逐渐被认识。1978年Remmers发现了在呼吸暂停期间,颏舌肌肌电活动幅度出现周期性变化,认为OSAHS患者因睡眠时扩张肌活性下降是导致气道塌陷,发生呼吸暂停的原因;上气道结构方面,研究人员开始尝试将许多气道形态学和功能学检测手段用于评估OSAHS患者,并与非OSAHS患者比较证实OSAHS患者具有较狭窄的气道腔。1985年Sher首先将纤维内镜技术与Müller检查法相结合,应用于阻塞性睡眠呼吸暂停综合征患者上气道的形态学研究。同时,人们对影响气道腔通畅的因素如曲颈程度、下颌位置、肺容积变化和上气道附近肌群的牵拉张力等因素也进行了初步研究。在气道病理生理方面,1984年Issa和Sullivan等还首先研究了打鼾者和睡眠呼吸暂停患者的咽腔闭合压,发现患者的咽腔闭合压较正常人增高。

在此期间,基于对该疾病认识的深入,1981年产生了悬雍垂腭咽成形术(uvulopalatopharyngoplasty,UPPP)和经鼻持续正压通气治疗(nasal continuous positive airway pressure,nCPAP),两种治疗方法的出现是OSAHS治疗历史性的进步。然而由于该阶段仍然缺乏对患者个体气道阻塞成因的评估,仅针对软腭后

阻塞的UPPP手术在某些患者远期疗效不佳。有学者也尝试进行了一些针对OSAHS上气道骨性结构狭窄的新术式,包括最早期的上下颌骨前徙术(maxillomandibular advancement,MMA)和下颌前移术。

1990年后,OSAHS病理生理机制和对全身各靶器官损害机制的基础研究仍不断深入。睡眠呼吸障碍的相关研究跻身于睡眠医学发展的主流,完整的治疗前评估体系和多学科综合治疗体系逐步完善,睡眠呼吸障碍的干预和治疗走向系统化和规范化。

其病因和病理生理机制研究在遗传基因、神经内分泌、免疫学及睡眠特殊行为的调控研究的层面上取得了一定进展。肯定了睡眠呼吸障碍遗传倾向性和家族聚集性的同时,针对可能的易感基因进行了初步探索。

上气道结构和气道扩张肌调控的认识取得了一些突破:经研究逐渐意识到OSAHS发病成因的个体性和气道狭窄、塌陷结构的多部位性,发展了包括鼻咽纤维喉镜、磁共振、食管-上气道压力监测、头颅定位测量等气道评估技术和指标。1993年,Launois等应用仰卧位睡眠下纤维内镜检查同时声门及后鼻孔气道压力监测预测UPPP手术近期疗效取得了一定成功。相继出现了头颅定位X线测量,纤维内镜联合Müller检查等预测手术疗效的报道。根据耳鼻咽喉专科查体气道的特征,相继提出了Fujita分类、Friedman咽腔分型等以气道结构为主的OSAHS患者评估方式。其应用大大提高了OSAHS临床诊治方案的个体化和手术适应证的合理选择。

睡眠时上气道扩张肌的功能障碍作为OSAHS重要的致病因素逐渐受到重视。颏舌肌(genioglossus,GG)是最重要的咽部扩张肌,在国内外被广泛研究,肌电图作为主要研究方法。研究对比清醒和睡眠时上气道扩张肌肌电指标后,神经肌肉补偿机制学说被提出,即认为在清醒时OSAHS患者扩张肌活性比正常人大,以补偿OSAHS患者上气道解剖性狭窄。而睡眠时这种补偿机制消失,上气道出现塌陷。

通过一些纵向的随访研究,气道发育过程对其最终形态和功能的影响进一步受到关注。在儿童患者,部分纵向研究揭示了早期干预治疗睡眠呼吸障碍对儿童行为、心理、言语、智力及体格发育和整体上气道相关疾病影响的特殊性和重要性。包括儿童睡眠呼吸障碍长期张口呼吸对导致颅面部发育和成人期患病危险的影响。如何实现早期诊断并合理、积极治疗成为儿童睡眠呼吸障碍研究的重点。

病因学和病理损害的认识使睡眠呼吸障碍的概念得以拓展,并形成了较成熟的标准和规范。1993年,Guilleminault提出了上气道阻力综合征(upper airway resistance syndrome,UARS)的概念。1999年,美国睡眠医学会(American Academy of Sleep Medicine,AASM)与欧洲呼吸学会(European Respiratory Society)、澳大利亚睡眠学会(Australasian Sleep Association)、美国胸科学会(American Thoracic Society)达成共识,将“呼吸暂停”、“低通气”与“呼吸努力相关的微觉醒”列为与睡眠呼吸障碍诊断相关的3种关键的呼吸紊乱表现形式,并推荐了OSAHS等相关疾病的诊断标准。这一重要标准的发布在一定程度上结束了关于睡眠呼吸障碍相关诊断标准争议不休的局面,成为目前较为公认的指导性文件。在计算机技术发展的带动下,PSG实现了数字化和自动分析。目前,无创低负荷监测和检测技术,远程监测技术应用成为睡眠呼吸障碍监测技术发展的新趋势。监控的简便化和良好的可操作性使家庭监测和大规模筛查得以普及。如何更准确地对异常睡眠呼吸事件进行甄别而不影响患者的睡眠成为目前监测技术发展的趋势。

如何准确地鉴别患者的“表型”,即分析患者个体的特征和病因构成,使OSAHS患者获得个体化最优治疗方案,该方面研究是目前OSAHS病理生理研究的热点。

二、阻塞性睡眠呼吸暂停低通气综合征病因学及其检查项目

(一)已知的OSAHS患病高危因素

患病危险因素研究发现,睡眠呼吸疾病的危险因素主要包括以下几个方面:家族遗传性、肥胖、上气道及邻近组织结构性异常和某些内分泌疾病如甲状腺功能减退、肢端肥大症、多囊卵巢综合征等。其他对睡眠呼吸障碍的发病有影响的因素还有性别、绝经、Down综合征等。

1. 遗传因素 国外已通过家庭聚集性研究和双胞胎研究证实了睡眠呼吸疾病的遗传倾向性,OSAHS患者的一级亲属患病率是对照的2.9~4倍;同卵双胞胎共同出现习惯性打鼾,嗜睡等OSAHS症状的几率显著高于异卵双胞胎,估计38%~54%的发病倾向可由遗传因素解释。

OSAHS是多基因遗传病,遗传因素通过影响上气道结构和神经-肌张力调控等中间致病环节导致个体发病。已发现若干基因与睡眠呼吸障碍关

联,如影响肥胖和代谢,软组织分布特征,颌面结构的基因,以及可能影响中枢通气控制和肌张力调控的基因,但关联机制不明。

2. 肥胖 肥胖是 OSAHS 发病的独立危险因素。尽管 OSAHS 可以发生于非肥胖患者,但临床观察发生 OSAHS 的可能性随肥胖程度增加而增加,尤其是当体块指数超过 $36kg/m^2$ 时,这一趋势尤其明显。Young 报道 BMI 每增加一个标准差,则患 OSAHS 的危险性增加约 4 倍。另一项研究报道,体重增加 10%,呼吸暂停增加 6 倍,而体重减少 10%,呼吸暂停将减少 26%。

肥胖者易患 OSAHS 的可能原因包括:①全身性肥胖者咽腔局部脂肪也增加,导致上气道狭窄;②脂肪堆积导致气管纵向牵拉力减小,增加了咽壁软组织的顺应性,导致睡眠时易塌陷;③肥胖也可影响呼吸泵功能,导致典型的肥胖低通气综合征。

3. 上气道及邻近组织结构性异常 上气道结构狭窄及咽壁的顺应性增加是肯定的 OSAHS 致病危险因素,对上气道结构性阻塞相关因素的认识可分为两个层面:群体性和个体性。就群体角度而言,与正常人群相比睡眠呼吸障碍患者存在鼻、鼻咽部、软腭后区、舌后区等数个水平上的狭窄和多种结构异常;从某一患者的个体角度而言,其病因因人而异,具有一定的独特性。其评估及评估手段将在下面详述。

值得注意的是,上气道及邻近组织结构性异常虽然造成 OSAHS 患者气道易于闭塞的倾向性。但研究表明,OSAHS 患者清醒时的平均咽腔截面积与正常人在范围上具有很大的重叠,说明并非所有患者均有显著的结构异常,也不是所有有结构狭窄的个体均会发展为 OSAHS。如何认识与评估结构性因素在发病中的作用尚待深入探索。

某些特殊的综合征或畸形如小下颌畸形,下颌后缩畸形、Pierre-Robin 综合征等也影响颅面结构而导致 OSAHS 发病。

4. 其他已知的患病危险因素 还包括:男性、呼吸控制功能不稳定(如过高的环路增益)、上呼吸道扩张肌和较低的觉醒阈值等。某些全身因素及疾病也可通过影响上述因素而诱发本病,如肥胖、妊娠期、更年期、甲状腺功能低下、糖尿病等。

(二)上气道结构异常的病因学作用及睡眠、清醒状态阻塞定位检查

1. OSAHS 患者上气道的结构异常

(1)鼻腔狭窄阻塞因素:包括:鼻阈区狭窄、鼻甲肥大、慢性鼻窦炎、鼻息肉、鼻中隔偏曲等。鼻气道狭窄、阻塞,鼻腔有效通气面积减小可致鼻阻力增加,是鼾声的来源之一,同时加重 OSAHS。病理生理机制有三点:①鼻阻力可占上气道阻力来源的 50% 以上,鼻腔阻塞狭窄可增大上气道阻力,导致吸气时咽腔负压增大,加重咽腔的塌陷;②鼻气流的减弱使患者的鼻腔-咽部神经反射作用消失或明显减弱,进而使咽部开大肌(如腭帆张肌、颏舌肌、悬雍垂肌等)的作用减弱而导致咽部气道狭窄、塌陷性增强;③鼻腔狭窄往往导致患者睡眠时张口呼吸,而张口的状态下,下颌骨下、后移,咽部前后径缩短,颏舌肌作用减弱,加重了舌后气道的狭窄。

(2)鼻咽腔狭窄和阻塞:在成人,鼻咽部两侧组织塌陷,两咽鼓管间距过小及腺样体残余是鼻咽气道的狭窄成因。鼻咽部腺样体肥大是儿童睡眠呼吸障碍性疾病发生的主要因素。如果未得到及时处理,可因长期张口呼吸导致颅面部发育受影响,出现腺样体面容,上、下颌骨等相应骨性结构狭窄,表现为腭弓高窄、牙列不齐、鼻窦过度发育、下颌后缩等。而青春期发育阶段,狭窄的骨性气道需要容纳迅速发育的肌肉组织,导致气道进一步狭窄,结构狭窄问题更加突出,增加成年后 OSAHS 患病风险。

(3)腭咽平面气道狭窄和塌陷:腭咽平面气道缺乏骨性支架,因而在睡眠中最容易发生塌陷。研究表明,70% ~90% 的成人 OSAHS 患者的阻塞部位在该部,狭窄因素包括扁桃体肥大、软腭组织松弛肥厚、咽侧壁组织松弛肥厚等。

(4)舌后、喉咽部狭窄和阻塞:舌咽部狭窄可源于舌体肥大,舌根后坠,下咽壁内陷、扁桃体下极、舌根淋巴组织增生等。喉咽塌陷很少见,可由于会厌缘松弛,杓区黏膜在吸气时向喉内翻入所致。通常观察到该部位阻塞不到 1%。

(5)上、下颌骨骨性结构异常:OSAHS 患者骨性结构异常包括上颌狭窄、后缩,下颌狭窄、后缩等。气道的相对空间狭小加重了软组织的阻塞,可经 X 线头影测量进行分析评估。

2. OSAHS 患者的气道阻塞部位及成因的检测手段 正确判断 OSAHS 患者的气道阻塞部位及成因是采取有针对性的治疗,尤其是制订合理手术方案和提高手术疗效的基础。上气道作为一个立体呼吸通道和功能体,其阻塞特征受到多种复杂动态因素的影响,目前尚不能以单一检测手段反映。形态学诊断,包括头颈部体格检查和纤维内镜检查,上气道影像学检查等是目前确定上气道软组织和骨性解剖结构狭窄部位的主要方法;上气道-食

管持续压力监测、诱导睡眠下纤维内镜和睡眠磁共振等功能性检测手段亦有长足发展。多种检测手段各有特色和不足，需根据患者具体情况，灵活使用。

（1）鼻腔狭窄的检测：前鼻镜及鼻内镜是鼻腔形态学检查的主要手段，结合 CT 影像学观察可进一步了解鼻腔、鼻窦的细致结构，尤其应注意鼻腔通气面积和造成阻塞的结构因素。鼻腔功能检测这里简要介绍鼻阻力检查（图 3-1-1）。

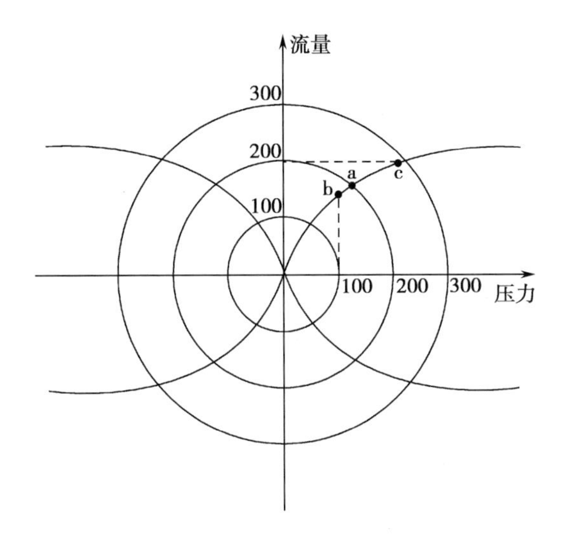

图 3-1-1　鼻阻力的表示方法

鼻阻力可以作为衡量鼻腔通畅程度的客观指标。可以利用鼻阻力计测量法来测量气流通过鼻腔时所遇到的阻力。原理是鼻阻力等于前后鼻孔之间的压力差除以空气经过鼻腔时的流速，以压力传感器和流量传感器测得鼻腔外部和鼻咽部的压力差和鼻腔的气体流量，进而得到相应的压力-流速曲线，可计算各种压差对应的鼻阻力值。压差为150Pa 时对应的鼻阻力值为国际通用的测量结果表示法。其测量的局限性在于鼻中隔穿孔、鼻腔完全堵塞的患者及无配合能力者不适用。

鼻腔容量血管充血状态的自发改变而引起的单侧鼻腔阻力的变化很大，Morris 等报道正常人单侧鼻腔阻力一般在 0.15～0.39Pa/cm^3·S^{-1}，平均为 0.23Pa/cm^3·S^{-1}。鼻腔阻力在婴幼儿时期最高，随年龄的增长而缓慢下降，到 16～18 岁达到成年人水平。卧位鼻腔阻力高于坐位时。另外，吸烟、饮酒、运动、月经周期、温度、湿度等也会对鼻阻力产生影响。多数文献报道的双侧鼻腔总阻力一般不超过 0.3Pa/cm^3·S^{-1}。

（2）咽腔阻塞部位的检测

1）计算机辅助纤维内镜及 Müller 检查法：纤维内镜技术（图 3-1-2）与 Müller 检查法相结合是较为普遍应用的清醒状态下定位诊断方法。通过判定引起气道狭窄的结构性原因并推断睡眠时气道可能发生塌陷及阻塞的部位。其优点是可直观观察上气道形态、结构及表面特征，同时模拟上气道阻塞状态下咽腔塌陷情况，观察咽壁顺应性的改变。若应用计算机及专用定标器，可辅助完成纤维喉镜图像各部位截面积的定量测量。该方法用于定位诊断、手术前后咽腔截面积的对比观察及预测手术疗效，可获得比较满意的结果。

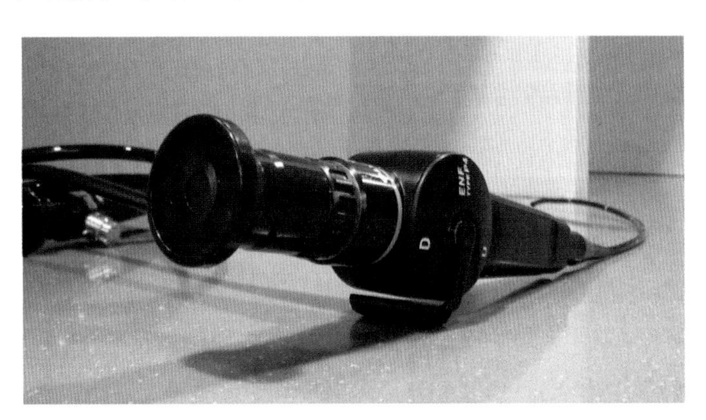

图 3-1-2　纤维鼻咽喉镜

检查时注意重点动态观察的部位包括鼻腔、鼻咽硬腭水平、软腭后气道和舌后气道的形态，腔隙狭窄程度和造成阻塞的结构。腭咽截面选取悬雍垂末端最向咽腔内突出处所在截面；舌咽截面选取会厌游离缘最高处所在截面。测量时纤维喉镜远端置于后鼻孔下缘稍下方及悬雍垂下方，距待测水平约 20mm 并与之垂直。

Müller 检查原理为患者在采取 Müller 呼吸时，咽壁的运动可以模拟睡眠状态下呼吸道阻塞的形式，因此可以于清醒状态下观察气道顺应性。

方法是纤维内镜远端置于悬雍垂下方，患者闭口并阻塞双侧鼻腔，用力吸气，观察舌咽和腭咽塌陷状态、测量最大塌陷程度下截面积，并与张口平静呼吸时截面积比较，计算塌陷程度，随即将纤维喉镜退到软腭上水平，重复上述操作，观察塌陷度。纤维内镜下定标测量检查需要内镜专用测长器或已知固定长度的标尺，在待观察平面进行观察，被观察图像及标尺经纤维内镜、图像转换器及图像采集卡同步输入计算机；应用特制软件，描选所要测定的面积及直径、定标测量。常用指标包括腭咽、舌咽最小截面积，Müller 呼吸截面积、正中矢状直径、横向直径及两者比值等（图 3-1-3 ~6）。

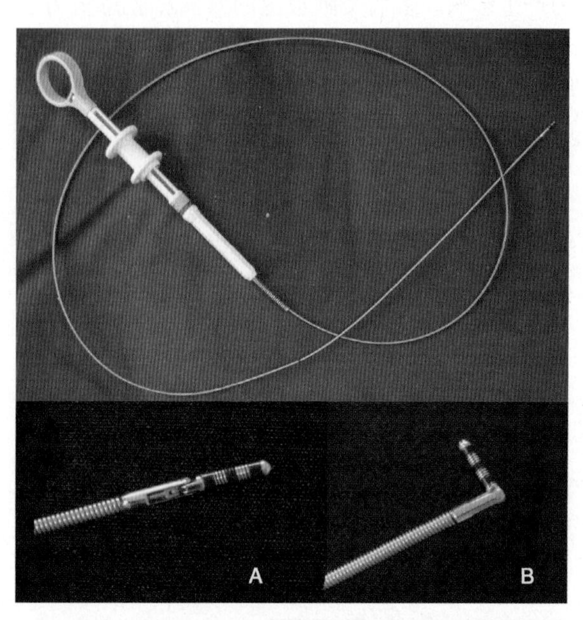

图 3-1-3　内镜专用测长器

A. 为定标器伸展状态；B. 为弯折 90°角状态

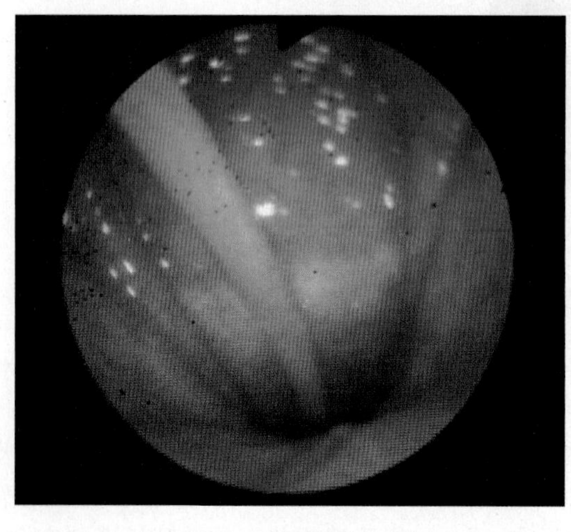

图 3-1-4　截面测量示意图

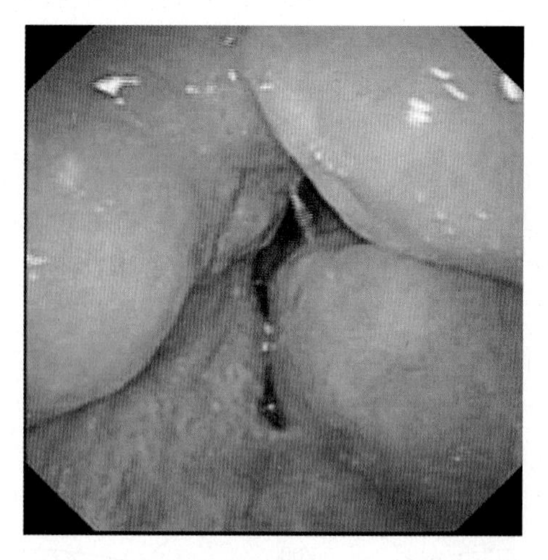

图 3-1-5　腭咽平面气道 Müller 检查示意图

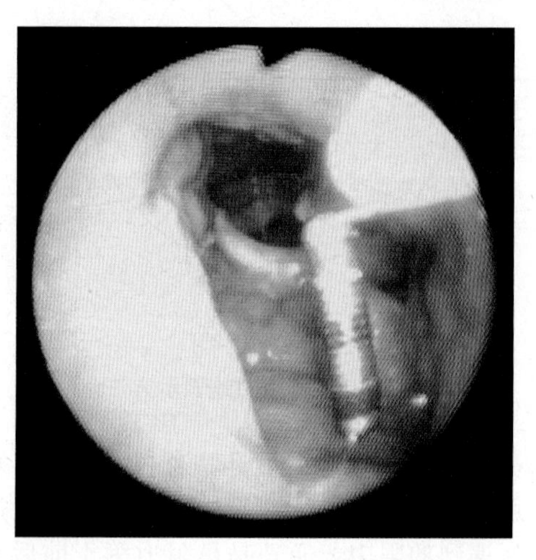

图 3-1-6　舌咽平面气道定标检查示意图

纤维内镜检查的局限性在于作为清醒时人为模拟负压检查与真实睡眠时咽部阻塞特点存在差别，且其无法避免内镜本身对气道动力学的干扰。在清醒时下咽部、舌根平面阻塞检出率可能较睡眠时低。但在经过精确测量和评估的纤维内镜检查，很大程度上可以获得与睡眠时的定位诊断一致的结果。有研究通过与 MRI 的对比，仰卧位清醒时计算机辅助纤维内镜的定量测量的准确度，在腭咽平面可以达到 89. 50% ~100%，舌根后平面可以达到 88. 15% ~95. 6% 以上。通过选择软腭后气道塌陷度 75% 以上及舌根后平面塌陷度 50% 以下的患者进行 UPPP 手术，有效率达到 87%。Launois、Abous-souan、李五一等报道预测 UPPP 手术有效的准确度分别为 86%、78% 及 68. 4%，预测 UPPP 手术无效组的有效率为 18%、36% 及 22. 2%。

2）上气道-食管持续测压：上气道-食管持续测压判定阻塞平面的原理为：当气道某一平面发生

阻塞时,将限制吸气时胸腔内负压向阻塞平面上方传导;设在气道各平面的压力传感器通过测知这一压力阻抑点而判定阻塞平面。

上气道压力持续测定系统,包括测压管及控制器两个部分,测压管内的传感器是置入气道、食管内的压力感受部分,目前的测压导管单管可容纳多至3~5个超微固态传感器(图3-1-7),直径在2mm左右。信号经处理放大后由多导睡眠仪观察、记录、分析,可成为多导睡眠监测指标的一部分。

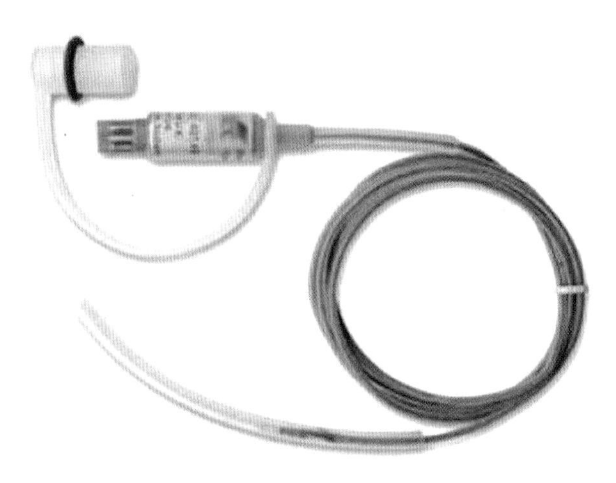

图3-1-7 超微固态传感器测压导管

测压管经鼻腔插入上气道及食管。由于上气道主要阻塞源于软腭后气道或舌咽后气道,故传感器常置于软腭游离缘(腭咽平面)上下方及舌根上下方(舌后平面),这从解剖观点也符合各上气道重建手术所扩大的平面分布(图3-1-8)。

患者上气道阻塞平面判定是通过观察每一次阻塞性或混合性呼吸暂停及低通气的阻塞平面。出现阻塞性睡眠呼吸暂停或低通气时,阻塞平面上方传感器显示压力波动消失或波幅降低50%以上,而阻塞平面下方传感器显示压力波动幅度持续增加,根据压力波动消失的传感器的位置,判定阻塞平面。所有阻塞性呼吸事件分析完毕后,计算各个阻塞平面阻塞次数占咽腔总阻塞次数的构成百分比和阻塞指数,表示各平面对咽腔阻塞的参与作用大小和阻塞频率(图3-1-9)。

该方法的独特的优点是可准确判定OSAHS患者睡眠状态下的阻塞平面及睡眠不同时期阻塞平面的动态变化,并可与多导睡眠图分析同步完成,同时分析睡眠结构、呼吸障碍、血氧饱和度及阻塞部位,是目前被认为较为准确的定位诊断方法。OSNES等报道以50%定义主要阻塞平面,11名以腭咽平面阻塞为主的患者中有9位UPPP手术有效(治愈标准:AHI<5次/小时)。韩德民等报道以70%定义主要阻塞平面,预测UPPP手术显效的准确度为88.9%;以腭咽平面阻塞在60%以下,预测UPPP手术无效的符合率为100%(AHI较术前下降<50%)。其局限性在于测压系统为侵入性检查,国内开展较少;且所显示的阻塞平面只为最低阻塞平面,且对造成阻塞的解剖结构无法测知,故应与纤维喉镜检查联合应用。

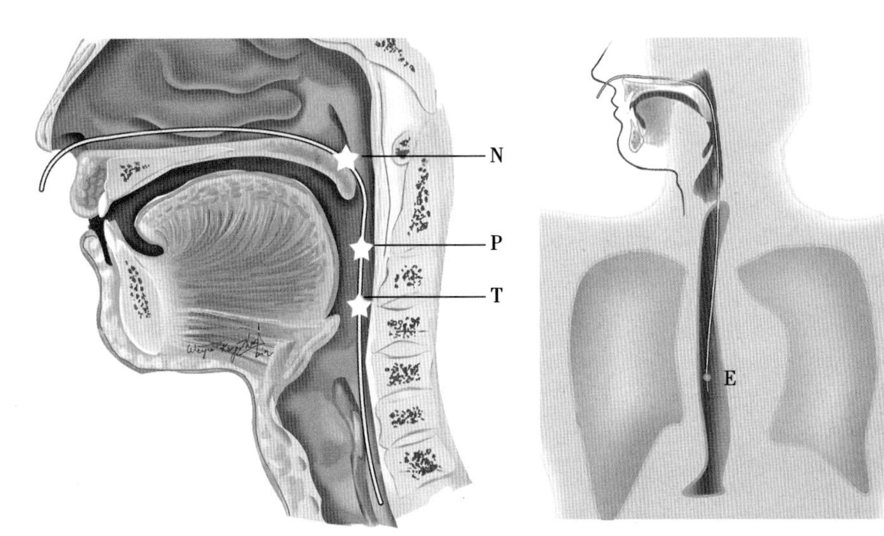

图3-1-8 测压管及传感器在咽腔和食管中的位置示传感器N、P、T在咽腔中的位置及传感器E在食管中的位置

3) 诱导睡眠纤维内镜检查:最早由英国学者Croft于1991年报道。通过镇静药物诱导受试者进入模拟睡眠状态(通常为N2期睡眠),在此状态纤维内镜直接观察上呼吸道阻塞的部位、构成结构和程度。

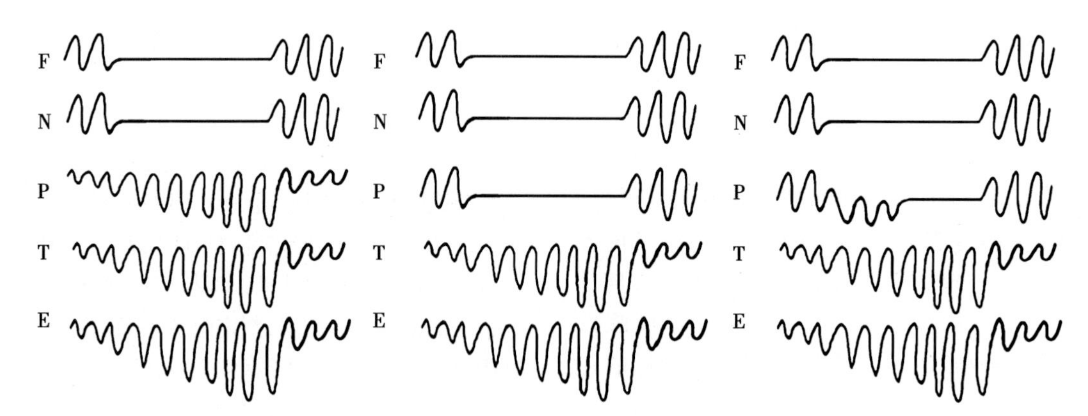

图 3-1-9 单次阻塞性呼吸暂停事件阻塞部位的判定示意图

左、中、右图分别示腭咽平面阻塞、腭咽-舌咽混合型阻塞和舌咽平面阻塞；F：气流信号；N：鼻腔传感器压力波动；P：软腭上的传感器压力波动；T：舌根下传感器压力波动；E：食管内传感器压力波动

其优点是可在近似睡眠的状态下三维、动态的观察咽腔，直接识别构成阻塞的结构，并且可以用于直接观察无创正压通气治疗、口腔矫治器验配的治疗效果，部分实验室也应用此技术测量咽腔临界压。目前已经在欧美的许多睡眠实验室成为常规检查项目。其缺点是非整夜观察，且镇静药物可能对睡眠分期造成影响，很难对快动眼睡眠期的阻塞情况进行观察。

4）X 线头影测量：对于诸如气道、软腭、舌等软组织测量的准确性依赖于头颅姿势、头位固定、头颅与颈椎角度以及周围组织的严格定位。可针对颅骨、颌骨、舌骨、腭骨等构成上气道支架的颌面硬组织结构形态进行评估（图 3-1-10）。其突出优势是图像的自身的可比较性，由于每次照相都是精确定标的，可以准确的反映同一患者治疗前后、随访过程中气道结构的变化。

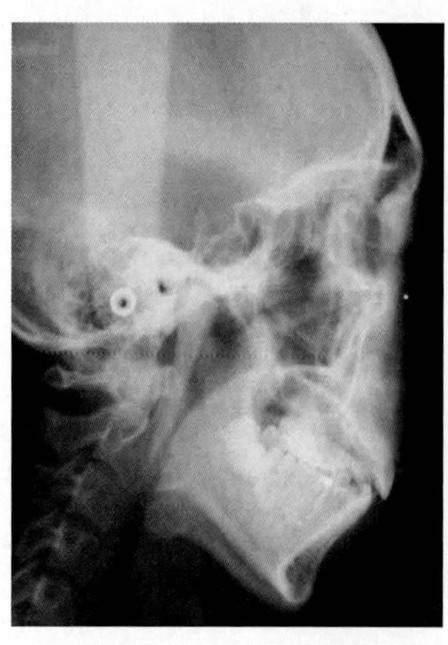

图 3-1-10 X 线头颅侧位片

X 线头影测量需在描绘的头影图上进行，故描绘的头影图必须与头颅像形态完全一致。目前比较公认的可反映 OSAHS 患者结构异常程度的指标包括：SNA 角、SNB 角、颅底角（Ba-S-N）、前颅底长度（S-N）、上颌前后径（ANS-PNS）、后气道间隙（PAS）、下颌平面至舌骨的垂直距离（MP-H）（图 3-1-11）。

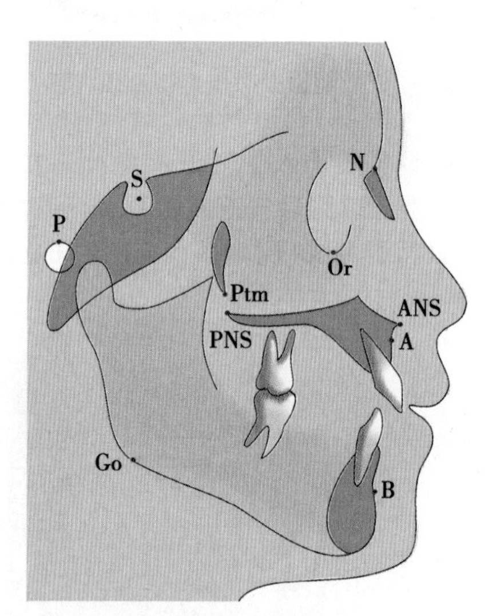

图 3-1-11 X 线头颅侧位片标志点

对气道间隙直径的显示及联合反映软-硬组织结构异常是 X 线头影测量在阻塞部位评估中的优势，特别对于伴有颌骨畸形，骨性气道狭窄的 OSAHS 患者作为诊断、口腔矫治器选配和手术方案设计的指导意义重大。但其不足在于不能反映平卧睡眠时的咽腔状态和三维结构。

5）上气道及周围结构的 CT、MRI 检查：头颅 CT、MRI 检查可拍摄上气道各平面的三维结构，清晰并可计算截面积和容积。上气道并非一个独立存在的器官,对其周围结构的研究在OSAHS病理生理的认识方面具有重要意义。

CT价格相对于MRI便宜,缺点是存在放射线损害;MRI对软组织显像好,可以清晰辨认上气道周围组织构成,无放射线,但价格昂贵。由于是卧位拍摄,可以较真实反映OSAHS患者睡眠姿势下的解剖情况,但两者都不适用于睡眠中OSAHS患者的扫描,且患者口内如果有铁磁性金属的牙科材料则会对影像存在干扰。

CT、MRI扫描过程中被扫描者的头位和体位可影响上气道腔的形状、尺寸,所以为了同组患者之间的可比性,以及同类检查的可比性,必须对患者头颈部严格定位与固位。一般采用眶耳平面与扫描床垂直,也有报道采用眶耳平面与扫描床成95°角等。由于扫描的时间一般较长,为避免运动伪影,被扫描者要严格保持静止,不能有吞咽等干扰动作。即使如此,由于MRI扫描时间常多于一个呼吸循环,所以上气道壁的影像难以避免有吸、呼气伪影。

CT、MRI检查指标包括上气道大小,上气道阻塞点,上气道形状和咽壁各类组织容积等。研究显示,上气道大小在个体之间差异很大,虽然已经肯定气道腔的大小上,无鼾对照大于单纯鼾症,单纯鼾症大于OSAHS患者。然而,正常人和OSAHS患者的气道腔范围重叠很大,无法划分出一个正常咽腔大小的标准。目前上气道三维测量主要用于对OSAHS病因和发病机制的研究,以及治疗手段的治疗前后的观察、机制研究和适应证研究。

3. 各阻塞平面及成因检测手段在患者系统评估中的合理应用　OSAHS患者咽腔多部位阻塞很常见,解剖机制复杂多样,个体间常各异。多种定位手段的综合应用可实现优势互补,提高OSAHS定位诊断的精确度。在耳鼻咽喉科查体和纤维喉镜检查的基础上,根据患者具体情况选择定位方法是有效和经济的。对于有骨性结构异常的患者可考虑加做X线头影测量;而形态学检查定位困难,咽腔结构特点与阻塞严重程度不符,整夜睡眠中患者病情严重程度变动明显或常规PSG不能确定呼吸暂停性质时可以考虑以上气道-食管压力监测、诱导睡眠纤维内镜进行定位。

(三)上气道扩张肌代偿功能异常的病因学作用

上气道扩张肌活动是睡眠时维持气道开放的关键因素。即使存在明显的解剖狭窄,在清醒状态下患者也能维持气道开放,这是由于中枢能够产生有效代偿、适时地发放足够的神经冲动刺激上气道扩张肌,其中起最重要作用的是舌下神经支配的颏舌肌(genioglossus,GG),其他还包括腭帆张肌(tensor veli palatini)、下颌前突肌群等。舌和软腭后的气道无骨性支架,具有可塌陷性,故更加依赖扩张肌的作用。入睡后醒觉刺激减弱或消失,如果支配气道扩张肌的神经冲动发放不能达到有效代偿水平,气道将塌陷或闭塞而发生呼吸暂停。

呼吸暂停期间GG肌电活性呈周期性改变。暂停早期GG肌电活性低于暂停期前GG肌电活性,暂停期间维持较低水平,暂停晚期GG肌电活性逐渐回升,到暂停结束时GG肌电水平达到峰值,暂停期后又逐渐恢复到暂停前水平。说明呼吸暂停发生与气道扩张肌活性有密切关联。但关联机制尚不明确。

关于OSAHS患者睡眠时上气道扩张肌功能障碍的可能机制,有以下几种观点:

1. 对上气道扩张肌的神经调控异常　上气道扩张肌接受脑干呼吸中枢偶联性驱动,即在呼吸肌活动制造吸气负压前收缩以抵抗咽腔的塌陷,同时还受多种神经反射控制,这些反射的传入冲动可来自化学的、体位的或压力感受器。当OSAHS患者入睡后,若呼吸控制中枢发放至颏舌肌的驱动少于发放至呼吸肌的驱动或两者作用不协调,吸气相气道内负压占优势,即发生呼吸暂停。

2. 上气道神经肌肉的补偿机制学说　通过比较正常人与OSAHS患者清醒及睡眠期上气道肌的肌电活动发现,无论在清醒状态还是睡眠期,OSAHS患者颏舌肌吸气偶联性电活动均较强,而在正常人清醒时则没有或几乎没有明显电活动。比较睡眠对OSAHS患者颏舌肌与腭帆张肌的活性的影响发现,OSAHS患者颏舌肌、腭帆张肌活性均显著减少,而在正常人这种下降不明显。

这一现象可用神经肌肉的补偿机制解释,即有上气道结构异常的OSAHS患者在清醒状态下呼吸阻力较正常人高,必须依赖较强的上气道扩张肌张力活动来代偿性维持气道的开放。在睡眠时缺少这种补偿机制而引起气道塌陷。

3. 上气道神经肌肉病变　有研究表明:OSAHS患者上气道对温度的敏感性降低、两点间的感觉差异和震动阈增高,推测上气道黏膜感觉功能和传入神经纤维受损。同时,OSAHS患者上气道传出神经有广泛的形态异常,同种类型肌纤维束状聚集和成群的肌纤维萎缩和肥大,推测这种肌纤维肥大可能由于受神经支配和去神经的肌肉被慢性拉伸或部分去神经的肌纤维被过度使用造成。长期打鼾的振荡、炎症等作用被认为是损伤的可能原因。而这种上气道神经反射通路的部分损伤进一步加重了睡眠时上气道扩张肌的功能障碍。

（四）引起或加重 OSAHS 的特殊病因

OSAHS 原发疾病与伴发疾病的相关研究显示许多疾病，如甲状腺功能低下、肢端肥大症、肥胖低通气综合征等可导致和加重 OSAHS。针对其内科疾病进行诊治是后续治疗的基础。故患者评估时，应注意鉴别。

Lin 等报道，OSAHS 患者伴甲状腺功能减退者占 3.1%，多见于年长、肥胖者。甲减患者上气道软组织出现黏液性水肿，构成上气道阻塞因素；同时呼吸中枢对低氧、高 CO_2 的敏感性下降，可加重 OSAHS 病情。甲状腺功能低下 OSAHS 患者可出现呼吸中枢调节功能减退，经过甲状腺素治疗后可以恢复。甲状腺激素替代治疗纠正单纯的打鼾则需要较长时间。

肢端肥大症是由于垂体瘤等因素引起生长激素分泌亢进而引起，表现为骨、软骨及软组织增生。据统计约 20% ~42.6% 肢端肥大症患者合并有 OSAHS。有报道肢端肥大症并发 OSAHS 与颈围、示指围径、年龄，生长激素、胰岛素样生长因子水平等有关联。

【展望】 OSAHS 病因学认识及其检查项目仍然存在着诸多挑战：病因学方面，睡眠呼吸疾病的遗传基础和易感基因等尚有待探索，部分患者异常增加的咽腔塌陷度和睡眠中上气道扩张肌神经-肌张力调控紊乱的发生机制也未完全阐明；又如气道结构因素在发病机制中的参与作用。这些问题大多需要从生物流体力学、组织重塑学、基因研究和分子生物学等不同层面进行探索。检测手段方面，建立更经济、更可靠的评估和患病筛查手段，以及寻找无创、经济、可靠的上气道扩张肌神经-肌张力功能评估手段等仍然是目前 OSAHS 研究亟待解决的问题。

（韩德民　叶京英）

第二节　《阻塞性睡眠呼吸暂停低通气综合征诊疗指南》及解读

一、阻塞性睡眠呼吸暂停低通气综合征诊断和疗效评定依据暨外科治疗原则（2009 年厦门会议）

OSAHS 诊断标准的制定，极大地规范和促进了我国睡眠呼吸障碍疾病的临床和科研工作。世界范围内，OSAHS 的相关病理生理损害的基础临床证据研究和卫生经济学调查不断取得进展，同时新诊断技术的涌现，不断给经典诊断标准中尚不完善的部分提出新的问题和思考。我国 2002 年《中华耳鼻咽喉科杂志》发表了由中华医学会耳鼻咽喉科学会和中华耳鼻咽喉科杂志编委会共同制定的阻塞性睡眠呼吸暂停低通气综合征诊断依据和疗效评定标准暨悬雍垂腭咽成形术适应证（以下简称“杭州标准”）。2009 年，经厦门会议讨论，对该指南进行了修订，进一步对呼吸事件的判定、临床诊断标准、病情分级和常用手术适应证进行了修订。标准全文如下：

（一）定义

成人阻塞性睡眠呼吸暂停低通气综合征（obstructive sleep apnea hypopnea syndrome，OSAHS）是指睡眠时上气道塌陷阻塞引起的呼吸暂停和低通气，通常伴有打鼾、睡眠结构紊乱，频繁发生血氧饱和度下降、白天嗜睡、注意力不集中等病症，并可能导致高血压、冠心病、2 型糖尿病等多器官多系统损害。

呼吸暂停（apnea）是指睡眠过程中口鼻气流停止（较基线水平下降≥90%），持续时间≥10 秒。

低通气（hypopnea）是指睡眠过程中口鼻气流较基线水平降低≥30%，并伴动脉血氧饱和度（arterial oxygen saturation，SaO_2）下降≥0.04，持续时间≥10s；或者是口鼻气流较基线水平降低≥50%，并伴 SaO_2 下降≥0.03 或微觉醒，持续时间≥10 秒。

呼吸努力相关微觉醒（respiratory effort related arousal，RERA）是指未达到呼吸暂停或低通气标准，但有≥10 秒的异常呼吸努力并伴有相关微觉醒。

睡眠呼吸暂停低通气指数（apnea-hypopnea index，AHI）是指平均每小时睡眠中呼吸暂停和低通气的次数（单位：次/小时）。

睡眠呼吸紊乱指数（respiratory disturbance index，RDI）是指平均每小时睡眠中呼吸暂停、低通气和呼吸努力相关微觉醒的次数（单位：次/小时）。

（二）诊断依据

1. OSAHS 诊断依据　患者睡眠时打鼾、反复呼吸暂停，通常伴有白天嗜睡、注意力不集中、情绪障碍等症状，或合并高血压、缺血性心脏病或脑卒中、2 型糖尿病等。

多道睡眠监测（polysomnography，PSG）检查 AHI≥5 次/小时，呼吸暂停和低通气以阻塞性为主。如有条件以 RDI 为标准。

2. OSAHS 病情程度和低氧血症严重程度判断依据　见表 3-1-1 和表 3-1-2。

表 3-1-1　OSAHS 病情程度判断依据

程度	AHI(次/小时)
轻度	5～15
中度	>15～30
重度	>30

表 3-1-2　低氧血症程度判断依据

程度	最低 SaO_2
轻度	≥0.85～0.9
中度	0.65～<0.85
重度	<0.65

注:以 AHI 为标准对 OSAHS 病情程度评判,注明低氧血症情况。例如:AHI 为 25 次/小时,最低 SaO_2 为 0.88,则报道为“中度 OSAHS 合并轻度低氧血症”。即使 AHI 判断病情程度较轻,如合并高血压、缺血性心脏病、脑卒中、2 型糖尿病等相关疾病,应按重度积极治疗

3. 嗜睡程度判断依据　嗜睡是 OSAHS 主要的症状之一,其严重程度判定依据如下:

(1) 轻度:嗜睡症状仅见于久坐时或不需要多少注意力的情况下,而且不一定每天存在,对社交和职业活动仅有轻度妨碍;ESS(epworth sleep scale)评分≤12 分。

(2) 中度:嗜睡每天存在,发生于轻微体力活动或中等程度注意力的情况下(如开车、开会或看电影时等),对社交和职业活动有中度妨碍;ESS 评分 13～17 分。

(3) 重度:嗜睡每天存在,发生于重体力活动或需高度注意力的情况下(如开车、谈话、进食或步行时等),严重妨碍社交和职业活动;ESS 评分 18～24 分。

(三) 疗效评定依据

1. 随访时间　近期随访至少 6 个月,长期随访至少 1 年以上,必须有 PSG 测定结果。

2. 疗效评定依据　见表 3-1-3。

表 3-1-3　OSAHS 疗效评定标准

疗效评定	AHI(次/小时)
治愈	<5
显效	<20 和降低≥50%
有效	降低≥50%

注:在判定疗效时,除上述 AHI 指标外,应考虑主观症状程度和低氧血症的变化

(四) 外科治疗基本原则

1. OSAHS 多学科综合治疗模式　包括:长期行为干预,持续正压通气(continuous positive airway pressure,CPAP),口腔矫治器和外科治疗等。合并较重心脑血管疾病等重症者,宜首先推荐 CPAP 治疗。

2. 手术前评估

(1) 手术风险评估:包括年龄、过度肥胖、心肺功能、神经系统和内分泌系统等。对合并高血压、缺血性心脏病、心律失常、脑卒中、2 型糖尿病等相关疾病时,术前积极内科治疗,减少围术期并发症。

(2) 上气道评估:术前口咽部检查、纤维内镜检查、X 线等影像学检查,上气道压力测定等评估方法有助于判定阻塞部位和结构,利于手术方案的制订。

3. 围术期处理　重度患者围术期 CPAP 治疗或气管切开术有助于提高手术安全性。呼吸意外是围术期最常见的严重并发症,术后 ICU 监护或麻醉完全复苏清醒后拔管能减少呼吸意外的发生。

4. 外科治疗主要方法、原理和适应证　外科治疗用于解除上气道存在的结构性狭窄和(或)降低上气道软组织塌陷性。根据阻塞部位制订手术方案,多部位阻塞可实施多层面手术。

(1) 鼻部手术:通常包括下鼻甲减容术、鼻中隔和鼻瓣区等手术。通过减少鼻阻力、减少气道吸气相的腔内负压、改善张口呼吸引起的舌后区狭窄和改善口咽肌的张力。鼻部手术治疗 OSAHS 通常需要联合其他手术。

(2) 腭咽层面手术:主要包括悬雍垂腭咽成形术(uvulopalatopharyngoplasty,UPPP)及改良术式。适合于阻塞平面在口咽部,黏膜组织肥厚致咽腔狭小,悬雍垂肥大或过长,软腭过低过长,扁桃体肥大或腭部狭窄为主者。应强调对腭部生理功能保护。

(3) 舌咽层面手术:主要包括颏舌肌前移术、舌骨悬吊术、舌根悬吊固定术等;适用于上气道评估显示舌后会厌区气道有阻塞者。颏舌肌前移术通过改变颏舌肌在下颌骨附着点,提高肌张力;舌骨悬吊术是通过舌骨悬吊牵拉,改变附着舌骨软组织的张力;舌根悬吊固定术是微创手术,通过锚着在下颌骨内的钛钉,固定置于舌内的牵拉线,改善睡眠时舌后坠。上述手术通常需要联合 UPPP。

(4) 上气道低温等离子打孔消融术:微创手术,可硬化和减少软组织容积。为提高疗效,常需要在下鼻甲、软腭、扁桃体、舌腭弓和咽腭弓、舌根

等处,进行多处和多次消融治疗。适用于部分打鼾和轻度 OSAHS 患者。

(5) 颌骨前移术:正颌手术,通过颌骨截骨前移,牵拉附着于颌骨的软组织,扩大气道容积和改变肌张力。适用于 CPAP 失败和上述其他手术失败的重度患者。

本依据仅供临床研究参考,不作为法律依据。

二、阻塞性睡眠呼吸暂停低通气综合征诊疗指南解读

该标准一定程度上参照了国外相关标准,如1999年美国睡眠医学会(American Academy of Sleep Medicine,AASM)和2007年AASM的多导睡眠图分析标准和睡眠呼吸障碍诊断标准等,但在大部分条目上进行了精简,如PSG的检测仪器技术标准,生理信号采集标准和详细判读标准和证据均未详细列出,对特殊人群如儿童标准也未进行特别说明。下面就该指南较2002年杭州会议的指南的主要修订变化作一阐述:

1. 呼吸事件判读标准和低氧事件判读标准 目前OSAHS诊断和疗效评估标准体系主要基于PSG结果。而呼吸事件判定定义是其中的核心部分。在AASM2007标准中,对呼吸暂停(apnea)、低通气(hypopnea)、呼吸努力相关的微觉醒(respiratory effort-related arousals)、肺泡通气不足(hypoventilation)及陈-施呼吸(Cheyne-Stokes breathing)五种呼吸事件进行了定义。在2009年指南中,纳入了其中三种最重要和常见的事件,较2002年标准补充了呼吸努力相关的微觉醒这一事件,注意其判定要求有定量或半定量的呼吸努力度检测。

呼吸事件分型与国际标准相同,呼吸暂停事件分为三种类型,即阻塞型睡眠呼吸暂停(obstructive sleep apnea,OSA)、中枢型睡眠呼吸暂停(central sleep apnea,CSA)及混合型睡眠呼吸暂停(mixture sleep apnea,MSA)。发生OSA时患者的口鼻气流消失同时胸腹的呼吸运动仍存在;CSA则在口鼻气流消失的同时胸腹部呼吸运动也消失。低通气事件在无呼吸驱动力定量测量设施时不予分型。

气流测定规定以呼吸流速描记最可靠,气流压力测定法亦可,但不推荐热敏换能器用于气流的定量测定。异常呼吸事件的起始和终止时程按照"第一个明显下降的呼吸周期气流值最低点至第一个基本恢复正常的呼吸起始点"计(AASM 2007)。呼吸暂停时限则根据20~45岁成人血氧维持所需最少平均呼吸频率推算两次呼吸周期的时间(国外研究)。

低通气事件呼吸气流下降幅值和动脉血氧饱和度(arterial oxygen saturation,SaO_2)下降值一直存在争议,事实上也缺乏相应的临床证据研究。在各个多中心队列研究项目中采用标准也存在差异,但这一差异对研究结果的影响并不显著。有研究认为,以4%的SaO_2下降值替代3%是由于应用该定义的监测结果在各个睡眠实验室之间的可重复性最强。本指南参考AASM 2007标准,给出了两个低通气定义,注意虽然可选择两个低通气定义中的任意一个,但每个睡眠实验室应当仅采用其中的某一种作为固定标准。

2. 阻塞性睡眠呼吸暂停低通气综合征诊疗指南多导睡眠监测诊断标准 国外多中心队列研究结果证明,PSG呼吸紊乱指标与罹患高血压、冠心病、脑血管意外等反映长期病理损害程度的事件具相关性。并且,PSG指标客观、较为稳定且可以规范。所以目前公认以PSG中呼吸暂停低通气指数(apnea hypopnea index,AHI)大小为最主要的诊断和病情严重度划分指标。

标准的PSG诊断推荐在睡眠室环境下进行整夜、标准导联的睡眠监测后作出,导联至少包括脑电图、心电图、下颌肌电图、气流、体位、呼吸努力度、血氧饱和度。整个监测应有睡眠技师的监督。目前,随着无睡眠技师监督的便携式睡眠监测技术的发展,该类监测也被广泛采用。

PSG诊断定义采用AHI≥5次/小时为划分点是基于对一组正常人(主要是年轻人)的PSG检查,依据每小时发生呼吸暂停的次数范围确定的。我国标准定义整夜7小时睡眠时间内有30次呼吸暂停及低通气事件也可诊断OSAHS。疗效分级主要根据不同AHI患者长期病理损害大小、预后和干预的必要性:Tiang报道246例OSAHS患者,随访8年发现,AHI≥20次/小时患者组8年死亡率是10.8%,AHI<20次/小时患者组8年死亡率是4%。He报道385例患者,随访8年,AI≥20次患者组8年生存率是63%±17%,AI<20次的患者组8年生存率是0.96±0.02。参照目前国际通行指南,2009年指南的分度和诊断修订轻度标准为AHI 5~14.9次/小时,中度为15~29.9次/小时,重度为>30次/小时。

3. 临床症状评估及阻塞性睡眠呼吸暂停低通气综合征诊疗临床确定诊断 国内外OSAHS临床诊断均需同时符合PSG指标和临床症状标准。本指南中,除临床症状外,还强调患者高血压、冠心

病、2 型糖尿病等多器官多系统损害也作为干预指征的依据之一。

白天嗜睡、注意力集中困难等临床症状是多数患者的特征性表现，作为促使患者就诊的主要原因，有一定特异性，可用于直接反映 OSAHS 病理损害所致的效应。这是由于同样的 AHI 和低氧血症程度，在不同敏感度个体造成的损害也不一定相同，所以临床症状评估指标是 PSG 监测指标难以代替的。

在美国 1999AASM 标准中临床症状评估指标规定更加详细，包括：①白天嗜睡；②以下五项中的任两项或更多：睡眠时窒息或憋气；夜间频繁觉醒；睡眠不解乏；白天疲劳；难以集中注意力。诊断必须有至少符合①或②中的一条，且这些症状不能以其他疾病所解释。嗜睡症状无论在国内外指南中均作为最主要症状被提出。

症状及生活质量指标可在短期内作出评价，相对简便；其缺点是评价方法具有主观性，干扰因素诸多。国际上白天嗜睡的评价以 ESS（epworth sleepiness scale）问卷应用最广。对清醒维持功能的客观测试大致可分为注意力集中、记忆功能和学习能力三方面，但据报道其反映嗜睡的效能不及主观检查，有多次小睡潜伏试验、清醒持续试验和智商测试等。对长短期生活质量的影响及 OSAHS 患者社会功能及心理损害的评价主要通过量表进行。普适量表常用 SF-36（medical outcomes study short form-36）等。专门为睡眠呼吸障碍患者设计的量表包括睡眠呼吸暂停生活质量指数（SAQLI），针对睡眠呼吸障碍儿童的 OSA-18 量表。

需要注意的是，由于个体的敏感度存在差异，OSAHS 症状表现也并非千篇一律，有些个体可能以非特异性的症状为第一主诉如睡眠时异常动作及其他异常现象，如性格改变、性功能下降、晨起头晕、口干等。所以必须结合症状和 PSG 结果考虑治疗措施。

4. 鉴别诊断　OSAHS 应当与其他睡眠呼吸障碍，可引起类似嗜睡症状的睡眠障碍、继发于其他全身疾病的睡眠呼吸暂停等疾病鉴别：如中枢性睡眠呼吸暂停低通气综合征、睡眠相关通气不足/血氧不足综合征、内科疾病引起的睡眠相关通气不足/低氧血症及其他睡眠相关呼吸障碍、发作性睡病、异态睡眠、继发于甲状腺功能低下或垂体疾病的睡眠呼吸障碍等。

5. 手术适应证的选择　指南给出了多种常见睡眠外科技术的适应证选择原则。目前认为，为决定适当的治疗方案，提高手术疗效，需进行严格术前评估：一方面是患者病因学的评估，尤其是睡眠时阻塞成因的准确判定以及解剖因素在睡眠呼吸暂停中参与作用的评估。另一方面是合并症和手术风险评估。手术方式应依据阻塞部位、病情轻重及患者的意愿选择。

6. 手术疗效评估标准　评价指标需结合主、客观两方面确定患者的改善程度和并发症产生情况。评估时机和项目兼顾患者的依从性，结合患者经济条件进行。目前手术疗效的客观评价多依据 AHI 较术前下降的比率（ΔAHI%）和术后 AHI。ΔAHI% 反映手术的改善程度，注意实际评价某一患者疗效时，一方面应当综合考虑个体通过每个治疗步骤具体效果和受益，不必拘泥于 AHI 值下降这一单一指标。比如一位术前 AHI 为 70 次/小时的患者，术后 AHI 为 40 次/小时，虽然不属于显效患者，但对患者而言，每小时减少了 30 次的呼吸暂停或低通气，很大提高了生活质量，治疗同样是有意义的。另一方面治疗应当以疾病的治愈为目标，这一目标也不能单纯以“显效”与否评价。比如一位术前 AHI 为 100 次/小时的患者，术后 AHI 为 40 次/小时，虽然治疗显效，但术后仍然是重度患者，仍然需要治疗。很多学者采用术后 AHI<20 或<10 次/小时为治愈标准，所以是否需要后续治疗应通过术后 AHI、血氧情况、症状和生活质量等综合评估。

7. 指南存在的问题与思考

（1）OSAHS 多导睡眠监测指标与反映实际病理损害的主、客观指标的一致性问题：同其他疾病类似，OSAHS 诊断指标选择的原则是最大程度地反映人体受病理损害的严重度，分级评价标准则对患者群体的病理损害有较好的区分度。指标追求客观、精确，兼顾其稳定和易于规范性。为评价标准对反映病理损害大小的能力，往往需以 OSAHS 的症状或预后情况为参照。依据该指标的评价结果与上述参照的结果越吻合说明其代表性越好。

代表 OSAHS 长期病理损害的依据较客观且对治疗决策有重要影响，通常包括高血压、心脑血管疾病等合并症的发病、转归及生存时间等。其缺点是数据获得周期长且保证其可靠性需严格控制干扰因素和偏倚。这一性质决定了该类指标不能用于 OSAHS 的直接诊断。遗憾的是，能够在短期内获得检验结果的、直接反映 OSAHS 病理损害程度的客观依据非常有限，且往往干扰因素诸多，特异性差。

PSG监测指标，特别是AHI，是目前评价OSAHS病情严重程度的金指标，其并不直接反映OSAHS病理损害程度。该指标通过考查，其与长期预后和各类相关合并症发病之间确实具有程度不等的相关关系。

与长期预后的吻合度方面列举部分国外多中心队列研究结果如下：Nieto等对40岁以上社区人群进行断层研究发现，高血压患病率随AHI增大升高；重度患者较正常者的高血压患病相对风险比值比(odds ratio，OR)为1.37。Bixler等(宾夕法尼亚流行病研究，美国)调查1741人高血压患病情况，回归分析显示了高血压患病与AHI大小的相关性。Peppard等(威斯康星睡眠队列研究，美国)报道30~60岁709例社区人群随访4年结果发现高血压的发生危险轻、中、重度OSAHS患者OR分别为1.42、2.03和2.89。也有部分研究没有发现这种相关关系。

PSG监测指标与主观症状的吻合度方面，多数研究证实了睡眠呼吸障碍症状及生活质量与PSG某些指标如AHI、微觉醒指数等具有相关性。虽然这种相关性并不恒定，甚至有研究得出了无关的结论。Finn、Baldwin等的研究均支持SF-36评分与AHI相关，即使是在轻症患者亦有显著生活质量下降，重度患者生活质量的更多方面受到影响，SF-36评分明显差于轻中度患者，也有研究提出不同观点。流行病学调查中也存在类似问题：Young等发现虽然AHI≥5次/小时者占调查人群的9%，但其中只有22.6%的女性和15.5%的男性有嗜睡症状；在AHI≥15次/小时的4%的人群中，伴有症状的也仅占这一人群的22.5%。所以究竟主观症状能从多大程度上反映OSAHS的病理损害，其有无和严重程度在睡眠呼吸障碍诊断标准中又应当占据何种地位，是否存在新的PSG指标具有优于AHI的代表性？将涉及大量符合PSG诊断又症状不严重的人群是否需要干预的问题。

对上述问题，应当考虑到目前并没有某一单一指标能确切、定量地反映OSAHS的所有症状及合并症发生的危险，AHI亦然。在没有更完善的指标之前，AHI在睡眠研究领域的地位仍是难以替代的：虽然AHI的代表意义确实有不全面之处，但多中心长期前瞻性队列研究结果多数仍支持AHI与生活质量及心血管疾病发病之间存在较小的正相关关系。但不能将诊断单纯归为某一个或几个PSG指标。另一方面，某些新的PSG指标如呼吸暂停低通气时间指数、血氧饱和度在90%以下的时间所占睡眠时间的比例等，在一些方面显示了优于AHI的代表性，为综合评价OSAHS病情严重度提供了很好的参考，但还需要经过长期生活质量及疾病转归的前瞻性研究进行验证。

同时，即使AHI相同，由于个体差异，会造成的病理损害也有区别，所以评价OSAHS严重程度时，应当结合患者实际症状、病变程度等多项指标进行综合评价。切忌临床决策过分依赖实验室检查结果：只看到PSG中的某几个指标而忽略了对患者其他症状和病变的了解，或将治疗OSAHS理解为降低AHI。

(2) 我国OSAHS主观症状评价指标未统一的问题：我国目前缺乏嗜睡症状及OSAHS生活质量评分等主观指标的成文标准或指南。ESS问卷的某些直接翻译项目却无法直接用于我国嗜睡症状评价。这是由于第8项为“驾车时睡着的难易程度”，而相当部分的国人没有该方面的经历。有报道证实汉语翻译后ESS问卷的准确性(中国台湾)，我国有研究认为其前7项分值总和也能很好地反映主观嗜睡症状。

总之诊疗规范见证了制定时的学术水平，具有时效性。随着时间推移、学科发展，将逐渐被补充和完善。这一工作还有待诸多致力于睡眠呼吸障碍研究和诊疗的工作者齐心协力共同完成。

(叶京英)

第三节 阻塞性睡眠呼吸暂停低通气综合征手术策略

一、阻塞性睡眠呼吸暂停低通气综合征围术期相关问题

手术治疗OSAHS的机制在于在保证上气道正常功能的前提下，通过扩宽上气道的骨性框架或减容上气道软组织结构扩大上气道，并由此增大上气道张力，降低上气道软组织的塌陷性，从而达到防止睡眠过程中气道塌陷阻塞的目的。由于OSAHS患者通常同时存在或多或少的上气道神经肌肉调节功能异常，因此，在手术扩大上气道的过程中应适当地“矫枉过正”以补偿神经肌肉功能异常所带来的气道塌陷。而手术成功的关键在于围术期综合治疗。

(一) 术前准备

对于OSAHS患者而言，术前上气道结构、神经肌肉功能和全身状态的综合评估是保证手术疗效

和安全性的重要保证。上气道结构评估主要是通过耳鼻咽喉专科查体、影像学检查等手段明确上气道是否存在可以通过手术解决的解剖结构狭窄、狭窄程度及部位等,并可通过上气道-食管测压手段了解上气道狭窄部位是否与阻塞部位相吻合。上气道神经肌肉功能评估目前缺乏有效实用的手段,可以通过睡眠监测中的某些生理指标(如夜间最低血氧饱和度、血氧低于90%的时间等)间接推测呼吸中枢调控水平,必要时可以进行颏舌肌肌电图检查以了解上气道扩张肌功能状态。全身状态的评估主要是高血压、糖尿病、冠心病、高血脂等并发症的评估,保证各项生理指标处于相对正常水平,从而保证手术安全。另外,术前应对OSAHS的严重程度进行必要的评估,对病情较重,尤其是夜间血氧饱和度过低的患者,提倡术前进行一段时间的持续正压通气治疗(continuous positive airway pressure, CPAP),以改善患者的全身状态及呼吸中枢敏感性,从而提高手术安全性。

(二) 术中处理

术中处理主要包括麻醉过程中呼吸循环系统的监护,上气道扩张手术策略以及术区正常组织黏膜的保护等。由于OSAHS患者多数存在肥胖、高血脂、血液黏稠等"血液高凝"危险因素,因此,麻醉过程中应尽量保证"高灌注",防止术中术后发生血管栓塞。在拟进行多平面联合手术时,应根据上气道狭窄阻塞程度首先进行最狭窄平面手术,根据第一狭窄平面术后咽腔的形态决定进一步的手术策略,条件允许时可借助内镜观察全肌松麻醉状态下术后咽腔形态,若全肌松状态下,咽腔已处于开放状态,一般不需要进行其他平面手术。另外,术中应注意保护正常的肌肉黏膜,防止术后瘢痕挛缩,影响手术效果,甚至产生并发症。

(三) 术后处理

术后应常规给予抗生素预防感染,注意生命体征及术区局部观察,术后1~2天内由于麻醉药物残留所致的呼吸中枢抑制及术区局部肿胀,易发生气道梗阻,因此,建议常规给予心电监护,病情较重的患者应在ICU监护。对于术后仍残留鼾声或呼吸事件患者,在病情允许的情况下,应尽早进行CPAP辅助治疗,不但可以帮助扩张咽腔,还可以提高呼吸中枢敏感性,从而帮助提高手术疗效。术后CPAP使用时间应根据患者病情而定,一般1~3个月,必要时可适当延长。

二、鼻部解剖学、鼻阻力的形成及生理调节

鼻是人体重要的呼吸和嗅觉器官,分为外鼻、鼻腔和鼻窦三部分。外鼻位于面部正中间,后方为鼻腔,鼻腔的上方、上后方和两侧共有4对鼻窦,分别为上颌窦、筛窦、额窦和蝶窦。其中,鼻腔作为上气道的起始部位,其正常的解剖结构对上气道的通气功能有着重要的影响,鼻腔被鼻中隔分为左右两侧,每侧鼻腔又分为鼻前庭和固有鼻腔两部分。鼻前庭(nasal vestibule)位于鼻腔最前部,前界为前鼻孔,后界为鼻内孔(亦称鼻阈 nasal limen)。鼻内孔具有瓣膜的功能,因此又称为鼻瓣区,是鼻腔最狭窄处,由鼻中隔软骨前下端、鼻外侧软骨前端和鼻腔最前部的梨状孔底部构成,对鼻的呼吸功能有重要影响。固有鼻腔(nasal proper cavity)占鼻腔的绝大部分,通常简称鼻腔,前起自鼻阈,后止于后鼻孔,包括内、外、顶和底四个壁。其中,内侧壁即为鼻中隔,外侧壁由筛窦和上颌窦的内侧壁以及自上而下突出于鼻腔中的三个呈阶梯状排列的上、中、下鼻甲构成。上、中、下鼻甲的大小依次增大约1/3,而其前端的位置又依次后缩约1/3,每一鼻甲的外下方均与外侧壁形成间隙,分别称为上、中、下鼻道,各鼻甲与鼻中隔之间的共同狭窄腔称为总鼻道。鼻甲和鼻道的形成,缩小了鼻腔的空间,增大了鼻腔黏膜的表面积,对鼻腔的生理功能有重要的意义。

鼻阻力主要是由鼻瓣区的多个结构形成的(图3-1-12),鼻瓣区产生的鼻阻力约占整个呼吸道阻力的40%~50%,同时,鼻阻力与鼻甲尤其是下鼻甲的大小也有很大的关系。根据流体力学原理,鼻阻力等于前后鼻孔之间的压力差除以空气经过鼻腔时的流速,即$R=\Delta P/V$,它可以作为衡量鼻腔通畅程度的客观指标。多数文献报道的双侧鼻腔总阻力正常情况下一般不超过0.3 $Pa/cm^3 \cdot S^{-1}$。鼻腔阻力在婴幼儿时期最高,在1.2 $Pa/cm^3 \cdot S^{-1}$左右,这一数值随着年龄的增长而缓慢下降,到16~18岁达到成年人水平,鼻阻力随年龄下降的趋势无明显的性别差异,但总体来讲,在相同的年龄段女性低于男性。鼻阻力是动态变化的,其影响因素较多,包括体位、环境、精神状态、鼻周期和其他血管运动因素的变化等。研究证实,鼻阻力卧位时明显高于坐位时,较高的环境温度和较亢奋的精神状态可以使鼻腔的容量血管收缩,从而使鼻阻力降低。鼻周期(nasal cycle)是一种正常的血管运动现象,正常人两侧下鼻甲黏膜内的容量血管呈交替性和规律性的扩张和收缩,表现为两侧下鼻甲大小和鼻

阻力呈相应的交替性变化。正常情况下鼻周期可导致一侧鼻阻力增加而对侧降低，有研究表明，鼻腔容量血管充血状态的自发改变而引起的单侧鼻腔阻力的变化是很大的，可以达到近4倍，但左右两侧的总鼻阻力不改变。但是，当两侧鼻腔不对称时，即一侧鼻腔阻塞时，对侧鼻腔仅在鼻周期的黏膜收缩期可以顺畅的呼吸，到了相对不狭窄的一侧进入充血期的时候，总鼻阻力就会明显增加。

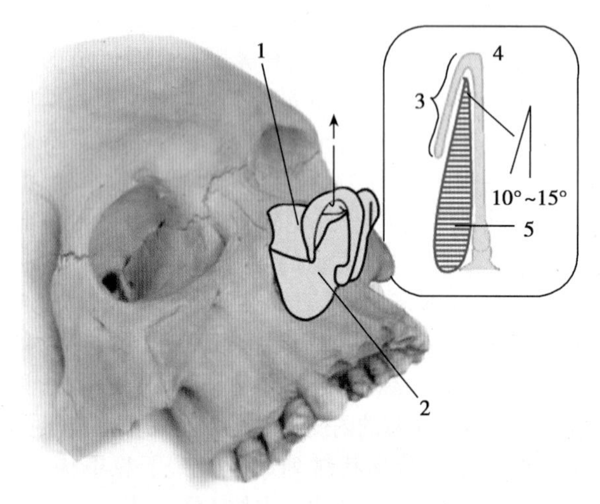

图 3-1-12 鼻瓣区各结构
1. 鼻外侧软骨；2. 鼻中隔；3. 鼻瓣；4. 瓣角；5. 鼻瓣区

正常的鼻腔阻力有助于吸气时形成和维持正常的胸腔负压，使肺泡扩张以增加气体的交换面积，同时也使呼气时气体在肺泡内的停留时间延长，以保证肺泡内的气体进行充分交换。鼻阻力过大或过小都会对呼吸功能产生不利的影响，鼻阻力的降低可造成肺功能的下降，鼻阻力过大会造成鼻腔通气不足，从而引起张口呼吸和睡眠打鼾，严重者引起阻塞性睡眠呼吸暂停低通气综合征（OSAHS）。近年来，鼻腔阻力的异常与阻塞性睡眠呼吸暂停低通气综合征之间的关系越来越受到人们的关注，大量的研究表明，鼻阻力的异常增高是引发或加重阻塞性睡眠呼吸暂停低通气综合征的独立危险因素之一。

三、咽部解剖学

（一）咽的分部

咽（pharynx）是呼吸道和消化道上端的共同通道，上宽下窄，前后扁平，略呈漏斗形。咽上起颅底，下至第6颈椎下缘平面，通常根据不同的需要以不同的标志点对咽部进行区段划分，其中最常用的划分方法为“三分法”和“四分法”。“三分法”是以软腭游离缘平面和会厌上缘平面自上而下将咽分为鼻咽、口咽和喉咽三部分（图 3-1-13）。

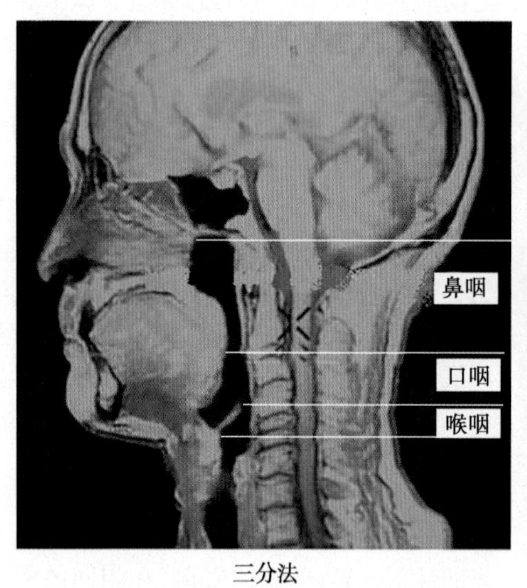

三分法

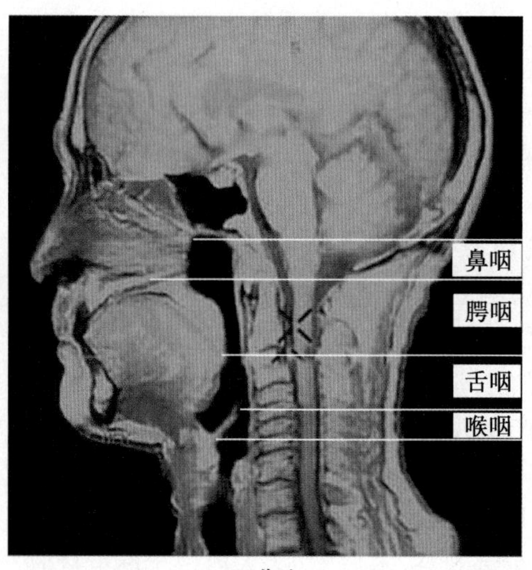

四分法

图 3-1-13 咽腔的分部

1. 鼻咽（nasopharynx） 属上呼吸道的一部分，又称为上咽（epipharynx）。顶部位于蝶骨体和枕骨基底部下方，下至软腭游离缘平面，略呈不规则的立方形。鼻咽部的各壁除软腭活动外，其余均较固定。鼻咽部可分为前、后、顶、左、右和底六个壁，其中顶壁向后壁移行，两壁之间无明显的界限，常合称为顶后壁。顶后壁相移行处黏膜内有丰富的淋巴组织聚集，称为腺样体，又称为咽扁桃体，若腺样体肥大，使鼻咽腔变小，可影响鼻呼吸，造成张口呼吸和打鼾，是儿童 OSAHS 的常见原因。

2. 口咽（oropharynx） 是口腔向后方的延续，又称为中咽（mesopharynx），介于软腭游离缘和会厌上缘平面之间。口咽部包括前、后和两侧壁,侧壁由腭舌弓、腭咽弓、腭扁桃体和侧后壁组成。腭扁桃体临床上简称扁桃体,位于两侧腭舌弓和腭咽弓围成的扁桃体窝内,其病理性的肥大会造成咽腔的狭窄,影响夜间睡眠过程中呼吸道的通畅,造成呼吸暂停和(或)低通气。临床常将扁桃体的大小分为三度:Ⅰ度,超过腭舌弓,不遮盖腭咽弓;Ⅱ度,已遮盖腭咽弓;Ⅲ度,超过腭咽弓突向中线。

3. 喉咽(laryngopharynx) 又称为下咽(hypopharynx),上起会厌上缘平面,下至环状软骨下缘平面,向下与食管相延续。

由于OSAHS的阻塞部位以软腭后区多见,故在OSAHS的临床研究与诊疗中,多采用"四分法"对咽腔进行划分。具体划分方法为鼻咽(从颅底至硬腭平面)、腭咽(从硬腭平面至悬雍垂尖)、舌咽(从悬雍垂尖至会厌尖)、喉咽(从会厌尖至环状软骨下缘平面,其前部为喉)。

(二)咽壁的组织结构及病理性脂肪沉积可能发生的部位

咽壁自内向外分为四层,即黏膜层、纤维层、肌肉层和外膜层,纤维层与黏膜层紧密附着,无明显的黏膜下层组织。咽部的黏膜与鼻腔、口腔、喉和咽鼓管的黏膜相延续,鼻咽部黏膜主要是假复层纤毛柱状上皮,口咽和喉咽部黏膜均为复层鳞状上皮。纤维层主要由颅咽筋膜构成,上端较厚接颅底,下部逐渐变薄,两侧纤维层在咽后壁正中线上形成坚韧的咽缝,为两侧咽缩肌附着处。肌肉层按功能不同分为三组:咽缩肌组、咽提肌组和腭帆肌组。咽缩肌组包括咽上、中、下缩肌三对,自下而上呈迭瓦状排列,其作用是收缩时缩小咽腔,协助食物进入食管。咽提肌组包括茎突咽肌、腭咽肌和咽鼓管咽肌,三对咽提肌纵行于咽缩肌内面,其作用是上提咽、喉,封闭喉口,协助吞咽。腭帆肌组包括腭帆提肌、腭帆张肌、腭舌肌、腭咽肌和悬雍垂肌,此组肌肉收缩时可上提软腭,关闭鼻咽腔。

很多影像学研究证明,OSAHS患者咽腔周围软组织较正常对照组增厚,推测其原因为脂肪组织蓄积。近年来随着研究手段的不断深入,很多研究者在OSAHS患者的咽侧壁组织间隙内发现大量的脂肪组织,因此,推测咽侧壁是OSAHS患者病理性脂肪组织蓄积的主要部位,这也与OSAHS患者咽侧壁组织松弛易于塌陷的临床表现相吻合。韩德民等通过对OSAHS患者和尸体软腭进行研究后,首次提出了腭帆间隙的解剖概念,并指出腭帆间隙是OSAHS患者脂肪蓄积的好发部位。腭帆间隙是指软腭游离缘口腔面黏膜向咽面黏膜折返处、悬雍垂肌或软腭中心键与腭帆提肌及腭帆张肌之间的黏膜下间隙。腭帆间隙在软腭口腔面的投影,位于软硬腭交界处下方1~1.5cm,悬雍垂根部两侧向外约0.8cm宽度,下至软腭游离缘。

(三)咽腔扩大肌的组成及神经支配

收缩时能够使咽腔扩大的肌肉主要包括颏舌肌、腭帆张肌、腭咽肌、腭舌肌和悬雍垂肌,其中颏舌肌和腭帆张肌张力是维持睡眠期上气道开放的主要因素。颏舌肌的运动由舌下神经支配,其紧张性收缩可以扩大舌根水平气道的矢状径;腭帆张肌由三叉神经的上颌神经支配,收缩时可紧张腭帆和开大咽鼓管;腭咽肌、腭舌肌和悬雍垂肌均由迷走神经的咽丛支配,其收缩对于咽腔的开大具有辅助作用。

(四)咽壁的感受器及反射调节

目前的研究表明,在维持上气道开放的过程中,咽壁的机械压力感受器起着比较重要的作用。这种机械压力感受器位于咽喉黏膜内或黏膜下,对上气道透壁压、气流压和肌肉的张力起反应。相关研究证实改变上气道压力可导致上气道扩张肌的反应敏感性明显降低,所以认为传入神经对上气道的开大起第一步的调节作用。上气道内的压力作用于传入神经的"感受器",通过传入神经纤维、大脑调节中枢、传出神经纤维,调控所支配的效应器,即上气道扩张肌。OSAHS患者可能是这种上气道开大反射机制受到损伤而导致睡眠时上气道的塌陷和关闭。

四、颌骨解剖学及骨性咽腔支架

上、下颌骨是咽部诸肌重要的直接或间接附着部位,也是维持咽腔形态的重要骨性支架,它们与颅底及颈椎共同围成了咽腔的骨性支架,因此,上、下颌骨正常的解剖形态和位置对于保证咽腔的正常形态起着非常重要的作用。

上颌骨是组成面中1/3的主要骨骼,由1体4突组成,左右各一,于中线合成梨状孔,与颧骨、颧弓形成面中部轮廓的支架。上颌体呈倒锥形,有

4个面，即上面、前面、后面和内面。上面自后外向前内有眶下沟、眶下管经过，为眶下神经血管的通路。上颌骨前面上界为眶下缘，眶下缘下方约0.5～0.8cm处有一椭圆形的眶下孔，开口向前内，有眶下血管神经束通过，眶下孔下方的骨面凹陷称为尖牙窝，位于前磨牙根尖的上方，此处骨壁较薄，手术时应注意防止骨壁的破碎。上颌骨后面为一个凸面，其中部有数个小孔，称为牙槽孔，有上后牙槽血管神经束进入，上颌骨后面的下份与蝶骨翼突相连，称为翼上颌连接，其上份与翼外板之间有一裂隙，称为翼上颌裂，上颌动脉经此进入翼腭窝。内面有中鼻甲和下鼻甲附着，中鼻甲与下鼻甲间的中鼻道内有上颌窦的自然孔，上颌骨内壁很薄，在内面和上颌窦自然孔的后方，上颌骨翼腭沟和腭骨垂直板合成翼腭管，由后上斜向前下，管内走行腭降动脉及腭神经。上颌骨有额突、颧突、腭突和牙槽突四个不同方向的突起。其中，额突位于上颌体的内上方，组成眶内缘和鼻背的一部分。腭突是上颌体与牙槽突的移行处向内侧伸出的水平骨板，在腭中缝处与对侧腭突相连。腭中缝与两侧尖牙牙尖连线的交点处有切牙孔（腭前孔），向上接切牙管，内有蝶腭血管及鼻腭神经的终末支通过。上颌骨腭突的后方与腭骨水平板相连，形成硬腭，构成口腔顶与鼻腔底，软腭借腭腱膜起于硬腭的后缘。

下颌骨呈弓形，由下颌体及下颌升支组成，是面下部轮廓的骨性支架。下颌体呈弓形，有内外两面及上下两缘。下颌体外面中线两侧各有一隆突，称为颏结节，这是人类特有的标志，两侧颏结节的对称在面部协调美观上有重要意义。颏孔通常位于两个前磨牙根尖之间的下方，在牙槽嵴顶与下颌下缘之间。自颏结节经颏孔下方延向升支前缘的骨嵴称为外斜线，外斜线在下颌骨手术中是一个标志，下颌升支矢状劈开截骨术的矢状切口通常位于外斜线的后份及下颌升支前缘的内侧。下颌体内面中线两侧有上下两对颏棘，上颏棘为颏舌肌的起点，下颏棘为颏舌骨肌的起点。颏前徙术在正中联合部的截骨线高度应足够高，以使得整个颏上下棘均得以前徙。下颌升支为一个长方形骨板，几乎与下颌骨体垂直，升支上端有两个突起，前突称喙突，呈扁三角形，有颞肌和咬肌附着，后突称髁突，髁突表面为关节面。髁突和喙突间为乙状切迹，有咬肌、血管神经通过，乙状切迹在下颌骨手术时是一个重要标志。升支内侧中央稍偏后上方处有下颌孔，孔的上方有下颌神经沟，向下通下颌管。下颌管在下颌骨松质间走行，在升支部距内侧板较近，在下颌磨牙部大致位于内外侧板之间，再前行则距外侧板较近，下牙槽血管神经束在下颌管内走行，下颌管在前方与颏孔相连，有颏神经血管束自颏孔发出（图3-1-14，图3-1-15）。

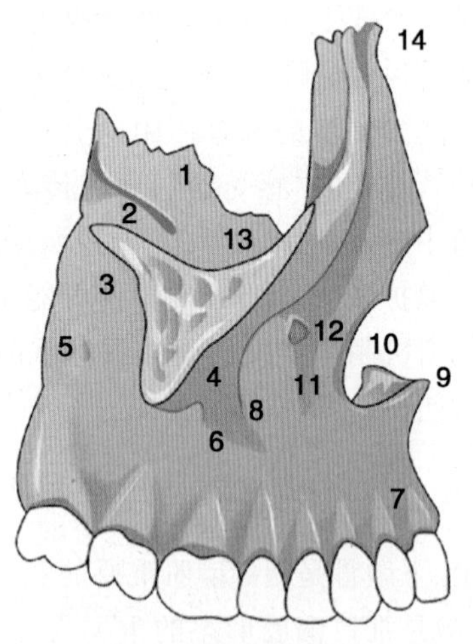

上颌骨(外侧面)
1.上面 2.眶下沟 3.后面 4.颧突
5.上颌结节 6.颧牙槽突 7.牙槽突
8.尖牙窝 9.前鼻棘 10.梨状孔边缘
11.前面 12.眶下孔 13.眶下缘
14.额突

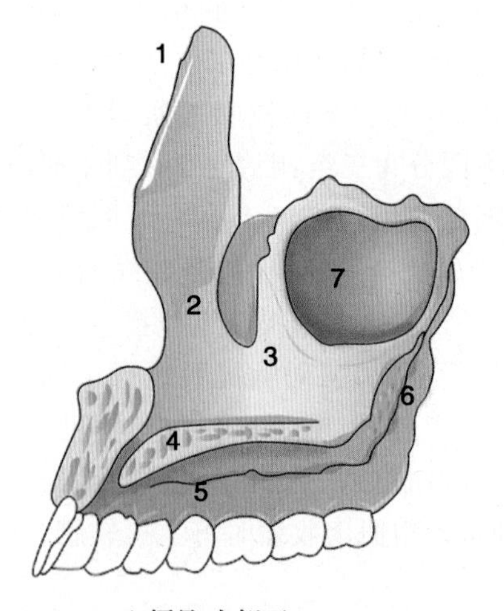

上颌骨(内侧面)
1.额突 2.内面 3.上颌骨体 4.腭突
5.牙槽突 6.翼腭沟 7.上颌窦

图3-1-14 上颌骨各结构

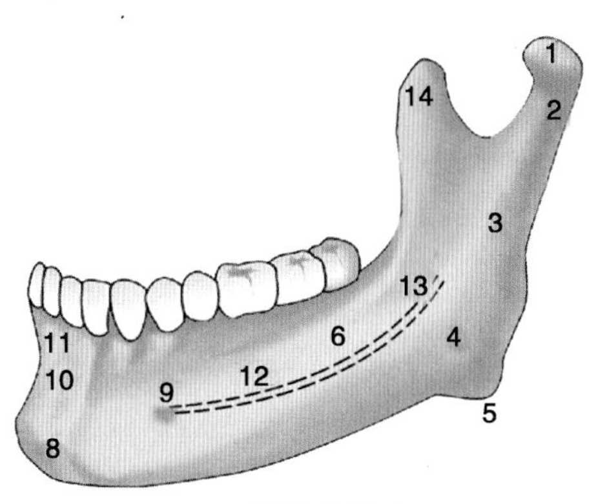

下颌骨(外侧面)
1.髁突　2.髁颈　3.下颌升支　4.咬肌粗隆　5.下颌角　6.外斜线　7.下颌下缘　8.颏结节　9.颏孔　10.颏联合　11.牙槽突　12.下颌体　13.下颌管　14.喙突

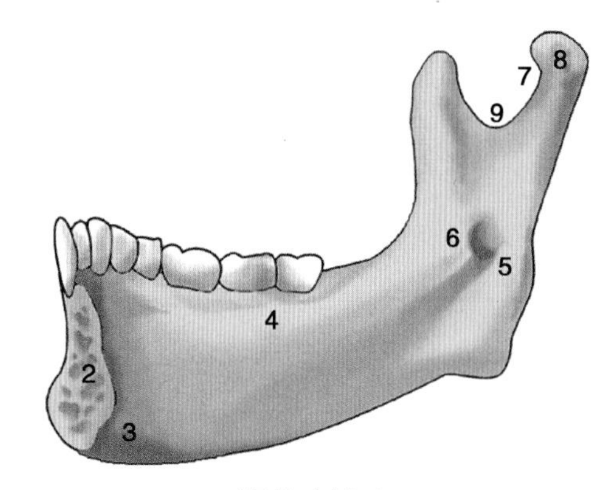

下颌骨(内侧面)
1.喙突　2.上、下颏棘　3.二腹肌窝　4.内斜线　5.下颌孔　6.下颌小舌　7.髁突翼肌窝　8.髁突　9.乙状切迹

图 3-1-15　下颌骨各结构

五、悬雍垂腭咽成形术的创立及解剖学基础

大量的研究均证实 OSAHS 患者软腭较正常人明显肥厚增长，OSAHS 的狭窄阻塞平面以口咽部为主，因此，能有效治疗口咽平面狭窄的悬雍垂腭咽成形术（uvulopalatopharyngoplasty，UPPP）是目前应用最为广泛的 OSAHS 治疗术式。1964 年 Ikomatsu 首先设计应用 UPPP 手术治疗单纯打鼾，1981 年 Fujita 等人将术式进行改良后用于治疗 OSAHS，从而开辟了外科方法治疗 OSAHS 的新途径。Fujita 所介绍的传统悬雍垂腭咽成形术的特点是切除部分肥厚软腭、悬雍垂及多余的咽侧壁软组织，由于此手术早期的适应证选择不很严格，接受这种手术的相当一部分患者的病因不仅仅是口咽部狭窄阻塞，而且手术方式也相对过于简单，所以其总体治疗有效率在 50% 左右。此术式的不足之处在于改变了腭咽部正常的解剖生理结构，使相当一部分患者术后出现开放性鼻音，鼻腔反流的腭咽关闭不全症状和咽腔瘢痕狭窄等合并症，使手术的广泛应用受到限制。多年来，许多学者为提高手术疗效，减少并发症，对传统 UPPP 术式进行了多次改良。

1985 年 Moran 等报道的 UPPP 术式改良方法为：腭舌弓外侧缘切口，仅保留少量腭舌弓黏膜，切口向上至软腭肌黏膜交界处，而后切开软腭前后面黏膜，切除悬雍垂。软腭前面的切口高于后面，前面的切口位于肌黏膜交界处，后面的切口距肌缘下方数毫米，使切口缝合在软腭口腔面。分离腭咽肌表面黏膜，切除腭咽肌，将腭咽弓黏膜拉向扁桃体窝前份缝合，以减少咽后壁的黏膜组织，使咽后壁更加平整。

Kakam 于 1990 年首次报道了激光悬雍垂腭成形术，手术应用 20～30W 功率的二氧化碳激光沿悬雍垂边缘及根部向两侧做弧形切口，术后的瘢痕形成可增加软腭的张力。激光手术的优点是操作简单，术中出血少，手术时间短，疼痛轻，并能对肥厚的咽侧索和肥大的舌扁桃体等进行处理。

自 1998 年开始，韩德民等通过研究发现悬雍垂具有关闭鼻咽腔、防止误咽、湿化空气及保持气道通畅等功能，对传统 UPPP 术式进行了保留悬雍垂、扩大软腭切除范围的改良（H-UPPP），并首次提出了腭帆间隙的概念，强调了结构、功能与症状三者之间的关系。其特点是完整保留咽腔的基本解剖生理结构，如悬雍垂、软腭部重要肌肉和黏膜组织，以保证咽腔的正常功能，切除扁桃体，解剖腭帆间隙，去除间隙内脂肪组织及肥厚黏膜组织。术后依靠悬雍垂肌、腭帆张肌、腭帆提肌及两侧软腭瘢痕组织收缩，使咽腔形态接近正常生理状态，不仅可有效地扩大咽腔，消除阻塞症状，提高 UPPP 手术的疗效，而且大大避免了术后合并症的发生，因而受到学术界的广泛重视并迅速推广。

腭帆间隙位于软腭游离缘口腔面黏膜向咽面黏膜折返处、悬雍垂肌或软腭中心键与腭帆提肌及腭帆张肌之间的黏膜下，此处组织疏松，OSAHS 患者在该处沉淀大量脂肪组织。其前壁为软腭口腔面黏膜，后壁上部为腭帆张肌和腭帆提肌的肌肉，下部为软腭咽面黏膜，下壁内侧为软腭游离缘，外侧为扁桃体上极,上界与其上方的软腭口腔面黏膜下组织相延续,内侧壁为软腭中心腱和悬雍垂肌,外侧壁为腭帆张肌和咽上缩肌。腭帆间隙在软腭口腔面的投影位于软硬腭交界处下方 1 ~ 1.5cm,悬雍垂根部两侧向外约 0.8cm 宽,下至软腭游离缘(图 3-1-16)。其内的脂肪组织与软腭口腔面黏膜下脂肪组织相交通,大量的脂肪蓄积于此不仅可以使软腭肥厚、增长,同时使软腭的顺应性增高,易于塌陷。

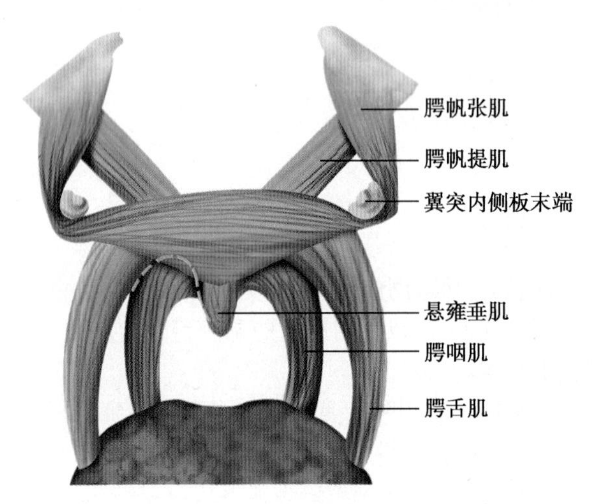

图 3-1-16 软腭及腭帆间隙

六、H-腭咽成形术

中华医学会耳鼻咽喉科学会 2002 年杭州会议所推荐的 UPPP 手术适应证和禁忌证为:

(一) 手术适应证

1. OSAHS 患者阻塞平面在口咽部,黏膜组织肥厚致咽腔狭小、悬雍垂肥大或过长、软腭过低过长,扁桃体肥大或Ⅳ型中以口咽部狭窄为主者。重度 OSAHS 患者术前行正压通气治疗或气管切开术,病情改善后可手术。

2. 单纯鼾症、上气道阻力综合征患者存在口咽部阻塞。

(二) 手术禁忌证

1. 气道阻塞不在口咽平面。

2. 急性扁桃体炎或急性上呼吸道感染发作后不超过 2 周。

3. 合并常规手术禁忌证。

4. 瘢痕体质。

5. 严重心、脑血管疾病。

6. 重叠综合征。

手术治疗的相对禁忌证:①伴有严重低氧血症的 OSAHS 患者;②对发音有特殊要求者;③过度肥胖者;④年龄>65 岁或<18 岁。

(三) 手术前准备、器械、麻醉

对于拟接受 H-UPPP 手术治疗的阻塞性睡眠呼吸暂停低通气综合征的患者,术前必须行多导睡眠监测(PSG);在术前常规检查的基础上,重点注意血压、心功能、肝肾功能及凝血功能有无异常;应准确判断上呼吸道阻塞部位以及气道阻塞是否由结构性因素引起,对不能明确阻塞部位的病例,可同时进行 PSG 和食管压力监测,以便准确判定阻塞平面,观察患者整夜睡眠中阻塞平面的动态变化;对重度 OSAHS(呼吸暂停低通气指数 AHI≥40 次/小时,或最低动脉血氧饱和度≤70%)患者术前应尽早给予 CPAP 治疗;合并高血压、糖尿病等疾病的患者术前应积极治疗并发疾病,使病情稳定在正常范围,单纯药物治疗效果较差者,可同时应用 CPAP 治疗。

H-UPPP 手术器械除常规的扁桃体切除器械外,可以应用 CO_2 激光切开软腭黏膜,以减少术中出血。

尽管部分 H-UPPP 可以在局麻下完成,但是局麻时由于紧张、疼痛等原因,患者难以很好地配合,使手术过程难以细致地完成,而且很可能会造成正常黏膜结构的损伤,影响手术的疗效,增加手术并发症的风险。所以在条件允许的情况下,主张全麻下经鼻腔插管进行手术。

(四) 手术步骤

1. 切除扁桃体 常规切除扁桃体及咽部两侧松弛的黏膜部分,以扩大口咽腔有效截面积。在术中即使扁桃体较小亦应切除,因缝合扁桃体窝时可以拉紧咽侧黏膜以扩大咽腔。

2. 软腭黏膜切口 分别于悬雍垂根部两侧倒 U 形切开软腭黏膜。软腭切线最高点应根据 OSAHS 轻、中、重度取不同位置,通常最高点应不超过软硬腭交界处软腭侧 1cm(图 3-1-17)。

3. 解剖腭帆间隙 切开软腭黏膜后钝性分离,切除黏膜下多余脂肪组织,注意保护腭帆张肌与腭帆提肌,沿悬雍垂两侧切开软腭咽面黏膜,切除咽侧壁与软腭相接处多余的黏膜(图 3-1-18)。

4. 成形 完整保留悬雍垂黏膜及肌肉,将两侧扁桃体窝和软腭黏膜分别端端对位缝合,注意消除死腔且尽量将软腭咽面黏膜及后弓黏膜前拉缝合,以提高咽部组织张力,扩大咽腔(图 3-1-19)。

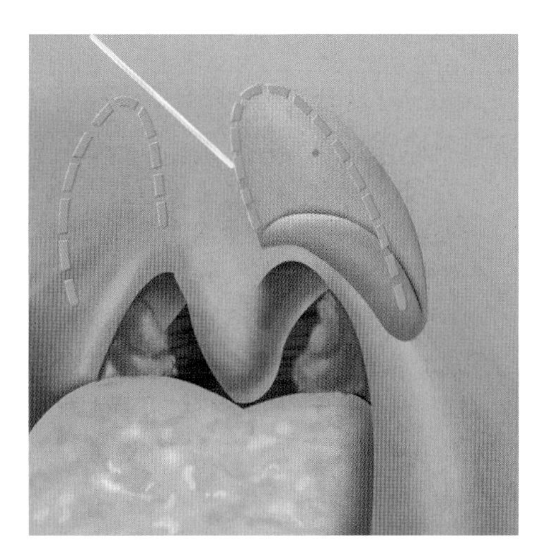

图 3-1-17 H-UPPP 软腭黏膜切口

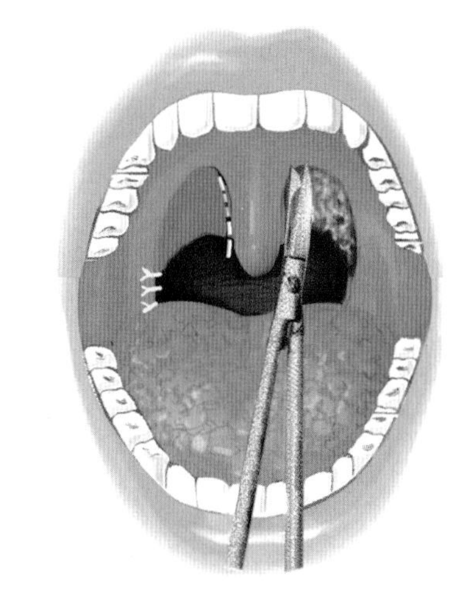

图 3-1-18 解剖腭帆间隙，剔除脂肪组织

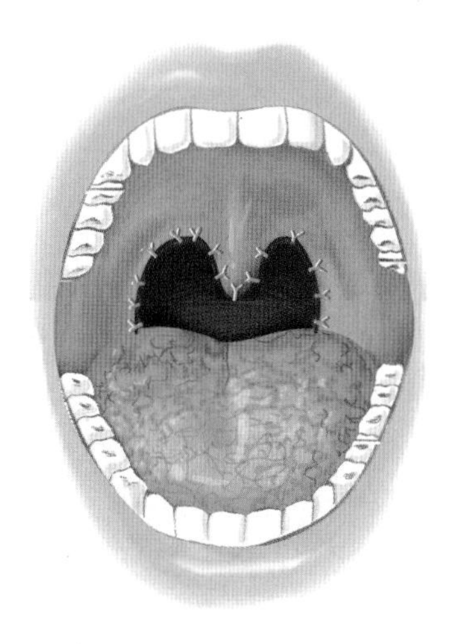

图 3-1-19 口咽腔成形

（五）手术后处理

术后应常规静脉给予预防性抗生素治疗，术中或术后短期使用肾上腺糖皮质激素可减轻术后早期黏膜肿胀和疼痛。应密切监测患者生命体征及术腔情况，及时去除术腔内的分泌物，防止因术后局部水肿、分泌物增多及麻醉药物的作用而引起的窒息发生，必要时做好气管切开的准备。对于血压较高的患者，应注意控制好血压，防止术后出血。术后应用中枢性止痛药物时，应警惕呼吸中枢抑制而导致的呼吸暂停。符合以下标准的 OSAHS 患者需术后带气管插管转入重症监护病房（ICU）：①最低动脉血氧饱和度≤70%；②呼吸暂停低通气指数≥40 次/小时；③体重指数≥30.0kg/m^2；④经纤维喉镜或头颅定位 X 线测量证实合并舌根平面阻塞；⑤既往史有高血压病Ⅱ期、心绞痛、凝血机制异常；⑥术前检查心电图示室性心律失常或 ST 段、T 波改变。带管期间使用咪达唑仑作为镇静剂安全有效。术后 24 小时无特殊情况可转回普通病房，对于上气道水肿严重、术中出血明显的病例可根据病情适当延长观察时间。术后应用 CPAP 可以提高血氧饱和度，降低呼吸暂停次数，纠正紊乱的睡眠结构，并对扩张咽腔起到积极的作用，对提高手术疗效有一定的意义，因此在病情允许的情况下，术后也应尽早接受 CPAP 治疗，一般至术后 1～2 个月。另外，手术后减肥，控制体重，减少饮酒量乃至戒酒，是保证手术远期疗效的重要措施。

（六）预后

以术后 AHI 下降 50% 为标准，早期该手术的远期疗效一般在 50% 左右，而近年来经过术前各种检测手段严格选择手术适应证后，手术疗效可达到 60%～80%，甚至更高。

七、软腭前移术

软腭前移术是通过截除硬腭后缘部分骨组织，使软腭重新固定在截短的硬腭后缘上，从而前移软腭，扩大鼻咽腔及软腭后气道的手术方法。

（一）手术适应证

选择手术适应证时需注意手术疗效的预测，手术风险、创伤的评估以及患者的意愿，具体如下：

1. 首先，确诊为 OSAHS 且无手术禁忌证的患者；其二，通过耳鼻咽喉专科检查、纤维喉镜检查及其他影像学手段评估，确诊为以腭咽平面阻塞为主的患者；第三，构成腭咽平面狭窄的原因，不是或不完全是肥大的扁桃体和肥厚低垂的软腭组织，而是骨性鼻咽腔狭窄，特别是上颌后缩形成的骨性鼻咽腔前后径明显狭窄的患者。

2. 评估骨性鼻咽腔的狭窄主要应用下述手段

(1) 纤维鼻咽镜检查:可观察到狭窄的腭后间隙呈扁椭圆形,前后径明显缩短,双侧咽鼓管圆枕间距明显缩短。

(2) X线头影测量:SNA角明显变小,后鼻棘距咽后壁的距离较小。

(3) 螺旋CT:应用CT进行上气道三维重建可发现气道狭窄的部位以及形成狭窄的原因,但目前临床应用较少。

(二) 手术禁忌证

1. 无骨性鼻咽腔狭窄的患者。

2. 鼻炎、鼻窦炎发作期或急性上呼吸道感染发作后不超过2周。

3. 合并常规手术禁忌证。

4. 瘢痕体质。

5. 严重心、脑血管疾病。

6. 重叠综合征。

手术治疗的相对禁忌证:①伴有严重低氧血症的OSAHS患者;②对发音有特殊要求者;③过度肥胖者;④年龄>65岁或<18岁。

(三) 手术前准备、器械、麻醉

软腭前移术的术前准备同H-UPPP术。

手术过程中以小圆刀或电刀辅助小圆刀切开黏骨膜;以扁桃体剥离子分离黏骨膜瓣;以尖刀或剪刀切断腭腱膜和鼻底黏膜;以咬骨钳咬除硬腭后缘的骨质,禁忌用骨凿截断硬腭后缘,以免造成颅底骨折;以电钻在新形成的硬腭后缘上打孔以前移固定软腭。另外,术中良好的照明、止血等器械设备也是手术顺利实施的重要保障。

由于手术过程中需进行软硬腭分离和截骨等操作,故局麻下难以完成,需在鼻腔插管全麻下进行手术。

(四) 手术步骤

1. 常规经鼻腔插管,全身麻醉。

2. 可先行H-UPPP手术。

3. **软腭前移手术切口** 软硬腭交界处向软腭方向约0.5cm起,向前至距牙龈约1cm处转至对侧同部位止,U形切开黏骨膜达骨质,切口应在腭大孔内侧,以避免损伤腭大动脉。

4. 沿切口向软腭方向分离黏骨膜瓣至距软硬腭交界处软腭侧约0.5cm处,暴露腭腱膜。

5. 沿硬腭后缘切断腭腱膜,同时切断鼻底黏膜,暴露鼻中隔后缘及下鼻甲后端,以咬骨钳咬除硬腭后缘骨质约1cm,具体咬除长度根据软腭拟前移距离而定。

6. 于新形成的硬腭后缘前方0.2cm左右钻孔2~4处,以7号缝线将腭腱膜缝合至新形成的硬腭后缘,使软腭前移。

7. 复位硬腭黏骨膜瓣,剪除多余的黏骨膜瓣前缘,对位缝合。

(五) 手术后处理

术后应注意观察术区有无出血及血肿的形成,口腔内清洁液含漱,8~9天拆除切口缝线。一旦出现切口感染或腭瘘,则需以碘仿纱条换药控制感染,并制作"上腭托",以固定碘仿纱条并分离口鼻腔,不能自行愈合者需二期修补。术后腭部有一定程度的麻木感和异物感,一般于术后3~6个月左右消失,无需特殊处理。由于重新固定的软腭运动尚不灵活,部分患者出现一过性腭咽关闭不全的症状,术后3~5天之内较为明显,一般于术后2~3个月左右恢复,一般也无需特殊处理。术后应嘱患者注意控制体重,少饮酒或不饮酒,并注意原发疾病和并发疾病的治疗。其他注意事项同H-UPPP手术。

(六) 预后

由于硬腭曲度的关系,截短硬腭将软腭前移能直接扩大腭咽前后径以增大腭咽通气截面积。因此,对骨性腭后间隙狭窄的患者,联合应用软腭前移手术与H-UPPP手术,不仅提高了手术有效率,更主要的是提高了治愈率,使单纯腭咽平面阻塞的患者有望得到手术治愈。

八、颌骨手术

OSAHS中有相当一部分患者的上气道狭窄并不仅仅是由于上气道软组织的增生肥厚引起,大量的患者存在着上气道骨性结构的解剖异常,因此,对于许多OSAHS患者来说,单纯的上气道软组织手术不能很好地改善患者的病情,因而相应的各种上气道骨性结构的矫正手术就应运而生,其中最为主要的是上下颌骨手术。目前临床上常用的治疗OSAHS的颌骨手术主要有:下颌前徙术、颏前徙术和双颌前徙术。

下颌前徙术是最早用于治疗OSAHS的颌骨外科手术,1979年和1980年Kuo和Bear等最早报道了使用下颌骨前徙术治疗下颌骨发育不良畸形的OSAHS,随后下颌前徙术逐渐成为正颌外科治疗OSAHS的最主要手术。下颌前徙术所采用的术式,是正颌外科最常用的下颌升支矢状劈开截骨术。因本手术采用口内径路,故手术应在经鼻气管插管全身麻醉下进行。手术的切口在翼下颌韧带中上1/3交界至下颌第二前磨牙部位的龈颊沟稍外侧黏膜处，沿外斜线切开黏骨膜，切口长度约5cm。下颌升支的矢状劈开截骨由三个相连接的骨切口组成，自上而下依次是位于升支内侧的水平骨切口、沿升支前缘的矢状骨切口和位于磨牙颊侧的垂直骨切口。剥离骨膜、暴露术野的范围以能顺利完成这三个骨切口为宜。完成骨切口后，劈裂近远心的骨段。同法完成对侧的下颌骨升支矢状劈开后，置入术前制备的咬合导板，行上下颌颌间结扎、骨内固定，此时下颌骨带牙骨段可按照设计要求发生前移，使患者的舌后气道增大。由于下颌骨的前移，使上下牙齿的咬合关系发生了改变，所以术后3～4周开始需进行正畸治疗。

颏前徙术的治疗原理是通过颏部骨的前移，引起颏舌肌附着点前移，进而牵引舌根前移，使舌根距咽后壁距离开大，从而达到扩张上气道的目的。颏前徙术目前常用水平截骨颏前徙术，该术式不改变上下牙齿的咬合关系，还可以矫正颏后缩畸形，故适用于舌后气道狭窄合并颏部后缩畸形的OSAHS患者。为了减少术后下颌前部骨折并发症的发生，尽量不改变患者的面型，颏前徙手术还进行了适当的改良，主要有"凸"字形截骨颏前徙术和"抽屉"式截骨颏前徙术。"凸"字形截骨颏前徙术提高了截骨线的中间部分，从而保证整个颏棘的充分前移，而两侧的截骨线比较低，可防止下颌正中骨折和颏孔区的损伤。这种改良的颏前徙术的麻醉、径路等与水平截骨颏前徙术一致，区别只在于截骨线的形状。"抽屉"式截骨颏前徙术可以几乎不改变患者的面型，适合颏部未见明显后缩或不希望术后面型发生很大改变的舌根气道狭窄的OSAHS患者。此种改良术式，主要是在颏部相当于颏棘部位行一个矩形截骨，将该骨段全层离断后连同颏棘和附着的颏舌肌、颏舌骨肌等一并向前牵引，并将这一骨段旋转90°，然后去除矩形骨块唇侧皮质骨板和骨松质，将剩余的舌侧皮质骨板固定于颏部的唇侧皮质上。

双颌前徙术是在进行下颌前徙手术的同时，行经典的上颌Le Fort Ⅰ型截骨术前徙上颌骨，可解决上下颌骨同时后缩所造成的上气道多点阻塞，是目前采用传统正颌外科手术治疗OSAHS中效果最满意的术式，但同时也是治疗OSAHS规模最大的正颌外科手术。黄种人属突面型，双颌前徙特别是上颌前徙的幅度比较受限。由于此种手术创伤较大，而且会使患者的面型明显改变而不被患者所接受，所以国内开展较少。

九、颏前徙术

用于治疗OSAHS的颏前徙术，其主要目的是尽可能地前移颏部，扩大舌根水平的上气道。

（一）手术适应证

1. 明确诊断且无手术禁忌证的OSAHS患者，经各种检查评估手段明确存在舌根水平的上气道狭窄。

2. **颏部畸形且咬合关系基本正常** 包括颏部后缩、短小畸形。单纯选择颏前徙术矫治OSAHS的关键是存在或轻或重舌根水平的气道狭窄，但下颌骨的形态和位置基本正常，侧面X线头影测量SNB角在正常范围，上下颌磨牙关系为中性，且上下前牙的覆殆覆盖基本正常。若存在明显的下颌后缩和(或)小下颌畸形，颏前徙术可和下颌前徙或双颌前徙术同期进行，以提高手术疗效。

（二）手术禁忌证

1. 无舌根平面狭窄的患者。
2. 口腔炎症发作期或口腔感染发作后不超过2周。
3. 合并常规手术禁忌证。
4. 瘢痕体质。
5. 严重心、脑血管疾病。
6. 重叠综合征。

手术治疗的相对禁忌证：①伴有严重低氧血症的OSAHS患者；②对发音有特殊要求者；③过度肥胖者；④年龄>65岁或<18岁。

（三）手术前准备、器械、麻醉

颏前徙术的术前准备除H-UPPP术的术前常规准备外，有条件的应进行口腔牙齿的清洗，以减少术后感染的机会。

手术过程中需以小圆刀或电刀辅助小圆刀切开黏骨膜；以骨膜剥离子分离黏骨膜；以电锯和电钻辅以骨凿或骨刀进行颏部的截骨和再固定。另外，常规的手术缝合、止血等器械也是术中需必备的。

虽然经典的水平截骨颏成形术既可在全身麻醉下进行，也可以在局部麻醉下进行，但对OSAHS患者行颏前徙术时均应该在经鼻气管插管，全身麻醉下进行。全身麻醉不仅使患者无恐惧感，便于手术操作，且利于OSAHS患者的安全。

（四）手术步骤(基本术式)

1. 常规经鼻腔插管，全身麻醉。

2. **软组织切口** 软组织切口应行于口腔前庭

沟偏唇颊黏膜一侧。长度自一侧第一前磨牙至对侧第一前磨牙。切口距前庭沟约5mm,以便于缝合。切开黏膜后,刀刃略倾斜,保留部分颏肌于下颌前部外侧骨板上,以使得切口缝合时能更好地对位。肌肉切开后,切开颏部骨膜,暴露颏部骨质(图3-1-20,图3-1-21)。使用骨膜剥离子向下剥离直至下颌下缘,在向两侧剥离时,应特别注意位于第一、第二前磨牙根尖下方的颏孔,以及由此发出的颏神经血管束及其分支。

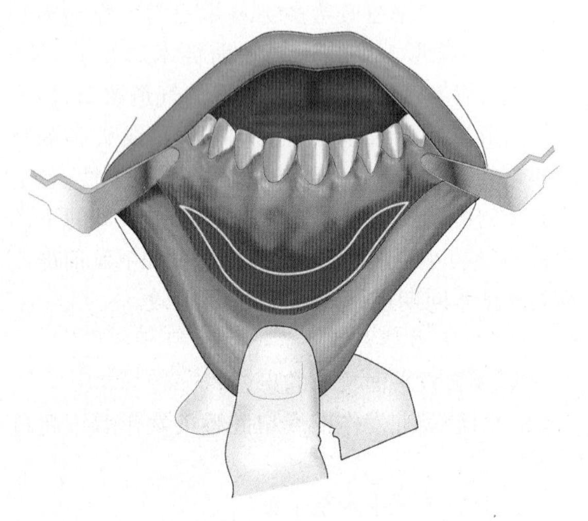

图3-1-20　水平截骨颏成形术(口内软组织切口)

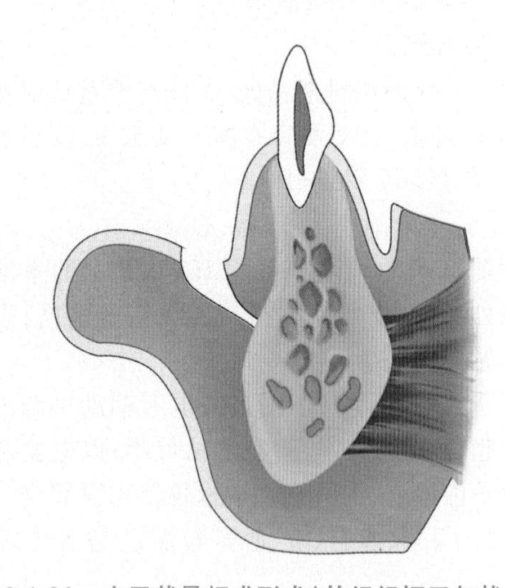

图3-1-21　水平截骨颏成形术(软组织切口矢状剖面)

3. 截骨　首先确定截骨线的高度。截骨线的高度距下颌下缘约10～15mm,双侧颏孔下方约5mm,一般应与咬合平面平行。为保证颏舌肌的充分前移,靠近中线处的截骨线应做得高一些,使截骨线成中央高,两侧低的斜线或弧线。在中线及两侧尖牙根尖水平,可先用细裂钻做一标志线,然后用往复锯或矢状锯或摆动锯沿标定的截骨线完成截骨(图3-1-22)。最后使用薄刃骨刀将整个颏部骨段与下颌骨离断。

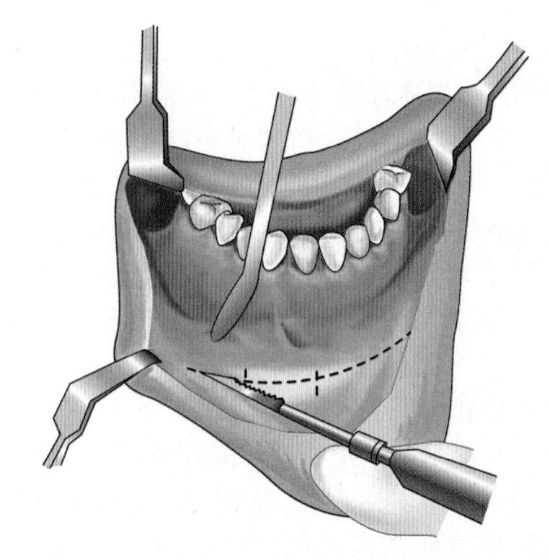

图3-1-22　使用来复锯行颏部水平截骨

4. 颏部骨块的移位与固定　根据术前设计的移动方向与距离,将颏部骨段移动到适当位置。应注意在可能情况下,尽量使颏部骨段前移,同时要兼顾面部外形和保证充分的骨接触,便于骨的愈合。颏前徙术的固定,应该使用钛板和钛钉行坚固内固定(internal rigid fixation),而不采用钢丝固定(图3-1-23)。

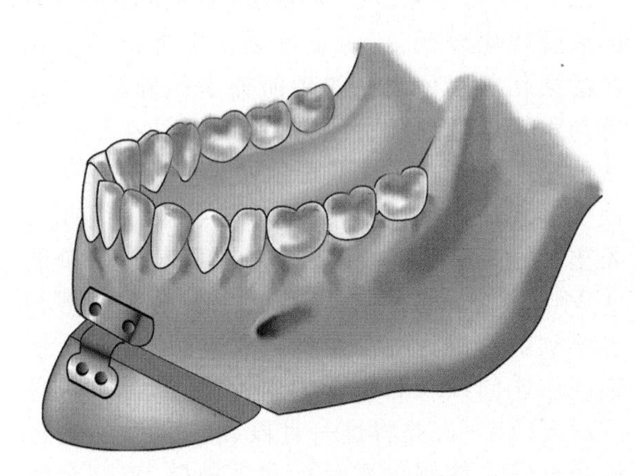

图3-1-23　骨内坚固内固定

5. 缝合、加压包扎　缝合一般应该保证两层,即颏肌的对位缝合与黏膜的对位缝合。使用纱布和宽胶布对颏下部与前部进行加压包扎,减少出血,防止术后血肿形成,同时可有利于颏部外形的恢复。

(五)手术后处理

术后3～5日患者应以进流食为主,术后1个月之内,为了避免下颌骨的意外骨折,应进半流食或软食。进食后应注意口腔卫生,防止口内创口的感染。手术后5日内应常规由护士完成每天2次的口腔冲洗。鼓励患者尽早恢复刷牙,但应注意对口内创口的保护。术后半年之内应尽量小心,避免面部受到外伤。OSAHS患者颏前徙术后可因口底血肿、舌根的肿胀而发生窒息。故应密切监测患者生命体征及术腔情况,必要时做好气管切开的准备,气管插管的保留在术后短期对患者的安全复苏十分必要。术后感染或软组织创口愈合不良的情况并不多见,但有可能发生部分软组织创口愈合不良至骨质暴露。若发生创口愈合不良应该通过换药和创口覆盖碘仿敷料,刺激肉芽组织生长,促进二期愈合的方式来处理。术后患者可有颏唇部麻木不适感,大部分患者的这种不适感是暂时的,多在手术后3~6个月之内恢复,无需特殊处理。术后应嘱患者注意控制体重,少饮酒或不饮酒,并注意原发疾病和并发疾病的治疗。

(六)预后

颏前徙术可以一定程度上扩大舌根水平气道,因此,对于存在舌根水平气道狭窄的患者,与其他手术联合应用可以提高手术疗效。但是由于颏前徙量—舌根水平气道增大量—OSAHS病情缓解程度间存在十分复杂的功能、形态以及病理与生理调节机制,因此,上述三者之间并无确切的对应关系。

十、影响手术疗效的因素分析及综合治疗

准确的定位诊断及病因分析,严格选择手术适应证,必要的综合治疗是提高手术疗效的关键。

准确评估上气道阻塞部位、成因及其在OSAHS病因中所占的比例,并判断该结构异常能否通过实施手术及何种手术纠正是定位诊断的关键。多种定位手段的综合应用可实现优势互补,提高OSAHS定位诊断的精确度。常规体格检查及计算机辅助纤维内镜结合Müller检查法是首选的定位诊断措施,有研究证实该方法的定位诊断结果与上气道-食管压力持续测定符合率在80%以上。故在耳鼻咽喉科查体和纤维喉镜检查的基础上,根据患者具体情况选择是否需辅助其他定位方法是有效和经济的。对于有骨性结构异常的患者可考虑加做X线头影定位测量;对形态学检查定位困难,咽腔结构特点与阻塞严重程度不符,整夜睡眠中患者病情严重程度变动明显或常规PSG不能确定呼吸暂停性质的可以考虑用上气道-食管持续压力测定进行定位。

在手术治疗时,我们不仅要重视手术适应证,同时更应关注个性化治疗方案的制订,针对不同的患者,根据不同的病因,选择不同的治疗方案。选择手术治疗的总原则应为:①上气道存在手术干预可以解除的狭窄,并且此狭窄构成患者OSAHS病因的主要成分;②神经-肌肉调节障碍是影响疗效的重要因素,这类患者上气道常检查不到明显的狭窄或狭窄程度与病情明显不相吻合,对于此类患者应认真分析构成其病因的主要成分,以神经-肌肉功能障碍为主要病因的患者应选择其他治疗方式而非手术治疗;③尊重患者选择,并可参考患者接受持续正压通气治疗的顺应性及疗效。

影响手术疗效的全身因素较多,主要有肥胖问题、继发性呼吸驱动调节功能障碍、长期经口呼吸习惯难以改变、相关基础疾病及导致OSAHS的特殊病因是否得到治疗等。肥胖可以通过多个途径严重干扰手术疗效,首先,肥胖可造成气道扩张肌间脂肪的异常分布,从而影响气道扩张肌功能,使其在睡眠时更容易发生塌陷。再者,肥胖可造成上气道非手术区咽壁脂肪的异常分布,进而再次出现气道狭窄。另外,最重要的一点是肥胖所导致的低通气明显影响患者的通气功能。中、老年重度阻塞性睡眠呼吸暂停低通气综合征患者由于长期缺氧及高碳酸血症常合并呼吸驱动调节功能障碍,表现为PSG监测可见大量中枢性或混合性呼吸暂停事件存在,清醒状态下潮气量下降或高碳酸血症。手术前后的短期持续正压通气治疗可通过改善睡眠时气道通气从而改善患者血氧及血CO_2水平,增加代谢,减轻体重,同时可提高呼吸调节中枢对缺氧及高碳酸血症的敏感性,改善通气功能,并打破由缺氧嗜睡→低代谢→肥胖→气道塌陷→通气障碍→缺氧→加重肥胖的恶性循环链,对治愈疾病,预防复发有重要作用。经口呼吸不仅可形成较大的鼾声,同时使舌根后缩,颏舌肌功能下降,加重睡眠呼吸暂停的发生。鼻通气障碍是形成经口呼吸模式的重要因素,因此对合并存在鼻及鼻窦疾病的患者应择期行鼻内镜手术,改善鼻通气,同时也可应用CPAP、口腔矫正器协助改变经口呼吸习惯。

重症 OSAHS 患者由于长期反复睡眠呼吸暂停,导致严重缺氧及睡眠紊乱,常存在其他系统的并发症或合并症,对手术和麻醉的耐受性明显下降。因此,对有手术适应证的 OSAHS 患者所合并的严重疾病应充分认识并在术前、术后予以相应处理,主要包括血压的控制,心功能的改善以及内分泌紊乱疾病的治疗等。

(韩德民 叶京英)

第二章　鼻咽癌

第一节　鼻咽癌病因学研究及其在早期诊断上的价值

鼻咽癌是我国南方常见的恶性肿瘤之一,其中广东、广西、湖南、福建、江西为高发区,早在1935年程玉麟首次报道了鼻咽癌以后,鼻咽癌在临床逐渐被人们重视,并进行系列研究。1975—1978年在全国范围内进行一次大规模的"中国恶性肿瘤死亡调查研究",通过对全国3年死因调查,结果发现,鼻咽癌中国调整死亡率1.88/10万,显著高于全国死亡率的省份有广东(6.47)、广西(4.69)、福建(3.78)、湖南(3.22),其中湖南湘西苗族土家族自治州苗族鼻咽癌死亡率居全国少数民族首位(5.19)。在地域分布方面,广东以肇庆、佛山、广州市高发,广西以苍梧、梧州、贺县高发,湖南以郴州、零陵、湘西土家族苗族自治州高发。这些地区以广东、珠江三角洲为中心呈同心圆向周边辐射,其死亡率亦逐步下降,而湖南湘西土家族、苗族自治州虽然也为高发区,但与广东、广西在地域上没有联系。

世界各国除东非、东南亚地区鼻咽癌较常见外,欧洲、大洋洲等欧美国家则很少见。亚洲中日本、朝鲜、印度其发病率亦很低(<0.6/10万)。因此,我国南方(广东、广西、湖南、福建、江西)是鼻咽癌国内和世界高发区。

由于鼻咽癌的发生具有明显与地域、种族、环境、生物因素相关的特点,随着近代分子生物学、细胞生物学、遗传学的发展,人们从多方面进行了探讨。

一、鼻咽癌遗传易感性

机体本身的遗传易感性,在鼻咽癌发病过程中发挥着重要作用,国内外流行病学调查发现,鼻咽癌发病具有明显的家族聚集性,移居国外的广东、福建人仍保持较高的鼻咽癌发病率。这可能与基因组不稳定性有关,研究发现鼻咽癌染色体核型多为非整倍体,染色体畸变常表现在易位、缺失和重复。LO等近期对鼻咽癌全基因杂合性缺失(LOH)分析发现鼻咽癌在染色体3p、9p、11q、14q和16q等区发现高频率杂合性缺失,提示这些区域可能存在与鼻咽癌发生、发展相关的包括肿瘤抑制基因的失活和原癌基因的激活。

遗传因素在家族性鼻咽癌发病过程中也发挥了非常重要的作用,李桂源等对鼻咽癌染色体高频缺失区3p、9p,以及广东家族性鼻咽癌的遗传易感区4p(5.1-q12),在18个湖南鼻咽癌家系中进行了遗传连锁分析,发现染色体3p21区与鼻咽癌紧密连锁,并将湖南家族性鼻咽癌的易感区锁定在遗传距离为13.6cm的3p21.31-21.3区域。继而该研究组应用基因组扫描技术对12个湖南鼻咽癌高发家系、85例散发鼻咽癌患者及181名正常对照的高频等位基因位点D6S1581进行基因分型、参数/非参数连锁分析及关联分析(association analysis),发现D6S1581与鼻咽癌家系发病紧密连锁(Lods值最高为2.611436,$P=0.00245$),而与散发性鼻咽癌发病无关,提示该位点及其附近可能存在一个或多个鼻咽癌易感基因,这是继曾益新等将广东家族性鼻咽癌易感区定位在4号染色体4p15.1-4q12之后的鼻咽癌相关领域研究中的又一重大发现。这些研究结果都证实了遗传因素参与鼻咽癌的病理发病过程,并为鼻咽癌易感基因(群)的克隆提供了基础。

早期研究认为人类白细胞抗原(HLA)的类型与鼻咽癌发病密切相关,其相关次序为A2、BW46、B17/BW58、DR3及DR9。如果HLA-A2型人群又长期暴露在化学致癌物下,其发病的风险显著加大。

鼻咽癌是多基因遗传性疾病,至今尚无确切的鼻咽癌遗传易感基因的报道,因此,对遗传易感基因的克隆和鉴定还是一项长期而艰巨的工作,但随着鼻咽癌遗传易感区地域的精细定位、鼻咽癌抑瘤基因的克隆和鉴定,鼻咽癌遗传易感基因一定有望在不久的将来被克隆。

二、EB病毒与环境因素

1964年Epstein和Barr首次在非洲儿童淋巴瘤(Burkitt淋巴瘤)组织中建立了一株可传代的类淋巴母细胞株,这一株细胞株带有疱疹病毒颗粒,并被命名为EB病毒。EB病毒在人类的自然感染非常普遍,我国90%以上人群在幼年时(3~6岁)都感染过EB病毒,这是一种嗜酸类淋巴细胞的γ疱疹病毒。成熟的病毒颗粒是具有包膜的DNA病毒,这是一种新型的人类疱疹病毒。1966年Old首次报道了鼻咽癌患者血清中存在EBV抗原的沉淀抗体,而且鼻咽癌患者体内远高于健康人和其他肿瘤患者,这些基因抗原和抗体在患者血液中的水平高低对鼻咽癌诊断有一定的意义。目前认为EB病毒感染细胞后,在潜伏期内主要表达潜伏膜蛋白(LMP)和EB病毒相关抗原(EB,EBNA),分裂复制期主要表达早期膜抗原(EMA)、早期细胞内抗原(EA)和壳抗原(VCA)。临床已应用EBV-VcA-IgA、EBV-EA-IgA作为鼻咽癌诊断的辅助手段,两者鼻咽癌阳性率可以达到88%~95%,其特异性与敏感性均可达到90%。但由于目前检查方法主要应用免疫酶法采用体外培养的细胞作抗原,显微镜下观测实验结果。因此,具有较大的主观性,同时由于抗体在人体内半衰期长,即使鼻咽癌患者通过治疗原发灶和转移灶均已治愈,但EBV在血内仍可保持较长时间,因此,还不能作为理想的鼻咽癌治疗转归的客观指标。近期已开始应用ELISA方法,采用纯化的抗原,操作简单,结果客观,有逐渐取代前者的趋势。

近期已有研究者应用ELISA方法联合检测EBV-EA和EBV-EBNA-1来诊断鼻咽癌,其敏感度、特异性和阳性预测值分别为98.1%、81.8%和88.7%,较EBV-VcA和EBV-EV联合检测更好,而且它们与EB病毒DNA含量无关。

由于外周血中的EBV-DNA来源于肿瘤细胞,鼻咽癌患者血浆中EBVDNA是以游离的DNA片段形式存在,因此,EB病毒游离DNA片段能更灵敏地反映体内肿瘤负荷变化。对DNA片段的检测,目前常规采用PCR、巢式PCR和荧光定量Real-Time PCR等技术,检测鼻咽癌患者血浆和组织EB病毒的DNA证实血浆中EBV-DNA水平与体内肿瘤负荷呈正相关。Lo等报道在肿瘤进展前6个月即可出现血浆中EBV-DNA升高,祝晓芬等研究初诊鼻咽癌患者放射治疗后转移和复发,鼻咽癌患者血浆中游离EB病毒DNA检出阳性率分别为90.7%和100%,明显高于健康对照组7.5%。Lo等应用Real-time PCR检测出鼻咽癌患者血浆中EBV-DNA阳性率96%,放射治疗后肿瘤消失,EBV-DNA迅速下降。姜武忠等报道放射治疗前,放射治疗50Gy/5周和70Gy/7周检测EBV-DNA片段,检测发现放射治疗前74例中71例(95.9%),EBV-DNA片段检出阳性;放射治疗50Gy/5周时23例鼻咽原发灶和颈淋巴结消失,其阳性率为31.1%(23/74),余51例肿块未消者阳性率为68.9%(51/74);放射治疗70Gy/7周时7例放射治疗后有残留,有残留者在放射治疗结束时EBV-DNA片段检测阳性率为9.46%(7/74),67例肿块消失中未检出阳性EBV-DNA片段。

龚晓昌报道放射治疗后复发或转移患者的EBV-DNA阳性率和拷贝数均显著高于肿瘤持续缓解者。因此,检测EBV-DNA在血浆中的水平,对鼻咽癌早期诊断与监测放射治疗后转移、复发具有一定临床意义。

EB病毒瘤基因与鼻咽癌发生发展密切相关已为人们所共识,但具体有哪些基因参与目前尚处研究中,LMP-1是第一个发现的EB病毒瘤基因,但鼻咽癌组织中也只有50%~60%表达。这提示还存在其他EB病毒瘤基因参与鼻咽癌发生、发展过程。蒋卫红、肖健云等采用巢氏PCR对病理确诊的47例鼻咽低分化鳞癌患者分别取癌组织、癌旁组织、相对正常鼻咽黏膜,13例其他头颈恶性肿瘤癌组织和8例正常人鼻咽癌黏膜组织(均证实有EB病毒潜伏感染)检测EBV裂解中的早期基因。结果发现癌组织BARF基因表达率为91.5%(43/47),其中39例相对强表达,4例癌旁组织弱表达;BARF1基因表达率为46.8%(22/47),其中11例相对强表达,11例弱表达;相对正常黏膜BARF1基因表达为6.4%(3/47),3例均为弱表达。携带EB病毒的其他头颈部恶性肿瘤组织,及正常人鼻咽黏膜组织均未检测到BARF1基因表达,从以上研究可以观察到从鼻咽正常黏膜→癌→癌旁组织,BARF1表达从不表达到表达,并且表达呈增强趋势,这说明鼻咽癌黏膜中仅有EBV潜伏感染并不一定导致癌变,而启动EBV基因BARF1的表达可能是鼻咽癌癌变过程中的重要环节。

EB病毒基因中潜伏膜蛋白1(LMP-1)具有癌基因特征,已为人们所共识。LMP通过与多种肿瘤转移相关基因的相互作用,影响鼻咽癌的黏附力,基底膜穿透能力和补助能力而导致癌细胞侵袭和转移。

在鼻咽癌中LMP-1激活NDA甲基转移酶，使黏附分子E-Cadherin表达下调，使癌细胞脱离原发灶部位，而进入循环系统导致远处转移。同时LMP-1通过诱导Ⅳ型胶原酶金属基质蛋白酶（MMP-9、MMP-2）的表达，降解细胞外基质，破坏基底膜，促进癌细胞穿透基底膜而向周围组织浸润扩散。李刚等应用转染干扰RNA（small interfering RNA，SiRNA）在C611鼻咽癌细胞中特异性抑制LMP-1的表达。LMP被抑制后E-Cadherin表达上调，细胞贴壁能力增强，脱落和移动减少。以上研究证实，应用SiRNA载体在鼻咽癌细胞中抑制外源性癌基因的可行性，为今后与病毒相关的恶性肿瘤的防治提供了思路。

三、鼻咽癌生物标志物在诊断上的应用

近代细胞生物学与分子生物学的日趋发展，应用遗传学和免疫酶法、核酸分子杂交等方法寻找鼻咽癌早期诊断分子标志物，已成为研究热点。学者们希望通过对分子标志物的研究能够对鼻咽癌亚临床期和鼻咽癌早期诊断、转移、预后提供客观的实验室依据。

（一）EB病毒相关蛋白标志物

1. IgA/VcA，IgA/EA抗体检测　鼻咽癌患者血清中，IgA/VcA和IgA/EA抗体阳性率分别为94%～96%和67%～88%。IgA/VcA敏感性高于IgA/EA，特异性IgA/EA高于IgA/VcA，两者结合可以提高特异性和敏感性。湖南曾用IgA/VcA筛查湘西高发区人群10万人次，阳性人群（1∶5）1100人。用配对方式检查当地健康人1100人。在1∶5阳性人群中查出鼻咽癌6例，对照人群中查出1例鼻咽癌患者，且均为早期患者，但目前临床都应用免疫酶联方法检测EBV抗体，显微镜下观测实验结果具有较大主观性，部分实验室已应用ELISA方法，进行检测，以减少误差。

2. EB病毒DNA分子　EB病毒DNA在鼻咽癌患者血清或血浆中可以应用巢式PCR或荧光定量（real-time）方法检测，其含量的高低与鼻咽癌诊断，复发转移相关，因此，可以作为应用于临床的实验室指标。Shotelersuk K用real-time PCR检测鼻咽癌患者血清中EBV-DNA阳性率为58.68%。Lo YM用real-time PCR检测鼻咽癌患者血浆中EBV-DNA检出率96%，放射治疗后患者血浆EBV-DNA水平迅速下降，复发患者血浆含量明显高于无瘤生存者。

3. 鼻咽癌多数EB病毒持续表达核抗原1（Epstein-Barr virus nuclear antigen-1，EBNA-1）以及少数EB病毒可表达BamH1Z转录因子Zta（BamH1Z Transactivator）和病毒壳抗原VCA等　胡维维等设计了6种ELISA即EBVNA1-IgA、NBNA1-IgA、Zta-IgA、Zta-IgG、VCA-p18-IgA、VCA p18-IgG比较其血清学诊断鼻咽癌方面意义。研究结果发现，在6种ELISA中如果单独采用一种则以Zta-IgG和EBVNA1-IgA为佳。一方面Zta是少数鼻咽癌细胞中的EB病毒由潜伏性感染转化为溶解性感染的早期时相产物，而EBVNA1-IgA则是大多数鼻咽癌细胞中呈潜伏性感染的EB病毒持续表达的产物；另一方面鼻咽癌患者对EB病毒的免疫反应主要是IgG和IgA，符合血清学诊断鼻咽癌基础理论。

4. 抗EB病毒特异性脱氧核糖核酸酶（DN ase）抗体　VCA-IgA和抗DN ase阳性人群鼻咽癌发病相对危险性较高，而且DN ase抗体在亚临床期即可在血清中检测到，因此有学者认为可以作为鼻咽癌早期诊断参考。

5. 基因工程表达抗原建立鼻咽癌的血清学诊断法　用重组痘苗病毒感染细胞作为抗原，用免疫荧光法检测鼻咽癌和其他癌肿和正常人作为对照，发现EB病毒，IgA/gp-125抗体其灵敏度于EA-IgA，接近VCA-IgA，MA-IgA提示IgA/gp-125抗体可以用于鼻咽癌早期诊断和高危人群普查。

虽然目前在实验室和临床部分分子标志物可以作为鼻咽癌的早期诊断，但由于这些标志物既存在于肿瘤患者也可以在正常人血液中检测到，因此，这些标志物还只能作为辅助诊断手段，不能成为定性诊断。因此今后进一步探索这些标志物和新标志物的检测，仍是今后努力的方向。

（二）端粒酶

端粒酶是一种由RNA和蛋白质构成的特殊逆转录酶，在稳定染色体两端端粒长度和维持染色体稳定方面发挥重要作用。在肿瘤细胞中大多数端粒酶表达过度或活性增高，王行炜等采用RT-PCR、PCR-ELISA法检测鼻咽癌和慢性鼻咽炎患者的端粒酶催化亚单位（WTERT mRNA）。在43例鼻咽癌组织中38例检测到了WTERT mRNA，而慢性鼻咽炎组织中和正常组织中均为阴性，提示这在鼻咽癌诊断中有一定意义。

【展望】　鼻咽癌是一种多基因遗传疾病，其发病具有多阶段性，遗传因素、环境因素共同作用导致机体多个基因发生改变，从而发生鼻咽癌。近期研究鼻咽部致癌微生物除EB病毒以外，纳米级细菌

的感染已逐渐被人重视。周厚德利用纳米细菌抗体在鼻咽癌细胞株和鼻咽癌活检组织中检测到纳米细菌。这一推断还待进一步证实，但说明鼻咽癌的发生与细菌感染导致鼻咽上皮由炎性改变发展成癌性增生。

环境因素虽然很早就引起人们重视，早期潘世宬应用硝基化合物中的二亚硝基哌嗪（DNP）经体内生物转化后可诱发小浸润癌的发生。因此，进一步确定不同环境因素在鼻咽癌中作用的靶基因，将是今后研究主要内容。

通过对鼻咽癌病因学的研究，学者们已认同鼻咽癌的发生发展过程，是多个易感基因群参与的病理过程。使鼻咽上皮从正常上皮细胞逐渐演变为癌前病变→癌。在致癌因素的持续刺激和易感基因失活时，而形成癌变。李桂源等将这个过程称为多米诺骨牌效应模式，即环境因素、生物致癌因素（病毒、细菌）与易感基因群相互作用共同参与这一模式。由于鼻咽癌发生涉及多个易感基因群，这些易感基因群可以形成鼻咽癌发病不同阶段的多个限制点（易感点），若干个易感点基因形成一个有密切功能联系的易感基因群。

易感基因群在易感点与易感点之间行使正常的生化反应而导致多种生命活动相关的分子事件发生，且这些分子事件将以多米诺骨牌效应的形式出现，即产生区域性多米诺骨牌效应。当一个区域性多米诺骨牌效应完成后，即一个生化过程的分子事件终结后，要启动下一个区域性多米诺骨牌效应，就必须在下一个易感点启动的基础上方可启动，一旦若干个易感点均在前一个易感点启动后而启动，这将启动若干个与细胞增殖分化有关的生化过程，发生一连串的分子事件，从而形成一个完整的彼此联系极其密切的瀑布似的多米诺骨牌效应，如果易感点的启动对细胞增殖有利，完整的多米诺骨牌效应的结果是使细胞向有无限增殖能力的恶性表型转化，最终导致鼻咽癌的发生、发展及侵袭与转移。当人为干预或抑制前一个易感点的启动因素即在前一个易感点已经启动的基础上人为地对下一个易感点进行预防性干预或预防性抑制，多米诺骨牌效应只完成在一个有限的区域之内，细胞的恶性转化过程可能随之被终止。

第二节　鼻咽癌临床治疗

一、鼻咽癌放射治疗发展历程

鼻咽癌大部分为低分化鳞癌，由于原发灶位于鼻咽部，病变部位隐蔽，早期病变不易被发现。因此，就诊患者60%左右因颈部淋巴结转移灶，20%因脑神经（Ⅲ、Ⅳ、Ⅴ、Ⅵ）受累而就诊。同时鼻咽部毗邻重要血管、神经，手术暴露困难，因此鼻咽癌临床治疗以放射治疗为主，放射治疗野不仅可以包括鼻咽原发灶，而且可以涵盖颈部淋巴结转移灶和颅内转移灶。

20世纪40年代，国内开始在上海、广州、湖南应用深度X线放射治疗设备治疗鼻咽癌，深度X线穿透力弱，对皮肤、皮下损伤大，而深部组织剂量小，因此5年生存率只有18%左右。20世纪50年代后期至60年代，国内各大城市部分医院先后引进CO^{60}治疗机，同位素^{60}CO具有穿透力强，皮肤表面剂量低，肿瘤组织吸收剂量大，且对邻近组织散射小等优点。因此，20世纪60年代～70年代随着对病灶定位方法和照射野的改进，5年生存率逐步提高到45%左右。20世纪80年代以后随着CT模拟定位机的应用，放射设备增加了直线加速器，使靶区定位更精确，照射剂量的分配更合理。张宜勤比较了江苏省肿瘤医院不同时期鼻咽癌放射治疗5年生存率，1971年为46.4%，1976年为50%，1991年达到74.5%。虽然放射治疗后5年生存率各地有一定差距，但随着放射设备的不断更新、定位仪器的不断发展，5年生存率在逐年提高。大部分鼻咽癌患者对放射敏感，但仍有一部分患者虽然同一病理类型，临床分期也一致，放射剂量相同，但仍有残灶或短期内复发现象，这类患者预后差。由于放射治疗剂量目前还难达到个体化目标，虽然放射治疗设备、技术的不断快速更新，但鼻咽癌总体5年生存率仍徘徊在50%～60%。因此，如何提高鼻咽癌患者生存质量和生存率仍是当前努力的方向。

二、鼻咽癌放射治疗方案

鼻咽癌中晚期患者（临床Ⅲ～Ⅳ期）占目前就诊人数的60%左右，如何提高中晚期患者的治疗效果一直为学者所关注。

近十余年来从事放射治疗研究的学者，在精确靶定位、治疗方案的设计和实施精确的照射治疗上做了大量的工作，在治疗方案上采用以下方法：

（一）常规分割放射治疗

1. 鼻咽癌细胞受照射损伤后其修复能力比正常组织修复慢，因此，在其尚未完全修复而正常组织已修复时，再进行照射可进一步破坏癌细胞。

2. 根据细胞动力学，细胞在分裂过程中的有丝分裂期（M期）和有丝分裂前期（G1期）对放射最敏感。但当接受一定照射量后，部分细胞则会停止在不敏感时相，当停止外来破坏（照射）时，细胞又进入分裂，细胞分裂相增多，再进行放射可以增加对癌细胞的杀灭。

根据以上细胞动力学研究，临床将常规分割放射治疗全程分为两个阶段进行（分段放射治疗），中间休息4周，即每周照射5次，每次2Gy（天），完成3～4周照射后中间休息4周。该疗程对年老、体弱的晚期患者放射治疗反应较轻，可以较顺利完成全疗程，但延长了治疗周期。

目前临床较常采用的常规分割放射治疗方式是2Gy/（次·d），每周5次，周剂量10Gy，疗程6～8周，总剂量60～80Gy，这种治疗方式每日单次剂量偏小，对正常组织损伤小因而放射治疗反应轻，同时可以达到逐日杀灭癌细胞的目的，是目前最基本的放射治疗方案。

随着放射生物研究的深入，实验已证实剂量与肿瘤原发灶局控率呈正相关。由于瘤体邻近正常组织的局限，希望提高对瘤体的照射存在困难，当前已开始应用三维适形分割治疗方式，使剂量提高而对正常组织损伤不加重。

（二）超分割放射治疗

希望在提高总剂量而又不增加放射损伤、改善原发灶局控率的治疗方式是每天1.25Gy，每天2次，其间间隔6小时，总剂量≥60Gy，6～7周疗程总剂量比常规分割治疗剂量增加15%～20%。欧洲肿瘤组织（EORTC）统计8个国家、28个放射治疗中心，头颈鳞癌放射治疗效果超分割优于常规分割放射治疗。

虽然鼻咽癌对放射敏感，但即使是同一病理类型，同一临床分期，年龄相近的患者其对放射治疗的敏感性常有差异，导致用同一方案治疗亦部分患者存在残灶和短期内复发现象。因此，针对放射治疗不敏感的个体，设计治疗方案，不仅涉及分子生物学的研究领域，也涉及放射技术上的改进。

近十余年来，随着放射物理学、生物学、医学影像学的迅速发展，放射技术有了很大改进和提高，特别是肿瘤调强适形放射技术（intensity modulated radiation therapy，IMRT）在临床的应用，使放射治疗技术向前跨越了一大步。调强放射技术是根据肿瘤靶区的形状，通过调节和控制射线在照射野内的强度分布，产生不同剂量梯度来达到对肿瘤靶区给予致死性的高剂量照射。实施IMRT放射治疗的患者采用CT模拟定位，扫描范围包括头部到锁骨下3～4cm，扫描层厚3～5mm，通过网络将CT模拟传输到ECLIPSE治疗计划系统。采用这项技术治疗鼻咽癌局部区域控制率可达90%，而口干、张口困难、放射性脑病明显降低。

调强适形放射技术（IMRT）的临床应用将促进放射治疗技术的发展，但IMRT技术复杂、工作强度大，临床应用中尚有许多需要完善和注意的地方。刘泰福认为IMRT不是一个放射治疗体系，而只是一种照射技术，还不是三维适形放射治疗的最高形式，因此，还需要大宗病例的统计分析。目前病灶放射野的确定主要通过CT模拟定位，但CT主要显示组织结构形态学信息，无法了解肿瘤组织的生物学特性，而近期临床使用的PET-CT弥补了CT的不足。PET-CT是一种非创伤功能的显像技术，利用^{18}F-脱氧葡萄糖（FDG）作为显像剂，对正常组织和病变组织代谢显像并进行检测。由于肿瘤组织糖代谢率明显高于正常组织，PET-CT图像可以清楚地显示病灶情况，还可以通过计算机输送到放射治疗系统，制订放射治疗靶区。

三、鼻咽癌放射治疗与化学药物治疗综合治疗

放射治疗仍然是一种局部治疗，鼻咽癌就诊患者，Ⅱ～Ⅲ期患者居多，即近半数以上已有颈部淋巴结转移或脑神经受累症状。因此，综合治疗方案的制订和实施，对提高鼻咽癌5年生存率具有重要意义。

（一）辅助化学药物治疗（adjuvant chemotherapy）

放射治疗后使用化学药物治疗的主要作用是杀灭放射治疗后局部区域残留癌细胞及亚临床转移灶，目前采用的药物大部分为DDP（20mg/m^2）和5-FU（1000～2000mg/m^2）。但由于患者放射治疗后血运和淋巴系统已有不同程度的损伤，因此药物到达局部的浓度减低，同时由于患者已接受全量放射治疗，体质及免疫能力均下降，机体对化学药物治疗药物毒性反应加重，目前临床已基本不应用辅助化学药物治疗治疗局部晚期患者。

（二）诱导化学药物治疗（induction chemotherapy）

诱导化学药物治疗是在放射治疗前短期快速杀灭部分肿瘤细胞，减轻机体负荷（原发灶与转移灶），增加放射治疗效果，同时也有利于杀灭转移的亚临床灶。Teo对191例鼻咽癌淋巴结转移患者应用诱导化学药物治疗（DDP 100mg/m^2 d_1，5-FU

$1000\sim2000mg/m^2d_{1-3}$），与同期409例单纯放射治疗患者比较，诱导化学药物治疗组提高了已有淋巴结转移的T_3和$T_{3\sim4}$的局控率，减少了复发率，这可能因诱导化学药物治疗缩小了原发灶，增加了放射治疗敏感性。诱导化学药物治疗，应根据患者（尤其是Ⅲ、Ⅳ期患者）体质情况实施。应在患者可耐受化学药物治疗与放射治疗的条件下进行，因为诱导化学药物治疗即使原发灶有明显缩小，也不能减低放射治疗剂量。

（三）同期放化疗

放射治疗同时给予化学药物治疗，目前使用DDP具有放射治疗增敏作用，文浩等报道150例鼻咽癌患者，随机分为超分割加同期化学药物治疗组（研究组）和单纯超分割放射治疗组（对照组），两组放射治疗剂量相同，1.2Gy/次，2次/天。研究组在放射治疗前，中加用化学药物治疗，放化疗同期进行。5年总生存率57.3%，研究组和对照组5年生存率分别为64%和50.7%（$X^2=4.26$，$P=0.037$），同期化学药物治疗中化疗药物应考虑选用毒性较低的药物，同时在治疗中应密切观察患者反应，并可以配合相应药物，以减轻黏膜和造血系统的损伤。

在放射治疗同时应用中药活血化瘀改善微循环，改变肿瘤细胞缺氧状态，增加放射治疗敏感性。曹兆振等应用川芎注射液对鼻咽癌放射治疗增效40例初步观察，肖健云、章正等应用活血化瘀方剂与放射治疗同步进行治疗，尚处于临床研究阶段，虽然近期有一定疗效，但远期疗效还无明显差异。

四、放射治疗未控与复发灶处理

未控和复发灶患者已不宜再次放射治疗或化学药物治疗，此类患者可考虑手术治疗，其手术适应证：

1. 放射治疗后鼻咽部原发灶或颈部转移灶未控或复发。

2. 无明显颅底骨质破坏和脑神经受累。

3. 无全身远处转移。

【展望】 鼻咽癌由于生理病理学特点，放射治疗是主要的治疗手段，尽管放射设备技术不断更新，但仍有一部分患者对放射治疗出现抵抗以致存在残灶及近期内复发。这提示不同的个体，肿瘤细胞对放射线敏感性不同，寻找可以预测鼻咽癌放射治疗抗性和分子标志物和增加放射治疗敏感性的分子靶点，使放射治疗个体化应当是今后研究的重点。

今后开展对残灶及复发灶的治疗，调强适形放射治疗对部分患者局控率有提高，但还需进行更多的临床观察分析，对放射治疗损伤的防治和康复，提高鼻咽癌患者的生存质量仍待努力。

（肖健云）

第三章　下咽及颈段食管癌

下咽癌(hypopharyngeal cancer)是头颈肿瘤治疗方案比较复杂的恶性肿瘤,综合治疗是最常见的方案,但应该怎样来选择治疗是值得深入讨论的一个问题。颈段食管癌(cervical esophageal cancer)因其生长部位、生物学行为及治疗方式与下咽癌非常相近,故也一并在这里进行探讨。

一、下咽癌治疗的发展历程

下咽癌的治疗经历了漫长的发展过程,至今仍在不断地向前发展。手术和放射治疗是下咽癌的主要治疗手段,至今仍有一些国家和地区把下咽癌归在放射治疗的范围,而没有开展手术治疗。早在 1873 年 Billroth 为喉癌患者进行全喉切除术后,人们也将全喉切除术应用于下咽癌的治疗,再后来逐渐开展了梨状窝切除等保留喉功能的手术和扩大切除术如全喉全下咽全食管或颈段食管切除术。1942 年 Wookey 治疗下咽癌采用了全喉全下咽及颈段食管切除,当时没有一期修复条件,而是采用三造瘘的方法即咽瘘、气管造瘘及食管造瘘,准备二期修复,但往往很快复发不治而死,二期修复的方法就是用颈部皮肤卷成一个管子,其上端与咽瘘相连,下端与食管瘘缝合。1960 年 Ogura 采用梨状窝切除的喉功能保留手术治疗梨状窝外壁癌、内壁癌及咽后壁癌,至今此方法仍在沿用。1974 年中国医学科学院肿瘤医院开展这一手术,首先进行术前放射治疗 40~50Gy 之后因肿瘤缩小,可以对 T_1、T_2病变作梨状窝切除手术保留喉功能,甚至部分 T_3、T_4 患者肿瘤缩小明显也可以行保留喉功能手术,效果良好。1965 年 Bakamjian 设计应用胸三角皮瓣修复头颈手术缺损,也用于重建颈段食管。1960 年香港 Ong 等创建应用全胃上提到颈部的技术,重建下咽和食管,后来 Le Quesne 采用不开胸食管拔脱,再用胃代食管,并被广泛应用。随着显微外科技术的发展,1959 年 Seidenberg 等首次应用血管吻合的游离空肠重建颈段食管下咽。1954 年 Goligher 应用带血管蒂的横结肠和降结肠重建下咽和食管。

二、如何判断肿瘤的位置及累及的部位

1. 症状及体征　下咽癌初诊患者最常见的主诉症状是咽痛,吞咽时加剧,常常向耳根部放射。吞咽不畅或困难提示肿瘤已累及食管入口或(和)颈段食管,当仅能进流食时提示颈段食管受侵较重,食管镜不易通过。声音嘶哑提示肿瘤侵及声门旁间隙或环甲关节。颈部肿物提示淋巴结转移,但颈部淋巴结有肿大、固定伴有剧烈疼痛时,一定要注意,转移淋巴结很可能已经侵犯颈动脉,这时手术不易切除干净。

2. 实验室及影像学检查　除了间接喉镜检查外,还应该做进一步检查,为下一步肿瘤累及范围的确切诊断做好准备。下咽食管钡餐检查可以从充盈缺损、黏膜糜烂不光滑来明确肿瘤的部位及是否累及食管,还可以发现食管的多中心性发生癌,现在食管多重癌发病率有增高趋势。增强 CT 检查是不可缺省的,可发现普通 CT 检查不能提供的信息,如肿瘤的外侵范围、上界的判定,淋巴结的增强或环周强化提示淋巴结转移,转移淋巴结侵及颈动脉、椎前组织的程度等都需要临床医师通过丰富的经验加以判断,为手术方案的设计做好准备。纤维喉镜或食管镜的应用是为了直观的判断肿瘤的表面位置,同时取得活检进行病理检查,但仅从表面不容易判断整体肿瘤的侵犯范围。

3. 下咽隐匿性癌　头颈不明原因转移癌的常见部位是下咽、舌扁桃体沟及鼻咽,所以当临床上碰到原发灶肿瘤不易发现时,切勿忘记仔细检查梨状窝,用手检查一下舌扁桃体沟。

4. 复发癌　复发肿瘤的早期诊断对肿瘤能否再次根治非常重要。首先要明确是否肿瘤复发,部分喉手术的患者可以通过纤维喉镜检查发现,全喉切除术后的患者尤其放射治疗后的患者,一旦出现气管造瘘口周围不明原因的肿胀、隆起、破溃应警惕肿瘤的复发,应尽早行增强 CT 或 MRI 检查,尽早发现复发灶。其次是如果发生复发,要根据所做

的检查明确复发性肿瘤是否可以切除干净，只要颈动脉、椎前组织没有确切的侵犯，就应尽可能给予手术治疗。注意：颈动脉被包裹不一定是受侵，临床经验证实大部分颈动脉被包裹时可以通过外科手术将肿瘤切除干净。放射治疗后的患者复查时一定要注意，喉内长期水肿患者大部分是肿瘤复发所致，可以通过MRI检查区分正常水肿和肿瘤，即使不能明确肿瘤复发也应严格密切随访。

三、多重癌的发生几率、部位及处理原则

多重癌在下咽癌中越来越常见，国外文献报道发生率约20%以上，而笔者所在医院的资料显示约10%。食管、肺、甲状腺是最常见的第二原发癌部位，有同期发生的，有后来发生的。近年来，同期发生的食管癌通过下咽食管造影发现的越来越多，所以下咽食管造影已经成了下咽癌患者治疗前的常规检查项目。在20世纪90年代以前，往往是在术中发现的，晚期下咽癌在行全喉全下咽全食管切除胃上提代食管手术时，食管癌的病变才被发现。而现在发现同期食管癌是下咽食管造影或食管镜检查时发现的，做食管镜检查时如果食管碘染色阳性应取活检证实。

一旦证实同时存在食管癌，则应和胸外科合作，早期的可采用食管拔脱，中晚期需要采用三切口手术。第一个切口是左侧卧位右开胸，首先游离胸段食管，清扫纵隔淋巴结，后关胸平卧，腹部和颈部同时开始，腹部游离胃，颈部切除喉、下咽及颈段食管同时行颈清扫，将胃由食管床提至颈部与口咽吻合。

合并肺癌的发生是通过胸片发现的，下咽癌术后常规半年~1年需复查胸片，目的是了解是否有肺转移癌，但有时亦可发现原发性肺癌。若发现原发性肺癌，则应尽可能的给予手术治疗。甲状腺癌是术中发现的，处理简单，切除一侧甲状腺叶并清扫气管食管沟淋巴结。

总之，第二原发癌有增多的趋势，需要密切关注。

四、颈段食管癌的处理

颈段食管癌和下咽癌经常因相互侵犯而不易明确原发部位，一般情况下根据下咽和食管受侵犯的范围来决定来源于食管或下咽。单纯的颈段食管癌较少，下咽癌侵犯食管较常见。因此，颈段食管癌的治疗可以和下咽癌一起讨论。

1. 治疗方案的选择　颈段食管癌的治疗和下咽癌一样，通常选用术前放射治疗+手术的方案，术前放射治疗约50Gy后休息2周以后手术。另一种是在术前放射治疗效果较好的情况下可以选用根治性放射治疗，如果复发则再进行手术挽救。颈段食管癌选用放射治疗常常因为以下三个原因：①颈段食管癌手术上界位置较高，常常需要进行全喉切除才能达到，这样在放射治疗有效的情况下往往会选择放射治疗到底；②手术风险和手术创伤较大，而放射治疗没有胃上提胃咽吻合带来的较高死亡率和心脏并发症，也没有游离空肠坏死的风险；③我国的很多患者因为经济的原因，手术患者要承担较高的手术住院费用，而单纯放射治疗则可以减少手术的费用。而坚持术前放射治疗+手术的原因有两点：①单纯放射治疗后复发率较高，5年生存率仅为18%，而综合治疗的生存率可高达42.5%；②尽管部分患者放射治疗失败后手术挽救的5年生存率为33.3%，但还是有很多的患者在复发后因累及范围广泛就失去了再次手术挽救的机会，总的生存率是下降的。因此笔者偏向于术前放射治疗+手术的治疗方案。

颈段食管癌和下咽癌的另一种综合治疗方案为先手术再进行术后放射治疗，术中放射治疗应用较少。术前放射治疗或术后放射治疗以哪类优越，至今没有结论。术后放射治疗需要在手术后6周内施行，剂量不少于60Gy。手术后间隔过长，剂量少于60Gy，效果不佳。近年来，国际上倾向于应用术后放射治疗，认为术后放射治疗优于术前放射治疗，但尚无大宗病例支持。手术治疗的患者的术后放射治疗适应证有：病理证实切缘不净、残存；肿瘤侵及食管外层纤维膜；周围淋巴结有转移。手术后复发的患者也宜采用术后放射治疗作为挽救手段。

2. 外科治疗　从历史上看，食管癌手术在19世纪开始于颈部。以后随着医学发展，才开始探索开胸手术。颈段食管癌作为专科治疗，是在20世纪50年代以后，头颈肿瘤外科发展以后才开始的。20世纪60年代，笔者所在学科开始对颈段食管癌进行手术治疗，当时食管内翻剥脱技术尚没有发展。不开胸切除全部颈段食管后无法在颈根部做吻合，只能在颈段食管于胸腔入口最下端切除后，将胸端食管闭合后旷置。在前纵隔做一个通道，将腹内器官从前纵隔引至颈部。经过多年的临床实践，实施不开胸食管拔脱技术已经非常成熟，这项技术在颈段食管癌中较为常用。

（1）肿瘤局限于颈段食管，即环后区以下，胸锁关节以上，无外侵。手术切除颈段食管及外侵的一侧甲状腺和双侧的气管食管沟淋巴结，上端可以在环咽肌水平切除，即切除环后区组织；下端根据肿瘤范围，在胸骨上缘水平，留下可以缝合的小段食管，如果利用吻合器还可以使切除的范围低于胸骨切迹。修复的方法可以使用游离空肠、游离股外侧皮瓣，部分缺损还可以用胸大肌肌皮瓣。

（2）肿瘤已侵犯下咽或喉或已有颈部外侵，手术时难以保留喉功能，应考虑喉全切除、下咽全切除、食管全切除。位置较低的病变需行食管拔脱胃上提胃咽吻合。如果肿瘤切除后可保留喉功能，则可用间置结肠代食管，行结肠食管或下咽吻合术。但结肠游离、解剖并保护结肠动静脉的手术技术要求较高，结肠容易坏死，同时腹腔内有两个吻合口，结肠取得过多，手术后患者有溏便。

（3）在多中心性原发癌的患者，胸段食管癌为早期病变时可选用不开胸食管拔脱胃代食管术，如果外侵较重则需要三切口切除胸段食管病变。

（4）内镜下黏膜切除治疗早期食管癌和癌前病灶的术式属微创外科。这是一种创伤小，没有外表瘢痕，痛苦少，很少发生严重并发症和后遗症的外科治疗方法。黏膜切除的切除平面是黏膜下层，按外科原则切除的平面（即残端或切缘）应干净而无癌细胞的层面或切缘谓之根治。因此，黏膜下浸润癌不是黏膜切除对象。黏膜肌层以上的病变即黏膜内癌和原位癌才是黏膜切除的适应证。这一技术在颈段食管癌应用较少，这是因为颈段食管的早期癌灶较少。但一旦发现早期颈段食管癌，则可以应用这项技术保留喉功能，且可以避免大的手术创伤。

（5）颈部发生淋巴结转移应行颈淋巴结清扫术，临床 N_0 侵及下咽者应行一侧择区性颈清扫。转移淋巴结即使经术前放射治疗后消失也应行颈清扫，50Gy 的术前放射治疗量对淋巴结的控制率较差。

五、下咽癌的术前放射治疗

下咽癌的术前放射治疗（preoperative radiation）是中晚期下咽癌最常用的一种治疗方案，手术与放射治疗的结合主要目的是提高生存率，单一的治疗手段生存率仅在 20% 左右。当放射治疗和手术结合在一起时，生存率会提高到 50% 以上。放射治疗和手术应该怎样结合，放射治疗剂量用多大是临床医师最为关注的问题。术前放射治疗可以使肿瘤缩小，手术范围缩小，能够获得较高的喉功能保留率。术前放射治疗剂量为 40Gy 时手术后病理完全缓解率为 31.5%，5 年生存率为 39.7%，喉功能保留率为 38.7%，放射治疗相关性术后并发症发生率为 26.6%。后来为了提高生存率，屠规益教授与放射治疗科医师和放射物理师研究将术前放射治疗量提高至 50Gy，结果发现术后病理完全缓解率为 40.3%，5 年生存率提高为 55.4%，放射治疗相关性术后并发症发生率为 15.6%，喉功能保留率为 42.9%。术前放射治疗 40Gy 组区域复发率与术前放射治疗剂量 50Gy 组相等。

1. 不同部位的治疗效果、喉功能保留率　梨状窝癌的 5 年生存率为 36.2%，而放射治疗加手术为 49%，咽后壁癌为 28.4%，放射治疗加手术为 23.7%，环后区癌的 5 年生存率为 19.7%，放射治疗加手术为 23.8%。在下咽癌中，因环后癌和咽后壁癌不易早期发现，导致生存率较低。

2. 晚期下咽癌的类型　累及食管；累及口咽、鼻咽；晚期下咽癌除了深部浸润外，还向上下侵犯，向下至食管，向上达口咽甚至鼻咽。肿瘤向上累及过高往往导致手术难度加大，这种情况常常需要术前放射治疗缩小肿瘤范围，放射治疗后手术范围可以适当缩小，并用皮瓣进行修复。

六、下咽癌的术后放射治疗

术后放射治疗（postoperative radiation）是下咽癌综合治疗的另一种方式，同样能达到非常好的生存效果，综合国内外术后放射治疗的 5 年生存率大约在 40% ~50%，笔者所在医院的资料显示术前放射治疗与术后放射治疗的 5 年生存率是一样的。

术后放射治疗的优点为：手术医师最喜欢的综合治疗方式，不用担心因放射治疗引起的咽瘘、伤口裂开、放射性坏死等问题，即使出现了咽瘘，也可以待咽瘘愈合后再进行放射治疗。术后放射治疗可以给予更高的放射剂量，除常规剂量 60Gy 外，个别区域可放射治疗至 70Gy，尤其对于切缘不净或颈部淋巴结侵犯椎前组织的患者尤为适合。但术后放射治疗并不是所有的患者都适合，T_1 或 T_2N_0 的患者只要手术彻底切除就可以了，不需要术后放射治疗。在 T_3 或 N_2 以上才是放射治疗的适应证，是不应该错过综合治疗的。也有研究表明术后放射治疗较术前放射治疗生存率稍高，但这样的研究较少。

术后放射治疗的缺点为：根据经验，术前放射治疗不仅提高生存率，还提高了喉功能的保留率，而术后放射治疗则必然在喉功能保留方面要差一些,部分患者生存质量下降。术后发生咽瘘的患者往往不能在最佳术后放射治疗时间得到及时的放射治疗,延误治疗时间,降低放射治疗效果。术后放射治疗在胃上提代替食管或游离空肠替代食管的患者,放射剂量不宜过高。如果术前判断能够行保留喉功能的手术,而颈部淋巴结较大时是术后放射治疗较好的适应证。

七、下咽癌根治性放射治疗失败后的挽救性外科治疗

对于每一位下咽癌患者应该选择怎样的治疗方式,是每一个医师应该认真思考的问题。有以下几点需要考虑:①如果我是患者,那么我首选风险小又能保留喉功能的放射治疗;②如果放射治疗效果不好或复发再选择手术还是可以挽救的;③当术前放射治疗结束时,病理下完全缓解率可达到40%,而术前同步放化疗可以再次提高完全缓解率;④单纯根治性放射治疗可达到约50%以上的完全缓解率,同步放化疗提高更多,另外放射治疗的后遗效应还可以使放射治疗结束时没有完全消退的肿瘤在放射治疗结束后1~2个月内再次缩小。基于以上原因,选择放射治疗是有道理的。

如果患者选择了放射治疗,那么放射治疗之后的密切随访是必不可少的。但放射治疗之后复查时会遇到以下困难:下咽水肿不易发现复发病灶;放射治疗后颈部水肿和纤维化较重,不易发现颈部淋巴结转移。当咽痛再次发作、吞咽困难加剧、下咽水肿长期不消退时,临床医师一定要警惕肿瘤复发的可能性。早期复发癌不易发现,肿瘤一旦复发,则再次保留喉功能几乎不可能,一般需要行喉全切除甚至全下咽+颈段食管切除。

放射治疗后手术挽救的效果还是很好的,5年生存率约为40%,但笔者仍然不主张对于下咽颈段食管癌的患者一律采用根治性放射治疗后随访,复发后再挽救的治疗策略。原因如下:①患者复查不定时,复发率较高(约30%),很多患者发现复发时因累及范围太广已经失去了再次手术挽救的机会;②某些患者经济条件差,复查时不能进行CT、MRI的检查,不易发现病灶;③挽救性手术因为高剂量放射治疗的原因,术后发生咽瘘者较多,甚至发生致命的并发症——颈动脉破裂大出血。总的来说根治性放射治疗的生存率较综合治疗低,因此,对于下咽颈段食管癌的患者推荐使用术前放射治疗或术后放射治疗加手术的综合治疗策略。

在进行挽救性手术时,下咽吻合口的缝合应更仔细,避免死腔,保护好颈动脉,如果有一血运丰富的组织瓣会更好。

八、下咽癌治疗后复查和随访

根据笔者所在医院的资料显示,下咽癌患者治疗后所有复发者中,2年内复发占85%,3年内复发占95%,所以说治疗后患者的复查在3年内最重要。下咽癌随访最常检查的方法是问诊、体检、间接喉镜和颈部的B超检查。问诊很重要,咽痛再次发作、声音嘶哑、进行性吞咽困难及咽部异物感等都是下咽癌复发的征兆,应进行进一步的检查。查体发现颈部淋巴结的肿大、喉体的肿大,也应怀疑肿瘤的复发。间接喉镜如果发现水肿、黏膜粗糙、声带固定及肿物等应进行纤维喉镜、下咽食管造影甚至颈部的增强CT等,以便早一些发现肿瘤的早期复发灶。复发性肿瘤还没有包绕颈动脉且伴有头痛(颈动脉受包绕时伴有头部剧痛是颈动脉受肿瘤侵犯手术时不能依靠外科技术解剖的一个重要特征)时,可以手术挽救,但当椎前肌也受侵犯时则不宜切除彻底。下咽复发癌侵及口咽、食管并不是手术的禁忌证。

九、颈部淋巴结转移的治疗原则

下咽癌颈部 cN_0 者不论是术前放射治疗还是先手术者,均应该行颈部的择区性清扫术,至少清扫一侧Ⅱ、Ⅲ、Ⅳ区淋巴结。根据笔者所在医院的资料显示:下咽癌 cN_0 患者的隐匿性淋巴结转移率手术后证实为32%,不同原发灶及不同分期的颈部淋巴结隐匿性转移相差不大,梨状窝为27.7%,咽后壁为50.0%,环后区为66.7%。T_1 转移率为25.0%,T_2 为25.0%,T_3 为31.8%,T_4 为38.9%。术前放射治疗后隐匿性转移率为21.2%,未行术前放射治疗直接手术的患者转移率为47.8%。从颈部再转移率来看,术前放射治疗后未清扫者为22%,根治性放射治疗和术后放射治疗者再转移率为6.5%,可见颈部放射治疗剂量在60Gy以上时对 cN_0 的控制率是较理想的。通过对隐匿性淋巴结转移的区域分析发现:所有发生淋巴结隐匿性转移和颈部再转移的病例均无Ⅰ区和Ⅴ区的转移,有少许病例发生Ⅵ区淋巴结转移。cN_0 患者颈部淋巴结隐匿性转移和颈部再转移主要分布在Ⅱ区和Ⅲ区,而Ⅳ区发生率较低。在发生转移的病例中,Ⅱ区转移率是58.8%,Ⅲ区是41.2%,Ⅳ区是23.5%。因此,一般情况下颈部仅需要清扫Ⅱ区、Ⅲ区和Ⅳ区。

如果肿瘤位于环后区、咽后壁或梨状窝肿瘤过中线时，则应该行双侧择区清扫，如果肿瘤范围较大，向上累及口咽则还需要清扫Ⅰ区。

当颈部淋巴结临床 cN_+ 时，则至少需行颈部功能性清扫，常规包括Ⅱ、Ⅲ、Ⅳ和Ⅴ区。当颈部淋巴结转移侵及周围组织时不仅需要行经典性清扫，还要切除周围受侵的组织，最常见的是椎前。当颈动脉受包绕时，大多数情况下能够手术解剖并保护颈动脉，如果颈动脉受侵犯较重不能剥离时，可做以下选择：①夹闭颈外动脉和颈总动脉近心端，测量颈内动脉回流压，如果回流压平均大于 55mmHg 时，可以切除颈动脉，术后很少出现偏瘫等并发症，但术后尽可能保持血压偏高，且绝对平卧 1 周；②如果回流压较低，则术后发生并发症概率较高，可以采用大隐静脉移植；③如果颈内动脉残端位置较高不利于吻合血管，或者即使切除了颈动脉也不能切除干净肿瘤则只好局部置银夹，术后用 X 刀或 γ 刀局部放射治疗。在首诊治疗的患者，如果颈部淋巴结达到 N_2 以上则需要术后放射治疗。

十、造瘘口复发癌的治疗

气管造口复发癌由于肿瘤阻塞气道或肿瘤出血流入气道直接威胁患者的生命，对其治疗又是非常困难和棘手的，单纯放射治疗疗效很差，外科手术救治尽管风险大，仍是治疗或解除气道堵塞延长患者生命的最主要的治疗方法。值得一提的是，胸大肌皮瓣的应用对纵隔大血管提供了很好的保护，并有效地消灭了上纵隔死腔，使手术后致命性并发症及死亡率明显下降，为外科手术救治气管造口复发癌提供了更多的机会和可能。

气管造瘘口复发癌的分类多年来一直沿用 Sisson 分型，根据气管造口复发癌的侵犯部位，将其分为四型：①一型：复发肿瘤位于气管造口上部或上方，颈段食管未受侵犯；②二型：复发肿瘤位于气管造口上部或上方，同时向深部已侵犯食管；③三型：复发肿瘤位于气管造口下部或侧部，同时肿瘤已侵犯上纵隔；④四型：复发肿瘤向外侧已侵犯锁骨后方或气管下方。

手术救治适应证主要是一型、二型气管造口复发癌和没有侵犯颈总动脉及无名血管的三型气管造口复发癌。而肿瘤已包绕颈总动脉根部或无名动脉的三型复发癌、四型复发癌及肿瘤侵犯气管壁过长，隆突上正常气管不足 4～5cm 者是手术禁忌证。

手术操作要点如下：

1. 沿气管造口四周切开皮肤（皮肤切除要有宽大安全界），切开皮下组织及肌肉，两侧应解剖出颈总动脉根部，造口上方应解剖出颈段食管，若食管受侵，待复发癌灶标本切除后应内翻剥脱切除食管，胃上提咽胃吻合。

2. 在第 1 肋间断扎内乳动脉，用线锯横行锯断胸骨柄，再用线锯锯断第 1 肋和锁骨内侧端。

3. 将标本向上拉，显露上纵隔，解剖出左无名静脉，将其向下拉，必要时可结扎切断该静脉，继续解剖出左颈总动脉根部、右无名静脉和动脉，将上纵隔淋巴脂肪组织向上解剖，距气管内肿瘤下界 1.0cm 横断气管。

4. 切下标本后开始切取胸大肌皮瓣，皮瓣的直径应比病灶切除皮肤的直径至少要大 2.0cm，皮瓣的位置应高（所需皮瓣的肌肉血管蒂短，可满足此要求），这样皮瓣下方可带较多胸大肌用以覆盖纵隔血管及消灭死腔。

5. 胸大肌皮瓣切取后转移至缺损处，在皮瓣中央打洞或平行供血管方向从皮瓣远端向中央全层切开，将气管断端同皮瓣中央缝合造瘘用皮瓣周围肌肉覆盖纵隔大血管及充填死腔。

6. 上纵隔放负压引流管，将皮瓣周边同缺损皮肤切缘缝合。

气管造口复发癌的预防：彻底清扫气管食管旁淋巴结是避免造瘘口复发癌的关键，术野的彻底冲洗是避免癌细胞种植的一个重要环节。

十一、下咽手术术式及具体方法

1. 下咽部分切除术

（1）梨状窝切除术：梨状窝切除术适用于肿瘤位于梨状窝内壁或外壁的早期癌（$T_{1\sim2}$），或已经侵犯部分咽后壁的梨状窝外壁癌。如梨状窝前壁，环后区及喉受侵犯则不适宜。切口：胸锁乳突肌中段前缘做 5～7cm 的斜行切口。如同时做颈部淋巴结廓清术，可平行甲状软骨中间做一水平切口，外端再做颈侧垂直切口，两切口相交。掀开皮瓣，暴露患侧甲状软骨板，沿甲状软骨板上缘、后缘切开下咽缩肌，剥离甲状软骨膜并保留，切除甲状软骨侧板的后 1/3，注意保留环甲关节以利于保护喉返神经。进入咽腔，切除肿瘤：甲状软骨后缘相当于梨状窝外壁与下咽后壁的交界处，在此处切开梨状窝外侧壁，进入下咽腔。可以看清探察肿瘤。明视下切除梨状窝外壁和内壁（即杓会厌襞外侧壁），可以包括部分咽后壁。缝合咽腔和皮肤：将咽后壁黏膜游离，与杓会厌襞切缘拉拢缝合，利用下咽缩肌在其外层加固缝合。冲洗伤口，放负压引流管，缝合皮下和皮肤切口。

（2）咽后壁切除术：适用于肿瘤位于下咽后壁（$T_{1\sim2}$），下界在食管入口上方的局限于下咽后壁。喉、食管及椎前组织受侵为手术禁忌证。切口：同梨状窝切除术。手术切除过程：显露患侧甲状软骨板后1/3，切断结扎喉上神经血管，斜行切开甲状软骨板后1/3，纵行切开梨状窝外侧壁黏膜，进入咽腔，向前切开部分舌会厌谷，显露肿瘤。沿肿瘤四周（安全界应在1.0cm以上）切开下咽黏膜和咽缩肌。切开肿瘤深面的椎前肌，将其同颈椎前筋膜分离，切下标本。修复下咽缺损：将颈阔肌皮瓣转入下咽，同下咽切缘缝合。缺损小的可以不用修复，黏膜直接钉于椎前筋膜即可。较大缺损还可以用游离前臂皮瓣修复。

（3）部分下咽及部分喉切除术：此类手术适用于下咽癌侵犯喉，但尚未侵犯环后区及食管，可以在切除下咽肿瘤的同时，切除部分喉，保留部分喉，达到切除肿瘤，保留喉功能的目的。

1）梨状窝及杓会厌襞切除术：手术适用于梨状窝癌侵犯杓会厌襞，肿瘤比较局限（T_2）。侵犯杓状软骨、声门旁间隙及食管入口为手术禁忌。手术径路：按照梨状窝切除术的方法掀开皮瓣，显露患侧甲状软骨，切除甲状软骨上1/2。从咽侧壁进入下咽腔。为了扩大视野，可以切断舌骨大角，此时喉上神经可被损伤。剪开部分会厌谷黏膜，进入咽腔。手术切除过程：从上向下正中垂直剪开会厌软骨，下极剪到前联合的上方，不要剪开前联合。由前联合处继续从前向后剪开喉室，外侧则沿已经切开的甲状软骨的水平切口一同剪开所属的软组织结构。剪到甲状软骨板后缘与咽侧后壁的切口汇合。此时仅在杓状软骨处尚未切开。根据肿瘤范围决定是否切除患侧杓状软骨，然后切下标本。如果肿瘤侵犯到会厌软骨或会厌前间隙，可以同时切除会厌及会厌前间隙。甲状软骨及舌骨也要做相应的扩大切除。固定声带，关闭咽腔：为了避免术后误吸，将声带后端与环状软骨创缘缝合，将声带固定于中线位置，以缩小声门裂，减少误吸。利用环后黏膜覆盖喉的创面。利用会厌谷黏膜，梨状窝外壁，咽侧、后壁黏膜，甲状软骨膜及带状肌修复下咽缺损关闭咽腔。

2）梨状窝及垂直部分喉切除：手术适用于梨状窝内壁的肿瘤侵犯声门旁间隙引起喉固定者。如果梨状窝前壁、环后、会厌前间隙受侵为手术禁忌。切口：平行甲状软骨上下1/2交界的水平切口，约5～7cm。如同时做颈廓清术，另做颈侧垂直切口，水平切口外端与其相交。手术切除步骤：掀开颈部皮瓣，充分显露甲状软骨及环状软骨。分离患侧带状肌两侧，保留胸骨舌骨肌的肌筋膜及上下附着，准备以后修复喉及下咽所用。在患侧甲状软骨后缘纵行切开下咽缩肌，由后向前剥离甲状软骨骨膜，连同胸骨舌骨肌一同牵向对侧，显露出患侧甲状软骨板，正中锯开甲状软骨。在咽侧后壁处进入下咽腔。如梨状窝外侧壁也有肿瘤，可以在甲舌膜处切开进入下咽腔。此时可以在较好的视野下进一步看清肿瘤的侵犯范围。如果杓会厌襞有肿瘤，可以切除半侧会厌。从会厌正中由上向下垂直剪开，经过前联合到环状软骨上缘。再沿着患侧甲状软骨下缘或环状软骨上缘向后剪开，同时剪开喉内外两侧，喉内侧到达环杓关节，在甲状软骨外侧剪开患侧环甲关节到达甲状软骨后缘，准备与咽侧后壁的切口汇合。此时肿瘤仅有环杓关节与喉相连。正中剪开杓间区，切除环杓关节，与以前切口汇合。修复过程：手术切除后的缺损主要是一侧喉结构，包括部分会厌、杓会厌襞、室带和声带，以及一侧梨状窝。喉部缺损可以利用预先保留的胸骨舌骨肌及甲状软骨骨膜进行覆盖，同时利用部分环后黏膜，从后向前拉过环状软骨背板，覆盖环杓关节区域。这样可以将半侧喉封闭。利用健侧半喉进行呼吸，同时减少误吸。一侧梨状窝缺损不必修复，直接将环后切缘与咽侧后壁切缘缝合。将余下的会厌自身缝合。由于会厌咽皱襞也同时做了切除，此处可以将会厌咽皱襞切缘与会厌谷黏膜或舌根黏膜切缘缝合，达到关闭咽腔的目的。

2. 全喉及部分下咽切除术　手术适用于梨状窝癌侵犯喉，引起喉固定，病变广泛，切除下咽及部分喉已不能切净病灶。如梨状窝癌侵犯杓间，侵犯环后已近中线等。此类手术也适用于环后癌。肿瘤侵犯食管入口、下咽近环周侵犯、下咽后壁癌为手术禁忌。

（1）麻醉：如果喉内无明显肿瘤外突，可以先经口腔气管插管全麻，手术进行中做气管切开，退出麻醉管，再从气管切开口插管，继续全麻。这样做可以避免患者在清醒状态下接受气管切开的刺激。如果喉内有明显肿瘤外突，不应再做经喉的气管插管，而要直接气管切开全麻，避开肿瘤。

（2）切口选择：一种是颈部U形切口加两侧颈部向肩部的斜切口。优点是颈部皮瓣可以向下延长，与气管后壁缝合，适合切除全喉连带较多颈段气管的病例，另外，颈前没有明显切口。缺点是一旦发生咽瘘,咽瘘内容直接流向气管瘘口,容易引起肺部感染。另一种切口是颈部 H 形切口。两侧颈部从乳突下向肩部的垂直切口加甲状软骨水平的横切口。优点是颈部横切口与咽部吻合口接近,发生咽瘘后可以就近切开引流。缺点是气管造口的位置较高,颈部有横行切口瘢痕。

(3)手术步骤及要点:在颈阔肌下将颈部皮瓣充分掀开,上部显露出舌骨,两侧显露出带状肌,下部显露出颈段气管。如果喉部的肿瘤没有外侵,带状肌可以保留,以用于加固咽部的吻合口。如果喉部肿瘤已外侵,相应侧的带状肌不能保留。切断胸骨舌骨肌及胸骨甲状肌的上端,将两束肌肉向下牵开保留备用。肩胛舌骨肌则随颈淋巴结切除。切断甲状腺峡部,切断结扎患侧甲状腺上下极血管。将另一侧甲状腺断端缝合向外牵开保留。显露出颈段气管,将口腔气管插管退出,在第 3、第 4 气管环处横断气管,重新经气管口插入消毒的气管插管,继续全麻。上段气管及喉准备切除。切开下咽缩肌,分离健侧梨状窝外壁。在舌骨上切断舌骨上肌群与舌骨的附着,切除舌骨。在两侧舌骨大角附近分离出喉上血管束,切断结扎。在健侧的甲状软骨板后缘纵行切开下咽缩肌,剥离梨状窝的外壁,以保留较多的健侧梨状窝黏膜,不致咽部狭窄。

切开会厌谷黏膜,进入下咽。切除全喉及部分下咽的过程是:将会厌提起,在明视下,距离肿瘤的边缘保留 1~2cm 的安全界,分别剪开两侧的下咽黏膜。患侧应剪开梨状窝外侧壁或下咽后壁,以离开病灶较远。健侧可以在梨状窝前壁剪开,保留梨状窝外侧壁。两侧切口在环后汇合。在气管造口水平,横断气管,沿膜样部后分离气管与食管,到达环后与环后切口汇合,切除全喉、部分颈段气管及部分下咽标本。修复关闭下咽。切除全喉及一侧梨状窝以后,剩下的下咽黏膜可以直接拉拢缝合。而切除全喉及两侧梨状窝,以及部分下咽后壁以后,直接缝合关闭易发生下咽狭窄。可以用游离前臂皮瓣,胸大肌肌皮瓣等加宽下咽,然后进行下咽缝合,关闭咽腔。外层再利用肌皮瓣的肌肉与咽缩肌,舌骨上肌,带状肌缝合加固。气管造口。将颈部气管与四周的皮肤缝合,保留气管口开放。

3. 全下咽全喉及部分食管或全食管切除　梨状窝癌侵犯梨状窝尖以及食管入口或颈段食管,需要手术切除全下咽、全喉及部分或全食管,需要利用修复手段重建咽与消化道之间的通路。手术适用于下咽癌侵犯食管入口及食管,咽后壁癌侵犯喉,颈段食管癌侵犯下咽。手术切除过程:在舌骨上切断舌骨上肌群,切断结扎喉上血管。梨状窝外侧壁癌容易外侵,所以应该将患侧带状肌及甲状腺切除,以扩大安全界。没有肿瘤外侵可以保留带状肌及甲状腺。在带状肌下端切断带状肌,切断结扎甲状腺下极血管。切断甲状腺峡部,将保留一侧的甲状腺叶从气管分离,推开保留。清除两侧气管食管沟组织。为了方便切除下咽和食管,先在下咽和食管与后面的椎前筋膜之间分离。如肿瘤没有侵犯椎前筋膜,应注意保留该筋膜,特别是术前放射治疗的病例,以防止感染对颈椎骨的直接影响。如椎前筋膜受侵,则切除椎前筋膜及头长肌。探查肿瘤下界后,决定横断颈段气管的水平。如果口腔气管插管,需另备消毒气管插管,经气管断端插入,继续全麻。剪开会厌谷,进入咽腔,距肿瘤上界有 2cm 安全界横断咽环周。上界距离要考虑修复手段的局限性。如用胃代食管,一般胃咽吻合的高度可达到口咽底部。如用结肠代食管,一般可以达到下咽的上界。如用游离空肠,吻合口可以达到口咽上端。食管的切缘最好离开肿瘤下界 5cm 以上。如果颈段食管受侵较小(食管入口下 1.0cm 左右),并且准备用游离空肠移植或皮瓣修复下咽食管缺损,则在距肿瘤下界至少 3~5cm 处横断食管。颈段食管受侵广泛或者准备用胃或结肠替代下咽食管,则行全食管内翻剥脱。先插入胃管到贲门。横断贲门后,见到胃管,将食管布带与胃管系在一起,从颈部抽出胃管,将食管布带引到颈部。布带的下端再与贲门处切口全层缝合,从颈部上提食管布带,即可将食管做内翻剥脱上提到颈部切除。

4. 重建下咽食管　目前最常应用的重建食管的方法有游离空肠移植和带血管蒂腹腔脏器移植两类方法。修复下咽除以上方法外,还可以利用皮瓣、肌皮瓣等方法。主要依据下咽及食管缺损的长短,患者的全身情况及术者的经验来决定。

(1)游离空肠移植:主要适用于侵犯颈段食管非常局限的下咽癌病例或颈段食管癌,但要保持 2~3cm 的正常食管切缘。上腹部正中纵切口开腹,提起空肠起始部。逐渐向远端伸展空肠及其系膜,离 Treitz 韧带至少 15cm 远,选择一段空肠段。一般选择小肠动脉的第二或第三分支所供空肠段,此肠系膜一般只有一级血管弓,适合空肠展开。切断所需空肠段的近远端,呈扇形展开该段肠系膜,切断结扎肠系膜血管弓。解剖出血管蒂根部,切断该段血管蒂,将该段空肠移交至颈部待吻合。将留在腹腔的空肠断端行端端吻合,关闭肠系膜切口,逐层关腹。移植空肠系膜动静脉同颈部预备的动静脉吻合。颈部准备出预吻合的动静脉。一般多利用甲状腺上动脉，颈内静脉。为使蠕动方向向下，将空肠近端同口咽吻合，远端同颈段食管吻合。先将空肠与咽、食管吻合固定后，再进行小血管吻合。

（2）胃上提咽胃吻合术：该手术因胃血运丰富，吻合口瘘很少发生，且术后进食恢复快，所以为应用最多的重建下咽全食管的方法。其缺点是纵隔创伤及胃肠功能因迷走神经切断而生理扰乱较大，手术死亡率较高，约为10%～15%。尽管近年来国内及笔者所在医院死亡率已低于10%，但全身情况差，心肺功能差的患者应慎用。手术操作：上腹部正中纵行切口，切口上端到达剑突下，下端到达脐上方。开腹后保护两侧腹膜及腹壁。常规探查腹腔后进行游离胃的手术。先将胃提起，沿胃大弯将胃与大网膜间血管逐一切断结扎，仅保留胃网膜右动静脉至其根部。沿胃大弯向左游离至接近胃脾韧带处。胃脾韧带中有胃短动静脉从脾向胃走行。此时可以在脾后填入纱布垫，使脾脏下移，容易操作。逐一将胃短动静脉切断结扎。游离膈肌下胃顶部的胃膈肌韧带直到贲门处。这一方向的操作结束，下一步游离胃小弯。解剖保留胃右动静脉，解剖出胃左动静脉，结扎切断胃左动静脉。切开贲门处腹膜返折，充分游离贲门及下段食管。切断贲门，食管下段用止血钳夹闭，胃贲门断端分两层缝合关闭。在幽门部位行幽门成形，即垂直肌肉纹理方向切断幽门括约肌，然后再把括约肌断口按肌肉纹理方向缝合。切开幽门括约肌的过程中不要切开胃黏膜，一旦切开胃黏膜要立即缝合。经食管上端通下橡胶胃管，放开食管下段的血管钳，找到送下的胃管头，将食管布带与橡胶胃管头用丝线系牢，再将食管布带上提到颈部，布带的下端与食管下段全层缝合，继续从颈部上提布带，就可以将食管内翻上提拔脱至颈部，连同下咽全喉标本一同切除。将胃经后纵隔食管床上拉至颈部。在颈部切开胃底，造成胃的开口，将胃的开口同咽部切口分两层缝合。

（3）带血管蒂结肠代食管术：现在已经较少应用。主要用于无法用胃、空肠或游离皮瓣代替食管的病例（如胃已经有严重疾患，或者已行胃大部切除病例，以及保留喉进行环后吻合的病例）。手术操作：上腹部正中切口至脐再左绕至脐下开腹。常规探查腹腔后，将大网膜同结肠分离，切断胃结肠韧带，肝结肠韧带和脾结肠韧带。检查结肠系膜内血管解剖情况。特别是血管弓吻合情况。通常一动脉干通过动脉吻合弓，即足以维持被移植结肠的血供。传统上常用结肠中动脉为血管蒂行左半结肠移植，用无损伤血管钳暂时夹闭结肠右动脉与结肠中动脉的交通支和结肠左动脉，观察结肠动脉吻合弓的肠壁分支搏动情况。若搏动良好，则可决定用结肠中动脉为血管蒂，根据所需长度开始游离结肠。剪开升降结肠的腹膜返折，结扎切断结肠右动脉和中动脉的交通支和结肠左动脉。根据所需长度（测量游离结肠范围需以结肠系膜长度为准），分别在拟移植结肠的近远端切断结肠及其系膜。实际上，结肠中动脉主干的位置常不恒定于横结肠的中部，可以根据该动脉偏右或偏左的位置，分别采用两根动脉（结肠中动脉、结肠右动脉或结肠中动脉、结肠左动脉）为血管蒂，以保证所需结肠段有良好的血供。结肠段与咽吻合方式：理论上以顺蠕动吻合为好，但是实际上结肠段在术后一定时间已失去蠕动功能，因此并不具有实际意义。此外，结肠段的选取受结肠中动脉位置的影响，多数情况下结肠中动脉位置偏右，故需以结肠右、中动脉为蒂，所取结肠段只能按逆蠕动方向吻合。切断贲门，胃的断端分两层缝合关闭。将食管从下向上经颈部伤口内翻拔脱切除。切开肝胃韧带，将游离好的结肠自胃后方经食管床（或胸骨后）上提至颈部，将移植结肠近端同胃前壁吻合，远端同咽吻合。再将升结肠断端同结肠断端行端端吻合，行幽门成形术。

（4）胸大肌肌皮瓣修复下咽：下咽癌的外科治疗常需要切除全喉及一侧梨状窝，保留对侧梨状窝黏膜作下咽修复。如黏膜已少，需要用胸大肌肌皮瓣修补。积极应用胸大肌肌皮瓣修复下咽，不仅增强了伤口的愈合能力，降低了咽瘘的发生率，还提供了对颈总动脉的保护，减少了术后颈总动脉破裂的发生率。胸大肌肌皮瓣修复下咽之前要先确定下咽缺损的面积以及肌皮瓣蒂的长度。蒂长度的设计是：以锁骨中点下缘稍外侧为中心点，从该点量至缺损区下缘，该长度即为肌皮瓣蒂的长度。切取肌皮瓣时，宜从下向上解剖。先切开胸部皮肤及皮下组织，掀开胸大肌表面的皮瓣，仅保留岛状皮瓣于胸大肌之上。在胸大肌深面将胸大肌深筋膜同胸小肌分离。蒂血管束位于胸大肌深面和其深筋膜之间，可在直视下解剖制作肌血管蒂。将胸大肌及其岛状皮瓣从肋骨及胸骨上离断之后，即可将肌皮瓣转移移动到颈部，预备修复下咽。胸大肌肌皮瓣修复下咽属于皮肤与黏膜的愈合。具体修复是将胸大肌肌皮瓣的皮肤缘与下咽切缘全周缝合，恢复下咽的圆桶状结构。黏膜与皮肤缝合之后，由于下咽黏膜下肌层不足利用，因此要利用咽缩肌、喉外肌及带状肌与胸大肌缝合以加强修补。

利用胸大肌肌皮瓣修复下咽的优点：其供血血管解剖较恒定，血供可靠，成活率高；皮瓣切取面积大，可供修复较大面积缺损，肌肉组织量大，可供填塞死腔；血管肌肉蒂较长，转移灵活；可折叠修复下咽与颈部皮肤缺损；不需更换手术体位，可和原发灶手术同时进行，缩短手术时间；供区创面可直接拉拢缝合，不需植皮。缺点：前胸壁遗留较长切口瘢痕，影响美观；若皮瓣较大时，无法避免切取部分乳房，对女性患者将造成明显畸形；较肥胖或胸大肌很发达的患者，有时该瓣显得过于臃肿。

中国医学科学院肿瘤医院肿瘤研究所在其379例利用胸大肌肌皮瓣修复各种头颈部手术缺损中，28例用于修复下咽缺损修复，2例用于食管修复，19例用于下咽癌治疗后咽瘘的修补，除2例食管的修复造成不同程度进食困难外，其余均获成功。在379例中，胸大肌肌皮瓣全部坏死仅7例，占1.8%。由于胸大肌肌皮瓣的方法相对简单、可靠，特别适合于高龄、体质差，不宜接受腹腔脏器修复下咽及食管的病例。

(5) 下咽及食管的缺损还可以采用游离前臂皮瓣、游离股外侧穿支皮瓣、颏下岛状瓣等。

十二、外科治疗的主要并发症和处理

1. 气管膜样部撕裂　气管膜样部与食管前壁紧密相贴，其间只有潜在的间隙可供分离。在内翻拔脱食管时，如果没有正确进入到此间隙，或这一间隙被肿瘤侵犯形成局部粘连不能分离，或由于术前没有发现的食管憩室与气管粘连，都可能造成气管膜样部撕裂。如能在食管拔脱时及时发现气管膜样部撕裂，应立即停止食管拔脱。2～3cm以上的撕裂，经气管简单缝合，很难成功。手术后出现纵隔气肿将造成致命性后果。对于较长和较低位的膜样部撕裂，要立即侧位开胸，游离气管膜样部进行缝合。对于较短和较高位的膜样部撕裂，如果经气管缝合比较容易，可以进行缝合，然后利用上提的胃，依托在后方。由于胃在纵隔的依托作用，胃的浆膜层可以使撕裂的气管膜样部逐渐上皮化，膜样部不致坏死，撕裂处可以愈合。

2. 胃壁坏死　胃壁坏死分为胃壁部分坏死和全部坏死。主要是因为胃的局部或全部的血供障碍造成。胃坏死的发生率一般不高，特别是全胃壁坏死更为少见。主要原因是在腹部操作时，游离胃的血管时处理不当。例如游离结扎胃网膜血管时过于贴近胃大弯，误伤胃网膜右动脉等。术后1～2周内，有持续性低热，颈部胃相应区域的颈部皮肤颜色发红且较暗，皮下的弹性较差。胃管中可有深咖啡色或黑色的液体吸出，胃壁局部或全部颜色发黑，或黑红相间，呈花斑状，胃弹性差，剪开不出血，应当考虑胃坏死。胃壁坏死带来的问题主要是咽瘘、纵隔感染、大血管出血等。前壁坏死，如位置较高可发生咽瘘，如位置较低，不仅发生咽瘘，胃液可以腐蚀位于胃前的气管和前纵隔结构，继发纵隔感染。后壁坏死，胃液直接流入后纵隔，引起后纵隔感染。全胃坏死，是最为严重的并发症，可继发咽瘘、纵隔感染、纵隔大血管出血等。全胃坏死常致命，患者体质常常急剧下降，选用另外的脏器替代坏死胃的手术也不易成功。

3. 咽瘘　胃的血运较好，与咽部的吻合口较易缝合，一般不易发生咽瘘。咽瘘多发生在根治性放射治疗失败的病例。咽瘘一般出现在术后1～2周内。表现为患者体温升高，血白细胞升高。颈部皮肤发红，局部可及波动感。伤口出现异味，甚至有液体或脓液流出。预防措施：吻合时黏膜层要对合准确，避免张力，有效引流并消灭死腔。一旦发生吻合口瘘，应当立即切开伤口，充分引流，剪除坏死组织及更换敷料。较小的咽瘘经换药多能自行愈合，大的咽瘘常需修复。

4. 颈总动脉出血　多发生在根治性放射治疗失败进行手术救治且术后发生较大咽瘘的病例。颈总动脉出血是一个凶险的并发症。若抢救不及时或措施不当，可因失血过多，或因血流入气管而窒息死亡。一旦发生出血，应当立即打开伤口敷料，用手指压迫动脉壁破口止血。用手掌捂盖止血，常因压迫不到具体出血点而效果不好。同时迅速吸引出流入气管内的血，维持呼吸道通畅。待血容量补足，血压升至正常或略高于正常水平，再进行颈总动脉结扎。术后应使血压维持在正常或略高水平，以保障结扎侧大脑血流灌注。给予吸氧，应用激素、甘露醇，减轻脑水肿。另外还应使用抗凝药物，防止血栓形成。临床实践已经证明以上措施可以大大降低颈总动脉结扎后的死亡率和偏瘫率。

5. 胸腔合并症　主要有肺炎、气胸、胸腔积液。肺炎主要发生在肺功能差的患者。术后应加强吸痰。气胸主要由于食管内翻拔脱时胸膜损伤。少量胸腔积气可行抽吸，量较大时，应行胸腔闭式引流。胸腔积液多为反应性渗出，可行穿刺抽吸，一般不需胸腔闭式引流。

6. 甲状腺及甲状旁腺功能低下 由于手术前放射治疗及手术中切除甲状腺、甲状旁腺，部分患者可以出现甲状腺及甲状旁腺功能低下。甲状腺功能低下，患者表现为面色苍白，全身水肿，体温下降，有时可以伴有间断性昏迷，血清甲状腺素水平降低，严重者可伴有水电平衡紊乱。甲状旁腺功能低下，患者出现手足抽搐。治疗可以口服甲状腺素片，纠正水电解质平衡，长期补充钙剂和维生素 D。

7. 气管造瘘口坏死 全喉全下咽及全食管切除后，气管造瘘口有时会出现坏死。术后 1 天或 2 天，气管壁特别是两侧壁折皱，有痰痂且不易清除，颜色发黑，都是气管壁坏死的迹象。气管造瘘口坏死可以引起局部感染，前纵隔血管暴露出血等致命性并发症。如果是前壁坏死，因伤口感染会波及气管前的无名动静脉，因此要特别注意观察。如坏死进行性发展，估计动静脉血管的暴露在所难免，应积极进行手术切除坏死气管，利用胸大肌肌皮瓣进行修复，可以避免大血管出血。如果是后壁坏死，可以剪除坏死组织，局部换药。因气管后壁之后是胸胃，一般术后 2 周后胸胃与气管后壁形成粘连，不致产生大的并发症。两侧壁坏死，如无继续发展可以如上处理。发展缓慢的坏死，临床处理一方面积极换药，一方面可以局部进行红外线加温处理，促进局部血液循环，加快修复过程。一般可以等待重新上皮化。

8. 胃反流 大约 25% ~50% 的患者，手术后经鼻饲管或经口进食后，立即或移动体位后会出现胃内容物经口流出，称为胃反流。发生的原因是：术后胃动力学受影响，食物储留；消化道括约肌消失。胃代食管后，胃的容积比食管的容积大，食物可以暂时停留在胃代食管中，如果同时有幽门开放障碍，食物的下行速度较慢。如果一次进食量较大，或进食较多液体食物，就会向上反流出来。减少每次进食量，直立体位进食，进食后不要立即平卧，都可以减轻或避免胃反流。大部分患者在术后 1 个月之后基本恢复正常进食，但是部分患者的胃反流可能存在很长时间。

9. 结肠坏死 带血管蒂的结肠移植偶然可发生坏死。主要原因是上拉结肠时，血管弓或血管蒂损伤，压迫或扭转。发现结肠坏死，应立即开颈、开腹，去除坏死的结肠，纵隔充分引流，控制感染，加强全身营养。移植的结肠全部坏死后，后果严重。

10. 吻合口瘘及纵隔感染 常见吻合口后壁瘘。咽部内容物和感染物质就会沿椎前向下到纵隔，引起纵隔感染。吻合口瘘一般在手术后 1 周内有所表现。患者出现体温、血白细胞升高，颈部红肿，如有吻合口出血，可以伴有咽部引流物红染或黑便。患者吞咽时出现剧烈胸痛，提示吻合口瘘，漏出物到达纵隔。纵隔感染可以伴有一侧或两侧脓胸。消化道造影可以看见钡剂流入颈部、纵隔或胸腔。发现或怀疑吻合口瘘特别是后壁瘘，应及早经颈部切开探查，或利用消化道造影证实。出现纵隔感染，应及时在纵隔放置引流管和冲洗管，同时进行纵隔引流和冲洗。力争引流充分，控制感染。如果出现脓胸，应立即放置胸腔闭式引流。全身应用抗生素。

十三、下咽癌的治疗新趋势

同步放化疗是进展期头颈鳞癌一种有效的治疗手段，与单纯放射治疗相比较约提高 10% ~20% 的生存率，尤其是对于不可切除的病例能明显提高生存率，并能提高喉功能保留率。挽救性手术是对同步放化疗的必要的补充，有可能降低远处转移率。尽管毒副作用较大，但大多还可以忍受，通过对症治疗或鼻饲、胃造瘘均可得到改善。同步放化疗虽然达到了很高的完全缓解率，但完全缓解的病例并不能说明达到病理阴性，这一点可以从较高的复发率中体现出来，所以说对一些临床病变较晚的病例选择良好的手术时机进行手术治疗也许是一种能提高生存的新的治疗模式。同步放化疗尽管取得了较高的生存率，但尚未有与术前放射治疗+手术的治疗模式相比较的前瞻性研究，在喉功能保留率、生存率、复发率等方面尚未有显著的差异。

有关诱导化学药物治疗的研究中，多数研究结果为阴性，仅个别研究结果显示合并化学药物治疗优于单纯放射治疗。但在顺铂 5-FU 方案的诱导化学药物治疗在喉癌和下咽癌的治疗中用来提高喉功能的保留率是一致的。

生物靶向治疗近几年发展较快，如 Herceptin（赫赛汀）治疗难治性乳腺癌，Iressa（易瑞沙）治疗非小细胞肺癌，Rituximab（美罗华）治疗 CD^+ 的 B 细胞淋巴瘤等都是非常成功的例子。抗 EGFR 的单克隆抗体西妥昔（C225，Erbitux）是一人鼠嵌合体 IgG1 抗体，临床研究显示联用西妥昔单抗可提高多种标准化疗药物如伊立替康、5-FU、顺铂和紫杉醇的疗效。其提高化、放射治疗疗效的主要机制为阻止 DNA 受损的细胞增殖和促进放射治疗诱导的肿瘤细胞凋亡。目前在头颈肿瘤中显出了良好的治疗效果。

（唐平章　王晓雷）

参考文献

1. Westchester IL. The AASM Manual for the scoring of sleep and associated events. American Academy of Sleep Medicine, 2007.
2. American Academy Sleep Medicine Task Force. Sleep-related breathing disorders in adults: recommendations for syndrome definition and measurement techniques in clinical research. Sleep, 1999, 22: 667.
3. Anil R, Shivan T, Clete K. Sites of obstruction in obstructive sleep apnea. Chest, 2002, 122: 1139-1147.
4. B Tucker Woodson. Retropalatal airway characteristics in uvulopalatopharyngoplasty compared with transpalatal advancement pharyngoplasty. Laryngoscope, 1997, 107: 735-740.
5. Bixler EO, Vgontzas AN, Lin HM, et al. Association of hypertension and sleep disordered breathing. Arch Intern Med, 2000, 160: 2289-2295.
6. Friedman M, Ibrahim H, Bass L. Clinical staging for sleep-disordered breathing. Otolaryngol Head Neck Surg, 2002, 127: 13-21.
7. Fujita S, Conway W, Zorick F, et al. Surgical correction of anatomic abnormalities in obstructive sleep apnea syndrome: uvulopalatopharyngoplasty. Otolaryngol Head Neck Surg, 1981, 89: 923-934.
8. Fujita S. Obstructive sleep apnea syndrome: pathophysiology, upper airway evaluation and surgical treatment. Ear Nose Throat J, 1993, 72: 67-72, 75-66.
9. Hagenah GC, Gueven E, Andreas S. Influence of obstructive sleep apnoea in coronary artery disease: A 10-year follow-up. Respir Med, 2006, 100: 180-182.
10. Han Demin, Ye Jingying, Wangjun, et al. Determining the site of airway obstruction in obstructive sleep apnea with airway pressure measurements during sleep. The Laryngoscope, 2002, 112(11): 2081-2085.
11. He J, Kryger MH, Zorick FJ, et al. Mortality and apnea index in obstructive sleep apnea. Experience in 385 male patients. Chest, 1988, 94: 9-14.
12. Hosselet J, Ayappa I, Norman RG, et al. Classification of sleep-disordered breathing. Am J Respir Crit Care Med, 2001, 163: 398-405.
13. Ikematsu T. Study of snoring: therapy(in Japanese). J Japan Otol Rhinol Laryngol Soc, 1964, 6: 434-435.
14. Katsantonis GP, Moss K, Miyajaky S, et al. Determining site of airway collapse in obstructive sleep apnea with airway pressures monitoring. Laryngoscope, 1993, 103: 1125-1133.
15. K Uhlo W, Doll E, Frank MC. Successful management of Pickwickian syndrome using long-term tracheostomy. Dtsch Med Wochenschr, 1969, 94: 1286-1290.
16. Langendijk JA, Leemans CR, Buter J, et al. The additional value of chemotherapy to radiotherapy in locally advanced nasopharyngeal carcinoma: a meta-analysis of the published literature. J Clin Oncol, 2004, 22: 733-742.
17. Lee AW, Lau WH, Tung SY, et al. Preliminary results of a randomized study on therapeutic gain by concurrent chemotherapy for regionally-advanced nasopharyngeal carcinoma: NPC-9901 Trial by the Hong Kong Nasopharyngeal Cancer Study Group. J Clin Oncol, 2005, 23: 962-973.
18. Lee AW, Tung SY, Chan AT, et al. Preliminary results of a randomized study (NPC-9902 Trial) on therapeutic gain by concurrent chemotherapy and/or accelerated fractionation for locally advanced nasopharyngeal carcinoma. Int J Radiat Oncol Biol Phys, 2006, 66: 1024-1031.
19. Ma J, Mai HQ, Hong MH, et al. Results of a prospective randomized trial comparing neoadjuvant chemotherapy plus radiotherapy with radiotherapy alone in patients with locoregionally advanced nasopharyngeal carcinoma. J Clin Oncol, 2001, 19: 445-453.
20. Magdy Younes. Contributions of Upper Airway Mechanics and Control Mechanisms to Severity of Obstructive Apnea. Am J Respir Crit Care Med, 2003, 168: 645-658.
21. Nieto FJ, Young TB, Lind BK, et al. Association of sleep-disordered breathing, sleep apnea, and hypertension in a large community-based study. Sleep Heart Health Study, JAMA, 2000, 283: 1829-1836.
22. Peppard PE, Young T, Palta M, et al. Prospective study of the association between sleep-disordered breathing and hypertension. N Engl J Med, 2000, 342: 1378-1384.
23. Redline S, Tishler PV, Tosteson TD, et al. The familial aggregation of obstructive sleep apnea. Am J Respir Crit Care Med, 1995, 151: 682-687.
24. Robert B. Fogel, Atul Malhotra, Giora Pillar, et al. Genioglossal Activation in Patients with Obstructive Sleep Apnea versus Control Subjects-Mechanisms of Muscle Control. Am J Respir Crit Care Med, 2001, 164: 2025-2030.
25. Samuel A, Mickelson, Leon Rosenthal. Midline glossectomy and epiglotidectomy for obstructive sleep apnea

syndrome. Laryngoscope, 1997, 107: 614-619.

26. Schwab RJ. Genetic determinants of upper airway structures that predispose to obstructive sleep apnea. Respir Physiol Neurobiol, 2005, 147: 289-298.
27. Sher AE, Thorby MJ, Shprintzen RJ, et al. The predictive value of Müller maneuver in selection of patients for vulopalatopharyngoplasty. Laryngoscope, 1985, 95: 1483-1487.
28. Strohl KP, Redline S. Recognition of obstructive sleep apnea. Am J Respri Crit Care Med, 1996, 154: 279-289.
29. Taheri S, Mignot E. The genetics of sleep disorders. Lancet Neurology, 2002, 1: 242-250.
30. Weaver, E M, Woodson, B T, Steward D L, et al. Polysomnography indexes are discordant with quality of life, symptoms, and reaction times in sleep apnea patients. Otolaryngology-Head & Neck Surgery, 2005, 132: 255-262.
31. Woodson B, Robinson S, Lim H. Transpalatal advancement pharyngoplasty outcomes compared with uvulopalatopharygoplasty. Otolaryngology-Head and Neck Surgery, 2005, 133: 211-217.
32. Woodson, B T, Toohill, R J. Transpalatal advancement pharyngoplasty for obstructive sleep apnea. Laryngoscope, 1993, 103: 269-276.
33. 陈丽艳,叶京英,崔吉亨. 阻塞性睡眠呼吸暂停低通气综合征患者颏舌肌肌电活性分析. 中国耳鼻咽喉头颈外科, 2005, 12: 453-457.
34. 韩德民,王军,叶京英,等. 腭咽成形术中保留悬雍垂的意义. 中华耳鼻咽喉科杂志, 2000, 35: 215-218.
35. 韩德民,叶京英,王军,等. 上气道压力测定对阻塞性睡眠呼吸暂停综合征阻塞部位定位诊断研究. 中华耳鼻咽喉杂志, 2001, 36: 301-304.
36. 郎锦义,李涛,林冰. 鼻咽癌综合治疗研究现状与展望. 中国肿瘤, 2006, 12: 267-270.
37. 刘俐,刘翔宇,唐新生,等. 鼻咽癌调强放疗和常规放疗照射野设计的探讨. 重庆医学, 2007, 36: 252-255.
38. 叶京英,韩德民,王军,等. 计算机辅助纤维喉镜检查预测改良 UPPP 手术疗效的意义. 中国耳鼻咽喉头颈外科, 2004, 11: 371-375.
39. 叶京英,李彦如,王小轶,等. 阻塞性睡眠呼吸暂停低通气综合征临床分级标准的研究. 中华医学杂志, 2005, 85: 2274-2277.
40. 叶京英,韩德民,王军,等. 睡眠呼吸障碍患者上气道形态与睡眠监测观察. 中国耳鼻咽喉头颈外科杂志, 2005, 12(8): 519-522.
41. 赵充,管迅行. 鼻咽癌放化综合治疗临床研究现状. 中华肿瘤防治杂志, 2006, 13: 301-304.
42. 中华医学会耳鼻咽喉科分会,中华耳鼻咽喉科杂志编辑部. 阻塞性睡眠呼吸暂停低通气综合征诊断和外科治疗指南. 中华耳鼻咽喉科杂志, 2009, 44: 95-96.

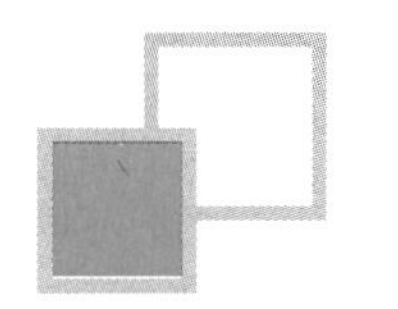

第四篇

喉科学、气管食管科学与颈部科学

第一章　喉部手术解剖学

喉位于颈前正中，第3至第6颈椎的前方，是呼吸通道和发音的主要器官。喉是以软骨为支架，软骨间有肌肉、韧带和纤维组织相连接所组成的管腔。上通喉咽，下接气管，上界为会厌上缘，下界为环状软骨下缘，其内面被覆黏膜，与咽部及气管黏膜相连续（图4-1-1）。由于解剖结构的特殊性，喉除了与发音、呼吸功能有关外，吞咽时，喉被上提，会厌向后下盖住喉入口，防止食物进入呼吸道，形成保护呼吸道的第一道防线。因此，在喉癌手术时，必须考虑喉的发音、呼吸和吞咽功能的重建。任何部分喉切除术，除了要在完整切除肿瘤的前提下重建发音功能外，还要考虑术后能否拔管，避免终生带管；能否正常的进食，避免严重的误吸。

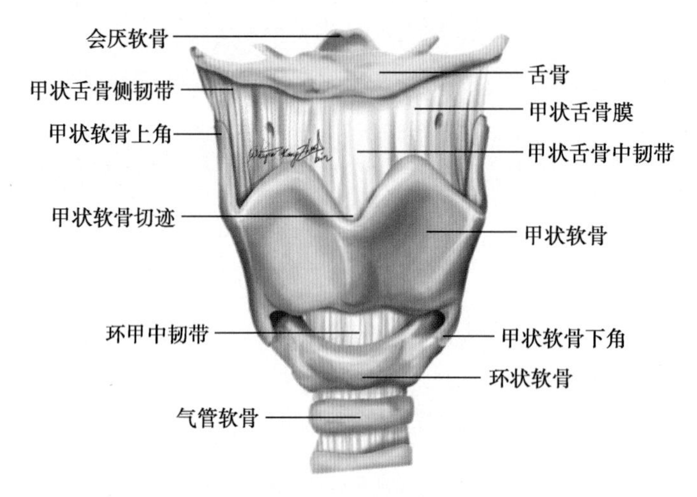

图4-1-1　喉解剖图

喉借喉外诸肌的附着，而悬附于舌骨之下，并与咽部相连，使喉的位置固定，但又随着吞咽动作，能有一定范围的上下动作。发声时，特别是在唱歌时，喉也有范围较小的上下活动。将甲状软骨向左右移动时，喉也稍可移动，并由于喉软骨与颈椎摩擦而发出轻微响声。喉咽部环后区癌患者响声可能消失，这是环后区癌的一个重要体征。

一、喉的支架

（一）喉软骨

喉的支架是由11块软骨借韧带、肌肉等相互连接而构成。喉的软骨包括甲状软骨、环状软骨、会厌软骨、杓状软骨、小角软骨、楔状软骨和麦粒软骨，前三者为单一软骨，后四者左右成对。小角软骨、楔状软骨和麦粒软骨是位于杓状软骨的顶端和杓会厌襞内的小软骨，无特殊临床意义。

1. 甲状软骨　位于舌骨下方，是喉软骨中最大的一块，形成喉前壁大部及侧壁，两侧四边形软骨片称甲状软骨翼板（图4-1-2），在颈前正中线汇合，相交处稍向后下倾斜，相交的角度男女不同，男性呈直角或锐角，明显可见，其上端最突出处称喉结，为男性的性征之一；女性翼板的交角较大，约向颈前中央突出120°，呈弓形，外突不显，故在颈前部看不到喉结。

甲状软骨正中融合处上方凹陷呈V形切迹，称甲状软骨切迹，临床上常作为测定颈正中线的标志。两侧翼板外侧面有斜线，其走行方向自后上向前下，为胸骨甲状肌止点，及甲状舌骨肌、咽下缩肌的附着处。两侧翼板后缘各向上下延伸，呈小柱状突起，分别称为上角和下角。上角较长，借甲状软骨侧韧带与舌骨大角相连；下角较短，其末端的内侧面有一圆形小关节面，与环状软骨外侧方的关节

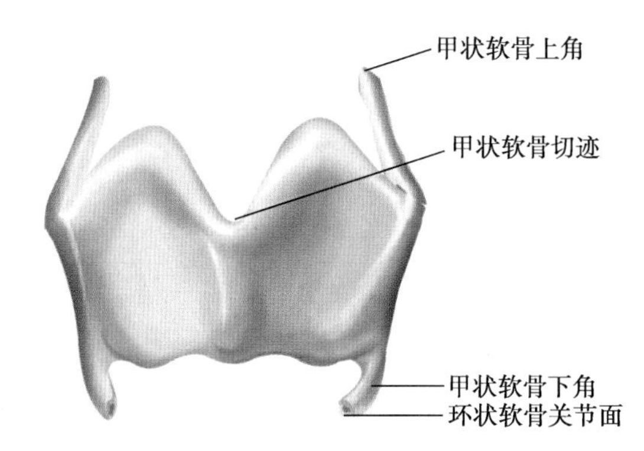

图 4-1-2 甲状软骨

面相接，组成环甲关节。

甲状软骨翼板的内侧面较光滑，其上下两端被以黏膜，两侧翼板相交的正中、甲状软骨切迹的下方借甲会厌韧带与会厌软骨的根部相接。在此下方是两侧喉室和声带的前端附着处，甲杓肌、甲会厌肌和声带也起于此处，声带和喉室前端的附着点，男性约在上下缘平面的中点处，女性稍高于男性。

甲状软骨上缘借甲状舌骨膜甲状舌骨肌与舌骨相连接，甲状舌骨膜是弹力纤维组织，其正中部较厚，称甲状舌骨中韧带。其两侧的后缘也稍厚，称甲状舌骨侧韧带。其两侧的中间部分较薄，喉上神经的内支与喉上动脉并行，均穿过此膜的中部进入喉内。

甲状软骨下缘借环甲膜及环甲肌与环状软骨相连接，环甲膜是弹力圆锥的前部，呈三角形，较坚韧，或称环甲韧带。

甲状软骨是喉部分切除术的切开入喉部位。根据不同术式，甲状软骨切开的部位也不同。喉裂开术和喉垂直部分切除术主要针对发生在一侧声带的肿瘤，因此往往在甲状软骨中线切开。侧前位喉部分切除术主要的适应证是一侧声带癌侵及对侧声带的前连合，因此应根据对侧前连合受累的程度，在对侧甲状软骨板距中线 2 ~ 5mm 切开。环状软骨上部分喉切除术（如 CHEP 手术）和 Tucker 手术主要的适应证为双侧声带癌，因此，可以在两侧甲状软骨板的后 1/3 或 1/4 作纵行切开，仅保留甲状软骨板的后 1/3 或 1/4。而声门上水平喉部分切除术主要适应证为声门上型喉癌，手术需保留甲状软骨的下半，因此，一般在甲状软骨上下 1/2 交界处作水平或展开的 V 形切开，切除两侧甲状软骨板的上半。

2. 环状软骨　位于甲状软骨下方，质地坚厚，较甲状软骨为小，形状似带有镶嵌物的指环，是呼吸道唯一的呈完整环形的软骨，它对保持喉和气管上端管腔的通畅有重要作用。如有损伤，则可能引起喉狭窄（图 4-1-3）。

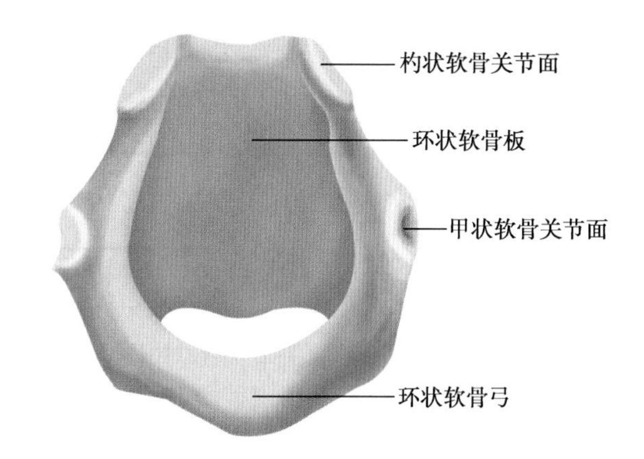

图 4-1-3 环状软骨

环状软骨是形成喉腔下部的前壁、侧壁，特别是后壁支架。其前部较窄，称环状软骨弓，是施行气管切开术的重要标志。正中部的垂直径约 5 ~ 7mm，弓长约 28 ~ 30mm，两侧向后延伸部分逐渐增宽，并与环状软骨板融合，弓的前部正中的两侧为环甲肌附着处。

环状软骨的后部较宽，呈四方形，称环状软骨板，构成喉后壁的大部分，其垂直径约 2 ~ 3cm，其下缘与弓的下缘在同一平面，上部向上突入甲状软骨翼板两侧后缘之间。板的上部两侧的斜面上，各有一半圆柱状狭长突起，是与杓状软骨相连接的关节面。板的下部两侧近环状软骨弓处的外侧面，各有小圆形关节面，与甲状软骨下角内侧面的关节面共同组成环甲关节，在此关节面与环甲肌附着处之间是下咽缩肌的附着处。

环状软骨的下缘较平整，近于水平，借环气管韧带与第一气管环相连，一般以此作为咽与食管，喉与气管划分的标志。在成年人，环状软骨在 C6 ~ C7 水平，而在儿童，则在 C3 ~ C4 水平。

环状软骨自 20 岁起开始钙化，老年患者可因环状软骨钙化，杓状软骨后方与喉咽后壁相距甚近，致食管镜无法自该处通过，而需自梨状窝插入。另外，环状软骨钙化，在 X 线检查时表现为致密阴影，可误认为食管入口异物。

喉癌向声门下侵犯可累及环状软骨，环状软骨广泛受侵是行部分喉切除术的禁忌证。因此，术前应通过影像学检查和内镜检查来判断环状软骨是否受累。当然，术中判断更为重要。如肿瘤仅邻近环状软骨或小范围侵及一侧环状软骨的上缘，可考虑水平切除环状软骨的上半。当环状软骨明显受累时，则保留环状软骨是不安全的。另外侵及环状软骨和环甲膜的肿瘤常可发生喉前淋巴结和气管旁淋巴结（Ⅵ区）转移，未正确处理这些转移淋巴结是术后气管造口复发的原因之一，应引起重视。

3. 杓状软骨　杓状软骨又名披裂软骨，位于喉后部，环状软骨板的上方，中线两侧。左右各一，形似三角形锥体，有三个面和底部及顶部，大部分喉内肌起止于此软骨。

杓状软骨顶部稍向内、向后倾斜，小角软骨接于其上，可形成滑膜关节或融合。底部为半圆形凹槽，跨在环状软骨板上部的关节面上，共同组成环杓关节。底部呈三角形，并形成两突起，向前为声带突，声韧带和声带肌的后端附着于此处。底部向外是肌突，突出最显著，环杓后肌附着于其后部，环杓侧肌附着于其侧部，底部的后内角有杓斜肌附着。

前外面凸凹不平，前庭韧带、甲杓肌和环杓侧肌的部分肌纤维附着于此面的下部。后外侧面为较为平滑之凹面，杓横肌附着于此。内侧面或称中央面较狭窄而光滑、平整，覆以黏膜，构成声门裂后端的软骨部分，约占声门裂全长的1/3。内侧面下缘为声门裂软骨部的外侧界。

喉癌病例出现患侧声带固定属于T_3病变，可以是肿瘤侵犯声带肌、声门旁间隙引起，也可以是肿瘤直接侵犯环甲关节或喉返神经引起的。治疗喉癌的部分喉切除术是根据肿瘤的部位和范围，在保证足够切缘的前提下，切除喉部的肿瘤，然后根据保留的喉部结构，重建喉的功能。不同的术式切除的范围不同，但是保留一个完整的环状软骨和至少一个杓状软骨是最基本的要求。

4. 会厌软骨　会厌软骨位于喉入口的前方，舌及舌骨之后，是一块树叶状、上宽下窄，黄色的薄弹性软骨，表面不平，为黏液腺所在，并有许多血管及神经穿行的小孔，其下部呈细柄状称会厌柄。会厌软骨不直接与其他软骨相连，其柄借甲状软骨韧带附着于甲状软骨内正中上切迹的下方，再下即为两侧声带的前端。会厌软骨上缘游离，成人多呈圆形、平展、较硬。在儿童中，其两侧缘向内卷曲，较软，少数成年人也可呈卷曲状。

会厌软骨由前下向后上倾斜，其上面向前，称会厌舌面，其下面向后，称为喉面。表面均被覆黏膜与咽及喉的黏膜相连续。舌面的黏膜较疏松，如有感染极易肿胀。会厌软骨两侧黏膜与杓状软骨相连的黏膜形成皱襞，称杓会厌襞，此皱襞与会厌上缘构成喉入口的上界。舌面正中与舌根黏膜形成的皱襞，称舌会厌正中襞，舌会厌正中襞的两侧低凹处称会厌谷。

会厌软骨舌面下部之前，甲状舌骨膜之后，舌骨之下称为会厌前间隙，此处是由疏松结缔组织和脂肪组织构成，发生在会厌的癌瘤常可侵及此间隙，甚至可穿破甲状舌骨膜向颈前扩展。会厌是会厌前间隙的薄弱点，尤其会厌根部有血管沟通喉前庭和会厌前间隙，故声门上型喉癌较易侵犯会厌前间隙。

会厌软骨虽不是喉腔的主要支架，但为喉入口的前沿。吞咽饮食时喉随咽上提而前移，会厌软骨下压，盖住喉入口，食物经会厌舌面至两侧梨状窝，进入食管，因而不致误入喉腔。

5. 其他软骨

（1）小角软骨：小角软骨位于两侧杓状软骨顶部的圆锥形小结节状软骨，包在杓会厌襞内，有时与杓状软骨融合在一起。

（2）楔状软骨：楔状软骨是一对小片状软骨，位于小角软骨的前面，也包在杓会厌襞内。

（3）麦粒软骨：麦粒软骨是位于甲状舌骨侧韧带中的圆形小软骨，不经常存在。

（二）喉的关节

喉软骨之间通过关节、韧带和纤维膜连接构成一个整体，主要关节为环甲关节和环杓关节，其结构和骨关节基本相同。

1. 环甲关节　环状软骨板与弓移行处的外侧面，左、右各有一关节面与甲状软骨下角形成环甲关节。关节囊薄而松弛，囊外有环甲关节囊韧带加固。两侧环甲关节形成联合关节。甲状软骨在环甲肌牵引下通过两关节的额状轴作前倾和复位的运动，以改变甲状软骨与杓状软骨间的距离，调整声带的紧张度。若甲状软骨固定，环状软骨可在甲状软骨下角关节面上作各方向的滑动。

2. 环杓关节　活动较环甲关节灵活，司声门开闭，为杓状软骨基底与环状软骨板上缘的外侧份构成的滑膜关节。关节囊薄而松弛，囊外有环杓后韧带加强以防杓状软骨过度前移。杓状软骨可沿此关节的垂直轴作旋转动作同时伴有滑动，即内旋时伴有内侧滑动，外旋时伴有外侧滑动，使两侧声带突互相靠近或分开，以调整声门裂的大小。但近年来有些作者认为杓状软骨沿垂直轴转动极为有限，而是作一种活动范围较大的“转向跨动”和滑动。有的作者认为环杓关节面呈圆拱形，杓状软骨内收时兼有内跨活动。

（三）喉韧带及喉膜

喉体的各软骨之间由纤维状韧带组织相连接，主要有以下几部分（图4-1-4）：

1. 甲状舌骨膜　为连接舌骨与甲状软骨上缘的弹性薄膜，由弹性纤维组织构成。膜的中央部分较厚，名甲状舌骨中韧带，两侧较薄，有喉上神经内支及喉上动、静脉经此穿膜入喉，膜的后外缘增厚部分称为甲状舌骨侧韧带。

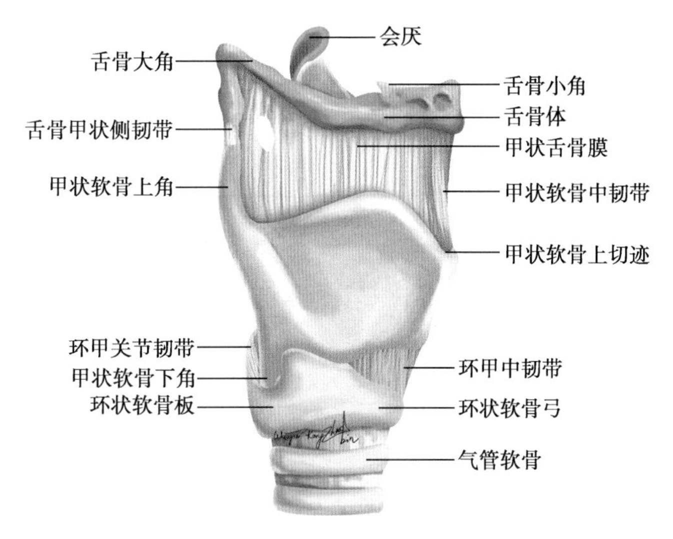

图4-1-4　喉的韧带与膜

2. 喉弹性膜　为宽阔的弹性纤维组织，属喉黏膜固有层的一部分，左右各一，均被喉室分为上、下两部。喉入口以下到声韧带以上者为上部，称方形膜，位于会厌软骨外缘和小角软骨、杓状软骨声带突间，有前、后、上、下4缘，其中上、下缘游离，上缘连于会厌尖与杓状软骨、小角软骨间，形成杓会厌韧带；下缘起自甲状软骨板交角会厌茎附着处之下，水平向后，止于杓状软骨的声带突，形成室韧带。喉弹性膜的下部为弹性圆锥，其前端附着于甲状软骨板交角的背面，后端至杓状软骨声带突的下缘，向下附着于环状软骨上、下缘；喉弹性圆锥的游离上缘增厚构成声韧带，其前中部附着于甲状软骨下缘与环状软骨弓上缘之间，称为环甲膜，其中央部分较厚且坚韧，称为环甲中韧带。喉弹性膜是阻抑喉癌局部扩散的坚强屏障，声门上癌向外发展受方形膜的阻挡，声带癌向下发展则受到弹性圆锥的阻挡。

3. 甲状会厌韧带　连接会厌下端与甲状软骨，由弹性纤维组成，较厚且较坚实。

4. 舌会厌正中襞　为自会厌舌面中央连接舌根的黏膜襞，其下为舌会厌韧带，其两侧各有舌会厌外侧襞，在舌会厌正中襞和外侧襞之间，左右各一凹陷，称会厌谷，为异物易存留处。

5. 杓会厌襞　自会厌两侧连向杓状软骨，构成喉入口的两侧缘。在其后下方，各有一深凹陷，称梨状窝，尖锐异物常易存留此处。

二、喉肌

喉肌分喉内肌和喉外肌两组。

（一）喉外肌

喉外肌将喉与周围的结构相连，其作用是使喉上升和下降，同时使喉固定。以舌骨为中心，喉外肌又分为舌骨上肌群和舌骨下肌群。前者包括二腹肌、下颌舌骨肌、颏舌骨肌、茎突舌骨肌等舌骨上方的肌肉，可使喉随舌骨上升而上升。后者包括胸骨舌骨肌、胸骨甲状肌、甲状舌骨肌和肩胛舌骨肌。

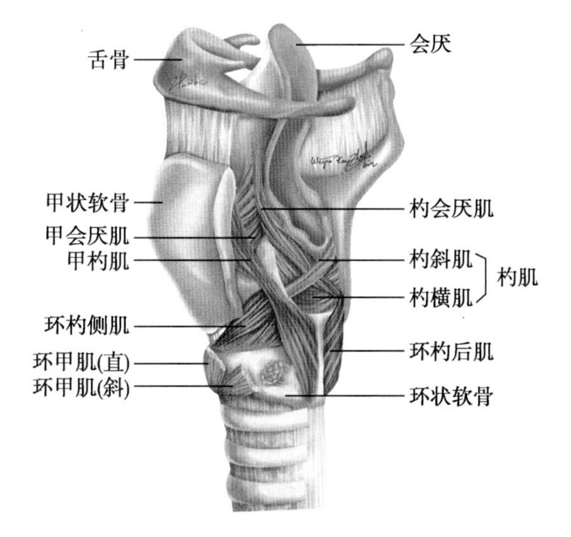

图4-1-5　喉内肌侧面观

舌骨下肌群因其均为宽窄不一的带状，临床上统称为颈前带状肌。发音时，胸骨舌骨肌、胸骨甲状肌和肩胛舌骨肌收缩，使喉下降，甲状软骨向前下方倾斜，从而增加声带张力。

（二）喉内肌

起点及止点均在喉部，包括成对的甲杓肌、环甲肌、环杓侧肌和环杓后肌，以及单一的杓肌。依其功能分成以下4组（图4-1-5，图4-1-6）：

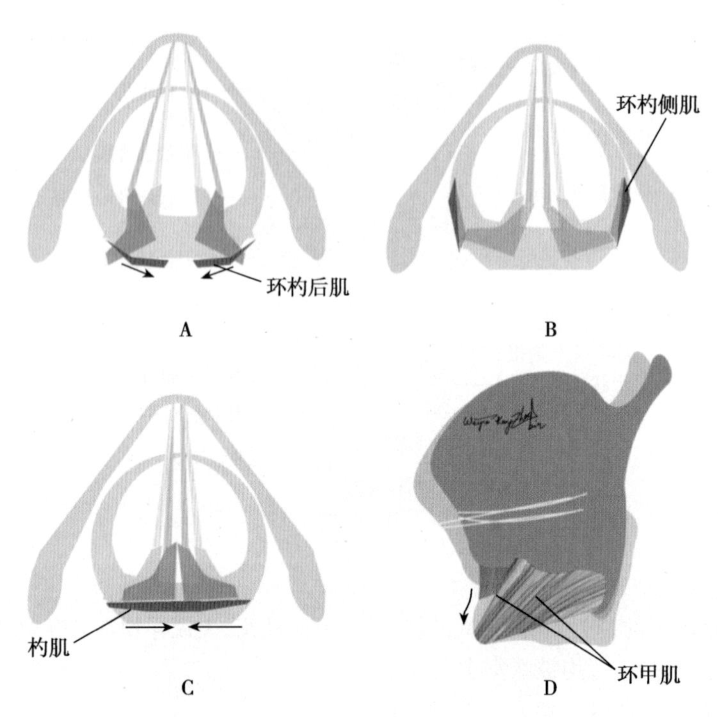

图4-1-6 与声门张开和关闭有关的喉内肌

A. 环杓后肌收缩使声带外展，声门开大；B. 环杓侧肌收缩时使声带内收，声门关闭；C. 杓肌收缩亦使声带内收，声门关闭；D. 环甲肌及甲杓肌收缩，使声带紧张

1. 使声门张开　主要为环杓后肌的功能。该肌起自环状软骨背面的浅凹，止于杓状软骨肌突的后部。环杓后肌收缩使杓状软骨的声带突向外转动，两侧声带后端分开，使声门开大。环杓后肌是喉内肌中唯一的外展肌，如两侧同时麻痹，则有窒息的危险。

2. 使声门关闭　主要为环杓侧肌和杓肌的功能。环杓侧肌起于环状软骨弓两侧的上缘，止于杓状软骨肌突的前面。环杓侧肌收缩使杓状软骨的声带突内转，使声带内收，声门的膜部关闭。杓肌分为横肌和斜肌，杓横肌起于一侧杓状软骨后外缘，止于对侧软骨的后外缘；杓斜肌起于杓状软骨肌突，止于对侧杓状软骨顶端，双侧斜肌呈X形交叉。杓肌收缩使两块杓状软骨彼此靠拢，以闭合声门裂后部。

3. 使声带紧张　为环甲肌的功能。环甲肌起于环状软骨弓的前外侧，向上止于甲状软骨的下缘。该肌收缩使甲状软骨与环状软骨弓靠近，以环甲关节为支点，增加杓状软骨和甲状软骨之间的距离，并将甲杓肌拉紧，使声带紧张度增加。

4. 使声带松弛　为甲杓肌的功能。甲杓肌起自甲状软骨交角的内面及环甲中韧带，止于声韧带、杓状软骨的声带突及肌突。甲杓肌收缩时，声带松弛，兼使声带突内转，声门关闭。

三、喉腔

喉腔是由喉软骨支架围成的空腔，上经喉入口与喉咽部相通，下经环状软骨下缘与气管相接。喉腔内覆盖黏膜，并与喉咽及气管的黏膜相连续。在喉腔的中段，两侧黏膜自前至后向喉腔中央游离，形成两对皱襞。上面一对称室襞，即室带，或称假声带。下面一对称声皱襞，即声带，或称真声带。以声带为界，将喉腔分为声门上区、声门区和声门下区3部分（图4-1-7）。

1. 声门上区　位于声带游离缘以上，其上口通喉咽部，呈三角形，由会厌游离缘、两侧杓会厌襞及杓状软骨间切迹围成，称为喉入口。声门上区前壁为会厌软骨，两侧为杓会厌襞，后壁为杓状软骨。位于喉入口与室带之间者，称为喉前庭。

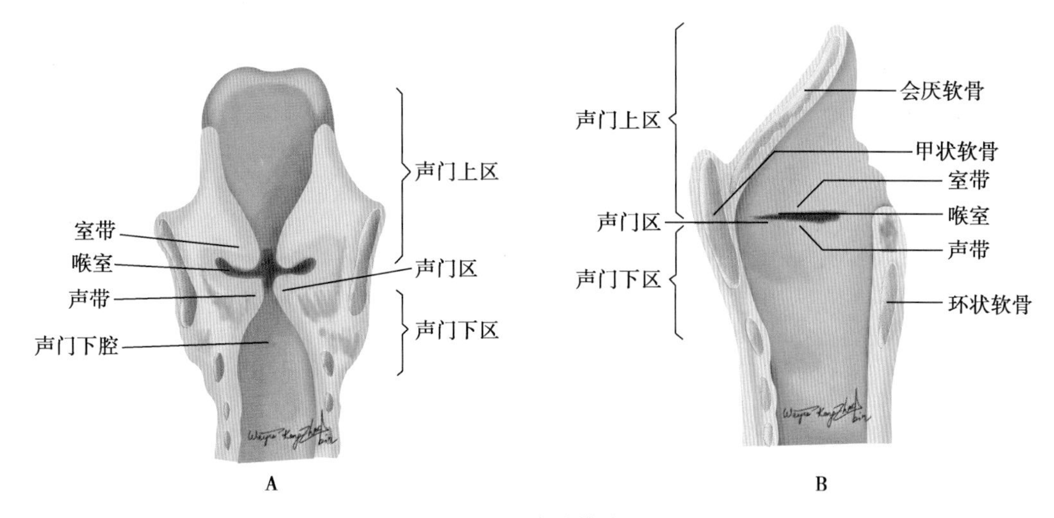

图 4-1-7　喉腔的分区
A. 喉的额状切面后面观；B. 喉的矢状切面内面观

（1）室带：亦称假声带，左右各一，位于声带上方，由黏膜、室韧带及甲杓肌组成，外观呈淡红色。

（2）喉室：位于室带与声带之间，开口呈椭圆形腔隙。其前端向上、外延展成喉室小囊。

2. 声门区　包括两侧声带、声门前连合和后连合。

声带位于室带的下方，左右各一，由声韧带、声带肌和黏膜组成。声带前端位于甲状软骨交角的内面，两侧声带在此融合成声带腱，称前连合。声带后端附着于杓状软骨声带突，故可随声带突的运动而张开或闭合。声带张开时，出现一个等腰三角形的裂隙，称为声门裂，又称声门，为喉最狭窄处。声门的前 2/3 介于声韧带之间称声带膜部，后 1/3 介于杓状软骨之间，称声带软骨部，即后连合。

在声带前连合附着在甲状软骨处，甲状软骨膜缺如，且这一区域甲状软骨常发生骨化，尤其在老年人。因此，累及前连合的喉癌向周围扩展的方式不同于一般声带癌。

3. 声门下区　为声带下缘至环状软骨下缘之间的喉腔，前界为环甲间隙，后界为环状软骨板，上小下大。幼儿期黏膜下组织结构疏松，炎症时容易发生水肿，常引起喉阻塞。

根据喉癌发生的部位在声门上区、声门区和声门下区，临床上把喉癌分成三型：声门上型、声门型和声门下型。到了喉癌的晚期，肿瘤可同时侵犯喉的各个区域。

另外，原发于喉室的癌肿，容易向声门旁间隙扩展，并发展成跨声门癌。所谓声门旁间隙的界限是：前外界是甲状软骨，内下界是弹性圆锥，后界梨状窝黏膜。声门旁间隙跨越声门，故声门旁间隙受累后易跨声门扩散。声门旁间隙通过环甲间隙与喉外组织相通，为肿瘤侵犯喉外的一个重要通道。声门旁间隙与会厌前间隙有通连，跨声门癌有可能经此通道侵犯声门上区。

四、喉的神经、血管与淋巴

（一）喉的神经

喉的神经有喉上神经和喉返神经，两者均为迷走神经的分支（图 4-1-8）。

1. 喉上神经　在相当于舌骨大角平面喉上神经分为内、外两支。外支主要为运动神经，支配环甲肌及咽下缩肌，但也有感觉支穿过环甲膜分布至声带及声门下区前部的黏膜。内支主要为感觉神经，在喉上动脉的后方穿入甲状舌骨膜，分布于声带以上的喉黏膜。

2. 喉返神经　从迷走神经的胸干发出，左右两侧喉返神经走行路径不同。左侧喉返神经较长，在迷走神经经过主动脉弓时离开迷走神经，绕主动脉弓部之前、下、后，然后沿气管食管沟上行；右侧喉返神经位置较高，在颈根部分出，绕过右侧锁骨下动脉至颈部，沿气管食管沟上行。两侧喉返神经在颈部均经甲状软骨下角与环状软骨所形成的关节的后面上行入喉。大部分人在喉外即分为前支和后支两支。前支较粗，止于除环甲肌和环杓后肌以外的喉内各肌，支配这些喉内肌的运动；后支入喉后止于环杓后肌，支配该肌的运动。部分纤维与喉上神经的后内相吻合，形成 Galeni 袢，管理声门以下喉黏膜的感觉。

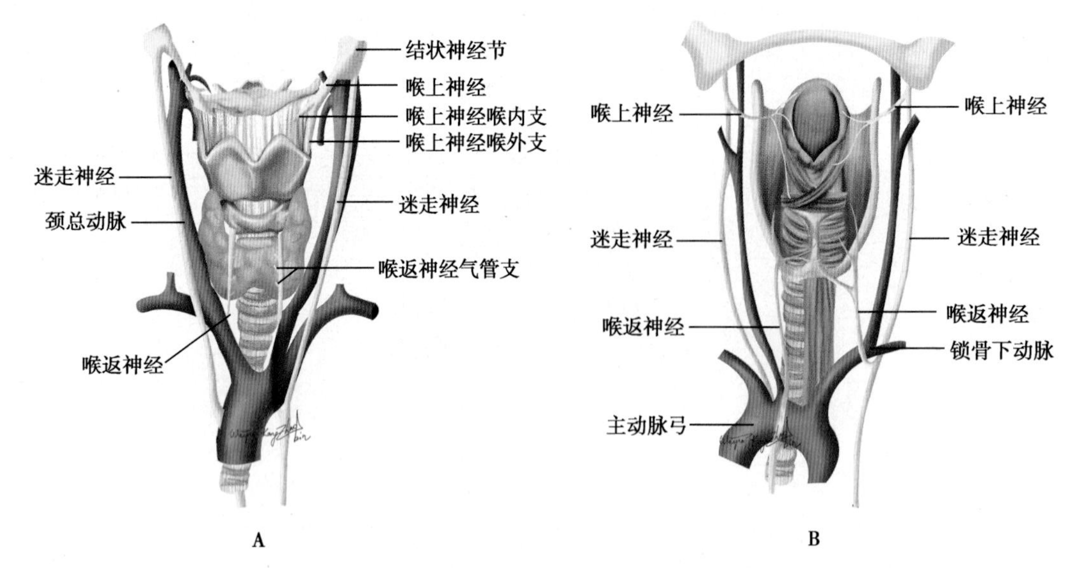

图 4-1-8 喉的神经
A. 正面观;B. 背面观

（二）喉的血管

喉的动脉主要来自喉上动脉和环甲动脉，以及喉下动脉。

1. 喉上动脉和环甲动脉 为甲状腺上动脉的分支。喉上动脉和喉上神经内支及喉上静脉伴行，穿过甲状舌骨膜进入喉内，主要供应喉上部的血运。环甲动脉穿过环甲膜进入喉部，主要供应环甲膜周围的血运。

2. 喉下动脉 为甲状腺下动脉的分支，与喉返神经伴行在环甲关节的后方进入喉内，主要供应喉下部的血运。

喉的静脉和同名动脉伴行，分别汇入甲状腺上、中、下静脉，最终汇入颈内静脉。

（三）喉的淋巴

喉的淋巴分布分为三个部分(图 4-1-9)：

声门上区的组织中有丰富的淋巴管，经杓会厌襞前端汇集成一束淋巴管，向前外穿行，伴随喉上神经血管束穿过甲状舌骨膜，主要进入颈内静脉周围的颈深上淋巴结群，少数注入颈深中、颈深下淋巴结群或副神经链。

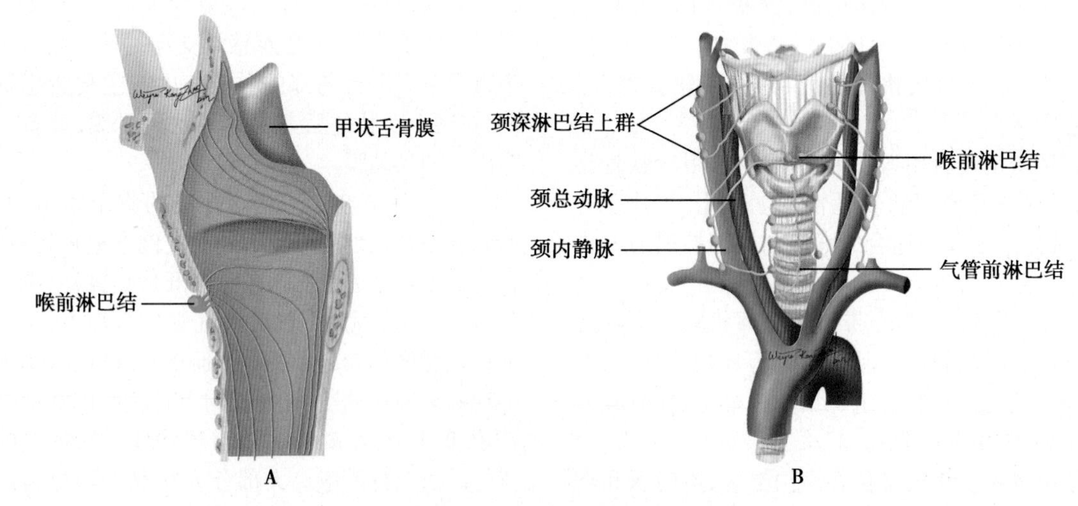

图 4-1-9 喉的淋巴分布

声门区的声带组织内淋巴管稀少，与周围联系较少，可引流至喉前淋巴结和颈深淋巴结。

声门下区的淋巴管分为两部分：一部分通过环甲膜中部进入喉前及气管前淋巴结，然后汇入颈深中、下淋巴结群；另一部分在甲状软骨下角附近穿过环气管韧带和膜汇入气管食管旁淋巴结群，然后汇入颈深淋巴结下群。在环状软骨附近的声门下淋巴系统收集来自左右两侧的淋巴管，然后汇入两侧颈深淋巴结，故声门下癌有向两侧转移的倾向。

由于声门上区淋巴管丰富，声门上型喉癌非常容易发生颈部淋巴转移。因此，除了 cN_+ 声门上型喉癌需要行颈淋巴清扫术外，N_0 的声门上型喉癌也应行Ⅱ～Ⅲ区或Ⅱ～Ⅳ区的分区性颈清扫术。

由于声门区淋巴管稀少，除了肿瘤较大的 T_3N_0 和 T_4N_0 需行Ⅱ～Ⅲ区或Ⅱ～Ⅳ区的分区性颈清扫术外，其他声门型喉癌 N_0 者，可不必常规行颈淋巴结清扫术。

由于声门下型喉癌容易发生气管旁淋巴结转移，因此有学者主张声门下型癌应行Ⅵ区清扫及患侧甲状腺切除。

（周　梁）

第二章　头颈肿瘤分子生物学

广义的头颈肿瘤是发生于头部和颈部所有肿瘤的统称，包括唇部、口腔、咽部、喉部、鼻、鼻窦、唾液腺、甲状腺、甲状旁腺、颈段食管及头颈部皮肤等部位的肿瘤。鳞状细胞癌为最常见的肿瘤类型，约占所有头颈部肿瘤的85%～95%。全球每年约有超过60万的新发病例，居全部恶性肿瘤的第6位。我国近年头颈部肿瘤的年发病率为15.22/10万，占全身恶性肿瘤的4.45%。尽管近来头颈肿瘤的诊断水平不断提高，治疗策略亦愈发多样化，但患者的总体5年生存率仍无明显改善，滞留于50%左右。现已有大量着眼于头颈肿瘤发生发展的研究并取得了一定成绩，但对其病因学中的某些关键问题尚缺乏明确、统一的认识。

自20世纪70年代起，分子生物学的兴起对整个生命科学领域产生了深远的影响。随着各种分子生物学研究技术的出现和不断革新，从分子水平对单个细胞的复杂生命活动进行研究已成为现实。现普遍认为肿瘤从本质上是一种由于基因功能异常所致的疾病，故从分子水平对肿瘤进行研究能使我们更清楚的认识其来源、发生机制及进展过程。理解肿瘤发生、进展的分子机制无疑将对其预防、早期诊断及治疗产生巨大裨益。

第一节　头颈肿瘤发生、进展的相关分子生物学研究

（一）头颈肿瘤的起源和发生

分子生物学的兴起使人们对恶性肿瘤起源的认识发生了质的变化。20世纪70年代以前，关于恶性肿瘤的来源主要有两种学说：一种观点认为肿瘤是细胞异常分化所导致的疾病；另一观点则认为肿瘤形成是由于病毒感染所诱发的细胞异常增殖。随着时间的推移，学者们发现这两种学说均不能完全解释所有的恶性肿瘤发生。现普遍认为恶性肿瘤是起源于体细胞中调控细胞增殖基因的突变，随着突变的积累，正常细胞的形态及生物学行为逐步改变，最终成为癌细胞。这一观点被认为更接近恶性肿瘤起源的“真相”，能更本质的解释恶性肿瘤发生的原因。参与肿瘤细胞发生的基因众多，其中癌基因与抑癌基因的表达调控异常被认为是最核心的事件。癌基因的激活与抑癌基因的失活或缺失协同作用，最终导致恶性肿瘤的形成。

1. 癌基因及其相关信号通路　癌基因可分为两大类：病毒癌基因（viral oncogene，v-onc）和细胞癌基因（cellular oncogene）。前者存在于反转录病毒中，后者存在于包括正常细胞在内的细胞中，亦被称为原癌基因（proto-oncogene）。癌基因的产物转导正向调节信号：促进细胞生长与增殖，阻止细胞发生终末分化。在外界致癌因素的作用下，原癌基因通过基因突变、易位、扩增、重排、过量表达、甲基化和外源性序列的插入等方式导致其原有的结构、表达水平或表达位置发生变化，这一过程称为癌基因的激活。被激活的癌基因通过其编码蛋白量或质的改变而使细胞生长失控、分化不良，进而导致细胞的恶性转化。现已确定的癌基因种类繁多，与头颈肿瘤关系密切的有以下几类：

（1）表皮生长因子受体基因：表皮生长因子受体（epidermal growth factor receptor，EGFR）基因定位于人染色体7q12-13，为原癌基因erbB/HER家族的一员。其编码产物为一种跨膜蛋白，是酪氨酸激酶受体的一种。EGFR基因根据其不同的结构域可分为四种亚型，即EGFR-1、EGFR-2、EGFR-3、EGFR-4。磷酸化的EGFR与表皮生长因子、转化生长因子-α（transforming growth factor α，TGF-α）等配体结合后使酪氨酸结构域活化，激活各种细胞内信号介导细胞的增殖、存活、迁移和血管生成。现研究较多的EGFR下游通路包括Ras-MAPK及PI3K/Akt通路。*Ras*基因是最常见的癌基因，参与细胞生长和分化的调控，与许多肿瘤的发生发展有关；丝裂原活化蛋白激酶（mitogen-activated protein kinase，MAPK）是细胞内的一类丝氨酸/苏氨酸蛋白激酶，与细胞的大多数生物学反应有关。磷酸化的EGFR激活可激活Ras-MAPK通路使细胞周期蛋白D1 (cyclin D1)表达上调,使细胞由 G1 期进入 S 期,实现细胞增殖。PI3K/Akt 通路与细胞存活及凋亡抑制有关。3-磷酸肌醇激酶(phosphatidylinositol-3-kinase,PI3K)被 EGFR 激活后在质膜上产生第二信使磷脂酰肌醇三磷酸(PIP_3),后者激活细胞内信号蛋白 Akt 激酶最终致具有抗凋亡作用的转录因子 NF-κB 被激活,实现细胞的抗凋亡作用。值得指出的是,对于单个肿瘤细胞而言上述两种通路各自的信号转导途径虽已研究的较为深入,但头颈肿瘤各细胞间的信号交联远比此复杂的多,即肿瘤细胞的生成可能单独经历 Ras-MAPK 及 PI3K/Akt 通路中的某一种,也有可能同时受此两种途径的协同影响,甚或受一些尚未发现的信号通路介导。

早在 1986 年就有学者提出 EGFR 在多种头颈肿瘤中存在高表达。在原癌基因激活及其他因素作用下,EGFR 过度表达可使上述信号通路持续开放,使肿瘤细胞增殖、浸润及转移。随后的研究进一步验证了这一现象,并指出 EGFR 在大多数上皮性肿瘤中存在高表达,而在头颈鳞癌中的表达率更高达 90% 以上。EGFR 和 TGF-α 在 mRNA 和蛋白水平的共同高表达与口腔癌前病变的非典型增生程度有关,且在头颈部恶性肿瘤的邻近黏膜中亦发现 EGFR 的过表达。这些研究结果提示 EGFR 的活化是头颈肿瘤发生的早期事件。现大多数学者认为 EGFR 高表达可作为头颈肿瘤患者不良预后的分子预测标志,且目前的研究热点已转移到如何通过干预 EGFR 相关信号通路来治疗头颈肿瘤。

(2)细胞周期蛋白 D1(CCND1):CCND1 定位于染色体 11q13,已证实该基因的扩增使其编码蛋白 cyclin D1 过表达与大多数头颈肿瘤有关。细胞周期调控决定了细胞的增殖速度,主要受到以细胞周期蛋白和依赖于细胞周期蛋白的蛋白激酶(cyclin-dependent kinase,CDK)为核心的蛋白质复合物的调控。头颈肿瘤中 cyclin D1 主要涉及 $p16^{INK4A}$-cyclin D1-CDK4/CDK6-RB 调节途径。其中 cyclin D1 和 CDK4/CDK6 为正调节因子,而 $p16^{INK4A}$ 及 RB 为负调节因子。$p16^{INK4A}$ 由定位于染色体 9p21 的细胞周期依赖性激酶抑制基因 2A(cyclin-dependent kinase inhibitor 2A,CDKN2A)编码,其作用为抑制 cyclin D1-CDK4/CDK6 复合物的活性。在头颈肿瘤中,CDKN2A 常因纯合子缺失、突变或甲基化而失活,导致 cyclin D1-CDK4/CDK6 活性抑制作用减弱,使抑癌基因 RB 的表达产物磷酸化程度增多,最终导致细胞通过 G1/S 检查点,进入 S 期。现已有研究表明 CCND1 基因扩增所致的 cycling D1 过表达与头颈肿瘤术后复发有关,并提示这部分患者预后不良。

(3)其他候选基因:与头颈肿瘤相关的癌基因还包括信号转导及转录激活因子(signal transducers and activators of transcription,STATs)、编码非受体酪氨酸激酶的 Src 基因、编码 p63 蛋白的 TP63 基因及 Myc 基因家族的成员 c-Myc 等。已有强有力的基础实验证据表明这些基因与头颈肿瘤的发生有关,但其在头颈肿瘤发生中所扮演的具体角色尚未完全阐明,且相关的临床研究数据尚不完善。根据目前提出的"癌基因实验证据分级标准",这些基因可作为与头颈肿瘤相关癌基因的"候选基因"。

2. 抑癌基因及其相关信号通路 抑癌基因的发现源自 20 世纪 70 年代。牛津大学学者 Harris 的经典试验为抑癌基因的发现带来了第一缕曙光。其开创的杂合细胞致癌性研究表明,将癌细胞株与正常细胞融合后所得到的杂合细胞通常并不具备致瘤性,提示正常细胞中存在"某种基因"能抑制癌细胞的致肿瘤作用。后来,学者们将这种存在于正常细胞内且其产物能抑制细胞生长的基因称为抑癌基因。头颈肿瘤中,抑癌基因失活的主要方式包括纯合子缺失、突变及甲基化,失活后其抑制肿瘤生长的能力下降,导致细胞恶性转化而发生肿瘤。目前已确定的抑癌基因多达 10 多种,产物分布于细胞各个部位,与头颈肿瘤发生关系明确的抑癌基因包括:

(1)*P53* 基因:*P53* 基因位于 17p13.1,全长 20kb,含有 11 个外显子,编码分子量 53 000 的肽链,4 条相同的肽链聚合成具有活性的四聚体。虽然在正常增殖和发育中 *P53* 的功能并不十分显著,但在防止肿瘤发生发展中 *P53* 扮演着非常重要的角色。*P53* 基因在各种组织中普遍表达,正常情况下野生型 P53 蛋白的半衰期很短,在细胞内含量低。当细胞受射线辐射或化学试剂作用导致 DNA 损伤时 P53 蛋白水平增高,此与 P53 蛋白半衰期延长及 P53 蛋白活化有关。P53 激活后对细胞周期有负向调节作用且阻止细胞凋亡,利于细胞的 DNA 损伤修复。当 DNA 损伤过于严重而 DNA 损伤修复失败时 P53 能促进损伤的细胞发生凋亡。*P53* 基因突变存在于 60% ~80% 的头颈肿瘤中,其中主要的突变位点位于外显子 5 ~9,其余位点的突变率总共约为 20%。有研究表明 P53 的失活与头颈肿瘤的危险因子——吸烟、饮酒有关,对于那些无吸烟、饮酒史的头颈肿瘤患者,P53 失活可能由人乳头瘤病毒(human papilloma virus,HPV)16 感染所致。基于P53在头颈肿瘤生物学行为中的重要作用,有学者对病理学证实为正常黏膜的肿瘤阴性切缘组织进行检测,结果表明阴性切缘存在P53突变的肿瘤复发的风险增高。亦有研究表明P53的突变水平与头颈部原发肿瘤的不良预后有关。但目前关于P53表达与头颈肿瘤中临床病理参数关系的研究多采用免疫组化方法,由于其方法学及判定标准不一致,故研究结果差异较大。

(2) *P16*^{INK4}:*P16*^{INK4}基因位于9q21,其产物为分子量16 000的蛋白质,为CDK4和CDK6的抑制物。P16蛋白作用于RB蛋白上游,由于RB蛋白的磷酸化是细胞通过G1/S检查点的关键,而P16蛋白能抑制CDK4/6使RB蛋白保持低磷酸化,故能使细胞停滞于G1期,实现细胞增殖的抑制。*P16*基因的失活将导致细胞的过度增殖,大量研究表明P16蛋白表达缺失是鼻咽癌的常见事件,其平均缺失率为40%～82%。Shibosawa等用免疫组化检测28例鼻咽癌患者的P16蛋白表达,原位杂交检测其EBER(EBV encoded small RNA)表达情况,结果有82.1%未检测到P16蛋白表达,EBER表达者占78.6%,而在EBER表达的鼻咽癌患者中无P16蛋白表达,6例EBER不表达的鼻咽癌患者中就有5例P16表达,揭示P16蛋白缺失在EBV相关鼻咽癌的发展中起重要作用。另一项病例数为148例的免疫组化研究中,54%的舌癌患者存在P16蛋白染色缺失,且多因素回归分析显示其表达缺失为患者不良预后的预测因子。相似的研究也表明*P16*基因9p21的杂合子丢失与整体生存时间相关,P16蛋白表达缺失与快速复发相关。可见P16蛋白和基因表达的改变对于头颈肿瘤患者的复发和无病生存期的估计具有良好的预测价值。

(3) PTEN基因:PTEN基因全称为磷酸酶和细胞骨架张力蛋白同源物(phosphatase and tensin homologue),定位于10q23。该基因已于1997年克隆,含有9个外显子,编码区全长1209bp,产物具有磷酸酶结构域和细胞骨架张力蛋白同源结构域。PTEN基因的体细胞突变包括缺失及点突变。PTEN蛋白的功能广泛,其磷酸酶结构域有类似于可使磷酸化的酪氨酸及丝/苏氨酸残基去磷酸化的双特异性磷酸酶特征。PIP_3是第二信使,在静息的细胞内含量很低。当生长因子及胰岛素等与靶细胞的跨膜受体结合后,可活化PI3K,后者使第二信使PIP_3含量增加,从而使Akt活化并激活上述已提及的与凋亡抑制相关的PI3K/Akt通路。而PTEN蛋白通过使PIP_3去磷酸化而拮抗PI3K,阻断PI3K/Akt通路,实现肿瘤的抑制作用。在头颈肿瘤中,已报道存在大约为10%的PTEN失活。PTEN失活意味着一旦PI3K/Akt通路被激活将无法被阻断,该机制在头颈肿瘤的凋亡逃避中发挥着重要作用。

3. 头颈肿瘤多阶段癌变的分子基础　恶性肿瘤的发生是一个长期的、多因素多基因参与、多阶段形成的复杂渐进过程。单个基因的改变尚不足以造成细胞的完全恶性转化。最初的遗传特性改变在细胞形态上可无任何异常,随着遗传特性改变的增加,出现过度增生(hyperplasia),然后发生不典型增生(dysplasia),进一步发展为原位癌(carcinoma in situ)。原位癌发展缓慢,经过数年甚或更长时间的演进最终发展为侵袭性癌。Califano等于1996首次提出头颈部恶性肿瘤的多阶段演进模型。染色体3p、9q和17p的杂合性缺失发生于头颈部黏膜不典型增生阶段,为肿瘤形成的早期事件;而染色体11q、4q的改变发生于癌症已形成阶段。事实上,已证实超过35%的口腔和口咽部恶性肿瘤周围黏膜存在上述染色体的改变。从病理学角度出发,这些黏膜组织肉眼观正常,而显微镜下可能已表现为不典型增生。此现象亦反向验证了肿瘤的发生经历了上述多阶段的过程。更重要的是,最近的研究表明头颈肿瘤的手术切缘往往已存在上述基因改变,这些形态学正常的组织可能是头颈肿瘤复发和第二原发肿瘤的来源。这提示我们传统意义上的手术切缘阴性和肿瘤安全界并不能真正代表肿瘤已切除“干净”。从临床预后及经济学角度出发,评估是否有必要对这类切缘已存在染色体改变的患者进行更积极的治疗,并使患者获益有望成为下一个研究的热点。

(二) 头颈肿瘤的侵袭和转移

恶性肿瘤侵袭是指癌细胞侵犯和破坏周围正常组织,进入血液循环的过程。转移是指侵袭的癌细胞迁移到特定组织器官并发展成为继发癌灶的过程。侵袭是转移的前奏、前提,转移是侵袭的结果。头颈肿瘤的侵袭和转移与大多数实体肿瘤类似,但主要为颈部的淋巴结受累。淋巴结受累的数目、部位及结外转移是影响患者预后的重要因素。

细胞外基质降解是恶性肿瘤侵袭转移的第一步,因此与细胞外基质降解存在密切联系的基质金属蛋白酶(matrix metalloproteinases,MMPs)自然也受到广泛关注。MMPs是一类依赖锌离子的内肽酶,其家族成员众多,主要可分为胶原酶类、明胶酶类、间质溶解因子、基质溶解因子及膜型MMP五大类。MMPs见于多种生理及病理状态,参与胚胎发育、排卵、创伤愈合、心衰、动脉粥样硬化及肿瘤发生。现已有研究指出 MMPs 与多种肿瘤的转移有关。关于 MMPs 与头颈肿瘤关系的研究也为数不少，但两者的相关性并没有预期中的密切，且以 MMPs 为靶点的试验性治疗效果也并不理想。CSMD1 是另一种研究较多的与头颈肿瘤侵袭转移相关的基因。该基因位于染色体 8p23，起初是由于发现 8p23 区域与声门上型喉癌预后相关，随后该基因于 2001 年成功克隆。然而现有的研究结果亦无法完全阐明 CSMD1 基因在头颈肿瘤的侵袭转移中所扮演的角色。因此，就目前而言，我们尚不能认定头颈肿瘤的侵袭转移是与某一特定的基因存在直接关联，该过程可能由多种尚未被完全认识的基因所调控。

在经历了一段时间的停滞之后，学者们试图从上皮间质转化（epithelial to mesenchymal transition，EMT）这一角度寻求头颈肿瘤侵袭转移机制的突破。EMT 是一种基本的生理现象，最早发现于胚胎形成，此阶段细胞表型可从上皮向间质转化。随后研究表明在肿瘤的侵袭转移中该现象亦广泛存在。由于上皮细胞不具备转移播散时所需的可塑性，故不能在细胞间质中自由移动。肿瘤细胞通过 EMT 途径可获得更多的间质细胞特性，从而使转移成为可能。现有结果表明 TGF-β 途径可能在 EMT 过程中发挥关键作用。此外，一项最近的研究表明神经营养性酪氨酸激酶受体 2（neurotrophic receptor tyrosine kinase2，NTRK2）与其配体在头颈肿瘤的侵袭转移中可能发挥重要作用。尽管目前关于 EMT 过程与头颈肿瘤侵袭转移的研究尚处于初步阶段，但更好地揭示这一过程无疑将对头颈肿瘤的治疗提供更多新的思路。

第二节　病毒与头颈肿瘤

“病毒与人类肿瘤的关系”这一论题在很长时间内一直无明确定论，但目前已通过流行病学研究确立了某些病毒与一些肿瘤直接相关。不同病毒的致瘤作用不尽一致，在肿瘤发生的多基因改变和多阶段过程中，有些病毒可能是肿瘤发生的启动因素，而有些属于促发因素。现已较明确与头颈肿瘤相关的病毒有 HPV 和 EBV（Epstein-Barr virus）。

一、HPV 与头颈肿瘤

HPV 可通过人体间密切接触传播，导致感染者发生皮肤寻常疣或生殖器尖锐湿疣等疾病。1995 年，国际癌症研究中心证实该病毒与宫颈癌密切关联，确定了其 DNA 肿瘤病毒的地位。HPV 病毒包含 E6 和 E7 两种癌基因，其表达产物可使抑癌基因 *P53* 和 *RB* 失活，导致细胞周期调节紊乱，最终致细胞癌变。

HPV 与头颈肿瘤关系的研究始于 20 世纪 80 年代，最初的研究结果显示导致宫颈癌形成的癌基因 E6、E7 可能以类似的机制感染头颈部上皮细胞并致癌。随后的研究结果确定了仅 HPV16 与头颈肿瘤相关，且以口咽部的肿瘤多见，并将其确定为吸烟、饮酒外的头颈肿瘤危险因素。有趣的是，在 HPV 阳性的肿瘤样本中 *P53* 基因失活的方式与传统的失活方式有所差异，前者的体细胞突变率相对较低，表明 HPV 所含的 E6、E7 癌基因介导的 *P53* 失活为另一独立的途径。此外，在一项包含 5046 例样本的询证研究中，HPV 在头颈肿瘤中的阳性表达率为 26%，且已有不止一项研究结果表明这类肿瘤患者相对于 HPV 表达阴性的患者预后较佳。基于其在生物学行为和临床特征上的独特性，有学者提出应将 HPV 阳性的头颈肿瘤作为一单独亚类来对待，以期在治疗上做出更适当的决策。

二、EBV 与鼻咽癌

EBV 于 1964 年由 Epstein 和 Barr 发现，现已知 EBV 与伯基特淋巴瘤、鼻咽癌、霍奇金淋巴瘤和传染性单核细胞增多症相关。随着分子生物学等方法的广泛应用，EBV 与恶性肿瘤的关系日趋受到重视。鼻咽癌在西方国家并不多见，然而在我国东南部发病率却较高。EBV 致鼻咽癌的发生主要与 EBV 核抗原（EBNA）和 EBV 潜伏期膜蛋白（LMP）有关。LMP-1 是目前唯一证实的 EBV 恶性转化基因，能调控某些基因的表达，如上调 EGFR、干扰素调节因子（IRF）-2、CD23、CD40、CD54 等，下调 CD10 等表达，激活细胞黏附分子 LFA-1 等，是 EBV 致癌的重要一环。

一项包含 99 例患者的前瞻性研究结果表明，鼻咽癌患者在接受治疗前血浆 EBV 的 DNA 水平与肿瘤的 TNM 分期呈正相关，且在接受同样的治疗方案后患者预后相对较差。需注意的是，我国 EBV 的感染极为普遍且感染后终生带病毒，但鼻咽癌的发生却存在明显地域性。这种现象说明 EBV 感染绝不是鼻咽癌发生的唯一原因，同其他肿瘤一样，其发生是多因素、多步骤的，由机体的遗传因素、环境中的化学因素等共同决定。

第三节 头颈肿瘤的生物治疗

肿瘤的生物治疗是指应用现代生物技术及其生物产品，通过多个环节调节机体自身的生物学反应，从而直接或间接抑制肿瘤或减轻传统治疗相关不良反应的新型治疗模式。生物治疗涵盖的领域愈趋广泛，在此仅介绍与头颈肿瘤关系密切几个方面，包括单克隆抗体的运用、肿瘤疫苗及基因治疗。

一、单克隆抗体

单克隆抗体的制备及应用可归功于杂交瘤技术的问世。其作用机制包括激活补体、激活效应细胞的抗体依赖性细胞毒作用破坏肿瘤细胞；封闭肿瘤细胞表面受体，阻断细胞生长因子与其结合后诱发的促细胞增殖作用等。尽管单克隆抗体本身具有直接抗肿瘤细胞作用，但单独应用时其对头颈肿瘤的作用有限。目前更倾向于应用单克隆抗体与化学药物治疗药物等生物制剂构成交联物，利用单克隆抗体的肿瘤细胞靶向性将更具杀伤性的药物导向肿瘤细胞，从而发挥特异和高效的肿瘤杀伤效应。由于EGFR在肿瘤组织中的高表达以及相对的头颈部鳞癌特异性，以EGFR为靶点的靶向治疗是首个被应用于临床的生物学治疗的成功实践。西妥昔单抗是一种抗EGFR的单克隆抗体，于2006年获FDA批准投放临床，它是第一种应用于临床治疗头颈部鳞癌的分子靶向药物，且将其联合应用于放化疗的临床试验亦已相继开展。然而，并非所有的头颈肿瘤均对抗EGFR单克隆抗体敏感，故如何确立正确的方法筛选合适的患者成为目前该药物应用的主要问题。寻找能预测患者对放化疗疗效反应的分子标记或能推进肿瘤的个体化治疗。已有学者提出诱导化学药物治疗可使进展期的头颈肿瘤患者获益，且该方法可根据患者对诱导化学药物治疗的敏感程度决定后期是否需进行手术治疗。

二、肿瘤疫苗

肿瘤疫苗是指利用肿瘤细胞或肿瘤抗原物质诱导机体的特异性细胞免疫和体液免疫反应，以调节机体免疫功能，达到治疗肿瘤的目的。目前应用的肿瘤疫苗包括肿瘤细胞疫苗、胚胎抗原疫苗、病毒疫苗、癌基因产物、人工合成多肽疫苗、抗独特型疫苗、树突状细胞疫苗等。各类疫苗在动物实验中已取得肯定效果，且部分已进入临床研究阶段。目前通过分子克隆技术在大肠杆菌内表达EB病毒的膜抗原已获成功，而用痘苗病毒为载体制备的EB病毒疫苗的研究也进展很快，已成功运用痘苗病毒重组编码EB病毒的gp340基因，并开展了兔及人的抗瘤实验。此外，基于人B淋巴细胞可被EB病毒感染并明显表达EB病毒抗原的原理，可通过增强表达EB病毒抗原的淋巴细胞作为疫苗进行主动免疫，增强鼻咽癌患者机体的特异性抗鼻咽癌免疫功能，从而起到增强特异性杀伤鼻咽癌细胞而不损伤正常细胞的作用，达到提高疗效、缩短疗程或减轻放化疗毒副作用的目的，最终提高鼻咽癌患者的生存率。需指出的是，肿瘤疫苗在实际临床应用中尚存在较多亟待解决的问题，如肿瘤疫苗在患者体内所产生免疫效应的调控问题；由于肿瘤抗原表达上的异质性使得单一的肿瘤疫苗效果较局限的问题等。因此，在头颈肿瘤患者中大规模推广肿瘤疫苗尚任重道远。

三、基因治疗

基因治疗是指将有功能的一个或多个基因导入细胞以纠正基因缺陷或提供新的功能的治疗手段。由于肿瘤本质上是基因功能异常所导致的疾病，故从理论上讲基因治疗或能实现肿瘤的对因治疗，拥有无可比拟的优势。目前已开展的基因治疗策略包括免疫基因治疗、自杀基因治疗、抑癌基因治疗、反义基因治疗、耐药基因治疗等。尽管基因治疗尚处于实际应用的早期阶段，但目前取得的结果令人鼓舞，已成为攻克肿瘤最为活跃的领域之一。对于头颈肿瘤而言，基因治疗的临床研究主要涉及*P53*、B7、白细胞介素2(IL-2)和粒-巨噬细胞集落刺激因子(GM-CSF)等，其中*P53*相关的基因治疗方案最为引人注目。2004年3月，我国诞生了世界首个获准上市的基因治疗药物——“重组人*P53*腺病毒注射液(rAd-P53)”。其作用原理为将外源性抑癌基因*P53*经腺病毒载体导入肿瘤细胞，重建肿瘤细胞内变异的*P53*基因。已证实该手段可提高肿瘤放射治疗敏感性和患者的完全缓解率，且治疗期间仅出现一过性发热，无其他不良反应，表明头颈鳞癌患者瘤内注射rAd-P53是安全有效的。

【小结与展望】 任何医学研究的最终归宿均应指向临床应用。头颈肿瘤分子生物学的研究目的应围绕如何更好的降低治疗所致副作用并提高疗效、更准确的对头颈肿瘤进行亚类区别以及研发可降低高风险人群肿瘤发生的预防性药物来进行。

手术、放射治疗和化学药物治疗分别占据了肿瘤治疗的三大领域，也是目前头颈肿瘤最有效的普及性疗法。随着头颈肿瘤分子生物学和临床诊疗技术的发展，以分子生物学、肿瘤免疫学等学科为理论基础的肿瘤生物治疗开始崭露头角，成为第四大肿瘤治疗技术。

传统的临床决策并未考虑到头颈肿瘤的分子异质性。如HPV16阳性的头颈肿瘤具有独特的分子病理机制及临床预后特征，这提示我们头颈肿瘤可能存在拥有不同生物学行为的亚类。在基础研究中，确立并区别对待这些亚类可进一步发现尚未阐明的肿瘤发生、进展机制；在临床制订治疗方案时亦可根据其相应的生物学特性选择最适合患者需要的治疗方式，避免不必要的过度治疗。

最后，疾病预防的重要性远远大于治疗。因此，除避免接触吸烟、饮酒、HPV病毒感染等已知危险因素外，应寻找更好的方法对头颈肿瘤的高危人群进行预防。此外，对于肿瘤切缘病理学阴性但已存在分子学改变者，由于其提示肿瘤复发及第二原发肿瘤发生的高风险，今后临床上是否需常规对肿瘤切缘进行相关分子生物学检测值得我们进一步探讨。

（刘世喜）

第三章 喉癌

第一节 喉全切除术与喉功能保留手术

一、喉全切除术及喉功能保留手术的发展历程

（一）喉全切除术的发展历程

19世纪中叶，对晚期肿瘤患者，人们就有了全喉切除的想法，但当时没有麻醉及呼吸道控制的医疗设备，没有输血输液，没有抗生素，所以手术难以实现。尽管这样，1873年，Billroth为喉癌患者做了第一例全喉切除术，术后遗留咽瘘和气管瘘，患者于7个月后死亡。这是全喉切除术的一个里程碑。1875年，Enrico Bottini对喉肉瘤患者实施了喉全切除术，术后患者存活了15年。尽管有成功的案例，但当时因为条件所限，全喉术后的结果大多是灾难性的，术后出现血肿、毒血症、瘘管、纵隔炎或肺炎以致死亡。由于当时患者很少能得到早期诊断，手术中肿瘤往往没有被完全切除。因为没有将气道和消化道分开，容易导致肺炎。没有区分开不易浸润转移的声门型与易浸润转移的声门上和声门下肿瘤，切除范围偏小，加上没法控制颈部淋巴结转移，导致手术效果较差。1892年美国的Solis-Cohen和欧洲的Gluck第一次将气管与食管分开，并将气管直接缝于颈部皮下，减少了呼吸道的并发症，术后死亡率明显降低。1894年，Halsted乳腺癌根治手术成功，逐步形成了器官切除加区域淋巴结清扫的肿瘤根治原则，全喉切除治疗喉癌更受推崇，被临床医师视为经典。到了20世纪中叶，广泛的全喉切除及颈淋巴结清扫术已成为晚期喉癌主要的治疗方法。由于喉完全缺失导致生活质量明显下降，自Billroth和Gussenbauer开始，很多医师都想发明一种设备或设计一种手术方法，利用肺动力发音，建立气道和咽腔之间的连接，提供气体进入咽腔的通道，同时防止食物误吸到气道内。经过几十年发音装置和手术方式的研究，随着发音装置材料的迅速发展，现在主要用硅胶做成一个单向的阀门直接在术中安装在气管和食管之间，使患者能够发音又免于误吸。尽管永久的气管造瘘及气管食管分流处仍有些未能解决的问题困扰着全喉切除术后的患者，但现代发音重建手术可以一期或二期完成，已经极大地提高了全喉切除术后患者的生活质量。

（二）喉功能保留手术的发展

20世纪40年代之前，由于受到各种条件的限制和对喉癌的病理缺乏了解，多数学者倾向于全喉切除术。其间虽有不少学者报道了一些喉的垂直或水平喉部分切除术，但喉部分切除术的概念仍未能被广泛接受。自1862年Sands施行世界上第一例喉癌喉部分切除术以来，直至1947年Alonso在南美召开的第2届国际耳鼻咽喉头颈外科学术会议上，报道了800例喉部分切除术后，喉部分切除术才引起了学者们的广泛重视。随后，不少学者对喉的胚胎发育、喉的解剖及喉癌病理生理学特性等方面进行了深入的研究，发现在胚胎发育早期左右两侧和上下区域是分开的，喉的声门上区源于原始咽，声带及声门下区源于气管上端，各区在出生后于发育过程中融合起来。从解剖上看，喉左右两半的淋巴较少沟通，声门上区、声门区及声门下区之间淋巴引流各自成体系。病理研究中，Tucker和Smith通过对喉切除标本的观察及对喉癌标本连续切片检查，发现喉癌在各解剖区的发展及扩散各有其特点。声门上区肿瘤具有局限于喉前庭及会厌前间隙的倾向，部分病例即便到了晚期也是如此。也就是说癌肿往往发生在喉的一个解剖部位或偏重在一侧，到了晚期才逐渐扩展到其他解剖部位。19世纪时，Hajek注意到喉水肿可以长期局限在喉的一个部位，声门上注入液体后，水肿局限于室带下缘，不向声带扩散。Pressman对喉体注射多种放射性同位素并对活体和尸体的喉进行染色来研究喉的解剖，发现喉是一个高度分割的器官，在生理上和解剖上，左右为两个结构。黏膜下分隔可分为声门上区和声门下区。淋巴流向在浅层全喉交通，在黏膜下层则左右分隔,一侧喉内注射放射性核素8周,尚不向对侧渗透。声门下区血管和淋巴管左右有交叉。所有这些研究为喉癌的解剖分区和喉内的淋巴引流提供了很好的资料,也有助于我们理解喉癌的喉内及区域淋巴系统的播散,为喉癌的部分切除术提供了理论依据。喉部分切除术应该根据肿瘤的原发部位、扩展范围及生物学特性,采用适当的方法彻底切除肿瘤,同时将喉的正常部分安全地保留下来。喉功能保留手术的另一个理论基础是大多数人可以适应喉的大部分缺失,并且经过修复重建能同时保留呼吸、吞咽和发声的功能。这些理论研究使喉部分切除术得到了迅速的发展。

二、喉全切除术及喉功能保留手术的转变

全喉切除术治疗喉癌挽救了许多患者的生命,但术后语言功能的丧失也给患者带来巨大的痛苦。而随着医学模式的转变,人们日益关注患者术后生活质量。喉癌外科治疗已经从过去强调根治为主,发展到当今主张在根治肿瘤的前提下,保留喉功能和微创手术,尽可能在提高生存率的前提下提高患者的生存质量。多年的临床应用已经证明对经过选择的符合手术适应证的患者行部分喉切除术和全喉切除术的远期疗效相同。喉功能保留手术遵循肿瘤学手术的充分切除肿瘤的原则,根据不同情况选择不同术式,并配合术前或术后放射、化学药物治疗来缩小切除范围,以保全患病器官的功能。具体治疗方案必须根据肿瘤的病理类型、部位、范围、年龄及全身健康情况和有无转移来决定。不少学者研究表明,喉部分切除术从20世纪40年代的14%上升到20世纪80年代的85%。其5年生存率,喉部分切除达到70%~84%,从而使85%的患者能在彻底切除肿瘤后,保留喉的功能。当然这并不意味着经典的喉全切除术已经没有适应证,对晚期喉癌以及一部分高龄全身条件较差的病例,喉全切除术还是一种常用且有效的手术方法。

三、喉功能保留手术原则

喉功能保留手术的第一个原则是术前准确评估肿瘤扩散范围。术前要进行彻底的头颈部评估。不论采取何种术式,术前都要进行内镜检查。应用硬管喉镜或纤维喉镜对肿瘤的范围进行仔细的评估,并对喉功能进行动态的诠释。需仔细评估杓状软骨的活动度,比如轻度咳嗽动作可评估杓状软骨运动与否。同时CT、MRI等影像学检查对判断肿瘤的范围、有否有软骨的侵犯、喉外侵犯以及颈淋巴结转移都很有帮助。尽管上述检查能帮助我们大致确定肿瘤的范围,但是还很难准确的评估黏膜下肿瘤侵犯的情况。因此,术中的判断很重要。

喉功能保留手术的第二个原则是彻底切除原发病灶。如果喉癌手术未能完整切除肿瘤,局部控制失败,那么患者的生存率就会下降。原发部位的复发往往很难早期发现,各种改良的功能保留手术改变了喉腔结构,评估肿瘤复发的难度加大。因此,只有在能够彻底切除肿瘤、局部控制率与全喉切除术相同的情况下,才考虑应用喉功能保留手术。

第三个原则是重视环杓单元的功能。环杓关节是喉具备发声、防止误吸的基本运动单元。环杓单元由环状软骨、杓状软骨、相关肌肉、喉上及喉返神经组成。过去耳鼻咽喉科医师遵循喉癌的T分期,重点放在了声带而不是环杓单元上。从声带到环杓单元的策略转移对头颈外科医师全面应用多种喉功能保留手术是必需的。很多学者都认为评估声带和杓状软骨的活动度是行喉功能保全手术的关键。喉功能保留手术的可行性取决于肿瘤范围而不是T分期。比如,一例T_2声门型喉癌侵犯声门下达环状软骨,可能会让医师打消喉功能保留手术的想法,因为很可能要切除环状软骨来保证安全切缘;相反,一例T_4声门型喉癌前联合处有甲状软骨板侵犯,可以考虑做环状软骨上喉切除术,切除全部甲状软骨板,保留喉功能。有的T_3病变表现为声带固定,可能是继发于声门旁间隙的侵犯或环杓关节被侵及,前者可考虑喉功能保留手术,如环状软骨上喉切除术。须仔细区分继发于声门上肿瘤重力引起的声带固定和贯声门蔓延。

第四个原则是为获得满意的发音、呼吸和吞咽功能,有时需切除部分正常组织结构。如环状软骨上部分喉切除术,由于该术式有特定的修复方式,在切除喉部肿瘤的同时可能切除一部分正常结构,这是修复的需要。

在选择喉癌的手术方式时,患者承受全身麻醉的能力和可能影响术腔愈合的因素都需要考虑到。喉部分切除术后可能会出现误吸。多数患者术后经过训练和练习能克服误吸而不出现严重的并发症。而心肺功能不良,高龄和慢性阻塞性肺疾病的患者术后可能引起肺炎和肺膨胀不全等并发症。因手术打乱了喉括约肌的功能,因此提高了术后呼吸功能受损的风险性。因此,术前要对患者全身重要器官的功能进行评估。如患者因气促不能爬上

两层楼梯提示患者呼吸功能欠佳,对大手术的耐受性下降。另外,患者的职业、社会地位、营养状况、酒精摄入等都要考虑。总之,患者的全身情况存在有潜在严重并发症时,不推荐做喉功能保留手术。在这种情况下,全喉切除术也是行之有效的方法。

四、喉功能保留手术生存率的保障因素

目前,喉部分切除术占全部喉癌的比例从20%~79%不等。对T_1、T_2喉癌病例多数能行保留喉功能的手术。国内外均有报道经过选择,部分T_3、T_4喉癌仍可做喉部分切除手术,且术后生存率较满意。这说明适应证掌握得好,在彻底切除肿瘤的前提下,将喉的正常部分安全地保留下来,经过整复恢复喉的全部或部分功能是可行的。提高喉功能保留手术成功率的关键在于以下三方面:

1. 准确合理地切除肿瘤　所谓准确合理地切除肿瘤,就是根据“量体裁衣”的原则,在保证安全边界的前提下,最大限度地保留正常组织器官的结构和功能。要做到这一点,首先必须选择合适的手术径路,确保直视下切除肿瘤。直视下切除肿瘤可保证对肿瘤侵犯深度和黏膜下浸润范围作出准确判断。为此,声门上癌应首选咽侧径路或会厌谷径路,这样容易看清肿瘤全貌,而又不损伤声门区喉支架;声门癌则可选择甲状软骨纵行切开径路或环甲膜径路。纵行切开甲状软骨板便于暴露切除肿瘤,而又不损伤会厌及下咽的功能。其次必须掌握熟练的切除技术。对晚期肿瘤,从一个方向暴露切除困难时,应及时变换方向,自肿瘤的多个方向角度交替进行切除。环状软骨板、杓状软骨、甲状软骨板后部、会厌、胸骨舌骨肌是术后喉功能重建中可利用的重要支架,应尽可能保留。

2. 择优联合应用多种修复方法　肿瘤切除后,根据残喉状态,决定如何重建喉功能。甲状软骨板后部和杓状软骨是喉侧壁重建的良好支架,如得以保留,则可以两者为支架,用胸骨舌骨肌肌筋膜瓣、双蒂接力肌甲状软骨膜瓣、颈阔肌肌皮瓣、颈阔肌肌筋膜瓣等修复喉侧壁。以上几种修复方法可据缺损范围不同来选择应用。若肿瘤偏于一侧,可用胸骨舌骨肌肌筋膜瓣来修复患侧喉部的缺损。若患侧的缺损较大,还可采用双蒂接力肌甲状软骨膜瓣、颈阔肌肌皮瓣、颈阔肌肌筋膜瓣修复。双侧甲状软骨板近全切除的患者,可以胸骨舌骨肌为支架,用双侧颈阔肌肌皮瓣成形喉。累及双侧声带的声门型喉癌,只要能保留一个完整的环状软骨和至少一个杓状软骨即可修复成一个有功能的喉。累及舌根的声门上癌切除后,若舌根缺损较小,可直接将残余舌根下移修复缺损,舌根缺损较大时可用单蒂胸骨舌骨肌肌筋膜瓣修复。残余会厌是修复喉壁缺损的良好材料,最适用于声门癌。会厌既可修复对称性缺损,也可修复不对称的缺损。经松解后的会厌可下移与环状软骨或第一气管环吻合修复喉前壁缺损,左右移位可修复喉侧壁缺损;因其有软骨及软骨膜,不仅可用于修复组织缺损,还可发挥良好的支架作用。声门下区或气管前壁缺损可用胸锁乳突肌骨膜瓣修复。在选择修复方法时,以下情况应加以考虑:原发于会厌的声门上癌不能保留会厌来重建喉的功能。甲状软骨受累的病例,双蒂接力肌甲状软骨膜瓣不能应用,胸骨舌骨肌筋膜瓣可酌情应用,颈阔肌肌皮瓣应用较为安全。若患者已行放射治疗,则因皮肤供血较差,颈阔肌肌皮瓣也不宜应用。胸锁乳突肌骨膜瓣的供血来自于供应该肌的小血管分支,若已行改良根治性颈廓清术,因胸锁乳突肌全程游离供血受损,不宜应用该侧胸锁乳突肌骨膜瓣修复缺损。术中应根据病变的具体情况,善于变通术式,视缺损范围不同,可灵活选用多种方法联合修复。

3. 尽量恢复良好的喉功能　在喉功能重建中通常将吞咽保护功能放在首位,其次是呼吸功能和发音质量。吞咽误吸可因新喉失去舌根的遮挡作用或杓区缺损吞咽时喉口封闭不严等因素引起。术中可酌情保留杓状软骨外侧部或用单蒂胸骨舌骨肌瓣填充于杓状软骨缺损处,以加高喉口后端。此外,还要注意充分发挥舌根在吞咽保护功能中的作用。术中应尽量缩小喉入口与舌根之间的距离,必要时可切除舌骨,使新喉与舌根充分接近吻合。吞咽时舌根可与喉接近,从而可大大减少误吸的发生。若舌根已部分切除,可用单蒂胸骨舌骨肌筋膜瓣整复舌根后再与新喉吻合。因胸骨舌骨肌及口底肌附着于舌骨,将胸骨舌骨肌向上翻入创面与舌体缝合后,不仅修复延长了舌根,且使舌固定于接近原来的解剖部位,喉更易向前上悬吊,加强了新舌根对喉口的遮盖,可有效防止误吸;胸骨舌骨肌整复舌根后,下咽黏膜与舌根的吻合面加大,从而使咽腔扩大,有利于吞咽功能的恢复。对年老体弱的患者来说,误吸有时可能是致命的并发症,因此预防误吸的发生非常重要。喉癌术后不能拔除气管套管,会对患者的生活质量造成较大影响。提高拔管率的关键在于重建稳固的喉支架和宽敞的喉腔。术中应注意充分利用喉的各种支架,尽可能恢

复喉壁支撑结构。在喉部分切除术中，可利用上部的会厌断缘（会厌切除者可用舌骨），两侧的甲状软骨后份或胸骨舌骨肌，下方的环状软骨弓断缘作为新喉支架。对甲状软骨板切除较多喉侧壁支架缺失较重者，可用双蒂胸骨舌骨肌肌筋膜瓣与双蒂接力肌甲状软骨膜瓣相接修复喉侧壁，胸骨舌骨肌和甲状软骨板后部形成喉侧壁支架，因接力肌组织厚度小，上下均有蒂，能保持一定的张力，不易堵塞于喉腔，这样，新喉结构稳固，不易塌陷，喉腔宽敞。在不影响吞咽功能和术后拔管的前提下，可进一步考虑改善患者的发音质量。经验表明，采用不同修复材料对发音功能影响较大，黏膜或肌筋膜瓣修复的喉腔较皮瓣修复的发音效果要好些。保留活动的杓状软骨，新声门闭合较好且边缘整齐者，多可获得良好的发音质量。

当今喉癌治疗的宗旨在于以患者为中心，强调在提高生存率的前提下，提高生活质量。目前治疗手段不断丰富，手术治疗、放射治疗、化学药物治疗及基因治疗等不断取得进步，给喉科医师提供了多种选择。但是面对每一个具体的患者，如何做出最佳选择，还需要遵循循证医学的原则。长期以来，喉科医师对喉癌的治疗进行了大量的临床实践，积累了大宗病例资料，并不断探索新的治疗手段和方案。最好的研究证据来自喉癌临床和基础的研究，尤其是以患者为中心的临床研究，包括准确的临床研究，预后指标的有效度研究，治疗、康复、预防措施的有效性和安全性研究等。作为一名临床的研究生，不但要知其然，更需要知其所以然，喉癌手术从全喉发展到部分喉切除术，不但有多年临床经验的总结，更重要的是基础理论知识研究的进展。所以我们要特别重视喉癌临床新证据的收集，用基础研究手段来解决临床存在的新问题。

第二节 喉切除术后的发音重建术

一、部分喉切除术后的发音重建

喉癌的外科治疗已有100多年的历史，随着头颈外科的发展，尤其是喉外科技术的不断完善，喉癌的外科治疗从过去强调根治为主，发展到当今主张在根治肿瘤的前提下，保留喉功能和微创手术，从而尽可能在提高生存率的前提下提高患者的生存质量。

自从1862年Sanda施行了世界上第一例喉癌喉部分切除术以来，在相当长的一段时期内喉部分切除术未被广泛接受。直到20世纪50年代Alonso、Jackson及Ogura等开展并倡导了喉癌的功能保全性手术，才引起了耳鼻咽喉科和头颈外科医师的广泛重视。能保留喉的发音功能，吞咽时不发生误吸，且无需永久性气管造瘘的手术方式均应被视为喉功能保全性手术。近几十年来国内外的耳鼻咽喉头颈外科医师对各种喉部分切除术的适应证、手术切除及修复方法的研究取得了很大的进展。目前国内外大量临床研究已经证实，只要合理的掌握手术适应证，喉部分切除术与喉全切除术治疗喉癌的术后复发率没有区别。国内外大宗病例报道喉癌手术治疗5年生存率在75%左右，喉全切除术或喉部分切除术均可达到这一目标。功能保全性手术已经成为喉癌治疗的主导术式。

1. 声门型喉癌　声门型喉癌，除了喉垂直部分切除术外，喉环状软骨上部分切除术（如环状软骨舌骨会厌固定术，CHEP）、喉额侧部分切除术、喉扩大垂直部分切除术及喉垂直次全切除会厌修复术等是近几十年来发展起来并被逐渐广泛应用的术式。

在早期T_1、T_2声门型喉癌，采用上述手术方法与激光、放射治疗具有相近的生存率，术者可根据自身的临床经验和所拥有的临床设备进行选择。应指出，CO_2激光手术被证明是一种微创、效果确切、患者痛苦小、术后发音功能保留满意，且无需气管切开的方法，值得推荐。而对一些向深部侵犯广泛、累及前联合，特别是肿瘤范围大者较难把握，应谨慎应用或避免应用；同样，放射治疗对位于声带前半段并累及前联合的喉癌局部控制欠佳（图4-3-1）。

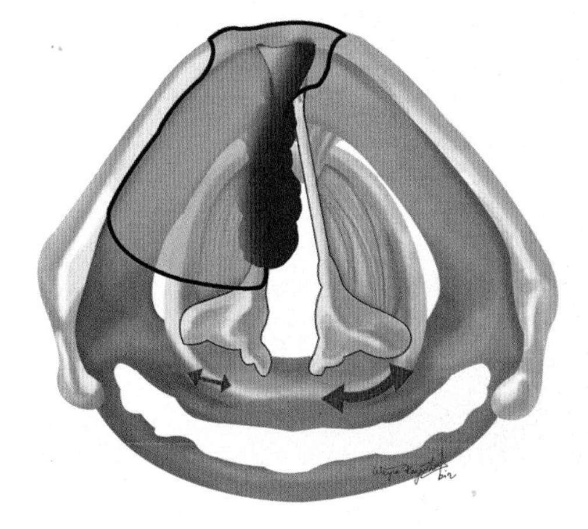

图4-3-1　喉垂直部分切除术示意图

T_2声门型喉癌，目前采用喉垂直部分切除术取得比较满意的疗效，5年生存率达90%左右，拔管率达80%～100%，发音功能多比较满意。喉垂直部分切除后，新声门重建的材料和方法有多种，包括甲状软骨膜、梨状窝黏膜、胸骨舌骨肌筋膜瓣、双蒂双肌瓣、颈部皮瓣等。根据文献报道和笔者的体会，无论采用何种修复材料，只要健侧甲状软骨及声带基本保留，术后疗效都比较满意，其中肌筋膜瓣修复发音效果更好（图4-3-2，图4-3-3）。基本手术步骤如下：

（1）切口：行颈前正中垂直切口或平环状软骨下缘横切口，切口两侧达胸锁乳突肌前缘，呈小U形（图4-3-4）。

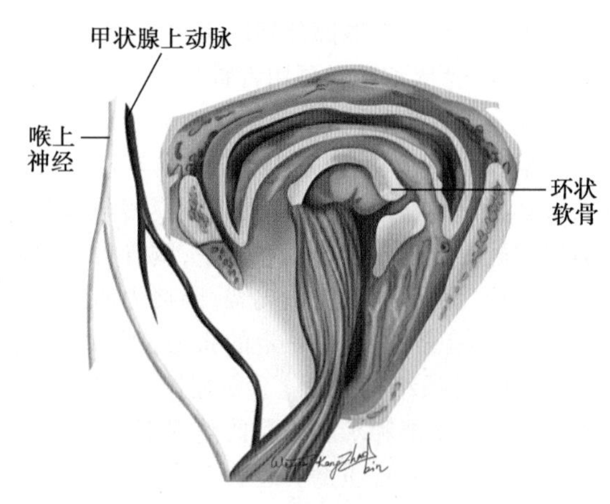

图4-3-2 喉垂直部分切除术
胸骨舌骨肌筋膜瓣修复喉部缺损

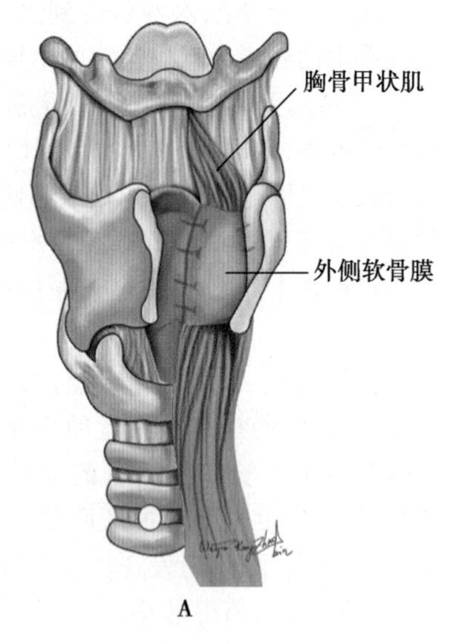

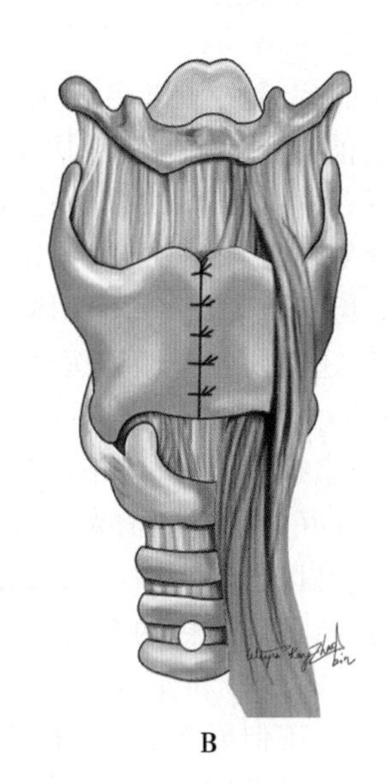

图4-3-3 喉垂直部分切除术
带状肌和甲状软骨膜修复喉部缺损

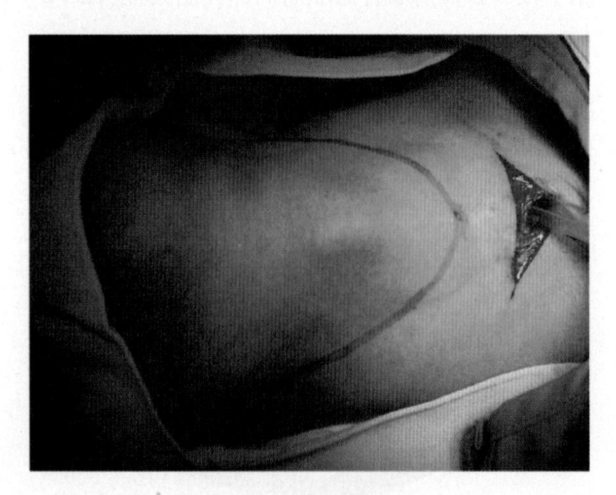

图4-3-4 小U形切口

（2）分离皮瓣：切开皮下组织达颈阔肌下，分离并翻起颈阔肌皮瓣，暴露颈前肌和舌骨（图4-3-5）。

（3）暴露喉体：沿中线切开颈白线，分开胸骨舌骨肌，显露甲状舌骨膜、甲状软骨、环甲膜和环状软骨。在甲状软骨板的上、下缘及正中切开甲状软骨膜，剥离甲状软骨膜至甲状软骨板的后2/5。

（4）进入喉腔：横切环甲膜，探查声门下区，确定声门下区无肿瘤侵犯（图4-3-6）。分别于患侧甲状软骨板前2/5或1/2处及健侧距前中线2～3mm处用电锯或剪刀垂直切开甲状软骨，直视下沿健侧甲状软骨切线从下向上垂直剪开喉内黏膜，应注意避免剪到肿瘤。

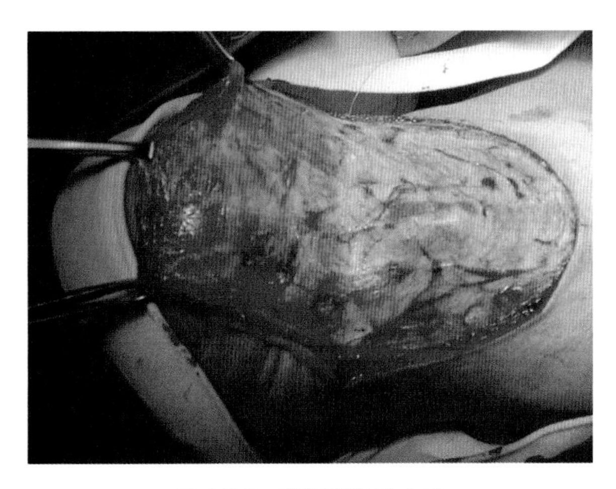

图4-3-5　翻起颈阔肌皮瓣

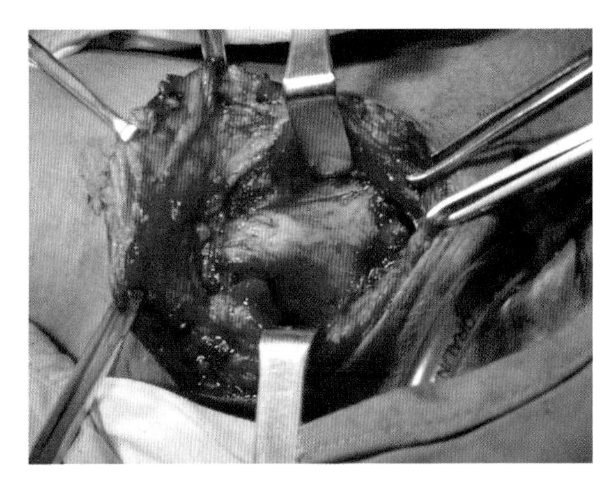

图4-3-6　切开环甲膜，探查声门下区

（5）切除肿瘤：用小拉钩牵开两侧甲状软骨板，充分显露位于声带的肿瘤。距肿瘤5mm处切除肿瘤，垂直切除患侧甲状软骨板前2/5或1/2，连同声带肿瘤一并整块切除（图4-3-7）。

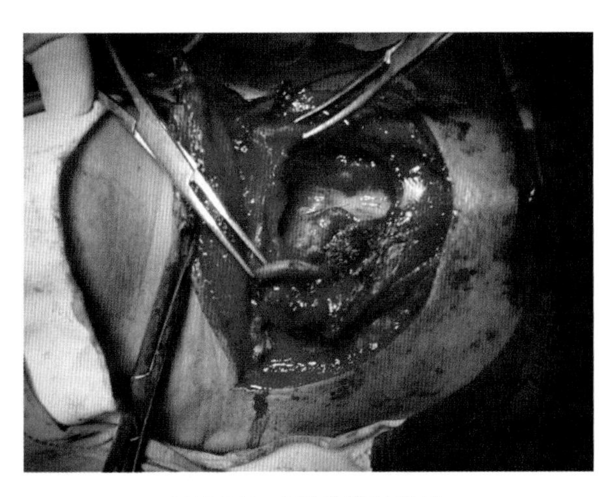

图4-3-7　切除喉部的肿瘤

（6）喉腔修复：用5-0可吸收缝线将健侧声带前端与甲状软骨膜固定缝合，再将会厌根部向前固定于舌骨。将环后及梨状窝黏膜拉向喉内与切缘黏膜缝合。取一蒂在下、宽1.5～2cm的胸骨舌骨肌筋膜瓣修复喉腔的缺损（图4-3-8）。也可用患侧的甲状软骨膜修复喉腔的缺损。

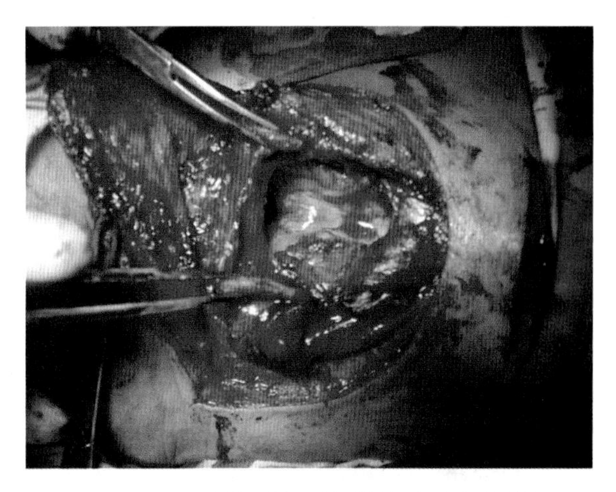

图4-3-8　用胸骨舌骨肌筋膜瓣修复喉部的缺损

（7）关闭喉腔和缝合皮肤：将两侧颈前肌对位间断缝合关闭喉腔（图4-3-9）。术腔放引流管，逐层缝合皮下组织和皮肤。

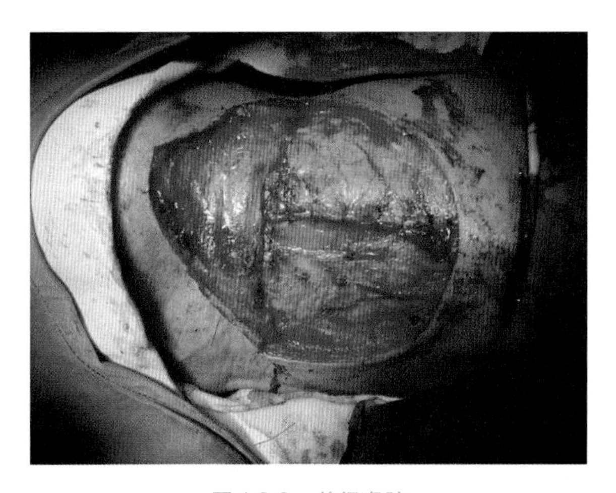

图4-3-9　关闭喉腔

对侵犯杓状软骨声带突，声带活动受限的T_2声门型喉癌，采用喉扩大垂直部分切除术，手术同时切除杓状软骨及部分环状软骨。屠规益等用舌骨肌瓣来修复，用舌骨替代杓状软骨，用肌瓣掩盖半喉腔，取得满意的效果。对累及双侧声带的T_1或T_2声门型喉癌（图4-3-10），喉环状软骨上部分切除术（CHEP）是比较好的适应证（图4-3-11～图4-3-15）。该术式近年来在国内被逐渐推广并广泛应用。应该指出：CHEP 是基于环杓单元（包括环状软骨、杓状软骨、完整的环杓关节、环杓后肌、环杓侧肌、喉返神经）这一喉功能性解剖单元概念的。保留一侧完整的环杓单元是成功施行这一术式的前提。只要肿瘤向声门下浸润未超过 1cm，向上未侵及会厌根部，病变较轻的一侧声带后 1/3 黏膜和杓状软骨正常，应用该方法都能完整的切除肿瘤。术后 5 年生存率达 88% ~90%，拔管率高达 98% ~100%。关于术后拔管时间各家报道不一，平均拔管时间从 1 周到数月不等。Bron 等认为气管造瘘口的尽早关闭对促进吞咽功能恢复以及避免环杓关节僵硬非常重要。早期拔管所致的一定程度的误吸有利于刺激咳嗽反射，并可训练新声门括约肌的生理性关闭。尽管 CHEP 术后声音稍沙哑，但发音效果基本满意，一般交流无困难。

对这一病变范围，另一种治疗选择是喉垂直次全切除会厌修复术（Tucker 手术），该术式切除双侧声带、室带和双侧甲状软骨板的中前 2/3，必要时切除一侧杓状软骨，分离会厌前间隙组织后，下拉会厌并将其两侧与残留甲状软骨板的软骨膜缝合，下端与环甲膜缝合关闭喉腔。也有报道采用会厌瓣加双蒂双肌瓣联合修复喉缺损，对术后功能的恢复比较满意。

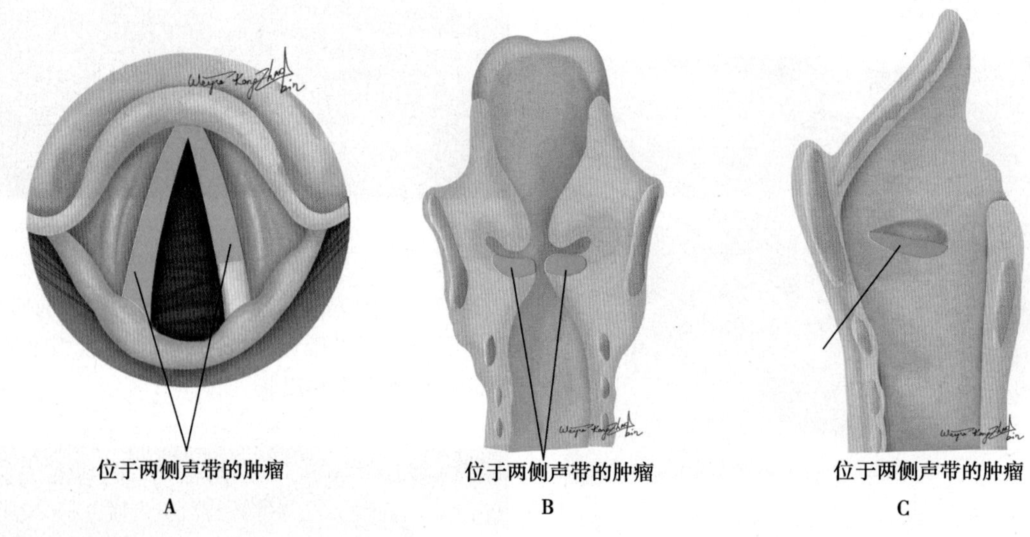

图 4-3-10 累及双侧声带的声门型喉癌
A. 水平位；B. 冠状位；C. 矢状位

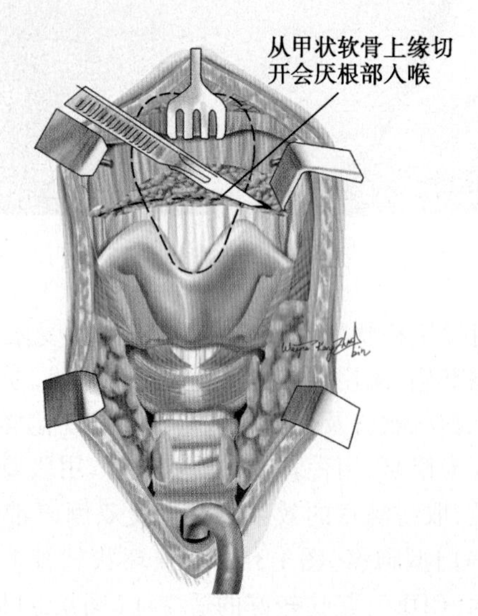

图 4-3-11 环状软骨上部分喉切除术

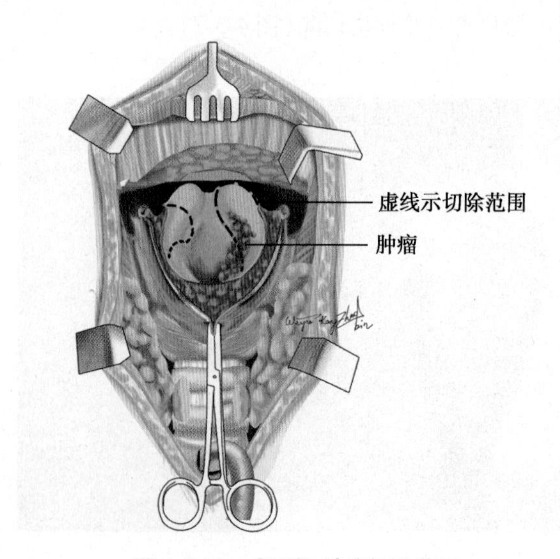

图 4-3-12 CHEP 肿瘤切除范围

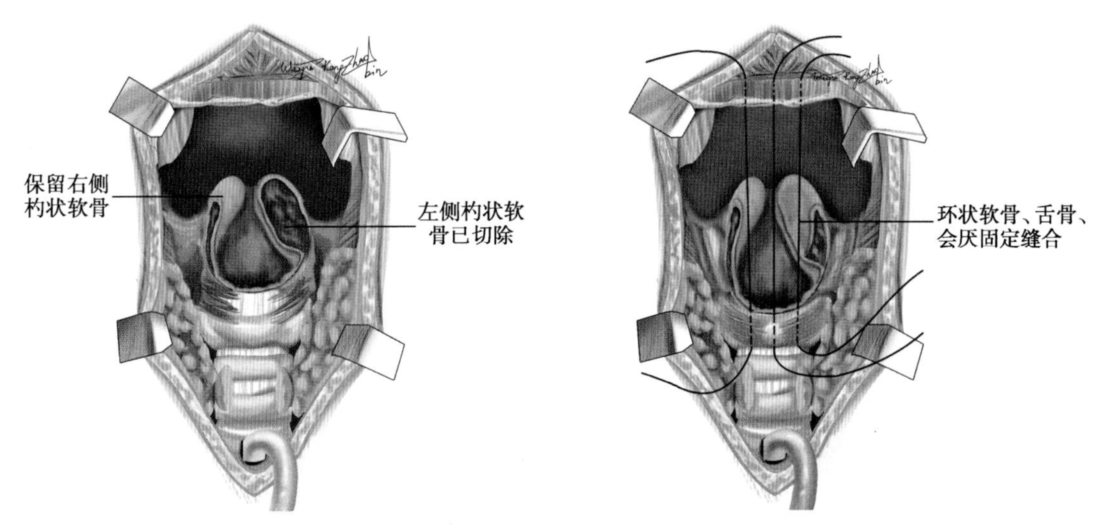

图 4-3-13　CHEP 肿瘤切除后

图 4-3-14　CHEP 作环状软骨舌骨会厌固定

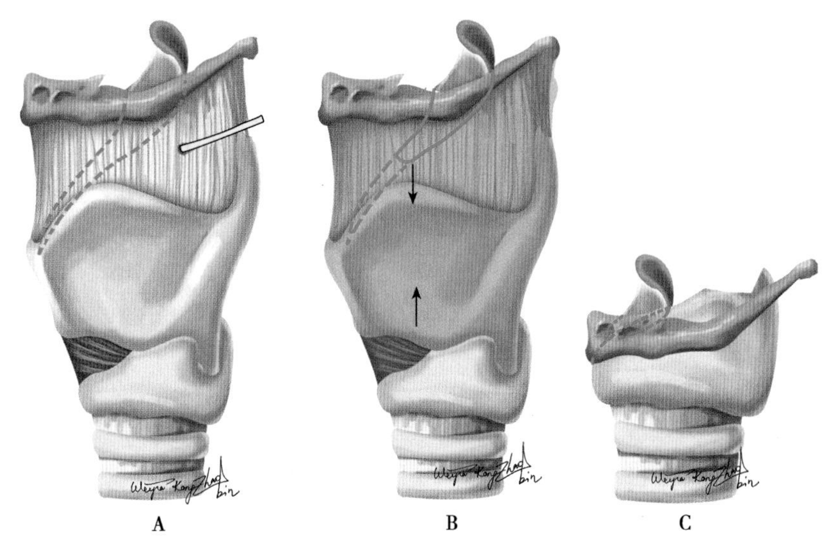

图 4-3-15　CHEP 手术原理示意图

A. 正常喉软骨示意图；B. 阴影示手术切除范围，箭头示舌骨、会厌、环状软骨固定缝合的方式；C. 行环舌会厌固定后

T_3、T_4声门型喉癌，传统的手术方式为喉全切除术，但患者术后喉功能丧失，生活质量差。随着对喉的解剖、病理的深入研究，对喉癌局部扩展规律的进一步了解以及喉外科技术的不断进步，对一部分经过选择的原本需要做全喉切除手术的 T_3、T_4 病变患者，可行喉部分切除手术，在保证根治肿瘤的前提下，保留喉的功能。有报道采用喉部分切除术治疗部分 T_4声门型喉癌病例，在切除肿瘤及受累的喉外组织后，以胸骨舌骨肌、颈阔肌皮瓣、颈阔肌筋膜瓣、甲状软骨膜瓣、下咽黏膜瓣等修复组织缺损，保留会厌或环状软骨板重建喉功能，3 年和 5 年生存率分别达到 86.4% 和 75%。

应该指出，T_3、T_4声门型喉癌为晚期肿瘤，对其进行喉部分切除术应严格选择病例。以下几点可供参考：①肿瘤累及一侧半喉和对侧半喉的前半黏膜，杓间区未受累，患侧甲状软骨板受累，对侧甲状软骨板未累及或仅累及小部分，胸骨舌骨肌未累及或受累较轻，可酌情考虑行喉部分切除术；②肿瘤广泛累及胸骨舌骨肌者，提示其恶性程度较高，且喉内原发肿瘤范围多已较广，应行全喉切除术；③肿瘤广泛累及环后区、梨状窝，需切除相应的下咽黏膜及近全部的喉体，此时成形喉或再造发音管均有困难，不宜保留喉功能；④年老体弱，心肺功能不良者，保留喉功能有时可出现致命性的误吸，可考虑行全喉切除术。

2. 声门上型喉癌　以往一般认为喉声门上水

平部分切除术是治疗T_1级声门上型喉癌的经典术式，该术式有较高的局部控制率（85% ~100%）。近年来大量临床研究证实，对一部分累及会厌前间隙的T_3级病变和一部分累及舌根、咽会厌襞的病变，在彻底切除肿瘤的基础上，也可进行喉声门上部分切除术，术后局部复发并无增加。该术式术后发音接近正常，术后虽有误咽发生，但大部分病例经过练习，一般几周后误咽逐步消失。有报道将双侧甲状软骨膜内翻覆盖同侧喉内创面，将其切缘与声带、喉室面黏膜缝合，咽黏膜原位间断缝合，折叠缝合双侧带状肌修补咽喉腔前壁而关闭咽喉腔，不做上提甲状软骨与舌骨拉近缝合，即可切除舌骨，充分暴露咽喉腔，又可扩大切除舌根和咽侧受侵组织，而不必顾虑修复问题。有报道改进“吊喉”的方法，将舌骨切除，将舌根同残喉紧密“吊缝”，充分利用舌根掩盖喉入口，防止误咽，效果良好。声门上型喉癌T_2级（累及一侧声带和声带突，声带活动受限的）、T_3（患侧声带已经固定）以及已经侵及会厌谷的病变是喉水平垂直部分切除术（喉3/4切除术）的适应证。“合并喉垂直部分切除加水平部分切除”的概念是由Miodonski于20世纪60年代首先提出的。喉3/4切除后的修复有多种方法，包括用甲状软骨外软骨膜及下咽黏膜、用甲状软骨作成三角板覆盖患侧喉腔、用甲状软骨后缘加咽缩肌瓣修复等。国内屠规益等报道用舌骨肌瓣修复喉腔取得满意的效果，拔管率达74.3%，82%术后发音近乎正常或稍哑，大部分患者经2周到3个月的练习后能正常进食。

对上述病变范围，另一种治疗选择是喉环状软骨上部分切除术（环状软骨舌骨固定术，CHP）。手术完整切除甲状软骨、两侧声带、室带和会厌，同时切除声门旁间隙和会厌前间隙。由于该手术保留了环状软骨，拔管率很高；保留一侧或双侧杓状软骨，术后保存了发音和吞咽功能。喉的重建是环状软骨和舌骨固定缝合。术后近期都有不同程度的误咽，经过训练大部分病例都能正常进食。Bron报道首次治疗患者的局部控制率达94.5%，1年后92.7%的患者恢复正常吞咽及呼吸功能。对一部分失去上述几种喉部分切除术机会的晚期声门上型及声门型喉癌病例，只要能保留病变较轻一侧的杓状软骨和部分环状软骨，利用喉气管黏膜瓣缝合成一个发音管（Pearson手术），仍然能保留患者的发音功能。

随着喉癌外科操作技术和手术技巧的提高，喉全切除术的适应证在逐渐缩小。其适应证应为局部病变广泛，已无行喉部分切除的可能，或心肺功能不佳、高龄、体弱等全身状态不允许，估计无法耐受部分喉切除术后误咽等并发症的患者。

二、全喉切除术后的发音重建

接受全喉切除术的患者，其发音、呼吸、嗅觉和味觉功能将发生显著的改变。其中发音功能的丧失对患者的心理和日常生活带来极大的痛苦和不便。发音功能的恢复将有助于患者术后的整体康复。

目前全喉切除术后的发音重建主要有三种方法：食管发音、电子喉和食管气管造瘘术（或称发音管）。其中食管发音是最传统的发音康复方法。其原理是患者经过训练后，通过把吞咽进入颈段食管的空气冲出，引起咽食管黏膜的震动而产生声音，然后再经咽腔和口腔动作的调节，构成语言。该方法的优点是只要经过发音训练，无需通过手术或植入体内任何装置即能发音，而且讲话时不需要手的帮助，所以可以边讲话边用手做事。食管发音的缺点是发音断续，不能讲较长的句子。而且该方法并不是所有患者都能学会，各家报道能学会并用食管音交流的比例不同，约26% ~80%。另外训练不当也会导致发音失败。食管发音的成功需要经过较长一段时间的训练和练习。食管发音时控制音调、响度和语速是比较困难的。无论男女，食管发音的基频大约为65Hz，是正常成年男性基频的一半，比正常成年女性基频低两个八度。食管发音者必须学会通过改变头颈的位置，增强颈部肌肉的张力及加快把空气咽入食管频率来改变音调。食管发音的响度比正常喉发音的响度低6 ~10dB，因此在噪音环境里语言交流比较困难。食管入口的环咽肌功能不良或痉挛可能是食管发音失败的原因之一。食管上括约肌（环咽肌）切开或肉毒毒素局部注射有助于这些患者的发音成功。

电子喉是利用音频振荡器发出持续音，将其置于患者颏部、颈部或口内作说话动作，然后通过舌、唇和牙齿的协同动作而发出声音。第一代电子喉是1960年问世的，当时的产品体积比较大，也比较重。新一代已经比较轻巧了，最小的电子喉长度只有几厘米，重量只有140g。电子喉以电池作为电源，其发出的振动声是根据正常人的平均语言频率范围而设计的，而且可根据每个患者的要求作一定的调节。电子喉有两种类型：一种是放在颈部的，另一种是放在口内的。放在颈部的电子喉的振动声通过其头部的金属或塑料装置把声音传导到颈部,然后通过咽部和口腔协同动作,采用与正常说话一样的方式构音。患者可以调节音调和响度。通过摸索在颈部不同的放置部位,患者可找到发音最清楚、杂音最小的放置部位。每个患者的最佳放置部位可以是不同的,即使同一患者在使用过程中,其最佳的放置位置也可能发生变化。放在口内电子喉包括两个部分:主机和轻质的手持装置。主机通过电线与手持装置连接。主机含电池以供声音发生器所需要的能源,手持装置的声音发生器有一根塑料管通入口腔。放在口内的电子喉在刚手术后或放射治疗后颈部皮肤肿胀、瘢痕明显的患者尤为合适。

电子喉的优点是比较容易掌握,不需要手术或植入体内任何装置即能发音。多数电子喉具有音调和响度调节功能,使患者可以在不同的噪音环境下进行语言交流。其缺点是发音欠自然,有机械音的感觉,在公共场合讲话常引起周围人的注意。另外,电子喉需要一个手握着才能讲话,这样当患者在做手工活时讲话,需要地不断换手,而且开车、做饭或听电话时讲话非常不便。

食管气管造瘘术(发音管)是通过内镜在气管后壁和食管前壁间造瘘,并置入一个带单向的硅胶瓣的发音管。这个发音管一方面可以避免气管食管瘘的狭窄或闭锁,另一方面可避免唾液和食物误吸到呼吸道,同时使来自肺部的气流经过咽食管的黏膜而发出声音(图 4-3-16)。

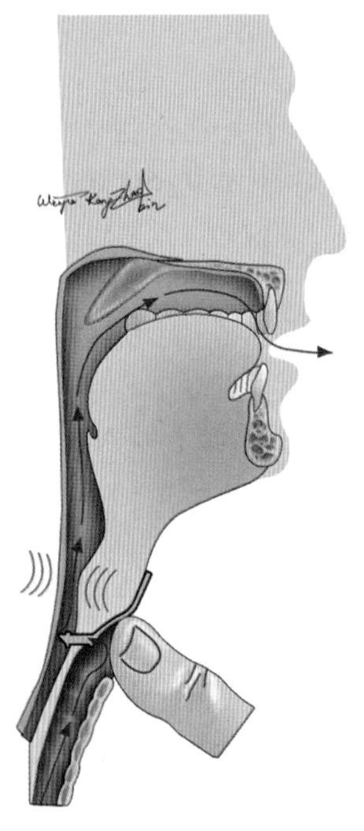

图 4-3-16 食管气管造瘘(发音管)发音原理图

早在 20 世纪 60 年代,就有关于通过植入发音装置来恢复全喉切除患者发音的研究。由于喉癌手术为呼吸道手术,局部会受污染的分泌物影响,该区域又在放射野内,当时的植入材料多未获得成功,主要的并发症是造瘘狭窄或误吸。1979 年 Singer 和 Blom 报道了他们研制成功的发音装置,以后又对发音管进行了多次改进,可通过手术做气管食管造瘘,植入发音管来避免造瘘狭窄,同时恢复全喉切除患者的发音功能。当时该方法是二期手术,作为食管发音训练失败或患者不能接受电子喉发音的补救方法。该方法的基本原则是:①符合肿瘤学的原则,不影响肿瘤的完整切除;②可获得正常的进食而不发生误咽;③可靠的发音恢复;④手术方法简单、可靠、可重复;⑤应用一个简单的带单向瓣的装置来防止瘘口狭窄和误咽;⑥可应用于放射治疗照射区。该方法已经在世界范围内应用了 30 余年,并被多数专家和患者所接受。

1982 年 Maves 和 Lingeman 等首先报道了在全喉切除术的同时(一期手术)做气管食管造瘘术。近几十年来,发音管经历了很多的发展和改进,目前除了 Blom-Singer 发音管外,还有 Provox 和 Groningen 发音管等。

该方法应用的早期有 20% ~40% 的患者在发音管植入后发不出音和发音费劲。以后大量研究发现这与发音管本身没有关系,而是与食管上端痉挛造成气流冲出障碍有关。Singer 等对安装发音管后发不出音的患者在咽后隙内注射 2% 利多卡因来阻滞咽神经丛,食管上端的痉挛立即解除,患者马上发出声音。同样,行神经阻滞前后环咽肌形态的影像学研究也支持了环咽肌痉挛,发音时食管内的气流无法冲出是发音管植入后发音失败的主要原因。

解决这个问题的一个简单办法是,在安装发音管发音失败的病例行食管上括约肌(环咽肌)切开,来松解食管上端的张力,从而使患者获得发音功能。当然也有学者主张在行全喉切除的同时行食管上端括约肌切开,来预防安装发音管后发音失败。

也有一些研究认为行咽丛神经切断术可以减低咽缩肌的张力,可取得同样的效果。这一方法可在行全喉切除术的同时进行,而且对咽壁及其血供的损伤较小。

安装发音管后的另一个常见的问题是,由于发音管长期暴露在食管内的食物中,尤其在放射治疗后的患者，可在发音管周围发生念珠菌生长，后者在一段时间后（6～12周）可导致发音管的单向瓣功能障碍。解决的办法是在发音管局部和全身应用抗真菌药物。但是，真菌生长仍然是对发音管研究者和生产商的挑战，理想的发音管应具有防止真菌生长的功能。发音管安装后的其他问题还包括发音管脱出和不配等，而需要再次安装。因此，新的发音管设计应解决这些问题。

随着喉癌外科技术的发展，在全喉切除的患者恢复发音功能、不做气管造瘘而恢复正常的呼吸功能，以及恢复正常的进食功能等方面做了大量的探索。但是，至今还有许多问题未能完全解决。有作者提出通过应用显微外科技术，游离组织瓣移植的方法来完成相当于食管气管造瘘发音管同样原理的发音重建手术。但是，这项设想还没有成功的范例。

喉移植是近年来被重新研究的、用来恢复喉发音功能的课题，并有报道一例喉外伤病例的成功例子。但是这项研究还需要大量的探索，包括复杂而高难度的手术、抗排异问题以及伦理学问题等。尤其是在恶性肿瘤患者长期使用免疫抑制剂是有争议的。因此，喉移植在全喉切除患者的应用还有待长期和深入研究。

第三节 颈清扫术

喉癌发生颈淋巴结转移后，其5年生存率下降50%，颈淋巴结转移是决定喉癌预后最主要的因素之一。颈淋巴结转移也是喉癌复发的最常见形式。尽管现代医学、肿瘤学、分子生物学有了迅猛的发展，对于颈部转移灶的治疗目前仍以手术为主，因为对于可手术切除颈部转移灶至今尚没有一种治疗方式优于外科手术切除。

自从Crile于1906年首先报道根治性颈淋巴结清扫术（radical neck dissection，RND）以来，在之后的100年中，随着人们对颈淋巴结转移的生物学行为和临床规律的不断认识，颈淋巴结清扫术经历了一个从过去强调大范围手术切除为主，到当今主张在根治肿瘤的前提下，保全功能和微创手术的发展过程，最终在力求提高生存率的基础上，大大降低了颈淋巴结清扫术的并发症，提高了患者治疗后的生存质量。本章节就颈淋巴结清扫术在喉癌手术中的应用及术式遴选策略作一阐述。

一、颈淋巴结清扫术的分类和命名

20世纪初由Crile首创的经典性（根治性）颈淋巴结清扫术是在头颈部淋巴引流的范围内，将全部淋巴组织连同脂肪结缔组织、肌肉，以及除了颈动脉外的其他血管、神经一并整块切除，手术创伤大。至20世纪50年代，Martin等进行了一系列规范化，叙述了解剖基础，规定了适应证及手术操作，使喉癌颈淋巴结清扫术成为一个经典手术。

广泛的切除颈部组织以根治转移癌的概念，不久就受到挑战。20世纪60年代Skolnik和Roy分别证实头颈部肿瘤保留副神经不增加颈部复发率。Bocca等提出颈部有颈筋膜包绕，颈部组织与颈淋巴结都有筋膜分隔，可能是肿瘤转移的天然屏障。因而手术时可将未受侵的组织如胸锁乳突肌、颈内静脉、副神经等予以保留，而将淋巴结与筋膜完整切除，并不影响手术的根治性，并率先在临床上开展了保留性颈淋巴结清扫术（conservation neck dissection）。

1976年Skolnik等对51例头颈部鳞癌患者的根治性颈清标本进行了研究，发现沿颈内静脉淋巴结转移率高达62.7%，但无一例患者发生颈后三角（Ⅴ区）淋巴结转移，建议颈淋巴结清扫术可保留Ⅴ区，提出了择区性颈清扫术（selective neck dissection，SND）的概念。择区性颈清扫术是根据肿瘤原发部位及其可能发生颈部淋巴结转移的规律，对引流至附近的区域性淋巴结进行清扫。

之后，许多学者对颈清扫术进行了不同的改良，出现了很多名称，如选择性颈清扫术、功能性颈清扫术、局限性颈清扫术、预防性颈清扫术、功能选择性颈清扫术等，引起了概念上的混乱。1991年美国头颈外科肿瘤委员会对颈清扫手术进行了统一命名，2002年又做了更新。2004年7月在大连召开的全国颈部淋巴结转移病变处理策略研讨会上，专家们就颈淋巴转移清扫术的命名进行了讨论，提出了国内常用命名。目前，颈淋巴转移清扫术主要分为四大术式，即经典性颈清扫术或全颈清扫术（radical neck dissection，or classical neck dissection，or comprehensive neck dissection）、改良性颈清扫术（modified neck dissection）、择区性颈清扫术（selective neck dissection）和扩大颈清扫术（extended neck dissection）（表4-3-1）。

表 4-3-1 常用颈清扫术分类表

颈清扫术类型	切除淋巴结范围	保留结构
全颈清扫术	Ⅰ Ⅱ Ⅲ Ⅳ Ⅴ	无
改良性颈清扫术		
Ⅰ型	Ⅰ Ⅱ Ⅲ Ⅳ Ⅴ	副神经
Ⅱ型	Ⅰ Ⅱ Ⅲ Ⅳ Ⅴ	副神经,颈内静脉
Ⅲ型	Ⅰ Ⅱ Ⅲ Ⅳ Ⅴ	副神经,颈内静脉,胸锁乳突肌
择区性颈清扫术		
肩胛舌骨肌上颈清扫术	Ⅰ Ⅱ Ⅲ	副神经,颈内静脉,胸锁乳突肌
肩胛舌骨肌上扩大颈清扫术	Ⅰ Ⅱ Ⅲ Ⅳ	副神经,颈内静脉,胸锁乳突肌
侧颈清扫术	Ⅱ Ⅲ Ⅳ	副神经,颈内静脉,胸锁乳突肌
后侧颈清扫术	Ⅱ Ⅲ Ⅳ Ⅴ	副神经,颈内静脉,胸锁乳突肌枕淋巴结,耳后淋巴结
中央区颈清扫术	Ⅵ或加Ⅶ	副神经,颈内静脉,胸锁乳突肌
扩大颈清扫术	Ⅰ Ⅱ Ⅲ Ⅳ Ⅴ或加Ⅵ Ⅶ	全颈清扫术同时清扫其他不常规清扫的区域(如颈动脉,舌下神经,迷走神经等)

当然,上述分类是针对所有头颈部鳞癌的颈清扫方式,因喉癌很少转移到Ⅰ区,所以一般不需要做Ⅰ区的清扫(图 4-3-17 ~ 图 4-3-24)。

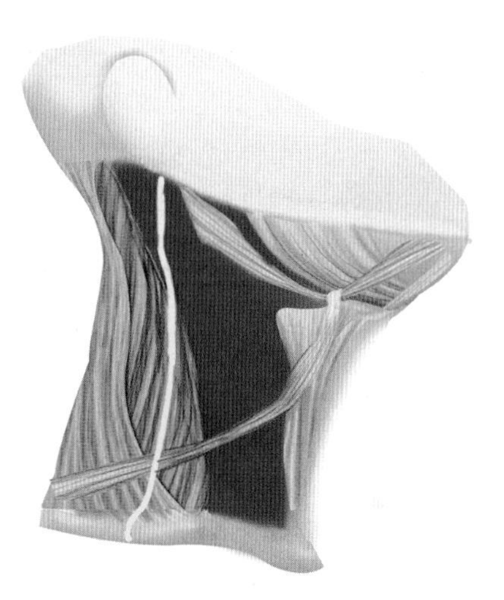

图 4-3-17 改良性颈清扫术Ⅰ型(保留副神经)

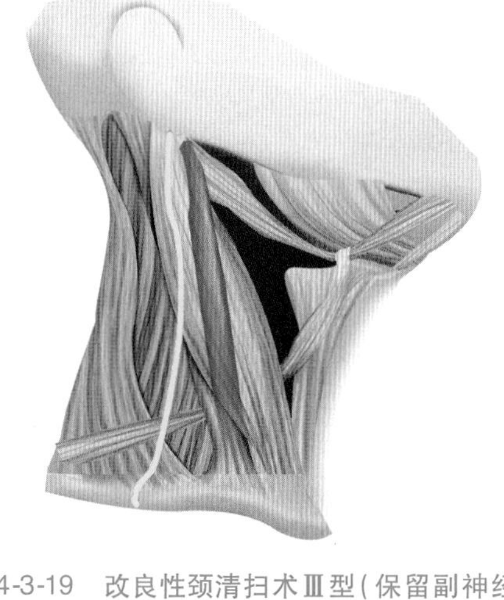

图 4-3-19 改良性颈清扫术Ⅲ型(保留副神经颈内静脉和胸锁乳突肌)

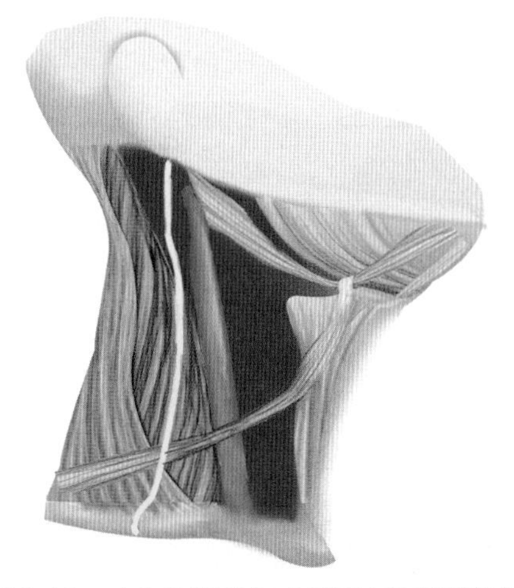

图 4-3-18 改良性颈清扫术Ⅱ型(保留副神经和颈内静脉)

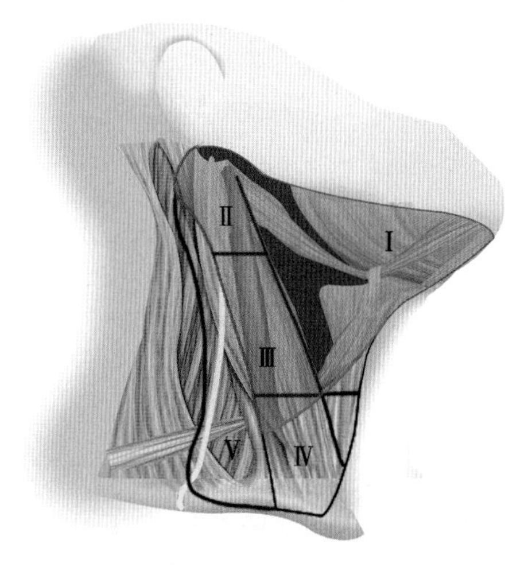

图 4-3-20 肩胛舌骨肌上颈清扫术(切除范围:Ⅰ、Ⅱ、Ⅲ区)

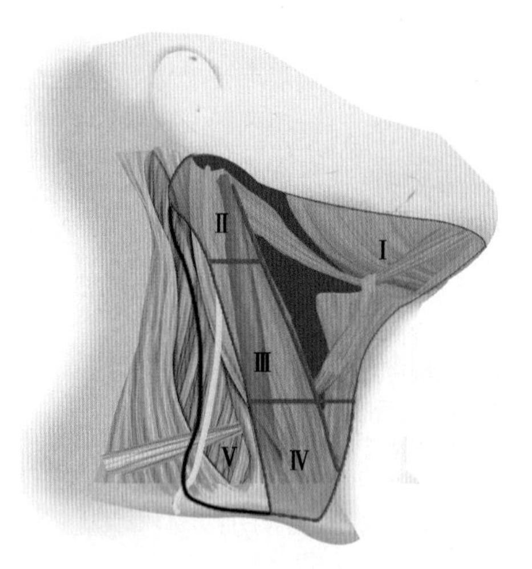

图 4-3-21 肩胛舌骨肌上扩大颈清扫术(切除范围:Ⅰ、Ⅱ、Ⅲ、Ⅳ区)

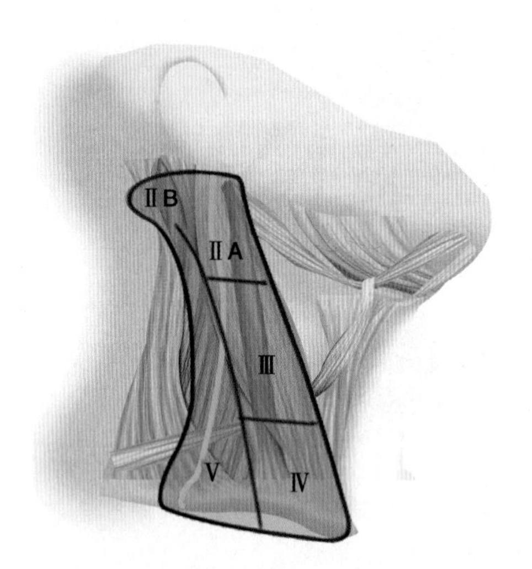

图 4-3-22 后侧颈清扫术(切除范围:Ⅱ、Ⅲ、Ⅳ、Ⅴ区)

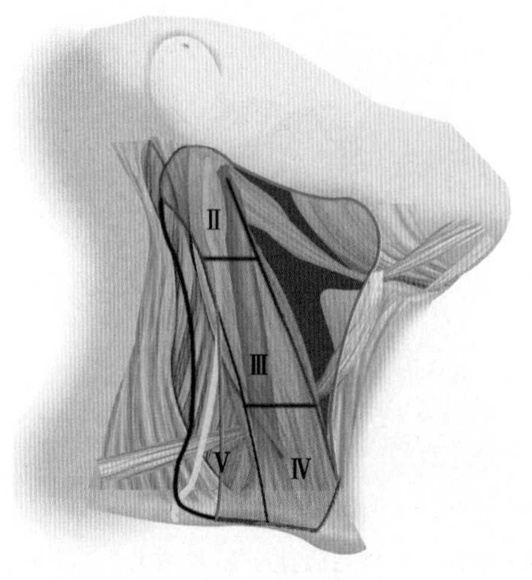

图 4-3-23 侧颈清扫术(切除范围:Ⅱ、Ⅲ、Ⅳ区)

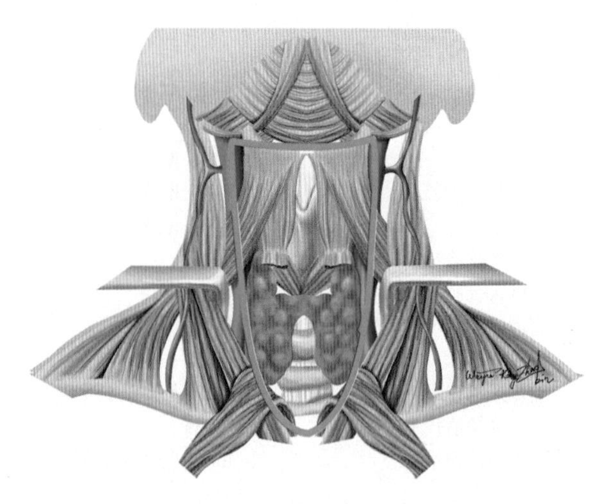

图 4-3-24 中央区颈清扫术(切除范围:Ⅵ区)

二、cN_0喉癌术式选择

患者被确诊为喉癌时,通过现有的临床检查手段,如有经验的头颈医师触诊、B 超、CT、MRI、PET 等检查,均未能证明存在淋巴结转移,可诊断为临床阴性(cN_0)。触诊虽是一种简单易行的方法,但其准确率不高,敏感性和特异性低,有报道颈部扪诊的假阴性率和假阳性率各约 30%。CT、MRI 的敏感性、特异性和准确率虽较触诊高,但存在定性诊断困难,难以区分转移性淋巴结和反应增生性淋巴结,且无法发现微转移淋巴结。PET 较 CT、MRI 对于淋巴结转移的准确率高,但同样存在因淋巴结炎症而出现的假阳性率。目前,术前对淋巴结状况的估计与实际有差异,尚无法对颈淋巴结有无转移作出精确判断,颈部转移灶临床检查的假阴性率为 20% ~30%。近年来,随着病理标本连续切片法、免疫组化和 PCR 技术的应用,颈淋巴结隐匿性转移的检出率较以前有了很大的提高。然而,到目前为止,我们尚缺乏隐匿性淋巴转移的术前确诊手段。

喉声门上区黏膜下有丰富的淋巴网,故易较早发生淋巴转移,cN_0声门上型喉癌潜在淋巴转移的可能性较其他类型大。声门区血管及淋巴管稀少,故局限在声门区的早期喉癌发生淋巴转移少。文献报道声门上型喉癌患者的隐匿性转移率在 25% ~39%,T_3/T_4喉声门型癌隐匿性转移率在 18% ~30%。由于现有诊断技术的限制,在术前无法将这部分隐匿性转移的病例筛选出来,为减少颈部复发及降低死亡率,目前国内外多数学者认为对声门上型和跨声门型 cN_0喉癌患者施行颈淋巴结清扫术是必要的。

早在20世纪70年代，Lindberg等率先对2044例头颈部鳞癌患者的颈淋巴转移情况进行了分析，结果显示所有肿瘤最常见的转移部位为同侧Ⅱ区。喉癌主要沿颈内静脉链扩散，Ⅱ、Ⅲ和Ⅳ区最常受累，Ⅴ区淋巴结转移的机会很少，Ⅰ区淋巴结几乎不发生转移。Shah等对1119个根治性颈清标本的病理学检测亦得出了一致的结论。研究表明头颈部肿瘤淋巴转移是有规律的，且临床N_0病理证实为阳性的淋巴结多属于早期转移，癌组织突破淋巴结包膜的几率小，与周围组织无粘连及侵犯，完全可以采用不牺牲颈部重要解剖结构且较为局限的手术予以清除，这为cN_0喉癌行择区性颈清扫术提供了有力的理论依据。

喉癌淋巴结转移主要分布于颈内静脉链，基于颈淋巴结转移的这一规律，目前许多研究机构推荐侧颈清扫术（lateral neck dissection，LND）作为一种标准治疗术式。巴西学者通过前瞻性随机研究比较了侧颈清扫术和改良性颈清扫术对$T_2 \sim T_4N_0M_0$声门上型喉癌或跨声门型喉癌的疗效。发现颈淋巴结转移率为26%，阳性淋巴结大多数位于Ⅱ区和Ⅲ区。132例患者中有6例术后出现同侧颈部复发，其中侧颈清扫术组2例，改良性颈清扫术组4例。Kaplan-Meier统计两组5年生存率分别为62.4%和72.3%，差异无统计学意义。研究表明侧颈清扫术和改良性颈清扫术有同样的治疗效果，结果支持对N_0声门上型和跨声门型喉癌施行侧颈清扫术，这样既能尽可能清扫潜在的转移灶，又可缩减手术区域，保全颈部功能，减少术后并发症，减轻病员负担，提高生存质量。国内有作者回顾性分析了侧颈清扫术（LND）治疗110例cN_0喉癌患者的效果，其中声门上型72例、声门型38例。术后病理检查发现隐匿淋巴结转移22例（20.0%），其中声门上型15例（20.8%），声门型7例（18.4%）。145侧LND标本中共发现37枚阳性淋巴结，其在颈部的分布如下：Ⅱ区56.8%，Ⅲ区37.8%，Ⅳ区5.4%。Kaplan-Meier法计算3年颈部复发率为3.7%，3年生存率为90.8%。认为LND选择性治疗喉声门上型癌$T_{1\sim4}N_0$和声门型$T_{3\sim4}N_0$的患者，不管是从颈部复发率或是远期生存率指标判断，均可以取得较好的治疗效果。

然而，近来有些学者对Ⅳ区淋巴结清扫的必要性提出了质疑。Zinis等对238例N_0声门上型喉癌患者实施了LND，发现Ⅳ区淋巴结转移发生率仅为3%。Leon等同样发现79例接受择区性颈淋巴结清扫术的喉癌患者中只有2例（2.5%）出现Ⅳ区隐匿性淋巴结转移。Lim等对73例142侧cN_0颈部实施了LND，只有3.5%颈部清扫标本为Ⅳ区淋巴结转移阳性，且全部位于病变同侧，对侧颈清扫标本中无1例发生Ⅳ区淋巴结转移。$T_{1\sim4}$Ⅳ区淋巴结转移发生率分别为0%，3.3%，5.9%和33.3%。因此，作者认为对于cN_0喉癌T_1、T_2期病变不用清扫同侧Ⅳ区，对于T_3、T_4期无需清扫对侧Ⅳ区，这样可减少乳糜漏和膈神经损伤的机会。文献报道，颈清术后乳糜漏的发生率为1%～5.8%，膈神经麻痹的发生率为2.7%～8%。

在如今推崇微创外科及功能外科的时代，我们是否可以实施更小范围的手术，而达到同样的控制疾病的目的呢？基于声门上型喉癌颈淋巴结转移首先累及Ⅱ区，然后再向Ⅲ、Ⅳ区蔓延的特点，国内有学者倡议术中行颈深上淋巴结快速病理检查，依其有无癌转移决定是否行颈清扫。在接受上颈淋巴结切除术的162例$T_{1\sim4}N_0$声门上型喉癌患者中，有13例冰冻病理检查阳性，即做颈清扫术。随访5年，149例病理阴性者颈部复发或转移者15例（10.1%）。全组5年生存率：T_1N_0为92.8%，T_2N_0为86.5%，T_3N_0为69.7%，T_4N_0为54.4%。但有研究显示70%以上的隐匿性转移淋巴结是部分受累，单一断面的病理检查也可能漏诊造成假阴性，有作者报道喉癌术中冷冻阴性病理的术后阳性率为11.5%。另外也不可能排除淋巴结跳跃式转移的可能，如Kowalski等报道跳过Ⅱ区直接转移到Ⅲ、Ⅳ区者为0%～1.2%。因此，颈深上淋巴结探查的手术方式有待进一步探讨。

综上所述，对于cN_0喉癌患者，运用择区性颈清扫术可达到最小的复发率、避免过度治疗、获得良好的功能保存和美容效果。颈清扫术的类型应根据肿瘤的原发部位、大小和组织病理类型以及淋巴结的状况而确定。

三、前哨淋巴结检测对颈清扫术的指导价值

前哨淋巴结（sentinel lymph node，SLN）是来自原发灶的肿瘤细胞经过淋巴管最先到达的第一站淋巴结，它首先接受肿瘤区域的淋巴引流，然后再引流至其他淋巴结。SLN是Cabanas于1977年提出的，由于当时定位技术粗糙，未被广泛接受。近年来随着检测技术的提高，学者们相继开展了黑色素瘤、乳腺癌、大肠癌的SLN活检，取得了重大进展。对最可能转移的SLN，通过组织学连续切片检

查、免疫组织化学分析，并结合 RT-PCR 检测法可以发现常规病理检查无法检测到的微转移灶，提高淋巴结转移的诊断准确率。国内外不少学者已尝试将 SLN 检测应用于头颈外科，根据 SLN 有无转移判断区域淋巴结有无肿瘤转移，从而明确分期，可以免除对 cN_0头颈肿瘤患者盲目一律进行颈部淋巴结清扫术，在根治肿瘤的同时有望减少不必要的颈部手术创伤，保留患者颈部的外形和功能。

对前哨淋巴结的定位主要有放射淋巴结闪烁法、染料注射法和两者相结合的方法。放射闪烁法需要注射放射性核素，有放射污染，设备昂贵；探测中的背景信号可能影响结果，且喉癌原发灶与第一站淋巴结位置接近，同位素探测仪不容易区分。此方法与操作者的经验有关，各人报道的假阴性率从 0% ~12.0% 不等，其效果还不尽人意。染料注射法虽然有简单、价廉、无放射性污染等优点，但染料在淋巴结中停留的时间较短，因此，必须在注射后较短的时间内进行观察，否则会进入下一级淋巴结，并影响 SLN 的准确判断。且由于各种染料的注射方法及用量没有统一的标准，对于不同的肿瘤，在染料的应用上也存在差异，因此 SLN 的检出率与医师的操作水平和经验有很大关系，主观性极强，有报道 SLN 定位检测的假阴性率高达 30% ~40%；另外，染料注射法还有一个明显的缺点，即在寻找 SLN 时比较盲目，同时找寻所有蓝染淋巴结较困难。若 SLN 离肿瘤部位较远时寻找更为困难。故不少人认为蓝染料注射法对头颈部癌 SLN 的确定有待进一步研究。

除了存在上述技术上的限制以外，SLN 在头颈部肿瘤中的应用仍存在不足，如癌栓可能堵塞淋巴管，使哨位淋巴结不能显示，或癌栓堵塞淋巴管后使淋巴引流改变方向，使有转移的哨位淋巴结不能显示，而无转移的非哨位淋巴结成为哨位淋巴结，造成哨位淋巴结假阴性；头颈部肿瘤存在跳跃式转移；术后由于淋巴引流破坏，无法应用此项技术，无法判断术后淋巴结转移复发。在临床应用中，应在确认检测技术的假阴性率很低的情况下才能将 SLN 完全代替标准的颈淋巴清扫术。因此，目前前哨淋巴结检测对喉癌颈部转移的判断还无法应用于临床。

四、cN_+喉癌术式选择

（一）择区性颈清扫术对 N_+患者的疗效

基于对 cN_0的治疗效果满意，现在有些治疗中心已开始将 SND 应用于 cN_+的颈部处理。目前，SND 作为治疗经选择的 N_1病变的手术方式已被普遍接受，对于 N_1以上病变的安全性尚无定论。反对的理由有：①认为在第一站淋巴结受累后，颈部淋巴结转移的规律性会遭到破坏，区域性淋巴结清扫无法保证切除所有可能存在转移的淋巴结；②多个淋巴结被侵犯后包膜外扩散的几率大大增加，择区性颈清术的手术范围可能不足。

Pellitteri 等对接受 SND 的 82 例头颈部肿瘤患者的临床资料进行了回顾性分析，所有经病理证实的多个淋巴结阳性和（或）存在包膜外侵犯者均补充术后放射治疗。结果发现 N_0、N_1、多发性淋巴结转移的颈局部复发率分别为 3%、12.5% 和 11.5%，多发性淋巴结转移的复发率与前两者相比差异无统计学意义。作者认为对于部分经选择的多发性颈淋巴结转移的头颈部肿瘤患者仍可采用 SND 治疗。Ambrosch 等回顾性分析了 SND 治疗 503 例头颈部鳞癌患者的疗效，术后病理检查 pN_0 249 例，pN_+ 254 例。14.5% 的 pN_0患者和 62.2% 的 pN_+患者接受了术后放射治疗。pN_0、pN_1和 pN_2患者的 3 年颈部复发率分别为 4.7%、4.9% 和 12.1%。研究发现术后放射治疗可明显提高有多发性转移淋巴结和颈淋巴结有包膜外侵犯患者的颈部局控率。美国 M. D. Anderson 肿瘤医院在 1985 年 1 月至 1990 年 12 月期间对头颈部鳞癌患者共实施了 517 侧 SND，通过对这些病例的颈部复发率和生存率的回顾性分析，得出结论：SND 是 pN_0头颈部鳞癌患者有效的治疗方法。但是，一旦颈淋巴结受肿瘤侵犯，建议追加术后放射治疗。

（二）改良颈清扫术与全颈清扫术对 N_+患者的疗效比较

Andersen 等比较了改良颈清扫术（Ⅰ型）和全颈清扫术治疗 N_+的疗效。超过 80% 患者术后接受放射治疗。这两种术式 N_1和 N_2的术后颈部复发率分别为 0%：8% 和 15%：12%，生存率亦无明显差异。作者认为对于 N_+病例，改良颈清扫术保留未受累的副神经对患者的生存率和颈部控制没有影响。Khafif 等发现接受改良颈清扫术（Ⅲ型）的 N_1头颈部肿瘤患者的生存率与接受全颈清扫术的相似（5/22，23%：39/42，27%）。但对于 N_2和 N_3病变，改良颈清扫术的复发率高于全颈清扫术（N_2，46%：28%；N_3，75%：43%）。

总之，择区性颈清扫术已被成功应用于部分经选择的 cN_+病例，尤其是对于 cN_1病变。单独采用改良颈清扫术或与放射治疗联合应用是治疗 cN_1的有效手段。择区性颈清扫术或改良颈清扫术对于

N_2及以上病变的有效性尚有待论证。采用比全颈清扫术范围小的术式治疗 N_2或 N_3病变应尤为谨慎。

五、声门上型喉癌对侧颈清扫术的选择

声门上区属中线器官，此区喉癌从解剖位置及区域性淋巴引流的特点来说，双颈淋巴结转移的机会较大。Petrovic 等发现声门上型喉癌 N_0患者中发生对侧或双侧颈淋巴结转移率分别为 10%、14%。国内有作者报道，双侧转移患者占所有转移患者的 39.3%，极大地影响预后。Hicks 等对以手术作初始治疗的 90 例声门上喉癌患者作了回顾性研究。双颈淋巴结受累率为 44%。57 例 cN_0患者中有 9 例区域性复发，4 例同侧复发，5 例对侧复发，对侧复发位于Ⅰ、Ⅱ和Ⅲ区。但对于何种情况下行对侧颈清扫术目前存在一定的争议。有学者指出，对声门上癌无论其部位、大小及是否有颈转移，均应行双侧的侧颈清扫术。声门上型喉癌患者施行双侧颈清扫术，颈部肿瘤复发率可从 20% 下降至 9%。

屠规益等对 111 例声门上型喉癌 N_1病变患者的病例资料进行了分析，发现原发病变超过中线者的复发及转移率为 25.8%（23/89），其中 $T_{1\sim2}$病变对侧转移率为 14.29%（2/14），$T_{3\sim4}$病变为 22.6%（17/75）。原发病变未超过中线者无对侧转移（0/17）。颈清扫标本阴性者，同侧复发及对侧转移率均低；颈清扫标本阳性，$T_{1\sim2}$病变者无一例发生对侧转移，而 $T_{3\sim4}$病变同侧颈部病理阳性者，对侧转移率为 38.6%。作者建议对于 N_1声门上型喉癌患者，原发肿瘤范围已超过中线，未经术前放射治疗且同侧颈清扫标本阳性的 T_3、T_4患者，对侧颈部同期或分期行选择性颈清扫术，或者采用术后放射治疗。国内另有作者对 144 例同期行单颈廓清术的声门上和跨声门癌病例术后对侧颈部转移的相关因素进行了探讨，随访发现 22 例患者（15.3%）出现对侧颈部转移，对侧颈部转移同肿瘤跨中线侵犯、病理 N 分级、同侧颈淋巴结转移个数相关。认为病理 N_2以上的病例应该行双颈廓清术，同侧颈部淋巴结转移和肿瘤跨中线侵犯应是双颈清扫术选择的重要指标。

总之，声门上喉癌双侧淋巴结转移率高，应积极处理区域淋巴结，对于 $N_{2\sim3}$及部分 N_1病例和原发肿瘤超越中线者应常规进行双侧颈清扫术，N_0病例行双侧颈清扫术的问题有待进一步论证。

六、根治性放射治疗后颈部病灶的处理

目前普遍认为单独放射治疗或放射治疗后联合颈清扫术对临床完全缓解的 $N_{0,1}$头颈部肿瘤的颈部控制效果相当，但对于根治性放射治疗后临床完全缓解的晚期（$N_{2,3}$）头颈部肿瘤患者是采取临床观察，还是施行计划性颈清手术，目前尚未达成一致意见。

澳大利亚 Peter MacCallum 肿瘤研究所 Narayan 等对接受根治性放射治疗（照射野包括肿瘤原发灶和颈部）后原发病灶完全缓解者的 52 例Ⅳ期头颈部肿瘤患者（$N_{2,3}$），无论其颈淋巴结消退与否，一律施行根治性颈清扫术或改良颈清扫术。结果发现 9 例出现颈部复发，其中 3 例位于颈清扫范围以外。5 年颈部总体局控率为 83%，颈清范围内的局控率为 88%。28 例放射治疗后颈淋巴结阴性的患者中仅有 1 例出现颈清范围内复发，而 24 例放射治疗后颈部病灶仍有残留的患者中有 5 例出现复发。研究表明经根治性放射治疗后的晚期头颈部肿瘤患者颈清扫术可达到良好的局部控制率，并可望治愈一部分患者。但是，颈部手术只能使那些颈部有残留病灶，而肿瘤原发灶已得到有效控制，且无远处转移的患者受益。另一方面手术明显增加了治疗相关的损伤，术后严重并发症的发生率为 17%，包括一例死亡病例。因此，作者建议对于根治性放射治疗后原发肿瘤和颈部转移灶完全缓解的病例宜采取密切随访。Johnson 等根据放射治疗后的反应将接受根治性放射治疗的 81 例伴颈淋巴结转移的头颈部肿瘤患者分成两组。对于临床完全缓解的所有 58 例患者采取密切随访，取代常规颈清扫术。结果 16 例（28%）出现原发部位复发，而颈部复发仅有 3 例（5%）。在临床部分缓解的 23 例患者中，18 例颈淋巴结未完全消退，其中 5 例接受了颈清扫术，4 例未复发，其余的 13 例或是拒绝手术，或是无法手术而最终死于原发病。与 Narayan 等的观点一致，Johnson 等认为对于根治性放射治疗后临床完全缓解且有条件被密切随访的患者，临床观察不失为一种安全、合适的措施；而放射治疗后颈淋巴结未完全消退者的预后不良，除非对其施行手术。

但有些学者则持不同意见，支持在根治性放射治疗后无论颈部病灶的反应如何一律进行计划性颈清扫术，其理由是就目前的诊断技术（B 超、高分辨 CT、PET 等），对于放射治疗后颈淋巴结转移情

况的判断我们尚无法达到100%的精准度，仍存在一定的假阴性和假阳性率，而一旦颈部病灶复发，补救手术的成功率低，且死于颈部转移灶患者的生活质量极差。Lavertu等报道了53例经根治性放射治疗或放化疗的$N_{2,3}$头颈部鳞状细胞癌患者。在颈部病灶临床完全缓解的30例患者中，18例按计划接受颈清扫术（术后病理证实4例颈淋巴结阳性）；12例由于各种原因未进行手术，采取临床观察，其中3例出现颈部复发，尽管对其施行了补救手术，但均无效。作者主张对所有$N_{2,3}$患者采取根治性放射治疗后联合计划性颈清扫术的治疗方案。Boyd等对头颈部肿瘤根治性放射治疗后的颈清标本进行了病理学分析，结果显示在颈清扫标本阳性的9例中，6例肿瘤局限在单一的解剖区域（Ⅱ区3例，Ⅲ区2例，Ⅳ区1例），仅有1例残留肿瘤位于Ⅱ~Ⅳ区以外，提出择区性侧颈淋巴结清扫术对大多数患者已足够，从而可减少根治性颈清扫术导致的严重并发症。

总之，根治性放射治疗能使相当一部分头颈部肿瘤患者的颈部病灶得到有效控制，提高放射治疗后临床评估的准确性，降低假阴性和假阳性率，对颈部确实存在残留肿瘤的患者施行颈清扫术，并选择有效的、创伤性更小的术式是今后的努力方向。

第四节 喉癌治疗的新趋势

喉癌的治疗强调在根治肿瘤、提高生存率的基础上，尽可能地保留喉的发音、呼吸和保护功能。在过去的150年中，由于手术技术的提高、放疗技术的发展以及化疗药物的进展，喉癌治疗的疗效取得了可喜的进步。目前认为对早期喉癌（T1，T2），开放手术（各种部分喉切除术）、放疗以及经口CO_2激光手术疗效相似，都能取得较满意的疗效和较理想的生存率。而对于局部晚期喉癌（T3，T4），则需进行手术与放化疗结合的综合治疗。

多年来喉全切除术是治疗局部晚期喉癌的有效手段。然而，由于喉全切除术后患者需通过颈前部永久性气管造瘘呼吸，改变了自然的呼吸方式，以及发音功能的丧失，使患者的生活质量受到明显的影响。因此，多年来大量的临床研究对喉癌治疗中喉功能的保留进行了探索。其中包括保留喉功能的手术治疗和保留喉功能的非手术治疗。为了提高喉癌治疗的保喉率，欧美国家在运用非手术方法治疗喉癌对喉功能保留方面进行的大量研究。

在放射治疗方面，临床上经历了标准放射治疗（60~70Gy）、超分割放射治疗和调强放疗（IMRT）的发展。文献报道IMRT可有效地保护头颈部的重要器官，如腮腺、眶内容物、中枢和脊神经系统。减少放疗的并发症和提高患者的生活质量。且对晚期喉癌的局部控制率优于标准放疗。

20世纪80年代铂类药物在喉癌治疗中的应用使化疗在喉癌治疗中的应用取得重大进展。以后铂类药物与5-FU以及紫杉醇等药物的联合应用显示出较好的抗癌效果。1991年在美国的一项临床研究显示诱导化疗后行根治性放疗在治疗晚期喉癌的生存率与喉全切除术+术后放疗相似的情况下，可提高保喉率。1992年后这一治疗方案成为美国治疗晚期喉癌除了喉全切除术外标准和主流的治疗模式。直到2003年，Forastiere A等在新英格兰杂志上发表了一项随机的临床试验RTOG 91-11，比较了诱导化疗加放疗（RT）、诱导化疗加同步放化疗（CCRT）和单纯放疗三组治疗晚期喉癌的疗效，结果显示诱导化疗加同步放化疗组在对喉功能保留和局部控制率方面优于另外两组，而三组的生存率相似。这治疗一理念也被一个Ⅲ期临床试验的荟萃分析所证实。该方案目前已经成为多数欧美国家对晚期喉癌的治疗选择。喉癌的治疗从以前采取以手术为主的治疗模式改变为以放化疗为主的治疗模式。外科手术只在喉癌对上述治疗不敏感、治疗后残留或复发的病例进行挽救性治疗。近期也有文献报道在Ⅳ期喉癌病例中，喉全切除术组的生存率要高于同步放化疗组和单纯放疗组，而在Ⅲ期喉癌病例中，喉全切除术组和同步放化疗组的生存率均高于单纯放疗组。

生物靶向治疗是近年头颈癌治疗的一大热点。一项多中心的研究显示Cetuximab（一种表皮生长因子受体拮抗剂）结合放疗能提高喉癌等头颈癌的局部控制率，减少死亡率，且并不增加毒副作用。

然而，在同步放化疗在国外流行并成为标准治疗方案的同时，也有文献对同步放化疗的毒副作用表示担忧。Machtay M等报道43%接受同步放化疗的患者出现严重后期毒性反应，如喉功能丧失（虽然喉器官保留）、因吞咽困难而需长期鼻饲饮食，以及与治疗有关是死亡。在临床试验RTOG 91-11中也报道30%的患者发生咽瘘。在放射剂量超过65Gy的病例中，如果行挽救手术伤口感染的愈合所需要的时间更长。尤其是有文献比较了美国早期（1983—1985）和近期（1992—1999）24个恶性肿瘤的5年生存率，发现其中23个恶性肿瘤的5年生存率均有所提高，唯独喉癌的5年生存率从

68.1%（1980—1982）下降为64.7%（1992—1999）。Hoffman等认为喉癌生存率的下降与治疗模式的改变有关。这一时期正好在美国同步放化疗应用增多而手术治疗减少。这一结果可能与接受同步放化疗的病人选择不合适和发生复发后未能采取合适的挽救治疗有关。

总之,喉癌的治疗根治肿瘤和提高生存率是必须优先考虑的前提,在保证生存率的前提下保留喉功能是努力的方向。晚期喉癌的治疗对耳鼻喉科和头颈肿瘤医生仍然是具有挑战性的。需要在保证生存率和保留功能两者之间进行平衡。多年来国内外头颈肿瘤专家沿着这个方向作了不懈的努力,取得了可喜的成绩。从医学发展的规律来看,微创治疗替代常规的开放手术,非手术治疗替代手术治疗应该是发展趋势。但是,要达到这个目的还需要不断的努力和探索。

（周　梁）

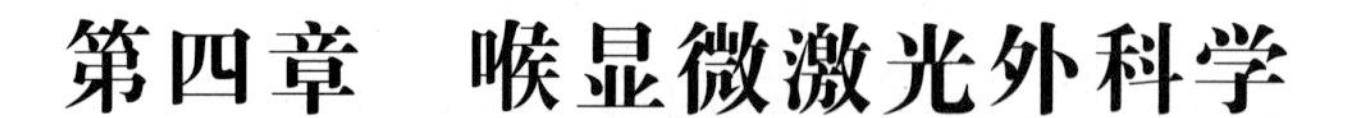

第四章　喉显微激光外科学

1960年7月美国人梅曼(T. H. Maiman)研制出世界上第一台激光器。此后的十年中,世界各国致力于寻找新的激光材料,不断研制出新波段的激光器。自20世纪70年代以来,激光即广泛应用于临床,其研究与应用日益成熟,逐渐形成一门新的学科——激光医学。激光在耳鼻咽喉科治疗中具有显著的优越性,解决了许多传统手段难以解决的问题。随着医学模式的改变,喉癌的外科治疗从过去强调根治为主,发展到当今主张在根治肿瘤的前提下,充分权衡各种治疗方法对患者生存质量的影响。喉显微激光手术不裂开喉体,损伤小,术后结构功能恢复良好,实现了喉癌的微创治疗。

第一节　激光的原理及特性

一、激光的物理原理及生物学效应

(一)激光的产生

激光是在原子、分子体系内通过受激辐射而得到的放大的电磁波。微观粒子具有高能级E_2和低能级E_1,E_2和E_1能级上的布居数密度为N_2和N_1,在两能级间存在着自发辐射跃迁、受激辐射跃迁和受激吸收跃迁三种过程。当处于低能级E_1的粒子暴露在辐射场时,可吸收辐射能E_2-E_1而转换成高能级E_2的粒子,称为受激状态。处于受激状态的高能粒子在含有特定能量的激发辐射场中受到具有E_2-E_1能量的光子的作用,由高能级E_2转换为低能级E_1同时释放出另一个具有相同能量(E_2-E_1)的光子,这一过程称为受激辐射。受激辐射所产生的受激辐射光与入射光具有相同的频率、相位、传播方向和偏振方向。因此,大量粒子在同一相干辐射场激发下产生的受激辐射光是相干的。受激辐射跃迁几率和受激吸收跃迁几率均正比于入射辐射场的单色能量密度。当两个能级的统计权重相等时,两种过程的几率相等。在正常情况下$N_2<N_1$,所以受激吸收跃迁占优势,光通过物质时通常因受激吸收而衰减。外界能量的激励可以破坏热平衡而使$N_2>N_1$,这种状态称为粒子数反转分布。在这种情况下,受激辐射跃迁占优势。光通过一段长为1的处于粒子数反转分布的激光工作物质(激活物质)后,光强增大eGl倍。G为正比于(N_2-N_1)的系数,称为增益系数,其大小还与激光工作物质的性质和光波频率有关。概言之,粒子数反转分布的粒子体系经受激辐射,高能级E_2的粒子转变为低能级E_1的粒子,产生了光的放大,其频率、相位、方向皆相同,即为激光(图4-4-1)。

(二)激光的光学特点

1. 方向性好　激光具有良好的方向性,发散度极小,通常仅有几个毫弧度。利用激光的这种特性可实现一定范围的治疗而不损伤正常组织,甚至可针对某个细胞照射,进行精细的细胞水平的手术,如激光俘获切割技术。

2. 亮度极高　激光比普通光源在亮度上有成万上亿倍的提高。临床上应用的激光正是利用激光极高的能量密度,聚集于活组织,达到凝固、炭化、气化的目的。

3. 优越的单色性和相关性　多用于医学之外的其他领域。

(三)激光的生物学效应

1. 热效应　一束激光聚焦后其温度可达数千数万摄氏度,能使生物组织发生凝固、炭化和气化。组织受热温度上升的程度与下列因素有关:①热传导度;②比热;③热传导方式;④弹性;⑤含水量;⑥周围环境;⑦激光的反射;⑧蒸发热;⑨熔解热。

2. 压强效应　当光线照射到物体上,光子在其表面碰撞可形成辐射压力。激光能量密度很高,作用于组织后,光能在瞬间转化为热能,造成组织直接气化,细胞内产生微型爆炸,引起局部压强急剧增高。当光能转化为热能的瞬间,形成一次压强。由热效应引起的组织气化又产生了二次压强。有时激光的压强是有害的,如光束直接照射在癌组织上可引起癌细胞向周围组织扩散、飞溅等。

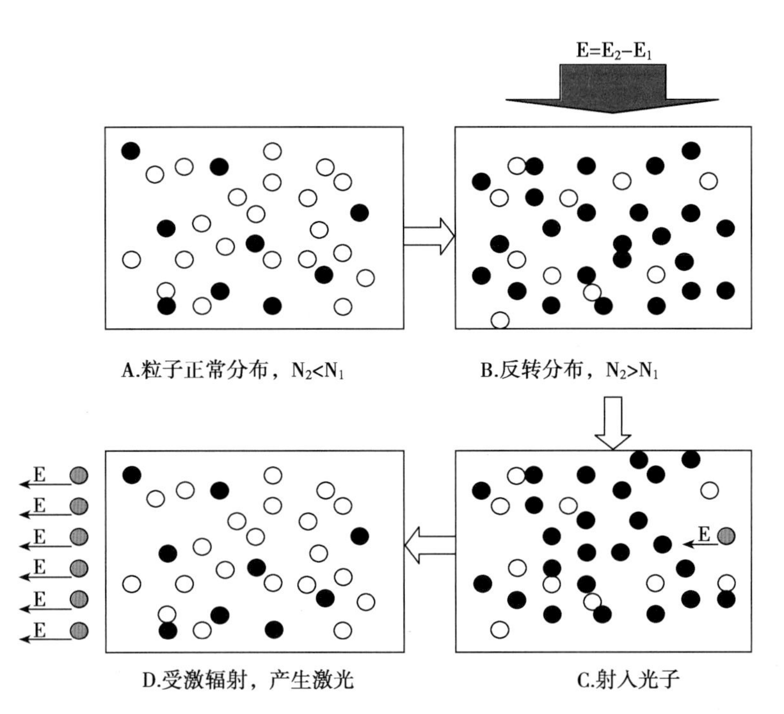

图 4-4-1　激光产生原理

正常分布的粒子体系受到能量为 $E=E_2-E_1$ 的辐射后发生反转分布，当能量为 E 的光子通过该分子体系时发生受激辐射，E_2 能级的粒子跃迁到 E_1 能级，同时释放能量为 E 的光子，其方向、相位与入射光子相同，产生激光
○E_1 能级的粒子；●E_2 能级的粒子；●能量为 E 的光子；▬▶ 场外辐射能

3. 光效应　不同组织对激光具有不同的反应。如黑色素组织对激光有选择性吸收作用，很少反射和传热，因此可引起较大的破坏作用。另外利用癌细胞对某些光敏剂选择性吸收的特点，用一定波长的激光照射吸收了光敏剂的肿瘤部位，可有效地杀伤肿瘤细胞。

4. 电磁场效应　激光的电磁效应可使有机体组织的分子、原子离子化，以及产生自由基等。

5. 弱激光的生物刺激作用　小功率激光在临床分为两大类：一类将激光聚焦为激光光针进行穴位照射；另一类为功率稍大的激光散集照射病变部位。激光的这种效应具有明显的消炎、止痛作用，提高机体非特异性免疫功能，促进肉芽形成、伤口愈合等。

二、激光器的种类及耳鼻咽喉头颈外科常用激光器的特性

自 1960 年 Maiman 制造红宝石激光器以来，经过不断的改进和发展已诞生以下四类多种激光器：①气体激光器：如 CO_2 激光器、He-Ne 激光器、氮分子激光器、氩离子激光器、氦镉激光器、准分子激光器；②液体激光器：如染料激光器；③固体激光器：如红宝石激光器、Nd-YAG 激光器、KTP/532 激光器；④半导体激光器：如 InP 激光器，CaAs 激光器。

耳鼻咽喉头颈外科通常选用的激光为 CO_2 激光、氩激光、Nd-YAG 激光、KTP/532 激光及半导体激光。这些激光的特性如下：

1. CO_2 激光　波长 10 600nm，属不可见光，可产生直径 0.4～2mm 的光束。易被水、塑料、橡胶甚至玻璃吸收，产生强烈的热效应。由于生物组织中含水量 80%，是良好的吸收媒介，调整激光量可进行切割和气化，可凝固直径 0.5mm 以下的血管。光束只能经装有棱镜和平面镜的关节臂反射传送，而不能经光导纤维输送，并需另一独立光源发出的可见光与其同轴同路作为指示光。在喉癌激光手术中最常用。

2. 氩激光　波长 457.9～514.5nm，蓝色可见光谱，光束直径可小于 0.05mm，能量易被色素组织吸收，可对微血管止血，“点焊”软组织和松解粘连。高强度光束在骨表面引起磷酸钙盐的分解产生小孔，可用于耳外科精细手术。

3. Nd-YAG 激光　波长 1064nm，红外光谱，光

束直径可小于0.3mm,有高强度的扩散吸收特性,却不易被水吸收,热凝固时产生强大的热效应并穿透组织4mm以上,手术中不易出血。临床上用于内镜下或皮肤和黏膜表面凝固止血操作,不适用于精细的外科手术。如用于慢性肥厚性鼻炎的治疗。

4. KTP/532激光　波长532nm,蓝绿光,最易被色素组织吸收,光斑可精细到200μm,激光参量易被控制,手术合并症少。如可经光导纤维引导在鼻内镜下接近其他激光难以达到的部位进行手术操作。

5. 半导体激光　波长805nm,可通过光纤传送,激光体积小,穿透深度适中,可同时具有良好的气化和凝固作用。如半导体激光照射治疗外耳道炎或外耳道湿疹。

第二节　喉癌的激光手术

一、喉癌激光手术的发展历程

激光手术治疗喉癌与喉显微外科的发展密切相关,将激光技术应用于喉显微外科手术,使两者优越性相互叠加,并得以充分体现。Zeitels把第一例可视条件下经口切除喉肿瘤的殊荣赋予了Horace Green。1852年,Green报道了用弯压舌板在日光照明条件下为一名儿童实施了阻塞于声门裂的纤维上皮息肉切除术。Fraenkel于1886年首次报道了喉癌的经口切除术。手术在间接喉镜下完成,尽管当时的手术器械还比较简陋,经过多次的经口切除局部复发灶和颈清扫治疗淋巴结转移,这组患者生存期均超过了5年。随后,在19世纪90年代,Kirstein发明了专用的直接喉镜。1915年,Lynch介绍了应用经他改良的Killian悬吊喉镜系统,直接经口切除早期声带新生物。与前人不同,Lynch整块(en-bloc)切除病变,在得到标本的同时获得无瘤的边缘。他严格选择病例,条件是能够良好的暴露病变部位,肿瘤比较小,局限在一侧声带,没有侵犯杓状软骨和前联合。此后一段时间,经口喉肿瘤切除术的发展一直处于停滞状态。直到1960年Scalco将直接喉镜与手术显微镜整合起来,才带来一场新的变革:使经口路径获得更好的照明条件和立体的高倍放大的手术视野。美国的Jako和欧洲的Kleinsasser发展了显微喉镜技术、器械和方法,并且通过讲授使这项技术得以普及。值得提出的是,Kleinsasser还撰写了专门的教材,其著作是这一领域发展的里程碑。1972年Strong和Jako将CO_2激光与显微喉镜结合,开创了喉显微激光外科治疗喉肿瘤的新时代。此后大量论文发表,确立了这一技术在早期声门型喉癌的治疗中的地位。1978年Vaughan等率先报道应用CO_2激光切除声门上癌,手术效果与传统治疗方法效果大致相当。20世纪80年代,欧洲特别是德国的一些外科医师紧随先驱们的步伐,将这一技术连同手术器械不断完善发展,运用于分期更晚的声门型和声门上型喉癌。他们挑战了Halstead时代创立的肿瘤整块切除原则,使激光束直接切透瘤体,将大的病变分割成易于处理的小块。此后多年的经验证实,只要肿瘤被完整切除,这一手术方式并不增加肿瘤种植和复发的风险。部分学者对分块切除肿瘤的激光手术仍有疑虑,他们通过对手术器械和技术的改进以实现肿瘤的整块切除,Zeitels提出喉镜下的喉额侧部分切除术(endoscopic frontolateral partial laryngectomy),随后Davis提出喉镜下的喉垂直部分切除术(endoscopic vertical partial laryngectomy, EPVL)。Sapundzhiev等采用具有高度侵袭性和易早期转移的肿瘤动物模型开展研究,发现分割切除肿瘤与整块切除肿瘤相比,淋巴结转移率显著升高。尔后更多学者开始关注这一问题。

开展喉癌激光手术最多的当属德国医师Wolfgang Steiner和他的助手Petra Ambrosch,他们于2000年将工作加以总结并出版专著。而其他欧洲学者也将喉癌激光手术适应证不断拓展,以用于中晚期甚至少数晚期声门型和声门上型喉癌。Motta(意大利)报道了该院15年激光手术治疗喉癌的结果,1980年开展激光手术,1981年激光手术已占喉癌手术的40%,并取代了喉部分切除术,1990年激光手术的比例上升为80%,喉全切除术为20%。在美国,喉癌激光手术在开展之初由于疗效并非十分理想,并发症相对较多而受到冷落,而放射治疗和化学药物治疗等非外科手段得到了较快的发展。但从统计资料上看,美国喉癌激光手术比例也在不断提高,但适应证远比欧洲严格。Shah等统计美国1980—1992年的喉癌治疗资料,1980—1985年间,其激光手术治疗的喉癌患者占全部喉癌手术患者的34.2%(1425/4157),1990—1992年间这一比例提高到43.7%(2316/5314)。国内由于受激光机和显微镜的价格等因素的影响,喉癌激光手术起步较晚,且只有较少的医院开展此项工作。近年来,随着经济建设的发展和喉癌治疗观念的进步,越来越多的国内学者开展了喉癌激光治疗的研究,取得了可喜的成绩。

二、激光手术治疗方式

1. 切割 当大功率的激光束经过聚焦系统后，在焦点处形成功率密度高度集中的细小光束，可以使局部组织很快气化而分离开，起到类似手术刀切开组织的作用，而形成激光刀。

激光切割对伤口周围组织的损伤并不严重。对于软组织，离开切口 100μm 处的温度约为 70℃，离开切口 400～500μm 处的温度是 50℃。切割组织后的损伤可分为三层，接触激光的是 10～20μm 的包含有炭化颗粒的烧焦表面层，接着是因气化形成的空泡层，再向外是水肿细胞层，约 100～200μm。

2. 烧灼和气化 利用激光强的热作用使病变组织被炭化掉，炭化的温度约为 300～400℃，病变组织炭化后与正常组织脱离，可用生理盐水棉球将其擦掉。经烧灼后的组织凝固、脱水、炭化，细胞破坏，有助于止血。

在大功率激光束照射下，组织可发生熔融或气化，气化过程中一是机体组织直接变成气体，二是机体组织中的水分变为水蒸气。

3. 激光凝固 激光凝固实际上是热凝固，组织吸收光能后温度升高到 50～100℃，光照区的组织很快凝固坏死，其下较深层组织发生自溶分解，再深处是炎症区。

激光凝固有三种作用：①止血作用，激光照射病损血管使之热损伤、变形、痉挛而闭塞；②焊接作用，受照射部位的蛋白质发生熔融而产生固化凝结，使之紧密黏合；③凝固病灶组织，使病灶组织凝固坏死，结痂脱落。

激光手术治疗喉癌是利用激光的切割作用，激光作用于组织的生物学效应是由两方面的因素决定，即激光释放能量和组织吸收能量。激光释放至组织的能量受三方面因素的影响：激光输出功率、激光作用于组织的光斑大小和时间。通常激光输出功率越大，激光作用于组织的光斑越小，时间越长，激光释放至组织的能量就越大。激光释放的能量是否被组织吸收，与激光的种类和作用组织性质直接相关。每种组织有一定的吸收带谱，只有此带谱的光才被组织吸收，因此不同类型的激光以同等输出功率作用于同一组织，以及同类型的激光同等的输出功率作用于不同的组织，其被吸收程度不一样。激光释放的能量被组织吸收越多，作用就越强。如 CO_2 激光易被水吸收，组织的含水量越高，激光所释放的能量被吸收的就越多。

三、喉激光手术的主要器械及操作要点

喉激光手术的基本装置有激光器、显微镜、支撑喉镜、喉显微外科器械和一些辅助器械（图 4-4-2）。临床上将 CO_2 激光器通过专用的耦合器与双目手术显微镜耦合。手术采用经口气管插管，静吸复合麻醉，支撑喉镜或悬吊喉镜暴露喉部，将手术显微镜的视野调整到病变部位，完全看清肿瘤后，用吸引器把靶区表面过多的黏液吸除，根据肿瘤的范围和深度选择适当的功率（多为 5～20W），用 CO_2 激光在红色指示光的引导下沿肿瘤外缘一定的安全界限（声门区 1～3mm，声门上区 5～10mm）将肿瘤完整切除。同时使用吸引器吸除手术中产生的烟雾，避免视野模糊而误伤正常组织和气管插管。肿瘤切除后，应进行切缘组织病理检查，如发现肿瘤残存，再扩大切除直至切缘组织病理检查阴性。术后创面涂以四环素可的松软膏以减轻干燥防止感染。激光切除深达软骨者，其裸露的软骨创面可涂以纤维蛋白胶，以减少术后出血和肉芽形成。CO_2 激光手术及器械刺激后，喉组织可出现轻微水肿，可酌情给予一定的抗生素和糖皮质激素，以防喉部感染和喉梗阻的发生。

患者有颈部转移或怀疑有颈部转移时，应根据患者情况于激光手术后行选择性或根治性颈清扫术或行放射治疗。

四、喉激光手术切除范围及适应证选择

支撑喉镜下喉激光手术的可切除范围与支撑喉镜下喉的暴露程度密切相关，理论上支撑喉镜下所暴露的组织结构均可用激光切除，但实际手术操作时会受到某些客观因素的制约，如激光对组织的切割效应，出血和麻醉插管对手术操作的影响，过多组织结构切除造成吞咽及呼吸功能障碍等。Davis 为观察喉内结构对激光声带切除术的限制作用，对 9 具人尸体喉标本进行 CO_2 激光声带切除术，发现向外受到甲状软骨的限制，向下受到环状软骨的限制，而后界无明显的限制性结构。激光手术向外可切除室带、喉室，向下可切除至环甲韧带和环状软骨上缘。Krespi 等为观察前联合切除的可能性，选实验动物狗进行激光手术切除声带前端和前联合，观察手术效果，发现前联合切除可至甲状软骨内膜。

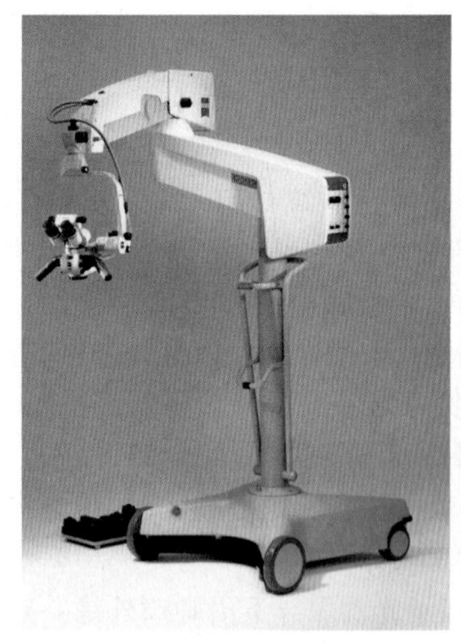
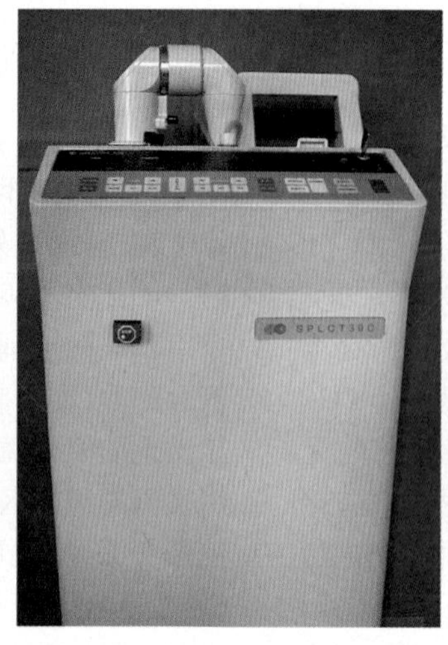
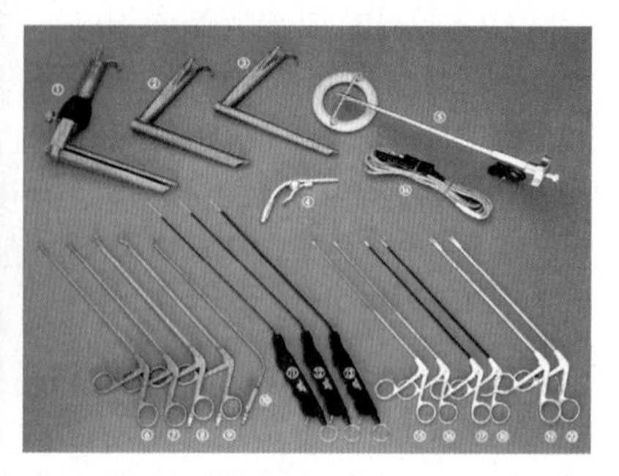

图 4-4-2 喉激光手术相关设备及器械

1972 年喉激光显微外科手术治疗喉癌以来，已有很多患者接受激光手术，获得了较好的治疗效果。由于医院手术设备限制，医师手术技术的差异和对激光手术的认识不同，开展手术的深度和广度也不同，至今尚无标准的手术适应证范围。随着手术设备改进、手术技术的不断完善，手术适应证范围也相应扩大，已从最初只限于治疗早期声门型喉癌，发展到今天的中晚期声门型、声门上型喉癌。诸多作者认为适应证的选择与患者的喉肿瘤在支撑喉镜下的暴露状态密切相关，只要能在支撑喉镜下完全暴露的肿瘤均可选用激光治疗，需要强调的是术前应准确地评估肿瘤的范围，尤其是深层浸润情况。

激光治疗喉癌的适应证分成两类：

1. 适应证 此类病变在支撑喉镜下暴露充分，肿瘤各界均在视野内，激光束可达到切除区域，肿瘤可被完整切除（图 4-4-3）。

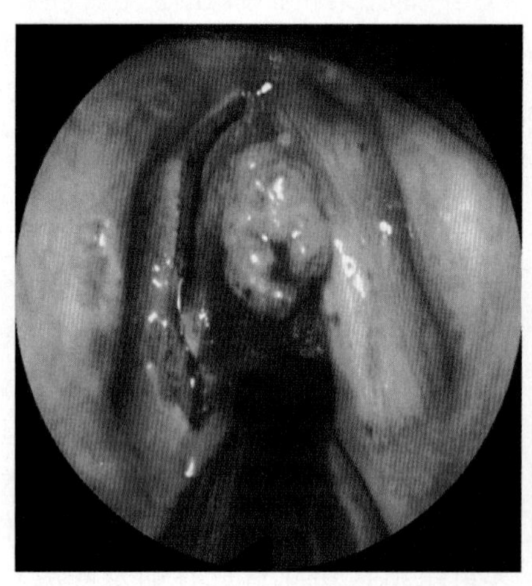
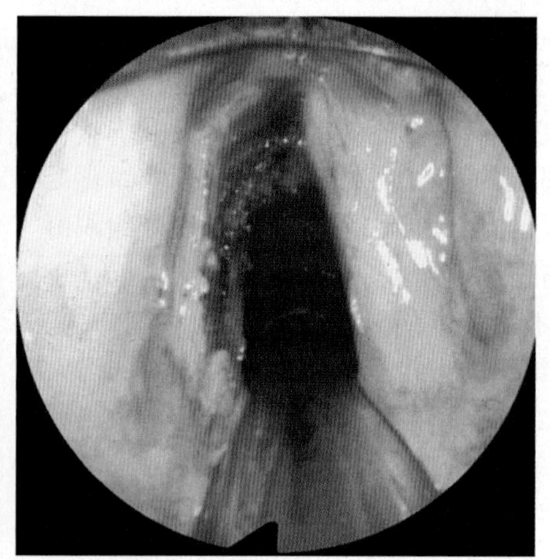

图 4-4-3 声门型喉癌 T_1a 激光切除术

（1）声门型喉癌 T_1～T_2病变：多数作者认为支撑喉镜激光手术是治疗声带原位癌、T_{1a}病变的首选治疗，部分声带癌 T_{1b}（双侧声带膜部病变前联合未受侵）、T_2病变为激光治疗的适应证。此类病变可在支撑喉镜下完全暴露，切除时可保留相对的安全界限，疗效已得到临床研究的认可。

（2）舌骨上会厌癌 T_1～T_2病变：肿瘤位置较高，下界有较大的安全界限，容易在支撑喉镜下暴露，上界为会厌游离缘，手术先由会厌谷切开黏膜，沿会厌前间隙向下至会厌根，再将两侧杓会厌襞切开，可完整切除肿瘤。

（3）局限的杓会厌襞癌：早期杓会厌襞癌未侵犯声门旁间隙和梨状窝，肿瘤的上界和两侧缘游离，支撑喉镜可完整暴露肿瘤，将杓会厌襞前缘切开，再分别切开室带上缘和梨状窝内侧壁，可完整切除肿瘤。

（4）室带癌：早期室带癌是激光手术的适应证，重要的是判断肿瘤有无深层浸润，支撑喉镜可充分暴露室带，激光手术向外可达甲状软骨内软骨膜，切除室带和部分声门旁间隙，完整切除肿瘤。

2. 相对适应证　此类病变选用激光手术尚存争议，是否采用激光手术应根据患者的情况进行选择。

（1）声门型喉癌 T_1 病变侵犯前联合或前联合癌：此类病变是否适合激光手术存在两种观点：一是不适合激光手术，原因是前联合支撑喉镜暴露困难；前联合黏膜与甲状软骨的距离只有 2～3mm，切除时没有足够的安全界；因前联合腱与甲状软骨附着点缺乏软骨膜，肿瘤一旦侵犯前联合腱很容易侵犯甲状软骨至喉外，成为 T_4 病变。二是可选择性采用激光手术，理由是：医疗器械不断改进，选用合适的支撑喉镜，大部分患者前联合可完全暴露；前联合腱是结缔组织形成的胶原纤维带，对声带前端癌向甲状软骨侵犯起到屏障作用。病理学研究发现前联合癌 T_1 病变在癌组织深层浸润的早期很少侵及前联合腱；支撑喉镜下激光手术向前可切除甲状软骨内膜和部分甲状软骨。

（2）声门型喉癌 T_1 病变侵犯声带突或杓状软骨：肿瘤向后侵犯超过杓状软骨声带突，手术时由于麻醉插管的影响，操作困难。肿瘤向后侵犯杓状软骨，容易继续侵犯声门旁间隙后部，形成深层浸润。有作者认为麻醉插管的影响可通过调整插管的位置、选用直径小的插管、短暂取出插管的方式来解决。激光可切除部分或全部杓状软骨，肿瘤侵犯声带突或杓状软骨是可以选择激光手术的。

（3）声门型喉癌 T_2～T_3 病变：T_2～T_3 病变的侵犯范围差异较大，能否选择激光手术应根据病变的侵犯范围来决定，术前应认真评估肿瘤的范围，尤其是声门旁间隙的侵犯程度，评估患者支撑喉镜下喉的可暴露程度，对于 T_3 病变应慎重选择，多数作者认为 T_3 病变是手术禁忌证。

（4）声门上型喉癌 T_2～T_3 病变：肿瘤位于会厌上部或早期侵犯会厌前间隙病变是可以在支撑喉镜下通过激光完全切除的，位于会厌根部或向下侵犯声门旁间隙的 T_2～T_3，完整切除肿瘤困难，不宜选择激光手术。

五、喉癌激光手术疗效

1. 声门型喉癌激光手术　Eckel 等根据喉部分切除术的传统理论和声门区肿瘤的不同部位、大小，设计了声门型喉癌激光手术的 4 种类型：

Ⅰ型：相当于显微喉镜下声带黏膜剥脱术，从杓区开始向前至前联合切除声带黏膜，但不触及声带肌，适用于声带原位癌。

Ⅱ型：完全切除一侧声带或（和）对侧部分声带，保留杓状软骨，适用于 T_{1a} 声门型喉癌。

Ⅲ型：切除前联合至甲状软骨，下至环甲膜和环状软骨上缘，后至杓状软骨，也可扩大范围连同一侧杓状软骨切除，保留其后黏膜，适用于 T_{1b} 病变。

Ⅳ型：即喉内容剜除术，切除所有的喉内结构，直至甲状软骨、环状软骨、环甲膜和杓状软骨。也可切除一侧杓状软骨，但应保留喉的软骨支架。术终用纤维蛋白胶封闭暴露的软骨，以减少肉芽形成。适用于 T_2 或部分 T_3 病例。

大量的临床资料已证明，支撑喉镜下激光手术治疗早期声门型喉癌具有同放射治疗、喉裂开声带切除术或喉部分切除术相同的治疗效果，5 年局部控制率 80%～94%。首都医科大学附属北京同仁医院对 1992 年 8 月至 1998 年 4 月激光手术治疗的 217 例声门型喉癌进行临床分析，其中原位癌（Tis）22 例，T_{1a} 病变 108 例，T_{1b} 病变 38 例，T_2 病变 46 例，T_3 病变 3 例，术后随访 3～9 年，结果局部复发率 9.7%，3 年生存率 97.2%，5 年生存率 89.4%。Steiner 于 2005 年报道一组 333 例声门型喉癌 T_{1a} 病变，中位随访期 71.9 个月，5 年总体生存率 86.8%，喉保留率 97.6%。

有关中晚期声门型喉癌激光手术的报道近来逐渐增加。Steiner 关于声门型喉癌 T_2 和 T_3 病变的报道见表 4-4-1。

表 4-4-1　声门型喉癌 T_2 和 T_3 病变疗效及随访表

分期	例数	5 年局部控制率（%）	5 年无复发生存率（%）	喉保留率（%）
T_{2a}	95	84	83	95
T_{2b}	117	74	62	85
T_3	89	68	62	85

Ambrosch 报道 167 例，其中 $T_{2b}N_0M_0$（声带运动受限）97 例，$T_3N_0M_0$（声带固定）70 例（其中 45% 合

并杓状软骨固定）。T_{2b}和T_3病例5年局部控制率分别为74%和68%，约70%的患者经初次激光手术治愈并保留喉功能。Motta报道51例$T_3N_0M_0$病例，除外肿瘤深层浸润和（或）杓状软骨受累导致的声带固定，5年局部控制率63%，总体生存率64%，喉功能保留率80.5%。

前联合受累的声门型喉癌是否适宜激光手术各家观点不一。2002年，Zeitels等报道32例T_{1a}和T_{2a}病变，其中22例累及前联合，认为局部控制率在组间无明显差别。2003年Pearson报道39例累及前联合的病例，17例T_1和T_{2a}病例无一局部复发，22例T_{2b}、T_3和T_4病变中仅5例局部复发。2004年，Steiner也发表相关报道（表4-4-2）。

表4-4-2 前联合受累与否声门型喉癌疗效及随访表

分期	前联合受累		前联合无受累	
	5年局部控制率	喉保留率	5年局部控制率	喉保留率
T_{1a}	84%	93%	94%	99%
T_{1b}	73%	88%	92%	100%
T_{2a}	79%	93%	74%	97%

上述报道说明激光手术对前联合受累的声门型喉癌治疗是有效的，但局部控制率偏低的问题仍然值得关注。有学者提出针对此类病变进行更广泛的切除如联合会厌柄下区和室带前端的整块切除术。而内镜下切除联合甲状软骨开窗重建术亦获得良好的肿瘤学和功能学结果。

2. 声门上型喉癌激光手术　Motta根据累及的部位和范围不同将声门上型喉癌激光手术分为三型：

Ⅰ型：根据受累部位行会厌切除术、杓会厌襞切除术和室带切除术，适用于肿瘤局限于喉前庭或累及一侧室带，声带活动正常的T_1病变。

Ⅱ型：切除室带及邻近结构，适用于一侧室带受累并侵及喉室，会厌前间隙未受累且声带活动正常的T_2病变。

Ⅲ型：喉声门上部分切除术，适用于舌骨下会厌喉面受累，会厌软骨受浸润但会厌前间隙无广泛受累，声带活动正常的T_3病变。

关于声门上型喉癌激光手术的大样本报道较少。1998年Iro报道141例，其中Ⅰ期33例，Ⅱ期36例，Ⅲ期23例，Ⅳ期49例，各期5年无复发生存率依次为85.0%，62.6%，74.2%和45.3%。总体局部复发率和区域复发率分别为16.3%和9.9%。2004年Motta报道124例，见表4-4-3。

表4-4-3 声门上型喉癌激光术后疗效及随访表

分期	$T_1N_0M_0$	$T_2N_0M_0$	$T_3N_0M_0$
例数	45	61	18
总体生存率（%）	91	88	81
调整生存率（%）	97	94	81
局部控制率（%）	82	63	77
区域控制率（%）	82	90	75
远处转移控制率（%）	100	98	93
喉保留率（%）	88.6	85.4	93.7

3. 放射治疗失败后的激光挽救手术　2000年Quer等报道了24例放射治疗失败后的激光手术，其中声门上型3例，声门型21例，复发分期rT_1、rT_2分别为18例和6例。5年生存率76%，6例（25%）术后再复发行全喉切除术，喉功能保全率75%。2004年Steiner报道34例（rT_1，n=11；rT_2，n=10；rT_3，n=10；rT_4，n=3），疾病特异性5年生存率86%。术后9例复发，其中6例行喉全切除术，3例姑息治疗。两位作者认为激光手术可以作为喉癌放射治疗失败后早期复发的挽救治疗选择，但这方面的经验还需进一步积累。

4. 功能评估　喉是气道的门户，具有呼吸、吞咽、发音和保护等重要功能。发展喉癌激光手术的重要原因在于，激光手术与传统手术相比，在不牺牲生存率的前提下，能更好地保留喉的功能。喉癌激光手术气管切开率极低，术后可经自然腔道完成呼吸和吞咽；保留了带状肌，术后喉部仍能进行正常的升降运动，从而受到舌根对气道入口的保护；喉部感觉保留良好，对食团能很好的定位和控制。这样，术后吞咽功能恢复很快，有时仅需短期鼻饲进食，进而缩短了住院时间，减少医疗费用。Motta报道719例声门型喉癌激光术后的4例行气管切开术，术后均可经口进食，无需放置鼻饲管。同一作者报道124例声门上型喉癌激光手术，气管切开率为2.4%，鼻饲管放置8~20天。

喉癌激光术后发音质量依切除部位、范围、深度而有较大差异。声门上型喉癌手术较少累及发音结构，因而发音质量普遍较好。声门型喉癌当切除深度在声韧带浅层时，尽管声带振动的被覆层被破坏，表面不同程度瘢痕化，振动不稳定性明显增高，但由于体层完整，振动的主体存在，声带轮廓正常，通过部分上皮的再生与对侧声带共同承担振动作用，术后仍可获得良好的发音状态。声带切除术后整个声带的振动模式被破坏，声带的被覆层-体层消亡，虽然创面不同程度瘢痕增生可填充一部分声门缺损，但患侧正常发音结构基本丧失，而声门上结构（以室带为主）则代偿增生、振动，同时发挥支持及发音的双重作用。术后声门闭合不良，气流漏出增加，气息声明显，发音易感疲劳。声带切除术后肉芽的出现与手术深度及组织缺失程度有关，可短暂影响发音功能，但可自行消退。以前联合为主的声带粘连，使声音嘶哑进一步加重。Zeitels 报道通过声带内移改善声门闭合可显著提高发音质量。

六、激光手术并发症

激光手术在临床应用上体现出多种优越性的同时，也可对医护人员及患者非治疗部位造成损伤。喉气管激光手术的并发症包括两个方面：一是气管内麻醉插管燃烧，二是激光束照射组织引起的损伤。据统计在开展激光手术的初期并发症的发生率相对较高，可能与手术的经验和激光防护措施不当有关。喉气管激光手术引起的并发症轻重不一，严重的并发症可以危及患者的生命。文献报道喉气管激光手术的并发症发生率为 0.2% ~2%。Moreau 采用激光手术治疗的 160 例喉癌患者中，2 例手术当晚发生活动性出血，需再次手术电凝止血，1 例发生气胸行胸腔引流，1 例术后出现皮下气肿 2 天后自行消退，1 例术后出现喉前脓肿，切开引流后愈合。Ossoff 报道 204 例咽喉部激光手术，发生 1 例气管内麻醉插管燃烧和 1 例患者上唇烧伤。Healy 总结 4416 例上呼吸道 CO_2 激光手术，发生 6 例气管内麻醉插管燃烧，经治疗均无不良后遗症。燃爆意外易发生于气道激光手术，与喉激光手术的特殊性有关，构成燃爆的主要原因为：①高能激光束；②存在易燃物（如气管导管、棉制品及组织碎屑）；③存在助燃气（如氧、氧化亚氯）。燃爆可致热力及化学损伤，热力损伤多发生于声门下、舌基部及口咽部，有时火焰沿镜腔蔓延可灼伤唇及面颊。发生燃爆意外应立即停用激光，并立即停止通气供氧，终止麻醉，拔除气管导管，改用口咽通气道及麻醉面罩吸入纯氧。仔细检查烧伤范围，采用冷生理盐水冲洗咽部。为防止灼伤及毒雾的继发损害，行支气管镜检，清理灼伤创面，摘除残留异物，冲洗气管，再用纤维支气管镜摘除小支气管内异物并加以冲洗。然后再小心插入较细的气管导管以维持通气。根据灼伤程度决定是否行低位气管切开。如发现肺有热力及烟雾损伤，应留置气管插管并施行机械通气，取头高体位，以减轻水肿。局部喷雾含激素药物减轻喉水肿。使用抗生素和激素药物治疗呼吸道水肿及肺部感染。密切观察可能发生的气道出血和水肿以及气道血液或组织碎片因喷射通气被压入肺内所引起的呼吸衰竭。

【展望】　激光在喉癌手术中的应用已有 30 余年的历史。近年来各型激光机、支撑喉镜及显微手术器械的改进，为进一步开展喉癌激光显微手术奠定了良好的基础。激光手术治疗喉癌与传统手术相比优越性突出，具有：①损伤小、无需颈部切口和气管切开；②出血少、术野清楚；③准确率高，功能保全好；④愈合快，瘢痕小，感染少；⑤手术时间短，患者痛苦小等优点。大量的临床资料也证明其疗效可靠，得到了同道的认可。但激光喉手术需要在经口支撑喉镜下操作，存在着一定的局限性，对中晚期和部分早期喉癌（前联合癌）的治疗尚存在争议，需要进一步加以论证。机器人和其他先进技术与喉显微激光手术的结合，必将使喉癌的微创治疗不断向前发展。

（徐文　韩德民）

第五章 颈段气管肿瘤切除与重建

颈段气管肿瘤包括原发性和继发性气管肿瘤。原发性气管肿瘤仅占上呼吸道肿瘤的2%,其中鳞状细胞癌和腺样囊腺癌约占2/3,其余1/3为良性肿瘤、腺癌和间叶组织的肿瘤等。继发性气管肿瘤很少见,主要由甲状腺癌、喉癌、食管癌、胸腺和纵隔等肿瘤浸润气管引起。气管是呼吸系统的重要组成部分,颈段气管肿瘤其结构和功能的异常直接关系到患者的生存问题。

一、颈段气管肿瘤的治疗原则

颈段气管肿瘤的治疗主要是手术加放射治疗。现在大多数气管损伤能切除并一期修复,但切除的最大范围受重建的限制,成人在4~5.5cm之内即气管长度的1/2左右,儿童在气管长度的1/3左右。另外切除的范围受患者的年龄、身体结构、局部解剖、病情和先前治疗的限制。颈段气管肿瘤会阻塞气管,所以对麻醉有更高的要求。

二、颈段气管缺损的分类

气管共有16~20个气管环,成人气管长约10~12cm。根据气管血供的特点,以胸骨切迹为界,将气管分成颈段(7~8个环)和胸段(9~12个环)。参照Yu P等的重建经历,为指导重建的选择,提出以下分类:

Ⅰ型:气管缺损能够直接拉拢缝合,缺损的长度(L)小于4cm

Ⅰa:缺损的长度≤2cm

Ⅰb:缺损的长度2cm<L≤4cm或5.5cm

Ⅱ型:气管缺损不能直接关闭,缺损长度L>4cm或5.5cm

Ⅱa:非环周缺损

Ⅱb:环周缺损

Ⅲ型:累及气管造瘘口的缺损

Ⅲa:咽喉气管一期切除时气管缺损

Ⅲb:造瘘口复发后的气管缺损

说明:在未经过治疗的年轻患者,由于气管弹性较大Ⅰb型患者有时缺损达5.5cm时仍可拉拢缝合。

三、颈段气管缺损重建的目标

气管是一个结构和功能的组合,它的管腔由马蹄形弹性透明软骨、黏膜、平滑肌和结缔组织构成,它的主要功能包括呼吸调节功能,清洁功能,防御性咳嗽反射和免疫功能。理想的修复目标是:保证肿瘤完全切除的同时,既能重建气管的硬质而有弹性管腔结构来保证通气,又能使腔内恢复黏膜覆盖保证清洁等功能。其中优先考虑非塌陷通气结构的重建。

四、目前各类颈段气管缺损可行的修复方法

气管缺损修复的要求:移植物应具有良好的生物相容性;质地坚韧而富有弹性,可无张力的与周围气管壁紧密结合,并抵抗呼吸道压力变化,不塌陷,能提供永久性支架功能;移植物的气道面有正常黏膜皮肤覆盖,能够防止感染、肉芽形成、瘢痕挛缩引起的气管狭窄。

1. **Ⅰ型缺损** 目前在国内外文献报道中对Ⅰ型缺损的修复采用自身组织再造和支撑物相结合的方法比较成熟。Ⅰ型缺损是能够一期修复的较小的缺损(L≤4cm或5.5cm)。Ⅰa型(≤2cm)可以拉拢吻合直接关闭,可以不用其他方法修复。Ⅰb型缺损(2cm<L≤4cm或5.5cm)视张力情况,可以通过舌骨上喉松解,弯曲颈部15°~35°将颈部皮肤和胸前皮肤固定,必要时行肺门松解,使吻合张力减少而拉拢缝合。在年轻的患者中,颈部未经过治疗,气管弹性较大,肺门松解和气管的活动度可以为气管提供另外的1.4cm的长度,长度达5.5cm的缺损也可以通过该办法直接关闭。

虽然Ⅰ型缺损理论上可以直接关闭,但是当张力存在时或放射治疗后的患者,利用肌瓣、软骨膜

瓣、骨膜瓣一期修复也不失为好的方法。带蒂的肌膜瓣有：带舌骨肌瓣、胸骨舌骨肌双蒂转门肌瓣、带状肌膜瓣、带蒂胸锁乳突肌骨膜瓣等。游离的软骨膜瓣有：鼻中隔软骨瓣、肋软骨瓣。其中，带蒂胸锁乳突肌骨膜瓣为使用较多者。1983 年 Tovi 报道了 3 例带蒂胸锁乳突肌骨膜瓣修复喉气管壁缺损成功，肿瘤切除与喉气管修复手术位于同一术腔，简单易行，能一期完成重建，对患者的损伤小并能获得满意的效果。1988 年 Friedman 报道 11 例患者因声门下狭窄、甲状腺癌侵蚀和外伤缺损累及声门下和气管，一期胸锁乳突肌肌骨膜瓣修复成功，拔管时间平均 50 个月。

国内唐平章 1994 年报道了使用胸锁乳突肌肌骨膜瓣和胸部肌骨膜皮瓣修复气管壁缺损成功。林煌等报道一侧颈部行颈淋巴结清扫或行放射治疗治疗的患者，患侧的胸锁乳突肌血运受到损害，采用对侧的胸锁乳突肌锁骨骨膜瓣修复。锁骨骨膜成人最大可提供 4cm×8cm，气管部分缺损较大(2cm×4cm)注意肌蒂对肌骨膜瓣的牵提，防止气管狭窄和塌陷。其优点是操作简单，就近取材，创伤小，血运好可以早期上皮化，利用骨膜可以成骨的特性，在晚期成骨形成支架可恢复保持缺损的气管壁功能。

2. Ⅱ型缺损　Ⅱ型缺损大于 4～5. 5cm，不能直接拉拢关闭。

传统的二期重建方法：一期气管造瘘术，将气管缺损创缘与颈部皮肤缝合形成造瘘口；二期皮瓣成形术，3 周后制作局部皮瓣翻转，作为气管的衬里，再用颈部皮肤封闭造口。适用于气管上部肿瘤。

Ⅱa 为非环形缺损。过去这类缺损的重建很少成功，这类患者被视为无手术适应证或行全喉切除和纵隔气管切除。但是，重建气管的成功拓宽了手术的适应证、保留喉功能、避免高危险性的纵隔气管切除，提高生活质量。

2005 年 Marita 等报道使用预制的复合游离皮瓣二期修复气管前壁的缺损，长 8cm，占气管环周的 40%。首先取肋软骨截成适合长度的小段，雕刻成类似气管环的小片。然后将 3～5 段雕成的软骨种植于供区的前臂桡侧皮瓣的皮肤下。4 周后桡侧皮瓣与软骨愈合为一体，之后将整体游离成桨状皮瓣。前臂桡侧皮瓣的皮肤作为衬里，软骨作为支架，桡动静脉与颈横动静脉吻合，颈前皮肤创面用胸三角肌皮瓣覆盖。术中放置软的气管支架在气管内，三周后取出。该方法的主要优点是整合了不同组织类型于一体，皮瓣拥有了与气管壁相似的性状，适用于气管病变术前经过手术、放化疗，局部组织明显不足和大面积缺损的患者。

2006 年 Yu 等设计的新气管由薄的皮瓣、假体和临时 T 形管组成。皮瓣通常用前臂桡侧皮瓣作为衬里，假体提供硬的支撑。假体使用 Hemashield 血管支架和 Polymax 网。皮瓣用线悬吊于支撑物内。皮瓣用纤维外科重建血供，外覆盖胸大肌或胸锁乳突肌皮瓣。临时的 T 形管用于气管切开，利于气管清洁和防止由于肿胀引起的压力。一旦呼吸道通畅，几周后 T 形管可以取出。但在有些患者中，如声门下狭窄、皮瓣太厚和单侧声带麻痹，T 形管可以永久的保留，T 形管耐受性很好。患者带 T 形管可以讲话，克服了全喉切除的弊端。

Ⅱb 型环周缺损，是气管重建中的难题，并且随着缺损长度的增加，吻合的并发症和死亡率相应增加。Mulliken 等在尸体上通过松解下肺韧带，切断左主支气管，松解环甲膜，将下颌骨与胸骨柄缝合，气管最长可以切除 6cm。至今，缺损超过 6cm 重建成功的报道很少。5～6cm 以上长段袖状气管缺损的重建一直是临床前沿研究课题，有以下几种试行方法：①人工假体替代，术后易出现排异、感染、变位、腐蚀周围大血管以及吻合口瘢痕性狭窄；②同种异体气管移植，长段移植气管的再血管化上皮化的难题目前还无法解决；③组织工程技术重建气管，目前仅处于前期实验研究阶段；④自身组织与人工材料联合重建气管被认为是目前最有希望的方法，但长期以来没有突破性进展。1966 年 Grillo 和同事设计了将聚丙烯环插入真皮和颈阔肌之间，然后形成一个皮管修复颈胸段气管环周缺损的模型。我国赵凤瑞等报道 1 例因类癌术后气管 6cm 的环周缺损，应用记忆合金网二期手术成形制成人工气管为其重建气管。这种外有肌肉血管蒂，内有皮肤覆盖替代了气管上皮的“三明治式”人工气管，能与上下吻合口完全愈合，具有复合生理功能、血供丰富、易于存活、无排异性的优点。目前的方法是用塑成管型的皮瓣和永久性的 T 型管支撑腔内。

3. Ⅲ型缺损　Ⅲ型缺损涉及气管造瘘口，主要是来自同期的喉咽切除或造瘘口复发。对于

Ⅲa型缺损，根据笔者所在医院经验，咽食管和气管造瘘口的重建最好用两块皮瓣重建，如股外侧皮瓣和另一个皮瓣或游离空肠和胸大肌皮瓣，均可提供可靠的功能重建和小的供区并发症。Nakatsuka 于 1998 年报道了 1 例晚期食管癌患者病灶累及气管，行全喉全下咽食管切除术后，使用了胃代食管和游离桡侧前臂皮瓣修复气管后方缺损。该方法成功的修复了因食管癌导致的气管膜部缺损。

对于Ⅲb 的孤立的气管造瘘口复发后缺损，Yu P 等报道内乳动脉穿支皮瓣可提供简单快速的重建。该岛状皮瓣基底位于第 2 肋间，设计平行于第 2 肋间隙，宽 5～6cm，长 13cm。气管造瘘口复发患者的预后由于就诊时远处转移和血管破裂的危险性通常很大，因此，在这类人群中复杂的重建手术是不可避免的。简单的 IMAP 皮瓣是非常适合的。当然，胸大肌皮瓣和胸三角肌皮瓣修复向来是此类缺损的可靠修复方法。

五、颈段气管肿瘤的切除与重建的问题

颈段气管肿瘤的切除首先遇到的问题是麻醉的困难，由于肿瘤位于气管内，造成气管内阻塞，气管内插管麻醉相对困难和危险。肿瘤的暴露仍是需要头颈科和胸外科医师共同协作的问题，肿瘤的下界往往在颈部切除不能保证安全界，吻合也非常困难。

另外，气管是一个硬质的管腔，有完整的黏膜和清理分泌物的能力，气管缺损重建后恢复气管功能比较困难。限制气管肿瘤切除的另一因素是缺损重建的长度。人们进行了自体组织再造、同种异体气管移植、人工气管假体和组织工程化气管等诸多方面的研究，目前发展到复合假体与自身组织瓣联合修复这一水平上。近年来，随着显微外科技术的成熟，自体游离组织瓣已应用于气管的修复领域，而假体在材料选择、设计、固位方式上进行了许多改进，这些都使气管的修复取得了巨大进展。但是现阶段各种修复方法都还难以理想的恢复气管的结构和功能，并且国内外学者在具体方案的选择上还有较多争议。

六、颈段气管实验研究的方向

气管缺损的外科重建的实验室研究主要集中于同种异体气管移植、人工气管假体、组织工程化气管、自体材料与人工材料联合重建气管来完成。虽然各种方法不乏成功的例子，但均未成熟，需要研究改进。

1. 同种异体气管移植　颈段气管的血供主要来自甲状腺下动静脉分支到其表面的毛细血管，所以无法进行气管本身的血管重建。同种异体气管移植的主要问题是血供和上皮化。首先需要将其异位种植于网膜或胸锁乳突肌上，两者之间建立血供关系，然后形成带蒂的组织瓣。Tojo 等在动物实验中发现新鲜的同种异体气管由于排斥反应无法从大网膜获得血供和上皮化，需要使用免疫抑制剂。Yokomise 等将冷冻保存的同种异体气管移植在大网膜，在没有免疫治疗的条件下能血管化和上皮化。后来研究发现异体气管的主要组织相容性复合抗原表达在上皮和混合腺体，所以对上皮进行处理后，血管化和上皮化问题得到解决。Levashov 等在临床中已经有同种异体气管移植的病例，但由于生存时间短，坏死和狭窄同时发生，迟发的排斥反应仍可导致失败，所以仍需要继续探讨。

2. 人工气管假体　人工气管重建气管研究经历了实性人工气管到孔状人工气管的转变，硬质材料到可塑材料的转变，单一材料到复合材料的转变。目前处于材料的选择、淘汰和组合时期。曾经使用过的人工气管材料有：不锈钢管、钴铬合金、玻璃、聚乙烯、透明合成树脂、硅酮、聚四氟乙烯树脂、聚乙烯醇、聚氯乙稀、聚乙烯聚氨酯以及它们之间的联合体。随着孔状的、可塑的、复合材料的人工气管的出现，人们寄希望于血管和纤维组织可以经孔长入人工气管内，既可以防止气管的滑动又促进腔内的上皮化。

关于这方面的报道我国史宏灿等通过对生物材料的生物学特性和理化性能的研究，将人工气管各组成材料进行筛选和优化组合，通过材料的复合成型工艺及编织工艺制备出一种生物力学特性与宿主气管相匹配的新型人工气管假体，并成功的构建了犬颈断气管缺损与重建试验动物模型，取得阶段性研究进展。以聚合物材料聚丙烯、聚乙丙交酯纤维编织成的网状直形管为支架，具有一定的伸展、弯曲和抗扭转性能；内壁依次涂聚氨酯溶液和胶原蛋白溶液涂层，使气管内面光滑、封闭和通畅；外壁为胶原蛋白-羟基磷灰石微孔状海绵结构覆

盖，具有良好的组织亲和力和生物相容性。胶原蛋白对细胞的再生具有诱导和促进作用。该人工气管是一种生物复合式结构，合理整合了无孔和有孔型人工气管的优点，在防止假体滑脱、移位、漏气、网管裸露、塌陷等方面具有明显优势。如何进一步改善假体内腔表层结构来促进黏膜上皮再生，如何在人工气管气道面引入具有调节细胞生长代谢作用的生长因子或黏膜蛋白来促进黏膜上皮的爬行与再生以及研究改善材料组织界面增加其表面活性，将是今后的研究重点，仍然是一项挑战性的工作。

3. 组织工程化气管　组织工程化气管应该包括组织工程化软骨和组织工程化上皮。软骨组织工程是组织工程学最具活力的研究领域之一，虽然喉、气管软骨组织工程研究起步晚，但已呈现出良好的前景。由于喉气管软骨形态、部位和功能的特殊性，组织工程在此领域有较高的要求。组织工程学技术由三个因素组成：支架、细胞和调节因子。Fredrik 和同事做了关于组织工程软骨重建气管的动物实验，发现兔子的软骨可以通过藻酸盐包裹自体软骨细胞，然后包埋聚羟基乙酸网植入体内的方法获得，同时也发现该方法重建气管的可行性。Omori 等报道，将目前的再生技术用于修复一位 78 岁的甲状腺癌患者的部分环状软骨和气管前壁（3 个软骨环）缺损。Marlex 网内外覆盖胶原海绵形成管状作为组织支架。Marlex 网直径 15mm，由聚丙烯网构成，网眼 260μm。然后将其缝合于气管缺损处。2 个月后人造气管上有上皮覆盖，7 个月后大部分被上皮覆盖，2 年后气管内表面完全上皮化，并无任何并发症。此方法以胶原海绵作为细胞生长的支架，联合浸润的细胞和炎性时期释放的调节因子，为上皮的再生提供了条件。关于气管上皮化缓慢的问题 Yukio 等做了相关的实验，在体外试验中，论证了胶原凝胶适于气管上皮细胞培养；在体内试验中，将带有气管上皮细胞的胶原凝胶分层于胶原海绵，然后形成组织瓣移植于小鼠，3 天后发现单层鳞状上皮，7 天后发祥多层鳞状上皮，14～30 天发现纤毛柱状上皮；同时，成纤维细胞、淋巴细胞和粒细胞在凝胶内浸润生长，凝胶逐渐消失。

4. 自体组织与人工材料联合重建气管　5～6cm 以上长段环状气管缺损的修复重建是临床前沿研究课题，自体组织与人工材料联合重建气管被认为是目前最有希望的方法。Suh 等在 2000 年建立了新的气管假体的犬模型：假体为丙烯网，聚丙烯环加强，外覆盖明胶；然后里面衬有自身的黏膜如口腔黏膜；之后大网膜包裹置于腹腔生长；两周后它们成为一个整体，黏膜从大网膜获得了血供，然后用于气管重建获得满意效果。2004 年我国马玲国等在犬的动物模型中研究了应用形状记忆镍钛合金（shape-memory titanium-nickel alloy，SMA）支架与游离空肠联合修复 6cm 以上的袖状气管缺损的方法。发现采用 SMA 硅胶管临时扩张支架内置和 C 形支架外置联合游离空肠移植重建长段气管，可一期解决重建气管的血管化、上皮覆盖和管腔通畅性三大难题，是比较理想和实用的长段气管替代实验方法，有临床实验价值。游离空肠替代气管后，未发现因肠液分泌扰乱肺功能的致死情况。与 Costantino 等和 Suh 等分别采用的涤纶网支架和聚丙烯支架相比组织相容性更好，SMA 是医学领域中组织相容性最好的生物材料之一，临床已经成功地在血管和椎管内应用。

【展望】　在头颈的重建中，仅提供基本的创面覆盖已经不再满足患者的需要。努力的方向是在使功能最大化，减小手术的风险和供区的发病率的前提下，经过详细的设计和技术的改进提高美容效果。

气管假体选择的必要性：一些一期切除不能修复的病灶，因气管缺损范围太大或为保证肿瘤安全界而扩大切除肿瘤后，T 形管或支架以及硅胶管等会作为假体提供替代。因此，替代物的选择仍然是必要的。任何一种气管替代技术都必须是安全可靠的，并有最少的并发症和死亡率。理想的气管修补材料应该容易适应缺损的具体形状，有一定的弹性和硬度，组织瓣的内表面易最佳上皮化。

气管重建是一个复杂的手术，要求不同领域的专家参与、详细的术后护理和及时处理并发症。经过约 100 年的探索，获得了关于各种气管缺损重建的宝贵经验，同时也发现了存在的许多问题，给头颈外科医师、胸科医师和显微外科医师提出更大的挑战。

气管缺损的修复，尤其是 5～6cm 以上的缺损的重建仍是一个挑战，相信经过各个学科的专家队伍的努力，修复的方法会越来越多。自体组织与人工材料的联合已经为攻克该难题提供了方法和思路。将来，自体组织、同种异体气管、人工气管假体、组织工程化气管和显微外科等会交叉结合，各自扬长避短，组合出理想的气管重建方法，从而提高患者的生存率和生活质量。

（唐平章　王晓雷）

第六章　头颈部组织缺损修复与重建

一、颈部缺损修复手术方式的发展

头颈部修复手术中起源最早的当属鼻再造术，鼻再造术起源于约3000年前的印度，当时用较大的颊部皮瓣再造鼻部，古印度对从盗窃到通奸的各种犯罪的常施行割鼻惩罚方式，从而导致了大批人需要全鼻再造或鼻修复术。在17世纪的印度医学记载中，描述了一种称为Sushruta Samita的技术，就是通过前额瓣重建鼻的技术。在15世纪，意大利人Antonio Branca发现了Sushruta Samita的阿拉伯译文，被认为是第一个在印度以外进行类似手术的医师。直到18世纪晚期JC Carpue发现了这种意大利技术，开创了带蒂前额皮瓣修复鼻部的新纪元。

进入20世纪以来，医学得到了迅猛发展。现在，包括手术、放射治疗和化学药物治疗的综合治疗是头颈部恶性肿瘤的主要治疗方式，然而20世纪40年代以前其主要治疗方式则是放射治疗。随着麻醉和外科技术的进步，头颈部肿瘤的治疗演变为外科和放射治疗的综合治疗。先进的外科技术所带来的帮助促进了头颈部修复技术的迅猛发展。1963年以前，口腔及咽部缺损基本采用邻近局部组织或其他部位如躯干的带蒂的随意皮瓣予以封闭，对于较大的软组织和骨质缺损很少采用除皮肤外的其他组织修复。1963年McGregor首先介绍了采用前额瓣修复口腔缺损的方法，这是一种轴形皮瓣而且远比随意皮瓣可靠，另外它不像远处皮瓣那样需要繁琐的二次手术；该皮瓣的缺点在于造成额部的缺损、需要植皮从而影响面部外形。随即在1965年Bakamjian介绍了基于内乳动脉穿支的胸三角皮瓣，供区位于肩部和胸部，外形上更容易被患者接受；该皮瓣的缺点在于受到皮瓣蒂部的限制到达的范围有限。McGregor的前额瓣和Bakamjian的胸三角皮瓣是20世纪60、70年代头颈外科修复最常用的皮瓣。

尽管在20世纪70年代中期以前游离显微外科组织瓣一直没有得到足够的重视，但早在1959年Seidenberg等就采用吻合血管的空肠瓣修复下咽食管的缺损。McLean和Buncke在1972年采用以胃网膜血管为蒂的大网膜修复头颅的缺损。1976年，Daniel和Taylor首先进行了手术显微镜下吻合血管的自体皮瓣的移植。而Baker和Panje则第一次把游离皮瓣用于头颈部缺损的修复，紧接着他们又在1977年应用了以旋髂浅动脉为蒂的游离腹股沟皮瓣修复口内缺损，该皮瓣当时受到了一定的欢迎，并被其他外科医师所效仿。然而该皮瓣存在过于臃肿、供支血管不恒定和血管管径较细的缺点。其他的一些皮瓣如轴形游离皮瓣和足背皮瓣等当时也有报道，但分别存在着诸如供区血管不恒定、供区的明显障碍等缺点。1976年Harii和他的同事发展了背阔肌肌皮瓣，这是基于胸背动脉的比较可靠的皮瓣，直到今天还有时被用来作头颈部的修复。

20世纪70年代很少有医师进行游离皮瓣的修复的原因有：首先，可供选择的组织瓣较少；第二，外科医师对骨质、皮肤和肌肉复合组织头颈部缺损并不进行复合组织瓣的修复。最重要的是当时的大多数皮瓣的蒂部供支血管不恒定，手术操作困难。到20世纪70年代末期，游离组织瓣逐渐失去了人们的喜爱，而一种古老的技术——带蒂皮瓣重新得到了人们的重视。1896年就已经被Tansini描述的背阔肌皮瓣在1976年被Olivari进一步发展，随后带蒂肌皮瓣如胸大肌皮瓣和斜方肌皮瓣逐渐兴起，胸大肌皮瓣逐渐成为头颈部修复的主要皮瓣并得到进一步发展。1979年Ariyan应用了带肋骨的胸大肌皮瓣而同一年Demergasso和Piazza描述了带肩胛骨的斜方肌皮瓣修复头颈部缺损。随后的十几年，这些带蒂皮瓣成为大多数头颈外科医师在头颈部修复的首选。这些肌皮瓣具有可靠、快速和容易切取的优点，而且可以一期修复，供区外形损伤小，可提供的组织量也比当时的游离皮瓣多；技术上也比较容易，可以提供非照射区的组织。

20世纪80年代初，游离皮瓣在外科修复中的应用又逐渐兴起。一方面是由于显微外科技术的进步,游离皮瓣修复的成功率得到提高。另一方面带蒂皮瓣的限制促使头颈外科医师不断寻找新的更好的供区也促进了游离转移皮瓣的复兴。带蒂皮瓣仍有许多局限性,带蒂皮瓣并不适合那些需要大块组织的缺损的修复和一些需要薄而柔软的组织缺损的修复;另外,修复的范围也受到蒂长度的限制。随着研究的深入,游离皮瓣新的供区不断被人们发现,这些皮瓣的血管蒂长度更长,血管管径也较粗,而且可以制作包括皮肤、肌肉、骨质和神经的复合组织瓣。可以允许对皮瓣作适当的裁减以更适合受区的情况,可以提供更大范围的皮肤来满足较大受区的需要。游离皮瓣移植修复的优点逐渐得到体现:显微血管吻合的游离皮瓣应用可以使切取的供区组织得到更有效的应用,而带蒂皮瓣为了安全转移足够的组织修复缺损常常使整块肌肉失去作用使组织得不到有效应用。游离皮瓣良好的血液供应可以促进伤口的愈合和防止术后放射治疗引起的伤口裂开和放射性骨损伤。在颅底缺损的修复中,游离皮瓣可以提供和缺损区的紧密结合防止脑脊液漏的发生。由于移植组织保持独立的血供,不容易被再吸收,可以长期保持稳定,保持外形。最后,很多游离皮瓣可以同时行感觉神经和运动神经移植,有可能恢复受区感觉和运动能力;颌骨牙移植可以提高口颌面功能。

随着显微外科技术的不断提高,游离组织瓣在头颈肿瘤外科临床应用日趋广泛,同时也为头颈肿瘤外科的缺损修复和功能重建开创了一个崭新的局面。在美国纽约 Sloan-Kettering 肿瘤医院和日本东京癌症中心,各种游离组织瓣修复方法占所有修复手段的比重从 20 世纪 80 年代的 30% 上升到 90% 以上,成功率达 95% 。与带蒂组织瓣相比,游离组织瓣可供选择的种类多,与头颈缺损组织更加匹配,可以到达头颈任何缺损部位,不影响肿瘤根治效果,从而更好地恢复患者的功能和外形。此外,游离组织瓣血运丰富,术后并发症少,缩短了住院时间。

近年来兴起的穿支皮瓣修复头颈部缺损是游离皮瓣修复的进一步发展。穿支皮瓣的概念起于 20 世纪 80 年代后期,Kojima、Wei、Blondeel、Hallock、Morris 等是这方面的先驱代表。自 1997 年起,国际上每年均召开一次穿支皮瓣交流会。2005 年 10 月,Blondeel 等的专著——*Perforator Flaps: Anatomy, Technique, and Clinical Applications* 出版,标志着穿支皮瓣的发展已基本成熟。头颈部缺损修复的穿支皮瓣有股前外侧皮瓣和腹壁下动脉皮瓣。如股前外侧穿支皮瓣由于其皮瓣薄、供区隐蔽、可直接关闭不需植皮等优点,在日本和中国台湾已成为头颈部缺损修复的主要游离皮瓣。虽然前臂游离皮瓣一直是修复口腔缺损的主要选择,但存在供区不隐蔽,植皮后外观较差等缺点,有被股前外侧皮瓣替代的趋势。

二、头颈部缺损修复的遴选策略

头颈部肿瘤、外伤和先天性畸形是造成头颈部缺损的三个常见的原因,依据不同的解剖部位可以造成不同种类和程度的头颈部畸形。其中,头颈部肿瘤切除术后所造成的缺损是主要的原因。这些头颈部的缺损和残疾给患者造成了外形和心理的创伤,严重影响患者的生活质量。试图解除这些痛苦的努力促进了头颈修复外科的发展。过去 30 年来,对这些缺损的重建方法得到了迅速发展。随着显微外科技术的发展,一些原来不能修复的缺损也逐渐得到修复,头颈外科的修复技术进一步得到发展。虽然修复技术越来越多,但人们对于选择何种修复技术修复头颈部缺损更加困惑,目前尚没有严格的前瞻性数据对种类繁多的修复技术及功能结果进行比较。本文回顾了近年来国内外头颈修复技术的发展,试图对头颈部缺损的重建方法的选择做一个简单的概括。

(一)头颈部恶性肿瘤的治疗及对重建的要求

为了更好地理解对各种重建方法的选择,必须对头颈部肿瘤的特点进行初步的了解。头颈部肿瘤有以下特点要考虑:①大多数肿瘤患者的致残和死亡是由于肿瘤的局部侵犯而不是远处转移造成的,因此通过手术或放射治疗的局部治疗是治疗成功的关键。然而头颈部解剖结构的复杂性及重要结构的邻近使得头颈部肿瘤的局部控制极为困难。不像其他部位的肿瘤,增加头颈部肿瘤的安全切缘意味着功能和外形损伤的加重和生活质量的下降。②尽管经过多年的努力,但过去 30 年来头颈部恶性肿瘤的总的生存率并没改善。尽管化学药物治疗和新辅助治疗在某些特定患者和姑息治疗中显示了一定的前景,但是它们对于长期生存率几乎没有影响。因此,对于头颈部癌的基本治疗策略在很多方面多年来是没有变化的。总体来说,早期的局限性的肿瘤可以通过手术和放射治疗来治疗或治愈,而晚期局部肿瘤或伴有局部淋巴结或远处转移的肿瘤则需要包括放射治疗和化学药物治疗等创伤较大的治疗方案,而颈动脉切除等超根治扩大切除的方法并不能提高生存率,伴随而来的则是较高的致残率和死亡率。

头颈部恶性肿瘤的治疗逐渐演变为强调切除病灶获得局部控制、减小创伤保留功能和提高术后生活质量，这种趋势可以在颈清扫术的演变中体现出来。Crile 等倡导的根治性颈清扫逐渐演变为保留胸锁乳突肌、副神经、颈内静脉的改良根治性颈清扫（临床阳性淋巴结转移），更进一步演变为对临床 N_0淋巴结患者的分区性颈清扫。类似的演变也体现在喉癌的治疗上，出现了各种保留喉功能的喉部分切除术。

和以上手术方法同时演进的是头颈部修复手术，其主要目的是以较小的创伤尽可能早地恢复患者的功能和外观，并尽可能获得更好的功能结果。可靠的一期愈合是头颈部重建手术成功的关键。由于很多是中晚期患者，我们应提高肿瘤医师的能力，使这类肿瘤得到很好的局部控制。然而，由于提高长期生存率是不现实的，我们应尽可能地保留和恢复这类患者的头颈部器官的功能。即使不能提高治愈的前景，提高患者的生活质量在所有头颈部重建手术中也是值得重点考虑的。

头颈部区域的主要功能包括语言、咀嚼、吞咽及味觉、触觉和嗅觉。头颈部在社会交往和非语言交流中起关键作用，而这些功能也和审美外观密切相关。这些功能受损的程度和原发病灶的范围和大小有关，历史上重建手术的努力主要使伤口一期关闭，近年来则强调功能的恢复和外观审美的改善。为此，人们采取了各种各样的方法，包括有感觉的游离皮瓣的应用以及语言和吞咽的三维动力学的认识。

（二）头颈部缺损修复的方法及基本原则

头颈部缺损的重建方法包括植皮到游离肌皮瓣移植的各种方法，为了对特定的头颈部缺损的部位进行适合的重建，我们必须熟悉各种重建方法，一个成熟的外科医师必须知道在什么时候和什么情况下用哪种方法，根据缺损的部位和大小、组织覆盖的需要灵活选用经过时间检验的老方法和较新的血管外科技术。任何一种方法都有其优点和局限性，没有一种通用的方法能够适用于各种缺损的修复。头颈部重建首先考虑的是安全。对大多数头颈部缺损而言，显微外科重建并非是必需的。以下的梯度顺序可以考虑作为重建的指导：①直接缝合；②植皮；③皮瓣修复。皮瓣修复依次为局部皮瓣、区域皮瓣、显微血管组织瓣。一个总的原则是：在充分考虑个体重建的实际情况，保持外形和功能的前提下，在各种重建方式中选择尽可能简单和最安全的方法。

成功的重建必须在术前对患者的情况进行仔细的评估，从而形成个体化的修复治疗方案；重点考虑的因素有：肿瘤的分期和预后、患者的年龄、性别和身体功能状况、可提供的修复供区及患者的心理状况。

1. 头颈部缺损修复基本原则

（1）简单实用原则：选择修复方法力求简单实用，能在同一手术野内取组织瓣的要优于在其他部位取瓣，如带状肌瓣修复部分喉缺损，公认为最佳选择。

（2）安全原则：包括患者的安全及组织瓣的安全，肿瘤患者大多为中老年，有的还伴有其他慢性疾病，以手术创伤小、手术时间短、组织瓣成活率高者为首选，如胸大肌肌皮瓣尽管有受区臃肿、胸壁畸形等缺点，但由于取瓣简单、成活率高，应用较广泛。游离组织瓣的修复，必须从高血压、糖尿病等既往史来判断患者的血管脆性、血液黏稠度、全身情况，减少失败。

2. 各种方法的具体选择问题

（1）关于植皮的选择：皮肤在同一个体内从一个部位转移到另一个部位称为植皮或自体皮移植。如果移植的皮肤包括全部的皮肤组织，称为全层皮片；其他不同厚度的皮肤组织组成的皮片则称为裂层皮片。由于全层皮片包括全部的皮肤成分，因而移植后保持了更多的正常皮肤的特点。因为和裂层皮片相比，它保留了更多的胶原成分、真皮血管丛及皮肤附属器。然而全厚皮片需要更好的存活条件，因为有更多的组织需要血液供应。当面部缺损不能通过局部皮瓣修复时，全厚皮片是面部外观美容部位理想修复方法，和裂层皮片相比，它们保留了更多正常皮肤的特点，包括色泽、纹理和厚度。创面愈合的时候全厚皮片收缩也比较小，这对于面部、手掌及关节是很重要的。而且全厚皮片在儿童更容易随着个体的生长而生长。然而全厚皮片仅限于相对较小的、没有污染的和血供良好的创面，不能像裂层皮片一样广泛应用。供区部位可以一期封闭，很少情况下需要裂层皮片覆盖。

（2）关于植皮与局部皮瓣转移：采用周围或邻近的皮肤一期修复皮肤缺损可使得创面在色泽、纹理、厚度方面基本一致；而植皮，即使是全厚皮片，在绝大多数情况下在这些方面无法达到和局部皮瓣相同的效果。在软组织被切除到骨质或受区不是理想的植皮环境时，局部皮瓣是一种必要的修复方法。游离植皮在面部确实有着较高的成功率，然而，就经验而言，正确设计的面部局部皮瓣更可靠。

（3）关于局部皮瓣与远端肌皮瓣：当头颈部缺损较大而不能在不损害功能和外观的前提下通过转移周围组织来修复时，游离组织修复或远端带蒂皮瓣修复就成为修复的选择。至于何种情况下采用哪种修复方法有一定的主观因素，重要的是根据缺损的情况和患者的实际情况作出判断。例如，局部组织瓣的重建由于提供的组织在色泽和纹理上和受区的组织相近，因此，在面部的修复中可取得较好的美学效果，但是同样的缺损在放射治疗后的区域最好采用游离组织瓣或远端带蒂皮瓣修复，因为它们能提供较好的血供。

（4）关于带蒂皮瓣与游离皮瓣：目前国际学术界对范围大的头颈部缺损现在主张采用游离血管组织瓣，尽管带蒂肌皮瓣如胸大肌皮瓣曾经取得很好的效果，但游离皮瓣则能提供更好的血供，皮瓣更易弯曲折叠，能更好的覆盖创面。带蒂组织瓣所带来的移动范围有限、臃肿等困难使得它们成为大块组织缺损修复的第二选择。但在特定情况下，如手术切除或放射治疗损伤导致受区可供吻合的血管寻找困难时，带蒂皮瓣可以提供有新鲜血供的组织以修复创面。

（三）头颈部缺损的局部和区域皮瓣修复

局部皮瓣是指从需要修复缺损周围及邻近区域获取的皮瓣，局部皮瓣常通过旋转、滑行或交叉易位插入到缺损区，而供区大多通过松解拉拢封闭。在采用游离组织瓣修复的今天，局部皮瓣仍然是修复头颈部缺损尤其是面部缺损的主要组织来源。根据其血供情况又可分为随意皮瓣（皮肤和皮下血管丛供血）和轴形皮瓣（由知名动脉和静脉供血）。无论是随意皮瓣还是轴形皮瓣，外科医师应该熟悉局部皮瓣的血供情况。

1. 随意皮瓣 随意皮瓣没有有名动脉或静脉血管供血，其血供来源于穿过皮肤和皮下的血管丛，这些血管丛最终与皮瓣下的穿支血管相连。由于大多数面部的局部皮瓣是随意型的供血皮瓣，皮瓣的长度和宽度及比例受到限制。由于头颈部血供比较丰富，皮瓣长∶宽比例可以做到3.0∶~3.5∶1；躯干或四肢部位为2∶1。很多生理学因素可以影响到皮瓣的存活，最常见的基本因素包括两个方面：①通过皮瓣基底部对皮瓣的血供；②皮瓣和移植床之间新生血管的形成。过去认为随意皮瓣的长宽比例有着严格比例限制，皮瓣基底越宽，就可以做的越长。现在认为，如果蒂部增宽仅仅涉及血管数量的增加，而血管的灌注压并没有改变，则可存活的皮瓣的长度就不会改变。

2. 轴形皮瓣 轴形皮瓣的血供来源于沿皮瓣长轴走行的皮动脉和静脉的供血，这些血管走行于肌肉浅面的皮下组织中，皮瓣的血供至少在这些血管长轴上是安全，皮瓣的长度还可以进一步延长至轴形血管的终支远端的随意型供血部分。通常认为头面部局部皮瓣中，鼻唇瓣是仅有的轴形供血的皮瓣，有内眦血管和滑车下血管供血。轴形血管供血的头颈部区域皮瓣有胸三角皮瓣、额侧皮瓣及额正中皮瓣等。现将头颈部修复的常用皮瓣及筋膜瓣介绍如下：

（1）前额旁正中皮瓣：修复范围：鼻、面中部、眼睑及眶周。主要是鼻缺损的修复。供支血管：主要由滑车上动脉供血，内侧还有眶上动脉参与供血。滑车上血管是主要的营养血管，该血管在眶骨上近中间处穿出，大概位于眉毛中点，在皱眉肌浅面和眼轮匝肌深面走行，旁正中位走行约2cm穿出额肌，在皮下浅出，和对侧的血管有丰富的交通。该血管解剖位置较恒定，位于眉弓上1cm处距中线约2cm，走行于皮下。皮瓣的蒂部可以缩窄至1.2cm，适用于较大的鼻部缺损的修复。该皮瓣的缺点是供区在前额，面部留下瘢痕。在发际较低的患者长度会受到限制，大多数患者需要再次修整等。

（2）鼻唇沟瓣：修复范围：鼻部、上唇、下唇、鼻底等。供支血管：主要由面动脉分支内眦动脉供血，小的营养血管有上唇动脉的鼻翼支。内眦动脉是面动脉的终末支，在鼻侧部上行，到达眶内侧面，走行于上唇鼻翼提肌的肌纤维中，伴行的有内眦静脉，最终和眶下动脉、眼动脉的分支及鼻背动脉形成丰富的吻合。鼻唇皮瓣可靠而灵活，通常用于皮肤癌切除后鼻侧面或鼻翼的修复及鼻翼、鼻小柱及人中术后的全层修复。因该皮瓣的血供主要来源于内眦动脉，因此皮瓣蒂部在下比较合理，也可做成蒂部在上的。最好不要用于鼻上部缺损的修复，因为可能造成下睑外翻。该皮瓣的主要缺点是会造成鼻唇沟变浅，造成两侧鼻唇沟不对称。蒂在下部的鼻唇沟皮瓣对于上下唇、鼻底、鼻小柱特别是外侧上唇缺损是很有用的。该皮瓣虽为轴形皮瓣，但该皮瓣的轴形血管——皮下的内眦动脉，却很少包含在皮瓣内，该皮瓣的主要血供主要依赖于内眦动脉穿出肌肉到达皮肤的垂直穿支（图 4-6-1 ~ 图 4-6-5）。

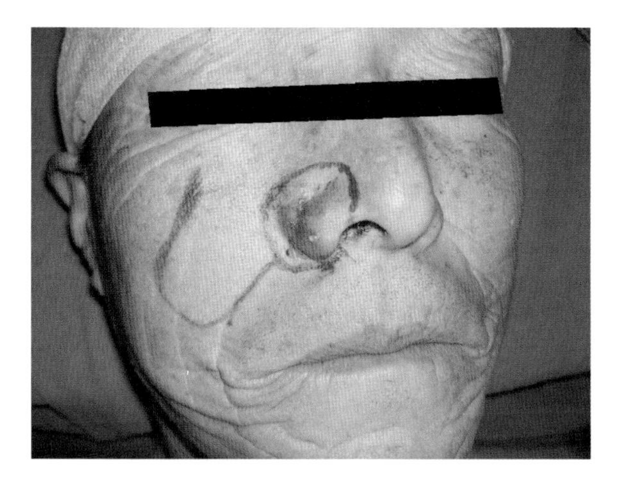

图 4-6-1　鼻翼恶性肿瘤及鼻唇沟瓣设计

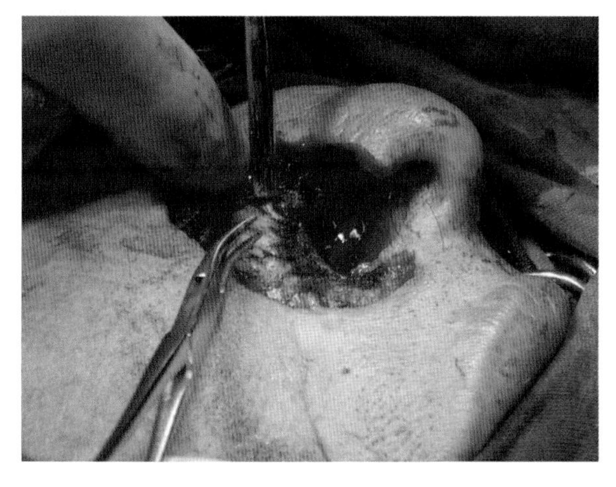

图 4-6-2　肿瘤切除后组织缺损

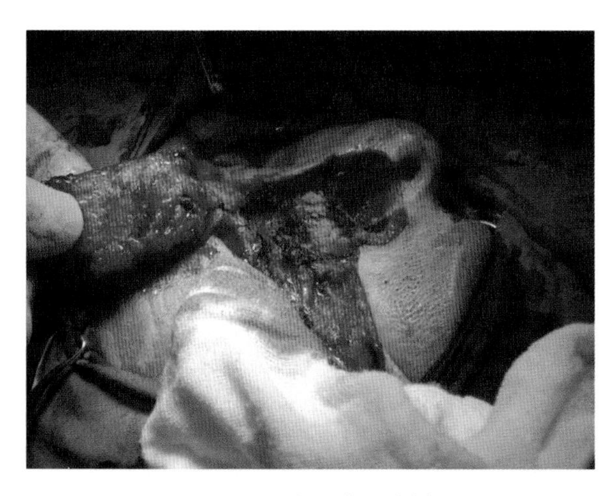

图 4-6-3　切取鼻唇沟瓣

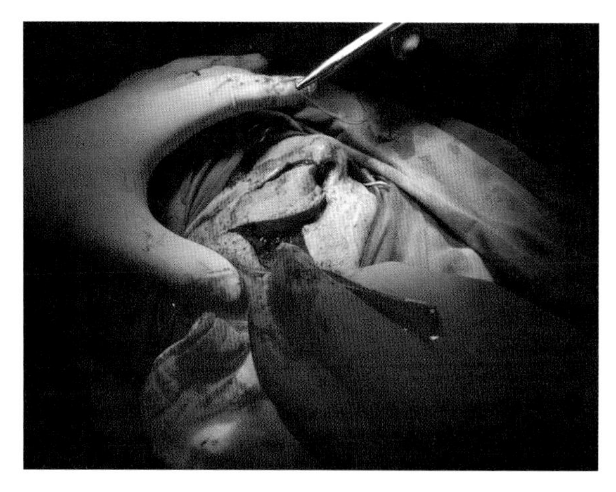

图 4-6-4　鼻唇沟瓣修复鼻翼

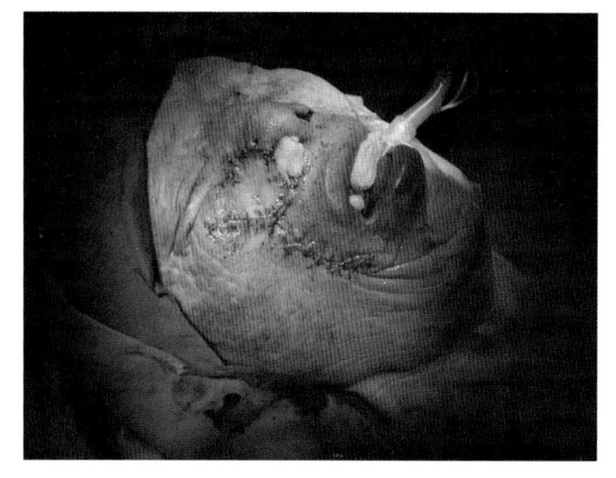

图 4-6-5　鼻唇沟瓣修复鼻翼后外观

（3）标准额瓣或全额皮瓣：修复范围：面部中或下三分之一、面颊、口腔及额窦或上颌窦；并可用于鼻、眼睑、舌的再造。供支血管：主要供支为颞浅动脉的额支，小的供支有眶上动脉和滑车上动脉。颞浅动脉额支在耳屏上方约 3cm 处发出，走行于前发际区，该动脉的出现十分恒定，出现率 100%。额部静脉的回流一般均为同名静脉，但颞浅静脉与同名动脉伴行的仅为 50%，且较为分散，故需特别注意。带血管蒂的前额皮瓣常用于修复面颊部及口腔组织内缺损。由于额支与滑车上动脉、眶上动脉、眼动脉及对侧颞浅动脉均有广泛吻合，皮瓣切取范围可以包括整个前额，尤其适用于口腔内较大范围组织内缺损。以岛状皮瓣可以修复眼眉，对于颅底、眶底等距离胸大肌及其他肌皮瓣较远的部位，该皮瓣也有优势。该皮瓣前额需植皮，植皮后与周围组织不太一致，造成一定的美观问题，现已很少应用。

（4）帽状腱膜瓣（颞顶筋膜瓣）：修复范围包

括头颅、颅底、眶底、鼻咽、口咽部。供应血管包括颞浅动脉、枕动脉、滑车上动脉及眶上动脉。帽状腱膜瓣也称颞顶筋膜瓣，根据制作时蒂部供应血管的不同分别制作成以颞浅动脉或枕动脉为蒂的颞顶部帽状腱膜瓣，以及以滑车上血管和眶上血管为蒂的额顶部帽状腱膜瓣。头颈外科修复最常用的是以颞浅血管为蒂的颞顶帽状腱膜瓣，以滑车上血管和眶上血管为蒂的额顶部帽状腱膜瓣多用于神经外科前颅底的修复。

该筋膜瓣有悠久的历史，在1898年，该组织瓣几乎同时被报道用来修复外耳和下睑，但该组织瓣随后很少应用，只是在最近20年该组织瓣才有大量应用的报道（包括带蒂组织瓣及显微血管游离组织瓣）。以颞浅动静脉为蒂的帽状腱膜瓣，其血供来自颞浅动脉的顶支（也可包括额支）。颞浅动脉的顶支从颞浅发出后向上走行，长约11cm，额支发出后沿前发迹线走行，长约12cm。血管走行于皮下浅筋膜层（皮下脂肪层），发出穿支至帽状腱膜及骨膜。该筋膜瓣的优点在于供区皮肤切口位于发际内，比较隐蔽，不遗留明显的瘢痕和畸形。质地柔软且韧性好，具有可向各种方向和角度旋转的优点和灵活性，是修复颅底和面上部缺损的极好材料，而这些部位其他带蒂皮瓣往往由于长度问题而使应用受到限制；血供可靠、成活率高。抗感染能力强，有利于创面愈合。该组织瓣的缺点是远期收缩明显，修复颊黏膜及口腔缺损时，术后可能开口受限；帽状腱膜瓣较薄，不适合单独修复大面积缺损；供区有时会出现脱发，多为暂时性，很少为永久性脱发。避免办法：操作尽量在正确的层面、毛囊的深面进行，尽可能少用电刀烧灼皮缘和毛囊（图4-6-6～图4-6-8）。

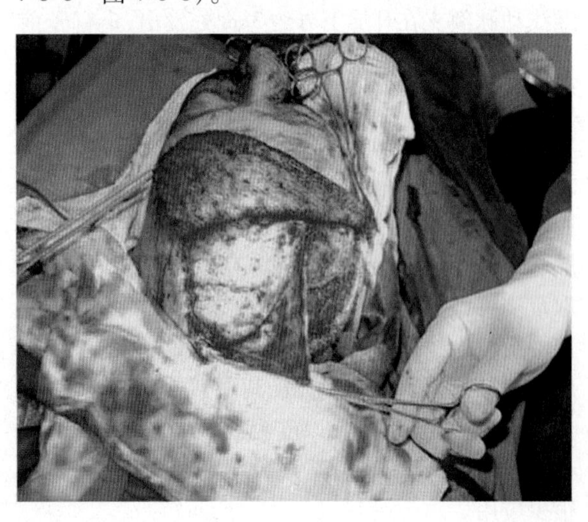

图4-6-6 帽状腱膜瓣切取中

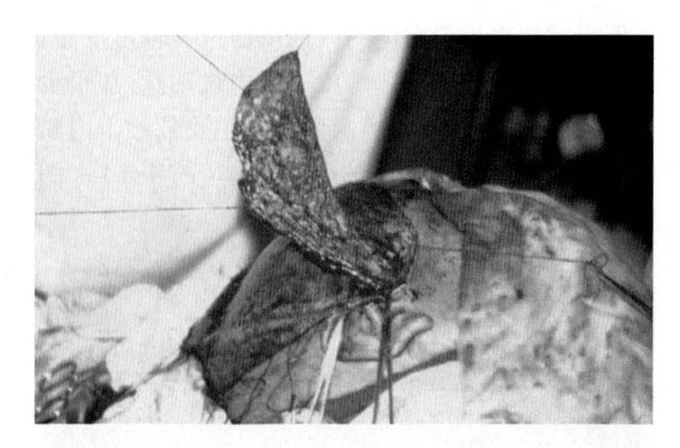

图4-6-7 帽状腱膜瓣保留颞浅血管

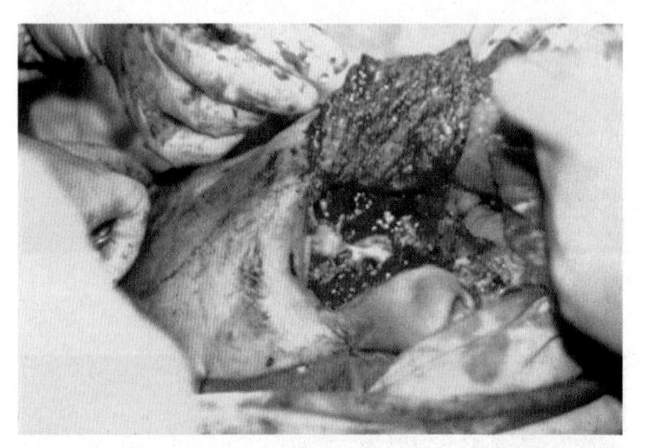

图4-6-8 帽状腱膜瓣经颧弓下转移至颅底

（5）颏下岛状皮瓣：修复范围为面部下2/3、口腔，也可用于下咽部缺损修复。供支血管为面动脉的分支颏动脉及伴行静脉。1993年Martin首先报道该皮瓣的解剖研究及临床应用经验，随后国内外陆续有基础研究和临床应用报道。颏下瓣的供血动脉为颏下动脉，来源于面动脉，其发出点为面动脉跨越下颌骨下缘转向面颊部之前，在下颌骨下方走行于下颌舌骨肌的浅面，继而穿行于二腹肌前腹的深面，沿途有小分支至颌下腺、下颌舌骨肌、二腹肌及下颌骨骨膜，有1～4条皮支穿出颈阔肌至颏下皮肤。颏下动脉有1～2条恒定的伴行静脉，注入面前静脉。该皮瓣操作相对简单，就近取材，创伤小。供区可直接拉拢缝合，对外观影响小。皮瓣较薄，与面部颜色相近。缺点为：男性患者皮瓣内有毛发；颈部有淋巴结转移时不能应用；静脉回流比较差，皮瓣坏死率稍高；皮瓣面积相对较小（图4-6-9～图4-6-12）。

对二腹肌前腹是否应包括在皮瓣内目前尚存在一定争议。颏动脉的终末支可能穿过二腹肌的前腹的深面、浅面甚至穿过肌纤维。Pinar等发表了解剖50例尸体的解剖报道，发现颏动脉终末支穿过二腹肌前腹浅面的占44%，穿过二腹肌前腹深

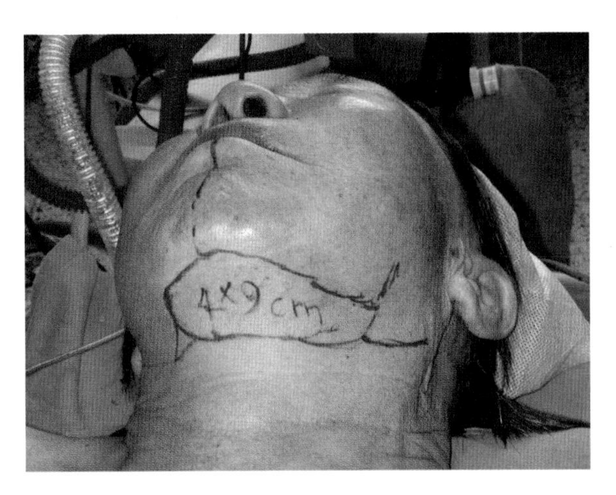

图 4-6-9　颏下瓣设计

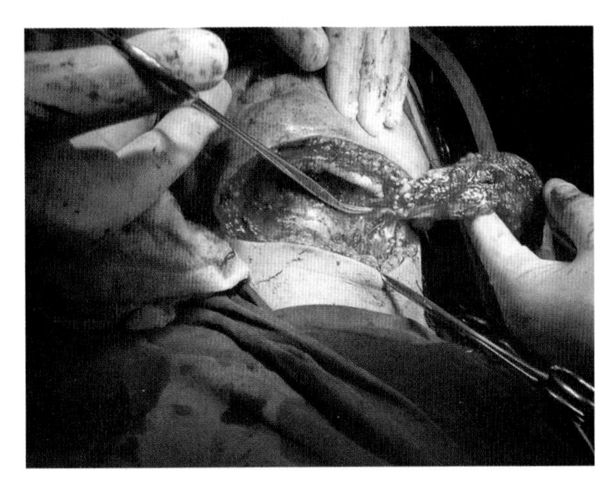

图 4-6-10　切取颏下瓣

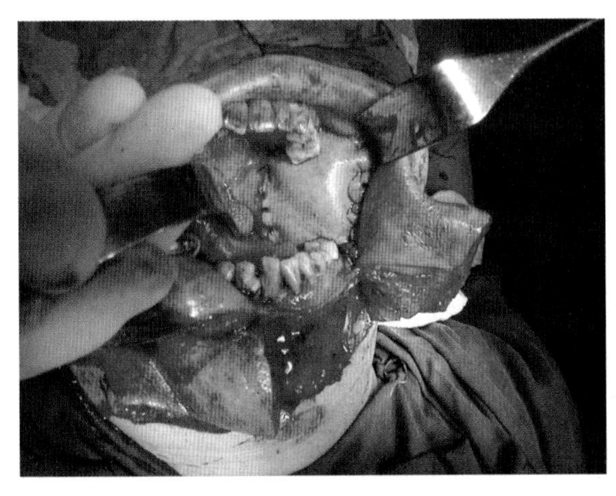

图 4-6-11　颏下瓣经下颌骨深面转移至软硬腭缺损处

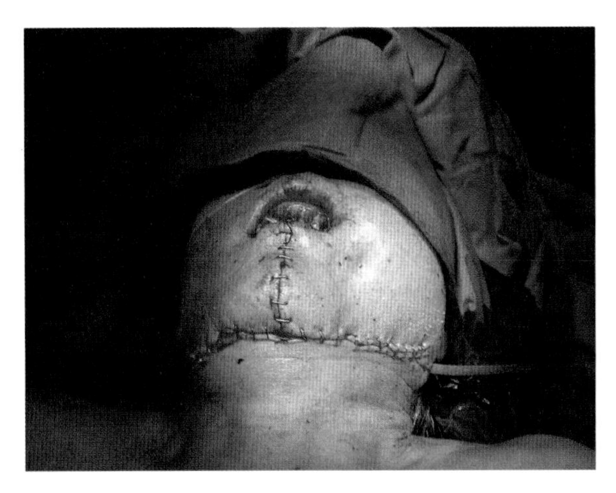

图 4-6-12　颏下瓣修复后外观

面的占 56%，因而认为二腹肌的前腹应包括在岛状皮瓣内。Sterne 等描述了解剖颏动脉至其分支起源处，使皮瓣主要依赖于血管远端的回流血供应，称之为返流颏动脉皮瓣。可以获得更长的蒂到达面中上部，他们主张在面上部进行颏静脉的吻合以防止静脉阻塞和皮瓣坏死。Karacal 等报道用反流颏动脉皮瓣修复眶周及眼窝缺损，未行血管吻合，仅 1 例术后出现静脉阻塞并立即得到解决。为减少静脉阻塞的危险性，笔者认为应沿血管蒂保留平均 2cm 的皮下组织，二腹肌前腹应包含在皮瓣内。

3. 头颈局部肌皮瓣　头颈部局部肌皮瓣有供区邻近术区，取材方便，就近操作，操作者熟悉皮瓣的血供和解剖的优点。但由于头颈部肿瘤的患者多需要放射治疗和颈部淋巴结清扫，对头颈局部肌皮瓣的血供造成一定的影响，有导致皮瓣部分或全部坏死的危险。

（1）颈阔肌肌皮瓣：修复范围：标准皮瓣：颈部、颏部、颊部、唇部及口腔；以远端为蒂的皮瓣：可修复下颈及气管切开的创面。供支血管：颈阔肌的动脉供应是多源性的，主要包括来源于面动脉的颏下动脉、面动脉的颈阔肌支、甲状腺上动脉的颈阔肌支、颈横动脉的浅支及肩胛上动脉的分支。静脉回流主要通过颈前静脉和颈外静脉回流。标准皮瓣主要是以来源于面动脉的颏下动脉的分支及伴行血管为蒂。

颈阔肌乃一扁平肌肉，起于第 1 肋间之皮下组织，斜向上止于下颌骨体。颈阔肌肌皮瓣自 Futrell 等 1978 年报道以来，主要用于下颊部、下唇、口底、耳朵和口腔的修复。其主要优点是：颈阔肌面积大，易于切取和转折造型。肌皮瓣位置表浅，和深部组织易于分离，设计制作均较容易。皮肤厚薄、弹性均似口腔黏膜，色泽与面部接近，修复后外形满意。颈部创面多可拉拢缝合，不需植皮，不影响颈部功能。血运丰富，成活率较高。缺点是皮瓣较薄，修复凹陷型缺损效果不好，肿瘤手术需同时行根治性颈清扫时不宜采用。

(2) 胸锁乳突肌肌皮瓣：修复范围为：上方做肌蒂者，适合于修复前侧口底、口腔及面部小的创口；下方做肌蒂者，可以修复后口底、舌根、扁桃体床及磨牙后三角区等缺损。供血血管主要有三支：①上端来自枕动脉的胸锁乳突肌支；②中部来自甲状腺上动脉的肌支；③下端来自甲状颈干的颈横动脉的肌支。沿途还接受其他来自颈部的动脉的肌支血供。

Owens 等在 1955 年首先报道胸锁乳突肌肌皮瓣局部转移修复颌面部的组织缺损，Conley 等 1972 年设计了带有锁骨的胸锁乳突肌复合组织瓣修复伴有骨缺损的口腔组织缺损，此后国内外陆续有临床应用报道。血管走行：枕动脉的胸锁乳突肌支位置较深，不易暴露，常伴副神经行走，主要分布于肌肉的上 1/3 段。甲状腺上动脉的肌支在胸锁乳突肌中下 1/3 交界处接近肌肉的深面，并于肌肉的两个头之间下行，沿途陆续分支供应肌肉的两个头；颈横动脉的肌支多在胸锁乳突肌的后缘附近注入肌肉，仅供应锁骨头的部分范围，不是该肌的主要血供。该肌皮瓣的主要优点是血供较好，取材简单方便，胸锁乳突肌无淋巴管，行颈清扫手术时可顺便利用；皮瓣色泽、质地及弹性与面部皮肤近似，美容效果好。缺点是切取的皮肤面积有限，不能修复大范围的组织缺损；血供受多条动脉支配，不如轴形皮瓣血供良好，若采用蒂在下的手术方法，皮瓣尖端有坏死的可能；术中如保留副神经，皮瓣转移范围受到限制；颈部有淋巴结转移时不能应用。最近研究认为枕动脉是该肌皮瓣最主要的供应血管，保留甲状腺上动脉和喉上动脉的分支有利于防止皮瓣的坏死，牺牲甲状腺上动脉和喉上动脉的分支可以使旋转更灵活。

（四）头颈部缺损的远端带蒂肌皮瓣修复

端带蒂肌皮瓣远离头颈部放射治疗区域，血供不受放射治疗和颈淋巴结清扫术的影响，可为头颈部提供一个未经放射治疗的、血供可靠的组织瓣进行修复。但受皮瓣自身血供区域的影响，设计和制取的肌皮瓣通常较为臃肿，难以和缺损区匹配，造成修复后的外形和功能欠佳。

1. 胸大肌肌皮瓣

(1) 胸大肌解剖：胸大肌是覆盖于前胸部的一块扁平肌，呈扇形，上部（锁骨部）水平起于锁骨中部和上胸骨部，下部（胸肋骨部）则斜行起于胸骨和第 4～6 肋骨，两部分肌纤维向外侧集中，以扁平腱止于肱骨大结节嵴。胸大肌的血供主要有三个来源：胸肩峰动脉的胸肌支和三角肌支、腋动脉的胸肌支、胸廓内动脉的前肋间动脉和穿支，此外，胸最上动脉和胸外侧动脉也供应胸大肌。胸大肌岛状肌皮瓣常利用的血管为胸肩峰动脉的胸肌支。胸肩峰动脉起于腋动脉第二段，也可起于第一段，发出后向前内行，经胸小肌上缘，穿出胸锁筋膜后分为三角肌支、胸肌支和锁骨支，胸肌支行向下内方，走行于胸大肌和胸小肌之间，全长平均 12cm，沿途发出 2～8 个小支后就近穿入胸大肌。胸肌支的体表投影，以肩峰（A 点）至剑突（B 点）之间画一连线（AB 线），从锁骨中点（C 点）画一个与 AB 线垂直线，此垂直线与 AB 线相交点 D 点，CDB 线即为胸肩峰动脉胸肌支走行体表投影。

1979 年 Ariyan 首先报道了带蒂胸大肌岛状肌皮瓣修复头颈部肿瘤术后组织缺损。由于该肌皮瓣肌蒂长，所以能重建头颈部很高的诸多部位，安全可靠，血供丰富皮瓣易于成活，手术操作迅速简便，更可喜的是它可以一期完成重建，因此受到外科医师普遍欢迎。很快代替了三角胸皮瓣或游离空肠重建下咽及颈段食管的方法。20 世纪 80 年代在全世界和我国掀起了应用岛状胸大肌肌皮瓣重建头颈部外科手术缺损的高潮，而到了 20 世纪 90 年代这一重建方法更趋成熟，成为头颈部肿瘤术后一期修复的重要手段。

(2) 操作要点：①肌皮瓣的蒂长度设计：以锁骨中点下缘稍外侧为中心，用一根线从该点量至缺损区下缘，该长度即为肌皮瓣蒂的长度；②根据设计分别切开皮岛四周的皮肤，皮下组织，从内侧缘和下缘切断全部的肌层，较大和较低的皮瓣要带上部分腹直肌前鞘以保证血供，从内侧缘和下缘将皮瓣翻起；③在切取过程中，切勿用力牵拉肌皮瓣的皮肤，以免损伤其下的皮肤穿支，为防止皮肤与肌肉分离，分离过程中可将肌皮瓣皮肤与肌膜间断缝合数针；④切断胸大肌全层至显露胸小肌表面，用手在胸大肌和胸小肌之间的筋膜间隙内钝性分离，蒂血管束位于胸大肌深面和其深筋膜之间；⑤探查到胸肩峰动脉和伴行静脉后，再从胸大肌的外侧缘进入胸大肌深筋膜的深面，将肌蒂解剖成一窄蒂，注意保护皮瓣深面胸肩峰动脉和静脉的血管束。

(3) 修复范围：该皮瓣可提供的组织量大，可用于修复头颈部较大的皮肤黏膜缺损，也适合需要组织量较多的舌、口底缺损的修复、下咽颈段食管缺损的修复、口咽侧壁的修复、较大咽瘘的修复等，肌皮瓣血管蒂较长，向上可修复鼻咽、颅底。该皮瓣的优点是：解剖血管恒定，血供丰富，皮瓣成活率高；术中不需更换体位，可两组同时手术，手术简便快捷；皮瓣切取面积大，可修复大面积的头颈部缺损；肌肉血管蒂较长，转移灵活；供区创面直接拉拢缝合，不需要植皮。缺点：女性患者由于乳房影响使皮瓣范围受限，遗留术后畸形造成美观问题；较肥胖或胸大肌发达的患者，有时该皮瓣显得过于臃肿；肌蒂长度仍有限制，如果岛状肌皮瓣设计过分远离胸大肌，易发生肌皮瓣坏死。

较长的和适中大小的带血管蒂胸大肌岛状肌皮瓣，覆盖于颈动脉表面不但起到了很好的保护作用，而且还同期矫正了根治性颈清扫术中切除胸锁乳突肌所造成的外形上的缺陷。这些对术前曾做过放射治疗或术后将要做放射治疗的颈部修复尤为重要。修复颈部软组织缺损（图 4-6-13 ~ 图 4-6-18）。

2. 背阔肌肌皮瓣　1896 年 Tansini 报道应用背阔肌皮瓣重建乳房切除后的缺损，这是最早肌皮瓣的报道。1976 年 Baudet 首先报道了背阔肌肌皮瓣游离移植成功的经验。Quillen 等人在 1978 年和 1979 年报道应用背阔肌肌皮瓣重建头颈部缺损。该皮瓣优点多，如皮瓣血管分布恒定，胸背动静脉外径在 1.5 ~ 2.0mm 以上，移植皮瓣的血管蒂长等，是头颈部修复的常用肌皮瓣之一。

（1）背阔肌解剖：背阔肌是三角形阔肌，位于腰背部，腱膜起于下 6 个胸椎和全部腰椎的棘突、骶正中嵴及髂嵴后部，斜向外上以扁腱止于肱骨结结间沟。其血管蒂是胸背动脉及其伴行静脉，并伴

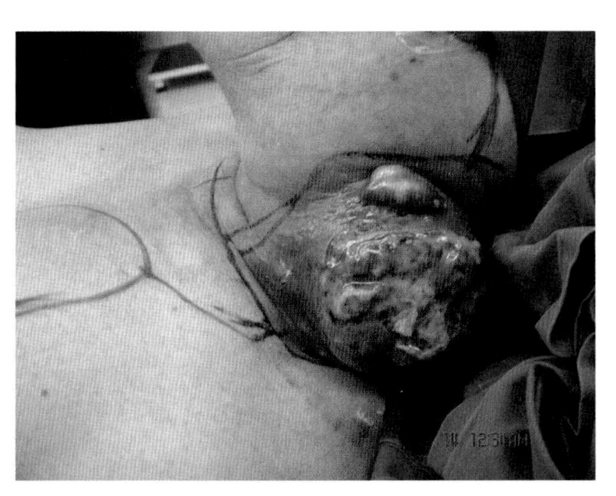

图 4-6-13　甲状腺癌左颈转移多年后间变为鳞癌侵及皮肤及肌肉

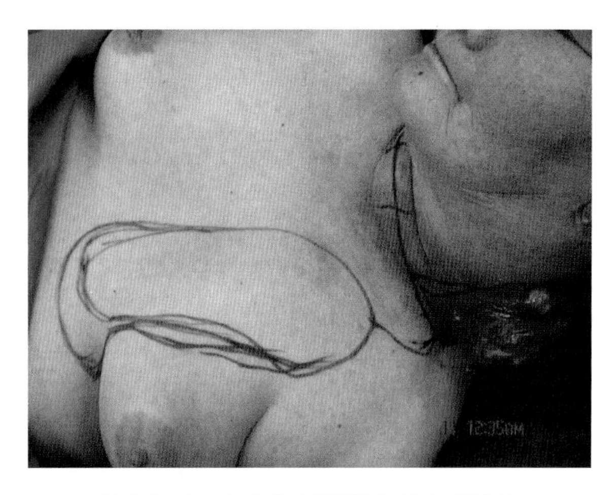

图 4-6-14　胸大肌皮瓣修复颈部缺损设计

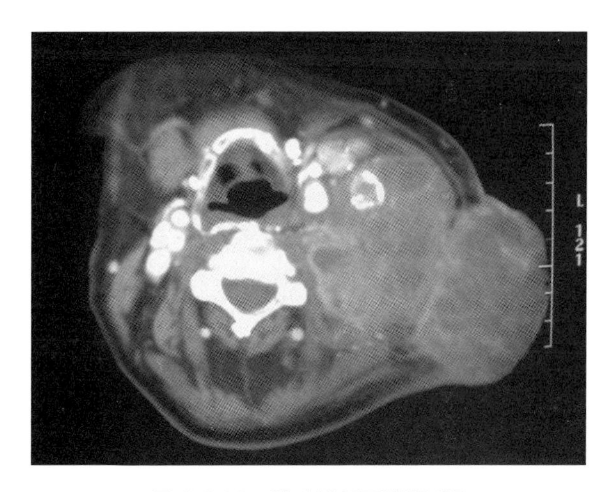

图 4-6-15　肿瘤横断面增强 CT

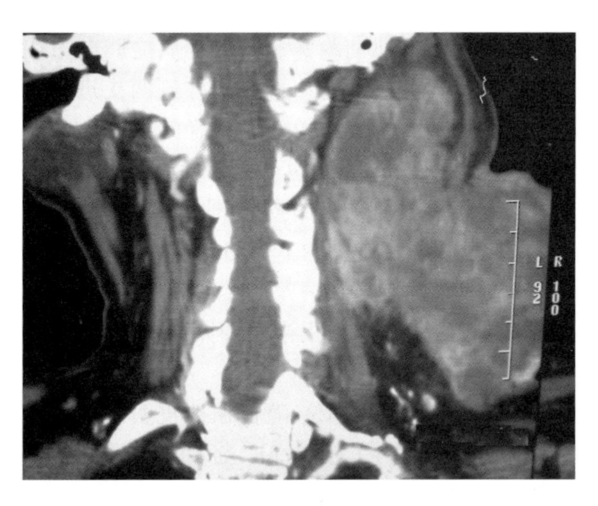

图 4-6-16　肿瘤冠状位 CT

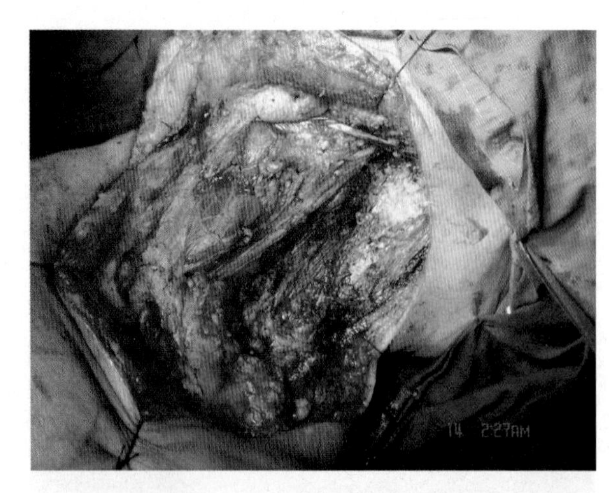

图 4-6-17 肿瘤切除后颈部缺损

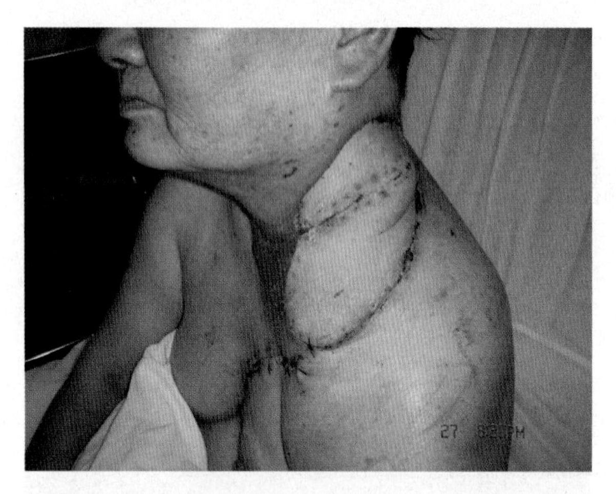

图 4-6-18 胸大肌肌皮瓣修复颈部缺损术后外观

随有胸背神经进入肌肉。胸背动脉为肩胛下动脉的直接延续，肩胛下动脉为腋动脉的最大分支，在肩胛下肌下缘平面由腋动脉发出，垂直向下，在腋动脉下方约 3cm 处分为旋肩胛动脉和胸背动脉，胸背动静脉沿背阔肌前缘深面与前锯肌之间向下内行，到肩胛骨下角稍上方分为内、外侧两支进入背阔肌。入肌前血管长 7～10cm，直径约 2～3mm，因此可以作一个很长的带，也可以显微血管吻合游离组织瓣移植。该肌皮瓣的皮肤的血供为胸背动脉的肌皮穿支，皮肤血供的下界可达髂嵴上 3cm，皮肤血供的上界约在第 6～7 胸椎水平，皮肤血供的内界在脊柱旁 2～3cm，上半的外界在腋前线，下半的外界在腋后线。

（2）操作要点：体位：背阔肌肌皮瓣的切取宜采取侧卧位，臂外展，前曲 90°，将肘及前臂固定在支架上。若行带蒂转移时，其肌肉血管蒂长应与肩胛下动脉起点至头颈部缺损区的下界的距离相等。沿背阔肌上 1/3 的前缘作 6～10cm 长的切口，暴露背阔肌前缘，在背阔肌前缘下方疏松组织作钝性分离，寻找解剖胸背动静脉。探明胸背动脉情况后，全层切开肌皮瓣设计线的前边缘，由远向近心端，由前向后在胸壁肌肉表面掀起背阔肌及附在表面的皮瓣。胸背动脉的肌皮穿支较细小，为防止穿支损伤，操作时宜轻柔或在翻瓣时应将皮岛的皮肤与肌肉行暂时缝合固定。皮岛上方的背阔肌带的宽度应与皮岛宽度相近或略宽，至胸背动脉主干段时肌带宽度可渐缩窄。

（3）修复范围：主要用来修复头颈部大面积的组织缺损，大面积的颌面部组织缺损、大面积的颅底和皮肤的复合缺损，大面积颞区及皮肤复合缺损，大面积的头皮和颅骨的复合缺损，口腔洞穿性缺损等。优点：该肌皮瓣肌蒂长度较长，转移灵活，可以向上到达颞顶区；切取组织量可按需要大小变化，既可作为小的带蒂皮瓣修复口内缺损，也可用于大的肌皮瓣修复洞穿性缺损，可一期修复重建头颈部大面积软组织缺损；供应血管解剖恒定，易于解剖；手术切口较隐蔽，美观效果好；既可作为带蒂组织瓣使用，也可作为游离皮瓣应用；既可作为肌皮瓣使用，也可作为肌瓣应用，甚至可以一并切取下方的前锯肌及肋骨做成复合骨肌皮瓣。缺点：切取该肌皮瓣时需要侧卧位，不能和原发灶手术同时进行，术中需变换体位。带蒂转移时，蒂根部到缺损区距离长，皮岛位置低时血供相对较弱，皮瓣坏死率较胸大肌略高。修复颅面部较大软组织缺损（图 4-6-19～图 4-6-26）。

3. 斜方肌肌皮瓣

（1）斜方肌解剖：斜方肌为向背部浅层扁而阔的肌肉，呈扁平三角形，两侧合成斜方肌，上起于颅底、项韧带、第 4 颈椎至全部胸椎棘突，向外止于锁

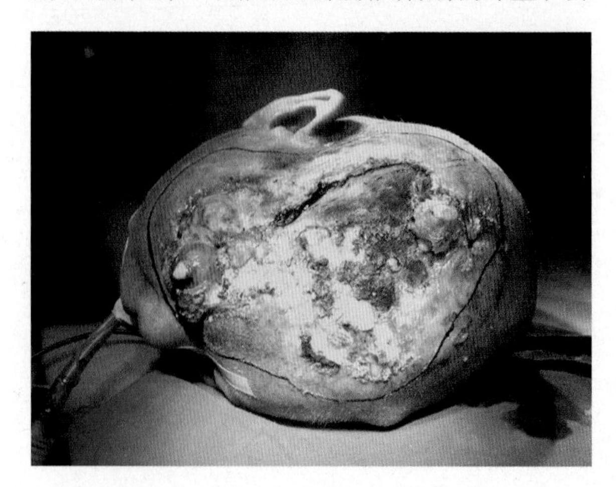

图 4-6-19 背阔肌皮瓣修复颅面部较大缺损患者肿瘤情况

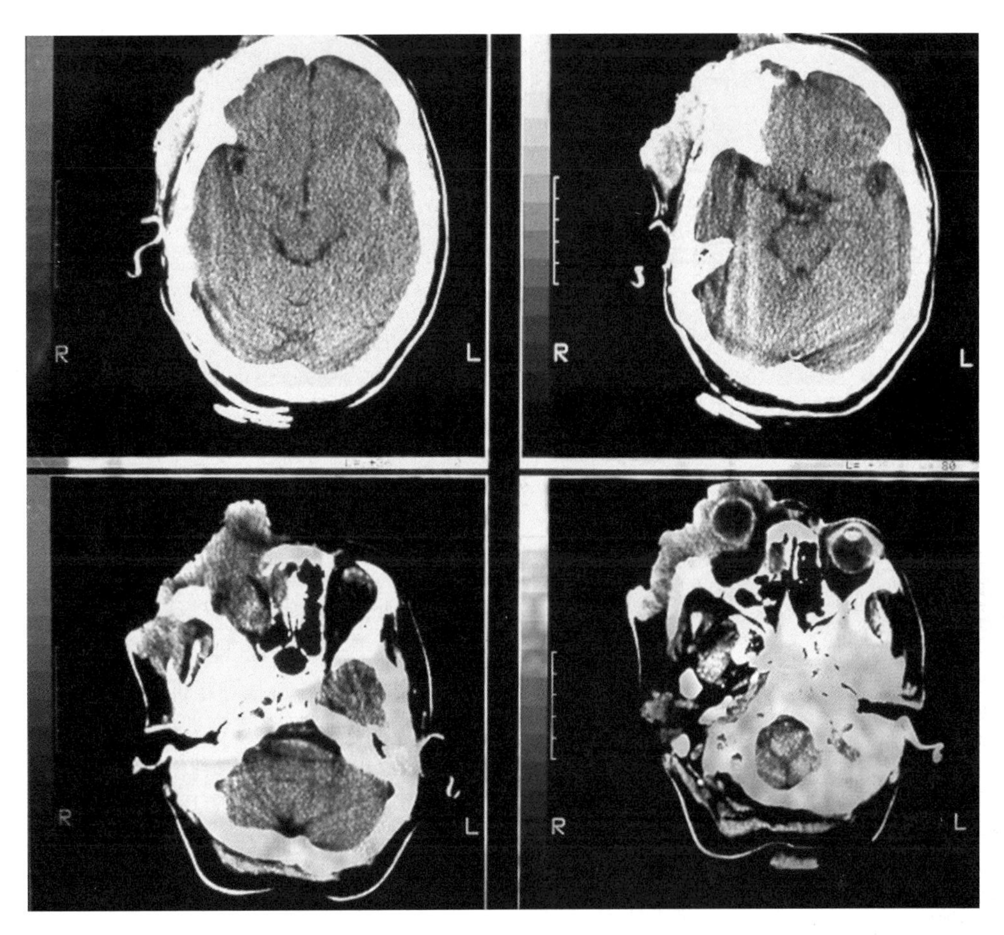

图 4-6-20　颅面部 CT 影像

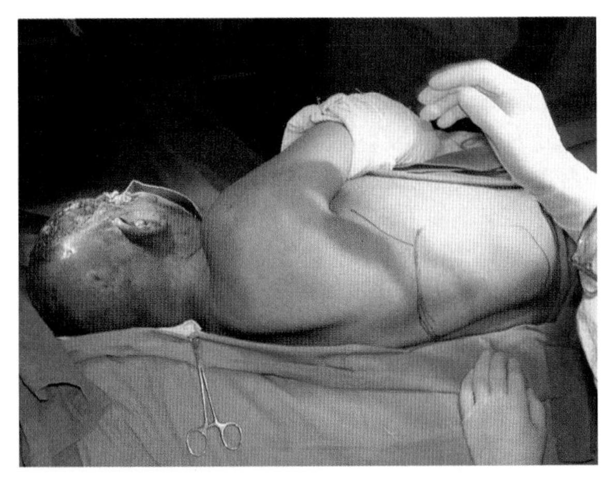

图 4-6-21　背阔肌皮瓣设计与体位

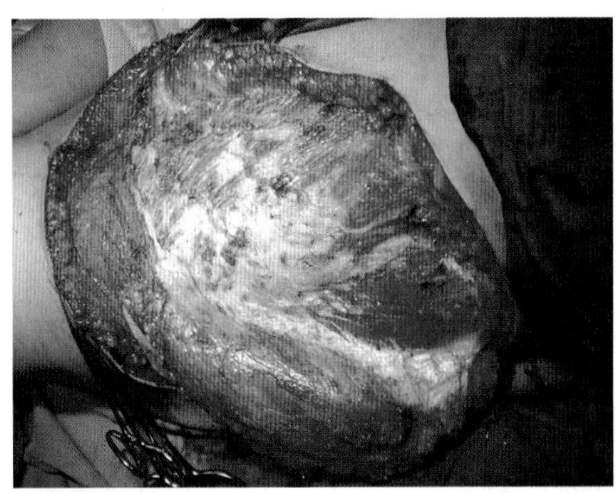

图 4-6-22　背阔肌皮瓣切取情况

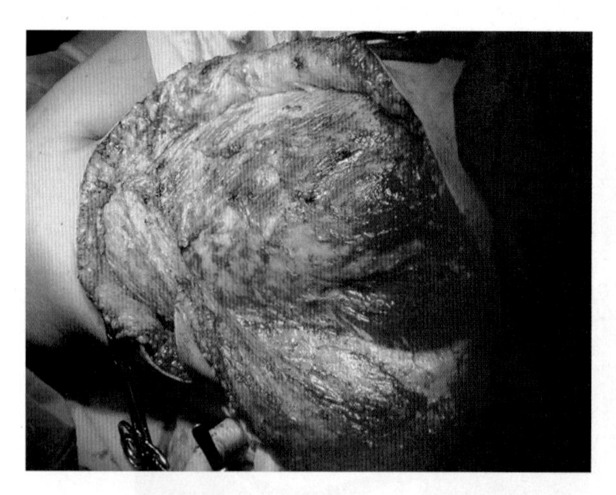

图 4-6-23 背阔肌皮瓣切取后

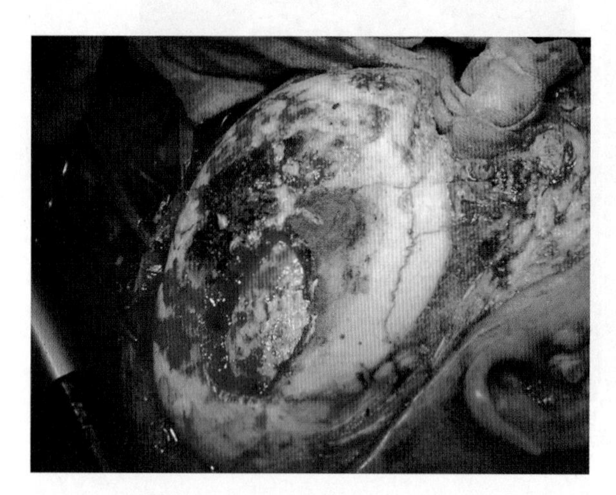

图 4-6-24 肿瘤切除后组织缺损范围

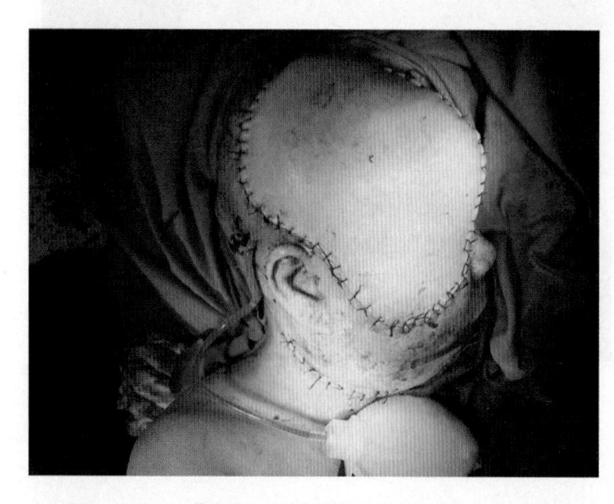

图 4-6-25 背阔肌皮瓣修复颅面部较大缺损表面观

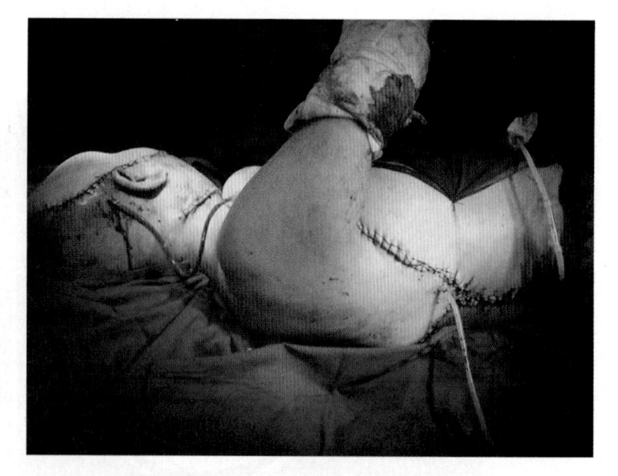

图 4-6-26 背阔肌皮瓣切取后局部拉拢缝合

骨外1/3、肩峰和肩胛脊，整块肌肉分为上中下三部分。血供主要来自颈横动脉及其分支，营养斜方肌的还有枕动脉、椎动脉、颈深动脉等。斜方肌系多源性供血，诸血管在皮下形成丰富的血管网，故只要保留其中一支血管，即可保证较大面积的皮瓣血供。应用时可制成上斜方肌肌皮瓣、外侧斜方肌肌皮瓣、下斜方肌肌皮瓣等类型。上斜方肌肌皮瓣由于蒂部较短且易损伤副神经、供区多需植皮，有损于肩部功能及外形，故应用受到一定限制，本节主要讲述下斜方肌肌皮瓣，下斜方肌肌皮瓣的供血血管为颈横动脉的浅降支。

（2）血管解剖：颈横动脉起源于甲状颈干者占58.33%，起源于锁骨下动脉者占40%，颈横动脉全程分为颈、背两段。颈段：由起点到斜方肌前缘；背段：由斜方肌前缘到颈横动脉深支分支处。颈段起源不恒定，行经位置变化较多；背段行经位置恒定，易于解剖暴露。背段于肩胛骨上角外上方约15mm处分为深、浅两支。紧贴斜方肌下行的浅支，再分为4大分支：升支、横支、降支、肩胛冈支。其中降支分布于下斜方肌。

（3）皮瓣设计：下斜方肌肌皮瓣主要利用斜方肌下部肌纤维及其表面皮肤构成肌皮瓣，血管蒂多选用颈横动脉前降支。在棘突与肩胛骨内侧缘之间画一中垂线，即可作为颈横动脉浅降支的体表投影和下斜方肌肌皮瓣的中轴。

（4）操作要点：取侧卧位，上臂内旋外展。岛状皮瓣的远侧端可延伸到肩胛下角的下方10～15cm，但近侧端位于肩胛下角上方至少要有7cm左右。先切开皮岛四周及皮岛上方皮肤，将背部皮肤向两侧分离，充分显露斜方肌及其下缘。岛状肌皮瓣从斜方肌深面渐向上掀起识别菱形肌，将菱形肌两端切断使其包括在肌肉血管蒂内。斜方肌上部肌纤维可不切断。

（5）修复范围：颈项部大块组织缺损，枕顶部皮肤缺损，颌面部口腔缺损等。该皮瓣优点：该瓣供区位于背部，部位隐蔽，易于为女性患者接受；不破坏肩部外形，对功能无影响；供区可直接拉拢缝合。该皮瓣缺点：切取皮瓣时需侧卧位，有时不能和头颈部手术同时进行，术中需变换体位；术后供区需加压包扎，以防皮下积液。

（五）头颈部缺损的游离组织瓣修复

游离组织瓣的优点包括：①可两组手术同时进行；②血供和伤口愈合好；③再吸收发生率低；④缺损区修复效果好，能有效的修复颅底蛛网膜下腔及上消化道的缺损，更有效的恢复咀嚼、吞咽等功能；⑤可行感觉和运动神经移植；⑥可行骨复合瓣移植；⑦供区来源丰富；⑧到达头颈部位不受限制；⑨修复的轮廓和外形更满意。

1. 游离前臂桡侧皮瓣移植　1981 年由杨果凡首次报道前臂皮瓣的临床应用，故也成为“杨氏瓣”或“中国皮瓣”，现已成为头颈部修复的常用皮瓣。

（1）解剖要点：前臂桡侧皮瓣的供血动脉为桡动脉，该动脉有两条恒定的伴行静脉。该动脉自肘窝从肱动脉发出后，在肱桡肌深面向下走行，其内侧上 1/3 为旋前圆肌，下 2/3 为桡侧屈腕肌，在前臂上 1/3、中 1/3 和下 1/3 处均发出肌皮穿支，愈下肌皮支愈多，彼此构成丰富的血管网。桡动脉在前臂的平均长度为 21cm 左右，其上部被肱桡肌覆盖部称掩盖部，平均长度为 11cm 左右。下部走行于肱桡肌和桡侧腕屈肌之间，位居表浅称为显露部，平均长度为 10cm 左右。前臂桡侧皮瓣常以头静脉作为吻合静脉，头静脉位于皮下浅筋膜中，自手背静脉网的桡侧端开始，经过前臂正中桡侧缘上行，沿途接受前后两面的属支。头静脉的外径（在上端与肘正中静脉吻合的下方），平均为 3. 5mm，在掩盖与显露两部交界处平均为 2. 8mm。

（2）皮瓣制作：由于桡动脉在显露部的皮瓣多于掩盖部，故前臂皮瓣的设计应以桡动脉下段为纵轴，即在肘窝中点与腕部桡动脉搏动点之间作一直线。然后，再根据受区面积大小和需要，在前臂掌面用甲紫标出以桡动脉为中心，包括头静脉及前臂外侧皮神经在内的皮瓣轮廓。其皮瓣范围，近端近前臂中段或稍上，远端到腕横纹，尺侧止于尺侧腕屈肌，桡背侧达肱桡肌外缘。

（3）修复范围：前臂皮瓣的血管恒定、可靠、易于吻合、质地柔软。适合口腔、舌、口咽、下咽部缺损的修复。还可用于全软腭、全鼻、全上唇及全下唇的再造。该皮瓣的优点：血管蒂较长，可长达 17～20cm；血供好，血管口径大，血管蒂可长可短，吻合易成功；皮下脂肪少，皮瓣薄而柔软，厚薄均匀；血管解剖恒定，易于切取；可两组同时手术。缺点：前臂需植皮修复，留有明显瘢痕；皮瓣切取后前臂牺牲一条主要血管，损失较大（图 4-6-27～图 4-6-32）。

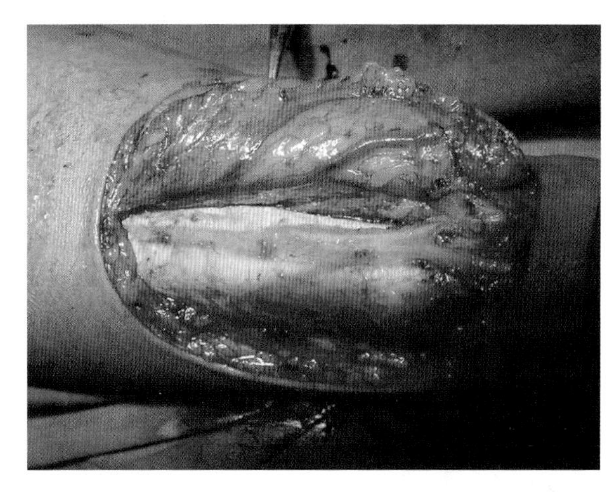

图 4-6-27　游离前臂皮瓣切取

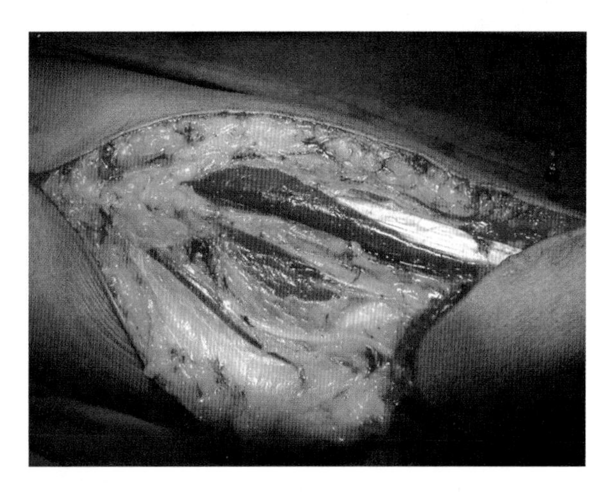

图 4-6-28　游离前臂皮瓣切取创面

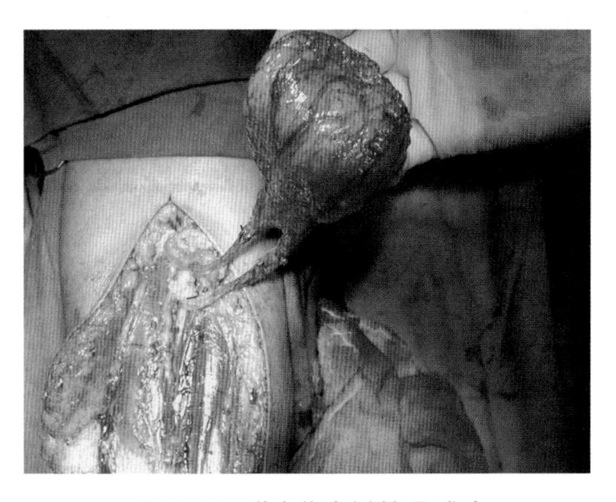

图 4-6-29　游离前臂皮瓣切取成功

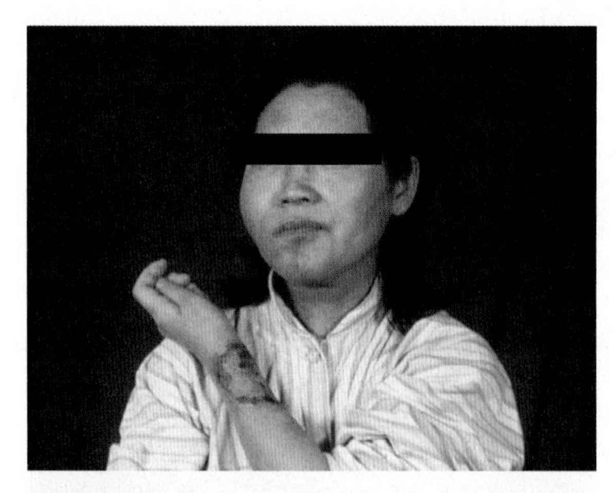

图 4-6-30 前臂皮瓣术后创面愈合

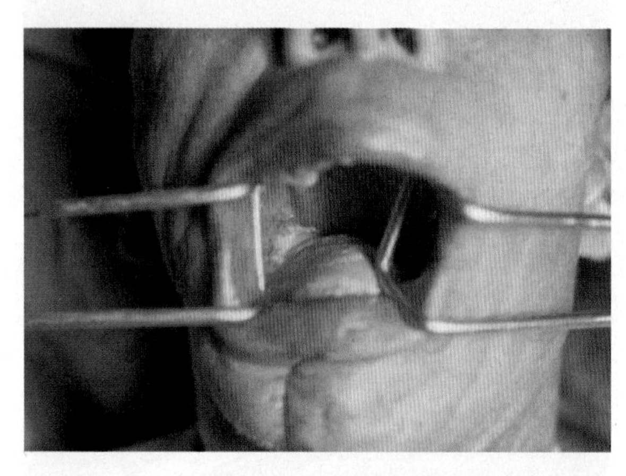

图 4-6-31 游离前臂皮瓣修复舌

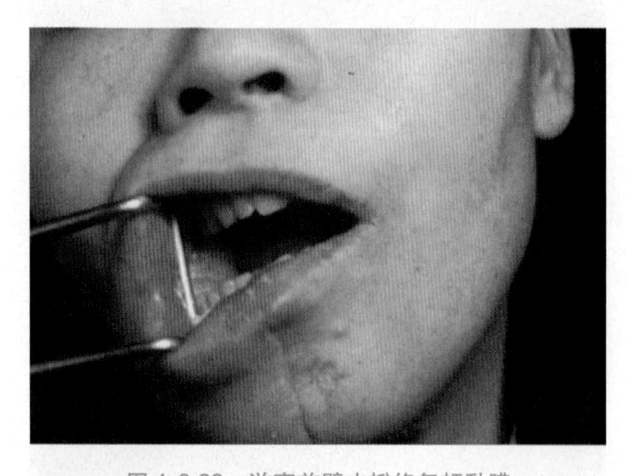

图 4-6-32 游离前臂皮瓣修复颊黏膜

2. 游离空肠移植 在吻合血管的游离组织移植的发展中，游离空肠移植有着特别重要的意义，它是人类第一个被移植的组织。Seidenberg 等在 1959 年首先报道一例用自体空肠移植修复下咽食管缺损的病例。此后它成为下咽食管缺损的一种标准治疗方式。

(1) 解剖要点：游离空肠的血供来自肠系膜上动脉，肠系膜上动脉发出约 12～20 条空肠动脉，走行于小肠系膜两层之间。每条空肠动脉发出两条小分支互相连续，形成系膜血管弓，这些血管弓又发出小的垂直分支沿肠管的肠系膜边缘进入肠壁。所用的特定肠段必须一个血管弓供血。由于空肠近端一般只有一级血管弓，这样小肠动脉主干相对较长，游离移植时，血管蒂可较长，便于移植吻合。故目前多选近端空肠作游离移植，静脉与动脉伴行。

(2) 操作要点：上腹部正中切口开腹，寻找空肠起始部；在距 Treitz 韧带 20cm 左右处切取一段 10～20cm 长的空肠，一般选择空肠第二或第三空肠动脉为蒂，扇形切开该段肠系膜；空肠血管根部断蒂，供区的空肠断端自身吻合；空肠移植至颈部，先行肠管吻合，再吻合血管，一般近端肠管与下咽或口咽吻合，远端肠管与食管残端吻合；空肠静脉分别与颈部的甲状腺上动脉、颈横动脉或颈外动脉的一支吻合，空肠静脉与颈外静脉、甲状腺上静脉、面经脉、颈内静脉的一支吻合。

(3) 修复范围：下咽癌下咽食管切除术后下咽或颈段食管的全周缺损、保留喉的下咽及口咽缺损，以及下咽及食管狭窄的修复。游离空肠移植的优点：与各种皮瓣修复下咽食管缺损相比，游离空肠移植更符合人的生理功能，术后吞咽功能恢复快，食物通过顺畅，吻合口漏发生率低；与胃上提和结肠转移重建下咽食管比较，游离空肠移植手术创伤小，手术死亡率低，且术后胃肠功能基本不受影响。胃上提和结肠转移修复上界常受到一定限制，游离空肠移植能够修复上界很高的缺损。游离空肠血供丰富，取材方便。放射治疗后的患者仍可行空肠移植。最近的研究认为，游离空肠移植后仍可行术后放射治疗。游离空肠移植的缺点：空肠系膜静脉管壁薄，血管吻合较困难，需要较高的血管吻合技术。游离空肠移植修复下界受到限制，食管受侵范围不能超过胸骨上 3cm，下界过低则肠管吻合困难。如果用吻合器吻合肠管可以稍低一些。游离空肠修复食管下咽(图 4-6-33～图 4-6-38)。

3. 游离腹直肌肌皮瓣移植

(1) 解剖要点：腹直肌起自耻骨(耻骨联合和耻骨嵴)，上端附着于剑突前面及第 5～7 肋软骨，中间被腹白线分割，前后被腹直肌鞘包绕。腹直肌鞘后壁的下部有明显的半环线，其体表投影相当于脐耻间距的下中 1/3 交界处，半环线以下无腹直肌鞘后壁。腹直肌的血液供应主要来自腹壁上、下动脉。腹直肌肌皮瓣主要是以腹壁下动脉为蒂的皮

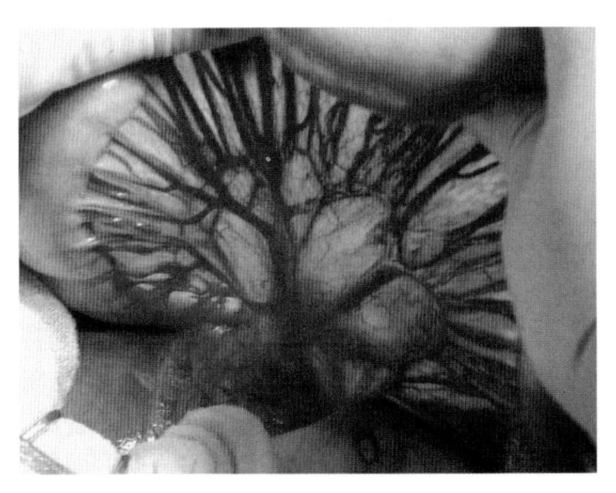

图 4-6-33　空肠血管弓

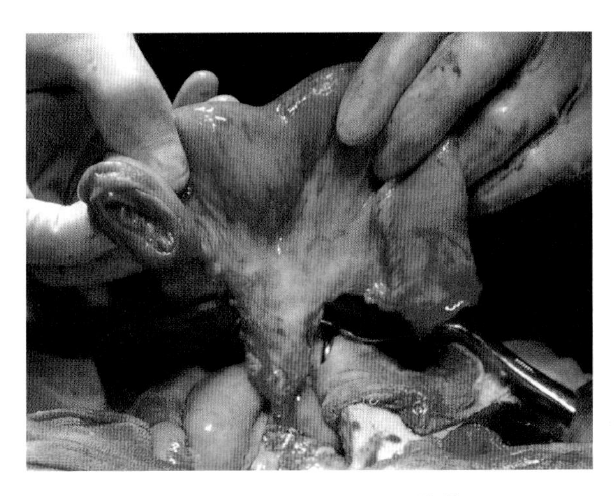

图 4-6-34　游离空肠及血管蒂

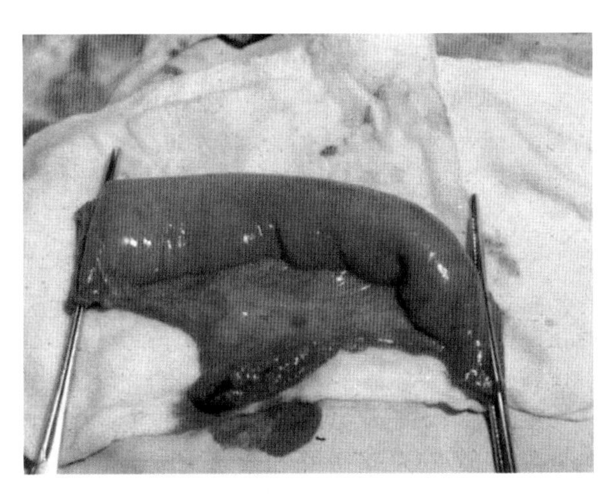

图 4-6-35　游离空肠

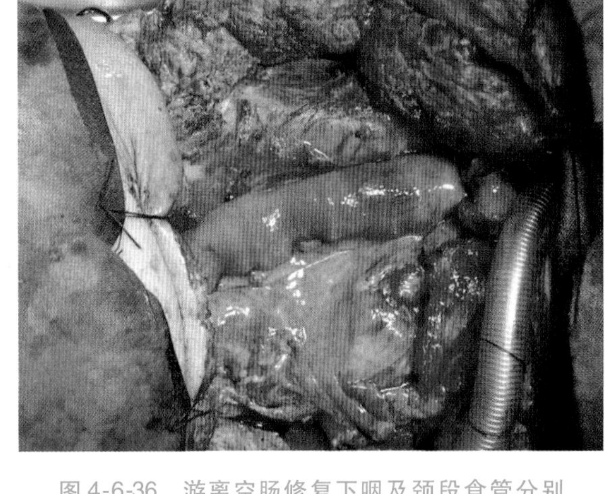

图 4-6-36　游离空肠修复下咽及颈段食管分别与口咽和食管吻合

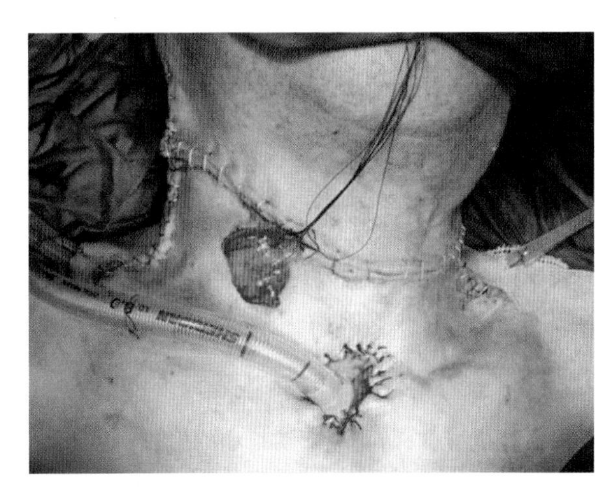

图 4-6-37　游离空肠修复下咽及颈段食管术后保留空肠观察窗

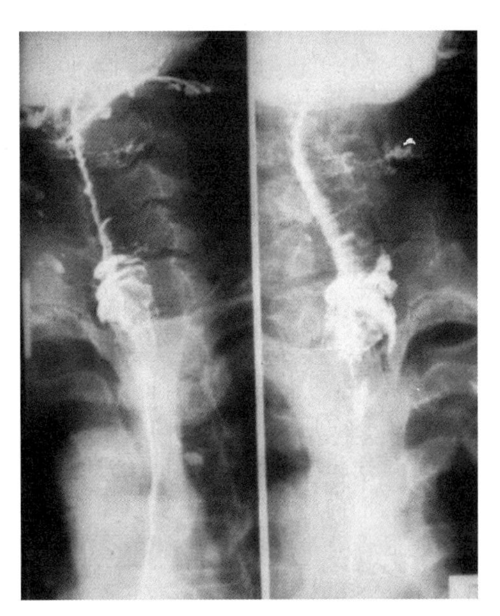

图 4-6-38　游离空肠修复下咽及颈段食管术后造影

瓣。该血管来自髂外动脉,约于腹股沟韧带上方1cm处发自髂外动脉外侧壁,于腹横筋膜后斜向内上方行走,位于腹横筋膜和壁层腹膜的腹膜前组织内,于腹股沟深环的内侧穿出腹横筋膜,在半环线的前方进入腹直肌鞘内,在腹直肌后鞘和肌质之间上行,在脐旁附近形成终末支,和腹壁上动脉有丰富的吻合。腹壁下动脉的体表投影为腹股沟韧带内1/3和外2/3的交点和脐的连线。

(2) 皮瓣制作:组织瓣可以设计成单纯的肌肉瓣或肌皮瓣,如果以肌皮瓣移植,皮岛可以垂直向位于肌肉表面,也可以将皮瓣设计成斜向。设计为垂直向皮岛的腹直肌皮瓣操作步骤如下:按受区缺损范围在弓状线上方的脐旁区于腹直肌表面标记皮瓣的范围;切开皮瓣的边缘到达并同时切开腹直肌鞘前层;在皮瓣的下方作垂直切口,切开皮肤、皮下组织和腹直肌鞘的前层,随后切断腹直肌的最上缘,将肌肉连同其表面的皮岛一起从腹直肌鞘后层翻起;解剖血管蒂到髂外血管处,在血管蒂的内侧切断腹直肌于耻骨处的附着部处,以进一步游离皮瓣。注意事项:要成功切取皮瓣,必须深入了解腹直肌鞘的解剖结构。皮瓣设计和制作中,保护好腹直肌前鞘是非常重要的,半环线以下腹直肌前鞘通常没有必要切除,仅需切除皮瓣穿支所在部位的前鞘部分;处理术后遗留创面时,可将腹直肌前鞘与腹白线拉拢缝合,防止腹部切口疝的形成。由于血管束行至腹直肌外缘时,转向位于该肌后面,故在分离腹直肌后面时切勿损伤血管入肌点。

(3) 修复范围:可以修复头颈部大范围的组织缺损,常用于颅底和面中部大范围缺损。修复颅底缺损时,肌肉成分可以封闭蛛网膜下腔;也用于头皮修复和全舌切除术后的口腔修复。该肌皮瓣有以下优点:血管解剖恒定,易于切取;血管管径粗,皮瓣移植成活率高;术中不需变换体位,可两组同时手术;血管蒂长,转移灵活。缺点:皮瓣颜色和面部皮肤有差别而且有下垂趋势,供区有关闭不好、有切口疝可能,有时皮瓣显得臃肿,现在应用较少。

4. 游离腓骨骨皮瓣

(1) 解剖要点:腓骨的营养血管来自腓动脉,该动脉位于比目鱼肌和胫后肌、踇长屈肌之间,在踇长屈肌起点处起自胫后动脉,在腓骨后面与踇长屈肌之间从内上向外下行走,止于跟外侧动脉,在行进中发出腓骨滋养动脉,在腓骨中上1/3处进入腓骨,从腓骨滋养孔至腓动脉起点的平均长度是8.6cm。腓动脉通过腓骨滋养动脉和骨膜血管对腓骨提供双重供血,这种多节段供血使腓骨有充足的血供,在多次截骨后仍能存活。

(2) 操作要点:①标记病变同侧或对侧腓骨头和外踝并连线,根据术前超声检查的穿支血管位置和软组织缺损面积设计皮岛。皮岛长轴与腓骨平行,宽度不超过5cm,便于术后创口拉拢缝合。②皮岛制备:取Henry径路,切开皮岛前缘和上下方,沿肌筋膜深面分离至小腿后外侧肌间隔,寻找肌皮穿支。切开皮岛后缘,逆行解剖穿支至腓动脉起始处,完成皮岛制备。③腓骨(肌)瓣制备:延长皮岛切口,分离腓骨长、短肌和比目鱼肌间隙,切断比目鱼肌腓骨上端附丽,显露胫腓干和伴行静脉。沿腓动、静脉向下分离至腓骨远端,沿途切断趾长屈肌腓骨附丽,保留0.5~1.0cm的肌袖。分离腓骨外侧腓骨长、短肌至小腿前间隙,切开肌间隔,分离踇长伸肌和趾长伸肌附丽,解剖胫前神经血管束达小腿内侧骨间膜。截断腓骨,向后旋转切开骨间膜,再向前旋转切断腓血管远端;逆行切开胫骨后肌腓骨附丽,上达腓动脉起始处,完成带肌袖腓骨肌瓣的制备。④腓骨塑形和吻合血管:按下颌骨截骨区预制模板塑形后,转移至受区,固定,吻合血管,可与游离面动脉和面浅静脉作吻合血管。备选动脉包括甲状腺上动脉、舌动脉、颈外动脉,静脉有面总静脉、颈外静脉、甲状腺上静脉和颈内静脉等。如对已完成的静脉吻合不满意或静脉回流较差,可同时吻合两条静脉。

腓骨下端保留8cm以上不致影响踝关节的稳定性,避免损伤腓总神经。过去对腓骨瓣皮岛的血供来源及可靠性存在争议,现在认为只要皮岛内有明确的穿支血管,皮岛的血供是非常可靠的。

(3) 修复范围:主要应用于各种下颌骨缺损的修复,最近也有报道用于上颌骨缺损的修复。骨皮瓣的优点:腓骨瓣骨量充足,可提供20~26cm的长度,腓骨瓣具有骨膜和骨内双重供血的特点可进行三维立体塑形,对范围很广的下颌骨缺损也可以顺利修复;腓骨基本都是皮质骨,腓骨的高度和宽度也十分适合牙种植体的植入;术后骨质基本无吸收,适合义齿修复;对供区损伤小,几乎无功能障碍。可以携带由腓动脉穿支供养的小腿外侧皮瓣作为皮岛,用于口腔颌骨复合缺损的修复,皮岛不仅可以用来修复口内外的软组织缺损,还可以去除表皮后用于组织缺损的充填,还可以作为腓骨瓣血供观察窗对整个腓骨瓣血供进行监测。游离腓骨骨皮瓣的缺点:皮瓣的蒂和组织量都受到限制,如果有大的软组织缺损需要同时用另外一个组织瓣进行修复。部分患者脚踝的力量和大踇趾弯曲会轻微受影响。

虽然目前用于下颌骨缺损术后重建的游离骨瓣有多种选择，如腓骨瓣、髂骨瓣、肩胛骨瓣和桡骨瓣，现在最常用的是游离腓骨修复。其原因是：髂骨瓣虽然骨量充足，但其所能修复的长度有限，也无法像腓骨瓣那样随意塑形，髂骨瓣的皮岛血供不很可靠，也过于臃肿，几乎无法用于口内修复；肩胛骨瓣的骨量和长度均有限，塑形也较为困难，而最大的缺点是术中需变换体位，无法作双组手术，延长了手术时间；桡骨瓣的骨量严重不足，不适合大范围下颌骨缺损的修复，并且无法作牙种植体植入。腓骨瓣克服了髂骨瓣、肩胛骨瓣和桡骨瓣的所有缺点，其制备简便，使用灵活，安全可靠，能提供最大长度的修复，并能作最大限度的三维塑形，因而被认为是大型下颌骨重建的首选方法（图 4-6-39 ~ 图 4-6-50）。

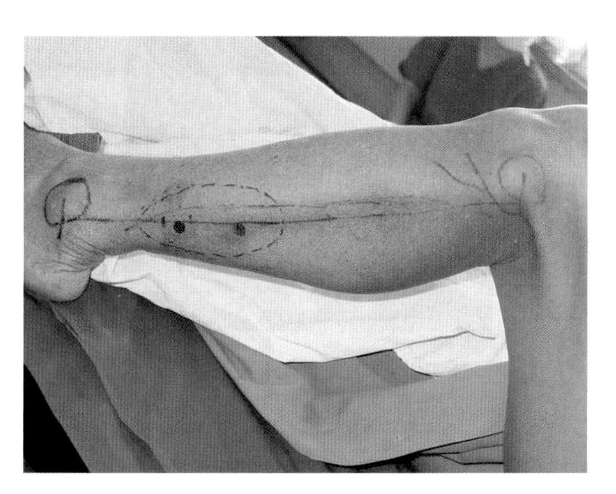

图 4-6-39　游离腓骨皮瓣设计

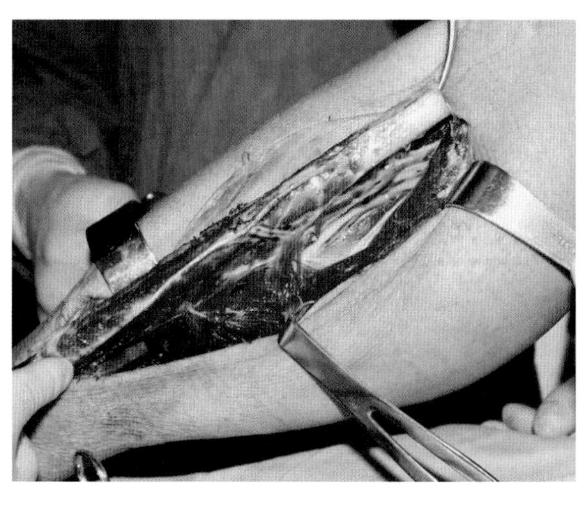

图 4-6-40　游离腓骨皮瓣切取

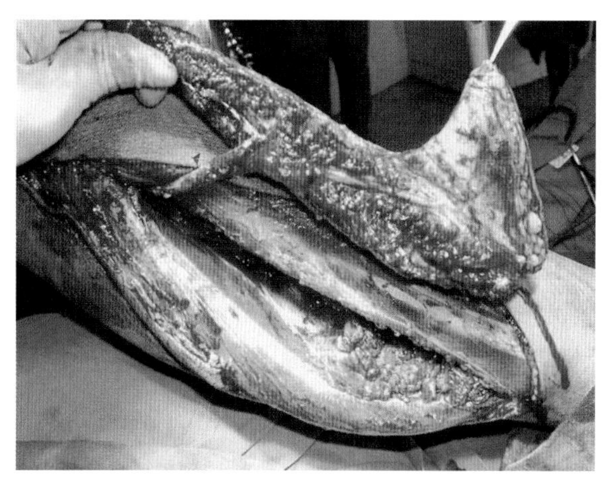

图 4-6-41　游离腓骨皮瓣切取

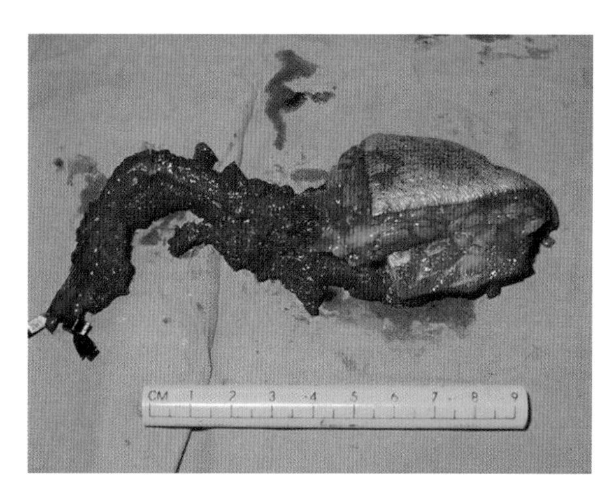

图 4-6-42　游离腓骨皮瓣

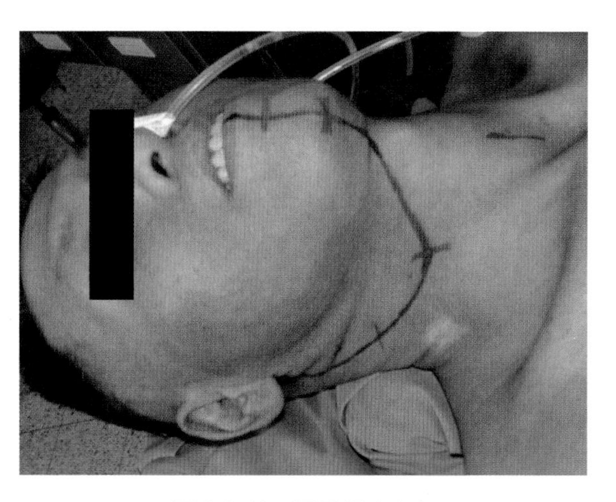

图 4-6-43　下牙龈癌患者

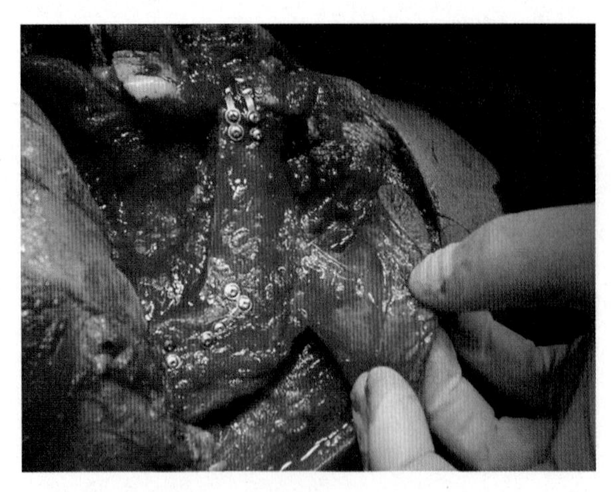

图 4-6-44 游离腓骨皮瓣修复下颌骨

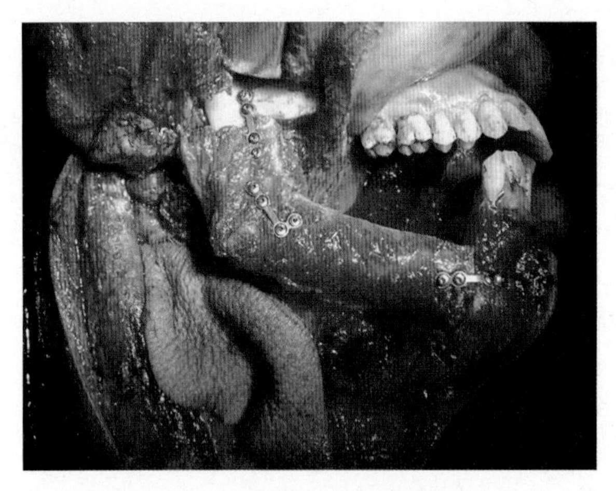

图 4-6-45 游离腓骨皮瓣修复下颌骨

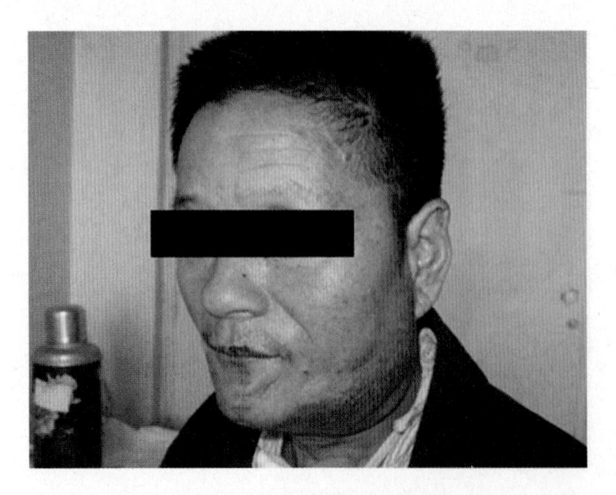

图 4-6-46 游离腓骨皮瓣修复术后

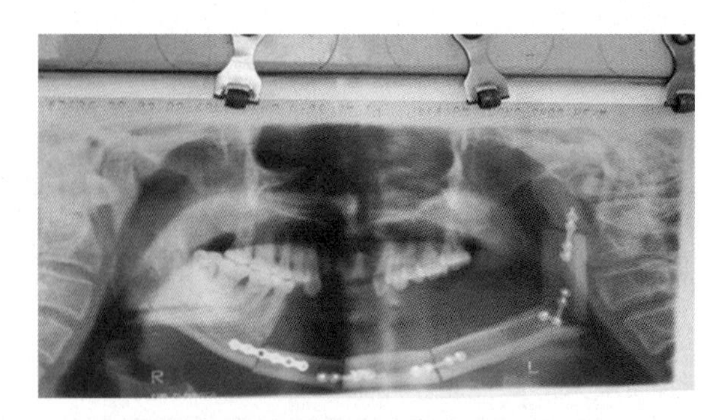

图 4-6-47 游离腓骨皮瓣修复下颌骨术后曲面断层片

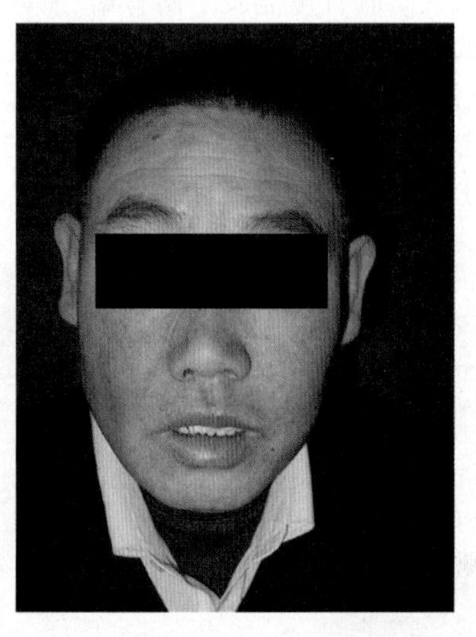

图 4-6-48 游离腓骨皮瓣修复上颌骨术后外观

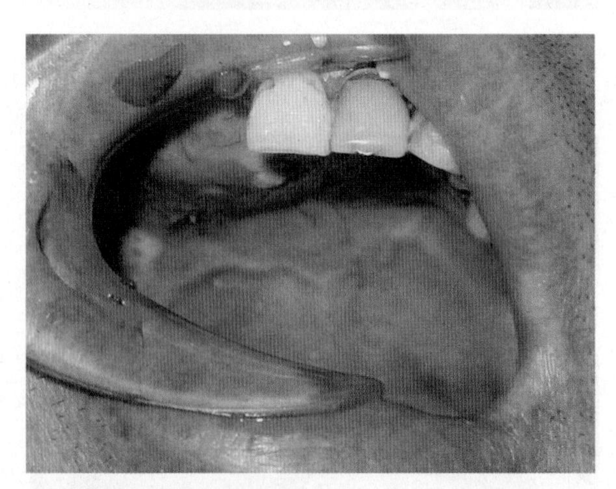

图 4-6-49 游离腓骨皮瓣修复上颌骨术后口腔内观

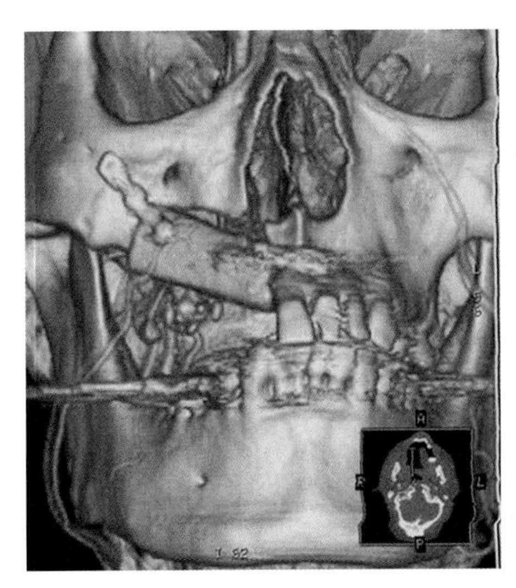

图 4-6-50　游离腓骨皮瓣修复上颌骨术后 CT 重建

5. 头颈部缺损的穿支皮瓣修复　穿支皮瓣是近来提出的新概念，是皮瓣移植技术又一新发展。所谓穿支皮瓣就是切取仅带直接或间接穿支血管所供应的皮瓣和（或）皮下脂肪组织瓣。在获取穿支皮瓣追踪解剖血管蒂时，穿支血管周围无需带其他组织，让穿支血管安全处于游离状态即所谓的游离式皮瓣。

目前整形修复外科常用的穿支皮瓣有 6 种，分别是股前外侧穿支皮瓣、胸背动脉穿支皮瓣、臀上动脉穿支皮瓣、阔筋膜张肌穿支皮瓣和腓肠内侧动脉穿支皮瓣。头颈外科应用的主要有两种，即腹壁下动脉穿支皮瓣和股前外侧穿支皮瓣。笔者所在医院采用以上两种穿支游离皮瓣对头颈部肿瘤术后缺损进行修复取得了较好的效果。

1984 年 Song 等首先描述并命名了由旋股外侧动脉降支供血的穿支皮瓣，认为其为肌间穿支的股皮瓣。随后 1987—1993 年，Koshima，Kroll 和 Rosenfield 在大量的基础解剖和临床应用的基础上发展了这一皮瓣，命名为股前外侧穿支皮瓣。此后，这一皮瓣在中国台湾、日本及欧美广泛应用于皮肤软组织缺损，特别在头颈、四肢部的应用。

穿支皮瓣是对传统肌皮瓣的技术改良，穿支皮瓣优点为：①保留了供区的肌肉、筋膜和神经；②将供区的并发症降到最低，皮瓣设计更加灵活，顺应性好；③符合“相似组织替代”原则，修复更加完美；④供区较隐蔽，一般可直接缝合。基于以上优点，游离穿支皮瓣将来可能成为头颈部缺损修复的首选游离皮瓣之一。

穿支皮瓣也有缺点：①追踪解剖血管蒂费力耗时；②对术者的显微外科技术要求更高；③穿支血管的部位和口径存在变异；④细小血管更容易被牵拉或扭曲，也更容易发生血管痉挛。股外侧穿支皮瓣应用（图 4-6-51 ~ 图 4-6-53）。

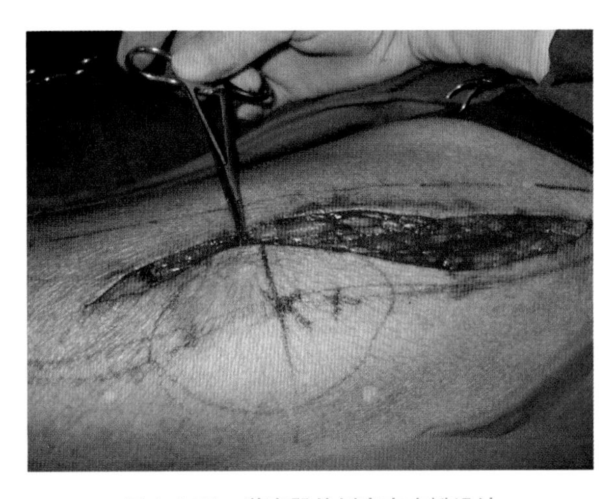

图 4-6-51　游离股外侧穿支皮瓣设计

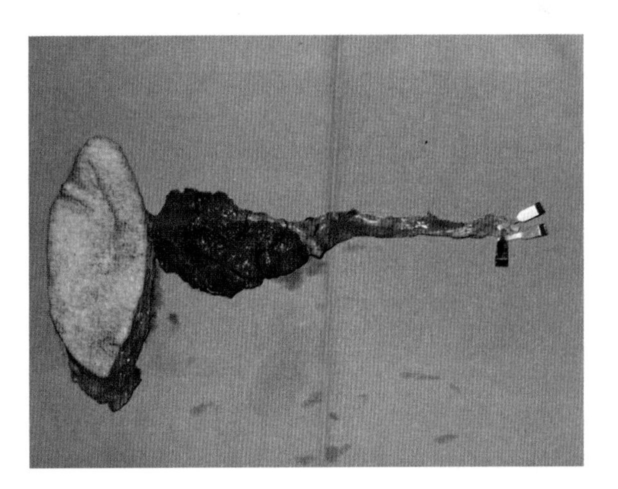

图 4-6-52　游离股外侧穿支皮瓣

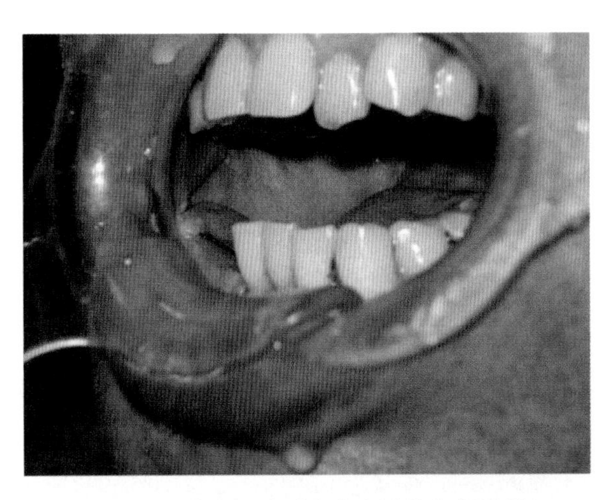

图 4-6-53　游离股外侧穿支皮瓣修复颊黏膜组织缺损

（六）联合修复

很多晚期肿瘤累及范围广泛，一种修复手段往往不能满足组织缺损修复的需要，常常需要多种组织瓣进行修复。以下仅举例说明（图4-6-54～图4-6-61）。

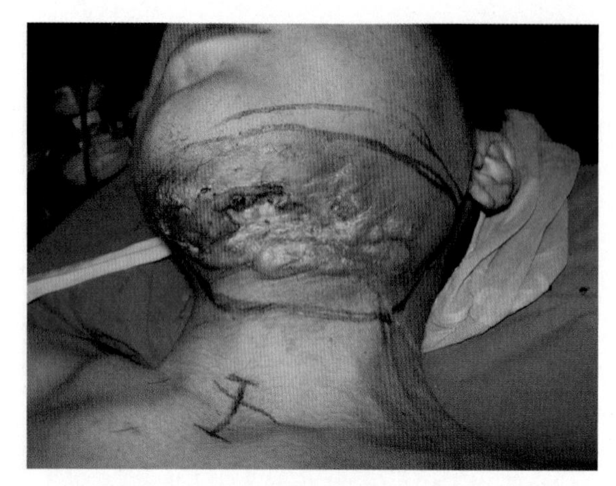

图4-6-54 扁桃体癌外院放疗后术后复发侵犯下颌骨、下颌下腺、皮肤并局部有卫星结节外观，局部疼痛、恶臭及出血

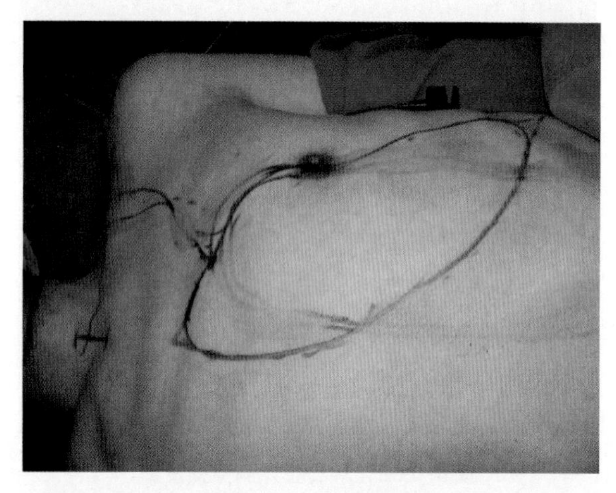

图4-6-55 胸大肌肌皮瓣设计

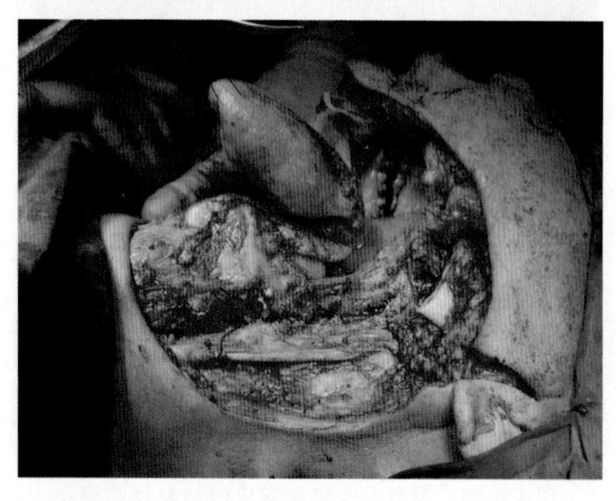

图4-6-56 肿瘤切除后暴露舌及舌根、下颌骨残端、颈动脉、口咽

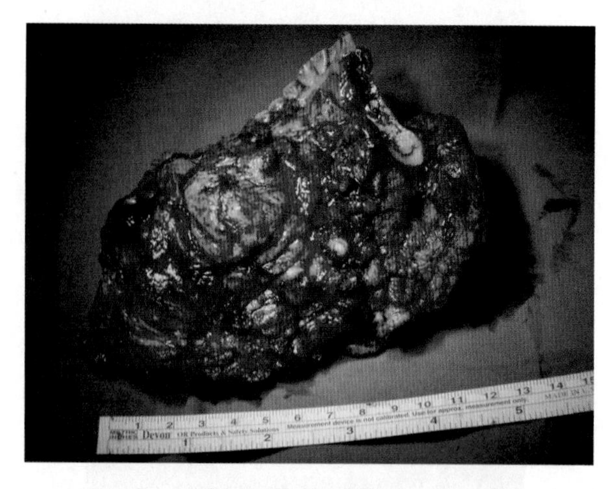

图4-6-57 标本内侧观

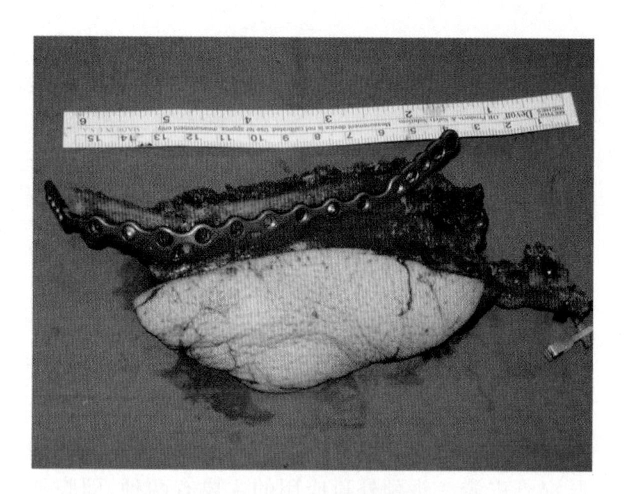

图4-6-58 游离腓骨皮瓣塑形后

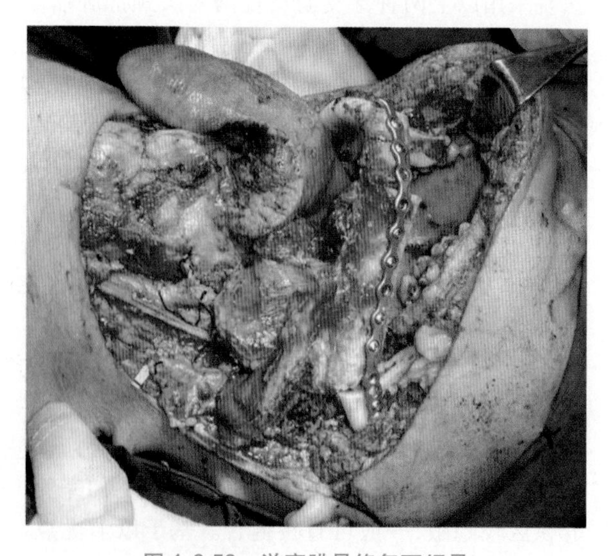

图4-6-59 游离腓骨修复下颌骨

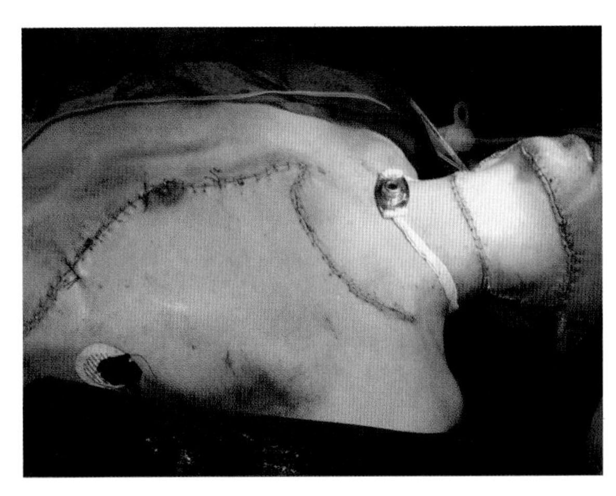

图 4-6-60　游离腓骨皮瓣修复口内组织缺损，胸大肌皮瓣修复外表面皮肤缺损

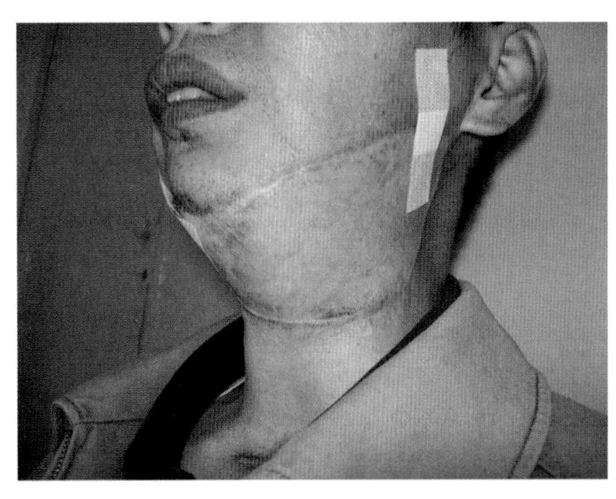

图 4-6-61　术后 7 个月随访时无肿瘤复发

（唐平章　王晓雷）

第七章　喉气管狭窄

喉气管狭窄由于病因、狭窄部位、严重程度和功能损伤状态不同，其治疗措施也各不相同。喉气管狭窄的治疗仍是耳鼻咽喉头颈外科医师面临的一个具有挑战性的难题。

（一）病因

任何造成喉气管软组织和软骨支架结构损伤和（或）缺失的因素均可导致喉气管腔内瘢痕缩窄性改变，即喉气管狭窄的发生。临床上常见病因有：

1. 外伤

（1）喉气管外损伤：颈部闭合性创伤和喉气管开放性创伤。

（2）喉气管内损伤：长期或不恰当的喉气管内插管、气管切开术后、喉气管术后、颈部放射治疗后、喉气管化学或物理性损伤。

2. 慢性炎症性疾病　非特异性感染，如普通细菌感染、病毒感染；特异性感染，如白喉、梅毒、组织胞浆菌病（结核、麻风、类肉状瘤病和硬结病）。

3. 胶原血管性疾病　如 Wegener 肉芽肿、复发多软骨膜炎、淀粉样变、硬皮病、多动脉炎。

4. 肿瘤性疾病

（1）良性肿瘤：喉气管腔内肿瘤（乳头状瘤、软骨瘤、小唾液腺肿瘤、神经源性肿瘤等）；甲状腺和胸腺肿瘤压迫喉气管或者喉返神经损伤引起声带麻痹。

（2）恶性肿瘤：鳞状细胞癌、肉瘤、淋巴瘤和恶性小唾液腺肿瘤及恶性甲状腺瘤。

5. 先天性喉气管疾病　喉蹼、先天性喉软骨软化症，先天性小喉、先天性气管闭锁等。

6. 其他

（1）特发性的进行性声门下狭窄，与性激素水平有关，多见于女性。

（2）喉咽食管反流。

（3）周围组织压迫引起软骨支撑的破环，如无名动脉压迫或双侧的动脉弓的压迫；先天性的肿物，如气管囊肿、复发性囊肿、畸胎瘤、囊性水瘤、血管瘤等。

目前，临床上最常见的喉气管狭窄的原因仍为颈部外伤、气管切开术后以及长期或不当的气管内插管。

（二）喉气管狭窄的分型

根据狭窄的部位和对喉气管功能的影响程度，临床上将喉气管狭窄分为以下几种类型：

1. 根据喉腔被阻塞的程度，COTTON 将喉狭窄分为 4 级（表 4-7-1）：

表 4-7-1　喉狭窄分级（根据喉腔被阻塞程度）

分级	喉腔被阻塞的比例
Ⅰ	<50%
Ⅱ	50% ~70%
Ⅲ	71% ~99%
Ⅳ	完全闭锁

2. McCaffrey 根据狭窄部位和范围将喉气管狭窄分为 4 期（表 4-7-2）：

表 4-7-2　喉狭窄分级（根据狭窄部位和范围）

分期	狭窄部位和程度
Ⅰ期	局限于声门下或气管，长度<1cm
Ⅱ期	局限于声门下环状软骨弓内，未累及声门和气管，长度>1cm
Ⅲ期	喉狭窄向下扩展至气管上端，向上未累及声门
Ⅳ期	病变累及声门，一侧或两侧声带固定或麻痹

该临床分期系统有助于对拔除气管套管进行预测。McCaffrey 报道了 72 例喉气管狭窄患者治疗效果，90% 的Ⅰ~Ⅱ期、70% Ⅲ期和 40% Ⅳ期患者均成功地拔除了气管套管。

（三）诊断与治疗前评估

通过详细的病史询问和局部及全身查体，基本可明确喉气管狭窄的诊断。在上述各种原因后出现喉喘鸣、声嘶或发音困难和呼吸困难，或接受喉气管手术的患者术后不能拔管应注意有无喉气管狭窄的存在。应用纤维喉气管镜或金属硬性内镜可直接检查喉及气管狭窄部位。纤维喉气管镜除能了解狭窄的解剖异常外，还能对声带的功能状态进行评价。硬性内镜必须全麻下手术室内进行，比较适用于儿童患者，也可以配合手术显微镜使用。MRI 和螺旋 CT 及其三维重建技术和模拟内镜技术等影像学技术能进一步明确病变的位置、范围、形态、程度和功能损失状态，其检查结果对治疗方案的确定具有重要的参考价值。治疗前评估需准确描述患者主观症状和客观检查结果（比如：行走或爬楼梯试验、肺功能检测等）。需准确判断狭窄的发生部位、范围（直径）、性质（软组织、瘢痕或支架破损）、功能受损程度。

（四）治疗

1. 先天性喉气管狭窄的治疗

（1）先天性喉闭锁和蹼：喉闭锁的治疗，应首先行紧急气管切开以保持患婴的呼吸道通畅，挽救生命，然后再选择合适的手术方案纠正喉闭锁状态。对于不完全喉闭锁患婴，可试用麻醉喉镜下经不完全闭锁孔插入细气管插管来缓解患婴的呼吸窘迫，然后再选择合理的治疗措施。

喉蹼的治疗依赖于蹼的厚度。较薄的蹼可通过手术刀、剪和 CO_2 激光切开。较厚的喉蹼因常伴有声门下和环状软骨的畸形，其治疗较为困难。很难单纯行喉蹼的切开或扩张术。临床上通常先行气管切开术，再行喉裂开术，以切除声门反面的喉蹼和畸形的软骨结构。然后喉内放置扩张子或进行自体软骨移植修复。

（2）先天性声门下狭窄：先天性声门下狭窄的治疗主要依赖于狭窄的程度、形状和范围大小，以及环状软骨是否正常和伴发全身其他部位异常。对轻-中度狭窄患儿应采取“随访观察”策略。嘱家长注意避免患儿上呼吸道感染的发生。对病情较重由软组织增厚、增生所导致的声门下狭窄患儿，则需定期用气管扩张子扩张。若狭窄为软骨性则需行气管切开和喉腔重建术。

2. 后天性喉气管狭窄的治疗　后天性喉气管狭窄的治疗措施主要有两大类：内镜下喉气管显微手术和颈外途径开放手术。喉内镜手术包括传统的扩张探子扩张、扩张子置入和 CO_2 激光切除以及显微镜下缺损黏膜及组织的缝合修复等。喉开放性手术则需切除狭窄部位瘢痕组织及随后的喉气管结构和功能的重建。总体来说，较轻的喉气管狭窄可通过内镜手术来解决，对病情较重的患者则需行开放性喉气管重建手术。

手术治疗喉气管狭窄的最终目的是建立满意呼吸通道，也就是说，患者能拔除气管套管，恢复正常的经喉呼吸功能，同时应尽最大努力保留喉的发音和保护功能。

3. 不同类型喉气管狭窄的外科处理

（1）声门上狭窄：主要由外伤造成舌骨和（或）会厌软骨向后移位所致。治疗以喉裂开手术为主，甲状舌骨膜正中裂开，切除突入声门裂的会厌根部，术后可不用扩张子。

（2）声门前区狭窄：对蹼未累及声带下表面，且后联合结构正常患者，可先采用内镜下手术处理，放置直角形板，保留 2 ~ 4 周。颈外径路喉裂开术主要对声门前狭窄跨越声门下区 5mm，或合并喉入口狭窄或内镜手术失败者，术后留置喉扩张子 2 ~ 3 周。

（3）声门后区狭窄：其狭窄类型包括：①杓间区粘连伴有声门后区窦道形成；②后联合狭窄；③后联合狭窄伴环杓关节固定；④双侧环杓关节固定。前两类少数患者可试用内镜下处理（单纯裂开），留置指套扩张子 2 周。通常要求颈外径路喉裂开术，尽量保留正常黏膜，黏膜下切除瘢痕，然后将黏膜瓣复位覆盖创面，若此时患者双侧杓状软骨活动正常，则无需放置扩张子。声门后区狭窄伴杓状软骨一侧或双侧固定，常需颈外喉裂开径路来处理。对一侧杓状软骨活动正常患者，在切除瘢痕、留存黏膜瓣无需行患侧杓状软骨切除术。若双侧杓状软骨固定，则需切除活动差一侧杓状软骨以利恢复患者正常的呼吸功能，裸露的创面宜用替尔氏皮片和黏膜瓣覆盖，留置扩张子 2 ~ 3 周。

（4）声门下区狭窄：很少采用内镜方式。大部分患者需行喉裂开术，彻底切除瘢痕，直达环状软骨内膜，尽量黏膜下剥离。若出现大范围黏膜缺损，可通过游离颊黏膜瓣和替尔皮片覆盖创面，腔内置扩张子。如上述治疗措施不能解决狭窄问题时，应考虑使用部分环状软骨切除甲状软骨气管吻合术。该术式仅适用于成人累及环状软骨和上段气管环的喉气管狭窄患者。声门下区至少存有 1cm 以上的正常气腔。

完全性喉狭窄通常由严重喉外伤引起。创伤的性质和严重复杂性决定了内镜下治疗难以奏效，临床多采用喉裂开径路。可正中裂开，黏膜下切除瘢痕组织，取杓会厌襞黏膜瓣覆盖创面，喉腔放置扩张子 4 ~ 8 周。另外也可采用会厌瓣来修复，其适应证为声门裂缩小至 50% 的严重的声门裂狭窄、声门区和声门下区联合狭窄和声门上区和声门型狭窄而会厌保留完整者，将会厌下拉，缝合固定于环状软骨弓下缘和甲状软骨外侧前部，从而提供一个黏膜完整较宽的前联合。

（5）颈段气管狭窄：其狭窄类型包括：瘢痕膜性狭窄、前壁塌陷和完全闭锁。

1）膜性狭窄：可采用内镜下 CO_2 激光切除肉芽组织来治疗气管环完整的膜性狭窄患者。黏膜缺损较多时，需采用开放手术，切除瘢痕后采用颊黏膜瓣、替尔氏皮片修补，气管狭窄段重建后应放置T形管。另外，如果想加宽气管腔，也可使用舌骨-胸骨舌骨肌瓣和自体软骨移植来解决。

2）前壁塌陷：除上述治疗方法外：还可采用气管前壁楔状切除术。适应证：①狭窄仅限于2～3个气管环，气管环严重破损者；②气管后壁黏膜完整；③气管狭窄部位位于气管切开造瘘口以上水平位置。气管的缺损用舌骨-胸骨舌骨肌瓣或自体软骨移植来解决。

3）完全性气管狭窄：原则上早期一次性行受累气管切除，气管端-端吻合术。

总之，成功治疗喉气管狭窄的关键在于使用骨或软骨性移植物来重建局部缺损的喉气管的环形支架，尽量保留残存的黏膜，选择和放置适当的扩张子、正确使用皮肤或黏膜移植物以减少感染发生，肉芽组织形成，胶原蛋白沉积和瘢痕形成。

（周 梁）

参 考 文 献

1. Bova RJ, Quinn DI, Nankervis JS, et al. Cyclin D1 and p16INK4A expression predict reduced survival in carcinoma of the anterior tongue. Clin Cancer Res, 1999, 5(10):2810-2819.
2. Bradford CR, Zhu S, Poore J, et al. P53 mutation as a prognostic marker in advanced laryngeal carcinoma. Department of Veterans Affairs Laryngeal Cancer Cooperative Study Group. Arch Otolaryngol Head Neck Surg, 1997, 123(6):605-609.
3. Carbone, M, Klein G, Gruber J, et al. Modern criteria to establish human cancer etiology. Cancer Res, 2004, 64(15):5518-5524.
4. Chung CH, Parker JS, Ely K, et al. Gene expression profiles identify epithelial-to-mesenchymal transition and activation of nuclear factor-kappaB signaling as characteristics of a high-risk head and neck squamous cell carcinoma. Cancer Res, 2006, 66(16):8210-8218.
5. Cohen J, Chen Z, Lu SL, et al. Attenuated transforming growth factor beta signaling promotes nuclear factor-kappaB activation in head and neck cancer. Cancer Res, 2009, 69(8):3415-3424.
6. Gillison ML, Koch WM, Capone RB, et al. Evidence for a causal association between human papillomavirus and a subset of head and neck cancers. J Natl Cancer Inst, 2000, 92(9):709-720.
7. Holland RCB. Cancer Medicine. 4th ed. Philadelphia: Lippincott Williams & Wilkins, 1997, 1651.
8. Kies MS, Holsinger FC, Lee JJ, et al. Induction chemotherapy and cetuximab for locally advanced squamous cell carcinoma of the head and neck: results from a phase Ⅱ prospective trial. J Clin Oncol, 2010, 28(1):8-14.
9. Kreimer AR, Clifford GM, Boyle P, et al. Human papillomavirus types in head and neck squamous cell carcinomas worldwide: a systematic review. Cancer Epidemiol Biomarkers Prev, 2005, 14(2):467-475.
10. Kumar A, Petri ET, Halmos B, et al. Structure and clinical relevance of the epidermal growth factor receptor in human cancer. J Clin Oncol, 2008, 26(10): 1742-1751.
11. Le Tourneau C, Siu LL. Molecular-targeted therapies in the treatment of squamous cell carcinomas of the head and neck. Curr Opin Oncol, 2008, 20(3):256-263.
12. Lin JC, Wang WY, Chen KY, et al. Quantification of plasma Epstein-Barr virus DNA in patients with advanced nasopharyngeal carcinoma. N Engl J Med, 2004, 350(24):2461-2470.
13. Liu D, Guo H, Li Y, et al. Association between polymorphisms in the promoter regions of matrix metalloproteinases (MMPs) and risk of cancer metastasis: a meta-analysis. PLoS One, 2012, 7(2):e31251.
14. Michalides R, van Veelen N, Hart A, et al. Overexpression of cyclin D1 correlates with recurrence in a group of forty-seven operable squamous cell carcinomas of the head and neck. Cancer Res, 1995, 55(5):975-978.
15. Ozanne B, Richards CS, Hendler F, et al. Over-expression of the EGF receptor is a hallmark of squamous cell carcinomas. J Pathol, 1986, 149(1):9-14.
16. Rosenthal, EL, Matrisian LM. Matrix metalloproteases in head and neck cancer. Head Neck, 2006, 28(7):639-648.
17. Schaaij-Visser TB, Graveland AP, Gauci S, et al. Differential proteomics identifies protein biomarkers that predict local relapse of head and neck squamous cell carcinomas. Clin Cancer Res, 2009, 15(24):7666-7675.
18. Schwartz SR, Yueh B, McDougall JK, et al. Human papillomavirus infection and survival in oral squamous cell

cancer: a population-based study. Otolaryngol Head Neck Surg, 2001, 125(1):1-9.

19. Weinberg R. The Molecular Basis of Cancer. 3rd ed. Philadelphia: Lippincott Williams & Wilkins, 2008, 479-484.
20. 韩德民. 头颈恶性肿瘤基因治疗的回顾与展望. 中华医学杂志, 2005, 85:2377-2379.
21. 汤钊猷, 现代肿瘤学. 第3版. 上海: 复旦大学出版社, 2011.
22. Daly M, Le Q, Jain A, et al. Intensity-modulated radiotherapy for locally advanced cancers of larynx and hypopharynx. Head Neck 2011;33:103-111.
23. The Department of Veterans Affairs Laryngeal Cancer Study Group. Induction chemotherapy plus radiation compared with surgery plus radiation in patients with advanced laryngeal cancer. N Engl J Med 1991; 324: 1685-1690.
24. Forastiere A, Goepfert H, Maor M, et al. Concurrent chemotherapy and radiotherapy for organ preservation in advanced laryngeal cancer. N Engl J Med 2003; 349: 2091-2098.
25. Pignon J, Maitre A, Maillard E, et al. Meta-analysis of chemotherapy in head and neck cancer (MACH-NC): an update on 93 randomised trials and 17,346 patients. Radiother Oncol 2009;92:4-14.
26. Chen A, Halpern M. Factors predictive of survival in advanced laryngeal cancer. Arch Otolaryngol Head Neck Surg 2007;133:1270-1276.
27. Bonner J, Harari P, Giralt J, et al. Radiotherapy plus Cetuximab for Squamous-Cell Carcinoma of the Head and Neck. N Engl J Med. 2006;354:567-578.
28. Machtay M, Moughan J, Trotti A, et al. Factor a ssociated with severe late toxicity after concurrent chemoradiation for locally advanced head and neck cancer: an RTOG analysis. J Clin Oncol 2008;26:3582-3589.
29. Weber R, Berkey B, Forastiere A, et al. Outcome of salvage total laryngectomy following organ preservation therapy. Arch Otolaryngol Head Neck Surg 2003; 129: 44-49.
30. Jemal A, Tiwari RC, Murray T, et al. Cancer statistics 2004. CA Cancer J Clin 2004;54:8-29.
31. Hoffman H, Porter K, Karnell L, et al. Laryngeal cancer in the United States: changes in demographics, patterns of cure, and survival. Laryngoscope 2006; 116 (Suppl. 111):1-13.

第五篇

颅底外科学

第一章 侧颅底手术解剖学

侧颅底与颅中窝、颅后窝相对应，位置深在，解剖结构复杂，病变隐匿，不易早期发现。其间有众多重要的神经、血管穿行，病变易累及并破坏骨质，向颅内侵犯。熟练掌握侧颅底解剖知识，并在术前明确该区域病变的范围和性质从而正确选择手术径路是耳鼻咽喉头颈外科和侧颅底外科医师必备的素质。由于过去极高的手术死亡率和致残性手术并发症，侧颅底曾被视为“手术禁区”，但随着侧颅底应用解剖的研究深入和手术方法的不断改进，其并发症逐渐减少，手术成功率和术后患者的存活质量均显著提高。

一、侧颅底外科概述

侧颅底外科是颅底外科的一个分支和重要组成部分，它主要针对与侧颅底骨面相邻或穿入其骨面生长的所有良性或恶性肿瘤的治疗。近年来随着侧颅底应用解剖、影像诊断、介入放射学、手术径路和手术方法的改进以及电生理监测等领域的发展，侧颅底外科有了惊人的进展。Gamma Knife 和 X-Knife 主要应用于无法手术的病变，也可作为手术的辅助治疗。

侧颅底外科治疗的疾病包括：听神经瘤（acoustic neuroma）、动脉瘤（aneurysm）、血管纤维瘤（angiofibroma）、胆固醇肉芽肿（cholesterol granuloma）、斜坡脊索瘤（clival chordoma）、脑神经病变（cranial nerve disorder）、颅咽管瘤（craniopharyngioma）、面神经病变（facial nerve disorder）、纤维肉瘤（fibrosarcoma）、骨纤维发育异常（fibrous dysplasia）、血管瘤（hemangioma）、内翻性乳头状瘤（inverting papilloma）、脂肪瘤（lipoma）、脑膜瘤（meningioma）、鼻咽部肿瘤（nasopharyngeal tumor）、神经母细胞瘤（neuroblastoma）、神经纤维瘤（neurofibroma）、成骨细胞瘤（osteoblastoma）、骨瘤（osteoma）、骨肉瘤（osteosarcoma）、副神经节瘤或嗜铬细胞瘤（paraganglioma）、腮腺肿瘤（parotid tumor）、浆细胞瘤（plasmacytoma）、横纹肌肉瘤（rhabdomyosarcoma）、神经鞘瘤（schwannoma）、耳道肿瘤（tumors of ear canal）、颞骨肿瘤（tumors of temporal bone）等近 30 种。侧颅底外科适合所有上述病变的治疗，包括肿瘤切除，切除后的修复重建及功能康复。

二、侧颅底的解剖概念

侧颅底的解剖分区有以下几种方式：

Van Huijzer（1984 年）沿眶下裂和岩枕裂各作一延长线，向内交于鼻咽顶，形成一近似 90° 的直角，向外分别指向颧骨后方和乳突后缘，此两线之间的三角区为侧颅底（图 5-1-1），亦即蝶骨大翼和颞骨下面。

此区域与颞下窝、翼腭窝毗邻。按所含结构可分为 6 个亚区：①鼻咽区：即鼻咽顶部，对应于颅中窝及颅后窝前部的区域。外侧为咽隐窝，前至翼内板、后抵枕骨大孔后缘。②咽鼓管区：位于咽部外侧，前方为翼突茎基底部的舟状窝。咽鼓管软骨段及腭帆张肌、腭帆提肌附着于此。③神经血管区：位于咽鼓管区后方由颈内动脉管下口、颈静脉孔、茎乳孔及舌下神经孔共同组成，颈内动脉、颈内静脉及第Ⅶ、Ⅸ、Ⅹ、Ⅺ、Ⅻ对脑神经穿行于此区。④听区：即颞骨鼓部，有鼓索神经和鼓前动脉通过。⑤关节区：以颞下颌关节囊附着线为界，囊内为下颌关节突。⑥颞下区：在咽鼓管区和关节区之间，前界为眶下裂，内为茎突，外抵颞下嵴。区内有卵圆孔和棘孔，下方与颞下窝和咽旁隙毗邻。

Kumar 等（1986 年）从两翼突内侧板分别作一直线与枕骨大孔相切，并将该两线向前延伸，将颅底分为一个中线区和两个侧区。向前该两线与眼眶内侧壁相一致；从颅底内面观，此两线将前、中、颅后窝均分为中线区和外侧区。在颅底的外面经翼内板到关节盂作一连线，位于该线之前外侧为颞下区，该线后内侧为翼颞窝。

Grime（1991 年）将颅底以颈内动脉管外口内缘与翼突根部之间的连线将颅底分为两线间的中央区和其外的两侧区。中央区包括蝶骨体、斜坡和上颈椎，而侧区包括蝶骨大翼的一部分，颞骨下面和颅后窝。侧区再进一步分为前、中、后三段。前

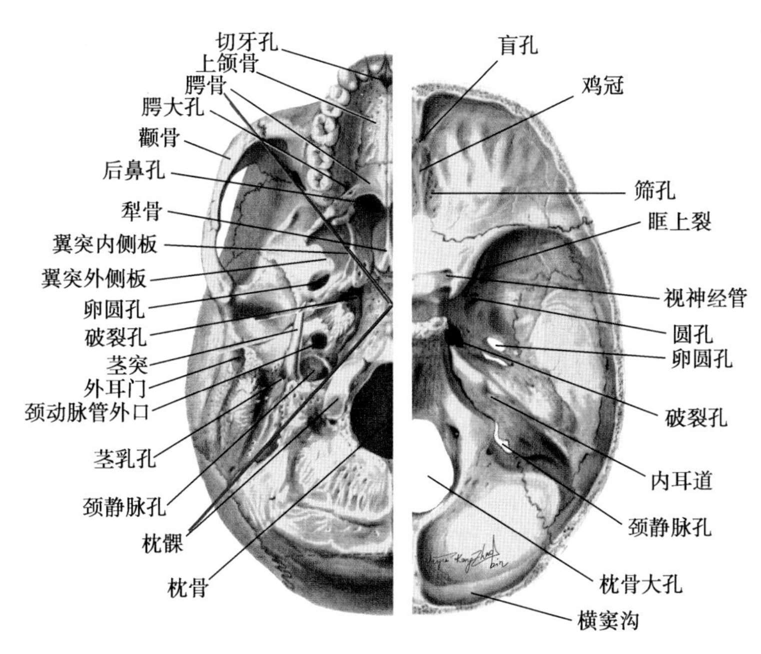

图 5-1-1 侧颅底的解剖分区

段是由颅中窝的前部到岩骨前缘,其内有圆孔及上颌神经、卵圆孔及下颌神经,有颈内动脉颅内段走行通过的破裂孔,及脑膜中动脉穿行的棘孔;中段为岩骨本身,其内有内听道、颈内动脉管;后段为岩骨后缘以后区域,其内有颈静脉孔、颈内静脉、枕大孔。

根据对 36 具颅骨的实际解剖测量及临床病例手术径路,并结合其他学者的分区方法,黄德亮等(1994 年)提出将颅底下面分为以下区域:颅前窝对应的颅底下面为前颅底(anterior skull base);前颅底后缘以后,枕大孔前缘以前与翼内板向后延长线之间的区域为中间颅底(medial skull base);眶下裂和岩枕裂延长线之间与中间颅底以外的区域为侧颅底(lateral skull base),左、右各一。两侧岩枕裂延长线以后的部分为后颅底(posterior skull base)。这种分区界限清楚,范围明确,有利于判定病变范围和正确选择手术径路。前颅底和中间颅底的病变主要选择经面部前方或前方中间手术径路的方法;在侧颅底和后颅底的病变则主要采用头颅侧方或侧后方手术径路。

从上可以看出,颅底的分区仍不统一,目前国内外一般采用第一种分区方法,认为侧颅底是指眶下裂和岩枕裂延长线交角的颅底三角区。随着颅底外科的发展、经验的积累,结合临床、符合疾病发生发展规律,有利于手术径路选择的颅底分区方法将会不断完善,以下内容将按第一种分区方法进行描述。

三、侧颅底的重要解剖结构

侧颅底区解剖结构极其复杂,是神经外科、耳鼻咽喉科、口腔颌面外科、影像医学和肿瘤外科共同关心的区域。与侧颅底外科相关的重要解剖结构如下:

1. 海绵窦(cavernous sinus) 位于蝶鞍两侧,系一阔而短的静脉窦,从眶上裂之下内端,循蝶骨体旁延至颞骨岩部尖端。左右两侧之海绵窦相连,海绵窦经眼静脉与内眦静脉相通,经破裂孔导血管和卵圆孔网与翼丛相接。海绵窦内有颈内动脉、第Ⅵ对脑神经通过,窦的外侧壁有第Ⅲ、Ⅳ对和第Ⅴ对脑神经的眼支穿行。由于其复杂的解剖位置和解剖结构,不久前,海绵窦还被认为是手术“禁区”。

2. 斜坡(clivus) 斜坡是侧颅底的重要解剖结构。斜坡位于颅底正中,两侧上方是岩骨尖、颅中窝底和小脑幕切迹,两侧下方是桥小脑角和颈静脉孔。斜坡前部是口咽和鼻咽后壁,后部硬脑膜后方是椎基底动脉、脑桥和延髓,上部是蝶窦、筛窦、蝶鞍和鞍背,下部与枕大孔毗邻(图 5-1-2)。分三个解剖段:上斜坡(upper clivus)——小脑幕上,三叉神经节腔以上,毗邻中脑;中斜坡(middle clivus)——在三叉神经节腔与颈静脉孔之间,毗邻脑桥和延髓上段;下斜坡(lower clivus)——在颈静脉孔与枕骨大孔之间,毗邻延髓下段和脊延髓结合部。

3. 颈内动脉(internal carotid artery) 颈内动

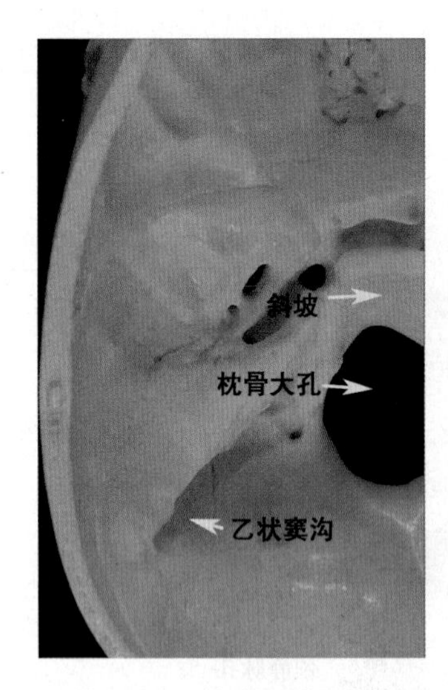

图 5-1-2 斜坡及附近结构

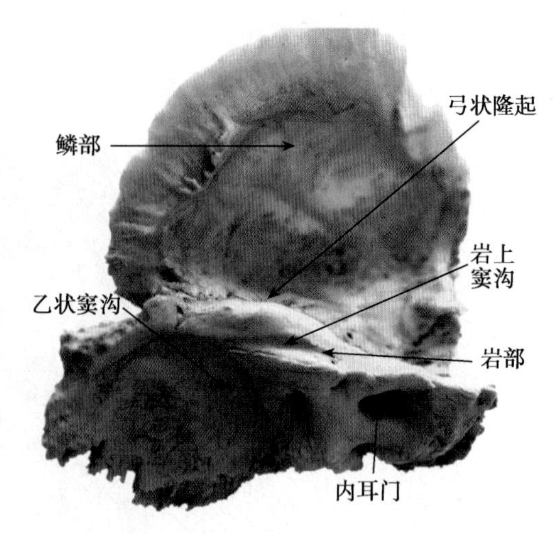

图 5-1-3 岩骨后内结构

脉岩骨部的解剖与其附近结构(包括面神经管、内听道、耳蜗、膝状神经节、岩大神经、岩小神经、三叉神经、中耳、咽鼓管、脑膜中动脉,鼓膜张肌)的关系密切而复杂。颈内动脉在颈部走行于颈动脉鞘内,它通过有骨膜被覆的颈内动脉管入颅,该管位于颞骨岩部内,其外口位于颈静脉孔的前方及茎突内侧,内口位于岩尖。颈内动脉岩骨部分为两段:垂直段和水平段,两段在膝部相移行。垂直段的毗邻结构:后方与颈静脉窝相毗邻;前与咽鼓管相毗邻;前外侧与鼓骨相毗邻;后外侧与茎突之间有舌下神经经舌下神经管出颅。颈内动脉垂直段长度为6~15mm,平均10.5mm。水平段起自膝部,向前行于耳蜗的前方,在岩尖处穿出岩骨。水平段与耳蜗仅隔以薄骨板,顶壁的内侧部由硬脑膜或一薄骨板将颈内动脉与三叉神经节相隔。水平段的长度为15~25.1mm,平均20.1mm。颈内动脉膝部的平均直径为5.2mm(4~8mm)。

4. 三叉神经节腔(Meckel's cave) 位于岩骨尖部,容纳三叉神经半月神经节。

5. 岩尖部(petrous apex) 岩尖部与蝶骨体和枕骨围成的一个纤维软骨性的短管道,即破裂孔(foramen lacerum)。颈内动脉自破裂孔出岩骨进入颅内和海绵窦。岩尖与破裂孔是侧颅底重点解剖区域之一。

6. 内听道(internal auditory canal) 其内走行第Ⅶ、Ⅷ对脑神经和内听动脉。

7. 岩骨后表面(posterior surface of petrous bone) 构成颅后窝的前部,是被岩上、下窦和乙状窦围成三角形区域,其内中1/3有内听道颅内开口(图5-1-3)。

8. 小脑幕(tentorium) 参见相关解剖学专著,此处不作赘述。

9. 乙状窦(sigmoid sinus) 起自横窦离开小脑幕处,在颞骨乳突部的沟内弯向内下方,跨过枕骨的颈静脉突,转向前至颈静脉孔后方的颈静脉球。

10. 颈静脉球(jugular bulb) 颈内静脉在颈静脉窝处膨大形成向上隆起的球状结构,称颈静脉球。颈静脉球的毗邻关系:上方与外耳道内端、中耳、后半规管下臂、前庭及内听道外端相毗邻;前方与颈内动脉、耳蜗导水管、岩下窦、咽升动脉脑膜支相毗邻;内侧与第Ⅸ~Ⅺ对脑神经及枕骨基板相毗邻;外侧与面神经垂直段下部相毗邻;向后移行为乙状窦;向下移行为颈内静脉。

颈静脉球的大小变异较大。当乙状窦向前移位并急弯曲成颈静脉球时,颈静脉球窝很深,球顶位置常很高。当颈静脉球顶较低时,鼓室底与颈静脉球之间的骨质较厚;而颈静脉球位置较高时,与鼓室间的骨质较薄。此处可发生骨质缺损,颈静脉球突出于鼓室腔内。在这种情况下,若行鼓膜穿刺或中耳手术常致大出血或手术困难。

11. 颈静脉孔(jugular foramen) 位于舌下神经管内口的外上方,孔内有颈内静脉、第Ⅸ~Ⅺ对脑神经通过(图5-1-4)。颈内静脉在颈静脉孔处向上与乙状窦相延续。颈静脉孔区是侧颅底重点解剖区域之一。因为侧颅底区病变的手术径路多采用外侧径路,颈静脉孔区的解剖就显得特别重要。该区域的解剖复杂,具有重要的临床意义,是近年来解剖学研究的热点之一。经典的解剖学教材将颈静脉孔分为三个部分:①最前方为岩下窦的后部在此汇入颈内静脉;②中部为第Ⅸ、Ⅹ、Ⅺ对脑神经穿行；③最后部分为颈内静脉和枕动脉脑膜支及咽升动脉脑膜支穿行。由于颈静脉孔前内侧较小而后外侧部较大，在放射影像学上只能分为两个部分，即前内侧的神经部和后外侧的血管部。颈静脉孔内不同结构的病理过程将引起不同的形态改变：①整个颈静脉孔的普遍不规则增大，骨质边界不清。可见于副神经节瘤、转移瘤、网状内皮细胞增生症；②神经部增大，颈静脉孔骨质完整，见于第Ⅸ、Ⅹ、Ⅺ对脑神经的神经鞘瘤。大的神经鞘瘤可使整个颈静脉孔增大，骨边缘无破坏；③血管部的突然显著性边缘光滑的扩大，多为血管畸形所致。

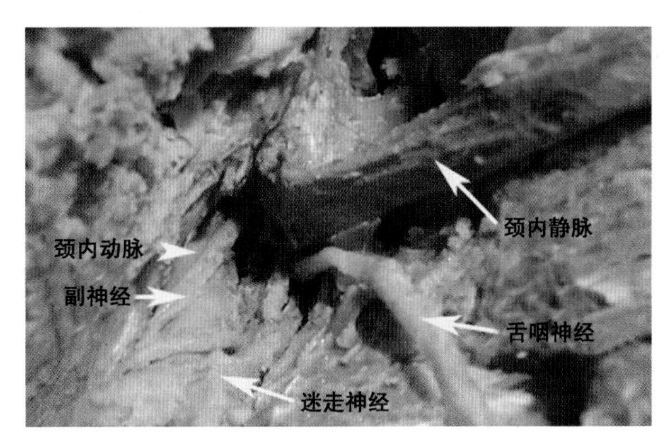

图 5-1-4 颈静脉孔及周围结构

12. 枕大孔(foramen magnum) 位于颅后窝的中央，该孔两旁主要有 3 对骨孔，分别是舌下神经管内口、颈静脉孔和内听道口。

13. 第Ⅲ~Ⅻ对脑神经(cranial nerves) 参见相关解剖学专著，此处不作赘述。

14. 颞下窝(infratemporal fossa) 上界为蝶骨大翼及颞窝，外界为上颌骨升支和髁突，前以上颌窦后外壁为界，内侧为翼外板；其下方借筋膜及韧带与咽旁隙相邻，后方为蝶下颌韧带。颞下窝向上通颞窝，经眶下裂通眼眶，经翼颌裂通翼腭窝。颞下窝内有翼内肌、翼外肌、上颌动脉、翼静脉丛、三叉神经的上颌支和下颌支、颈突及其韧带和肌肉。颞下窝与翼腭窝是侧颅底重点解剖区域之一。

15. 翼腭窝(pterygopalatine fossa) 为位于上颌骨和翼突之间的狭窄骨性腔隙，其前界为上颌骨，后界为翼突和蝶骨大翼的前面，顶为蝶骨体的下面，内侧壁为腭骨的垂直部。此窝上部较宽，下部逐渐狭窄，移行于翼腭管。翼腭窝内含有上颌神经、蝶腭神经节及上颌动脉的末段。翼腭窝经下列开口与其他部分相通：后上方经圆孔与颅腔相通；前上方经眶下裂与眼眶交通；内上经蝶腭孔与鼻腔相通；外侧经翼突上颌裂与颞下窝相交通；下方经翼腭管、腭大孔、腭小孔与口腔相通。

四、侧颅底手术发展历程及手术禁区的突破

侧颅底解剖结构的复杂性决定了侧颅底手术的发展经历了漫长而艰辛的历程。侧颅底手术是在耳神经外科手术基础上发展起来的，具有里程碑性的代表是 William F. House。1963 年 House 在 Archives Otolaryngology 上发表了颅中窝径路手术(middle cranial fossa approach)，手术经颞骨鳞部抵达岩骨上面，从上面打开内听道。在大量的颞骨研究和实践的基础上，House 描述了两个解剖标志：岩浅大神经用于手术暴露面神经膝状神经节，迷路段面神经用于暴露内听道。颅中窝手术可用于治疗梅尼埃病(前庭神经切断术)、重症耳硬化症、慢性中耳乳突炎、Paget 骨病、迷路创伤、外伤性面神经减压、Hunt 综合征、面神经及听神经瘤。House 开辟了听神经瘤手术治疗的新纪元，他与神经外科医师 William Hitselberger 一起，在前人初期探索的基础上，首创了经迷路径路联合枕下径路听神经瘤切除术，为显微神经外科拉开了序幕，树立了耳外科医师与神经外科医师密切合作的楷模，带来了听神经瘤手术效果革命性的改变。此前，听神经瘤手术的死亡率为 15% ~17%，面神经麻痹并发症的发生率为 90% ~100%，全部患者术后都丧失听力。而今，听神经瘤手术的死亡率低于 1%，面神经的保存率为 90%，小听神经瘤的听觉保存率达 40% 以上。更重要的是，House 奠定了一个进一步拓宽向侧颅底外科发展的基础。

如果说颅中窝和经迷路手术着重于解决内听道和桥小脑角区病变，而位于颞下窝和岩尖区病变

的手术，无论对神经外科医师还是耳鼻咽喉科医师，在20世纪70年代仍是极大的挑战。Fisch于1978年报道了经颞下窝手术。他报道的面神经前移、下颌骨髁突下移或切除、颧弓暂时性下翻、岩骨次全切除并封填中耳及咽鼓管等新技术，克服了颞下窝手术的解剖障碍。随后，Fisch把颞下窝手术发展为A、B、C三型，以适应手术切除位于迷路下区、斜坡、蝶鞍旁区和鼻咽等病变。Fisch颞下窝手术的优势包括：可以充分暴露包括枕大孔、鞍旁和鼻咽等部位的肿瘤；可以暴露从上颈部的颈内动脉、颈内动脉孔、颈内动脉升段、岩骨内水平段、一直到破裂孔；面神经可以同时得到保护；避免了手术后的开放术腔和相应脑脊液漏的发生。Fisch颞下窝手术是颞骨显微外科、颅脑外科和头颈外科巧妙结合的产物，开创了侧颅底手术的先河。

如何处理颈内动脉是颅底手术中最常遇到的问题，也是颅底手术中最大的挑战。手术结扎或切断颈内动脉常会导致严重并发症甚至死亡。随着House颅中窝手术的开展，某些病变的手术需要处理和控制岩骨内颈内动脉。1969年，Glasscock在大量尸头解剖研究的基础上，发表并描述了Glasscock三角和相关的手术技术。暴露岩骨内颈内动脉的手术基本上和颅中窝的手术相同。先经颞骨鳞部进入颅中窝底，在脑膜中动脉与弓状隆起之间抬高硬脑膜和颞叶脑组织。以岩浅大神经为标志暴露膝状神经节和面神经，然后将岩浅大神经切断。暴露岩骨内颈内动脉时，外侧包括暴露鼓膜张肌和咽鼓管，内侧需要磨除颈内动脉、耳蜗和内听道上面的骨质。Glasscock应用这一手术技术成功地为颈静脉球瘤的患者实施了岩骨内颈内动脉结扎和肿瘤切除术。颈静脉球瘤侵蚀了颈内动脉需要在颈部结扎近心端和岩骨内结扎远心端颈内动脉。Glasscock的尝试为侧颅底乃至颅底手术的进一步发展打开了新的前景。

上述文献报道的经验都是在尚缺乏手术前对脑血流及颅内颈内动脉侧支循环评估基础上的临床尝试。为寻找一个可靠实用的术前评估颅内颈内动脉血流和侧支循环的方法，许多学者贡献了毕生的精力。今天术前氙气CT造影结合颈内动脉气囊阻塞的诊断方法已经证实了在颅底手术术前预估颅内颈内动脉血流及侧支循环的诊断价值。

20世纪80年代，Sekhar对颅底外科和颈内动脉手术的贡献是吸收和应用临床颅底外科先驱们的成果和现代影像诊断技术，包括术前颅内颈内动脉血流和侧支循环的检测技术。Sekhar还把Fisch的经耳后颞下窝手术改良为耳前颞下窝手术，免去岩骨次全切除部分，使手术更适合于暴露和处理岩骨内水平段和海绵窦内的颈内动脉，并重点放在用于解决岩骨斜坡、海绵窦和咽旁间隙的肿瘤。1986年，Sekhar等报道了27例累及上颈部和岩骨内颈内动脉的颅底肿瘤，采用耳前颞下窝手术，23例完全切除了肿瘤并处理了颈内动脉病变。

斜坡手术是颅底外科中的重要课题。由于岩骨尖与斜坡在解剖上和许多病变的密切关系，因此又称为岩骨斜坡区即岩骨斜坡手术。斜坡病变可以直接来自斜坡，也可以来自上、下、前、后和两侧的毗邻结构。由于这种解剖位置与脑干的密切关系，岩斜坡的肿瘤被认为是最为困难的颅底手术之一，多年来一直是神经外科和耳鼻咽喉头颈外科医师们探索最多的课题。

五、侧颅底手术径路

侧颅底手术一种类型为切除此区域病变，如颈静脉球体瘤、神经鞘膜瘤、颈内动脉瘤、颞下区原发肿瘤或由鼻咽、蝶窦、斜坡等部位侵入颞下区的良恶性肿瘤，另一类通常是由侧颅底提供径路，到达鞍旁、斜坡、翼上颌裂、鼻咽等更靠近中线区域。经侧颅底径路与经蝶窦、经鼻咽、经颈等径路相比，优点在于可同时暴露颅底上下两个层面，保护颅内重要结构，有效控制和保护大血管、脑神经。由于侧颅底有颈内动脉走行，手术直接或间接损伤此血管均可导致致命性危险，因此保护颈内动脉是侧颅底手术的关键。

目前认为侧颅底经典手术见于Fisch经颞下窝径路的3种术式、Biller术式和Holliday术式。Fisch是颞骨和侧颅底肿瘤手术治疗的先驱，他所创建的颞下窝径路根据侧颅底肿瘤侵犯区域的不同，可分为A、B、C三种类型：①A型径路：可达迷路下区，显露颞骨底、岩尖和颞下窝后部。适用于颈静脉球体瘤、侵及颈动脉的岩尖胆脂瘤、颈静脉孔区神经鞘瘤、畸胎瘤等。对于放射治疗不敏感的耳部恶性肿瘤（鳞癌、囊性腺癌、耵聍腺癌等）也可经此径路手术（如颞骨全切除术等）。②B型径路：除A型径路的范围外，还包括斜坡、颈动脉管水平段、咽鼓管区。对于斜坡部位的脊索瘤、岩骨皮样囊肿、先天胆脂瘤、颅咽管瘤以及侵犯该区的鼻咽癌或中耳癌，均可经B型径路切除。③C型径路：可充分显露上颌骨后面、颞下窝、翼腭窝、鞍旁区和鼻咽部。此为向前方和中线扩大的B型径路，主要用于该区放射治疗无效的恶性肿瘤，如侵犯咽鼓管周围的鳞癌、囊性腺癌以及侵入颞下窝的鼻咽纤维血管瘤等。以上三种手术类型均要求部分切除颞骨岩部，封闭中耳及咽鼓管，因此可造成传导性聋。由于A、B型径路术中需将面神经改道，C型径路需牵拉面神经额支，术后会出现不同程度的面瘫，但多数可恢复。颞下窝径路术式可全程暴露岩内的颈内动脉，便于控制静脉窦的出血，适合于听区、颞下颌关节区、颞下区及鼻咽区等处肿瘤的切除。

Biller术式即经下颌裂开侧颅底径路手术，可用于侧颅底中部（颈突至中线区）附近病变的处理，包括鼻咽部、岩尖及岩骨下方、翼腭窝、咽旁颞下区上部和上颈部良恶性肿瘤切除。若病变累及鼻腔和前颅底，则同时行鼻侧切开。该径路可广泛显露咽及颅底病变。Holliday术式即经侧方颞蝶颅底径路手术，可用于处理鞍旁、上斜坡、翼上颌裂及鼻咽部病变。

涉及桥小脑角（CPA）及岩骨斜坡的手术径路主要有十一种：

1. 颅中窝径路（middle cranial fossa approach）在侧颅底手术中的应用归功于William House（1961年，1963年，1968年）。适用于侵犯内听道的小听神经瘤切除、前庭神经切除术、岩骨内颈内动脉或岩尖病变。扩大颅中窝径路适用于切除桥小脑角上部肿瘤。主要优点是保存听力。

2. 乙状窦后径路（retrosigmoid approach）是处理桥小脑角区病变的常用径路。适合于桥小脑角区各种手术操作，如切除听神经瘤，三叉神经感觉纤维切断术、舌咽神经切断术，面神经纤维神经血管减压术等，也可经此径路切除颅中窝胆脂瘤及桥小脑角胆脂瘤。该径路的优点是径路短，损伤小，不需要切除小脑组织等来暴露术野，保存听力以及对桥小脑角下部的良好暴露，并对保护第Ⅴ～Ⅺ对脑神经有利，已被神经外科和耳鼻咽喉头颈外科医师广泛应用。缺点是暴露岩锥、斜坡病变的前内侧有困难；小脑牵拉重。

3. 经颞骨径路　通过磨除颞骨岩部可以较好地暴露脑干前方和斜坡区，且不需牵拉脑和脑干，利于暴露内听道内容和判定乙状窦、颈内动脉。有三种基本的径路解剖颞骨岩部：经迷路后切除岩骨，可以保存听力；经迷路可以切除更多岩骨，但要牺牲听力；经耳蜗可以最大限度地切除岩骨，但会伴有听力丧失和面神经移位。依次采用这几种方法可以逐步扩大切除岩骨的范围，获得对脑干和斜坡的最大暴露。

（1）迷路后径路：在迷路后至乙状窦前的区域切除乳突，充分暴露陶特曼三角（Trautmann triangle），在保证内淋巴囊、前庭小管和骨半规管完整的前提下，充分磨除耳囊上下方骨质，暴露尽可能多的硬脑膜，下方暴露颈静脉球。优点是保存听力。经迷路后径路可以显露桥小脑角，但向内前方的显露欠佳。术野显露的范围决定于乙状窦前缘至后半规管的距离，并受颈静脉球位置高低的影响。适用前庭神经切断，岩骨背面的小肿瘤（脑膜瘤）。

（2）部分迷路切除径路：在迷路后径路的基础上，在上半规管和后半规管的壶腹端及两者的总脚处分别开窗，磨去部分骨迷路而保存膜迷路的完整，将骨蜡从骨窗塞入，以阻塞半规管内腔，达到压塞膜迷路防止内淋巴液流失的目的；然后磨去被孤立的上、后半规管，并顺着岩骨方向磨去更广泛的骨质，暴露更广阔的硬脑膜。该径路仍可保留患者的听力。与迷路后径路相比，该径路在后方增加了6～10mm的显露，在前上方增加了10～15mm的显露，而对脑干腹侧增加了30°的显露角度。可以用于切除内听道底和岩尖肿瘤，常和颅中窝径路联合应用，用于侵犯岩尖、斜坡、小脑幕的脑膜瘤、三叉神经鞘膜瘤等。

（3）经迷路径路（translabyrinthine approach）：在迷路后径路所显示的部分向前方扩大，磨去三个半规管及大部分岩骨表面，暴露内听道底，切除鼓室上部骨质，去除听小骨，磨出面神经管，暴露更广阔的颅底硬脑膜。完全磨除乙状窦和颈静脉球上方的骨质，尽可能磨除外耳道和面神经乳突段的骨质，可获得斜坡下方的显露。该径路因膜迷路的破坏，在扩大显露范围的同时要牺牲听力，多适用于无实用性听力的患者。William House（1960年）首次应用经迷路径路切除听神经瘤，现该径路已成为内听道和桥小脑角区手术的常用术式。适用于任意大小的桥小脑角肿瘤。缺点：除了损失听力外，由于与斜坡几乎成直角，近中线较小病变暴露不好。

（4）经耳蜗径路（transcochlear approach）：由House和Hitselberger所创立（1976年），可获得对斜

坡的最大暴露。经耳蜗径路是在经迷路径路的基础上，轮廓化面神经垂直段、水平段和迷路段，切断岩浅大神经，然后将面神经向后移位，并利用内听道的硬脑膜保护部分神经。完整去除颞骨鼓室部，暴露颞下颌关节的骨膜，然后去除耳蜗。磨除颈内动脉周围的骨质，可以暴露颈静脉球。继续磨除部分中颅底骨质，直至颈内动脉水平段。经耳蜗径路提供了一个平整的视角达斜坡，并能较好的显露脑干前方及前外侧面。然而，这种良好的暴露以牺牲听力为代价，同时增加了发生面神经损伤和脑脊液漏的几率。适用于侵犯内听道前方和斜坡中部内侧的肿瘤。缺点是听神经、面神经和岩大浅神经受损。

（5）经耳径路（transotic approach）：由 Jenkins 和 Fisch 创立并应用于切除听神经瘤（1980 年），也可获得对斜坡的最大暴露。经耳径路在手术范围、面神经的处理方式以及术腔的填塞方法等方面与经迷路径路和经耳蜗径路不同。优点：暴露好，小脑牵拉小，脑脊液漏可一期修补。

4. 耳蜗下径路　切除外耳道，扩大外耳道骨部，去除颈静脉球和颈动脉之间的气房，经此可达到岩尖部位的气房。岩尖胆脂瘤可经此径路切除。但对较坚实的肿瘤需要更大的视野，为完全切除肿瘤需要联合其他颅底手术径路。

5. 耳前颞下径路　为经颞骨前部从前外侧方向达斜坡的径路。截断颧弓并广泛切除中颅底外侧骨质可充分显露颞下窝甚至鼻咽、咽后和咽旁间隙的结构，还可达筛窦、蝶窦、上颌窦及岩骨段颈内动脉。此径路较适用于上岩斜区病变向外上发展，或发展至硬膜外甚至颞下窝或鼻窦的情况，但对桥小脑角和枕大孔区的暴露受限。

6. 翼点径路　适用于上岩斜区的肿瘤向鞍区、鞍旁和中颅底发展者。由于岩骨的阻挡，不能达内听道口区域。此径路暴露范围有限，对较大型的肿瘤难以应用。

7. 联合径路　颅底某些部位的病变，如岩斜坡区的脑膜瘤可同时向海绵窦、三叉神经窝、中上斜坡及枕骨大孔区浸润，由于病变巨大及该区域解剖复杂，涉及脑干、第Ⅲ ~ Ⅻ对脑神经、颈内动脉、基底动脉及其主要分支、位听器官及小脑幕切迹区结构，因此，单一手术径路难以获得充足的显露。随着颅底外科的发展，各种联合径路的应用为这些多部位的复杂病变提供了更广阔的术野显露，极大地降低了手术死亡率和致残率。但手术操作复杂、耗时是其缺点。对于斜坡上区和斜坡区病变可采用乙状窦后径路和颞下径路或颞下径路和岩骨前部切除，对于斜坡区和斜坡下区病变可采用经枕骨髁外侧径路和迷路后径路。

8. 额颞眶颧骨径路（frontotemporal orbitozygomatic approach）　弥补了额颞冠状径路对 Mechel 压迹平面和岩骨内颈内动脉水平部的暴露。适用于侵犯蝶骨大翼、海绵窦、Mechel 压迹和颈内动脉的病变。优点：术野清洁；易于修复。缺点：不利于清除侵入斜坡区和颅后窝的病变。适用于鞍旁、岩尖、上斜坡、颞下窝、翼腭窝及鼻咽部受侵者。切口：颞部发际内→眶外上缘后方→达颧弓上→横指向后→耳前弯向下→耳垂附着处（需切断颞肌，凿断颧弓）。并发症：颞部下陷、面部麻木、咽鼓管功能障碍、传导性聋。

9. 岩骨前部切除术　暴露斜坡中、上部、Mechel 压迹、海绵窦。优点：直接暴露颅底的上部和中线结构，有利于保留第Ⅶ、Ⅷ对脑神经功能；岩尖切除术还可以避免过度牵拉颞叶，保护岩骨周围重要血管。缺点：不能充分暴露颅后窝。

10. 岩骨全切径路（total petrosectony approach）　即扩大的经耳蜗径路（extended transcochlear approach），与经耳蜗径路不同的是，外耳道在颞下颌关节以外切除，磨除中、颅后窝骨质充分暴露岩骨内颈内动脉。适用于侵犯岩骨、斜坡的脑膜瘤、脊索瘤等。优点：利于处理脑干前方和侧方肿瘤。缺点：磨骨质费时；易发生颈内动脉意外。

11. 经枕骨髁外侧径路（far lateral transcondylar approach）　暴露斜坡下区、枕骨大孔、颅颈交界区。优点：处理斜坡下区及其相邻结构的病变。切除 2/3 枕骨髁，需做枕颈融合。

此外，中国人民解放军总医院耳鼻咽喉头颈外科还总结了一类特殊的侧颅底手术类型，命名为非定型手术（non-defined operation）。适用于经过手术或放射治疗复发的恶性肿瘤；病变范围广泛，常累及颅脑、颜面、鼻眼等；往往侵犯重要结构，如颅底、脑膜及脑组织、脑神经和血管等病变。此类手术无特定手术名称、手术切口和术式，不宜作整块切除，术后组织缺损严重，毁容明显。手术目的多是为了消除和缓解症状（如头痛、不能张嘴等），预防致死性并发症（如大出血）等，以延长患者生命。

总之，侧颅底手术径路多样，各种手术径路间存在着交叉重叠，应根据病变范围选择合适的径路手术以在切除病变的前提下尽可能的减少结构和功能的损伤。

【展望】 现代侧颅底手术的创立和发展是耳外科、耳神经外科、神经外科、头颈肿瘤外科、口腔颌面外科以及影像学、麻醉学等诸学科在临床医学道路上不懈探索的成就，其中也包括现代科学与技术发展的成果。侧颅底外科的发展对相关学科的医师提出了深层次的要求，不仅要深入研究和掌握侧颅底解剖知识，不断充实神经生理知识，还要学习应用显微手术技巧，设计、制造及引进新的设备，重视多学科间团队合作。

医学科学的不断进步使侧颅底手术已由单纯的治疗疾病向治疗疾病同时保全功能的目标发展，侧颅底显微手术的观念已逐步被接受。显微外科提倡的手术目标是最大可能地准确而有效的切除病变，最小限度地破坏正常组织和功能。手术显微镜、内镜技术和三维重建影像导航系统的联合应用为侧颅底手术提供了广阔的发展平台。随着手术方法与手术设备的日臻完善、肿瘤综合治疗方法的逐步改进，侧颅底病变的治愈率及患者的生存质量将进一步提高。

（韩东一）

第二章 侧颅底手术

第一节 侧颅底肿瘤

原发或累及颅底骨质和颅底的管、裂、孔、缝等区域的病变称为颅底病变,侵犯侧颅底(6个小区)的肿瘤统称为侧颅底肿瘤(tumor of lateral skull base)。

按照病变的部位,侧颅底肿瘤可分为三类:①原发于侧颅底相应区域的肿瘤,如听神经瘤、岩尖胆脂瘤、颈静脉球体瘤、颈静脉孔区的神经纤维瘤、神经鞘膜瘤、脊索瘤、颈动脉体瘤、中耳癌、颞骨的巨细胞瘤、母细胞瘤、横纹肌肉瘤等;②颅内肿瘤侵犯颅底,如脑膜瘤、颅咽管瘤、垂体腺瘤等;③颅外肿瘤侵犯颅底,如鼻咽癌、鼻咽纤维血管瘤、嗅神经母细胞瘤、眼眶肿瘤及腮腺区肿瘤等。

一、听神经瘤

听神经瘤(acoustic neuroma)为耳神经外科最常见的良性肿瘤,起源于第Ⅷ对脑神经,又称前庭神经鞘膜瘤(vestibular schwannoma)。1777年Sandifort首次在尸检中发现听神经肿瘤,1830年Charles Bell详细描述了听神经瘤的临床表现。1894年Balance首次分二期切除1例听神经瘤。随着House在20世纪60年代将手术显微镜和显微外科技术引入听神经瘤外科领域,以及近年来影像学、显微外科、手术径路、麻醉学和神经监护技术的飞速发展,使得听神经瘤的诊断水平和治疗效果有了质的飞跃。

(一)流行病学

听神经瘤约占颅内肿瘤的6%~8%和桥小脑角肿瘤的80%~90%。颞骨组织学检查中听神经瘤的发现率较高,达0.82%~1.7%,而临床实际发病率约为每年20/百万人,并呈逐年增高趋势,其原因可归结于临床医师警惕性和现代诊断技术的提高。双侧听神经瘤少见,约占全部听神经瘤的4%,为神经纤维瘤病2型(neurofibromatosis type 2,NF 2)的常见临床表现。国内目前尚无准确的听神经瘤流行病学资料。

(二)肿瘤生物学

听神经瘤通常起源于第Ⅷ对脑神经的前庭神经分支,发生于前庭上神经和前庭下神经的比例相同。目前认为听神经瘤在组织学上起源于神经鞘膜的施万细胞,而施万细胞在前庭神经的Scarpa神经节处(内听道内)最密集,因此此处为听神经瘤最常发生的部位。起源于第Ⅷ对脑神经中蜗神经分支的听神经瘤非常罕见,但此种类型的听神经瘤常侵入耳蜗内。

近年来,得益于CT和MRI在临床上的广泛应用,针对听神经瘤生长特性的研究已取得不少进展。据统计,听神经瘤的平均增长速率约每年1.6~6.1mm,但并非所有肿瘤均呈生长状态,部分肿瘤生长停止甚至缩小。根据肿瘤的不同生长特性,决定其治疗策略,治疗策略不止仅局限于手术,随访观察、现代立体定向放射治疗、药物治疗亦成为可能的选择。

(三)临床表现

听神经瘤的症状与肿瘤位置、大小和生长情况直接相关。

内听道内肿瘤最常见的首发症状为单侧或非对称性渐进性感音神经性听力下降,约占95%,为蜗神经受压损伤或耳蜗血供受累所致,多先累及高频,患者言语辨别率呈不成比例的下降,尤其在用患耳听电话时感到言语理解困难。约26%的患者表现为突发性听力下降,其原因可能为肿瘤压迫所致的内听动脉痉挛或阻塞,即便在诊疗时突发性听力下降恢复,亦不能排除听神经瘤可能。耳鸣是听神经瘤第二常见症状,约占70%,以高频音耳鸣为主,少数可先于听力下降出现,且顽固性耳鸣在听力完全丧失后仍可存在。前庭功能障碍亦可为听神经瘤早期症状,为前庭神经或迷路血供受累所致,因肿瘤发展缓慢,对侧前庭多有足够时间形成功能代偿,故大多表现为非真性旋转性眩晕,以步态不稳和平衡失调为主,且随前庭功能代偿而症状逐渐减轻或消失。在生长快速的小听神经瘤或肿瘤侵入迷路时可出现真性眩晕,症状类似梅尼埃病。

肿瘤生长进入桥小脑角后,除听力进一步下降外,若压迫第Ⅴ对脑神经可出现同侧面部麻木、疼痛或感觉异常。面部麻木常首发于上颌区,检查时有角膜反射减退或消失,面部痛触觉减退,晚期则可出现咬肌、颞肌无力或萎缩。肿瘤压迫第Ⅶ对脑神经可出现面瘫、面肌痉挛。在耳镜检查时可对骨性外耳道后上壁进行触诊,若面神经感觉支受压则该处感觉减退,即 Hitselberger 征,因面神经感觉支比运动支对压迫更敏感,故此征可在小听神经瘤出现。患者也可因中间神经受压而出现中耳、乳突区刺痛、痒感或舌前 2/3 味觉丧失。肿瘤压迫第Ⅵ对脑神经可出现复视、视物模糊(也可由眼震或视乳头水肿引起)。肿瘤压迫第Ⅸ、Ⅹ、Ⅺ、Ⅻ对脑神经可表现为吞咽困难、声嘶、误咽和呛咳等。肿瘤压迫小脑引起小脑功能障碍,表现为协调运动障碍、步态不稳、向患侧倾倒等。当瘤体巨大压迫脑干,可发生脑积水、颅压增高,出现头痛和视力下降。头痛开始时多为枕部不适、刺痛或隐痛,随着病情发展,可出现剧烈头痛、恶心、呕吐,严重时发生脑疝而死亡。约 15% ~20% 听神经瘤患者可出现不典型症状。

(四) 诊断和鉴别诊断

听神经瘤的治疗效果与肿瘤大小密切相关,随着现代诊断技术的进步,听神经瘤早期诊断已成为现实。早期诊断是达到肿瘤全切、保存功能的关键。因此,临床医师遇到单侧听力下降、耳鸣和(或)有前庭症状的患者应提高警惕,进行全面、详细的神经系统、耳神经学和影像学检查。

1. 听力学检查 近年来,由于新的更敏感的检测技术的广泛运用,使得传统的针对蜗后病变的听力测试方法多数被放弃,这些方法包括短增量敏感指数、响度平衡试验 Bekesy 试验、音衰试验等。目前临床常用的听力测试方法包括纯音测听、言语分辨率、听反射阈和听反射衰减试验。

(1) 纯音测听:典型纯音测听表现为感音神经性听力下降,通常高频下降最明显,可为缓慢下降型或陡降型。但有 5% 的听神经瘤患者可以听力正常。

(2) 言语测试:典型表现为与纯音听阈不成比例的言语分辨率的下降,即当纯音听阈仅有轻度下降时言语分辨率即可有较明显的下降。

(3) 听反射阈和听反射衰减试验:可升高或消失,若听反射阈仍存在,可行听反射衰减试验,即给予一个阈上 10dB 的纯音,持续 10 秒,若镫骨肌张力不能维持至少一半的强度,则听反射出现衰减,为蜗后病变的阳性发现。听反射阈消失或明显升高、音衰试验阳性对蜗后病变的敏感性为 85%。

2. 电生理测试 电生理测试包括听觉脑干反应(ABR)和耳声发射(OAEs)。

(1) ABR:ABR 是目前检测听神经瘤最敏感的听力学方法。ABR 检查时,通常出现 5 个波形,其中以Ⅰ、Ⅲ、Ⅴ波最明显,而波Ⅴ最重要。正常波Ⅴ潜伏期为 5.4ms,两耳波Ⅴ潜伏期差在 0.2 ~0.4ms。听神经瘤患者Ⅴ波潜伏期明显延长,超过 6ms,两耳Ⅴ波潜伏期差>0.4ms 以上。在部分高频听力<60dB 以内的听神经瘤患者,亦可出现波形分化差或分辨不出。10% ~20% 的听神经瘤患者可表现为Ⅰ波存在而其他波均消失。大听神经瘤可引起对侧 ABR 的Ⅲ ~ Ⅴ间期延长。10% ~15% 听神经瘤患者可有正常 ABR,因此 ABR 的敏感性为 85% ~90%。以前研究认为其敏感性可达 95%,但目前由于影像学的进步使得更多的小听神经瘤被发现,ABR 的敏感性价值亦随之下降,现仅将之列为低度怀疑对象的筛选指标。

(2) OAEs:近来研究证实小听神经瘤的畸变产物耳声发射(DPOAEs)基本正常,但纯音测听听力损失多在 30 ~60dBHL,这种不平行现象对听神经瘤筛选及早期诊断具有重要价值。

3. 前庭功能试验 前庭功能试验包括眼震电图、前庭肌源性诱发电位、转椅试验等。70% ~90% 的听神经瘤患者可有异常眼震电图,典型表现为患侧冷热试验反应变弱。肿瘤较大患者常可观察到自发性眼球震颤,眼震方向朝向患耳。冷热试验反映外半规管以及前庭上神经的功能,而前庭肌源性诱发电位反映前庭下神经功能,两者结合可增加听神经瘤检出率。转椅试验结果在听神经瘤患者存在较大变异,而在小听神经瘤常表现为正常反应。

4. 影像学检查 听神经瘤的 CT 检查能显示骨质密度结构,由此可显示内听道是否有增宽和侵蚀(图 5-2-1A),注射造影剂后可使肿瘤明显增强(图 5-2-1B)。但对内听道内或进入桥小脑角不超过 5mm 的肿瘤,即使增强 CT 亦常常漏诊。CT 气体脑池造影可提高诊断率,发现小听神经瘤。

MRI 是目前诊断听神经瘤最敏感、最有效的方法,目前使用增强 MRI 已能检出 1mm 以上的内听道内肿瘤。听神经瘤 MRI 的典型表现为:

(1) 肿瘤在 T_1WI 显示为略低信号或等信号(图 5-2-2A),T_2WI 上为高信号,当肿瘤内有囊变时在 T_1WI 上为更低信号,T_2WI 上信号更高。

(2) 肿瘤呈类圆形或半月形,以内听道为中心,与岩骨背面成锐角,紧贴内听道处可见肿瘤呈漏斗状伸出,尖端指向内听道底(图 5-2-2B)。

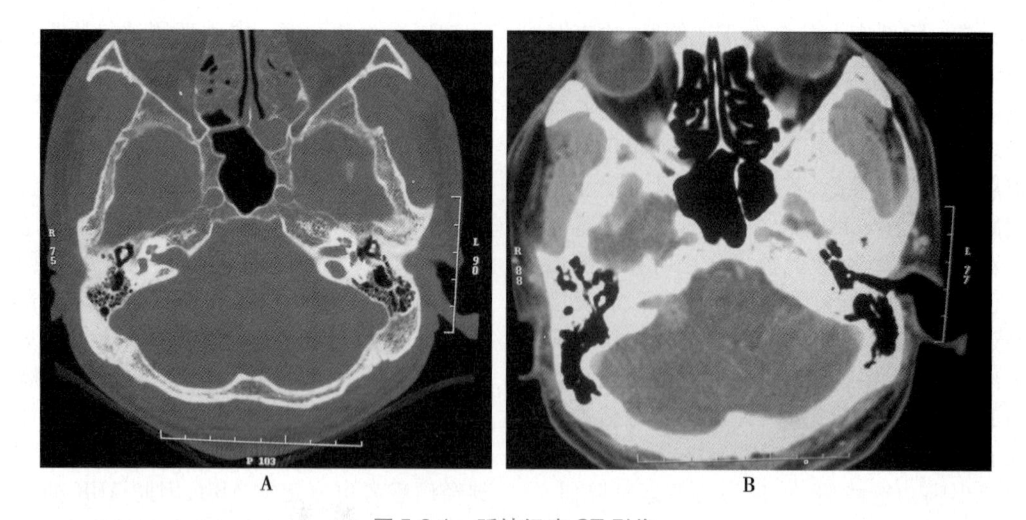

图 5-2-1 听神经瘤 CT 影像

A. 骨窗位显示右侧内听道有明显增宽和侵蚀；B. 注射造影剂后右侧内听道可见肿瘤明显增强

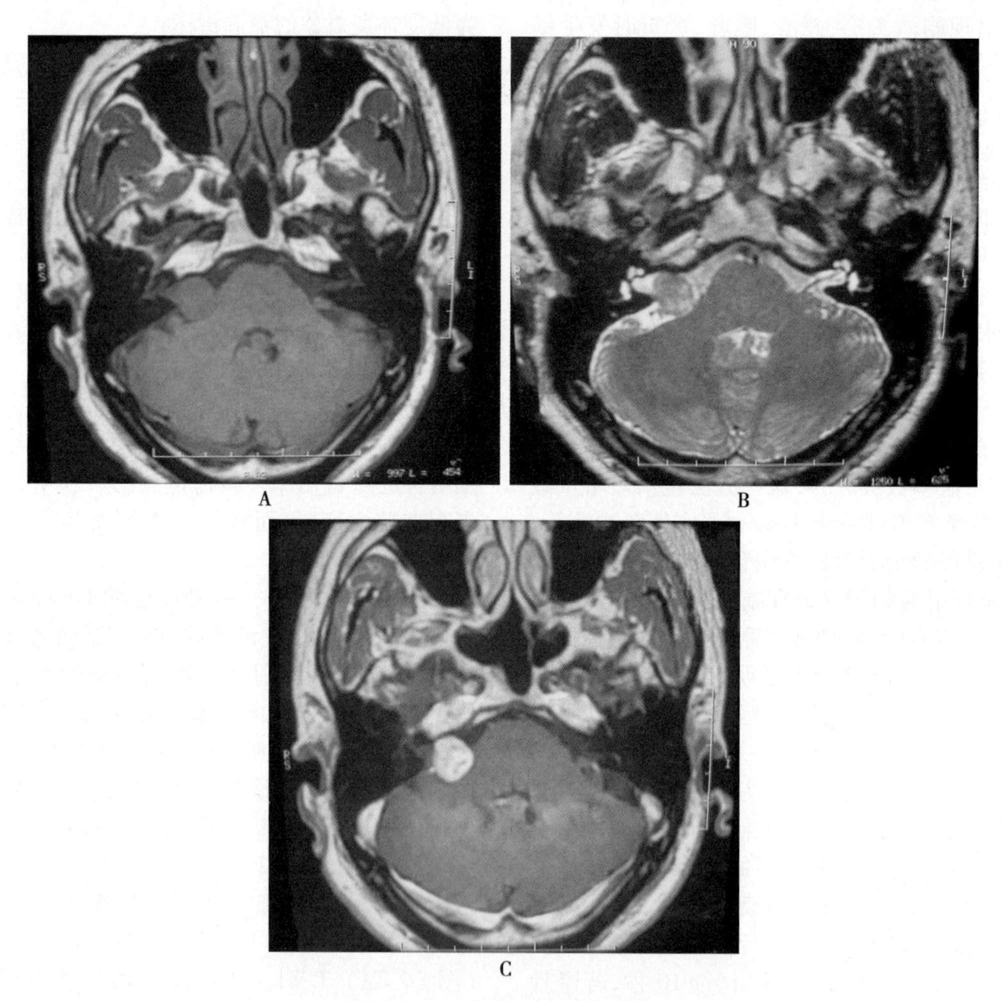

图 5-2-2 听神经瘤 MRI 影像

A. 肿瘤在 MRI T_1W 显示为略低信号或等信号，肿瘤内有囊变时在 T_1W 上为更低信号；B. MRI T_2W 上为高信号，当肿瘤内有囊变时在 T_2W 上信号更高；肿瘤呈类圆形或半月形，以内听道为中心，与岩骨背面成锐角，紧贴内听道处可见肿瘤呈漏斗状伸出，尖端指向内听道底；C. MRI T_1W 增强，注射 GD-DTPA 后肿瘤呈均匀、不均匀或环状强化

（3）注射GD-DTPA后肿瘤呈均匀、不均匀或环状强化，视肿瘤内部实质成分与囊性成分的比例及分布而异（图5-2-2C）。

鉴别诊断应注意与面神经瘤、脑膜瘤、先天性胆脂瘤、蛛网膜囊肿、桥小脑角胶质瘤、前庭神经炎、突发性聋、梅尼埃病及其他常见的内耳疾病鉴别。

5. 治疗

（1）听神经瘤的治疗目标：经过近40年来耳神经外科学家的不懈努力，听神经瘤手术成功率已大为提高，手术目标从早期的追求降低死亡率到现代的追求功能保存。现代听神经瘤手术应能达到下列要求：

1）安全地全切除肿瘤：全切率>99%，死亡率<1%。

2）无严重神经系统后遗症，如术后昏迷、偏瘫、延髓性麻痹等。

3）面神经功能保存率在小听神经瘤>95%、大听神经瘤>60%。

4）对有实用听力者争取保存听力。1995年美国耳鼻咽喉-头颈外科协会（AAO-HNS）发表了听神经瘤的听力分级标准（表5-2-1），目前被广泛应用于听神经瘤术前和术后听力的评判。通常认为实用听力是指纯音听阈≤50dB、言语识别率≥50%，即Class A+B。

表5-2-1 AAO-HNS听力评估分级

听力分级	听力情况	评估指标
A级	听力良好	PTA≤30dB，SDS≥70%
B级	有实用听力	PTA≤50dB，SDS≥50%
C级	有可测听力	PTA>50dB，SDS≥50%
D级	无可测听力	SDS<50%

注：PTA：纯音听阈；SDS：言语识别率

（2）听神经瘤的治疗策略

1）手术切除：为目前公认的首选治疗方法。

2）随访观察（wait and scan）：适用于年龄大于60岁的内听道内听神经瘤，且有条件接受定期MRI检查者，观察的第1年需每半年进行一次MRI检查，以后可改为每年一次，若有肿瘤明显增长，则立即行手术治疗。

3）立体定向放射治疗：适用于有外科手术禁忌证、并且肿瘤小于2cm者。

二、颈静脉球体瘤

Guild于1941年在颈静脉球顶和中耳鼓岬发现一种血管性结构，并命名为血管球体（glomus body）。颈静脉球体瘤（glomus jugular tumor）首先于1945年由Rossenwasser报道，当时命名为颈动脉体样瘤，以后又陆续有许多类似报道，但命名不统一，有鼓室瘤、非嗜铬性副神经节瘤、化学感受器瘤以及血管球细胞瘤等，后来Winship将之改名为颈静脉球体瘤，并使这一名称被普遍接受。现代研究证实该肿瘤发生于副神经节，故应命名为副神经节瘤（paraganglioma）。但由于习惯原因，颈静脉球体瘤这一名称仍在普遍使用。

（一）流行病学

颈静脉球体瘤的发病率较低，Lack等统计60万人次中，头颈部球体瘤69例，其中颈静脉球体瘤仅8例，发病率为0.012%。但颈静脉球体瘤是原发于中耳的最常见肿瘤，也是累及颈静脉孔的最常见病理类型。本病以女性多见，男女之比约为1∶6，可见于各年龄层，但高发于50～60岁。发病年龄越小，肿瘤发展越快，越容易具有多病灶性和血管活性物质分泌性的特点。约5%的患者可有多部位肿瘤，但若患者有家族发病史，则此比例可达50%。

（二）肿瘤生物学

颞骨副神经节在组织学染色上缺乏对铬盐的亲和性，在神经内分泌系统中没有确切的作用，因此也被称为非嗜铬性副神经节。成人颞骨通常仅有2～3个副神经节，但有时也会有更多。多数颞骨副神经节位于颈静脉窝的前外侧区和中耳内，因此起源于副神经节的肿瘤也主要发生于这两个部位，起源于中耳内者称为鼓室球体瘤，起源于颈静脉窝者称为颈静脉球体瘤。虽然副神经节瘤具有含儿茶酚胺的神经分泌颗粒，但真正分泌去甲肾上腺素的肿瘤只占1%～3%，其中颈静脉球体瘤分泌的比例高于鼓室球体瘤。对颞骨副神经节瘤是否需要筛查以了解其功能情况尚有争议，但若患者具有面部潮红、经常腹泻、心悸、头痛、难控制性高血压、过度出汗的病史，应对其检查血清儿茶酚胺以及24小时尿香草扁桃酸和去甲肾上腺素水平。

（三）临床表现

颈静脉球体瘤的临床表现与肿瘤范围以及血管化程度密切有关。肿瘤通常生长缓慢，从出现首发症状到最后确诊可达十余年。鼓室球体瘤起源于鼓岬表面，肿瘤沿低阻力方向生长，首先充满中耳腔并包绕听骨链，出现传导性听力下降和搏动性耳鸣。肿瘤早期可见鼓膜完整，但呈深红色或蓝色，逐渐向外隆起。以鼓气耳镜向外耳道加压使鼓膜与肿瘤相贴，可见肿物搏动，与脉搏跳动一致。

进一步加压，肿瘤受压颜色转白而停止搏动，即Brown征。肿瘤可穿破鼓膜而突入外耳道，出现血性或脓血性分泌物，耳道内检查可见出血性新生物，触之易出血。肿瘤继续生长可进入面隐窝、面神经后气房以及通过鼓窦入口进入乳突，此时因面神经骨管受侵犯而出现周围性面瘫。肿瘤向前生长可进入咽鼓管，向下生长进入下鼓室，侵入颈静脉球窝，此时与原发于颈静脉球窝的颈静脉球体瘤难以鉴别，并可出现后组脑神经症状。肿瘤也可通过前庭窗或圆窗进入内耳，出现感音神经性听力下降，但这种情况较少见。

原发于颈静脉球窝的颈静脉球体瘤通常在出现症状时肿瘤已相当大。肿瘤压迫颈静脉球窝的神经血管结构并沿颅底扩展，侵犯舌下神经管时可出现吞咽困难、声嘶、误吸和构音障碍等。肿瘤向上、向前破坏颈静脉球窝可暴露颈内动脉管并进入中耳，产生传导性听力下降和搏动性耳鸣。肿瘤侵入咽鼓管并沿管周气房或颈内动脉管生长可进入岩尖、海绵窦和颅中窝，出现面部麻木等症状。肿瘤沿颅底或迷路下气房生长可进入颅后窝，压迫小脑和脑干，可出现共济失调和走路不稳。晚期肿瘤侵入颅内广泛，则出现颅内压增高症状，甚至脑疝而死亡。

（四）颈静脉球体瘤的分型

1962年Alford和Guild首次将颈静脉球体瘤分为两型，起源并局限于中耳的称鼓室球体瘤，累及中耳和颈静脉球两处的称为颈静脉球体瘤。随着医学影像学和颅底手术技术的发展，对颈静脉球体瘤有了进一步的认识，Fisch于1978年（表5-2-2），Glasscock和Jackson分别于1981年提出各自的分型法（表5-2-3）。

Fisch分型中的C型又可分为四型：C_1型，肿瘤侵及颈内静脉孔上、颈内动脉管开口；C_2型，肿瘤侵及颈内动脉垂直段、锥曲段；C_3型，肿瘤侵及颈内动脉水平段；C_4型，肿瘤经破裂孔进入颅内侵及海绵窦（图5-2-3）。这两种分型法描述了肿瘤的范围及颞骨、颞下窝、颅内的侵犯程度，目前被广泛采用。

表5-2-2　颈静脉球体瘤Fisch分型法

分型	范　围
A型	肿瘤局限于中耳腔（鼓室球体瘤）
B型	肿瘤局限于鼓室乳突区域，无迷路下骨破坏
C型	肿瘤侵犯迷路下，扩展到岩尖部，并破坏该处骨质
D_1型	肿瘤侵入颅内，直径小于2cm
D_2型	肿瘤侵入颅内，直径大于2cm

表5-2-3　颈静脉球体瘤Glasscock-Jackson分型法

分型	范　围
鼓室体瘤Ⅰ型	肿瘤局限于鼓岬表面
鼓室体瘤Ⅱ型	肿瘤完全充满中耳腔
鼓室体瘤Ⅲ型	肿瘤充满中耳腔，扩展至乳突
鼓室体瘤Ⅳ型	肿瘤充满中耳腔，扩展至乳突或穿透鼓膜至外耳道，或向前发展累及颈内动脉
颈静脉球瘤Ⅰ型	肿瘤小，限于颈静脉球、中耳和乳突
颈静脉球瘤Ⅱ型	肿瘤侵犯至内听道下方，可有颅内侵犯
颈静脉球瘤Ⅲ型	肿瘤侵犯岩尖部，可有颅内侵犯
颈静脉球瘤Ⅳ型	肿瘤超出岩尖至斜坡或颞下窝，可有颅内侵犯

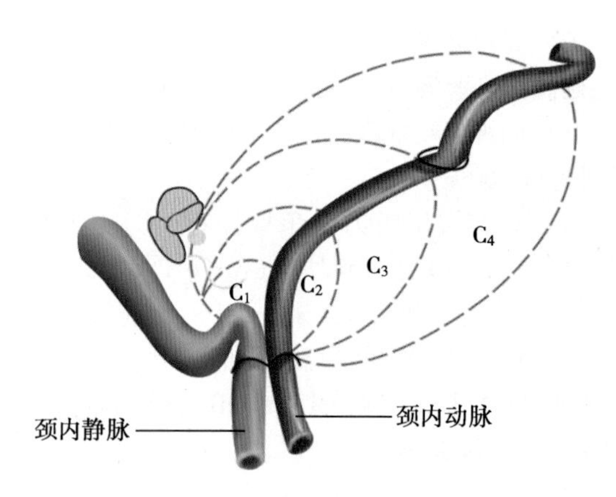

图5-2-3　颈静脉球瘤Fisch分型

C_1型肿瘤侵及颈内静脉孔上、颈内动脉管开口；C_2型肿瘤侵及颈内动脉垂直段、锥曲段；C_3型肿瘤侵及颈内动脉水平段；C_4型肿瘤经破裂孔进入颅内侵及海绵窦

（五）颈静脉球体瘤的诊断和鉴别诊断

详细的病史、典型的症状和体征是诊断的重要依据。体格检查时应进行彻底的耳科学、耳神经学和神经系统检查。现代影像学则为诊断提供最重要的依据。

对怀疑有颈静脉球体瘤的患者，应常规行颞骨薄层CT，可清楚显示颞骨破坏范围（图5-2-4），典型特征为“虫咬状”改变。

若颈静脉球窝和下鼓室之间骨性分隔完整，CT可分辨肿瘤源自颈静脉球窝抑或中耳。若此骨性分隔已被破坏，则难以区分肿瘤来源。MRI更易显示肿瘤与周围软组织关系，能明确肿瘤向颅内侵犯的范围。颈静脉球体瘤在MRI上有特征性的信号，具有诊断价值，即肿瘤内出现血管流空现象，称为

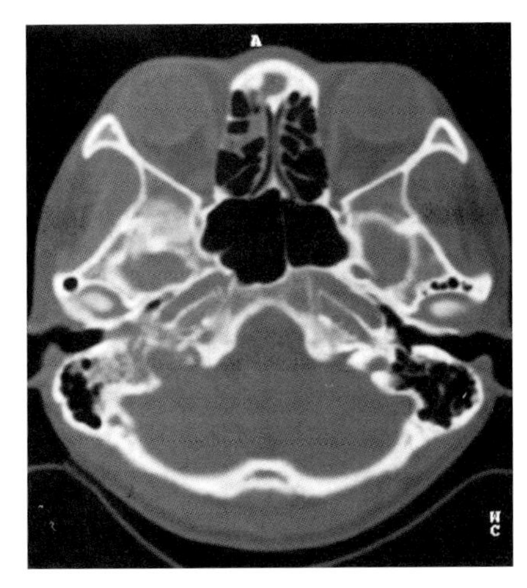

图 5-2-4 颞骨破坏“虫咬状”
颈静脉球窝和下鼓室之间的骨性分隔已被破坏，难以区分肿瘤的来源

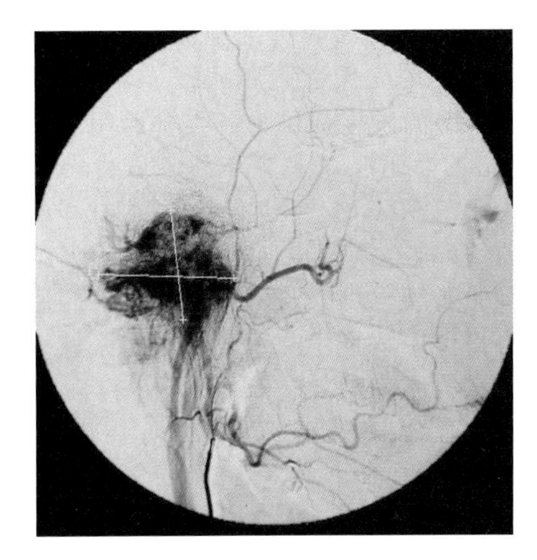

图 5-2-6 颈静脉球瘤 DSA
显示右颈静脉孔高血运肿瘤，供血动脉来自右侧咽升动脉，上颌动脉小分支参与供血

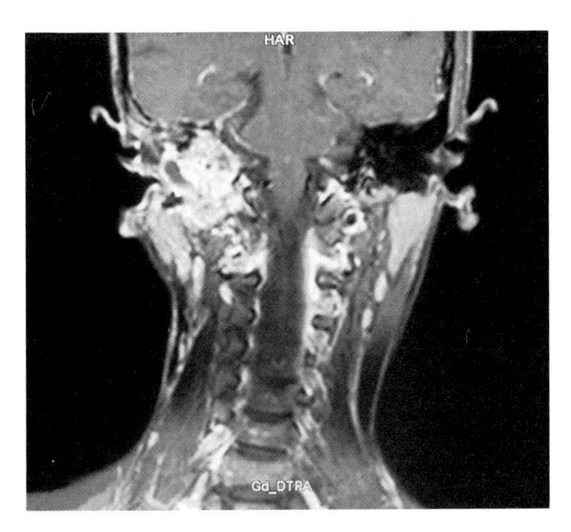

图 5-2-5 颈静脉球瘤 MRI“胡椒盐征”
MRI 上有特征性的信号，肿瘤内出现血管流空现象

“胡椒盐征”(图 5-2-5)。

对大型肿瘤应术前行 Matas 试验、数字减影血管造影(DSA)(图 5-2-6)、球囊阻塞检查，以了解肿瘤的供血情况和大血管受累程度，以及颅内血管侧支循环情况，但宜与术前栓塞同时进行。

鼓室球体瘤应与特发性血鼓室、中耳胆固醇肉芽肿、中耳炎性息肉或肉芽、异位颈内动脉、高位颈静脉球及中耳癌相鉴别；颈静脉球体瘤需与颈静脉孔区的其他良、恶性肿瘤鉴别，如颅底脑膜瘤、后组脑神经纤维瘤或鞘膜瘤、颈动脉体瘤、先天性鼓室底壁缺损、鼻咽癌、转移性肿瘤、脊索瘤、颞骨的巨细胞瘤、母细胞瘤、横纹肌肉瘤等。

（六）颈静脉球体瘤的治疗

应根据病变范围结合患者的年龄、健康状况、术后生活质量等因素综合考虑治疗方法，主要方法有手术、观察和放射治疗等。

颈静脉球体瘤的首选方法为彻底手术切除。局限于鼓岬的小肿瘤可经耳道或下鼓室径路切除。充满中耳或侵犯乳突的肿瘤可经扩大的面隐窝径路切除。中、大型肿瘤应在术前 1 ~ 3 天行 DSA，同时行肿瘤血管栓塞，以减少术中出血、缩短手术时间、减少术后并发症。若术中有损伤颈内动脉可能，则应行血管内球囊阻塞试验等，以便评估脑侧支循环情况。中等大小肿瘤可采取经乳突、颈部联合径路暴露颈静脉球和颈静脉孔。大型肿瘤则需采用经典的经颞下窝径路，术中有移位面神经可能。对侵犯岩尖的肿瘤需采用颞骨和颞下窝联合径路，术中切除部分或全部迷路。颅内侵犯 2cm 以上者，需采用耳神经外科和神经外科联合径路切除。术后脑神经麻痹症状并不少见，常需要采取补救措施来改善吞咽困难、呛咳、误咽和声嘶等。

研究表明放射治疗对颈静脉球体瘤并无杀伤作用，只能使神经血管纤维化。放射治疗既不能减缓肿瘤向周围血管、神经的侵犯，也不能减轻脑神经麻痹。放射治疗后手术并发症更多。因此大多数作者主张对颈静脉球体瘤积极手术切除，尤其是年轻患者；对年老患者且肿瘤未危及重要神经功能者，可采取观察并定期行 MRI 检查，或采取姑息性放射治疗。

三、岩尖胆脂瘤和桥小脑角胆脂瘤

岩尖胆脂瘤可分为先天性胆脂瘤和后天性胆脂瘤，先天性胆脂瘤少见，起源于与形成原始

脊索相同的外胚层胚胎细胞的残留，亦有发生于中耳乳突的先天性胆脂瘤侵入岩骨而形成。膝状神经节的发生部位为各类胚胎组织交替衔接处，先天性胆脂瘤多源于此。岩骨内胆脂瘤沿岩骨内气房发展，可以侵蚀构成内耳的骨迷路骨质、面神经管及内听道骨壁。桥小脑角的先天性胆脂瘤也可累及颞骨。后天性胆脂瘤大多来自慢性中耳炎。由于岩骨对扩张性改变反应不敏感，病变潜伏在岩尖部可达多年，后天性者也仅有耳漏、耳聋等中耳炎常见症状，所以早期不易诊断，直到出现第Ⅶ、Ⅷ对脑神经损害的体征时才引起警觉。临床症状以耳聋和渐进性面瘫为主要特点，由于病变侵犯耳蜗及蜗神经，耳聋多为感音神经性聋或蜗后性聋，如果有中耳、内耳同时损害，也可为混合性聋。

桥小脑角是颅内胆脂瘤最常见的部位，常以三叉神经痛起病(70%)，往往有患侧耳鸣、耳聋，晚期出现桥小脑角综合征。检查可发现第Ⅴ、Ⅶ和Ⅷ对脑神经功能障碍，面部感觉减退、面肌力弱、听力下降和共济失调。

CT是胆脂瘤最好的检查方法，有助于了解病变的范围和重要结构的破坏情况，其影像为低密度影。MRI T_1加权像上显示为边界锐利的低信号，不增强，T_2加权像为高信号。岩尖胆脂瘤和桥小脑角胆脂瘤应与相应部位的好发肿瘤相鉴别。

四、脑膜瘤

这里仅介绍桥小脑角脑膜瘤(cerebellopontine angle meningioma)，因其易与听神经瘤混淆。脑膜瘤起源于脑膜及脑膜间隙，大部分来自蛛网膜细胞。

脑膜瘤的人群发病率为2/10万。脑膜瘤是桥小脑角区第二常见的肿瘤，占6%～8%。近年来随着CT和MRI技术的发展和普及，脑膜瘤的发病率明显增高，尤其在中老年患者。女性多于男性，比例约为2∶1。

根据肿瘤发生位置不同，桥小脑角脑膜瘤以第Ⅴ、Ⅶ、Ⅷ对脑神经损害和小脑功能障碍最常见，肿瘤较大时可合并颅内压增高。听神经损害最多见，90%以上患者有听力障碍和早期耳鸣。眩晕比较少见。面神经损害时可出现面肌抽搐或轻度面瘫。三叉神经损害可出现面部麻木、感觉减退、角膜反射消失、颞肌萎缩等。小脑受压出现走路不稳，粗大水平眼震及共济失调。

桥小脑角脑膜瘤应与听神经瘤鉴别：

(1) 脑膜瘤女性较多，听神经瘤多见于男性。

(2) 脑膜瘤引起前庭功能障碍少见，而对三叉神经和面神经的影响多于听神经瘤。

(3) 影像学：①脑膜瘤多数呈半月形，听神经大多为圆形；②肿瘤与岩骨间的夹角：脑膜瘤多呈钝角，听神经瘤多为锐角；③内听道扩大：为听神经瘤的特征性征象；④钙化：脑膜瘤钙化发生率为25%，有钙化的肿瘤强烈提示脑膜瘤。

手术切除是脑膜瘤最有效的治疗方法。

五、斜坡脊索瘤

脊索瘤(chordoma)起源于胚胎脊索结构的残余组织。胚胎3个月时脊索开始退化，仅椎间盘的髓核为残余的脊索组织，沿神经轴的任何部位脊索组织残留即可发展为脊索瘤。发病的高峰年龄为30～40岁。脊索瘤为良性肿瘤，生长缓慢，病程较长。斜坡脊索瘤最主要的症状是头痛、视力障碍、鼻塞和颈痛。双侧展神经损害为其特征。如肿瘤向桥小脑角发展，则出现听力下降、耳鸣、眩晕。起源于鼻咽近处的脊索瘤，常突到鼻咽部或侵及鼻窦，引起鼻塞、头痛、血或脓性分泌物，鼻咽症状常于神经受累之前出现，应予警惕。CT上表现为病灶部位骨质破坏，多伴有肿瘤局灶性钙化，MRI表现为T_2高信号的占位，而在T_1加权像上则表现为低信号到等信号不等，强化明显。根据长期头痛，多组脑神经损害，特殊的影像学表现，可基本诊断脊索瘤。如有鼻咽部新生物，活检可明确诊断。脊索瘤应与鼻咽癌鉴别。在治疗上，一般主张手术和放射治疗，但疗效不佳。脊索瘤预后不良，5年生存率为30%～50%。

第二节 听神经瘤手术

听神经瘤的手术径路主要有经迷路径路或扩大迷路径路、经颅中窝径路、经乙状窦后径路(或传统的枕下径路)、经耳囊径路以及各种联合径路(迷路-乙状窦后、迷路-小脑幕径路)，联合径路由于创伤大，目前已很少应用。各种径路的选择主要根据肿瘤位置、大小、术前听力情况、患者年龄及一般状况等。目前，国内外的耳神经外科中心在听神经瘤术中均已常规应用面神经监护，一些单位在保留听力的手术中也尝试应用听神经监护。

一、经迷路径路或扩大迷路径路

经迷路径路(translabyrinthine approach)是指在

乙状窦前、颅中窝硬脑膜下方、颈静脉球上方以及面神经垂直段后方的范围内，通过充分磨除颞骨骨质到达内听道及桥小脑角，暴露肿瘤，进行肿瘤摘除。经迷路径路的手术切口（图5-2-7），为距耳廓后沟2cm的弧形切口。

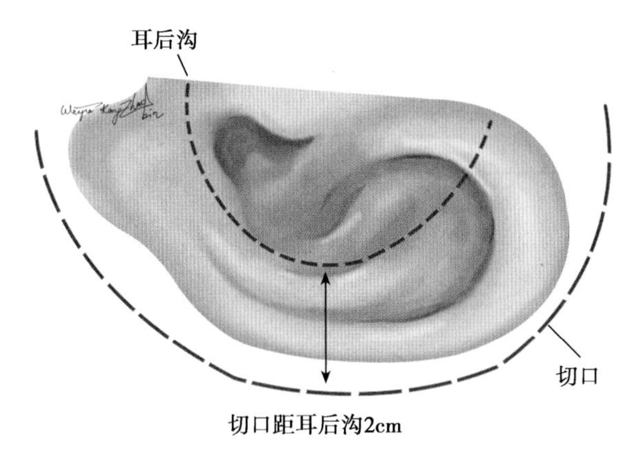

图5-2-7　经迷路径路手术切口

做带在前的肌骨膜瓣，暴露乳突。乳突轮廓化，乙状窦轮廓化，暴露乙状窦后方硬脑膜1cm以上，以使乙状窦能充分移位（图5-2-8）。

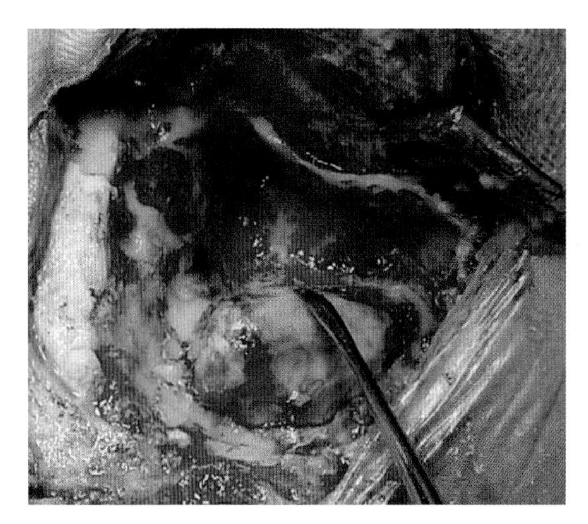

图5-2-8　乳突轮廓化
暴露乙状窦后方硬脑膜1cm以上，以使乙状窦能充分移位

保留乙状窦表面的骨岛，使乙状窦能够浮动。暴露并切除水平、上、后半规管，暴露颈静脉球（图5-2-9）。遇颈静脉球高位，骨钻磨到此处时常有出血，用骨蜡和Surgicel的混合物止血并下压颈静脉球。

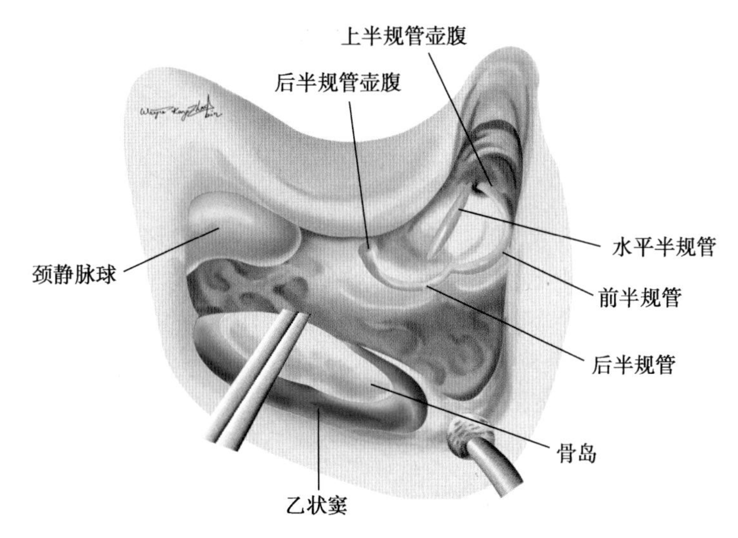

图5-2-9　浮动乙状窦，暴露并切除水平、上、后半规管，暴露颈静脉球

沿乙状窦下方的硬脑膜继续向内、向前磨颞骨岩部骨质，开放耳蜗导水管，此时有脑脊液涌出，可降低颅内压。磨除内听道后壁的骨质，暴露内听道，切开硬脑膜（图5-2-10）。

暴露内听道内及桥小脑角处肿瘤，先用面神经刺激仪的探头确定面神经的位置，然后在桥小脑角囊内切除肿瘤，继而逐步小块切除肿瘤囊壁，最后切除内听道底的肿瘤（图5-2-11）。

用骨蜡封闭上鼓室及鼓窦。硬脑膜缝合数针，余部的缺口用腹部脂肪填塞、关闭（图5-2-12）。

扩大迷路径路尚需进行下列操作：①暴露乙状窦后方硬脑膜1cm以上，以便乙状窦能充分移位；②充分暴露颅中窝硬脑膜，窦脑膜角骨质应全部切除，暴露岩上窦；③常规暴露颈静脉球，术中可根据情况用骨蜡和止血纱布将颈静脉球压低；④开放耳蜗导水管，放出脑脊液；⑤内听道周围骨质应作270°切除。

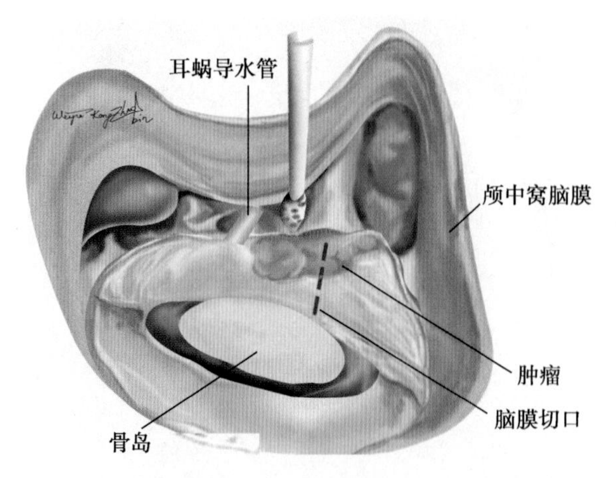

图 5-2-10 暴露内听道，打开耳蜗导水管，切开脑膜

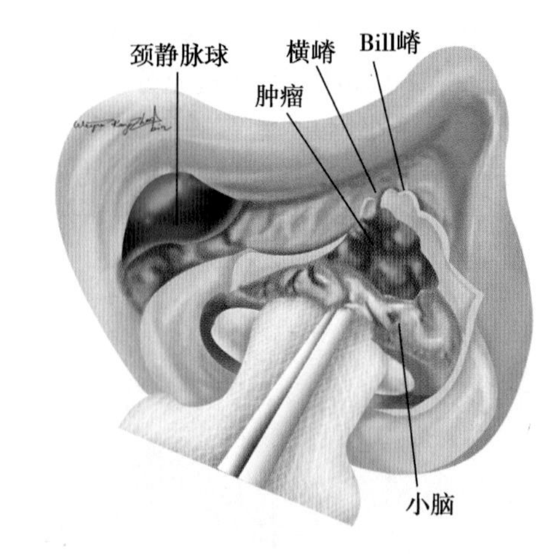

图 5-2-11 暴露内听道内及桥小脑角处肿瘤并切除

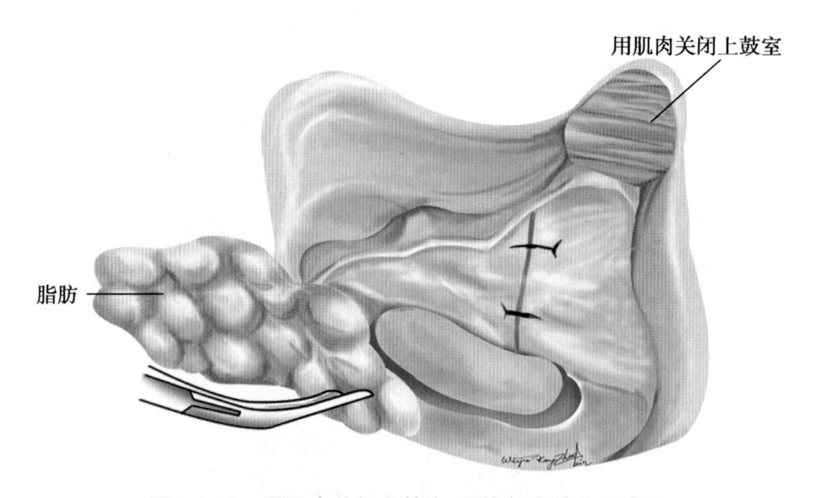

图 5-2-12 用肌肉关闭上鼓室，取腹部脂肪关闭术腔

经迷路径路适用于任何大小、不考虑保存听力的肿瘤，手术创伤小、安全性高、面神经容易保存，对术中发生面神经中断者进行面神经吻合非常方便。以往认为迷路径路仅适合中小听神经瘤，多年的临床实践证实此观点是不正确的，迷路径路能安全地全切除任何大小的肿瘤，而且越是大肿瘤越应通过迷路径路进行手术，而小肿瘤同时又有实用听力者应考虑其他径路。

二、经颅中窝径路

此径路的优点是有可能保存听力，适用于术前有实用听力、肿瘤主要局限在内听道内或突入桥小脑角不超过 1cm 的肿瘤。

在颞部开窗暴露颅中窝底（图 5-2-13），抬起颞叶，暴露颞骨上表面。

在颞骨岩部上表面根据解剖标志定位内听道（图 5-2-14）。Fisch 的方法：上半规管垂直于岩上窦、位于弓状隆起下，利用上半规管定位内听道。用磨钻磨去弓状隆起直到膜性半规管的蓝线显露。一旦上半规管的轴线被确定，内听道的轴线与之成 60°角。House 的方法：从膝状神经节寻找面神经。

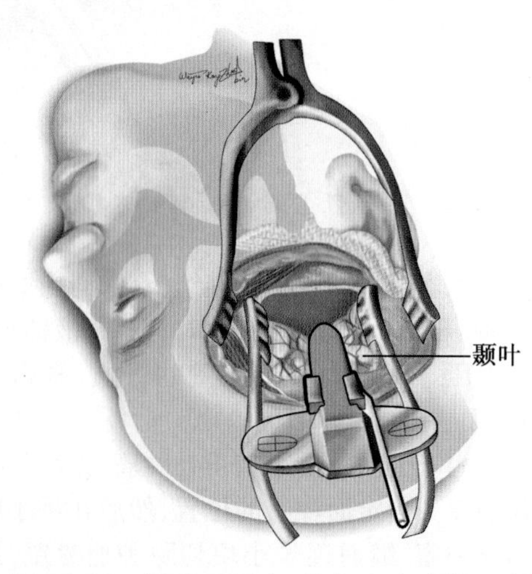

图 5-2-13 颞部开骨窗，抬起颞叶，暴露颞骨上表面

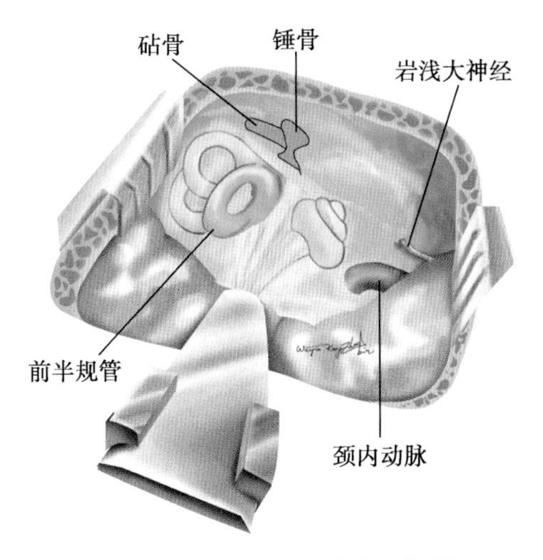

图 5-2-14 颞骨内结构表面投影

先辨认岩浅大神经,沿之暴露膝状神经节,然后暴露迷路段面神经(耳蜗与之相距 1mm)至内听道,可以看到 Bill 嵴(分开面神经和前庭上神经的骨结构)。

打开内听道上壁,暴露肿瘤,在面、听神经监护下进行肿瘤摘除,保留面神经及蜗神经(图 5-2-15)。

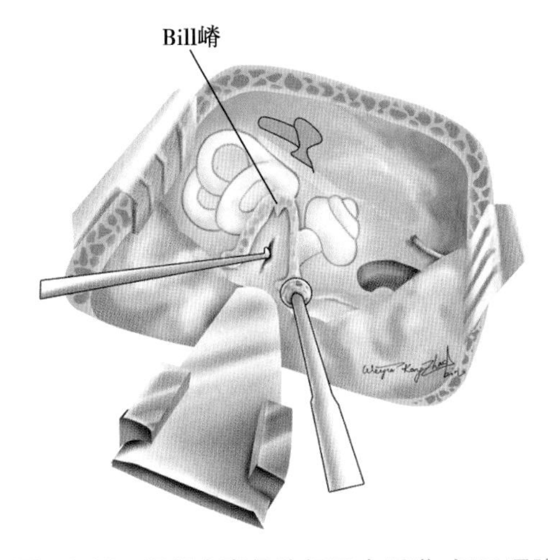

图 5-2-15 经颅中窝径路打开内听道,切开硬脑膜,暴露肿瘤并切除

三、经乙状窦后径路

乙状窦后径路示意图(图 5-2-16)。

在乙状窦后方开骨窗,暴露小脑(图 5-2-17)。

进入桥小脑角暴露肿瘤(图 5-2-18)。

磨除内听道后唇,注意避免损伤后半规管,在面、听神经监护下进行肿瘤摘除,保留面神经及蜗神经(图 5-2-19)。

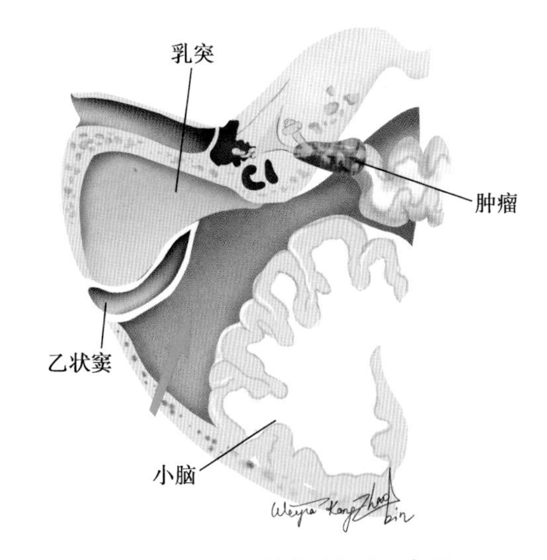

图 5-2-16 乙状窦后径路示意图

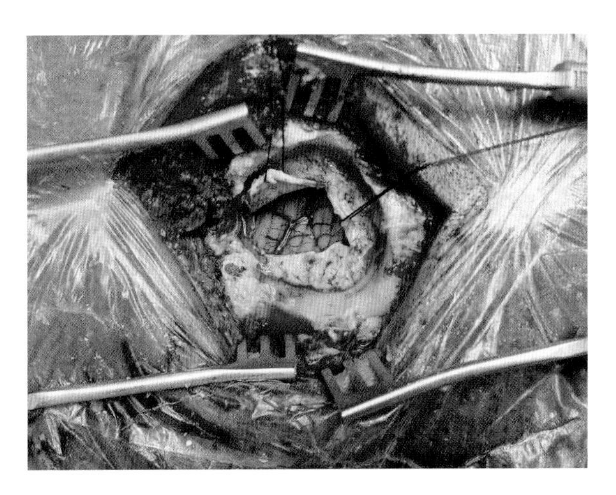

图 5-2-17 在乙状窦后方开骨窗,暴露小脑

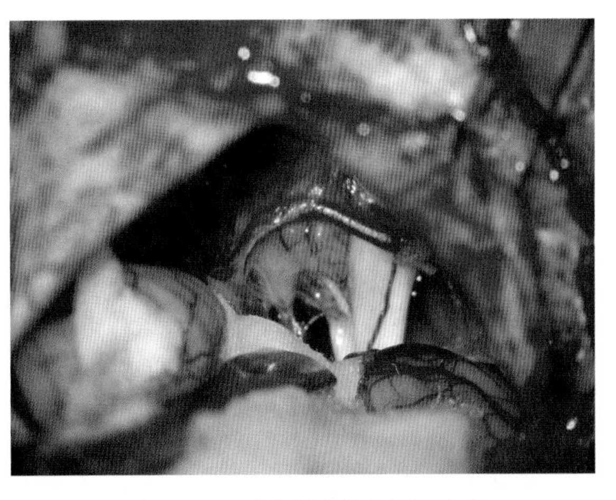

图 5-2-18 进入桥小脑角暴露肿瘤

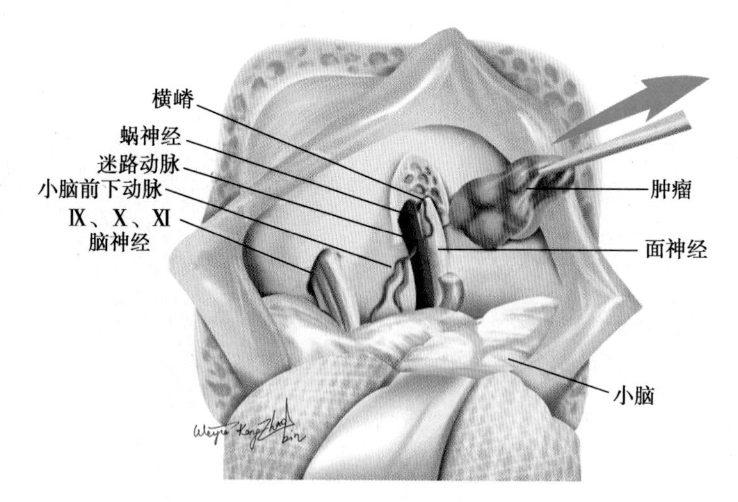

图 5-2-19 经乙状窦后径路打开内听道,切除肿瘤

此径路的优点是有可能保存听力,适用于术前有实用听力、肿瘤未达内听道外侧部分、在桥小脑角中伸展不超过2cm者。

四、联合径路(迷路-乙状窦后、迷路-小脑幕径路)

联合径路是指在迷路径路的基础上,将乙状窦后方硬脑膜或小脑幕打开进入颅内,扩大视野以切除大型听神经瘤。但此径路创伤大,一般不宜采用。

五、听神经瘤术中面、听神经监护

侧颅底区域解剖结构复杂,有脑神经、重要血管及脑组织等重要结构。现代耳神经和侧颅底外科的手术目的已从过去单纯切除肿瘤、保全患者生命,发展到了目前微创、保留脑神经功能和重视术后生活质量。脑神经诱发电位的监测技术发展很快,目前除第Ⅰ对脑神经不能监测外,其余均可在术中通过观察诱发电位监测其功能。术中诱发电位监测技术为手术医师及时了解术中神经功能状况提供了极有价值的信息,使手术更加精细、准确和安全。通过对诱发电位的分析评价,还可预测术后神经功能。

目前,脑神经术中监护在耳神经外科应用最多的是面神经监护,广泛地应用于颞骨胆脂瘤、听神经瘤、颈静脉球体瘤等耳科和侧颅底疾病手术中。面神经术中监护(monitoring of facial nerve)的实质是给面神经以电流刺激,在其支配的肌肉记录诱发肌电图(EMG),为手术医师提供即时信息。EMG对麻醉剂作用不敏感,信号较大,易于监护,但神经阻滞剂的用量会影响肌电图的信号,因此需限制肌松剂用量。听神经瘤手术时,麻醉插管完成后,停用肌松剂,电极刺入面部皮下,记录电极的位置为患侧的额肌、眼轮匝肌、口轮匝肌,参考电极在对侧口轮匝肌,接地电极在胸骨上窝附近,刺激电极在锁骨附近。一般在做手术的径路时,刺激电流的幅度为0.5mA,如电钻触碰到面神经,面神经刺激仪会发出警报。用探头辅助确定桥小脑角和内听道内的面神经位置、分离面神经表面的肿瘤,可根据需要增减刺激电流的幅度。手术结束时,用不同幅度的电流刺激面神经,记录EMG的反应幅度,可以预测术后面神经功能。

在保留听力的听神经瘤手术中,可以应用听觉监护,主要目的是为了实时监测听觉通路的状态,最大限度保留术后听力。目前多采用听觉脑干反应(ABR)和蜗神经动作电位(CNAP)。采用插入式耳机给声,短声、交替波刺激。ABR的记录电极置于额顶,参考电极置于同侧耳垂,接地电极置于胸锁关节处。CNAP的记录电极直接置入颅内,参考电极和接地电极与ABR共用。术中监测ABR的Ⅴ波潜伏期和波幅,以及CNAP的N1潜伏期和波幅。研究认为,手术结束时ABR的Ⅴ波潜伏期延长小于1.0ms,术后听阈下降小于10dB。

第三节 颈静脉球体瘤手术

Fisch(1978年)创立的颞下窝径路可广泛暴露侧颅底的神经血管区和其他各区,是大型颈静脉球体瘤的经典手术径路。下面主要介绍Fisch颞下窝A型径路。

Fisch颞下窝径路的手术切口为颞颈联合切口(图5-2-20)。

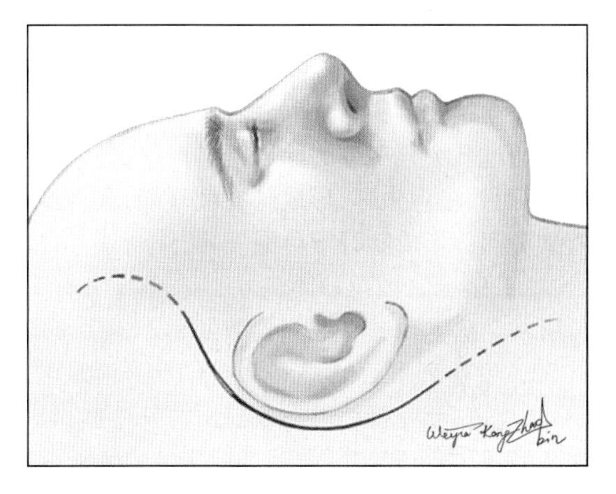

图 5-2-20 颈静脉球体瘤手术切口(Fisch A 型径路)

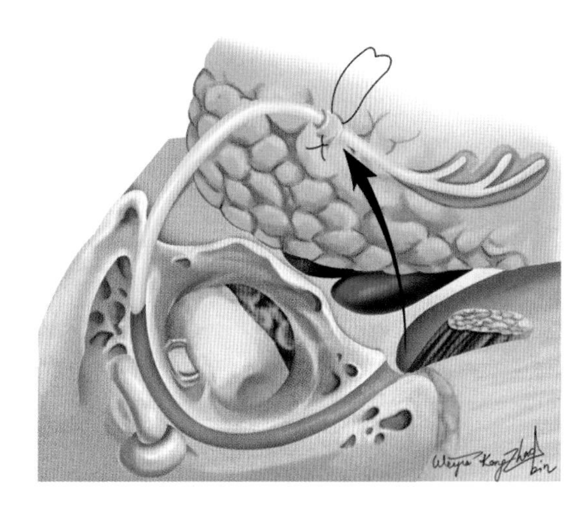

图 5-2-22 面神经向前移位、固定于腮腺

沿皮下将皮瓣翻起，显露颈上区、腮区和颞肌。做蒂在前的肌骨膜瓣，切断外耳道，耳道断端缝合成盲袋，将骨膜瓣翻向内，覆盖盲袋内侧面(图 5-2-21)。

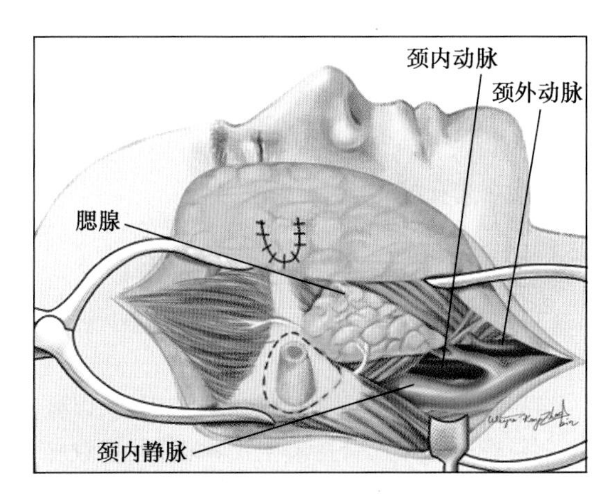

图 5-2-21 封闭外耳道口，乳突轮廓化，暴露腮腺、颈内静脉、颈内动脉、颈外动脉、第Ⅸ～Ⅻ对脑神经，环绕耳部的虚线处为手术区域

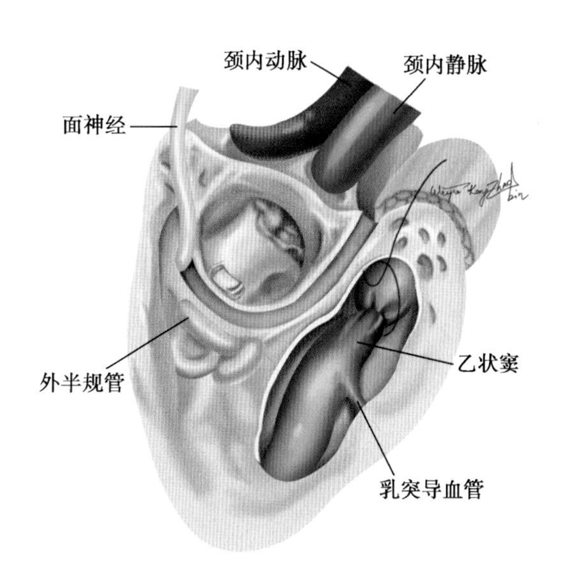

图 5-2-23 在乳突导血管下方结扎乙状窦

在茎乳孔下、腮腺后缘确认面神经主干。将胸锁乳突肌牵拉向后，在舌骨水平显露颈内、外动脉及第Ⅹ～Ⅻ对脑神经。切除外耳道骨性段皮肤，去除鼓膜、锤骨和砧骨，剪去足弓而保留镫骨足板。封闭咽鼓管。乳突轮廓化，面神经骨管轮廓化，从茎乳孔至膝状神经节将面神经从骨管内游离。将面神经向前移位，茎乳孔段的面神经固定于腮腺组织上(图 5-2-22)。

磨去乙状窦骨板及乳突尖，将乙状窦暴露至颈静脉球附近。在乙状窦前后 1～2mm 切开硬脑膜，用动脉引线钩从乙状窦深面穿引双股丝线，结扎乙状窦(图 5-2-23)。

磨去颈静脉孔外侧的骨质，暴露颈静脉球，使乙状窦至颈静脉球之前无骨质阻挡，充分暴露肿瘤(图 5-2-24)。

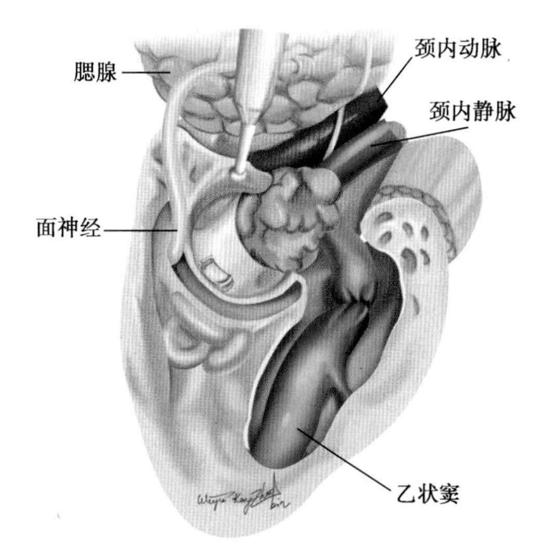

图 5-2-24 暴露、分离颈内动脉和颈内静脉至颅底

剥离肿瘤之前，先结扎颈外动脉，以降低肿瘤血供、减少出血。切开乙状窦壁，摘除窦内的肿瘤，并从颈内动脉外膜层或颈动脉管的骨膜、迷路骨壁等处分离肿瘤（图 5-2-25）。第Ⅹ～Ⅻ对脑神经在颈内动静脉间下行。

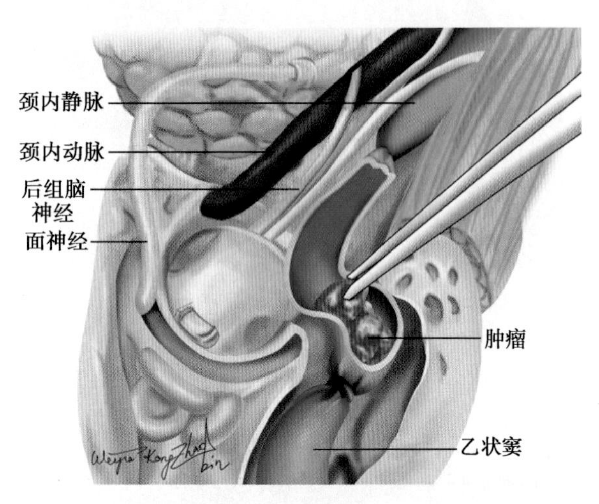

图 5-2-25 切除肿瘤，保留颈静脉球的内侧壁，保留进入颈静脉孔的后组脑神经，填塞岩下窦

将颞肌瓣与胸锁乳突肌的上端缝合，防止脑脊液漏（图 5-2-26）。

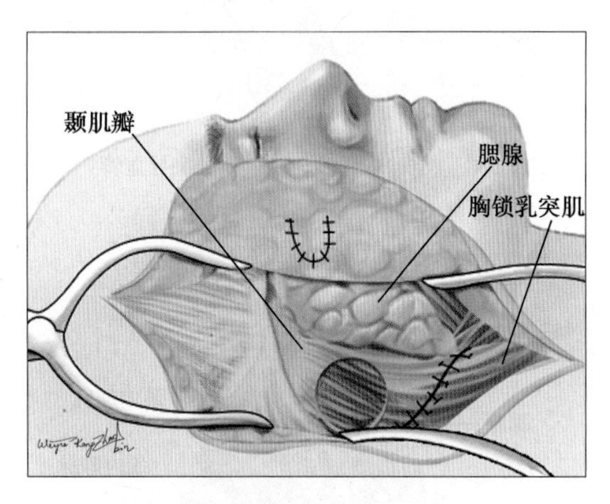

图 5-2-26 将颞肌瓣缝合于胸锁乳突肌上端，关闭伤口

第四节 侧颅底手术并发症及其防治

一、脑脊液漏

脑脊液漏（leak of cerebrospinal fluid）是颅底手术中最为常见的并发症，发生率大约为 10%，其中 1/3 伴发脑膜炎，常伴有低颅压性头痛、听力下降、颅内血肿、脑积水等。脑脊液漏根据其漏出位置可分为切口漏、鼻漏、耳漏，多见于切口愈合不佳，脑脊液直接通过硬脑膜切口和缝合各层从切口漏出，进一步通过乳突气房或磨除内听道后壁，进入岩尖气房，继而外渗到中耳，形成脑脊液耳漏，或再经咽鼓管到鼻咽部形成脑脊液鼻漏。

（一）临床表现及诊断

听神经瘤术后脑脊液漏多数发生于术后 1 周，另有 32% 发生于术后 10 天。单纯的脑脊液漏可出现伤口、耳道、鼻腔持续渗出或流出清亮液体，低颅压性头痛，听力下降，耳闷，咽部咸味。脑脊液漏有诱发脑膜炎的潜在可能，如出现头痛、恶心、呕吐、畏寒、脉速、体温升高、脑膜刺激征阳性和颈项强直，则应引起警觉。

脑脊液漏的诊断首先是确定漏出液的性质。脑脊液含糖量高，可用尿糖试纸测定。糖和 β_2转铁蛋白的存在可以鉴别脑脊液和其他液体。

（二）治疗

1. 非手术治疗

（1）局部加压包扎，头高 30°卧向患侧，使脑组织沉落在漏孔处，以利于黏附愈合。

（2）避免用力屏气、擤鼻、咳嗽，保持大便通畅，限制液体入量。低盐饮食。

（3）口服醋氮酰胺（乙酰唑胺），减少脑脊液生成。

（4）反复腰穿或置管持续脑脊液引流，以减少或停止漏液。腰穿置管持续引流 4 天，大多数脑脊液漏可痊愈。

非手术治疗 4～5 天后仍未好转，腰穿测脑脊液的压力（正常 6～15cmH_2O），若>15cmH_2O，继续非手术治疗 3 天，再次测压>15cmH_2O，行脑室腹腔引流；若为 11～15cmH_2O，则需手术治疗。

2. 手术治疗

（1）伤口漏：打开原切口探查、重新填塞脂肪修补漏口。

（2）耳鼻漏：打开原切口，仔细识别并处理乳突和沿内听道所有开放的气房，用骨蜡、脂肪或生物胶彻底封闭。

二、颅内感染

多于术后 1 周出现，发生率约 5%。无菌性脑膜炎常见，主要为血液、骨粉污染蛛网膜下腔所致。细菌性脑膜炎通常与脑脊液漏有关，约占 30%。其他原因有术后切口感染未及时处理、术后较长时间的脑脊液引流、术中无菌操作不严格、鼻窦和鼻咽等鼻源性感染等。

（一）临床表现及诊断

颅内感染可以表现为脑膜炎、脑炎、脑室炎、脑脓肿。其诊断应依据典型的中枢感染征象和神经系统体征，腰穿脑脊液常规、生化及培养检查可确诊。细菌性脑膜炎的一个重要特征是临床状况进行性恶化，血液中白细胞明显增多，脑脊液中糖含量下降通常提示细菌性脑膜炎。

（二）治疗

1. 反复腰穿和持续的脑脊液引流。

2. 脑脊液的细菌培养，每隔48～72小时复查。

3. 手术当天及术后3天联合运用抗需氧菌和厌氧菌的抗生素。

4. 全身运用和椎管内注射敏感的、易通过血-脑屏障的抗生素。

三、出血

常于术后即刻或术后1～2天发生，出血可为动脉出血（颈内动脉、椎动脉、脑膜中动脉、小脑前下动脉及其分支）或静脉出血（基底静脉、枕静脉、Labbe静脉）、静脉窦出血（乙状窦、横窦、岩上窦、岩下窦和上矢状窦等）。常见原因有术中损伤大血管；术中止血不彻底；术中降颅内压过快、发生术区或远隔部位的出血，形成血肿；麻醉结束前后的血压波动过大；麻醉清醒过快、拔管不及时、患者持续躁动不安、血压升高过快。

（一）临床表现

颅内出血可引起桥小脑角、硬膜下、硬膜外、脑干血肿，造成脑水肿、偏瘫、脑疝等。

（二）预防和治疗

1. 术前对出血量进行全面、客观的评估（影像学MRI、高分辨率CT、血管造影、球囊阻塞检查及血管栓塞），做好输血准备（包括红细胞、血小板、凝血因子和冻干血浆）。

2. 术中仔细操作、止血彻底、防止过多牵拉周边正常组织。

3. 术后注意观察意识、生命征象（血压、脉搏、呼吸），瞳孔的变化，颅高压征象（头痛、呕吐、视乳头水肿），神经系统体征（肢体运动、语言、锥体束征）和中枢感染征象。

4. 腰穿，动态观察脑脊液压力及常规检验结果。

5. 对症处理　充分给氧、脱水剂、利尿剂、激素、蛋白，注意电解质平衡。

6. 若病症紧急，则应立刻重新打开术腔止血。

四、神经缺血综合征和血管痉挛

发生率约2%～5%，相关因素有肿瘤的大小、术中牵拉（10%）、麻醉及术中用药（应避免长时间低血压、高碳酸血症、血液黏度过高）、供血动脉、引流静脉的损伤、术腔积血等。

（一）临床表现及诊断

神经缺血综合征可出现失语、失写和失读症，躁狂、兴奋或抑制、淡漠、嗜睡、反应迟钝和记忆力减退，幻视或幻听，偏瘫及肢体抽搐，癫痫发作。术前、术后CT、MRI对比，经颅Doppler超声（TCD），术前、术后单光子计算机体层摄影（SPECT）可以协助诊断。

（二）预防和治疗

1. 麻醉用药　选用具有保护脑组织作用的药物，如异氟烷、依托咪酯、异丙酚（丙泊酚）、甘露醇等，可降低缺血。

2. 减少脑压板的牵拉损伤，减少引起局部缺血、直接造成神经元和胶质细胞的损伤。

3. 防止脑血管痉挛　扩容、升压和血液稀释的三H疗法。

五、头痛

头痛发生率为85.4%，40岁以下多见，女性略多。侧颅底术后的头痛与肿瘤的大小无明显相关性，与手术径路有关，由颅内原因引起者多于颅外。可能原因有切口的创伤引起枕部神经的损伤并向项背放射、颅骨的损伤引起创伤性骨炎、硬脑膜的牵拉、脑脊液漏引起颅压过低、出血和骨粉的沉积（积血引起血管痉挛、脑膜刺激）、感染、颅外手术创面大及术中的过多牵拉等。

预防和治疗：术中应避免过多地牵拉脑组织、硬脑膜，及时冲洗骨粉和积血。术后应用一些药物如白蛋白、低分子右旋糖酐、多巴胺等防止脑血管痉挛。

六、脑神经损伤

（一）面神经损伤

面神经损伤常见于各种颅底手术。大致原因有三类，第一类是从面神经表面分离肿瘤时造成面神经的损伤，例如听神经瘤手术。肿瘤的大小、面神经黏附于肿瘤以及肿瘤是否长入面神经，是面神经功能预后的重要因素。但是，有经验的手术医师运用不同的手术径路，其面神经保护的结果相似，并无证据显示保护听力的努力会增加面神经损伤的发生率。第二类是手术过程中,因为面神经前移(如Fisch A型颞下窝径路切除颈静脉球体瘤)或后移(如耳蜗径路切除岩尖胆脂瘤)引起的面神经缺血而导致的损伤。Selesnick等回顾了不同的面神经移位技术,发现较长的前方移位有26%显著的面神经麻痹发生率,而后方移位为74%。另一类是由于病变破坏(如面神经瘤、胆脂瘤)或术中误伤面神经引起神经的完整性中断。

对术者来说最重要的原则是力求保留面神经功能,为达到这一目的,以下几点尤为重要:术前综合评估,选择合适的手术径路;术中面神经监护;锐性分离、避免牵拉和电凝;娴熟的手术技巧,尽可能保存神经解剖上的完整性。

如果出现面神经完整性中断,缺损较少时可以作面神经的端-端吻合,缺损较大超过2cm则宜采用游离神经(如股内侧皮神经、耳大神经、腓肠神经)的移植或面-舌下神经吻合术。神经端-端吻合的效果好于神经移植。面-舌下神经吻合术后18～24个月,面神经功能可恢复至Ⅲ～Ⅳ级(House-Brackmann分级)。

(二)后组脑神经(Ⅸ、Ⅹ、Ⅺ、Ⅻ)损伤

后组脑神经(Ⅸ、Ⅹ、Ⅺ、Ⅻ)损伤常发生于颈静脉孔区域或颅后窝区域肿瘤切除术后,最常见的有颈静脉球体瘤、颈静脉孔区神经鞘膜瘤或纤维瘤等。

主要临床表现有声嘶、喘鸣、呛咳、误咽、吞咽困难、舌体歪斜、耸肩困难、上肢外展受限、关节深部疼痛等。后组脑神经损伤可并发厌食、吸入性肺炎、营养不良、电解质紊乱。

有些肿瘤较大,手术全切不可避免地造成后组脑神经损伤,或者术前即已出现后组脑神经损害症状,应进行术前功能评估。手术除切除肿瘤外,做气管切开和胃造瘘,将后组脑神经损伤造成的影响降到最低。胃造瘘优于鼻饲管,因为它既可使患者得到充足的营养又可降低误咽率。还有一些手术可以用来减轻或解除误咽、误吸,例如声带注入吸收性明胶海绵、自体脂肪、胶原蛋白、teflon等,甚至全喉切除术。

(吴 皓)

第三章　颞骨及颞骨周围外科

第一节　颞骨恶性肿瘤

颞骨恶性肿瘤主要指来源于外耳道和中耳乳突腔的恶性肿瘤，发病率极低，约为0.6/100 000，占头颈恶性肿瘤的0.7%～1.6%。男女发病无显著差别，发病年龄多为40～60岁。其发病时多为外耳道骨壁和中耳同时受侵，不易区分外耳道或中耳来源。因发病部位隐匿，早期很难诊断，确诊时病变多已侵犯邻近重要组织器官，并且预后较差，因此治疗比较困难。

颞骨恶性肿瘤患者颈淋巴结转移率低，约占5%～15%，不必做预防性颈清扫术。但若是发生淋巴结转移，患者预后差，应行腮腺腺叶切除，耳前、后淋巴结切除及颈淋巴结清扫术等。

一、外耳道耵聍腺恶性肿瘤

发病缓慢，经常在发病数年后才有症状。肿瘤常位于外耳道软骨部，呈浸润性生长，向内可侵及鼓室和乳突腔，甚至广泛破坏骨质，累及脑神经；向外生长，可累及耳廓及周围组织，晚期可累及腮腺、面神经、乳突，亦可经颅底而侵入颅内。该病无论是手术还是放射治疗，均容易复发，其复发率达到40%～70%左右。治疗以手术切除为主，除局限型肿瘤外，应早期行局部扩大切除或根治手术，将外耳道软骨部、骨部、外耳道周围组织全部切除，肿瘤侵犯腮腺较大者，应做腮腺浅叶或全腮腺切除。术中应保护面神经。术后辅以放射治疗可以减少肿瘤的复发率。

二、外耳道色素痣和恶性黑色素瘤

该病对放射治疗不敏感，应早期作局部广泛彻底切除。男性患者预后较差。如果色素性病变或痣逐渐变大、形状及色泽有改变，应作整块肿瘤切除，并作病理检查。对于直径<1cm的耳轮部浅表型病变，可作楔形切除，同时切除耳部软骨和筋膜，切除时保留3～5cm的安全边缘，避免用电烧，以保留病变原有的组织结构。对于范围较大的浅表型病变、浸润型的耳甲腔或耳廓后复发病变、病变范围广泛或有颈部淋巴结转移者，应根据情况行外耳道切除、乳突切除、腮腺全切除或颞骨次全切除、颈淋巴结清除术。颈淋巴结清扫包括耳后、腮腺旁、腮腺、耳垂下以及二腹肌后腹区的浅、深淋巴结。病变在耳甲腔者要将外耳道皮肤切除；病变在耳后沟者，应同时切除耳后淋巴结及乳突。切除腮腺时，注意耳前淋巴结有无侵及，并保护面神经。为了有利于施行腮腺全切除，应果断的切除面神经下颌缘支。术前不宜活检，防止加速肿瘤的生长和转移。

三、中耳癌

中耳癌（carcinoma of middle ear）有原发和继发之分，占全身癌的0.06%，占耳部癌的1.5%。80%～85%的患者伴有慢性化脓性中耳炎病史。其原发部位常常难以确定，可原发于中耳，并向外侵及外耳道；或由原发于外耳道、鼻咽、颅底或腮腺的癌肿侵犯中耳而来；亦可因乳腺、胃肠道等处肿瘤远处转移所致。中耳癌以鳞状上皮癌最多见，40～60岁为好发年龄。性别与发病率无显著差别。该病易向周围蔓延，破坏侵蚀邻近组织，因病程早晚、病变部位及扩展方向而不同。早期治疗效果好，但由于起病隐匿，早期易被忽视，症状明显时，肿瘤往往已累及岩骨、颅内及颞下颌关节等处。早期患者多先手术后放射治疗，晚期患者则先放射治疗再手术。对于病变局限于中耳乳突腔的较小肿瘤（T_1期），可采用乳突根治或扩大乳突根治术；对已经侵犯内耳、岩尖的肿瘤，应行颞骨次全切除或颞骨全切除术。有淋巴结转移者，行颈淋巴结清扫术。如骨质破坏范围超越蝶岩缝，则病变难以彻底切除。

四、中耳乳突肉瘤

1. 横纹肌肉瘤　横纹肌肉瘤比较罕见。Dentsch（1974年）和Wiatrak等（1989年）报道，本病累及颞骨者约占7%，发生于中耳者多为胚胎性和葡萄簇状横纹肌肉瘤。主要发生于儿童和青少年。颞骨横纹肌肉瘤病程进展迅速，预后极差。一般采用放射治疗、化学药物治疗、手术的综合治疗。根据病情，可先用放射治疗或化学药物治疗，有手术指征者，可辅以手术治疗。

2. 其他类型肉瘤　中耳和乳突部尚可发生纤维肉瘤、黏液肉瘤、梭形细胞瘤、平滑肌肉瘤、成骨细胞黏液瘤、尤因肉瘤、胚胎性肉瘤、血管肉瘤及未分化肉瘤，切除后迅速复发。

五、颞骨转移性肿瘤

颞骨转移性肿瘤极少见，多来自乳腺癌(30%)，其次为肾上腺癌(19%)、肺支气管癌(13%)、肾神经母细胞瘤(6%)，来自前列腺癌、肝癌、甲状腺癌和胃肠道恶性肿瘤者更少见。转移性肿瘤的恶性程度高，主要治疗原发病，多采用综合治疗以缓解症状。

第二节　颞骨手术

一、外耳道切除术

外耳道切除术，又称为袖状切除术(sleeve resection)。

(一) 适应证

早期外耳道癌，无明显外耳道骨壁破坏。

(二) 手术步骤

对于外耳道鳞状细胞癌，极早期的患者可行外耳道病变软组织局部切除，皮肤缺损处行直接缝合或植皮；病变部位较大者，采用耳内切口，将外耳道口处皮肤环形切开，至骨膜下，切口向上延伸超过耳廓平面，在外耳道口处的切口稍靠外，以便外耳道皮管较长，切口向下经耳垂前绕下颌角，其长度以能分离腮腺为准。切口的后界在耳甲腔软骨及耳后皱褶皮肤下，以便将耳后淋巴结包括在切除的标本内。外耳道口前切口可以包括耳屏皮肤，尽量保留耳屏后侧的皮肤，可形成皮瓣覆盖颞下颌关节，并将耳屏软骨一起切除。分离外耳道皮肤达鼓膜外侧，分离时应包括一部分耳甲腔软骨，切除全部外耳道皮肤，将病变基底部切除干净，也可切除部分外耳道软骨，同时还应以电钻磨除部分肿瘤处的外耳道骨质，术后行外耳道创面游离植皮。中耳受侵者，行乳突根治术；中耳乳突受侵犯并转移至淋巴结者，须行扩大乳突根治术、颞骨次全切除术或颞骨全切除术，同时行颈淋巴结清扫术，术后放射治疗。

二、改良乳突根治术

乳突根治术是目前应用最多的术式，其目的为清除乳突、鼓窦、鼓室内的肿瘤及感染组织，使其引流通畅，并利于放射治疗发挥作用。此术式并发症少，仅造成一侧传导性听力丧失，面神经功能保存，无需开颅，失血少。晚期患者需在术前或术后进行放射治疗。

(一) 适应证

颞骨恶性肿瘤伴外耳道骨壁破坏；病灶局限在中耳腔或乳突腔；无面神经管、内耳或颞骨外侵犯。

(二) 手术步骤

多行耳内切口，也可行耳后切口。分离骨膜，暴露乳突皮质及外耳道上、后骨壁。上至颞线，颧弓后根，下至乳突尖，前至骨性外耳道后壁，后距后壁2cm左右，暴露乳突表面解剖标志：颞线、外耳道上棘、筛区、外耳道上三角。

进入鼓窦可选择鼓窦径路或上鼓室径路。

1. 鼓窦径路　在筛区处磨除乳突气房或用刮匙刮开气房。暴露鼓窦后，以小号刮匙，或钻头向前上外方扩大鼓窦入口，暴露砧骨短突及水平半规管。

清除乳突气房。首先清除鼓窦至乳突尖端的气房，注意保护面神经垂直段。清除乳突尖部的气房，暴露二腹肌嵴，将二腹肌嵴后侧与乙状窦间嵴近颈静脉球处的气房刮出；除去乙状窦上方的气房骨隔，暴露窦板，注意保护乙状窦壁及乳突导血管；除去乳突天盖骨板气房，暴露骨板。

扩大鼓窦入口，凿除上鼓室外壁骨质或外耳道上壁，除去上鼓室外侧壁进入上鼓室，可见位于砧骨窝的砧骨短突，水平半规管隆凸等结构。用钻或骨凿将外耳道后壁，上壁骨质削薄，咬低，形成一横跨鼓切迹或鼓窦入口的骨桥。削低外耳道后骨壁及面神经嵴，使乳突腔、鼓窦鼓室与外耳道间形成一大空腔，清除中耳肉眼所见的肿瘤和炎性组织，通畅引流，便于换药及观察。

生理盐水冲洗术腔，彻底止血。可自耳后或大腿取裂层皮片，皮面贴于凡士林纱布上，创面铺贴在鼓窦、上鼓室、鼓室及乳突腔，加速术腔上皮化。缝合耳内切口或耳后切口。

2. 上鼓室径路　应用比较广泛。常用耳道内切口，暴露上鼓室外侧壁，以钻或小圆凿自鼓切迹缘逐步磨凿除上鼓室外侧骨壁，使上鼓室完全开放。经鼓窦入口，磨凿除鼓窦外侧乳突皮质及气房，完全敞开鼓窦后，可见砧骨短突、砧骨窝、水平半规管隆凸。削低外耳道后骨壁及面神经嵴。以后步骤同鼓窦径路。

三、颞骨次全切除术及颞骨全切除术

适用于颞骨恶性肿瘤侵犯中耳和乳突。手术需要从颅后窝开颅，以暴露脑膜和颞骨岩部。

（一）颞骨次全切除术

切除范围包括外耳道、乳突、部分颞下颌关节、颞骨鳞部、及岩骨外2/3，保留部分内听道、部分颈内动脉骨管及其内的岩尖部分。

1. 适应证

（1）原发于中耳和颞骨的晚期肿瘤，但仍局限于中耳乳突及颞骨，尚无颅内或其他远处转移者。

（2）除面瘫外，无其他脑神经受累表现者。

（3）颈部无（或有）局限性淋巴结转移，但未发生广泛粘连固定者。

（4）全身情况可耐受此手术者。

2. 术前准备

（1）详细了解病情后行CT或MRI检查，必要时做数字减影血管造影（DSA），估计肿瘤侵犯范围和瘤体供血血管情况。

（2）心、肝、肾功能检查，术中备血。

（3）备全头皮，患耳周围皮肤消毒。

（4）术前最好给以足量的放射治疗。

3. 手术步骤

（1）切口：一般采用颞颈联合Y形切口，即于耳前、耳后及胸锁乳突肌前缘分别做皮肤切口。耳后切口稍偏后，离耳廓附着缘5mm左右，然后将3个切口连接成Y形。此切口可保留耳廓，便于作面神经吻合术或作颈淋巴结清扫术。切开皮肤、肌肉、筋膜、深及骨膜。剥离骨膜，在外耳道软骨段和骨段交界处离断外耳道，沿切口分离皮瓣后，耳廓随皮瓣向上翻转。

（2）切断面神经：自腮腺后缘分离软组织，找到面神经主干。沿面神经向上小心分离，在接近茎乳孔处切断面神经，用丝线在远侧端做好标记，以备行面神经吻合术。

（3）暴露颞骨：沿颞线切开颞肌，将其向上分离，暴露颞骨鳞部，向后达胸锁乳突肌附着处，向前至颧突后根。如颞下颌关节未受癌组织侵犯应予以保留，避免术后产生张口和咀嚼困难。

（4）进入颅中窝：用颅骨钻或骨凿在外耳道处之颞线上方先开一孔，用咬骨钳咬除部分鳞部，向前内侧达颞下颌关节凹，向后咬除乳突后缘和乳突尖部。然后向前下达枕下部，充分暴露颅中窝的硬脑膜，颅后窝的乙状窦、小脑、颈静脉球和颈内动脉。

（5）去除颈内动脉管，暴露颈内动脉内段：用电钻磨去外耳道前上壁的颧突后根及颞骨鳞部下缘部分骨质，磨薄颈内动脉管骨质，切断咽鼓管，然后用小刮匙自颈内动脉的外口沿岩尖的前上壁向内向前达岩尖颈内动脉管的内口，将颈内动脉骨管完全打开，暴露颈内动脉。

（6）截断岩锥，切除部分岩骨：用钝剥离器将硬脑膜自岩部分开，暴露内听道口，于内听道口处用电钻磨出、截断岩锥体。根据肿瘤向岩部侵犯的深度确定离断的位置。切除附着于岩部的肌肉，将截断的岩部向下压并取出。在操作过程中保护好颈内动脉、乙状窦和颈静脉球。

（7）面神经移植：在胸锁乳突肌深面寻找副神经或在二腹肌下松解舌下神经，离断后取其近侧端与面神经吻合。

（8）填充术腔后缝合：仔细检查术腔，彻底清除血块及组织残渣，确认无渗血与脑脊液漏后，碘仿纱条填充术腔，依次缝合骨膜，皮下组织与皮肤，消毒包扎。

（9）当肿瘤已侵犯颞下颌关节、下颌骨升支和腮腺时，须将受累组织全部切除，同时应联合施行颈淋巴结清扫。

4. 手术注意事项

（1）避免岩尖部骨折，损伤颈内动脉管。注意保护乙状窦、颈静脉球、颈内静脉等大血管和第Ⅸ、Ⅹ、Ⅺ对脑神经。

（2）操作精细，不要损伤脑膜，如损伤脑膜应立即进行修补。拉钩（或脑压板）也应尽量减少压迫大脑颞叶，以免术后发生脑水肿等严重并发症。

5. 术后处理

（1）彻底吸出口腔及气管插管内分泌物。

（2）大剂量抗生素预防感染。

（3）每日或隔日于无菌操作下更换伤口敷料，注意有无感染和脑脊液漏。

（4）1周后拆线。

6. 并发症

（1）周围性面瘫，面神经移植术可使面神经功能部分恢复。

(2) 术后眩晕,一般过一段时间后可以代偿恢复。

(3) 脑脊液漏、脑膜炎、脑炎。

(4) 第Ⅸ、Ⅹ、Ⅺ对脑神经损伤。

(5) 有时可发生致命的严重并发症,如颈内动脉破损大出血,大脑损伤引起偏瘫和失语症,脑干生命中枢的损伤可致死亡。

(二) 颞骨全切除术

全颞骨切除术符合解剖结构的特点,对于晚期中耳癌的治疗,是应积极采取的措施。切除范围包括颞骨鳞部、乳突、鼓部及全部岩骨。

1. 适应证

(1) 晚期病变,但无颅内或远处转移,无手术禁忌证。

(2) 病变侵犯岩尖,但范围未超过蝶岩缝,颅内动脉骨管无破坏。

(3) 面瘫,但无其他脑神经受侵。

(4) 颈部转移无广泛粘连固定者,可同时行根治性颈淋巴结清除,病变侵犯邻近组织或累及硬脑膜者可一并切除。

2. 禁忌证

(1) 颅底骨质破坏超过蝶岩缝,手术不能完全切除者。

(2) 除面瘫外,同时伴有其他脑神经受侵。

(3) 有远处转移者。

(4) 颈部转移灶有广泛粘连固定者。

3. 手术步骤

(1) 头位:乳突手术位,头部固定。

(2) 切口:自乳突尖开始向上沿发际作一马蹄形皮瓣,切开皮肤和皮下组织,其蒂部相当于耳垂平面。再自耳甲上部向后、向下达耳甲底部,然后向上、向前于耳屏内侧切开皮肤、皮下组织、软骨及骨膜,切除耳甲腔部分软骨和外耳道全部软组织。将耳部随皮瓣下翻。有颈部转移,需行根治性颈淋巴结清扫者,皮瓣切口方向应相反,并向颈部延长,向上剥离皮瓣,以免术后发生皮瓣坏死。估计切除后造成的缺损较多,可准备行胸大肌肌皮瓣整复术。

(3) 暴露颞区:沿颞线切开颞肌向上分离,暴露颞鳞部,向后分离乳突骨膜达胸锁乳突肌附着处,向前止于颧突后根。如无癌肿侵犯,则应保留颞下颌关节,避免术后产生张口和咀嚼困难。

(4) 暴露颅中窝、颅后窝:在扩大乳突根治术的基础上,充分暴露颅中窝硬脑膜、横窦、小脑、颈静脉球和颈内动脉管。

(5) 暴露颈内动脉岩内段:用骨凿将外耳道骨部前上壁的颧突后根及颞骨鳞部下缘部分骨质除去,至咽鼓管鼓口及鼓膜张肌半管完全暴露。用小刮匙刮除咽鼓管与鼓膜张肌半管的间隔。再将外耳道前壁和前下壁的颞骨鼓部、鼓环的前部和下部除去,清楚地暴露颈内动脉管。然后用小刮匙自颈内动脉管外口沿岩锥部前上壁向内、向前至岩骨尖端与蝶骨之间,将全程骨管开放,直达颈内动脉管内口。

(6) 切开岩骨:用骨凿分离岩枕裂和岩骨与邻接部位的骨壁,然后用环钻于鳞部骨质最薄处钻数小孔,用线锯锯断,除去鳞部,充分暴露颞叶、小脑,以生理盐水棉片保护。用脑穿刺针从蛛网膜下腔放出脑脊液约30ml,以减少脑膜紧张度,然后用脑拉钩将颞叶、小脑自岩骨处牵开,并轻轻将岩骨后端撬起。用中隔剥离器剥离岩骨下面和岩嵴的脑膜,找寻内耳道,结扎、切断迷路动、静脉和听神经。用咬骨钳自后向前咬住岩骨后端轻轻左右摇摆,使岩尖骨折于蝶岩缝,再将岩骨整块取出。将听神经断端处的硬脑膜紧密缝合,若因脑膜撕裂而不能缝合,则应以颞肌筋膜或纤维蛋白薄膜修补。

(7) 冲洗术腔:用纱布蘸氮芥液(2mg%)填塞术腔,10分钟后取出,不需植皮,以碘仿纱条填塞,最后缝合皮下组织及皮肤。

4. 手术注意事项

(1) 手术程序复杂,可能产生的合并症较多,因此,应慎重选择病例。中耳乳突癌沿着中耳附近的薄弱环节扩展,易侵犯岩锥、颅中窝和颅后窝,向内耳扩展者少见。癌肿生长范围超过蝶岩缝,尤其合并硬脑膜、颈静脉球和颈内动脉管的破坏者,不宜行此术;对疑有硬脑膜受侵者,可先行放射治疗。术前放射治疗可以控制肿瘤的生长,并不影响愈合。一般在放射治疗6周后进行手术。

如中耳癌累及颅中窝硬脑膜,伴局限性脑实质侵犯,可采用颞骨切除合并大脑颞叶部分切除。

(2) 手术径路的选择:原则上手术径路最好不经癌肿区,并应确定安全边缘。Conley 等和 Lewis 等分别采用颈侧径路和颞骨鳞部径路进入颅中窝、颅后窝和颅底部,优点是不经过癌肿区。上述径路对部分颞骨切除较好,但对全颞骨切除术,由于撬开颈内动脉骨管须由内向上操作，不仅距离远、操作危险，而且此处骨管壁坚硬不宜暴露。通过乳突腔径路的优点为径路近，对正常组织损伤少，暴露岩尖操作比较安全，有利于显露颈内动脉管，又可保留颞下颌关节和颧弓；缺点为手术操作涉及癌肿区。如果对癌组织先冷冻或电烧，然后立即手术，并用氮芥液处理创面，则有可能防止创面种植。

（3）切除岩骨时，注意以下几点

1）硬脑膜与岩嵴粘连紧密，且楔入内耳道，并贴入其内面。在正常情况下，因脑膜紧张不易从岩骨分离。因此，手术时应先从蛛网膜下腔放出适量的脑脊液，降低颅压，牵开颞叶、小脑，分离岩嵴处脑膜，结扎和切断迷路动脉、静脉和听神经。

2）颈内动脉骨管的骨室前壁是骨管的最薄弱处，因此该从此处开始撬开。此外，可在撬开颈内动脉骨管前，先将颈总动脉暴露，以备万一误伤颈内动脉时进行结扎止血。

5. 术后处理

（1）每日或隔日用无菌操作更换敷料，术腔分泌物作细菌培养。5～7 天拆除缝线。

（2）术后给予大量抗生素和磺胺类药物预防感染。交替静脉注射高渗葡萄糖、氯化钠或尿素及甘露醇，肌注汞撒利、硫酸镁等预防脑水肿。

（3）术后一周应隔日做脑脊液检查，以便及时控制颅内并发症。

（4）术腔用碘仿纱布填塞，术后在无菌条件下换药，于脑脊液漏控制后改用凡士林纱布填塞，促使肉芽组织生长，逐渐填满切除颞骨后所留下的空腔。待肉芽组织长至外耳道口，耳甲腔上皮将移行生长，将其覆盖。肉芽组织机化形成瘢痕组织后，将对颅内结构起良好的保护作用。因此术腔无需植皮。

6. 并发症　常见的并发症有脑膜炎、脑出血、脑脊液漏等，其中脑膜炎和脑脊液漏多见，而脑膜炎常继发于脑脊液漏。因此，预防合并症的重点在于妥善预防脑脊液漏。手术时应尽量轻巧仔细剥离岩嵴处脑膜时，避免损伤；听神经切断处的脑膜要妥善缝合；切除病变脑膜后，需妥善修补；折断岩尖时，慎勿撕裂脑膜。在颅内压降低的情况下，可暂时不出现脑脊液漏，如修补缝合不妥，术后很难避免。如已出现脑脊液漏，可采用吸收性明胶海绵、纤维蛋白膜填塞或再修补等方法，一般多能自行停止。

7. 存在的问题

（1）手术并发症多：由于颞骨附近重要组织器官多，加上术前难以准确判断病变范围，使得颞骨“整块”切除几乎难以实行，且易造成较高的手术死亡和并发症。手术并发症的发生率与术式有密切关系，Prasad 综述时发现，施行颞骨全切或次全切除的患者手术死亡率高达 12.1%（4/33），而行乳突根治术患者无手术死亡（0/48）。颞骨全切或次全切除将导致前庭和听觉功能丧失，面神经麻痹及外观改变。颞骨全切或次全切除后并发症主要是颅内感染，应采用带血运的组织瓣修复，防止颅内外交通，可明显降低这一并发症的发生。

（2）放射治疗的选择与时机：单一手术治疗外耳道和中耳恶性肿瘤的效果较差，除了早期的外耳道癌以外，其余的均应配合放射治疗。Prasad 和 Janecka 认为：①局限于外耳道的癌，不管采取任何手术方式（局部切除，乳突根治或颞骨切除），5 年生存率均相似，约为 50%，放射治疗似乎并不提高生存率；②当外耳道病变侵及中耳腔或中耳癌，5 年生存率 17%～42%，采用颞骨次全切除的患者生存率可能比采用乳突根治术和颞骨外侧切除（lateral temporal bone resection）患者高；③对更晚期的病变，不管采用何种术式，患者 5 年生存率只有大约 7%。

部分国内外作者认为，采用乳突根治术配合以放射治疗的综合治疗方法，可以取得与颞骨切除术同样甚至更好的疗效。

Lewis 发现，术前放射治疗组和术后放射治疗组的 5 年生存率分别为 28.5% 和 35.5%。故而推崇术后放射治疗。

Spector 最近比较前后不同时期的两组鳞癌患者治疗效果，报道了一组患者的治疗效果，后期分别采取外耳道局部切除、颞骨部分切除、颞骨次全切除、颞下窝径路颞骨切除术式，均配合以术后高剂量放射治疗，其四个亚组 3 年无瘤生存率从前期的 70%，70%，50% 和 9% 提高到后期的 100%，100%，70% 和 65%。其中晚期肿瘤亚组提高最明显。可能归因于颞下窝径路手术，带血运的组织瓣修复和术后高剂量放射治疗。

（3）影像学检查的准确与否：CT 扫描一般可确定肿瘤部位和侵犯破坏范围，高分辨 CT 加上“骨窗”重建是目前确定颞骨病变范围的最好方法，但显示外耳道和下颌关节窝等部位的轻度骨破坏并不十分可靠。此外，当软组织和肿瘤密度接近时，CT 区分它们比较困难，如鉴别中耳黏膜增厚和肿瘤，硬脑膜是否受侵等，以及中耳乳突根治术后术腔肉芽与肿瘤的鉴别。MRI 在鉴别正常软组织和肿瘤上优于 CT，因此可用于了解脑膜及颅内外软组织受累与否，但能否区分肿瘤与炎症水肿仍有疑问。手术和病理发现颅内侵犯率常高于术前 CT 及 MRI 估计。

综上所述，尽可能地扩大切除，避免并发症的发生，术前、术后配合放射治疗的综合治疗是切除颞骨恶性肿瘤的最佳方法。

（韩东一）

第四章 鼻-颅底手术

颅底外科是研究颅底与邻近器官疾病的临床学科,1992年6月在德国召开第一届国际颅底会议以来,随着影像学、电生理学、血管成像、内镜学的发展,颅底外科学已成为近20多年来发展迅速的一门新兴学科。颅底疾病的早期诊断与治疗水平逐年有较明显的提高。20世纪90年代初卜国弦、樊忠教授出版了《耳鼻咽喉神经外科学》,1994年王正敏教授出版了《颅底外科学》专著,1995年《中国耳鼻咽喉颅底外科杂志》创刊。

第一节 颅底解剖分区

从解剖学观察颅底分为颅前窝、颅中窝与颅后窝。

1. 颅前窝 位于眼眶和鼻腔的上方,并构成两者的顶,前方与额窦骨板相隔,下方与筛窦相邻。颅前窝骨板薄是颅底骨折常见部位,大脑额叶、嗅神经、嗅球和嗅束均位于颅前窝,视交叉垂体及大脑颞叶前端也与颅前窝相邻。颅前窝后方为蝶骨小翼后缘、前床突后缘、视神经管颅口及视交叉前沟。前缘与颅中窝为界。颅前窝两侧为额骨眶部构成眶顶,颅前窝正中部分为嗅窝,嗅窝的底为筛板,筛板上有筛孔,嗅丝通过筛孔与嗅球相连;筛板内侧为鸡冠,位于颅前窝正中平面覆以硬脑膜;筛板下面外侧为筛骨迷路,内有筛窦,额骨眶部与筛骨、筛板极薄,外伤易致骨折。

2. 颅中窝 位于颅底中部由蝶骨体的上面和侧面,蝶骨大翼的大脑面、颞骨岩部前面及颞骨鳞部构成。颅中窝两侧的前界为蝶骨小翼后缘,后界为颞骨岩部上缘,底为蝶骨大翼,颞骨岩部前面及颞骨鳞部。蝶骨大翼从蝶骨体伸向外侧与小翼之间借眶上裂分隔开,蝶骨大翼与蝶骨体之间有圆孔,通过上颌神经;圆孔后外侧的卵圆孔,通过下颌神经;其外侧棘孔通过脑膜中动脉。内侧有破裂孔将蝶骨体与颞骨岩尖分隔开,破裂孔上方蝶骨体两侧有颈动脉沟;外侧有三叉神经压迹。蝶鞍位于蝶骨体的上面、颅中窝的正中部,前方为前床突,中部为鞍结节。鞍结节前方视交叉前沟,后方为鞍背,鞍背两侧突起为后床突,蝶鞍底凹陷处为垂体窝,蝶鞍下方为蝶窦。Hammer将蝶窦分为三型,硬化型(3%)、鞍前型(11% ~24%)、鞍型(75% ~86%)此型适于经蝶垂体手术。中国人硬化型2.5%,鞍前型15%,鞍下型33%,蝶后型49%。蝶窦外侧壁和前上壁分别有颈内动脉视神经突入而形成骨性隆起,上述隆起骨板仅0.5mm或无骨板分隔。在经蝶手术应特别小心,以免损伤视神经和颈内动脉,蝶窦口开口于蝶筛隐窝(48%),从前鼻棘至蝶窦口距离12~23mm,平均17mm。

3. 颅后窝 前方为蝶鞍鞍背,外上端呈结节状为后床突,有小脑幕前端附着,也是蝶岩韧带附着处。外侧为颞骨岩部上缘,小脑幕的前外侧附着于此,其上有岩上窦,后外侧为横窦、向后终于枕内隆凸。颅后窝前外侧壁有朝向外侧的内耳道,面神经前庭蜗神经及迷路动脉经此入颞骨,后外侧部由枕骨枕鳞及颞骨乳突构成,在枕骨大孔与横窦沟之间为小脑窝,窝内为小脑半球,枕骨大孔前外侧缘上方有舌下神经管。在内耳道的下方和岩枕裂的后端有颈静脉孔,颅后窝内有延髓、脑桥和小脑,延髓、脑桥和中脑并构成脑干。

第二节 鼻-颅底疾病分类

1. 炎性病变 颅底炎性病变多继发于邻近器官的感染,如中耳炎、乳突炎、鼻窦炎、真菌感染或外伤性感染等。

2. 外伤 颅底骨折常见。颅前窝骨折常为纵行,而颅中窝骨折常为横行,骨折线常通过颅底较薄处如筛板、颅缝和孔道而引起脑脊液鼻漏和耳漏以及相关神经损伤如面神经、视神经等。

3. 先天性畸形 颅骨裂因胚胎期神经管或周围中胚层组织闭合不全所致。脑组织或脑膜自裂孔膨出,多位于中线常见于额部鼻根,鼻腔仅硬脑膜或蛛网膜膨出于颅外,称脑膜膨出;与蛛网膜下腔相通时,内容物只有脑脊液,若同时有脑组织膨出者称脑膜脑膨出。先天性胆脂瘤:起源于原始脊索的外胚层所遗留下的胚胎细胞常发生在小脑脑桥角或邻近颅骨与颅底连接处,若发生在颞骨岩部可侵犯迷路和中耳或颅内,首发症状常见为周围性面瘫,检查时前庭功能和听力异常,但鼓膜完整。

4. 肿瘤及瘤样病变

(1) 神经源性肿瘤

1) 听神经瘤:起源于听神经前庭鞘膜,包膜完整为良性肿瘤。

2) 嗅神经母细胞瘤:原发于筛板和中隔嗅上皮,低度恶性,易侵犯筛板和邻近组织和复发(图 5-4-1)。

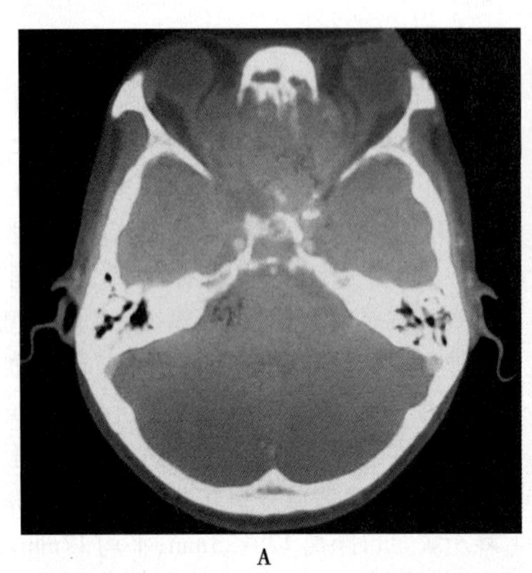

A

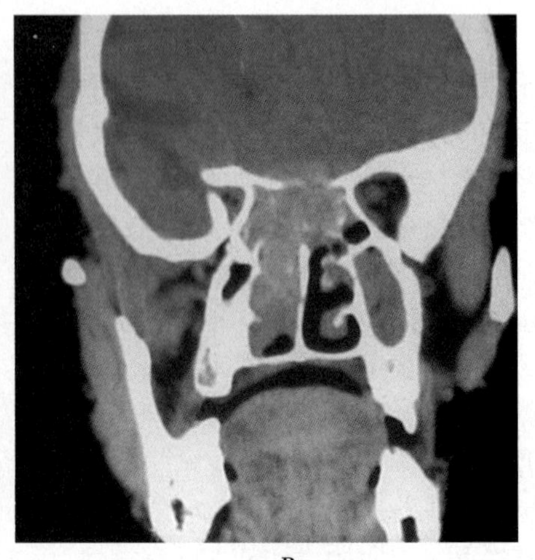

B

图 5-4-1 嗅神经母细胞瘤

A. CT 轴位示病变破坏双侧眶纸板及蝶窦前壁;B. CT 冠状位示病变破坏筛板,部分侵入颅前窝底

(2) 颈静脉球体瘤:又称血管球瘤、化学感受器瘤或副神经节瘤。根据瘤体起始部位和发展可分为鼓室球瘤、颈静脉球瘤、颈静脉鼓室球瘤。颈静脉瘤原发于颈静脉球区化学感受器的球体,这些球体由神经和血管肌肉组成,这些组织增生而形成瘤体,瘤体生长慢,以中年人为主,常累及第Ⅸ、Ⅹ、Ⅺ对脑神经。

(3) 脊索瘤:起源于胚胎脊索残留组织,其原发部位 1/3 起源于骶尾部,1/2 起源于背极,1/3 起源于颅底,颅底脊索瘤常发生在颅底斜坡和蝶鞍区。蝶鞍区肿块可侵犯鼻咽、口咽、翼腭窝及颞下窝,并可压迫邻近的神经血管。瘤体生长缓慢,但有恶变倾向。

影像学诊断具有重要意义:CT 显示为增强的软组织肿块,骨质破坏和钙化灶。MRI 显示为 T_1WI 等信号或略低信号,T_2WI 显示不均匀高信号软组织肿块(图 5-4-2)。

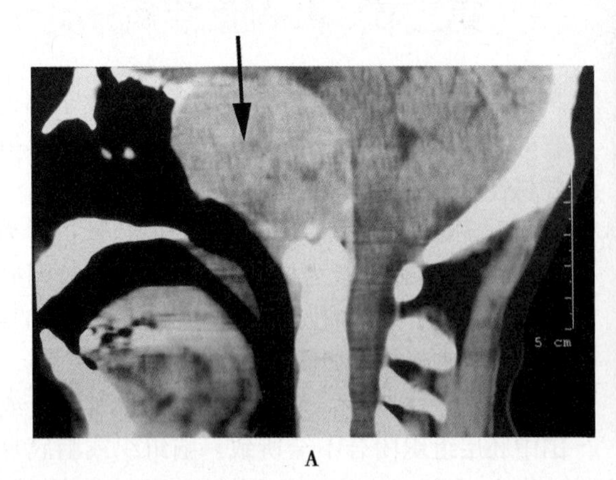

A

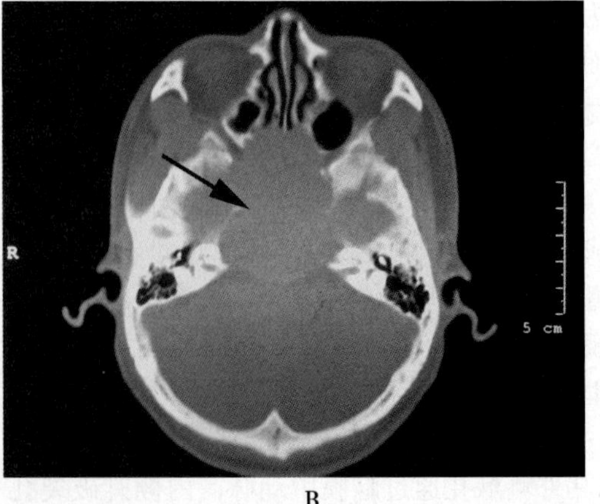

B

图 5-4-2 脊索瘤

A. CT 矢状位示斜坡区骨质破坏,瘤内因斜坡骨质破坏后碎片呈散在高密度灶;B. CT 横断面示以斜坡为中心向周边破坏累及蝶窦及侧壁

（4）鞍区病变

1）垂体肿瘤：颅内常见肿瘤，主要发生于前叶，可分为具有分泌功能或无分泌功能垂体腺瘤，垂体肿瘤占颅内肿瘤10%，其中主要为具有分泌功能的泌乳素腺瘤、生长激素瘤、促甲状腺瘤、促性腺素瘤，占垂体腺瘤65%～80%。垂体腺瘤虽为良性肿瘤，但部分（10%～20%）可穿破垂体包膜而扩张到蝶鞍外，侵犯至邻近组织硬脑膜、脑神经、蝶窦、海绵窦等（图5-4-3）。

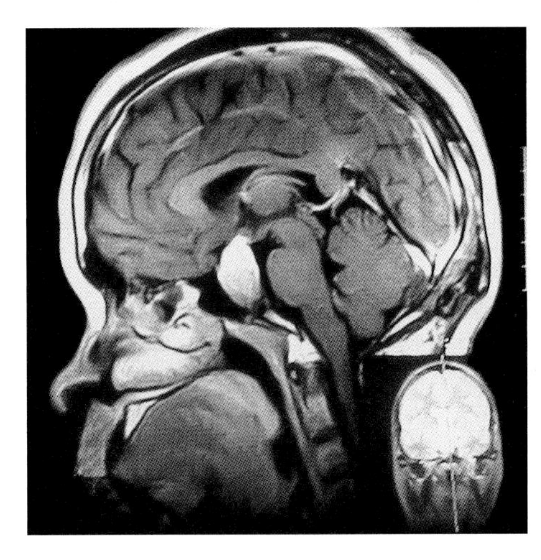

图5-4-3 垂体腺瘤MRI矢状位
示T_2WI瘤体呈明显强化，未见正常垂体

2）颅咽管瘤：起源于鞍上结节部上端残余细胞，少数起源于鞍内垂体前后叶之间的残余颅颊裂，后者因压迫垂体而早期出现内分泌症状，向上可压迫视交叉或从视交叉向上侵入脑室。瘤体易发生囊性变，囊壁有钙化斑或瘤内有钙化，囊液含胆固醇结晶。颅咽管瘤生长较慢，病程长。由于肿瘤侵犯或压迫垂体或下丘脑，可表现为生长发育障碍、性功能障碍、脂肪代谢障碍、水盐代谢障碍和精神障碍等内分泌功能障碍。近半数以上患者因视神经、视交叉受压，使视力下降，视野缺损，甚至失明（图5-4-4）。

（5）脑膜瘤：蛛网膜细胞发生的良性肿瘤，病因不明，生长较缓慢。颅底部位脑膜瘤常位于蝶嵴、嗅裂、鞍旁。颅外脑膜瘤多数是由颅内脑膜瘤扩展所致，其中20%扩张到颅外蝶窦、上颌窦、眼眶等邻近器官。脑膜瘤虽大部分为良性（10%左右恶变），但位于颅前窝、筛板、眼眶顶、蝶骨区脑膜瘤可侵犯颅底，破坏颅骨侵入颅内（图5-4-5）。

（6）鼻咽纤维血管瘤：常源发于枕骨基底部、蝶骨体、蝶腭孔或翼突内的骨膜处。瘤体由胶原纤维及多核成纤维细胞组成网状基质，瘤体深部血管壁通常为厚壁型无弹力纤维膜，表层血管为薄壁型，这种血管受损后极易出血，由于血液循环很丰富，增长快，极易向邻近组织扩张生长，可以压迫和局部侵蚀邻近骨质，侵入蝶窦、筛窦、上颌窦、颞下窝，15%左右可破坏颅底侵入颅内（图5-4-6）。

（7）骨化纤维瘤：女性较多，青少年和中年人发病较高。良性骨纤维病变，好发于下颌骨，但筛骨、蝶骨、颞骨也较常见。瘤体基底广，有薄层骨性外壳，内容为致密的砂样物质，瘤体内常有囊变。早期无明显症状，当瘤体增大压迫邻近器官时则出现相应症状与体征，如眼球突出、视力下降、鼻塞、头痛等（图5-4-7）。

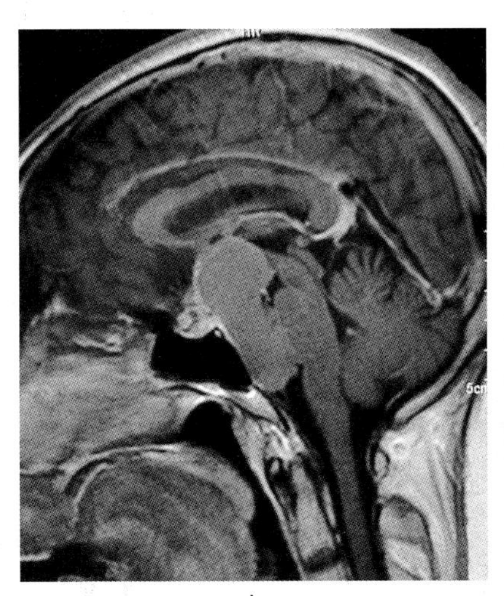

A

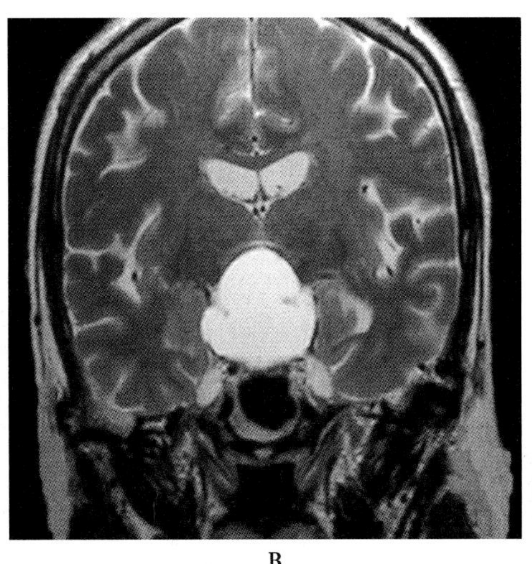

B

图5-4-4 颅咽管瘤

A. MRI矢状位，T_1WI呈等信号瘤体累及蝶窦及斜坡；B. MRI冠状位，T_2WI中央呈高信号，周边因钙化呈低信号

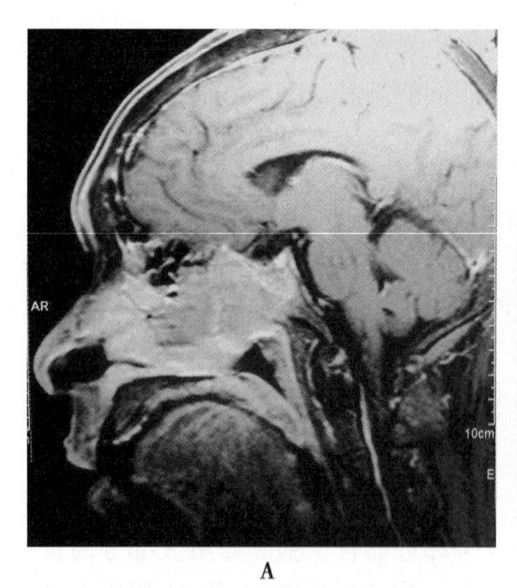

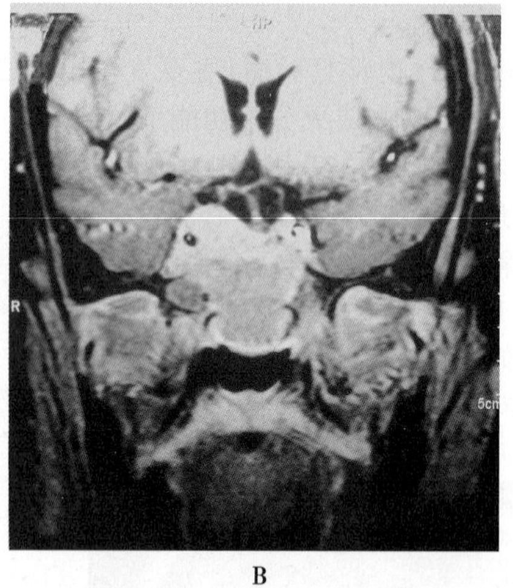

A B

图 5-4-5 鞍区脑膜瘤

A. MRI 矢状位，T_1WI 瘤体不均匀增强，宽基底附着前颅底硬膜；B. MRI 冠状位，T_1WI 信号不均匀，瘤体有囊性变及坏死

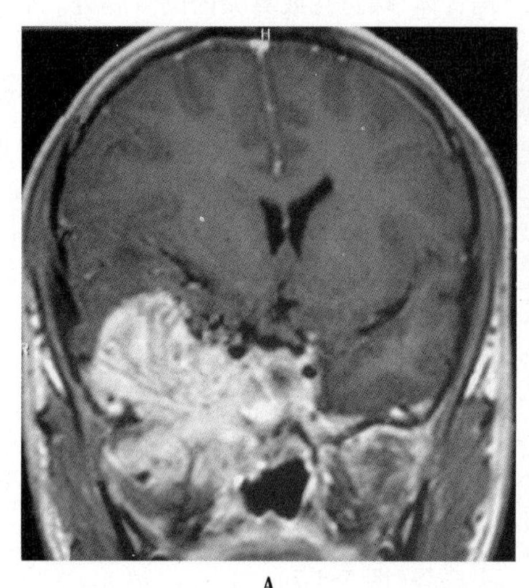

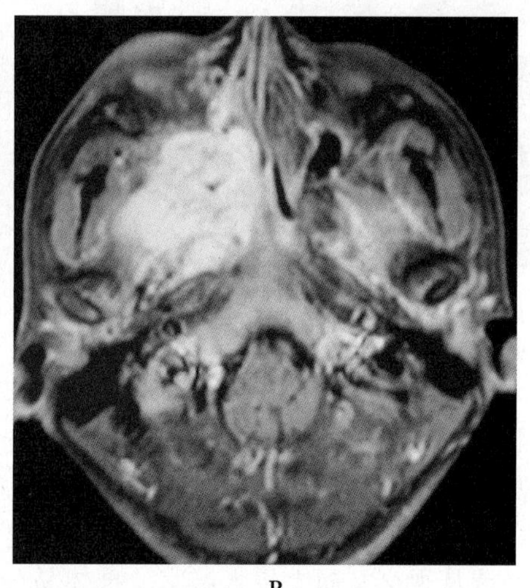

A B

图 5-4-6 鼻咽纤维血管瘤

A. MRI 冠状位，T_2WI 瘤体呈高信号，可见点状和线状血管流空现象，瘤体侵及颅中窝底；B. MRI 横断位，T_2WI 瘤体呈高信号，并累及翼腭窝

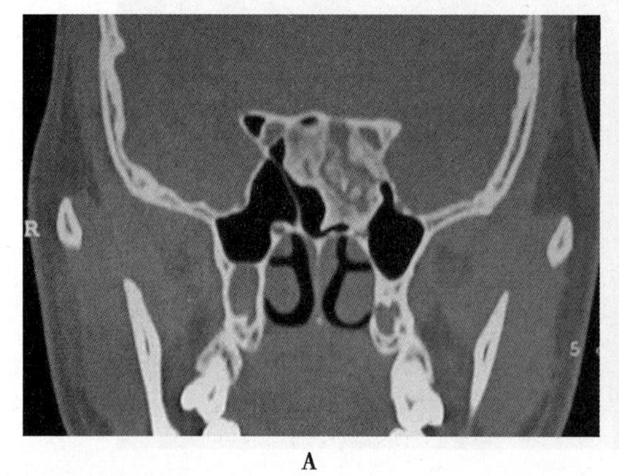

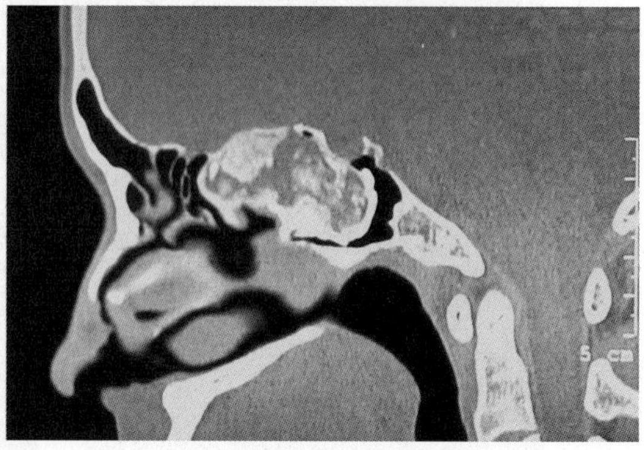

A B

图 5-4-7 骨化纤维瘤

A、B 分别为 MRI 冠状位与矢状位，示蝶窦与后组筛窦不均匀高密度瘤体，伴有片状软组织影，周边骨壁包绕

（8）鼻腔鼻窦恶性肿瘤：鼻与鼻窦恶性肿瘤由于解剖结构的特点，易于向颅底侵犯，虽然其发病部位上颌窦占首位，但筛窦、蝶窦恶性肿瘤向颅内侵入几率更大，其预后也较差。由于鼻窦区上皮组织来源多样，因此，鼻窦恶性肿瘤的种类也较多。其中以鳞癌多见，其次为腺癌、腺样囊性癌和肉瘤、淋巴瘤等。由于筛窦、蝶窦部位较隐蔽。因此，早期症状常不明显，常常是因为出现邻近器官和脑神经症状而就诊。

（9）鼻咽癌：鼻咽黏膜上皮的恶性肿瘤。其发病与EB病毒感染、遗传因素、环境因素有关。虽然世界各地都有病例报道，但发病率远低于我国广东、广西、福建和湖南。因此，以上这些地区鼻咽癌发病居全国首位，也居世界首位。

鼻咽癌是原发于鼻咽黏膜上皮的恶性肿瘤，病理分型以低分化鳞癌为主，占全体病例中98%左右。由于鼻咽部深在，早期病变临床很难发现，患者常因颈部淋巴结肿大（占60%）或脑神经（Ⅵ、Ⅴ、Ⅲ、Ⅸ、Ⅹ）受累而就诊。同时，因鼻咽部与颅底紧邻，常经破裂孔而侵入颅内。

鼻咽癌虽然以放射治疗为主，但其中有少数病例常有放射治疗后残灶或放射治疗后局部复发，对这些患者可以考虑手术治疗。

第三节　鼻-颅底外科学的形成与发展

1907年Schlotter经蝶垂体手术，1913年Frazier报道经眶上径路行垂体手术，1954年Smith采用颅面联合手术治疗鼻窦恶性肿瘤，并提出了颅底硬脑膜的修复。1963年House报道了经颞下窝手术，并创立了颞下窝手术术式的A、B、C三组亚型。20世纪70年代以后，随着神经外科显微手术在神经外科的应用和影像学的发展，CT、MRI开始在医疗中逐渐推广应用，以及电生理监测技术、麻醉监测技术的发展推动了对颅底疾病诊断和治疗水平。由于颅底结构的复杂，病变深在，手术常涉及神经外科、耳鼻咽喉头颈外科、口腔颌面外科、整形外科、麻醉科、监护监测学科等多学科。因此，使颅底外科逐渐形成了一组新兴的边缘学科，也突破了传统医学中分科诊断、治疗的规律和操作习惯。

近10多年来，随着螺旋CT、MRA、介入影像学、计算机导航，尤其是鼻内镜和神经内镜的应用，使颅底手术又跨入了一个新的发展阶段——鼻-颅底外科。

由于鼻腔、鼻窦、眼眶、中耳、内耳与颅底密切相关，前、中、侧颅底的病变常相互关联。随着诊断、治疗水平和术式的改进，尤其是鼻内镜（包括神经内镜）的应用，使鼻-颅底手术形成了颅底手术中的一个重要分支。虽然早在1909年Hirsch就曾经采用经鼻中隔蝶窦径路施行垂体手术，由于感染和直视下手术，患者死亡率高，20世纪50～60年代以后抗生素和X线C型臂和手术显微镜的应用使鼻-颅底手术向前跨越了一大步。我国卜国弦等在1979报道了经蝶垂体瘤切除术，而内镜技术的应用是近10多年来鼻-颅底外科领域引人瞩目的发展之一。鼻内镜最早由Maltz医师应用于鼻窦病变的检查，1967年Messerklinger提出了鼻内镜鼻窦手术的概念，继而Stammnerger和Kennedy在鼻内镜应用方面都作出了杰出贡献，促进了鼻内镜在鼻科广泛应用，同时也促进了鼻内镜的应用范围逐步更深入更广泛的发展。鼻内镜的应用范围从鼻窦炎炎性病变的治疗，延伸到鼻-颅底病变的处理。鼻内镜在鼻-颅底手术中能被广泛应用是因为内镜与一般显微外科手术比较，前者具有最直接的手术径路，避免了颅颌部的切口和对脑组织的牵拉。内镜有良好的照明和图像显示功能，虽然三维立体感差，但它可以提供各种不同角度（0°、30°、75°、90°）的视野图像，有利于对病变周围邻近组织的观察。从1981年Wigand报道鼻内镜下修补脑脊液鼻漏成功，到1992年Jankowski报道经鼻内镜下行垂体瘤手术并与常规显微镜手术比较具有明显优势，使鼻内镜在颅底病变中的应用获得了广泛的认同。国内许庚、韩德民等从1992年开始率先开展了内镜下经鼻垂体瘤切除术脑脊液鼻漏修补术以后，相继在广州、北京、长春、长沙等地开展了此项手术并有大量病例报道，同时对手术适应证进行了探讨，包括鞍区占位病变、斜坡病变、脊索瘤、脑脊液鼻漏、脑膜脑膨出、累及鼻腔鼻窦的良恶性肿瘤、鼻咽纤维血管瘤等的手术治疗。另一部分学者对鼻内镜下鼻-颅底应用解剖进行了解剖学研究，为进一步扩大鼻内镜在鼻-颅底手术中的应用提供了解剖学基础。

一、鼻中隔经蝶径路鼻-颅底手术

经鼻内镜下切除蝶窦、蝶鞍、鞍旁、岩斜坡区的肿瘤是近年来颅底内镜外科学的重要进展之一。根据肿瘤的范围所设计的内镜手术径路包括鼻中隔经蝶径路和扩大鼻中隔经蝶径路，以切除这些区域肿瘤为目的的手术径路解剖学研究比较明确地阐述了内镜所能显露的范围。

经一侧鼻腔置入内镜，切除犁骨的鼻中隔经蝶径路解剖学研究发现，完全开放蝶窦前壁可以清晰地显露颈内动脉海绵窦段、鞍旁海绵窦、视神经、视交叉、鞍底脑垂体、岩骨段颈内动脉水平部及中上斜坡等重要的中线鼻-颅底结构。开放同侧筛窦可以显露其所对应的筛顶、前颅底及眶内侧结构。但应用此手术径路处理对侧鞍旁海绵窦区存在一定困难,而且基本上不能显露对侧的筛窦、筛顶、前颅底及眶内侧区。

扩大鼻中隔经蝶径路即是在鼻中隔经蝶径路的基础上切除同侧后1/2鼻中隔黏骨膜及筛骨垂直板,将对侧鼻中隔黏骨膜向对侧推移显露对侧筛窦,并进一步切除蝶窦底壁。此手术径路除能很好地弥补鼻中隔经蝶径路的不足,所能显露和处理的范围包括双侧筛窦、筛顶、筛板、颅前窝底、颈内动脉海绵窦段、鞍旁海绵窦、视神经、视交叉、鞍底脑垂体、岩骨段颈内动脉水平部及斜坡全程(图5-4-8)。但对颅颈交界腹侧区的显露不佳。以上研究结果对选择恰当的内镜手术径路切除蝶鞍斜坡区肿瘤具有指导意义(图5-4-9)。

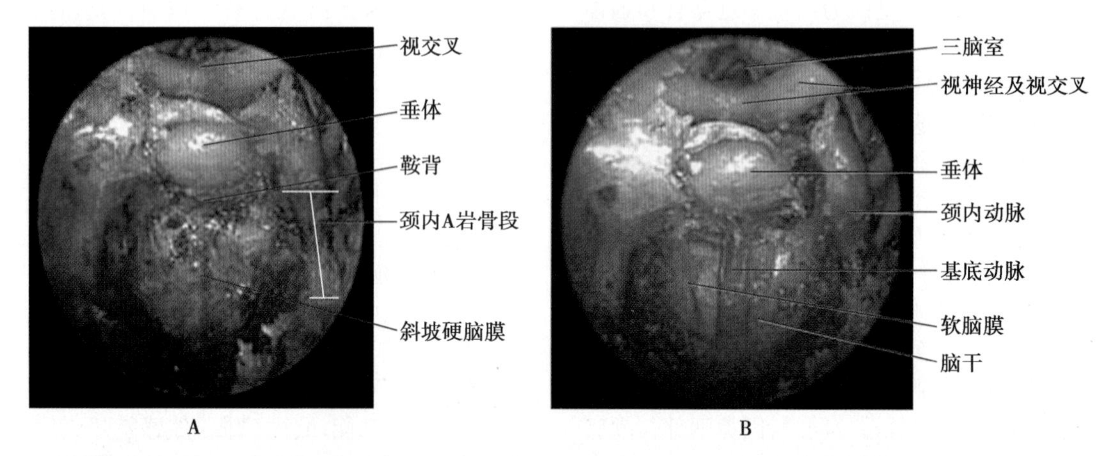

图5-4-8 扩大鼻中隔经蝶入路解剖

此手术入路显示除能有效显示双侧蝶筛窦外,所能显示的颅底区域上至蝶骨平板水平,下至枕骨大孔,上外侧至鞍旁海绵窦区,下外侧达岩尖区岩骨段颈内动脉水平部。鞍隔上切开硬脑膜可以显示鞍上区的视交叉、垂体柄及三脑室。打开基底动脉可以显示基底池、基底动脉及脑干腹侧

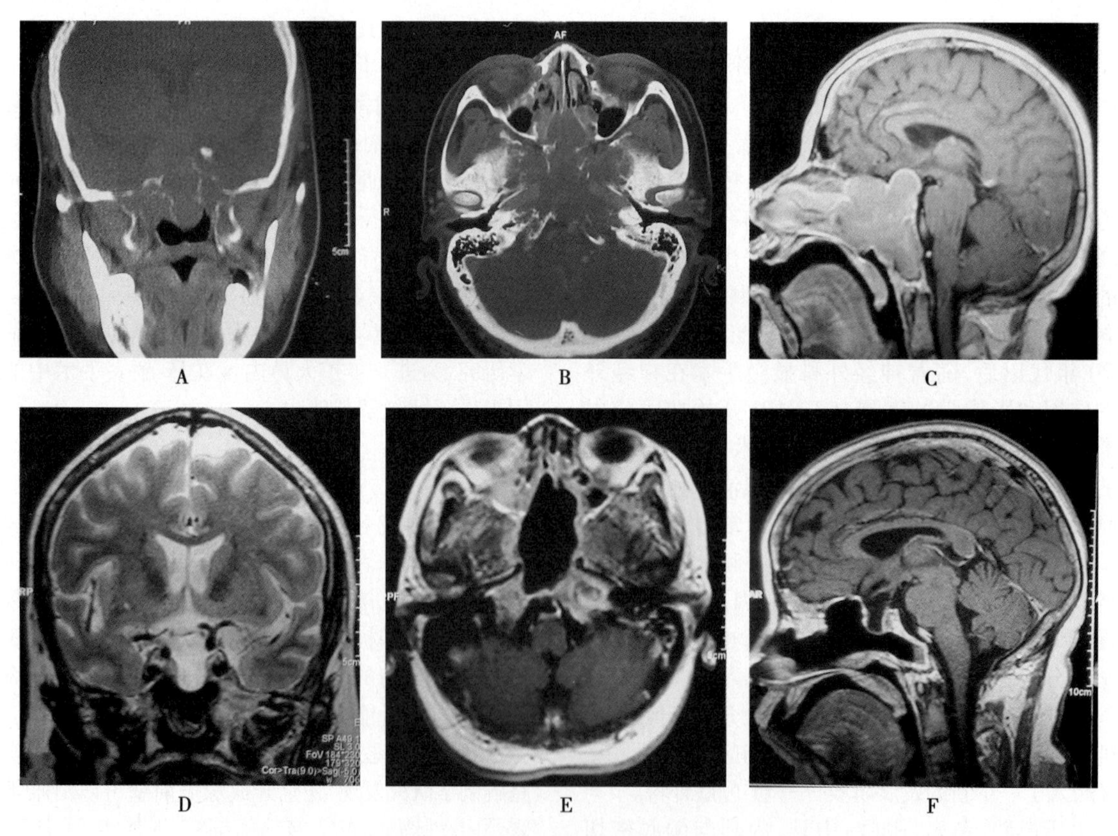

图5-4-9 垂体瘤手术前后CT

A～C. 为术前CT和MRI,显示肿瘤位于蝶鞍,并广泛累及双侧蝶筛窦、双侧鞍旁区及岩斜坡全程;采取内镜下扩大鼻中隔经蝶入路手术;D～F. 为术后MRI显示肿瘤全切

二、经口-咽后壁径路鼻-颅底手术

切除下斜坡及颅颈交界腹侧区肿瘤有多种手术径路可供选择，概括为经颅径路和颅外径路两种方式。经颅径路主要采取侧颅底径路方式进行肿瘤切除，此手术方法有利于切除颅内部分肿瘤及修复缺损的硬脑膜；但对硬膜外的肿瘤显露和切除并不理想。颅外径路包括鼻颈侧径路、经口-咽后壁径路（显微镜下或直视下手术）和上颌骨径路等，这些手术径路都存在各自不同的显露局限性。内镜是否也适用于这一解剖区域肿瘤的切除需要手术径路解剖学研究的支持。内镜下经口-咽后壁径路解剖学研究发现：此手术径路能有效显露下斜坡及颅颈交界腹侧区域；打开硬脑膜，置入内镜还可以全景观察脑干及其周围脑池；而且利用内镜多角度成像的特点可以显露显微镜下经口-咽后壁所难以显露的咽旁间隙和颈静脉孔内侧区。此手术径路的解剖学研究证明内镜下经口-咽后壁径路切除下斜坡和颅颈交界腹侧区肿瘤是可行的（图 5-4-10）。

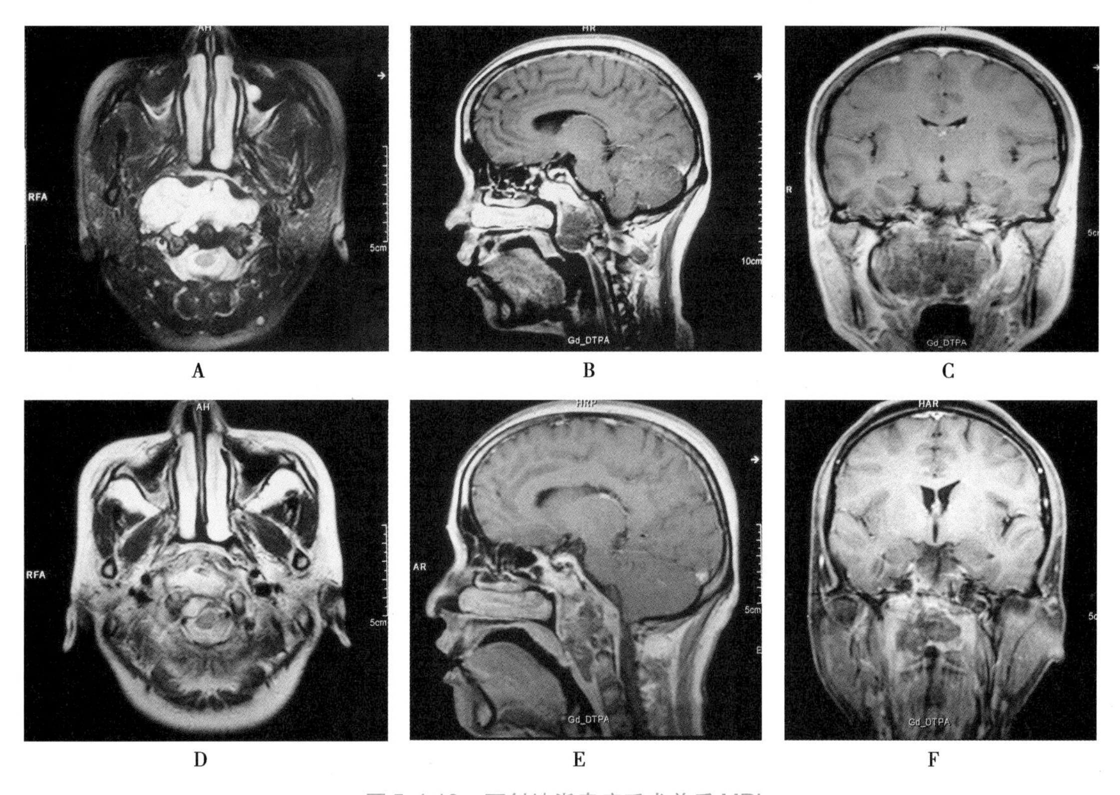

图 5-4-10 下斜坡脊索瘤手术前后 MRI

A～C. 为术前 MRI，显示肿瘤下至环枢椎平面，两侧达咽旁间隙，并出现右侧颈段颈动脉移位；采取内镜下经口-咽后壁入路手术；D～F. 为术后 MRI，显示肿瘤全切

当然任何一种内镜手术径路所显露的解剖区域和结构都是有限的，因此，在切除某些累及多个解剖区域的颅底巨大肿瘤时，需要联合应用到多种内镜手术径路才能充分显露和有效切除肿瘤（图 5-4-11）。

三、内镜在鼻-颅底手术中的适应证

内镜在鼻-颅底手术中的适应证目前尚没有统一的观点，但原则上遵循：

1. 安全性与手术切除效果不应低于传统手术，这是内镜颅底手术应遵循的基本原则，也是分析内镜颅底手术适应证的必须明确的概念。内镜下颅底手术并不等同于“微创手术”，如果仅单纯追求“微创”而勉强进行内镜手术，实际上可能造成更大创伤。

2. 病变累及的区域必须是内镜“可视”和“可控”区域。“可视”和“可控”是以内镜下颅底手术径路和解剖为基础决定可否采用内镜手术的先决条件。

3. 术者必须具备鼻内镜外科熟练技术、颅底局部解剖学知识和清楚辨认重要神经、血管的解剖定位标志的能力。

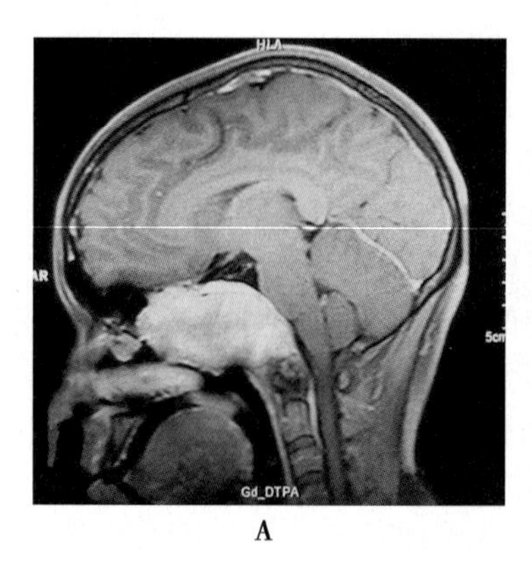

A

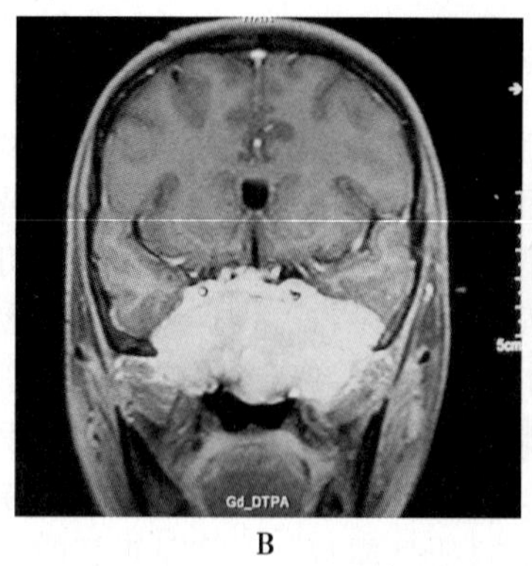

B

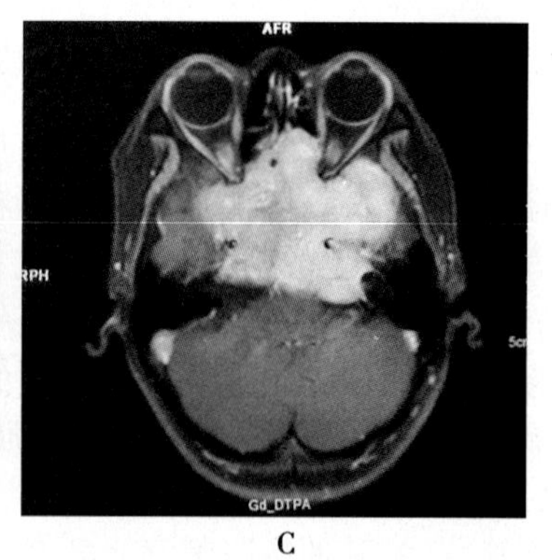

C

图 5-4-11 骨巨细胞瘤

A～C. 为术前 MRI，显示肿瘤广泛累及双侧蝶筛窦、双侧鞍旁区、岩斜坡全程及双侧颞下窝。单纯采用内镜下扩大鼻中隔经蝶入路或扩大上颌窦后壁入路都不能充分显露和有效切除肿瘤，有必要将两种手术入路联合应用

第四节 鼻-颅底手术围术期的思考

一、全面分析疾病，合理选择适应证

作为专科医师，部分医务人员常热衷于对手术操作的掌握，而缺乏对疾病综合处理能力，如应用鼻内镜经蝶行垂体手术或蝶窦手术。耳鼻咽喉头颈外科医师的优势是能熟练的经后组筛窦或直接经蝶筛隐窝暴露蝶窦及鞍底，行垂体肿瘤或蝶窦手术，这一术式比过去传统的经唇正中切口-中隔-蝶嘴-开放蝶窦前壁进入蝶窦术式，有损伤少、患者术后恢复快的优点。但是并不是所有垂体肿瘤均可以经此途径应用内镜手术，如促肾上腺皮质腺瘤，虽然有时瘤体小且没有侵犯至鞍上，但由于该瘤体质硬，术中出血较多，单手操作鼻内镜就很难完成手术。因此需要术前充分了解患者内分泌功能状态，较全面的去认识和分析面对每一种疾病，而不能片面的只看到鼻内镜的优势而缺乏对其局限性的客观分析。

二、手术径路

手术径路一直是医学界长期探索的问题，近 10 多年来，随着内镜技术的逐年成熟，其使用范围已逐步向鼻颅颌区延伸。由于鼻内镜具有 0°、30°、75°、90°的不同视角的视野，同时监视屏为手术创造了高亮度、放大的深部术野，因此内镜为深部手术创造了一个优良的术野环境。但由于颅底病变常累及邻近多个部位及神经、血管，因此内镜下颅底手术，仍应控制在硬膜外，手术径路仍应以正中经鼻及鼻窦、口咽、鼻咽，可以达到的前颅底及斜坡部位为主。内镜手术径路的选择应遵循“就近”（最接近病变主体部位），“微创”（对周围组织损伤，破坏最小），“熟悉”（术者对术野邻近组织、血管、神经解剖部位熟悉），“条件”（具有手术中所需要的必备器材和设备），“配合”（部分病变常需要两种以上术式相互配合或术前需行介入栓塞或与相关科室配合）。

三、充分应用影像学资料及建立立体概念

CT 图像显示颅底骨骼远较 X 线片和 MRI 优越，MRI 骨皮质无信号强度，因此颅骨骨结构显示不清楚，但在软组织显示方面 MRI 优于 CT 特别是脑神经的显示，由于颅底病变可发生于颅骨骨骼，也可以起源于邻近软组织再侵犯颅骨，同时颅内病变还可以向下生长侵犯颅底或鼻窦、翼腭窝或颞下窝，同时这些部位的病变也可向上延伸，累及颅底骨质。MRI 检查颅底病变时患者不需改变头部位置只要在操作台上选用不同层面的脉冲程序就可得到横断面、冠状位及矢状面等图像。冠状位和矢状面成像对颅底病变的诊断有重要意义，但在颅底病变中常因颅底骨骨髓在 T_1 加权图上呈高信号，可遮盖 Gd-DTPA 增强的颅底病变。CT 具有高密度分辨率不仅能显示颅底骨质的改变而且能见到软组织病变，MRI 虽然对颅底骨骼的显示不如 CT。但由于 MRI 可以进行多平面成像，更精确地判定病变的位置和范围，故 MRI 对病理组织的判断优于 CT。

作为临床专科医师亦应该掌握影像学的相关知识，由于颅底病变临床常不能直视，也触摸不到，内镜手术是在硬脑膜外操作，对重要血管神经的定

位是根据局部镜下解剖位置定位的。只有通过影像学的检查,结合临床表现(症状与体征),方能使术者对该病变范围有一个完整的立体概念。

四、内镜手术范围的界定

内镜下行颅底部位肿瘤手术,原则上应该在颅底硬膜外进行,如经单鼻孔经中隔或经蝶手术径路。以往经蝶显微镜下手术,由于受手术直视视野的限制,对鞍旁、鞍上很难获得满意显示,因此对向鞍上或鞍旁侵犯的病变不易清除。而内镜则具备广角、多角度视野,可以消除手术显微镜下大部分盲区从而提高了手术安全性和治疗效果。但要达到这个目的,术者对手术区的局部解剖必须熟悉,对病变累及范围的相关血管、神经部位应当具有明确的定位概念。内镜提供了广阔清晰的术野,但由于提供的是二维成像,同时由于瘤体对正常结构的压迫推移,因此解剖标志和神经血管部位会出现不同程度的变异。因此,熟悉和确定手术解剖标志是非常重要的。如颞下窝病变累及上颌窦或将上颌窦后外侧壁向前推移,同时病灶向内上累及蝶窦旁或蝶窦,则经上颌窦后壁,经鼻蝶窦内镜手术,对病变手术可以达到全切;但若病变位于颞下窝后份,未累及上颌窦,则内镜在颞下窝软组织内很难操作,为了减少对邻近相关血管神经的损伤,不宜采用内镜术式。由于颅底肿瘤大部分为良性或低度恶性,如脊索瘤、颅咽管瘤、骨化纤维瘤体、神经鞘膜瘤、垂体肿瘤,手术时先应从瘤体囊内开始切除瘤体,瘤体大部分被切除后,再剥离瘤壁,在剥离瘤壁时一定要保持硬膜完整,同时在切除残余肿瘤和剥离肿瘤包膜时,要非常细致,并充分估计到手术难度。颅底肿瘤毗邻神经、血管以及筋膜间隙,但同时因为瘤体把这些间隙扩大又为手术切除创造了条件,使内镜能置入这些腔隙切除肿瘤,如斜坡脊索瘤。

五、边缘专业要注重团队协作

过去传统的单一医学专科培训已不能适应当前学科的发展,因为颅底病变涉及各相关邻近的组织和器官,是一跨门类的边缘专业,这就要求涉及这个范围的医师,既能熟悉自己本身的专业又能了解相关学科的基础知识,要形成一个相互学习,相互尊重,取长补短的协作团队。回顾耳鼻咽喉头颈外科走过的历程,虽然我们涉足头颈外科、颅底外科比国外晚了很多,但发展却很快。医学是一门需要不断深化、开拓、创新的科学,因此也就要求每一位医务工作者要有一个接受再教育、再提高的过程。

六、全切与部分切除的概念

从医疗角度希望所有瘤体都能全切,但在客观上存在一定难度,如脊索瘤一般均有被膜,在硬膜外基本上可以大部分全切;但骨化纤维瘤由于没有明显边界,手术边缘不易掌握,被包绕的神经和血管也难于辨认,术中易残留,因此全切与部分切除应根据实际情况定,不要盲目追求全切。

七、建立综合治疗观

任何一种治疗都不是万能的,有所长时也存在不足,随着医疗技术、设备以及新药的不断更新,治疗手段也越来越丰富,如加速器适形调强放射治疗、X 刀、γ 刀等放射治疗手段的完善,放射治疗反应在逐步减轻,疗效也在不断提高。因此术前、术后配合放射治疗、化学药物治疗对减少复发,提高疗效有重要作用,如脊索瘤单纯手术 5 年存活率 33%,单纯放射治疗 65%,手术加放射治疗 75%。

内镜应用于颅底和颅颈腹侧手术时间还不长,由于内镜为单手操作,手术操作仍有一定局限性,因此应客观评价该术式的优点与不足,只有这样,才能在实践中逐步提高。

随着计算机辅助外科的发展,影像导航鼻内镜手术的运用,近年光感应型和电磁感应型定位技术的开展,单纯病灶定位已不是手术导航的唯一目的,如何避免邻近组织重要结构损伤显得更为重要。目前由于缺乏大样本的对照研究,影像导航鼻内镜的手术适应证及其效果一直存在争论。同时因限于技术条件,尚无法行术中适时导航,虽然国外已有试用,但受设备价格及巨大复杂的机器限制,尚难在临床推广。随着计算机技术及影像学技术的发展,今后新一代导航技术将会很快应用于临床。

【展望】 鼻-颅底外科是近 20 多年来发展较迅速的学科之一,从发展趋势看,由于医疗技术和设备条件的更新发展,神经外科、耳鼻咽喉头颈外科、颌面外科医师的通力合作,各学科开展的颅底外科手术不再是孤立进行或仅仅只考虑本专科相关问题,忽略其他专科问题的解决,而是尽力在发挥各自手术的特长,如鼻-颅底手术中鼻内镜的广泛使用。传统意义上的耳鼻咽喉头颈外科、神经外科手术界定范围在逐渐融合,各取所长,相互配合,以提高疗效,减少并发症。

同时,鼻-颅底外科已逐步向微创外科发展,手术径路方面在充分暴露并切除病变基础上尽可能保存正常颅底结构和神经功能,同时充分利用新技术如内镜技术、介入技术、导航技术等,目的在于使手术更精确安全,使手术损伤降至最低。

因此,今后作为专科医师一方面必须拥有显微手术操作技巧、丰富的解剖知识和临床经验,还应具有开放意识,不断掌握新技术并将其应用于手术实践中,只有这样面对这门日益发展的学科,才能取得更好成绩。

(肖健云)

第五章　鼻内镜辅助下鼻-颅底手术

第一节　脑脊液鼻漏修补术

正常的颅腔由颅骨和脑膜封闭，脑膜间的蛛网膜下腔有脑脊液（cerebrospinal fluid，CSF）循环，对脑组织起保护作用。由于各种原因导致颅骨和脑膜缺损，引起蛛网膜下腔与鼻腔或鼻窦的沟通，即形成脑脊液鼻漏（cerebrospinal fluid rhinorrhea）。脑脊液鼻漏易导致颅内感染和气脑等并发症，重者可危及患者生命。

一、脑脊液鼻漏的分类

1. 按缺损部位分型　如额窦后壁、筛窦顶壁、蝶窦顶或侧壁、或筛板等处，皆可发生脑脊液鼻漏。另有一种特殊类型是脑脊液耳鼻漏，因颅中窝或颅后窝颅底缺损，脑脊液经中耳咽鼓管流入鼻咽，误以为鼻漏。

2. 病因分类　分为外伤性，医源性及自发性等。外伤性可分为火器伤和撞击伤，前者多因枪击、弹片及爆震所致，后者则多为车祸、撞击或跌伤所致。医源性则多为手术误伤颅底，或因肿瘤手术造成颅底缺损所致。自发性多为颅底先天性骨缺损，到某一时间脑膜破裂而出现脑脊液鼻漏。

3. 按病情分类　分为单纯型、复杂型或自发性。单纯型多为外伤或手术所致，漏口较小，部位明确，易于暴露和修补，一般不伴有严重颅内并发症，或可自愈，经鼻内镜手术修补多能一次成功。复杂型多为严重颅底创伤，漏口较大；脑膜脑膨出部位深在，不易暴露，修补后可能复发；自发性脑脊液鼻漏部位不明确，可同时存有两处以上漏口，虽经手术修补成功，但可多次在不同部位再发。

二、脑脊液鼻漏的诊断

确定是脑脊液鼻漏并不难，但是在没有鼻内镜、CT、MRI 等影像学诊断手段的时候，脑脊液鼻漏的定位诊断却是非常困难的。

1. 鼻孔流出清澈液体，量可多可少，可呈持续性或间歇性，在低头或用力屏气时增多。仰卧时有液体自后鼻孔流入口咽或下咽部，时有引起呛咳。侧卧时有清液自前鼻孔流到枕上。流出液滴在纸上即化开，无黏性。

2. 流出液葡萄糖定量分析化验，葡萄糖含量在 1.7mmol/L（30mg%）以上。

3. 有头部外伤史、鼻窦或颅底手术史，鼻腔有血水混合样液体流出，这种液体干后不结痂。

4. 可并有颅内感染，或脑膜炎反复发作，有发热、头痛、呕吐和脑膜刺激征。

5. 影像学检查　首选 CT 鼻-颅底薄层扫描，以冠状位骨窗最有价值，可同时作水平位并重建矢状位，必要时加作三维重建。鼻窦冠状位高分辨率 CT 扫描能够清楚地显示颅底骨质是否有缺损，缺损的大小、部位、各鼻窦的情况及颅内脑膜的情况，附近的鼻窦内有积液及密度增高，颅内可见积气（图 5-5-1）。MRI 影像对诊断脑膜脑膨出较有意义，其水成像的方法对确定漏口也较为准确。ECT 核素扫描的方法对确定漏口也有一定价值，但因部分脑脊液鼻漏呈间歇性，如正好在间歇期间检查，可能会得出假阴性结果。这种方法需要从椎管内注入放射性碘溶液作为示踪剂，用伽马相机拍摄。因操作繁琐、费时且有一定损伤，现已较少应用。常规 X 线头颅照片因显示不清，定位不准，也较少应用。

6. 鼻内镜检查　鼻内镜检查是诊断和寻找漏口的重要方法，可取代以往介绍的“粉剂冲刷法”及“棉片着色法”。宜选用高质量的内镜及高清晰度的影像监视系统。先行鼻黏膜表面麻醉，分别用不同角度的鼻内镜，对鼻腔顶前部、后部、蝶筛隐窝、中鼻道和咽鼓管咽口 5 个部位仔细检查，可同时压迫颈内静脉，若见有清澈液体流出，则逆流溯源而上，有助于发现来源。检查中如仅见有微量可疑漏出液，可用细吸管轻触该部位黏膜使其有微量渗血，再仔细观察，如见有边界清晰的血性流线或有数条流线平行时，即可确定有脑脊液鼻漏存在，再根据其流出部位初步估计漏出液是来自中鼻道、嗅

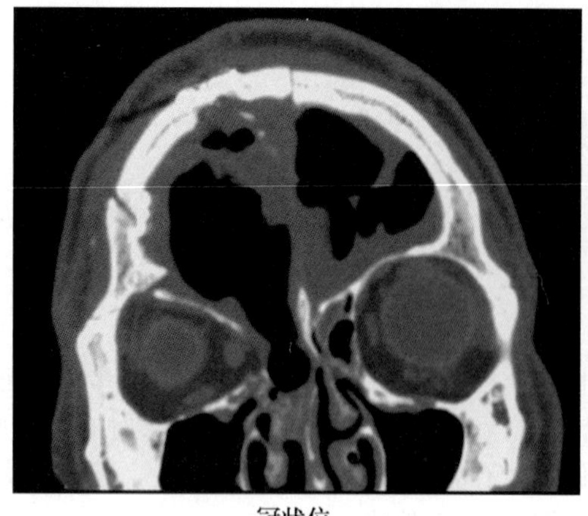
冠状位

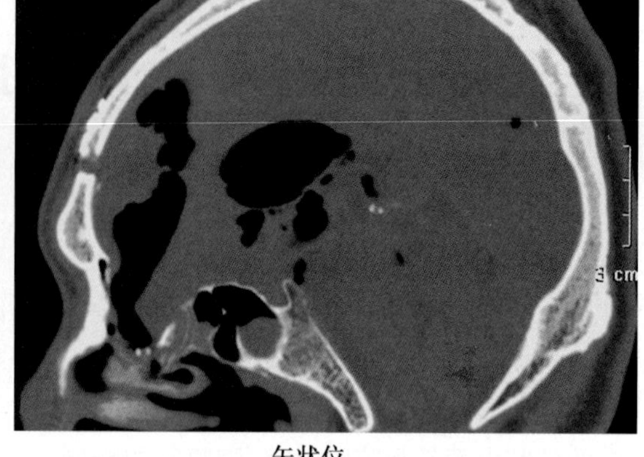

矢状位

图 5-5-1　严重颅脑外伤开颅清创术后脑脊液鼻漏
CT 显示颅底巨大骨缺损，颅内大积气

沟或蝶筛隐窝。作鼻内镜检查时应注意严格消毒，避免引发颅内感染。进一步定位及寻找漏口须在术中进行。如已确诊为脑脊液鼻漏，就不必在手术前用鼻内镜刻意去寻找漏口，以免造成更多创伤和感染扩散。可等手术当中再作精确探查定位。

三、脑脊液鼻漏的治疗

（一）非手术治疗

适用于外伤性脑脊液鼻漏及较轻的医源性脑脊液鼻漏。颅底创伤有较强的自我修复能力，多数颅底创伤较轻缺损较小的脑脊液鼻漏病例，经过适当非手术治疗可在 1 个月内获痊愈。患者取半卧位，避免用力擤涕、咳嗽、打喷嚏等。低盐饮食，有便秘者给予缓泻剂。使用能透过血-脑屏障的抗生素，如青霉素类、头孢曲松及喹诺酮类，应使用脱水剂，常用 20% 甘露醇 125 ~ 250ml 快速静脉点滴，每 8 小时一次。必要时作腰穿留置脑脊液引流管降颅内压。非手术治疗的疗程应根据具体病情来定，一般为 2 ~ 4 周。慎用糖皮质激素。

（二）手术治疗

经非手术治疗无效，或伴颅内感染、颅内积气无减少者应尽快进行手术修补。脑脊液鼻漏修补的手术方法有颅内法和颅外法，颅外法又分为鼻内法和鼻外法。颅内法由神经外科医师开颅进行修补，创伤较大，现多用于颅脑外伤清创止血当时修复，或用于颅底肿瘤手术后修复重建。传统的颅外法难以修补部位深在的复杂型脑脊液鼻漏，创伤较大，脸上留有瘢痕，现多只用于额窦脑脊液鼻漏的修补。1981 年德国鼻科学者 Wigand 首次报道鼻窦内镜下用纤维蛋白胶成功进行了脑脊液鼻漏的修补，Papay 首次报道用肌肉、脂肪和筋膜进行脑脊液鼻漏修补成功，开创了鼻窦内镜进行脑脊液鼻漏修补的新途径。至今国内文献报道经鼻内镜手术修补脑脊液鼻漏的病例已有逾千例，一次手术修补成功率在 90% 以上。应用鼻内镜手术修补脑脊液鼻漏，具有创伤小、成功率高、并发症少等优点，已得到国内外医学界同行的公认。

1. 手术适应证

（1）筛顶、筛板、蝶窦及部分额窦底后壁的脑脊液鼻漏者。

（2）外伤性脑脊液鼻漏经非手术治疗无效者。

（3）自发性脑脊液鼻漏及部分外伤后迟发性脑脊液鼻漏者。

（4）医源性脑脊液鼻漏在术中发现者，或术后发现经非手术治疗无效者。

（5）排除严重颅内创伤、出血、感染，全身情况稳定能接受全身麻醉手术者。

2. 手术方法

（1）手术径路：根据手术前影像学检查及内镜检查确定的漏口位置选择不同的手术径路。对于来源于嗅裂和中鼻道的脑脊液漏或术前明确筛顶筛板有骨质破坏的病例采用 Messerkinger 手术径路，即采用常规由前到后方式开放筛窦，暴露筛板或筛顶。对于来源于蝶窦鞍区的脑脊液鼻漏采用 Wigand 手术径路，即直接经鼻开放蝶窦的方法。

（2）漏口定位：在内镜下如何快速进行漏口探查定位相当重要。国内外文献在这方面均有不少成功的经验。术中鼻内镜探查和确定漏口的关键方法是：应根据影像学资料重点开放筛窦或蝶窦，依次边开放边寻找，最后明确漏口位置。漏口位置的鼻窦黏膜多呈高度水肿，灰白色，或局部有肉芽生长，可供探查参考。检查中如发现微量可疑漏出液，可用细吸管轻触该部位黏膜使其有微量渗血，再仔细观察，如有线状液体流动，可确定有脑脊液鼻漏存在，再根据其流出部位溯源寻找漏口。在内镜下观察，当漏口较大时，可见脑脊液搏动，但见到有搏动的液体却不一定是脑脊液，可能是鼻腔鼻窦黏膜血管搏动传导至鼻腔鼻窦内的分泌物或渗出液产生搏动。这种情况特别是在颅底肿瘤术后或修补术后内镜检查判定有否脑脊液鼻漏存在时尤其重要。

（3）处理漏口：首先漏口周围气房应彻底开放，探查漏口情况，刮除漏口中的肉芽及碎骨片，造成周边新鲜创面。如有脑膜脑膨出，可作电凝切除。必要时可分离周边硬膜与颅底骨板间隙，如有活动出血，应作电凝止血。对于额窦底后壁漏者，可全部清除额周气房，尽量使额窦开口扩大，通常用70°内镜探查处理漏口。如内镜下难以探查处理漏口，则可改用Lothrop径路，做广泛的额窦底开放作。对手术修补不成功和再发的额窦脑脊液漏，可考虑改用鼻外眉弓切口径路手术。对于蝶窦侧壁的脑脊液鼻漏，特别是蝶窦外侧隐窝处的瘘孔，经常会采用“浴缸塞”的方法。

（4）选择适当的修补材料及方法：鼻内镜下进行脑脊液鼻漏的修补可供选择的修补材料有多种，可根据患者漏口的大小选择不同的材料进行修补。对于较小的漏口（小于5mm），可选择鼻中隔黏膜，筛顶和蝶窦脑脊液漏可选择带蒂鼻中隔黏膜瓣转移的方法。也可选择高分子材料或自体脂肪、肌筋膜修补，然后用外用生物胶和吸收性明胶海绵，再加用碘仿纱条或者膨胀海绵填塞鼻窦及鼻腔。填塞物在鼻腔内停留10～14天后在鼻窦内镜下取出。对于较大的漏口（直径5～10mm）可采用鼻腔黏膜、肌肉、阔筋膜辅以高分子材料或生物蛋白胶的修补方法，将漏口周围黏膜搔刮后先将少量捣碎的肌肉浆填塞入漏口，再用筋膜或黏膜贴补在漏口上，注意将黏膜面朝向鼻腔，其外面再填塞一层肌肉浆。对于直径大于10mm的漏口宜用较大块的阔筋膜配合生物蛋白胶，部分采用夹有骨片或钛合金网的阔筋膜进行修补。Stammberger介绍了脑脊液鼻漏修补的外贴法、内贴法和夹层法，同时分析其优缺点。外贴法是将修补筋膜或黏膜贴在漏口外，此法因要抵抗脑脊液在颅内压作用下渗漏，需在鼻腔鼻窦内较长时间加压填塞，持续降颅压，方可使修补筋膜紧贴生长。如漏口较大或术后患者运动用力，易再发生脑脊液鼻漏。内贴法是将筋膜贴在硬膜内，在颅内压作用下筋膜可紧贴封闭，效果比外贴法可靠但操作较困难。夹层法是将筋膜置于漏口处硬膜与颅底骨板之间，在颅内压作用下筋膜可被夹紧封闭，比上述两法更加可靠。此法操作困难，有些部位脑膜附着较紧密且可能有重要神经血管通过，刻意分离易造成某些神经血管损伤或颅内出血。对于颅底骨缺损较大者，上述方法尚难以可靠封闭修补漏口，需再加用肌浆、黏膜、生物胶或其他高分子材料加固封闭。Wormanld PJ于1997年介绍一种的“浴缸塞”（bath-plug）技术修补脑脊液鼻漏。该法应用脂肪缝线制成脂肪塞，使用时将脂肪填塞到漏口中，往回拉线使脂肪紧塞于漏口，缝线再穿过黏膜海绵及鼻背皮肤固定留置5天。这种方法自颅内向外塞紧漏口，颅内压越大则塞得越紧，修补可靠，成功率高。笔者对此法加以改良，采用肌筋膜缝成带线的塞子，填入漏口内后将线拉紧并穿过漏口外的筋膜直接结扎，使其内外夹紧，封闭修补漏口更为可靠。对于较大的颅底骨缺损，应用纽扣夹板法。具体方法是根据颅底骨缺损的大小，剪取一块椭圆形的骨片或钛板，其长径略大于骨缺损长径，短径略小于骨缺损长径。取阔筋膜将其包裹，用生物胶或缝线固定，在其近周边处缝3对丝线或尼龙线使其呈带线的纽扣状。在鼻内镜下钳取纽扣状补片置入骨缺损漏口内，将线向外拉紧使该“纽扣”自内向外封闭漏口。再取一块钛板穿过缝线置于漏口外，分别将缝线在鼻外打结，用细钩将结推入扎紧。在“纽扣”及钛板间可填塞肌肉浆，缝线扎紧后使其在内外夹紧漏口。以上方法可称为拉线封堵法，能有效封闭较大的颅底骨缺损，适合用作颅底肿瘤术后颅底重建修复（图5-5-2～图5-5-4）。

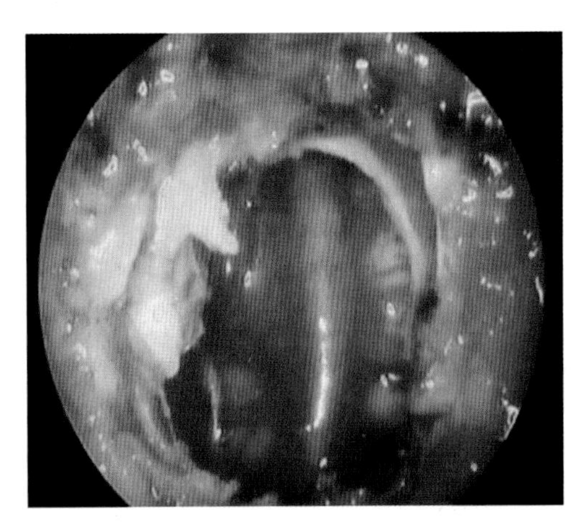

图5-5-2　斜坡肿瘤术后颅底骨缺损显露脑干和椎基底动脉

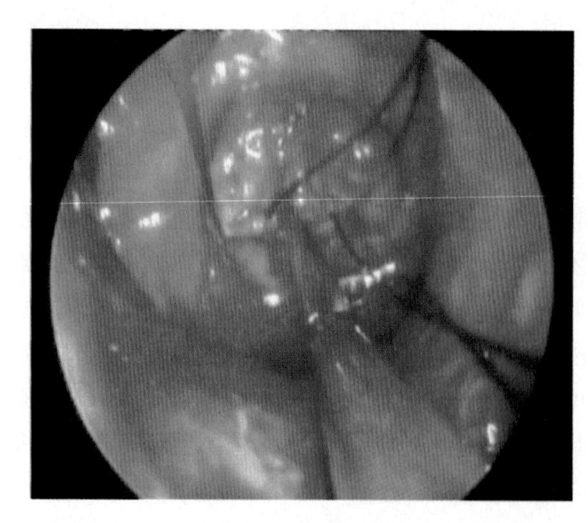

图 5-5-3 应用“纽扣”夹板法由内向外拉线封闭漏口

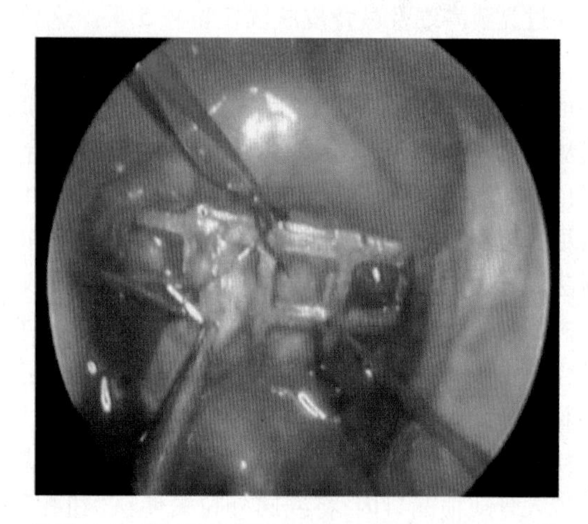

图 5-5-4 外用钛板结扎固定，再用吸收性明胶海绵和碘仿纱条填塞

（5）综合分析处理鼻颅乃至全身病变情况：复杂型脑脊液鼻漏的患者，往往合并有鼻、颅乃至全身病变以及并发症，例如，多发性颅底骨折、多处漏口、视神经损伤、眼球破裂、脑挫伤出血、颅内感染、脑积水、昏迷及水电解质紊乱等复杂情况。对于这些情况，需要及时综合处理或请其他科室会诊，共同处理。曾遇有 1 例脑脊液鼻漏手术修补后脑积水加重昏迷，是因原脑外伤出血感染使颅底蛛网膜发生纤维粘连，脑脊液循环和吸收障碍，脑室压力升高，当将脑脊液鼻漏修补后，脑积水必然加重。该例患者紧急行脑室腹腔引流术降低颅内压，康复情况良好。颅底肿瘤术后，如患者持续高热颅内感染，多提示存有脑脊液鼻漏或原颅底填塞物坏死感染，须用鼻内镜仔细探查，明确诊断后清除感染病灶，修补颅底漏口。

3. 围术期处理

（1）腰穿置管引流降低颅内压：脑脊液鼻漏修补前可先行腰穿置管，缓慢放出部分脑脊液，以降低颅内压，有利于手术修补成功。修补术后早期必须严格护理好引流管，放开并调整其高度，保持以 5～10ml/h 的速度引流脑脊液，同时监测颅内压。根据患者的情况，可于 2～7 天后拔出引流管。实际临床上这种控制颅内压的方法主要是神经外科应用较多，而耳鼻咽喉科应用并不多。如采用“浴缸塞”的修补方法，则不须过于强调降颅压。

（2）药物应用：常规使用脱水剂约 1 周。乙酰唑胺可使脑脊液的生成减少，适用于高颅压型脑脊液漏患者。目前并不主张术前长期预防性使用抗生素，但在术前需将修补材料严格消毒，术中使用抗生素溶液冲洗鼻腔，术后使用能透过血-脑屏障的抗生素，如氯霉素、磺胺、青霉素等，尽量将颅内感染风险降到最小。

（3）指导性活动：术后患者需严格卧床休息。在拔出腰穿引流管或鼻内填塞纱条后，可逐渐增加活动，但需对其进行指导，避免屏气及其他一切可能引起颅内压急剧增高的活动。

第二节 外伤性视神经病和经鼻内镜视神经减压术

外伤性视神经病变（traumatic optic neuropathy，TON）是指头面部受到撞击伤后，因额筛蝶复合体骨折导致的视神经功能障碍，发生率大约占头面部闭合性损伤的 0.5%～2%，常同时伴有视交叉损伤、颅内损伤、额筛眶复合体骨折、眶底击出性骨折、上颌骨骨折、玻璃体和前房出血、视网膜脱离等，导致严重的视力下降、视野缺损，临床更多的表现为失明。

（一）病因和病理

TON 分为原发性损伤和继发性，损伤的病理分成三种类型。第一种是断伤，是由于视神经管的骨折碎片直接刺入神经干造成的神经损伤，这类患者伤后立即失明，无论药物治疗还是手术治疗均无效果。第二种是轴索离断，即在为原发性损伤：在额部、眉弓或眉外侧受到外力撞击后，撞击力传递到视神经，造成视神经本身的顿挫伤，神经纤维被强烈牵拉导致神经纤维断裂，这类患者在伤后也表现为立即失明，任何治疗都基本无效。第三种是视神经受压，视神经管骨折或者变形后，碎骨片直接压迫视神经，导致视神经鞘膜下出血或神经干水肿，继之在视神经管内形成挤压性嵌顿，或者眼动脉、视神经血液循环障碍造成视神经水肿或坏死。这种患者伤后表现为视力急剧下降，经一段时间后可以完全失明或残留很少的视力，视野缺损。这种视力障碍属于视神经的间接损伤，手术减压加上药物治疗有效。

（二）临床症状

1. 头部外伤史　外伤性视神经病变常常发生于头面部的闭合性损伤，外伤部位以额部、眉弓部和眉外侧部为多见。

2. 视力下降或失明　在撞击性损伤的同时或其后出现视力的部分或完全丧失。由于常常伴有闭合性颅脑外伤、心血管系统和呼吸系统的急诊危象，视力损伤的主诉常常被这些危及生命的重要体征所掩盖，或者眼部损伤后导致的眼睑高度肿胀，使患者没有注意到视力下降的临床现象，从而延误诊断和治疗。

（三）体征

1. 眉弓或眶外侧撞击伤口，患眼睑、眼眶周围软组织肿胀、淤血或结膜下出血（图 5-5-5）。

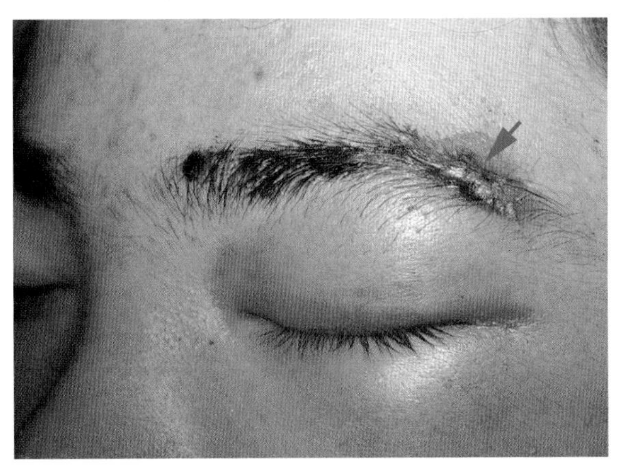

图 5-5-5　TON 最常受伤的部位
眉弓外侧（蓝色箭头），上下眼睑肿胀

2. 瞳孔对光反射异常　表现为 Marcus-Gunn 瞳孔，其主要临床特征为：患侧瞳孔呈潜隐性散大（遮盖健侧瞳孔后出现患侧瞳孔的散大）；直接对光反射消失；间接对光反射存在。在外伤后昏迷患者，在体检时如果出现 Marcus-Gunn 瞳孔，应高度怀疑外伤性视神经病变。

3. 眼和眼底检查　要排除眼前房、玻璃体内、眼底尤其是黄斑处的的出血，晶体脱位和外伤性晶体混浊，视网膜脱离，眼底血液供应障碍，视乳头水肿、视神经撕脱等因素引起的视力损害，排除上述损害后可以确定引起视力损害的部位在眼球后。如果对侧视力和视野与术前相同，则表明视神经损害在视交叉之前，也就是说导致视力损伤的病因位于球后到视交叉之间，即视神经段。伤眼的眼底像在外伤性视神经病变后早期可以无明显改变，晚期可出现视神经的萎缩。

（四）辅助检查

1. 影像学检查　应用轴位薄层 CT 扫描（< 2mm），能较好的显示视神经管骨折和变形的部位、眶内和眶尖部位的血肿、视神经的肿胀等病理改变；如果 CT 没有发现视神经管骨折，但邻近鼻窦（后组筛窦、蝶窦）内密度增高阴影，也要高度怀疑是否有视神经管骨折（图 5-5-6）。MRI 扫描对软组织病变的分辨力比 CT 强，可多平面成像，弥补了 CT 不能直接多平面成像的缺点，但 MRI 不能很好地显示细小的视神经管骨折，但对管内段及颅内段视神经的观察较 CT 清楚，还可显示 CT 无法清楚显示的视神经鞘膜内出血、眶尖血肿、视神经肿胀等病理改变。

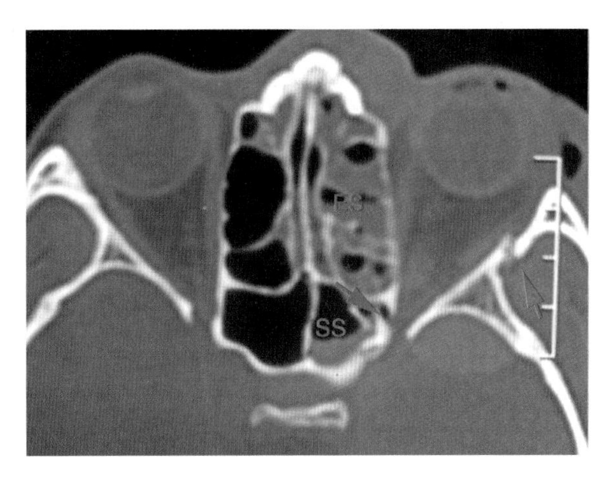

图 5-5-6　TON 后 CT 影像
可见视神经管内侧和眶外侧壁骨折线（红色箭头），筛窦、蝶窦内密度增高阴影（SS：蝶窦；ES：筛窦）

2. 电生理学检查　视觉电生理检查还未常规用于外伤性视神经病变的诊断，但已证实在评估和追踪视路功能异常方面有一定的作用。其中，反映视网膜电活动的视网膜电图（electroretinogram，ERG）和反映视刺激导致的视网膜神经节细胞至视皮层产生的视诱发电位（visual evoked potential，VEP）为较客观的检查手段。ERG 是通过视网膜接受光刺激时从角膜或相应部位记录到的视网膜总和电位，能较好地显示视网膜的功能，提供视网膜神经节细胞是否有退行性病变，视网膜损伤多表现为 F-ERG 改变，以 b 波的变化最敏感。VEP

是视网膜在受到闪光或图形刺激后，经过视路传递，在枕叶视皮层诱发出的电活动，VEP 波形低平、缺如、潜伏期延长等均提示不同程度的视神经和视路的损伤，VEP 改变与视神经的损害程度呈正相关，其中以 VEP P100 最敏感。如果外伤后 ERG 检查正常，而 F-VEP 异常则高度提示视神经功能受损。

（五）诊断及鉴别诊断

根据外伤后视力下降或失明，Marcus-Gunn 瞳孔，同侧眼底、玻璃体、晶体及角膜无损伤，对侧眼视力和视野正常，CT 显示视神经管骨折，后组筛窦和蝶窦内密度增高，即可确诊。

视交叉损伤：表现为双侧视野缺损、偏盲（图 5-5-7，图 5-5-8）。

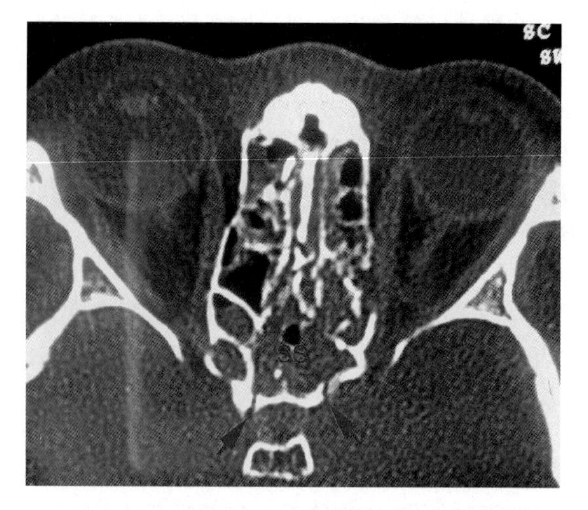

图 5-5-7 前额部外伤筛窦和蝶窦后壁广泛性骨折（SS：蝶窦，红色箭头提示蝶窦后壁骨折）

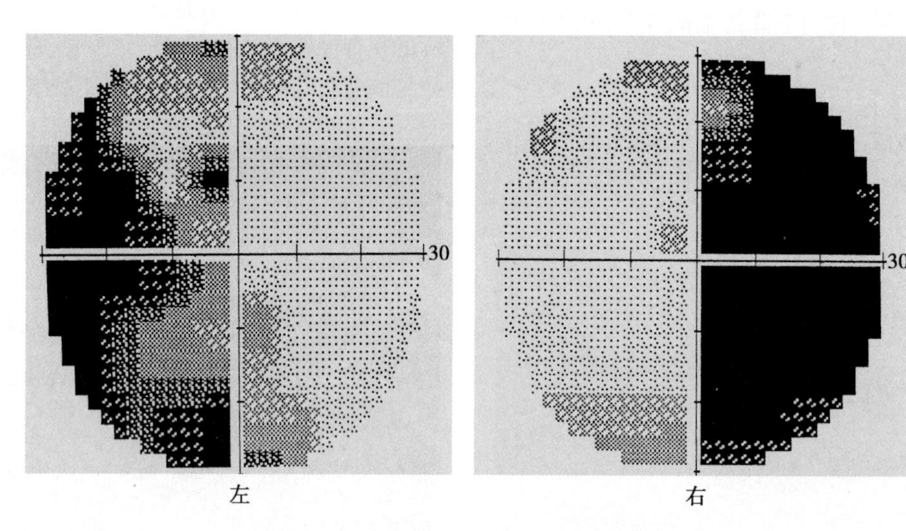

图 5-5-8 视野检查示双侧视野颞侧偏盲

（六）治疗

对于外伤性视神经病变的治疗，目前还有争论，但多数学者倾向于使用大剂量糖皮质激素和施行视神经管减压术。

1. 非手术治疗

（1）激素治疗：一些学者认为大剂量糖皮质激素对外伤性视神经病变有比较好的治疗效果，甲基泼尼松龙 500mg/d，每 3 天递减一次，到 125mg 后改为泼尼松 20mg 口服，每 3 天递减 10mg，治疗时间大约 2 周。大剂量激素治疗 TON 的基本原理是可以减低视神经损伤性水肿，降低视神经挫伤性坏死的严重程度，同时降低了伴随损伤的微循环血管痉挛程度。

（2）辅助药物治疗：神经营养药物：胞二磷胆碱（胞磷胆碱）500mg/d，脑细胞生长肽；ATP，辅酶 A，$VitB_1$ 等；活血化瘀药物：复方樟柳碱、血栓通等。

2. 手术治疗　视神经管减压术是目前治疗外伤性视神经病变的主要方法。其基本原理是通过去除视神经管的一部分，清除视神经管骨折和骨片对视神经和营养血管的压迫，解除视神经外伤后血肿的压迫，增加视神经的血液供应，防止视功能的进行性恶化，尽可能恢复或部分恢复视力。

视神经管减压术的方法有颅内径路、鼻外眶筛蝶窦径路、经上颌窦后筛蝶窦径路、经眶外侧径路和经鼻内镜筛蝶窦径路等，上述径路各有其优缺点，但从手术损伤、出血、患者生活质量、术中能见度、手术疗效、对眶内组织的影响等因素综合考虑，以经鼻内镜径路为优。其优点表现为：①损伤小，符合外科手术的微创伤原则：不需要面部切口，对眼和脑组织的干扰小，术后很少出现并发症；②出血少；③手术时间缩短；④术后护理和处理简单；

⑤患者容易接受。

（七）视神经减压术

1. 视神经管减压术手术要点

（1）打开从视神经管眶口到颅口的全程，一些学者建议打开部分眶尖部内侧骨壁。

（2）去除视神经管壁的1/2～1/3周径。

（3）全程纵行切开直至总腱环在内的视神经鞘膜。但是否一定要切开鞘膜目前仍存在争议，缺乏循证医学的依据。

2. 视神经管减压术手术适应证

（1）迟发性视力损伤且在大剂量激素治疗48小时仍无效。

（2）外伤后有残余视力并呈进行性下降者。

（3）CT和MRI发现视神经管骨折、视神经鞘膜内或视神经周围血肿。

3. 经鼻内镜视神经管减压术的手术步骤

（1）全麻插管，含1∶10 000肾上腺素棉片收缩鼻腔、鼻道。

（2）常规切除钩突，按Messerklinger术式行全蝶筛开放术，去除外侧壁纸样板后部及蝶窦外侧壁之间的骨坎，使其尽可能在一个平面，小心清理后筛窦和蝶窦内的淤血块和碎骨片（图5-5-9）。

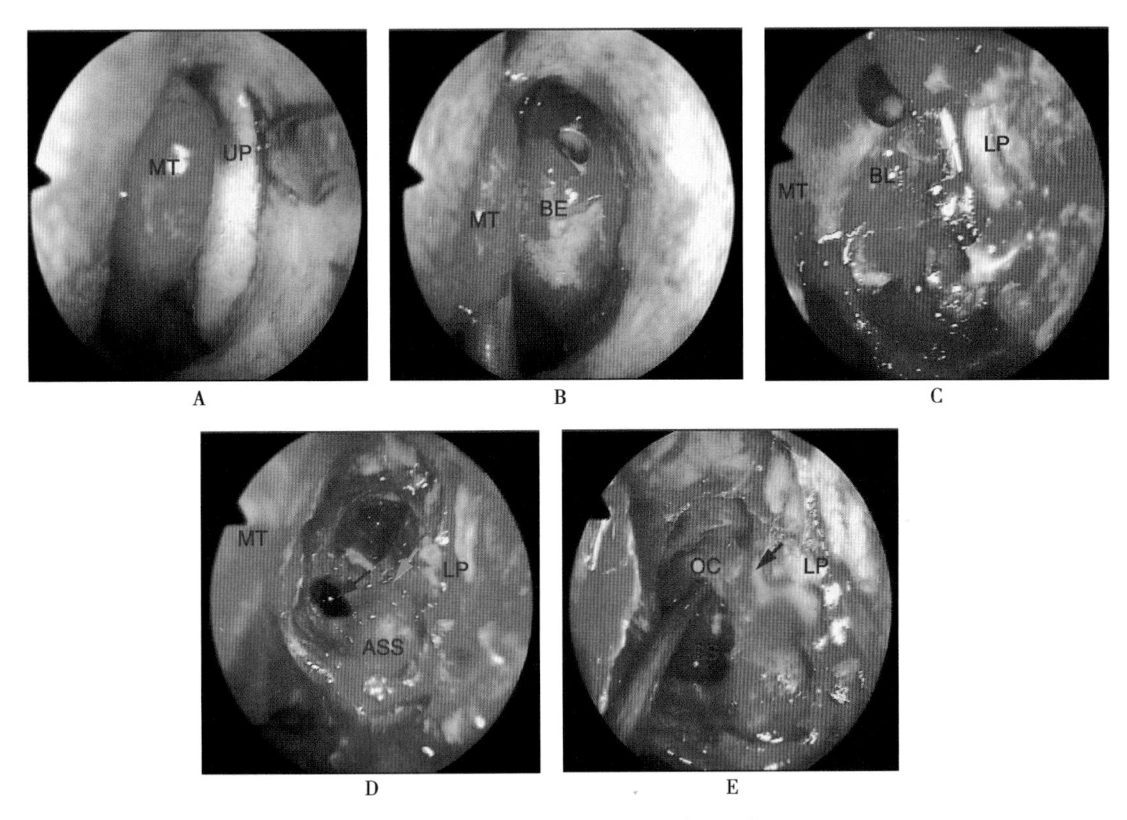

图5-5-9　经鼻内窥镜视神经管减压术

A. 手术第1步：切除钩突；B. 手术第2步：钩突切除后暴露筛泡；C. 手术第3步：切除筛泡；D. 手术第4步：开放后筛，暴露蝶窦前壁，后方为蝶窦（蓝色箭头）外侧后方为视隆突（绿色箭头）；E. 手术第5步：切除蝶窦前壁，暴露外侧视神经管外侧后方为视隆突（蓝色箭头）

（UP：钩突；MT：中鼻甲；BE：筛泡；BL：中鼻甲基板；LP：纸样板；ASS：蝶窦前壁；OC：外侧视神经管）

（3）在后筛窦和蝶窦外侧壁寻找并证实视神经管隆突和颈内动脉隆起，寻找是否有视神经管骨折。

（4）用金钢钻磨薄视神经管内侧壁，用钩针去除视神经隆突和视神经管内侧壁骨质，约1/3～1/2周径，清理视神经周围的骨折碎片和血肿。

（5）切开视神经鞘膜，充分止血后，用含有抗生素的生理盐水冲洗后组筛窦和蝶窦腔，在开放的管段视神经内侧松松放置庆大霉素地塞米松吸收性明胶海绵，术腔填塞高膨胀止血海绵。

经鼻内镜视神经减压术手术术中出血少，一般不超过100ml，手术时间不超过1小时，术后没有面部瘢痕，术后愈合快。但患者视力恢复并不满意，术后视力有明显进步者大约为24%，选择合适的手术适应证是提高疗效的一个关键。

4. 手术决策的选择　外伤性视神经损伤一旦

确定后,应立即使用大剂量糖皮质激素,是否手术取决于下列几个因素的影响:①如果是外伤后立即失明,一般说明视神经损伤非常严重,预后不好,一些文献认为手术有效率在10%~15%左右;②假如合并下列情况:眶纸样板骨折和眶脂肪大量外溢;颅底下垂和脑脊液鼻漏;蝶窦发育不良等,手术难度较大,应慎重考虑手术;③合并严重的颅脑损伤;胸腹损伤;多发性骨折应暂缓手术,先行处理危及生命的病症;④积极排除是否合并球内损伤性病变;⑤外伤到手术的时间并非是限制手术的最重要依据,但如果外伤到手术的时间过长(一般指超过2周)且无光感,视神经乳头萎缩,应慎重考虑手术的疗效。

应该明确指出的是,尽管经过积极的药物治疗,TON的治疗效果并不十分满意,治疗后完全恢复正常视力的可能性微乎其微。

5. 手术的难点、风险及其可能出现的并发症

(1) 切开视神经鞘膜时损伤眼动脉:根据文献资料,眼动脉80%走行在视神经的外下方,15%走行在视神经的下方,5%走行在视神经的内下方。预防办法是切开视神经鞘膜时尽量选择在视神经内侧,而不是在视神经的内下方,甚至下方。

(2) 蝶窦发育不良,如甲介型蝶窦、板障型蝶窦、小蝶窦等,手术定位和暴露视神经管非常困难,容易导致并发症的出现。预防办法是开放眶尖部内侧骨质,沿着眶尖部软组织走行方向开放视神经管(图5-5-10)。

(3) 损伤颈内动脉:颈内动脉和视神经管之间呈八字形,在视神经管颅口紧贴在一起(图5-5-11)。如果清理视神经管和颈内动脉之间的骨折碎片时骨折片过大,且原来已经损伤颈内动脉,则在取出骨片过程中,容易导致颈内动脉损伤,导致大出血和意外死亡。预防办法是术中不轻易一次性取出大块骨折碎片;如果出现大出血,则用碘仿纱条压迫出血点,立即送介入科行介入栓塞颈内动脉手术。

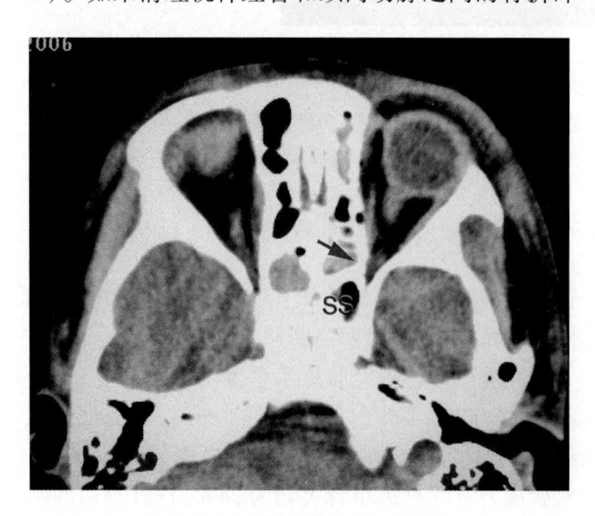

图5-5-10 蝶窦发育不良(SS)
红色箭头示视神经管骨质很厚

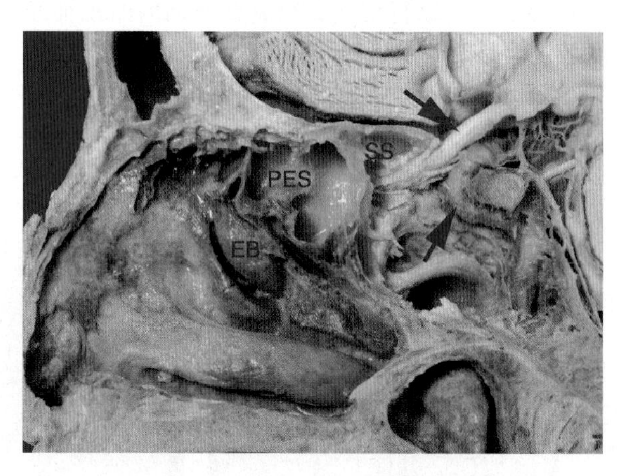

图5-5-11 蝶窦外侧结构
视神经走行在蝶窦外上方(红色箭头),颈内动脉走行在后下方(蓝色箭头),两者在视神经管颅口非常接近

(4) 手术时损伤颅底导致脑脊液鼻漏:出现这种情况有几种可能:①颅底脑膜本身有损伤,但漏孔被骨片压住,所以临床没有脑脊液鼻漏的表现,手术时取出碎骨片后,出现脑脊液鼻漏;②术中对颅底的结构判断不准确,直接损伤脑膜,最常见的位置为后筛顶壁;③切开视神经鞘膜时,直接切开软脑膜或者切开视神经鞘膜的颅口端。出现①和②的情况需要在术中直接进行脑脊液鼻漏修补术,但困难是脑脊液鼻漏修补的基本原理是在漏孔处形成新鲜创面,采用多种组织和材料,如中鼻甲、肌肉、筋膜、生物蛋白胶填压漏孔,因此,必须要在术腔形成一定的压力。而视神经减压术的基本原理是解除对视神经的任何压迫,所以在处理上述情况时如何压迫、压迫方向、填压多大的力量等比较难以抉择。而第3种情况一般用吸收性明胶海绵压迫即可。

由于手术后视力很难恢复到正常水平,而且这种视力减退不能矫正,所以有些患者在患眼恢复少量视力时,反而觉得不方便。因此对于外伤性视神经损伤是否有必要进行手术救治还存在争论。但是如果患者双侧视神经同时损伤,临床处理原则就大不一样。单侧视神经损伤者,由于患者健侧保存原有视力,因此,在手术适应证选择上需要考虑手

术成功挽救伤侧视力的可能性。而双侧视神经损伤者伤情相对复杂，一般多发生于严重的颅面复合伤，多数患者可能同时伴有昏迷史，视力问题在早期往往被忽视。另外，尽管CT或MRI检查显示视神经管骨折，有时也迫于患者的病情不能立即手术，以致于贻误最佳手术时期，所以，双侧视神经损伤者，不能用单侧视神经损伤标准判断。双侧视神经损伤患者完全失明，丧失生活自理能力，其精神上承受的压力也非常沉重，必须积极采取手术拯救。

第三节 垂体瘤手术

蝶窦与鞍区的关系非常密切，临床上常合称为蝶鞍区。这也是耳鼻咽喉科医师进行蝶鞍区外科手术的解剖学基础。鞍区位于颅底的中心，脑正中部位底面，位置深在，在蝶鞍区域这一很小的范围内有许多复杂和重要的结构，分别来自神经、内分泌、血管、骨骼及脑膜等。附近散在的胚胎遗迹是各种胚胎来源病变的基础。鞍区的病变以良性肿瘤多见，其中垂体肿瘤最为常见，垂体肿瘤可细分为腺垂体起源的，如最为多见的垂体腺瘤；神经垂体起源的，如颗粒细胞瘤；还有非垂体起源肿瘤，如颅咽管瘤、脑膜瘤、脊索瘤、朗格汉斯组织细胞增殖症和脂肪瘤等。还包括一系列非肿瘤性的“瘤样”病变，如炎症改变、黏液囊肿、巨细胞肉芽肿等。另外还有结构性异常，如空蝶鞍综合征、Rathke裂隙囊肿、上皮样囊肿等。再有一些源于海绵窦的肿瘤或岩尖区域的病变，如先天性岩尖部胆脂瘤，由于病变邻近或突入蝶窦，目前也可将其归为蝶鞍区疾病。由于该区域的各种病变在临床表现和放射影像学诊断方面都有较为类似之处，故在处理蝶鞍区和鞍旁病变时，临床医师均需要熟悉不同鞍区疾病的病理特点和生物学特性，以便更好地进行临床处理。

垂体腺是神经系统的内分泌中枢，认识到这一点是从20世纪30年代初期发现垂体后叶分泌血管紧张素和催产素开始的，至今已确定垂体腺可分泌30余种神经肽类物质作用于下丘脑垂体调节系统。

垂体腺瘤是一种较常见的颅内肿瘤，发病率约为1/10万人，占颅内肿瘤的8%～15%，近年来由于内分泌检查和影像诊断学水平的提高，患者多能早期确诊，发病率有逐渐增高趋势。对于垂体疾病的研究是始于杰出的神经生理学家、神经外科的创始人Harvey Cushing，Cushing病即以其姓氏命名的。目前垂体腺瘤的治疗方法主要有三种：手术、放射治疗和药物治疗。尽管学术界有所争论，但外科手术仍是最主要的治疗手段。

追溯外科手术治疗垂体腺肿瘤的历史，是始于19世纪末期。第一例试图切除垂体肿瘤的手术是由Victor Horsley在1889年实施的，但手术未能成功。最先经蝶窦进行垂体肿瘤手术是由Schloffer在1907年完成，开创了这一经典的垂体瘤手术径路；1910年Cushing，Hirsch分别完善这一术式开始了经鼻中隔蝶窦径路垂体瘤手术，并在1914年将经口鼻蝶窦径路标准化，成为至今仍然是外科手术医师常使用的径路之一，并将其作为首选的手术径路。20世纪中期耳鼻咽喉科专家Angel James，Richads和Williams等创造了经筛窦切除垂体肿瘤的手术技术，并积累了丰富的临床经验；1957年Gisselsson报道了显微镜下经筛蝶窦垂体瘤手术。在我国最早开展垂体腺瘤手术的耳鼻咽喉科专家是孙鸿泉教授，于1959年进行了Hirsch术式，即经鼻中隔蝶窦径路。

现代医学科技的发展给一些外科疾病的诊治带来了福音。主要表现在三个方面：一是影像学诊断手段的发展；二是治疗设备器械的发展；三是微创外科的理念。内镜外科技术即是后两方面先进技术与理念的完美结合。自20世纪80年代中期兴起鼻内镜鼻腔鼻窦外科手术以来，鼻内镜外科技术在除应用于鼻腔鼻窦的炎症和鼻框架疾病外，并逐渐向鼻肿瘤、鼻眼相关和鼻-颅底疾病的处理拓展。1992年Jankowski报道了经鼻内镜垂体瘤手术，随后这一外科方法在全球的许多医院被广泛地使用。

对于鞍区肿瘤的治疗，手术治疗是为最主要的、最直接的和较为有效的治疗手段。如何取得良好的术野、显露肿瘤，最大限度地减少邻近重要结构的损伤，取得最佳的手术疗效，这是外科医师关注的焦点。涉及外科手术时，首先必须面临的两大问题：第一，手术适应证和禁忌证；第二，手术方法的选择。

（一）鞍区病变手术的适应证

1. 垂体卒中　垂体腺内出血所导致的鞍区危象。

2. 垂体腺或其他鞍区的占位性病变。

3. 垂体的高分泌功能腺瘤 如Cushing病、肢端肥大症、继发性甲状腺功能亢进等。

4. 病理诊断的需要 病理活组织检查。

（二）鞍区病变手术的禁忌证

没有绝对的禁忌证，大部分禁忌证都是相对的。

1. 患者的基础状况不允许，包括全身情况和内分泌的失控。

2. 经蝶窦径路者，活动性的鼻窦感染。

3. 对于某些径路，解剖畸形可影响手术径路的选择。如颈内动脉遮挡了鞍底的径路。

（三）手术方法的种类

手术方法的种类较多，概括起来有以下三大方面：

1. 经蝶窦径路 经鼻中隔蝶窦径路，单鼻孔经蝶窦径路，内镜下经蝶窦径路。

2. 开颅手术 翼点径路，额下径路，颞下径路。

3. 选择性颅底径路 经颅-眼眶-颧骨切开径路，经鼻外-筛窦径路，锁孔外科技术等。

（四）鞍区手术方法选择的原则

由于鞍区手术方法的种类较多，如何进行选择应该根据诸多因素来考虑，包括医师的技术特点，医院的设备条件，患者的病变范围、病理类型和解剖特征等，更重要是该术式是否能保证疗效，避免大的损伤，减少并发症的发生。

一般来说，垂体腺瘤的手术首选经蝶窦径路，经蝶窦径路术前需考虑如下因素：①蝶鞍的大小；②鞍区的骨化程度；③蝶窦的大小和气化程度；④颈内动脉的位置；⑤垂体腺瘤的侵犯方向及范围；⑥既往的治疗史；⑦手术医师的经验。但若出现下列情况，则应根据情况选择开颅或其他径路：①肿瘤范围过大，侵及前颅底或海绵窦外侧，或颅中窝、颅后窝；②肿瘤向上生长，而鞍隔孔为沙漏状，或者肿瘤质地较韧并且向鞍上发展，当切除下部分肿瘤时，肿瘤不会下降至蝶鞍中；③病理类型的要求，如脑膜瘤。当然随着经蝶窦手术径路的发展，以前认为必须经开颅径路的病变，现在也可经蝶窦手术，尤其是内镜外科技术的发展，为蝶鞍区病变的手术切除带来了微创外科理念的意外惊喜。

目前对于垂体腺瘤的手术应用较多的三种术式是：经鼻中隔-蝶窦径路，单鼻孔经蝶窦径路和经鼻内镜蝶窦手术径路；开颅径路的手术相对应用较少。经鼻中隔-蝶窦径路和单鼻孔经蝶窦径路主要是由神经外科医师来完成，但常需耳鼻咽喉科医师帮助进行手术开路的工作，待暴露鞍底以后，则由神经外科医师施行切除肿瘤；也有熟练的神经外科医师独立完成手术。由于熟练地掌握了应用鼻内镜的外科技术，经鼻内镜蝶窦手术径路多数情况下鼻科专家可独立完成全部的手术过程，这一过程也得到了神经外科的有力支持，在有些国家，切除肿瘤是由经过内镜技术培训的神经外科医师来完成。

（五）三种常用的经蝶窦手术径路的优缺点

1. 手术适应证三种手段基本上无区别，手术疗效也无差异。

2. 经鼻中隔-蝶窦径路和单鼻孔经蝶窦径路的优点是便于在显微镜下双手操作，这样有利于处理病变、保持术野干净，如吸血、电凝和切除肿瘤。前一术式比后一术式有更宽敞的操作空间，但前者的手术耗时相对长、进入蝶窦困难些；入蝶窦后不易辨别解剖标志、有时需借助C形臂X线光机来定位中线；并且手术的鼻部并发症相对容易发生，如鼻中隔穿孔、鼻腔粘连等；另外，如果需要再次手术时，则前一术式要困难很多。显微镜下由于光线直行的缘故，术野中常易出现盲区。

3. 经鼻内镜蝶窦手术径路的优点是借助于现代高科技的设备，术野光亮、清晰、显示的蝶鞍区基本无盲角，尤其在处理鞍内病变时，可发挥角度内镜的优势；径路直接、缩短手术时间；蝶窦结构暴露完整、解剖标志清楚；对鼻腔鼻窦的手术副损伤少，鼻部并发症为这三种术式中最少。而缺点是：术野图像无三维构图，仅为二维，这样对于术野的景深判断困难，需要经过一定的内镜技术训练和经验积累；另外，由于术者要一手持镜，不能双手操作是其一大缺点，特别是当术野出血较明显时；近年来随着对手术器械的改进和技术的变革，出现了带吸管的电凝、带吸管的刮匙和改良手术径路等，这一缺点有了较大的改善。

（六）经鼻内镜手术切除鞍区肿瘤的手术步骤

进行经鼻内镜蝶鞍区外科手术的两大前提是：首先是具备先进的设备，包括清晰广角的内镜显示系统和不断改进的手术专用器械；其次是术者熟练的内镜外科技术和娴熟的蝶鞍区解剖结构。

1. 开放蝶窦 首先将中鼻甲略向外侧骨折移位，暴露蝶筛隐窝及蝶窦的前壁，若能明确蝶窦自然开口，可自该开口用咬骨钳咬除蝶窦的前壁，进入蝶窦，并将其开放；但多数情况下，蝶窦的自然开口并不能显露，可以将蝶窦前约1.5cm处的鼻中隔黏骨膜切开向后剥离至蝶窦前壁的外侧，这时即可发现蝶窦的骨性开口。切除下来的鼻中隔黏骨膜可保留备用，用以修补鞍底。部分病例的鼻腔较窄，开放蝶窦前可切除中鼻甲的中后部分，其中的黏骨膜也可备用修补鞍底。

2. 暴露蝶窦腔　根据病情的需要，手术可以仅从一侧鼻腔径路，也可采用双侧鼻腔径路，将双侧蝶窦前壁均切除（一侧为主，一侧为辅，为辅侧可相对切除少些），同时切除蝶窦嵴和与其相连的约1cm范围的鼻中隔后上部，这样方便暴露蝶窦腔，增加手术操作的空间，更主要的是可以充分发挥助手的作用，助手可从一侧鼻孔使用器械帮助吸引或牵拉，在一定程度上解决术者不能双手同时操作的难题（因多数情况下术者的一手需持镜）。

3. 显露鞍底　这一步骤包括两个目标，一是切除蝶窦间隔，显露出鞍底、双侧颈动脉凸，有时尚需显示视神经管凸和蝶窦顶壁；二是判断鞍底的中线。需注意的是蝶窦间隔多数情况下并不位于中线，且数量、形态多样，当其附着在颈动脉凸骨管时，切除它时尤其要小心。当全部鞍底和双侧颈动脉凸均暴露时，容易判断中线；如有困难时，我们的研究表明可以以蝶骨嵴（与鼻中隔后端相连接部分）向后的延长线为确定标准。

4. 去除鞍底骨质　切开硬脑膜，鞍底的骨质去除要充分，尤其是当肿瘤较大时，两侧可接近颈内动脉凸，上近蝶骨平台，下达斜坡，这样可使术野暴露彻底。在十字形切开硬脑膜前，先使用电凝脑膜，最好用双极电凝，电凝功率不要超过25W，如果没有专用的双极，也可使用单极电凝，而功率应控制在20W以下，以免热效应影响到正常脑组织，电凝过程中要间歇用生理盐水冲洗术野；然后用细针穿刺，了解是否存在海绵间窦，若穿刺时针孔出血非常凶，则是否继续手术要慎重考虑。穿刺后切开脑膜，切缘达鞍底骨性切除的边缘。

5. 切除肿瘤　首先用钝性细剥离子沿着切开的脑膜缘探查并剥离肿瘤，相当部分的肿瘤当切开脑膜时即涌出鞍外，使用刮匙切除肿瘤并留取病理标本，注意切除肿瘤部位的顺序和方向，一般先切除鞍内的下部，然后向侧方。这样可以避免鞍隔过早的下降而导致遮挡术野，鞍内下部的减压使得上部分的肿瘤，尤其是侵犯鞍上的部分靠脑压逐渐下坠。肿瘤和海绵窦内侧部分有粘连时，不可用暴力分离，应采用电凝，边吸、边凝、边分离，电凝的功率控制在15W左右。电凝不但可以止血，还能清除残留在脑膜上的肿瘤。切除肿瘤过程中应注意辨认和保护好正常垂体组织，正常的垂体一般呈橘黄或橘红色，质地坚韧，非肿瘤样的颗粒状，不易刮除。有时近海绵窦时出血较多，应使用吸收性明胶海绵或其他止血材料压迫片刻即可止血。当肿瘤切除完毕、止血基本彻底时，可用30°～45°镜进入鞍内检查，尤其注意鞍隔与海绵窦内壁交界区，直至鞍内的各壁均为光滑的、纤维状质韧的状况，鞍隔则仅为光滑的、灰白色的膜状，有时呈半透明。

6. 修复鞍底　止血彻底后，鞍内填以吸收性明胶海绵或其他可吸收材料；用手术径路时切取备用的小块鼻中隔黏骨膜（或中鼻甲黏骨膜）贴附于鞍底骨质缺损部，再滴上生物蛋白胶固定，然后放上数块小吸收性明胶海绵后再用碘仿纱条压迫。有些手术医师认为术后仅进行鞍内吸收性明胶海绵填塞即可，鞍底无需再作其他修复。

7. 整理鼻腔结构　将中鼻甲复位，鼻腔填上膨胀海绵止血。

（七）经鼻内镜垂体腺瘤切除手术的并发症

一般来说，该手术径路是十分安全的，主要问题在于因为外科技巧和经验的不足而导致的肿瘤残留，发生并发症的机会较少。一些回顾性研究的结果显示，手术的死亡率和主要致残率分别是0.5%和2.2%。尽管如此，预防和如何避免并发症的发生仍是外科医师必须要掌握的。常见的并发症有：

1. 脑脊液鼻漏　当肿瘤较大时，鞍隔较为薄，容易破损而导致脑脊液鼻漏，脑脊液鼻漏的发生并不少见，但只要在手术中及时发现，及时地进行修补，一般不会酿成严重后果。术后迟发的鼻漏，经非手术治疗观察一段时间无效者可重新手术修补。

2. 出血　轻者手术中能很好地处理妥当，重者可致残、甚至危及生命。常见的出血部位有脑膜的血管破裂、垂体血管的损伤、海绵窦损伤和严重时颈内动脉的损伤。术中，脑膜和垂体血管损伤时，采用电凝和吸收性明胶海绵压迫多能奏效；海绵窦破裂则主要靠吸收性明胶海绵压迫，不可直接用电凝，但可隔着吸收性明胶海绵进行电凝；颈内动脉的损伤要尽快用纱条填塞，并进行有效压迫，防止颅内并发症的出现,必要时及时行血管介入止血治疗。

3. 视力损害 出现这一并发症的原因有:术中由于手术方向性错误或视交叉近垂体的上部,则手术可直接损伤到视神经,也可由于视神经的出血、缺血所致。或手术结束后,鞍内的过度填塞;或术后鞍内出血;反过来,也可因为鞍内填塞不充分而致使继发的空蝶鞍,视交叉下移;这些情况均会导致视力的损害。

4. 垂体功能的障碍 术后尿崩症的发生并不少见,但经过垂体后叶激素的治疗多数病例都可以恢复。术后内分泌的监测是必需的,若有异常应该由内分泌专家处理,及时调整药物。

5. 鼻部并发症 常见的有鼻腔粘连、慢性鼻窦炎等,这些基本上是由于术后的鼻部护理及复查工作未能做好。

6. 其他 下丘脑损伤和脑干的损伤较为罕见。

(八) 术后管理

1. 术后密切观察生命体征,做好预防术后感染。

2. 水电解质平衡的管理 24 小时出入量记录,必要时测量尿比重,若出现尿崩症要及时应用垂体后叶激素;同时要警惕低钠血症。

3. 内分泌管理 重点是保证下丘脑-垂体-肾上腺轴的良好功能。部分患者术后应该给予肾上腺皮质激素的替代治疗,尤其是大部分大体积肿瘤的患者。定期检测血清激素水平,必要时应该请内分泌专家予以指导治疗。

4. 鼻部管理 蝶窦填塞碘仿纱条一般 7 ~ 10 天拔出,也有专家认为 5 天即可拔出。出院前内镜下清理鼻腔,吸除蝶窦分泌物,暂时不要清理蝶窦吸收性明胶海绵等填塞物。

内镜外科最大的优点在于它的微创性。随着内镜外科技术的发展,将该项技术应用于鼻-颅底区域的病变处理已愈来愈展示其优越性,尤其在蝶鞍区域,内镜给术者提供了明亮清晰的术野和无与伦比的解剖细节,如蝶骨平面、颈内动脉和视神经骨性隆突、斜坡等;再加上设备、器械的不断改进,诸如:高清晰度的、广角的内镜显像系统,带吸管的电凝、刮匙等工具,手术动力系统的改进,内镜固定架应用,导航系统的应用等。在一些专家通过对鼻-颅底解剖的精心研究和对手术径路的严格设计,内镜外科技术在蝶鞍区域的应用范围不断的扩大,随之手术适应证相应扩大。一些以前被认为不适合内镜手术的病变也逐渐被承认是可行的,如鞍上颅咽管瘤、鞍结节脑膜瘤、侵犯海绵窦的大腺瘤、岩尖部的胆脂瘤和上斜坡的脊索瘤等。笔者所在单位也在此领域进行了探索,并取得满意的疗效。当然,经鼻内镜蝶鞍区肿瘤的手术治疗并不是一种可以普及推广的手术,目前只能有限地在一些大的、条件成熟的中心医院开展,这些条件包括术者的综合素质、内镜外科技术的熟练程度、相关支撑学科水平和严格的手术训练。

(许 庚)

参考文献

1. Alonso WA, Black P, Connor GH, et al. Transoral, transpalatal approach for resection of clival chordoma. Laryngoscope, 1971, 81:1626-1631.
2. Beck HJ, Beatty CW, Harner SG, et al. Acoustic neuromas with normal pure tone hearing levels. Otolaryngol Head Neck Surg, 1986, 94:96-103.
3. Clemis JD, Ballad WJ, Baggot PJ, et al. Relative frequency of inferior vestibular nerve schwannoma. Arch Otolaryngol Head Neck Surg, 1986, 112:190-194.
4. Conley JJ. Tumors of the infratemporal fossa. ArchOtolaryngol, 1964, 79:498-504.
5. Costantino PD, Janecka IP. Cranial base surgery. //Baily BJ, et al. Head and neck surgery: otolaryngology, 2nd ed. Philadelphia: Lippincott Raven, 1998:1831-1853.
6. Donlin M Long. Atlas of Operative Microneurosurgery Technique. Baltimore: William&Wilkins, 1989, 1: 276-307.
7. Farrior JB. Glomus tumors, postauricular hypotympanotomy and hypotympanoplasty. Arch Otolaryngol, 1967, 86: 367-373.
8. Feinmesser, R. Carcinoma metastasis to temporal bone. Am J Otol, 1986, 7:119.
9. Fisch U, Fagan P, Valavanis A. The infratemporal fossa approach for the lateral skull base. Otolaryngol Clin N Am, 1984, 17:513-552.
10. Fisch U. Infratemporal fossa approach for extensive

tumors of the temporal bone and base of skull. //Silverstein H, Norell H. Neurological surgery of the ear. Birmingham, Alabama: Aesculapius, 1977:34-53.
11. Gulya AJ. The glomus tumor and its biology. Laryngoscope, 1993, 103:7-15.
12. Hilding PA, Greenberg A. Surgery for large glomus jugulare tumor: the combined suboccipital, transtemporal approach. Arch Otolaryngol, 1971, 93:227-231.
13. House WF, Hitselberger WA. The transcochlear approach to the skull base. Arch Otolaryngol, 1976, 102: 334-342.
14. House WF, Hitselberger WA. The transcochlear approach to the skull base. Arch Otolaryngol, 1976, 102: 334-342.
15. Jho HD, Ha HG. Endoscopic endonasal skull base surgery: Part 3-The clivus and posterior fossa. Minim Invasive Neurosurg, 2004, 47:16-23.
16. Kinney SE. Squanmous cell carcinoma of the external auditory canal. Am J Otol, 1989, 10:111-116.
17. Krespi YP. Lateral skull base surgery for cancer. Laryngoscope, 1989, 99:514-524.
18. Lack EE, Cubilla AL, Woodruff HW, et al. Paragangliomas of the head and neck region: a clinical study of 69 patients. Cancer, 1977, 39:397-409.
19. Levy LM, Gulya AJ, Davis SW, et al. Flow-sensitive magnetic resonance imaging in the evaluation of cerebrospinal fluid leaks. Am J Otol, 1995, 16:591-596.
20. Lewis JS. Surgical management oftumous of the middle ear and mastoid. J Laryngol Otol, 1983, 97:299-311.
21. Rosenblum BM, Katsantonis GP. Infratemporal fossa and lateral skull base dissection long-term results. Otolaryngol Head and Neck Surgery, 1990, 102:106-110.
22. Rossenwasser H. Glomus jugulare tumor: I. Historical background. Arch Otolaryngol, 1968, 88:32-36.
23. Saleh E, Naguib M, Aristegui M. Lower skull base anatomic study with surgical implications. Ann Otol Rhinol Laryngol, 1995, 104:57-65.
24. Sanna M, Jain Y, De Donato G, et al. Management of jugular paragangliomas: the Gruppo Otologico experience. Otol Neurotol, 2004, 25:797-800.
25. Sanna M, Saleh E, Russo A, et al. Atlas of Temporal Bone and Lateral Skull Base Surgery. New York: Thieme Medical Publishers, Inc., 1995:37-182.
26. Schwaber M, Glasscock M, Jackson C. Diagnosis and management of catecholamine secreting glomus tumors. Laryngoscope, 1984, 94:1008.
27. Selesnick SH, Abraham MT, Carew JF. Rerouting of the infratemporal facial nerve: an analysis of the literature. Am J Otol, 1996, 17:793-805.
28. Shih L, Crabtree JA. Carcinoma of the external auditory canal: An update. Laryngoscope, 1990, 100: 1215-1218.
29. Spector JG. Management of temporal bone carcinoma: a therapeutic analysis of two groups of patients and long-term follow up. Otolaryngol Head Neck Surg, 1991, 104: 58-66.
30. Sterkers JM, Perre J, Viala P, et al. The origin of acoustic neuromas. Acta Otolaryngol, 1987, 103:427-431.
31. Torrens M, Al-Mefty O, Kobayashi S. Operate Skull Surgery. New York: Churchill Livingstone, 1997: 45-56, 263-278.
32. Wiatrak BJ, et al. Rhabdomnyosarcoma of the ear and temporal bone. Laryngoscope, 1989, 99:1188.
33. Wilson DF, Hodgson RS, Gustafson MF, et al. The sensitivity of auditory brainstem response testing in small acoustic neuromas. Laryngoscope, 1992, 102:961-964.
34. Zhang Z, Li Y, Hu L, et al. Cochlear implantation in children with cochlear nerve deficiency: a report of nine cases. Int J Pediatr Otorhinolaryngol, 2012, 76(8): 1188-1195.
35. 陈颖，杨军，黄琦，等. 梅尼埃病的手术疗效分析. 中华耳科学杂志，2012，10(1):52-55.
36. 黄德亮，杨伟炎. 颅面复发肿瘤外科治疗. 中华耳鼻咽喉科杂志，2001，36:360-362.
37. 黄琦，范宇琴，吴皓，等. 听神经瘤手术中面神经的保护和修复. 听力及言语疾病杂志，2010，18(6):534-537.
38. 黄选兆，汪吉宝. 实用耳鼻咽喉科学. 北京：人民卫生出版社，1998:310-317.
39. 贾欢，吴皓，李蕴，等. 听觉监护在桥小脑角手术中的应用. 上海交通大学学报(医学版)，2007，27:57-59.
40. 贾欢，吴皓，李蕴，等. 听觉监护在桥小脑角手术中的应用. 上海交通大学学报(医学版)，2007，27:57-59.
41. 吕静荣，吴皓，黄琦，等. 乙状窦后径路听神经瘤切除术中内镜辅助应用价值的探讨. 临床耳鼻咽喉头颈外科杂志，2009，23(1):1-4.
42. 王正敏. 颅底外科学. 上海：上海科学技术出版社，1995:116-130.
43. 吴皓，曹荣萍，陈向平，等. 经迷路进路听神经瘤术后脑脊液漏的预防及处理. 中华耳鼻咽喉科杂志，2003，38(2):115-117.
44. 吴皓，黄琦，汪照炎，等. 颈静脉孔及其周围区域肿瘤的外科治疗. 中华耳鼻咽喉头颈外科杂志，2006，41(9):665-668.
45. 吴皓. 侧颅底外科的现状与挑战. 中华耳鼻咽喉头颈外科杂志，2008，43(8):561-653.
46. 张彬，屠归益，徐国镇，等. 颞骨鳞癌33例远期疗效分析. 中华耳鼻咽喉杂志，1998，22:261-264.
47. 张治华，黄琦，汪照炎，等. 开放式鼓室成形术中听骨链重建效果及其影响因素. 中华耳科学杂志，2010，8

(3):244-247.

48. 张治华,黄琦,汪照炎,等. 听神经瘤治疗策略和手术效果的研究——附594例报道. 中华耳科学杂志,2013,11(1):19-24.
49. 赵金城. 颅底显微手术学. 天津:天津科技翻译出版公司,2005:6-15.
50. 黄德亮,杨伟炎. 颅面复发肿瘤外科治疗. 中华耳鼻咽喉科杂志,2001,36:360-362.
51. 贾欢,吴皓,李蕴,等. 听觉监护在桥小脑角手术中的应用. 上海交通大学学报(医学版),2007,27:57-59.
52. 王正敏. 颅底外科学. 上海:上海科学技术出版社,1995,116-130.
53. 张彬,屠归益,徐国镇,等. 颞骨鳞癌33例远期疗效分析. 中华耳鼻咽喉杂志,1998,22:261-264.
54. 赵金城. 颅底显微手术学. 天津:天津科技翻译出版公司,2005,6-15.

中英文名词对照索引

J

K

L

32检